国医大师李文瑞传承工作室组织编写

国医大师 李文瑞 学术经验集萃

主审　李文瑞

主编　李怡　李秋贵

副主编　黄飞　常婧舒　范婷　王凌

编委（按姓氏笔画排序）

王宝　王凌　王小岗　王秀芝　石杨
乔琳琳　闫小光　孙晔　李怡　李晔
李小丹　李守然　李秋贵　李梦琳　肖军财
吴翥锃　张军　张根腾　陈雪楠　范婷
赵展荣　段颖　高琰　黄飞　常婧舒
廉海红　魏玲玲　魏淑兰

人民卫生出版社
·北京·

图书在版编目（CIP）数据

国医大师李文瑞学术经验集萃 / 李怡，李秋贵主编.
北京：人民卫生出版社，2024. 11. -- ISBN 978-7-117-
37317-3

Ⅰ. R249. 7

中国国家版本馆 CIP 数据核字第 2024QN5397 号

人卫智网	www.ipmph.com	医学教育、学术、考试、健康，购书智慧智能综合服务平台
人卫官网	www.pmph.com	人卫官方资讯发布平台

国医大师李文瑞学术经验集萃
Guoyidashi Li Wenrui Xueshu Jingyan Jicui

主　　编：李　怡　李秋贵
出版发行：人民卫生出版社（中继线 010-59780011）
地　　址：北京市朝阳区潘家园南里 19 号
邮　　编：100021
E - mail：pmph @ pmph.com
购书热线：010-59787592　010-59787584　010-65264830
印　　刷：三河市宏达印刷有限公司
经　　销：新华书店
开　　本：787 × 1092　1/16　印张：32
字　　数：739 千字
版　　次：2024 年 11 月第 1 版
印　　次：2024 年 12 月第 1 次印刷
标准书号：ISBN 978-7-117-37317-3
定　　价：139.00 元

打击盗版举报电话：010-59787491　E-mail：WQ @ pmph.com
质量问题联系电话：010-59787234　E-mail：zhiliang @ pmph.com
数字融合服务电话：4001118166　E-mail：zengzhi @ pmph.com

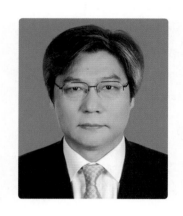

　　李怡，男，主任医师，教授，博士，博士研究生导师，1964年5月4日出生，山东青岛人。1989年毕业于北京中医学院（现北京中医药大学），1997—1998年赴日本札幌医科大学研修。现任北京医院中医科主任、国家临床重点专科（中医老年病专业）学科及学术带头人、北京市中西医结合老年医学研究所副所长。享受国务院特殊津贴专家，第八届"国家卫生计生突出贡献中青年专家"。北京首届群众喜爱的中青年名中医，全国第二届百名杰出青年中医，首届首都名中医，第六批北京市级中医药专家学术经验继承工作指导老师，第七批全国老中医药专家学术经验继承工作指导老师。主要学术兼职为中华中医药学会综合医院中医药工作委员会名誉主任委员，中国老年学和老年医学学会中西医结合分会副主任委员，北京中医药学会老年病专业委员会名誉主任委员、糖尿病专业委员会副主任委员，《中医杂志》《北京中医药》杂志编委。国家科技重大专项评审专家，国家自然科学基金评审专家，国家科学技术奖励评审专家，国家发展和改革委员会药品价格评审专家等。

　　主要业绩：从事临床工作30余年，师从国医大师李文瑞、全国老中医药专家姜良铎，秉持中医思维主导的中西医协同、传承创新发展。率先在国内开展正常血糖高胰岛素钳夹技术，利用胰岛素抵抗动物模型——高果糖餐大鼠模型，证实了复方中药对胰岛素抵抗的改善作用，并提示作用机制可能与其对 GLUT4 mRNA、PPAR-γ 的基因表达和瘦素含量的调节有关；随后的研究发现，糖肾胶囊亦可改善高脂饲料诱导的代谢综合征大鼠模型的胰岛素抵抗。作为第一完成人的"胰岛素抵抗主要相关疾病的中医药基础与临床研究"项目获中华中医药学会科学技术奖二等奖。提出老年多系统病证中医综合调治的观点，创建《中西医结合老年衰弱评估量表》，并在北京市八个区的医院、社区和四个省的医院、大学得到了推广应用。作为第一完成人的"基于名老中医（高干医疗）经验传承的老年病临证思路及用药特点研究"项目获中华中医药学会科学技术奖三等奖。从事高干医疗保健工作 20 余年，总结出"兼容并蓄、中西合璧""关注老年人的生理病理特点""经方时方并用、遵古而不泥古""辨证为本、病证结合""以补为用、重肾脾胃"五个方面的临证思路。主持国家级及省部级课题 6 项，参与国家级及省部级课题 6 项。

主要著作：主编《老年疾病安全用药手册》，与李秋贵主编《文兰斋医学钩沉——李文瑞教授学术交流纪实》《文兰斋医学钩沉——李文瑞教授医患翰墨翰牍结缘选集》；副主编《社区中西医结合诊疗手册》；参加编写《实用糖尿病学（第 3 版）》《消渴病古今证治荟萃》《糖尿病自我管理》《伤寒论汤证论治》《金匮要略汤证论治》《伤寒卒病论汤证论治》《国医大师李辅仁画册》《临床应用汉方处方解说》《伤寒派腹诊》《难经派腹诊》《折衷派腹诊》《怎样判断医院临床检验结果》等。此外，在国内外医学杂志发表论文 100 余篇。

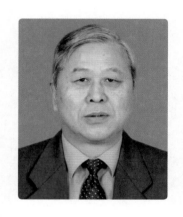

　　李秋贵，男，1949 年 11 月 22 日出生，山西省太原市晋源人。主任医师。1968 年毕业于太原市第二中学，1976 年 12 月毕业于北京中医学院（现北京中医药大学），1977 年 1 月分配至北京医院工作至今。曾在北京医院进修现代医学 3 年，1995—1996 年赴日本讲授中医与诊治疾病 1 年。师从于首批全国名老中医药专家、国医大师李文瑞，2007 年荣获"全国首届中医药传承高徒奖"；第四批北京市级老中医药专家学术经验继承工作指导老师。

　　主要业绩：从医 40 余载，医德高尚，平易近人，深研中医经典著作，尤对《伤寒论》《金匮要略》深得要旨，精通中医专业基础理论，勇于实践，不断创新，临床经验丰富。在临床诊治中，坚持辨证论治，倡导以通为法，注重寒温并用，提倡中西医结合，擅用经方，亦用时方、后世方，方小药精，证治贴切，疗效显著。临证采用中医辨证论治及中西医结合的方法能够解决较复杂的疑难病症，长于糖尿病及其并发症、慢性肾功能不全、男性不育、男子性功能障碍、前列腺疾病、肾系疾病、脾胃病、甲状腺功能减退症、焦虑症、皮肤病、肿瘤等病证的临床治疗与研究。特别是协助李文瑞开发了治疗糖尿病及其并发症的系列中药复方制剂，其中"参地降糖颗粒"经国家药品监督管理局药品审评中心批准，获得Ⅱ期临床研究文号。曾承担和参加院部级课题 5 项。

　　主要著作：与李文瑞主编或编著《伤寒论汤证论治》《金匮要略汤证论治》《伤寒卒病论汤证论治》《消渴病古今证治荟萃》《中药别名辞典》《伤寒派腹诊》《难经派腹诊》《折衷派腹诊》，与李怡主编《文兰斋医学钩沉——李文瑞教授学术交流纪实》《文兰斋医学钩沉——李文瑞教授医患翰墨翰牍结缘选集》；整理古籍《伤寒论》《金匮要略》《张仲景医学全书》《医方考》，参加编写或编译《实用经方集成》《实用针灸学》《临床应用汉方处方解说》《日本汉方腹诊选编》等医学专著 18 部；主编《糖尿病的自我管理》《常见病症医疗护理指南》《怎样判断医院临床检验结果》等科普书籍 4 部。此外，在国内外医学杂志发表论文 30 余篇。

精研医理、守正创新的中医、中西医结合医学家
——李文瑞

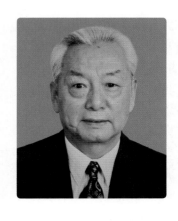

李文瑞，男，1927 年 11 月 29 日出生，汉族，黑龙江省哈尔滨市呼兰人。

现职：北京医院中医科　主任医师　教授

学历：1950 年 1 月毕业于中国医科大学医学系（本科），1964 年 8 月毕业于北京中医学院中医系（本科）。

职历： 医　　师　　1950 年取得

主治医师　　1955 年取得

副主任医师　　1981 年取得

主任医师　　1986 年取得

教　　授　　1990 年取得

1947 年 5 月 15 日参加工作，1949 年 9 月 25 日加入中国共产党。1950 年 1 月毕业于中国医科大学。1948 年在毕业实习阶段，被派至原解放军东北军区第十二后方医院二所，进行临床实习，即开始参与战伤救护工作。毕业后在外科领域工作，首先从事战伤外科，参加了解放军东北军区抗美援朝手术队。抗美援朝之后，到医院从事普外科工作。

因在临床实践中目睹一些中医疗法效果惊人，渐渐对它生发亲热感。1958 年由卫生部推荐参加西学中班学习中医 2 个月之后，自感中医博大精深，所学中医知识仍不能满足临床需要，故期望系统学习中医，并报名离职学习中医。后经卫生部批准，于 1958 年 9 月离职进入北京中医学院中医系攻读 6 年（西医课程一年半左右）。因当时已是外科主治医师，故中医学院的西医课程全部免修。因此，利用大量时间专攻中医，刻苦钻研，系统学习，深研中医经典著作，并深得其要旨，从而熟练掌握了中医药学理论，为临床实践打下了扎实的基础。

自进入中医临床以来，总以"温故而知新"为其座右铭，治学严谨，孜孜不息而有目的地复读并精研中医学四大经典，继承发扬中医文化的深厚底蕴。在工作中，不论执医于临床实践，抑或进行科学研究，始终以追逐中医临证疗效为目的。临证坚持中医学辨证论治体系的传统，并以中西医结合"慎终如始"，辨证与辨病相结合，宏观与微观相结合，尊奉于宗，坚持西为中用、洋为我用，以现代影像学和实验室检查结果为客观指标，借以佐证中医临证诊断和治疗前后之疗效。

李文瑞从医 70 余载，德才兼备，默默奉献，爱惜人才，重视人才培养，精通中西医系统理论，临床经验丰富，具有较高的学术水平和科研能力，是当代颇具众望的中医、中西

医结合专家。1991 年被中华人民共和国人事部、卫生部、国家中医药管理局确认为首批全国名老中医药专家；1992 年起享受国务院医疗卫生事业突出贡献政府特殊津贴（终生）；2008 年北京中医药"薪火传承 3＋3 工程"建立李文瑞名老中医工作室，并于 2009 年被评为全国先进名医工作室；2014 年，国家中医药管理局批准"李文瑞全国名老中医药专家传承工作室"；2017 年，中华人民共和国人力资源和社会保障部、国家卫生和计划生育委员会、国家中医药管理局授予李文瑞"全国名中医"荣誉称号；2022 年，中华人民共和国人力资源和社会保障部、国家卫生健康委员会、国家中医药管理局授予李文瑞"国医大师"荣誉称号。

（一）主要学术贡献与成就

1.《伤寒杂病论》的辨证方法发挥 遍览中医典籍，熟谙四大经典，尤其精研仲景学术思想。用辩证法、逻辑学、系统论等现代科学方法论，对《伤寒杂病论》的主要辨证方法，以及各自的作用、性质和整体间的相互联系，进行了分析，并探讨各种辨证方法的使用规律。提出以辨阴阳与辨标本为指导原则；以六经辨证与五脏辨证为定位、定向的方法；以八纲辨证与病因辨证为定性、定量的方法；以"辨症—辨病—辨证"为辨证的层次。诸种辨证方法的各自为用和相互结合，构成了辨证论治的完整体系。对深入研究《伤寒杂病论》有较高实用价值。

2. 气机升降理论阐微 法遵仲景，博览历代各家，理论与实践相结合，注重中医气机升降理论阐微，是其学术思想之一，以指导临床实践。从气机升降与脏腑、气机升降与辨证、气机升降与治法方药、把握调理气机升降规律等方面进行详细阐述。认为气机升降理论为临床辨证施治、遣方用药之准绳，即遣方用药，寓升中有降，于降中有升，灵活运用之方法。

3. 酸苦抑甘的研究 根据数十年治疗糖尿病的临床实践，深入研究中医经典著作，引用《黄帝内经》经文，从理论依据、五行生克、五味生化等方面入手，在理解其奥蕴的基础上结合临床实践而揣摩得之。酸者能收能涩，涩者收敛、固涩属于阴；苦者能泄能燥能坚，坚者泻火而达坚阴。酸苦合用，则酸苦合化分解脾土之甘而抑之。提出"酸苦抑甘"治疗糖尿病的新思维、新方法，在临床实践中取得满意疗效。

4.《金匮要略》补法的研究 深研中医经典，如对于《素问》所载"虚者补之""损者温之""形不足者，温之以气；精不足者，补之以味"，认为这可能是医圣张仲景"补法"之依据。从主药、配伍、代表方剂、适应证及用药要点等方面分别论述《金匮要略》补气、补血、补阴、补阳的方法，以及应用补药宜重配伍、知兼使、重有情等特点。为广泛应用《金匮要略》补法开创了思路，借以指导临床实践。

5. 中西医结合释义 在临床实践中，中西医结合，取长补短，充分发挥各自的优势与长处，以提高疗效。从中医辨证与西医辨病相结合、宏观辨证与微观辨证相结合等角度阐述中西医结合；其后，又从"中西医结合——临床治疗和实验研究的思路与实践""中西医结合对糖尿病的临床和实验研究的思路与实践"等方面进行论述。

6. 中医腹诊文献整理 早在 20 世纪 70 年代即进行中医腹诊的文献整理与研究，几乎阅览所有国内和日本有关中医腹诊的书籍，所著《伤寒论汤证论治》《金匮要略汤证论治》等著作中，亦载有大量腹诊内容，为中医腹诊学的应用提供了有益参考。编译出版

《日本汉方腹诊选编》《伤寒派腹诊》《难经派腹诊》《折衷派腹诊》等，并注重逐步早日付诸临床实践，为中医腹诊学的研究和应用作出了较大贡献。

（二）临证诊疗专长与特色

1. 诊疗专长　在临床实践中，勤求古训，博采众方，精研医理，勇于实践，守正创新，坚持辨证论治，重视气机升降出入，注重酸苦抑甘治疗糖尿病，重视活血化瘀，提倡中西医结合，医术精湛，方小药精，证治贴切，疗效卓著。临证长于内科，尤其对糖尿病及其并发症、肾病、男科病、消化系统疾病、心血管病、老年病、肿瘤及其他疑难病症等有较深的研究和独特的治疗方法。

2. 诊疗特色　临证治疗，擅用经方，亦用时方，均能灵活化裁，并能结合临床实践自创方剂治疗多种疾病等。如活用仲景方治疗复杂重症；重用单味药及活血化瘀类方治疗疑难病症；用麻黄细辛附子汤治疗心动过缓；自制参地降糖颗粒治疗 2 型糖尿病，自制糖肾胶囊治疗糖尿病早期肾病；用天雄散、萆薢分清饮治疗男性不育；用身痛逐瘀汤加味治疗强直性脊柱炎；用地黄饮子治疗暗痱；用温补脾肾法治疗再生障碍性贫血、甲状腺功能减退症、皮肌炎；用犀角地黄汤治疗紫癜及顽固性皮肤病；自制连根汤治疗血尿；自制缩泉汤治疗尿频、尿崩症等，均获显著疗效。

3. 注重临床实践　70 余年间，始终工作于临床一线，从事门诊病房医疗及高干医疗保健工作。即使高龄离休之后，仍坚持每周一上午半天门诊，平均门诊量 20 人次左右。精研医理，勇于实践，始终以追求临床疗效为目的。

4. 中西医结合治疗糖尿病　临床治疗糖尿病及其并发症，强调"中西医学互参""辨症—辨病—辨证""宏观辨证与微观辨证相结合"的诊疗理念。认为应根据中西医各自优势，发挥各自长处，如西药降糖效果好、起效快，中药改善症状好、降糖作用持久。注重将中医辨证与西医客观指标相结合，以微观的形式参与到宏观之中，使辨病与辨证相结合，指导施治，提高疗效，缩短疗程。就诊早期，燥热较盛，血糖较高，首先应选用中西医的各种方法，包括饮食控制、运动、口服中药、口服降糖药或注射胰岛素，尽快控制血糖；待血糖控制满意后，将治疗重点转为预防和最大限度地延缓各种并发症的发生与发展。

在对大量糖尿病患者的治疗与研究的基础上，在辨证论治理论指导下，拓展了用"酸苦抑甘性味配伍之药对"治疗糖尿病这一新思维、新方法。临证将无严重并发症的糖尿病分为气虚（夹湿）、阴虚（夹热）、气阴两虚、阴阳两虚等 4 型论治。因瘀血贯穿糖尿病整个过程，故在上述各型之中酌情加入活血化瘀药。探索了中医辨证分型与胰岛 β 细胞功能的关系，结果显示，气虚型表现为胰岛素、C 肽分泌水平明显升高或正常，阴虚型表现为胰岛素、C 肽分泌水平明显降低，气阴两虚型表现为胰岛素、C 肽分泌水平降低且介于前两者之间。临床治疗糖尿病时注重"宏观辨证与微观辨证相结合"的理念，认为西医理化检查应为中医辨证分型服务。开展多项科研课题，探索理化检查与中医证候之间的相关性，以便在临床上更好地认识和运用西医诊疗手段，做到中医为主，中西互参，西为中用。

指出中医药治疗糖尿病应以益气、养阴、清热、活血为大法，其中益气为主导，养阴为根本，清热、活血为辅助，四者合用，则可达到标本同治、攻补兼施之目的。

5. 老年病诊疗思路　长期从事高干医疗保健及老年病的临床、科研工作；是国家卫生计生委国家临床重点专科中医老年病专业学术带头人之一。西医功底深厚，中医基础扎实，中西汇通，思路开阔。认为老年患者病理生理特点表现为：常多系统病症交织且病程漫长，各脏器功能衰减，危若风烛，极易发生病情骤变；临床多种疾病往往共同作用，不易明确诊断；多种西药联合应用也使疾病的演变规律受到干扰，中医证候表现纷繁复杂，虚实交错模糊，增加了辨证难度，给临床施治带来诸多困难，常易延误治疗时机，导致病情恶化。提出"扶正为本，祛邪为辅，平和调理，中病即止"是老年病的治则纲要，开创了中西医结合辨症—辨病—辨证的诊疗思路。

（三）注重临床，深入研究

在日本友人的资助和北京医院的支持下，创建"北京医院瑞东糖尿病中西医结合研治中心"，建立了现代化的实验室和中医科病房，积极开展中西医结合糖尿病的研治工作。在国内率先引进了正常血糖-高胰岛素钳夹技术，开展了大量糖尿病、代谢综合征领域的科研工作，如实验室先后建立了高果糖餐大鼠模型、高脂肪餐代谢综合征大鼠模型；在数十年治疗糖尿病的基础上，结合现代药理学研究，筛选出治疗糖尿病及其并发症的有效药物，组成不同证型的方剂并制成散剂、水丸，重点是治疗2型糖尿病和糖尿病早期肾病的有效药物，研发了2种治疗糖尿病及其并发症的新药，并且通过实验验证了其有效性及可能的作用机制。获批为国家临床重点专病（中医糖尿病）建设单位；全国综合医院中第一个国家药品监督管理局药物临床试验机构（中医糖尿病专业）。

科研成果："参地降糖颗粒"经国家药品监督管理局药品审评中心批准，获得Ⅱ期临床研究文号；"糖肾胶囊"经北京市药品审评检查中心批准，继续进行临床研究；在国内首次建立胰岛素抵抗动物模型。先后承担了北京医院院级课题10多项，卫生部、人事部、教育部、国家自然科学基金课题各1项。

（四）爱惜人才，重视培养

作为首批全国名老中医药专家、硕士研究生导师，在繁忙的临床工作中，不仅承担师带徒与指导研究生的任务，而且还承担带教本科生、硕士和博士研究生、西学中学员及国外留学生的任务。在带教期间，认真耐心，讲解细致，将自己的主要学术思想和临床诊疗经验倾囊相授，逐步提高了学习者的中医理论水平与临床实践能力，为名老中医药专家经验的传承作出了显著贡献。同时，北京医院瑞东糖尿病中西医结合研治中心成立30年来，为进一步的人才培养创造了条件。指导和帮助青中年医师临床实践、撰写论文、申报科研课题，从而提高了他们的中医临床与科研能力。

李秋贵、张根腾、魏淑兰是其首批徒弟，其中李秋贵、张根腾于2011年均被聘为第四批北京市级老中医药专家学术经验继承工作指导老师。李怡是其研究生，先后成为硕士研究生导师、博士研究生导师，国家卫生计生委国家临床重点专科（中医老年病专业）带头人，全国第二届百名杰出青年中医，首届首都名中医，第六批北京市级中医药专家学术经验继承工作指导老师，第七批全国老中医药专家学术经验继承工作指导老师。王凌一直跟随其学习，并赴日就读研究生，获日本医学博士学位。黄飞、常婧舒、范婷等硕士研究生，分别跟随其学习，整理和继承其学术思想与临床经验，并先后考取博士研究生，均已圆满毕业。再者，石杨、李守然、王秀芝、肖军财等均参加学习、整理并继承其学术思想与临床经验的工作。

（五）著书立说，著作宏富

在临床实践与科学研究的基础上，深入探索，著书立说，著述宏富。编著或主编 13 部医学专著，编译或主编 5 部医学专著，参加编写 4 部医学专著，主审 2 部医学专著，共计 24 部。其中，《伤寒论汤证论治》与《金匮要略汤证论治》出版发行后，很快售罄；经修订后，再次出版发行，深受同行的肯定与读者的欢迎，并获得中华中医药学会学术著作奖三等奖；两书先后被译成日文、韩文出版发行；第 3 次再版时，将两书合编为《伤寒卒病论汤证论治》。在国内外医学杂志上发表论文、评述及治验 50 余篇。

（六）参与社会团体活动

北京医院瑞东糖尿病中西医结合研治中心主任，卫生部北京医院东方日语培训中心副校长，中国医科大学兼职教授，中国保健科技学会专家委员会委员，中国日本友好协会理事，中日医药学会理事《日本医学介绍》杂志编委，《全科医学》杂志编委，日本东洋学术出版社编审等。

（七）中日医学交流贡献

因精通日语，应聘为中国日本友好协会理事，因职务之便，长期往返于中日之间进行学术交流，与日本医界友人保持着长期的友好关系。自 1980 年以来，每年 1～3 次应日本医学会和汉方界之邀，进行中医和中西医结合的大小学术集会的特别讲演、一般学术报告，颇受好评。与此同时，在日本友人的资助下，创建了"卫生部北京医院东方日语培训中心""李文瑞基金会""北京医院瑞东糖尿病中西医结合研治中心"。

卫生部北京医院东方日语培训中心于 1990 年 4 月正式成立后，担任副校长职务。20 年间，在本中心学习的人员共计 1 101 人（初级班 753 人，中级班 348 人），其中 21% 的学员赴日本研修或留学攻读学位。留学归国人员中，担任护士长的有 34 人，占留学归国护士的 48.6%；晋升高级医师的有 32 人，占留学归国医师的 65.3%。

北京医院瑞东糖尿病中西医结合研治中心成立于 1993 年，主要从事中西医结合研治糖尿病和中日医学交流。获李文瑞基金会持续资助，平均每年资助 250 万日元，持续 8 年。在资助下引进了先进的仪器，成立了现代化的实验室和中医科病房；先后有 5 人赴日学习和交流（每人 1 年），其中 1 人获日本医学博士学位；科室同仁积极参加中外学术交流会，并多人多次在大会上发表专题讲演，为学科的建设与发展奠定了基础。

　　国医大师李文瑞的主要学术贡献与成就突出、临床经验丰富、辨治疗效卓著。为了传承、发扬其学术思想和临床经验，我们特编纂《国医大师李文瑞学术经验集萃》一书，分13章详加介绍。

　　第一章　主要学术贡献与成就：依次从"《伤寒杂病论》的辨证方法研究""气机升降理论阐微""酸苦抑甘的研究""论《金匮要略》补法""中西医结合释义""中医腹诊文献整理"等方面加以阐述。

　　第二章　证治论述，擅用经方：从"原文摘录""方药组成""证治论述""临证治验"等方面，详述"论《伤寒论》少阴病证治""论《金匮要略》祛病安胎十法""论仲景治瘀十二法"，从而呈现李文瑞临证擅用经方的特色。

　　第三章　临证诊疗专长与用药特色：首先介绍李文瑞的临证诊疗专长，然后从"活用仲景方""气机升降的临证应用""论古方应用及加减""自创方""重用单味药""论细辛用量不过钱""论附子'最有用与最难用'""论大黄的功效与临证应用""苦瓜医用"等方面，阐述李文瑞辨证论治的诊疗与用药特色。其他用药特色则见于其他相关章节。

　　第四章　糖尿病证治：从"病因病机""辨证分型论治""降糖单味药、药对、方剂和成方治糖尿病并发症或伴有病症""中西互参，取长补短""参地降糖颗粒与糖肾胶囊的临床和实验研究""临证实践"等方面，详细论述糖尿病及其并发症的临证治疗特点与实验研究成果（开发出治疗气阴两虚型2型糖尿病的新药——参地降糖颗粒，以及治疗糖尿病早期肾病的新药——糖肾胶囊）。

　　第五章　男性不育证治：从"病因病机""辨证论治""精液异常的论治""服药方法""忌烟酒与注意精神调养""夫妻性生活指导""治验案例"等方面进行论述。李文瑞指出，男性不育仍宜坚持辨证论治，对于大部分无症状患者，应望其形体、察其舌脉，结合精液化验结果，综合分析，进行辨治，同时亦应对患者的服药方法、精神调养及夫妻性生活予以指导，方可获满意疗效。

　　第六章　辨证论治：首先简述辨证论治的内容及其步骤，继而从"四诊摘要""辨证分析""论治法则""首选方剂""备用方剂""随症（证）加减"等方面，详细阐述胸痹心痛、关格、老年便秘等病症的辨证论治。

　　第七章　疑难杂症医案选录：选录李文瑞辨治慢性肾功能不全、心动过缓、强直性脊柱炎、喑痱、甲状腺功能减退症、再生障碍性贫血、男子性功能障碍、血精、雷诺病、脱疽、寒疝、皮肌炎、风湿性关节炎、类风湿关节炎、沉寒痼冷怪证、异位妊娠、帕金森综合征之腹胀、胃癌和大肠癌、黄汗、蚁行感、百合病、奔豚等病证的医案。

第八章 试论温病与伤寒的关系：从"概念上的关系""学术上的联系""论治上的区别"三方面加以论述。

第九章 中西医结合的临床运用与研究：从"2 型糖尿病患者中医辨证分型与胰岛 β 细胞功能关系的研究""中医药配合放疗证治规律的探讨""合理使用中西药""中西医结合防治肿瘤""恶性肿瘤患者的康复措施"等方面，阐述中西医结合的临床运用与研究。

第十章 医学交流：主要摘录李文瑞在日本、韩国、美国、英国、澳大利亚，以及中国港台地区开展的医学学术交流内容。

第十一章 研修日本汉方腹诊：从"学习腹诊技术，收集腹诊书籍""编译出版日本汉方腹诊书""编译出版日本汉方腹诊书之目的""日本友人赠送与编译出版的腹诊书"等方面加以介绍。

第十二章 养生与修养：从"动中话养生""思想境界""书法绘画""翰墨情愫"等方面加以介绍。

第十三章 科研与医学著作：从"科研课题与成果""学术著作"等方面加以介绍。

需要特别说明的是，书中所收医案时间跨度长，各时期体检指标遵从就诊时的实际情况，如体检指标数值、计量单位等保持原貌，以免换算时造成差错。

本书在编纂过程中难免有疏漏和不足之处，望同道与读者是正为念。

国医大师李文瑞传承工作室编辑组

李 怡 李秋贵

2024 年 5 月

目 录

第二章

证治论述，擅用经方 ·········· 46

第三章

临证诊疗专长与用药特色 ·· 96

第四章

糖尿病证治 ·· **139**

第五章

男性不育证治 ·· **156**

第六章

辨证论治 ························· **168**

第七章

疑难杂症医案选录 ……………………………………………………… **200**

第八章
试论温病与伤寒的关系 ·· **264**

第九章
中西医结合的临床运用与研究 ·· **267**

第十章

医学交流 ………………………………………………………………… 295

第十一章

研修日本汉方腹诊 ··· **430**

第十二章

养生与修养 ··· **438**

第一章

主要学术贡献与成就

李文瑞精研医理，勇于实践，守正创新，临床经验丰富。其主要学术贡献与成就包括《伤寒杂病论》的辨证方法研究、气机升降理论阐微、酸苦抑甘的研究、《金匮要略》补法的研究、中西医结合释义、中医腹诊文献整理等。具体分节论述如下。

第一节 《伤寒杂病论》的辨证方法研究

中医学辨证论治的基本理论奠基于《黄帝内经》。汉代张仲景"勤求古训，博采众方"，将理论与实践结合起来，著成《伤寒杂病论》一书，体现了理法方药完整的体系，成为中医辨证论治的典范。宋代郭雍说："仲景规矩准绳明备，足为百世之师。"近代医家也都公认，这部不朽著作奠定了中医辨证论治的基础，构成了比较完整的辨证论治思想体系，是辨证论治的大经大法。此书的基本精神可概括为两方面：一是关于辨证规律；二是关于论治法则。这些都具有高度的科学性、系统性、实践性，是中医学的规范。本节主要对前者，即辨证规律方面，加以探讨。试用辩证法、逻辑学、系统论等现代科学方法论，对该书所使用的主要辨证方法（如六经辨证、五脏辨证、八纲辨证等）各自的作用、性质和整体间的相互联系（即体系），进行分析研究，以探求各种辨证方法的使用规律。这对整个辨证论治理论体系的系统化和病证的规范化，也有一定的理论和实践意义。

一、以辨阴阳与辨标本为指导原则

张仲景在自序中批评当时的一般医师"不念思求经旨，以演其所知"。可见他的著作，是以《黄帝内经》等经典著作的理论、原则为指导的。《黄帝内经》在诊疗疾病或辨证论治过程中，非常强调辨别阴阳——"阴阳者，天地之道也，万物之纲纪，变化之父母，生杀之本始，神明之府也，治病必求于本"（《素问·阴阳应象大论》）。求本就是追求或辨别阴阳，说明将辨别阴阳作为根本的法则或指导原则。"神明之府也"是说思维活动也出自阴阳法则，即用阴阳法则来指导医师的临床思维。并且强调整个辨证论治过程，就是在"追阴阳之变"，即追求或考察分析阴阳矛盾的双方是如何运动、变化、消长、转化的。如在辨证论治的三个阶段中，处处贯穿着辨阴阳的思维方法：在诊察证候阶段，强调"察色按脉，先别阴阳"（《素问·阴阳应象大论》）；在辨证阶段，要"审其阴阳，以别柔刚，阳病治阴，阴病治阳"（《素问·阴阳应象大论》）；在论治阶段，要"谨察阴阳所在而调之，以平为期"（《素问·至真要大论》）。由于自《黄帝内经》始就自觉地运用朴素的辩证法——阴阳法则来指

1

导临床思维，因此使中医的辨证论治具有辩证思维的特点。《伤寒杂病论》序中曰："夫天布五行，以运万类，人禀五常，以有五脏。经络腑俞，阴阳会通，玄冥幽微，变化难极。自非才高识妙，岂能探其理致哉！"说明作者为了探求认识极为复杂深奥的人体生理、病理现象，只好依靠阴阳五行学说，并将其作为说理工具了。事实上，张仲景以阴阳五行哲理为指导，用于辨证论治之中，的确有所发展和创新。《伤寒论》以"六经"为分病的纲领，而"六经"就是阴阳各分为三份，成为三阴、三阳，所以六经是由阴阳演化出来的系统概念。张仲景开创了八纲辨证的先河，而八纲也是由阴阳发展出来的，称为"二纲统六变"，即用表里、寒热、虚实这六个变量或要素，来具体标志阴阳的属性。《金匮要略》针对杂病用五脏辨证的方法，而五脏辨证是由五行类比五脏形成的另一个系统概念。张仲景在《伤寒杂病论》中，以"六经"和"五脏"两个系统概念为理论框架，作为考察、认识和控制疾病的模型，成为两个系统方法的萌芽，奠定了辨证论治的系统模式。将阴阳五行学说运用于临床医学中，是仲景对阴阳五行学说的最大的发展、创新，也是仲景对临床医学最卓越的贡献。书中辨别阴阳的例子比比皆是。如《伤寒论》首篇中就以"病有发热恶寒者发于阳也，无热恶寒者发于阴也"为提纲，指导阴阳病的辨别。《金匮要略》针对内伤杂病，也是将阴阳作为"病"或"证"分类的纲领，如在首篇总论中就指出"阳病十八""阴病十八"；在第三篇以"阳毒病""阴毒病"为病名，同时将"见于阴者，以阳法救之；见于阳者，以阴法救之"作为百合病分证的纲领。

阴阳代表事物对立统一的矛盾两方面，所以辨析阴阳的方法，也就是矛盾分析法。以辨阴阳为指导原则，就是强调在整个辨证论治过程中，要时时、处处注意分析矛盾、解决矛盾。而辨标本又将这种矛盾分析法进一步发展为辨别主要矛盾和矛盾的主要方面。

所谓标本，就是主次的意思。辨证论治各方面或步骤都有标本之分。如症状为标，病因为本；主症为本，兼症为标；原发病为本，继发病为标；正气为本，邪气为标；等等。所以，一定要辨清标本，才能抓住其本，从而主治其本，兼治其标。中医论治的原则，一般情况下都以治本为主，或先治其本；但在特殊情况下，即标证紧急的情况下，则先治其标，或标本兼治。这就是"急则治其标，缓则治其本"的法则。这也是标本相移的原则，即标本可以互易其位。在紧急或特殊情况下，平时的标证（矛盾的次要方面）转化为本证（矛盾的主要方面）了。因此"急则治其标"，这时的"标"，实则已转化为"本"了，所以实质上还是治本。如《伤寒论》386条："霍乱，头痛发热，身疼痛，热多欲饮水者，五苓散主之；寒多不用水者，理中丸主之。"同样是霍乱，之所以分为两个证型（方证），就是由于正邪这对矛盾的双方标本或主次不同。"热多欲饮水者"，说明邪盛为本，即主要矛盾方面为外邪偏盛，故以五苓散宣阳化气，祛邪为主；"寒多不用水者"，说明正虚为本，即主要矛盾方面为正阳偏虚，故以理中丸温阳助正为主。

《矛盾论》指出"如果不研究过程中主要的矛盾和非主要的矛盾以及矛盾之主要的方面和非主要的方面这两种情形……也就不能找出解决矛盾的正确的方法"，并且认为这是"正确地决定其政治上和军事上的战略战术方针的重要方法之一"。辨阴阳与辨标本，就是分析矛盾，并且辨析疾病过程中的主要矛盾及矛盾的主要方面和次要方面的方法，所以这种方法是判断病证和决策治疗方针的重要方法之一。如《黄帝内经》所说："夫阴阳逆从标本之为道也，小而大，言一而知百病之害；少而多，浅而博，可以言一而知百也。""道"是规律或法则的意思,说明辨阴阳标本,是对各种疾病辨证论治的根本法则或指导性原则。

二、以六经辨证与五脏辨证为定位、定向的方法

张仲景对疾病的分类是源于《黄帝内经》的。"夫邪之生也,或生于阴,或生于阳。其生于阳者,得之风雨寒暑;其生于阴者,得之饮食居处、阴阳喜怒。"(《素问•调经论》)他将感受外邪所致的外感病,无论是伤于风寒暑湿燥火的六淫之气,还是伤于温热毒邪,统称为"伤寒病";将伤于饮食五味或喜怒等五志的内伤病,统称为"杂病"。《伤寒杂病论》就是论述这两类疾病的辨证论治的典范,但是原著没有流传下来,后世医家将其整理成《伤寒论》与《金匮要略》两部书而得以流传。这样也促进了伤寒病与杂病分别发展为各成体系的两门学科。伤寒病的辨证体系是"六经辨证",杂病的辨证体系是"五脏辨证"(一般称脏腑辨证)。关于六经辨证定位、定向的方法已明确。此处着重阐述"五脏"也是个系统概念,"五脏辨证"也是朴素的系统方法。

所谓系统,就是"处于一定相互联系中的与环境发生关系的各组成部分的总体"。"五脏"代表整个人体这个有机的总体,是由五个相互联系的部分组成的。这五个部分就是以肝、心、脾、肺、肾五脏为核心的五个子系统。每个子系统是由生理、病理上联系最密切的要素组成的。这些要素包括脏腑、经络、形体、五官及气血津液精等身体各器官、组织和成分。如肝系统包括肝脏、胆腑、足厥阴肝经、足少阳胆经、筋膜、血、目及魂等要素。它们相互作用,相互制约,相互联系,相互影响,具有相同的特点,完成一定的功能。不仅各系统按五行的生克制化规律发生联系,而且与外环境时间、空间都发生相应的关系。如《金匮要略》所言"五邪中人",即五味、五志各伤其相应之脏,故"五脏病各有得者愈,五脏病各有所恶,各随其所不喜者为病"。又如"假令肝王色青,四时各随其色""四季脾旺不受邪"等,是谈各系统与外环境的节气、时辰、气候等方面的相应关系。

仲景把内伤杂病放在"五脏"这个系统形式中加以观察和治疗,即按五脏系统来分病、辨证、列出对证的方药,形成了理法方药的五脏辨证体系,也就是对杂病控制的系统模式,所以这是一种系统方法的萌芽。这种系统方法的研究原则,是对系统的结构、功能及发生、发展演化规律等诸多方面综合研究的,具有整体性、综合性、最优化的特征。尽管现存的《金匮要略》不足以反映仲景对杂病辨证的全貌,但也可初步窥视出这种系统方法的研究原则和特征。如《肺痿肺痈咳嗽上气病脉证治》之所以把肺痿、肺痈、咳嗽上气三种不同的疾病列入同篇,就是因为这三种疾病的定位皆在肺系统;之所以定位于肺系统,是因为这些病变皆与肺系统的肺脏、鼻咽、皮毛、气道、卫气等的功能失常有关。如本篇第 2 条阐述肺痈的病因病机:"病咳逆,脉之何以知此为肺痈?……风中于卫,呼气不入;热过于荣,吸而不出。风伤皮毛,热伤血脉,风舍于肺,其人则咳,口干喘满,咽燥不渴,时唾浊沫,时时振寒。热之所过,血为之凝滞,蓄结痈脓,吐如米粥。"这就体现了系统的结构(组成)与功能统一考察研究的原则。其他如"腹满寒疝宿食病"和"呕吐哕下利病",定位在脾或胃,属脾系统功能失调所致病变;"惊悸吐衄下血胸满瘀血病",定位在心、肝,属这两个系统主神、主血功能失常所致病变。可见,杂病的分篇充分体现了系统的结构与功能相统一的关系。至于"五脏风寒积聚病",五脏中风、五脏之水、五脏之痹

等，更是明显地用五脏系统定位论病了。《金匮要略》残缺不全、掺杂错乱较多。据《补后汉书艺文志》所载，张仲景除著《金匮玉函经》（即《伤寒杂病论》）外，还著有《五藏论》等书；《宋史·艺文志》还录有《五藏论》《五藏荣卫论》等。所以《金匮要略》针对杂病辨证的五脏系统，不如《伤寒论》针对外感病辨证的六经系统那样全面和系统。

与仲景同代或稍后的六朝时代的《中藏经》（托名华佗著），则更能体现出五脏辨证的系统性。该书就用五脏系统分病，每一脏或腑的病下再辨虚实寒热证，而且还有相关脏腑的合并证。

从唐代孙思邈《备急千金要方》中，就更能看出五脏辨证的系统性了。该书针对内科杂病，就是以五脏系统分篇，而且在顺序上也以肝、心、脾、肺、肾五个子系统的五行相生顺序排列。每个系统的病，除了脏病、腑病的虚实证，还有各系统所属的皮、肉、筋、骨、脉的虚实证。如肝系统有筋虚实证和筋极，脾系统有肉虚实证和肉极。对每个系统的论述，也充分体现出系统方法那种结构、功能和演化规律综合研究的原则。以肝系统为例，在结构或组成上有"肝脏""与胆合为腑""其经足厥阴，与少阳为表里""目者，肝之官""魂者，肝之藏""荣华于爪，外主筋，内主血"等。结构是事物内部各要素的组织形态和内部联系；功能是具有特定结构的事物在其内部和外部联系和关系中表现出来的特性和能力。因此，结构与功能是密切相关的。比如，该书在论述了胆腑的结构之后，就介绍它的生理功能及病理特点，接着列出它的病证表现，即"胆者，中清之腑也。号将军，决曹史。重三两三株，长三寸三分，在肝短叶间下，贮水精汁二合。能怒能喜，能刚能柔。……藏于阴而象于地，故藏而不泻，名曰奇恒之腑。……胆病者，善太息，口苦，呕宿汁……邪在胆，逆在胃。胆液泄则口苦，胃气逆则呕苦汁"；还列出了胆经的"是动""所生病"，如头痛、角颌痛、目锐眦痛、胸胁痛、腋下肿、马刀挟瘿等。又根据五脏系统按五行生克制化的演化规律，推测出病变的演变或发展趋向，如"病先发于肝者，头目眩，胁痛支满。一日之脾，闭塞不通，身痛体重。二日之胃而腹胀。三日之肾，少腹、腰脊痛，胫酸。十日不已，死""病在肝，平旦慧，下晡甚，夜半静"。

根据系统的结构组成和功能特点，就可将病变定位于某系统和某一要素，所以五脏系统有定位的作用。根据五行乘侮的演化规律，可以分析预测疾病的传变趋势或发展趋向，所以五脏辨证也有定向作用。《黄帝内经》所讲"五脏有病，则各传其所胜"，即按五行乘侮的规律传变。《金匮要略》所载"见肝之病，知肝传脾""脾能伤肾，肾气微弱，则水不行；水不行，则心火气盛，则伤肺"，就是用五脏系统辨析病势，或进行定向分析的典型例子。

三、以八纲辨证与病因辨证为定性、定量的方法

病证万千，极其复杂，用什么标志来判定它的性质呢？根据《矛盾论》的精神："事物的性质，主要地是由取得支配地位的矛盾的主要方面所规定的。"那么，作为疾病的共同的基本矛盾是什么呢？《伤寒论》曰："血弱气尽，腠理开，邪气因入，与正气相抟……正邪分争。"又曰："凡病，若发汗，若吐，若下，若亡血、亡津液，阴阳自和者，必自愈。"说明即使经过汗、吐、下等法祛除了病邪，而阴阳之气不调和，仍然是病态。可见，疾病的基本矛盾是正邪分争，阴阳失调。反映正邪消长的变量是虚实，反映阴阳盛衰的变量是寒热。《黄帝内经》讲："邪气盛则实，精气夺则虚。"这就是说，"实"标志着邪气盛为矛盾的

主要方面，"虚"标志着正气虚衰为矛盾的主要方面。因此，虚实可标志正邪这对主要矛盾双方所处的地位，据此可以判定疾病的性质。所以《黄帝内经》就非常强调辨虚实："百病之生，皆有虚实"；"余闻虚实以决死生"。《金匮要略》第 1 条就指出"经曰'虚虚实实，补不足，损有余'，是其义也。余脏准此"。《黄帝内经》又指出"阳胜则身热……阴胜则身寒""阳虚则外寒，阴虚则内热"。可见，寒热是阴阳盛衰的主要标志。故《伤寒论》以"发热恶寒者发于阳也，无热恶寒者发于阴也"为阳病或阴病的提纲。当然寒、热证，除了发热、恶寒这一主要症状外，还要通过脉、舌、二便等其他症状、体征，综合考察判断。总之，寒、热反映了阴阳失调这一基本矛盾，双方以哪方的盛或衰为矛盾的主要方面，从而用以判定疾病的性质属阴或属阳。

那么，八纲辨证之中，表里起什么作用呢？表里是从属于阴阳两纲的。因为八纲以阴阳为总纲，又称二纲统六变（或六要）；阴阳两纲是标明疾病的总体属性的，所以表里在此也是标志疾病属性的两个重要方面或变量，即实、热、表属阳，虚、寒、里属阴。表里是相对而言的方位概念，任何一经、一脏或一个部位，都可区分表里两方面。如阳明系统在三阳中属里，但又可区分表里证——白虎汤证、葛根汤证属阳明表证，三承气汤证又是阳明系统的里证。表里也是通过相对的部位来反映正邪分争的趋向：任何系统中的表证，一般表明邪气轻浅，正气较强，有抗邪外出的趋向；里证说明邪气较重，正气渐衰，不足御邪，有邪气深入的趋势。所以，表里也是正邪矛盾双方盛衰的一种标志，在八纲中有定性的作用。

八纲辨证不仅有定性的作用，同时又有定量的作用。因为八纲又称二纲统六要或六变。这六个要素，即虚实、寒热、表里，的确是六个变量。无论虚实或寒热，都有程度的多少、微甚或轻重之分；即使表里也有几分表证或几分里证之别。如张介宾对虚实的辨证施治就分：无虚者急在去邪用泻，多虚者急在扶正用补；微虚微实者用泻，甚虚甚实者用补；二虚一实补中兼泻，二实一虚泻中兼补。至于补泻先后，兼多兼少，还须结合孰缓孰急、孰轻孰重决定。尽管这里运用多少、微甚、一二等模糊概念进行量的描述，但是只有根据这些模糊的定量分析，才能决定遣方用药的大小、轻重、缓急等量的差别。这与《黄帝内经》所说"逆者正治，从者反治，从少从多，观其事也""气有多少，病有盛衰，治有缓急，方有大小""微者调之，其次平之，盛者夺之"等的精神是一致的。

八纲辨证中最核心的是虚实。虚是由正气即人体阴阳之气的盛衰或多少来决定的，而寒热就是阴阳盛衰的重要标志；还可结合整个患者的体质来综合判定。实是指邪气之盛，具体是哪种邪气和属性，就要结合病因辨证，如六淫辨证或气血痰食等，才能明确是风寒暑湿还是气滞、瘀血、痰食等。所以八纲定性、定量还要结合病因辨证进行。这样就能更具体、深刻地认识各种病证的正邪矛盾双方的特殊性。

八纲辨证通过综合研究有关疾病质、量的各方面或因素，在虚实、寒热、表里六个变量分析的基础上，再综合起来，从总体上判定疾病的质和量。所以，它是一种分析综合的好方法，或分析综合高度统一的质量分析法，充分体现了辨证思维的特点。

四、以"辨症—辨病—辨证"为辨证的层次

中医把整个诊疗过程即临床思维过程，简称为"辨证论治"。其中"辨证"两字是对理性认识阶段，即临床推理或诊断推理过程的概括。往往谈辨证论治包含理、法、方、药四

个方面。其中的"理"字就代表"辨证"阶段这一临床或诊断"推理"过程。之所以用"辨证"两字代表这一推理过程，是因为中医既辨病名又辨证名，即中医对疾病的诊断，既有病名又有证名，而且特别强调证名。因为"法随证立"，"方对证施"，只有辨清证名，才能对证立法、选方。西医认为，临床推理或诊断推理是一个把观察到的证据或表现转换为某一或几个疾病名称的过程，而病名是解释观察证据的概念性医学实体。中医不仅得出病名的临床判断，还要在病名之下进一步作出证名的诊断，即把病名和证名都作为解释观察证据的概念性医学实体。

《黄帝内经》就提出了在病名之下还要分辨证名的思想。如："有病颈痈者，或石治之，或针灸治之，而皆已，其真安在？岐伯曰：此同名异等者也。夫痈气之息者，宜以针开除去之；夫气盛血聚者，宜石而泻之。此所谓同病异治也。"这就是说，同一个"颈痈"病名之下，还要根据"同名异等"的分类法，再在病名下分出一个等级或层次，就是"证"。一种病会分出不同类型的证，这就是分辨证型或确定证名。如上述颈痈，分出两个证型：气滞证和血瘀证。因为不同证的病机不同，所以治法各异。如颈痈气滞证则用针灸行气除邪，血瘀证则用砭石泻血破瘀。这就是同病异证，所以提出"同病异治"的原则。但是《黄帝内经》时代，人们对疾病认识还比较粗浅，特别是对证治疗的方药较少（《黄帝内经》共载 13 首方），所以只是提出在病名之下还要分证的原则。具体治疗，主要是辨病论治，即诊断出病名，针对病名施行治疗。张仲景在《伤寒杂病论》中就进一步发展了辨证论治的思想。无论在《伤寒论》或《金匮要略》中，他都是以"辨太阳病脉证并治"或"水气病脉证并治"等形式而名篇。就是先确定病名，在病名之下，再根据不同的脉证表现，分辨出不同的证型；最后根据证名确定治法、组织方药。如太阳病风寒表实证用辛温发汗法，选用麻黄汤；太阳病风寒表虚证用辛温解肌法，选用桂枝汤。因为"方随证立"，所以常以方名证，如麻黄汤证、桂枝汤证。这种随证而立法、处方、施治的原则，仲景在《伤寒论》中说得很清楚，如 16 条讲"太阳病"，经过汗、吐、下等法治疗仍不解者，"此为坏病"；怎么治呢？"观其脉证，知犯何逆，随证治之"。即观测或诊察脉、症等症征（或证候），经过"辨证"的诊断推理过程，分析它的病因病机，得出"证名"的诊断，就可以"随证治之"。说明尽管是误治造成的"坏病"或疑难重病等，只要辨清了证名，就可随证立法，处方治之。可见，病名和证名是对疾病现象进行概括的两种抽象概念。医师基于观察到的疾病证据或表现（即症状或证候）等感性材料，通过临床推理的理论思维过程，达到理性认识，从而作出能反映疾病本质的、整体的、内部联系的判断——病名和证名。列宁说："人的思想由现象到本质，由所谓初级的本质到二级的本质，这样不断地加深下去，以至无穷。"（《列宁全集》33 卷 278 页）

病名和证名，虽然都对疾病现象进行了本质性的抽象和概括，但是"同名异等者也"，即同一病名之下的几个证型（名），与病名处于不同的等级或层次。证名这个层次，从人们的认识历史和认识过程来看，是更加深入、更加发展了的认识或抽象。病名是初级本质的抽象，证名是二级本质的抽象。事实上，中医的病名的确是个比较笼统、抽象的概念，仅仅抓住疾病表现中主要的特征和最一般的本质进行命名，只能反映出一类疾病的矛盾的共性。如"太阳病"或外感病中的"伤寒病"（狭义伤寒）或"温病""暑病"，只是能反映出太阳系统（包括太阳经、膀胱腑、肺脏等要素）这个较大的空间层次和外感病初期较长的时间阶段内（或过程中）的各种病证。而伤寒病、温病、暑病等病名，只能泛指伤于寒邪或温邪、暑邪等所致的病证。根据这种病名诊断，只能确定一个笼统的治疗原则（治则），如太阳病主要用解表法或汗法，伤寒病主要用温热法，温病主要用寒凉法等。然而，具体的治法确立不了，也选择不了对证的方药。但证名与病名相比，就是更具体、更深刻的概念了。它是对疾病过程中更具体的阶段或即时状态的本质性的概括，是多种规定性统一的概念。也就是说，证是一定阶段上生理、病理变化所表现的形式，因此带有阶段性；同一病在不同阶段上可以出现不同的证。如太阳病的风寒表实证，能反映出病因是风寒之邪，病位是太阳经络，病性是实证、寒证；再根据病情的定量分析，寒邪甚重则用麻黄汤，寒邪轻微则用葱豉汤。可见，证名能反映出疾病矛盾的特殊性和差异性，因此提出"同病异治"，即根据不同的证名，在同一种病中，可以确定不同的治法，选择不同的对证方药。所以，中医的病名是个抽象概念，是初级的抽象；证名是更具体的概念，是更高一级的抽象。

从思维科学或逻辑学来分析，中医"辨病"相当于普通思维，"辨证"相当于辨证思维。普通思维和辨证思维是对一定事物进行认识时的思维发展的两个阶段。马克思把从感性认识（表象中的具体，如症状）达到抽象概念（如病名）的阶段，叫做思维的第一条道路，说这是"完整的表象蒸发为抽象的规定"的阶段，也就是普通思维的阶段；把思维从抽象概念进一步上升为具体概念（如证名）的阶段，称之为思维的第二条道路，说这是"抽象的规定在思维行程中导致具体的再现"，也就是辨证思维的阶段。可见，辨别"证名"（或证型），更具有辨证思维的特点，也是中医不同于西医之处。所以，把中医整个临床思维的过程简称"辨证论治"，还是能体现出中医临床医学的特色的。

这样看来，可以把中医诊断推理的过程，从思维的形式上分为两个阶段：首先通过对感性症状的辨析，达到抽象概念的阶段——辨病；再进一步上升为具体概念阶段——辨证。这两个阶段都要以"症状"这些感性认识为基础，都要通过对症状的辨识才能形成理性的概念或判断。所以，把"辨症—辨病—辨证"作为中医临床推理或辨证的层次，更能层次分明地分析认识中医临床思维的过程。

总之，通过对《伤寒杂病论》中几种最主要的辨证方法的分析研究，可以看出各种辨证方法的性质、作用和相互关系是：以辨阴阳与辨标本的矛盾分析法为指导原则；以六经辨证（伤寒病）与五脏辨证（杂病）的系统方法为定位、定向的方法；以八纲辨证与病因辨证的分析方法为定性、定量的方法；以"辨症—辨病—辨证"的层次分析为临床推理的形式或辨证的层次。诸种辨证方法的各自为用和相互结合，构成了辨证论治的完整体系。我们应该深入地研究这个体系，将其作为中医辨证论治统一模式的规矩和病证规范化的准绳。

（常婧舒 李秋贵）

第二节 气机升降理论阐微

中医气机升降学说，首创于先秦，运用于汉唐，争鸣于金元，丰富于明清。今时医家，挖掘继承，发挥创新，其意更彰。它不仅是中医学的重要组成部分，而且对临床实践亦有着极大的指导意义。李文瑞法遵仲景，博览历代各家，将理论与实践相结合，临床诊治疾病注重中医气机升降出入理论,认为升降出入为临床辨证施治、遣方用药之准绳,提出了伤寒外感、温热之病和内伤五系疾病运用升降出入理论的具体治法,以及遣方用药,寓升中有降,于降中有升,灵活运用之方法。

一、气机升降与脏腑

中医认为,气机升降与脏腑之间有着极密切的关系。临证可运用气机升降运动理论,从动的角度出发,用整体的、运动的观点,阐述脏腑和脏腑之间的生理活动和病理变化。

1. 气机升降是脏腑功能活动的基本形式　生命现象是脏腑组织功能活动的综合体现。脏腑的生理功能,无非是升其清阳,降其浊阴,排出所存,摄入所需的升清降浊、出入交换过程。只有升清降浊,才能使"清阳出上窍,浊阴出下窍;清阳发腠理,浊阴走五脏;清阳实四肢,浊阴归六腑";只有出入交换,机体才能在升清降浊过程中,不断地实现自我更新,维持物质代谢和能量转换的动态平衡。因此,在生理上,气机升降是脏腑功能活动的基本形式。每个脏腑的升降出入运动并不是孤立的,而是相互依存的。因而升者有度,降者有约,入者适量,出者适时,脏腑功能活动井然不乱,协调有序。这样上下升降相交,内外出入互用,使机体保持着动态平衡,形成了统一的整体。

2. 气机升降失常是脏腑疾病的病理表现　气机升降失常可因六淫、七情、饮食、劳倦等引起。但脏腑功能失调,则是气机升降失常的内在原因。脏腑气机失常的病理虽复杂,但归纳起来不外升降不及、太过、不调与反作几个方面。由此不难看出,脏腑疾病的形成或演变过程,均是气机升降出入运动障碍或失调的过程,所以气机升降失常是脏腑疾病的病理表现,亦是脏腑疾病辨证的重要依据。以此作为临床观察疾病的发展变化、推测其预后转归等的重要依据,才能指导临床立法遣药,随其变而拟定正确的治疗法则。

二、气机升降与辨证

气机相宜,则人体各组织器官发挥正常的生理功能;升降失序,则杂证丛生。然而,临床根据升降出入太过、不及、不调与反作,以及脏腑失调的互相影响等,可以对错综复杂的病证进行归纳、分析,尽快明确诊断,辨别证候类型,推测疾病转归。

1. 辨析升降出入,确定病位之浅深　升降失调,出入失序,在一定程度上反映了疾病的病位浅深。因此,临床通过升降出入的病变,即可了解与区别外感病、内伤病,病在上或病在下,病在外或病在里。如分表里,一般而言,出入失序,病多外感,其位在表,病情轻浅,以出入主其外;内伤之病,多归于升降,其位在里,病情深重,以升降主其里。别上下,如脉之三部九候,有五脏六腑相应、层次上下之分,而升降出入失调在脉象上常可反映出来。对于寸口诊法,寸关尺三部反映了形体之上下,浮中沉九候反映了形层之表里。病在上则现于寸,病在中则现于关,病在下则现于尺。上实下虚,脉寸大尺缓;上虚下实,脉寸弱尺弦。病在表则表现为浮脉,病在里则反映为沉脉。里寒外热则脉沉紧浮缓,里热外寒则脉沉缓浮紧。此可作为明确上下病位的参考依据。

2. 审识升降顺逆,判定病证之虚实　升降运动处于动态平衡状态,是机体安和的保证。升降失序与疾病密切相关,升不及、降太过多为虚证,升太多、降不及多属实证,升降反作多为虚实错杂证。如升之不及,多为精气不足,脏气虚弱,升提无力,神倦乏力,四肢酸软，头昏耳鸣，形寒怯冷；不升反陷者，则腹胀、肛坠、下血等；降而太过，多属脏腑虚弱，如大肠降而太过多泄泻无度，膀胱降而太过多小便频数等。升之太过，临床表现多为实证，如肝火犯肺多咳血，木火刑金可呕血等。降之不及亦属实，如大小肠不降则腹胀腹满，肺气不降则胸满、喘咳等。升降反作，清浊相干，多为虚实错杂，或上寒下热，或下寒上热，如伤寒之寒热痞、温病之痞结、杂病之脾虚湿阻证等等。凡此皆可说明依升降顺逆可判定虚实之不同。

3. 依据升降规律，预测病情之转归　升降互助互制，又可相互转化，因此分析升降失制失衡，即可推测疾病发展过程的转归变化。如木炎则土燥金逆，即木火上炎，阴液被劫，则中土胃燥，戊土不降，进而肺金反逆，临床多有头眩、干呕、不思食、咳嗽等表现。若寒水盛，土湿木郁，肾气虚衰，寒水冰冽，升发失其动力，则脾土不温，湿阻而木郁，木郁脾土更壅，临床多有形寒倦急、胁痛腹胀、便溏溺少等表现。正如《黄氏医书八种》云："盖厥阴肝木，生于肾水而长于脾土。水土温和，则肝木发荣，木静而风恬；水寒土湿，不能生长木气，则木郁而风生。"在临床诊治疾病的过程中，可根据升降出入规律，对疾病进行分析辨别，亦能明确诊断，推测疾病发展的转归变化。

三、气机升降与治法方药

气机升降出入运动是人体生命活动的基本形式，升降失调是疾病发生的渊薮。因此，调理升降就成为治疗疾病的基本原则和重要手段，所谓谨守病机，各司其属，以法调治。遣方用药，意在法下，然而升降浮沉，既是中药理论的重要组成部分，亦是指导医师处方用药的基本法则之一。运用药物的升降浮沉之性，调治病理的升降失常之偏，方以法随，合理用药是基本大法。临床根据药物升降浮沉的不同特性，遣方用药，或升提、或沉降、或发散、或收敛、或填补、或通达、或升降并用、或浮沉共施，以纠正人体气机升降失调，为临床治疗最终目的。

四、把握调理气机升降规律

调理气机升降出入在临床上运用甚为广泛，然而若调理不当，亦会殆误病情。因此，特别强调，调理升降时应辨虚实缓急，权衡升降适度，区分上下内外等。《素问·通评虚实论》云："邪气盛则实，精气夺则虚。"邪盛者，当以祛邪为主，或透邪于表外，或泻热于前后二阴，俾病邪去，则升降复常。精气虚者，当以补虚为主，在上在表者宜固其气，在下在里者宜固其精。气虚者，宜补其上；精虚者，宜补其下。补上欲其缓，补下欲其急。调气以和血，调血以和气。寒者温之，热者清之。在上者，抑而降之；下陷者，升而举之。散于外者，敛而固之；结于内者，疏而散之。当升而不可过，升之太过，气虚失固，气耗欲脱，气逆反越；当补而不可壅，补之太过，气机阻塞，血脉凝滞，气血失畅。当散而不可过散，过散则表气疏，而上气亦不能下济；当降而不能过降，过降则上气陷，而表气亦不充。耗散者，不可收敛太过，敛之太过则血气郁滞等。上实者忌升，下虚者忌降。由此可见，调理升降，关键要把握升降出入规律，明析病机，区分病之上下内外、病情之轻重缓急，权衡升降适度，调理得当，方可邪去病却，事半功倍，否则气机逆乱，多增诸病。

（范　婷　张根腾）

第三节　酸苦抑甘的研究

李文瑞根据数十年治疗糖尿病的临证实践，深入研究中医经典著作，提出"酸苦抑甘"治疗糖尿病的新思维、新方法。

一、酸苦抑甘的理论依据

《素问·阴阳应象大论》所载"阴味出下窍，阳气出上窍。味厚者为阴，薄为阴之阳；气厚者为阳，薄为阳之阴。味厚则泄，薄则通；气薄则发泄，厚则发热"，阐发了用阴阳的原理来分析药物、食物气味的性能。《素问·至真要大论》所载"辛甘发散为阳，酸苦涌泄为阴，咸味涌泄为阴，淡味渗泄为阳。六者或收或散，或缓或急，或燥或润，或软或坚，以所利而行之，调其气使其平也"，阐发了药物的性味和功能。李文瑞从中领悟出药物性味的"酸苦"之奥。其中，"酸苦涌泄为阴"是"酸苦抑（化）甘"之源，而八个"或"是"酸苦抑甘"的理论之据。

二、五行生克——酸苦抑甘

《素问·阴阳应象大论》所载"东方生风，风生木，木生酸，酸生肝……辛胜酸；南方生热，热生火，火生苦，苦生心……咸胜苦；中央生湿，湿生土，土生甘，甘生脾……酸胜甘；西方生燥，燥生金，金生辛，辛生肺……苦胜辛；北方生寒，寒生水，水生咸，咸生肾……甘胜咸"，阐发了以五行规律解读自然现象和人体生理、病理治疗等问题，从中可领悟五行生克，并将自然界的事物和人体脏腑组织器官、生理现象和病理变化，依照五行的属性进行分析归纳，而成为五大系统。每节之末的"辛胜酸""咸胜苦""酸胜甘""苦胜辛""甘胜咸"，依五味相克而化生"抑酸""抑苦""抑甘""抑辛""抑咸"。其中的"酸胜甘"为木克土而化"抑甘"；"酸苦抑甘"为五行生克之据使然。

三、五味生化——酸苦抑甘

"酸苦抑甘"是在理解上文所引《黄帝内经》几段经文奥蕴的基础上，结合临证实践而揣摩得之。"酸甘化阴""辛甘化阳"在文献中常见，阐发了五味生化之理论。但"酸苦抑甘"在历代文献中尚未查得。20世纪70~80年代初，李文瑞在研究糖尿病临证论治时，对五味生化何者能化甘进行了探索，得出"酸""苦"之药味性能，合化可抑甘，即酸收而涩、苦燥而坚，合化而抑甘。详细论之，酸者能收能涩，涩者收敛、固涩属于阴；苦者能泄能燥能坚，坚者泻火而达坚阴。酸苦合用，则酸苦合化分解脾土之甘而抑之。再者，经查考、查证和查阅历代中医药文献中有关消渴的论治方药，发现30%有余的处方中，味酸的五味子、山茱萸、天花粉（其说不一，有载酸苦，有载苦）、生山楂等和味苦的黄连、黄芩、大黄、栀子、知母、生地黄等酸苦合用，如五味子配黄连、山茱萸配生地黄……

四、酸苦抑甘治疗糖尿病

李文瑞提出"酸苦抑甘"治疗糖尿病的新思维、新方法。在临证时，基于"酸苦抑甘"

选方遣药治疗糖尿病（消渴），确实能获良好效果。如在其上中下三消论治的处方中，均有酸苦二味合配。如上消肺热炽盛证，方用二冬汤加味，所用黄连（苦寒）配五味子（酸温），即一酸一苦，合用起到清降肺热、解烦渴之效；中消胃热亢盛证，在增液承气汤中加入天花粉（酸苦）与知母（苦寒），合化抑甘而获清胃热、解口干之效；下消肾阴不足、虚火亢盛证，方用六味地黄丸，其中山茱萸（酸）配生地黄（苦）、牡丹皮（苦）配山茱萸（酸），可增强壮水之主以制阳光之效。在辨证分型论治方面，气虚型方中五倍子（酸涩）配黄连（苦），阴虚型方中乌梅（酸）配知母（苦）、乌梅（酸）配黄连（苦），阴阳两虚型方中山茱萸（酸）配生地黄（苦）、山茱萸（酸）配牡丹皮（苦）等，既符合辨证，又为酸苦抑甘，而增强降糖之功效。

（常婧舒　李秋贵）

第四节　论《金匮要略》补法

《黄帝内经》所载"虚者补之""损者温之""形不足者，温之以气；精不足者，补之以味"，可谓仲景"补法"之据。《金匮要略》中的补法，大体有四种——补气、补血、补阴、补阳。

一、补气

补气：以黄芪、甘草为主药，常配以桂枝、浮小麦等，适用于气虚之病证。

（1）肺气虚者，用黄芪伍桂枝。肺卫不足引起阴血凝滞之血痹证，症见身体不仁、脉寸散而尺紧，即以黄芪桂枝五物汤补气行痹；肺卫气不足引起水气泛滥之黄汗证，症见身体肿、发热汗出而渴、汗沾衣色黄如药汁，即以黄芪芍药桂枝苦酒汤补气退黄；肺气不足，内有虚寒之虚劳证，症见虚劳里急、腹痛、失精，则以黄芪建中汤补气建中。

（2）心脾气虚而致脏躁者，症见喜悲伤欲哭、象如神灵所作、数欠伸，用甘草伍浮小麦等药，名甘麦大枣汤，以补养心脾，安神定志。

补气法的用药要点是，根据表虚、里虚，决定黄芪用量之多少。里虚者，用量小；表虚者，用量大。如黄芪建中汤治虚劳里急，方中黄芪仅用75g；而黄芪芍药桂枝苦酒汤治表虚黄汗，方中黄芪用至250g，为前者的3倍之多。

二、补血

补血：以当归为主药，常配伍芍药、泽泻、羊肉、阿胶、黄芩等药，适用于血虚之病证。

（1）血虚湿盛之腹痛者，症见孕妇腹中疼痛、头面及足跗浮肿、小便不利，用当归伍芍药、泽泻等药，名当归芍药散，以补血利水，缓急止痛。

（2）血虚阳衰者，症见腹中痛、胁痛里急，用当归伍羊肉、生姜，名当归生姜羊肉汤，以补血壮阳，散寒止痛。

（3）血虚阴亏者，症见孕妇腹中痛、下血、面色不华、心悸眩晕、舌淡、脉无力，用当归伍芍药、阿胶等药，名芎归胶艾汤，以补血缓痛，止血安胎。

（4）血虚热盛者，症见孕妇胎动不安、口干苦黄，用当归伍芍药、黄芩等药，名当归散，以补血清热。如《丹溪心法附余》所言："瘦人血少有热，胎动不安，素曾半产者，皆宜服之，以清其源而后无患也。"

补血法的用药要点是，补血药中辅以清酒，疗效更佳。以清酒能载补血药通行周身经脉，故仲景补血药中多用清酒。如芎归胶艾汤，以水合清酒煎药；当归散、当归芍药散，均以酒和服。

三、补阴

补阴：以麦冬、百合、山药（薯蓣）、酸枣仁为主药，常配伍半夏、地黄、当归、知母等药，适用于阴虚之病证。

（1）肺胃阴虚者，症见咳逆上气、咽喉不利、咳痰不爽、或劳嗽日久不愈、口干咽燥、日晡发热、手足心热、舌红少苔、脉细小数，以麦冬伍半夏等药，名麦门冬汤，养阴润肺，益胃祛痰。

（2）心肺阴虚而致百合病者，症见神志恍惚、头晕目眩、心悸失眠、坐卧不宁、如寒无寒、如热无热、欲食不食、欲眠不眠、若有所思、行动异常、口苦而干、小便短赤、舌红少苔、脉细数，用百合伍地黄等药，名百合地黄汤，以润心肺之阴，清热凉血。

（3）脾肾阴虚而致虚劳者，症见头晕目眩、纳食减少、全身乏力、心悸气短、自汗咳嗽、腰背强痛、肌肉消瘦、微有寒热、骨节酸痛、肌肤麻木、舌淡苔薄、脉虚弱，用山药伍地黄、当归等药，名薯蓣丸，以滋养脾肾，益气补血。

（4）心肝阴虚而致虚劳者，症见虚烦不得眠、苔少、舌红津不足、脉弦细数或弦细，用酸枣仁伍知母等药，名酸枣仁汤，以补肝养心，清热除烦。

补阴法的用药要点是，主药必须重用，方可获效。如麦门冬汤中麦门冬用至七升；薯蓣丸中多数药或用二三分或用六七分，山药则用至三十分，是其他辅药的4～15倍。

四、补阳

补阳：以炮附子、干姜、獭肝为主药，常配伍地黄、白术等药，适用于阳虚之病证。

（1）肾阳虚衰者，症见腰痛腿软、下半身常有冷感、少腹拘急、小便不利、或小便反多、舌淡胖、脉虚弱而尺部沉微，用炮附子伍地黄等药，名肾气丸，以温补肾阳。

（2）脾阳虚衰者，症见腹胀满、饮食不下、腹时自痛、喜温喜按、呕吐、下利清稀、多涎唾、舌淡、苔白润、脉沉无力，用干姜伍白术等药，名理中丸，以温补脾阳，健脾止泻。

（3）肝阳之虚者，症见冷劳、鬼疰、形寒、神瘦、食少、潮热、女子月经不调、音哑，用獭肝一味，名獭肝散，以补肝化阳。

补阳法的用药要点是，主药必须轻用，方可获效。如肾气丸中炮附子仅一两，理中丸中干姜仅三两，獭肝散每次用量仅为一方寸匕，剂量都相当低。

五、补法特点

（1）重配伍：人体阴阳是相辅相成的，阴中无阳则阴不易化，阳中无阴则阳不易生。《景岳全书·新方八阵·新方八略引》曰："故善补阳者，必于阴中求阳，则阳得阴助而生化无穷；善补阴者，必于阳中求阴，则阴得阳升而源泉不竭。"试看仲景补阴剂常配以扶阳之品，补阳方中常配以滋阴之药。如肾气丸为补阳之剂，配伍干地黄、山茱萸、山药等滋阴类药；麦门冬汤为补阴之剂，配伍半夏等辛燥之药。

（2）知兼使：补药一般针对虚证而设，但所患病证极少见绝对的虚证，尤其是久病，往往虚实夹杂。因此，在补药中一般应辅以祛邪之品。如肾气丸中就配有泽泻、茯苓利水，牡丹皮活血；薯蓣丸中亦配有神曲消食，防风祛风，桔梗祛痰，川芎活血。若堆砌补药，一味蛮补，是必不能取效的。

（3）重有情：《临证指南医案》指出"夫精血皆有形，以草木无情之物为补益，声气必不相应……且血肉有情，栽培身内之精血"。仲景獭肝散，以血肉有情之物，可谓以脏补脏之首方。

（黄 飞 李 怡）

第五节 中西医结合释义

李文瑞指出，中西医结合是中华人民共和国成立后长期实行的方针政策，亦是我国医疗卫生事业的一项工作方针。中西医结合始于临床实践，逐渐演进而成为有发展目标和独特方法论的学术体系。任何学科都有自身认识的局限性，单纯闭门造车很难使学科快速发展。学科的发展需要不断从周围相关学科身上汲取营养，吸收相关学科的特长，来完善和发展自己。中西医结合不是简单的中医加西医。我国主张、提倡中西医结合，其精髓在于中西互补，使之源于西医而高于西医，源于中医而高于中医，创立中国新医药学。

自从开展中西医结合以来，学术成果累累出众，得到国家和医界的认可。然而什么是"中西医结合"？迄今为止，虽然有多种说法，但均未得到公认，大家还在默默地积极探讨。中西医结合为什么缺乏公认的定义？这是因为中医、西医虽然都治病救人，但是二者分属两种不同的医学，有各自的完整体系，是故如何结合，难上加难。

李文瑞尊重科学，提倡中西医结合，取长补短，充分发挥各自的优势与长处，以提高疗效。以下具体从中医辨证与西医辨病相结合、宏观辨证与微观辨证相结合等角度阐述中西医结合；其后，又从"中西医结合——临床治疗和实验研究的思路与实践""中西医结合对糖尿病的临床和实验研究的思路与实践""与香港某人士谈'中医、中西医结合问题'""李文瑞即席演讲——中西医结合"等方面进行论述。

一、中医辨证与西医辨病相结合

中医学和西医学相比，各有所长，亦各有所短。中医的辨证与西医的辨病，都是认识和诊断疾病的过程，然方法则不同。

所谓"中医辨证"，即辨证论治，是指导临证治疗疾病的基本原则，是中医学的精髓。在辨证论治过程中，运用四诊八纲，对证候辨析，确定证候的原因、性质、部位，根据证来确立治法，依法处方用药以诊疗疾病；中医既辨病名，又辨证名，即把病名和证名都作为解释观察证据的概念性医学实体。因而"法随证立""方对证使"。也就说，是先确定病名，在病名之下，再根据不同的脉证表现，分辨出不同的证型，最后根据证名确定治法、组织方药。临证时，一种病常可表现出多种不同的证，而不同的病在其发展过程中的某些阶段有时可以出现类似的证。因此，在临证治疗时采取"同病异治"或"异病同治"的方法。

虽然中医学在现代化检查方面及明确诊断方面略逊于西医学，但中医学更加注重患者的整体辨证及个体化治疗，而且经过上千年的临床实践，使得中医学拥有多样化且行之有效的诊疗手段，甚至可以在西医学束手无策时取得很好的疗效。

所谓"西医辨病"，是完整的诊断概念，即在辨病施治过程中，运用现代医学理论和工具，基于临床表现和物理、生化、免疫、病理等方面的检查结果，作出较明确的诊断。西医在疾病的明确诊断方面优势明显，而且在治疗上可重复性高、适用范围广。不同的医师在面对同一份检查、化验结果时，对疾病的西医诊断往往可达成一致，所采取的治疗方法通常也大同小异。西医的病之下虽也有分期、分型之类的判断，但没有中医所说的证的特殊含义，也就是说，西医的分期、分型远没有像中医的辨证那样受到重视。

中医辨证与西医辨病相结合，汲取现代医学之精华，可以补充中医辨证论治等方面的不足。即西医诊断疾病，中医辨证分型论治，则可发挥西医诊断明确与中医辨证论治之长处，进而提高临床疗效。中医辨证与西医辨病相结合，虽然西医可明确诊断、防止误诊漏诊，有利于疾病的及早发现，启发和拓宽辨证思路等，但是中医与西医终究分属两种不同的医学，而且两种医学从基础到临床理论诸多方面有着极大差异。目前，在我国，两种医学同时存在、互相影响、相互渗透，但要真正结合，还须今后不断努力，从而创立中国的新医药学。

二、宏观辨证与微观辨证相结合

"宏观"与"微观"是相对的概念。一般而论，医学研究的对象是"人体"。医学研究以"人体"为基本单元，向"微观"的精、深层次方向发展，如器官水平、组织水平、细胞水平、分子水平等，无疑是科学的进步。然而，以"人体"为基本单元，向"宏观"的广、高层次发展，如考虑环境因素、社会心理因素、人与自然的关系等，同样也是科学的进步。因此，宏观研究与微观研究应当是结合、互补的关系。

所谓"宏观辨证"，实际上是指中医传统的辨证方法，且多强调辨证的规范化内容，其方法论的依据是"有诸内必形诸外"，因而可"司外揣内"地认识疾病，由此产生了"证"的概念。"宏观辨证"也就是以中医理论为指导，结合望、闻、问、切四诊之所得（即将患者的诉说和自觉症状、医师通过检查得到的患者体征如舌脉象等作为辨证依据），通过综合的、整体的分析判断，作出病因、病位、病情的临床辨证。"宏观辨证"是中医的长处，在对疾病的概括性及抽象性上具有优势，容易归纳出机体的整体状态。

所谓"微观辨证"，实际上是指西医诊断疾病的方法，且多强调辨病的客观化标准，其方法论的依据与中医恰恰相反，是"有诸外必根诸内"，由此而明确诊断。"微观辨证"就是西医的辨病，除依据诊察的症状与体征外，在临床上更注重用现代科学手段开展生理、病理、生化、免疫、微生物等各方面客观征象的检测和物理检查，并对结果进行综合分析，旨在深入了解证候内在机制，探明其发生发展的物质基础，作为辅助诊断的客观、定量化指标，更加完整、准确地认识机体状态，使疾病的诊断明确。在临床实践中，可以发挥其擅长微观认知机体的结构和功能的特点，从本质上阐述证的物质基础，为辨证进入微观化奠定基础。

在坚持传统的宏观辨证理论、概念与方法的前提下，参照并检验现代科学手段提供的微观指标，通过逐病逐症的研究，将证的特异性从病的普遍性中区别开来，以此为基础归纳出可反映证的特征性的微观指标，并将其纳入宏观辨证的体系之中，同时可作为认识和解释"证"本质的部分依据，这便是宏观辨证与微观辨证相结合的意义所在。

宏观辨证与微观辨证相结合，就是将对疾病的认识由宏观转向微观，既重视中医的整体观念，又重视西医的微观指标，实验检测分析补充了传统的逻辑推理，微观检测丰富了直观的外象观测，从而对疾病的正邪状态、病理形态和生理功能改变以及证候演变规律等有了较全面的、系统的认识，进而准确指导临床辨证与治则方药，以提高临床疗效。

综上所述，西医以微观辨证、实验定量为核心，而中医以宏观辨证、动态时空过程的定性为核心，且辨证是中医的精髓。因此，中西医学的有机结合，需要具有中医、西医两套学识，这就决定了诊疗疾病的思维逻辑，既不是因袭原来西医的一套，也不是走传统中医的老路，而是中医辨证和西医辨病相结合、宏观辨证和微观辨证相结合，如此则有利于全面揭示疾病的本质，可以促进医学模式的转化。这就是中西医结合的辨证论治。

三、中西医结合——临床治疗和实验研究的思路与实践

自20世纪50年代兴起中西医结合以来，尽管道路坎坷，但有志之士开展中西医结合工作始终没有停顿过。那么，什么是中西医结合？迄今为止，尚没有确切的定义。不论中西医结合学者或有关职能部门都下不了"中西医结合"的定义。

现时中西医结合医师们（学者）进行的中西医结合的方法、方式多种多样，各有所长。大致不外"辨病与辨证相结合""微观辨证""循证医学"，以及各种各样的中西医结合基础理论研究。

李文瑞长期处在临床第一线，把临床治疗和实验研究结合起来，对几种病立题进行专门研究，亦是采取辨病与辨证相结合的方法。在综合医院的临床实践中，西医和中医不断相互渗透、相互影响，辨病与辨证往往需要体现在同一患者身上。辨病与辨证是相辅相成、密不可分的，二者各有优势，应当在辨病的范围内辨证，在辨证的基础上进行治疗。这是因为：一方面，疾病的本质和属性往往通过"证"的形式表现于临床，以"证"为指导，辅以现代诊断技术，才可能认识"病"，所以"证"是认识疾病的基础；另一方面，"病"又是"证"的综合和全过程的临床反映，只有在辨"病"的基础上，才能对辨脉、辨证和论治等一系列问题进行较全面的讨论和阐述。

具体地说，"辨证"多反映疾病全过程中某一阶段的临床诊断；"辨病"则较多反映疾病全过程的综合诊断。不过，"病"和"证"的区别，不能简单地仅仅用疾病的"全程"和"阶段"来解释。如果采用传统的中医病名，那么许多病，如黄疸、咳嗽、水肿等，现在看来仅仅是一种症状。如果基于西医病名进行传统的辨证论治，那么这种"全程"和"阶段"的解释就比较确切。因此，主张辨病与辨证相结合，这也是宏观辨证和微观辨证相结合。

对疾病的认识，由宏观转向微观，把宏观和微观结合起来，既重视中医的整体观念，又重视西医的微观指标，从而可使临床诊断提高到一个新的更高的水平。所谓宏观辨证，就是以中医理论为指导，结合望、闻、问、切四诊之所得，作出病因、病位、病情的临床辨证。这种宏观辨证就是中医的长处，但也有其不足，即带有明显的意向性、随意性和不确定性。所谓微观辨证，也就是西医的辨病，即用现代科学手段开展生理、病理、生化、免

疫、微生物等各方面客观征象的检测和物理检查，并对结果进行综合分析，旨在深入了解证候内在机制，探明其发生发展的物质基础，作出辅助诊治的客观、定量化指标。宏观辨证和微观辨证有机地结合起来，实验检测分析补充了传统的逻辑推理，微观检测丰富了直观的外象观测，克服了"司外揣内"之不足，对疾病的正邪状态、病理形态和生理功能改变以及证候演变规律等有了较全面的系统认识。不仅如此，李文瑞认为中西医结合还应在理论上进行结合，即在中西医的医疗思想和治疗策略指导下将治疗方法结合，在保持相近疗效的前提下，最大程度地简化中药用法，促使中药得到广泛应用，同时能够应用正确的实验研究和临床研究方法，验证并合理评价中西医结合效果。此者，是中西医结合的诊断与治疗，是中西医结合的辨证施治，是融辨病与辨证、微观辨证与宏观辨证为一体的一种高层次的辨证论治，更有针对性、特异性和可重复性。当然，难度非常之大。

四、中西医结合对糖尿病的临床和实验研究的思路与实践

李文瑞认为，糖尿病并非单一疾病，而是一组临床综合征，或者说糖尿病可看作是以相似高血糖表现为特点的多组症候群。高血糖只是一种现象，而不是本质。也就是说，胰岛素分泌不足或胰岛素抵抗应被理解成一个结果而不是原因。

"血糖"作为评价糖尿病防治效果的指标是无可厚非的。但是，长期以来，降血糖似乎成了糖尿病防治的唯一目标。这不仅束缚了医者的观念，也导致患者一味追求降糖药，而忽视抵御并发症的其他可能性。

那么，究竟采取什么方法、策略防治糖尿病及其并发症呢？

李文瑞认为，中西医结合治疗糖尿病是可取的方法和可探讨的策略。临床实践证明，中医药治疗糖尿病的作用温和而持久，具有整体、全面、综合治疗作用，可以活跃微循环、降低血脂和血液黏稠度，在抗氧化、改善外周胰岛素拮抗等诸方面都有良好作用，还可预防和控制糖尿病并发症的发生和发展。

但是，中医药也有它的劣势，如降糖幅度小、疗效欠确切、重复性差等。同时，也必须应该理解——自古以来，中医各种论著，把糖尿病称为"消渴"，都说能治愈，其实只是症状减轻或消失而已——症状消失不等于治愈。因为古代不具备相应条件，无法得知病理形态和生理功能的改变，所以古人不可能知道"消渴"——糖尿病是终生病。

近年来，研究较多的是醛糖还原酶抑制剂、蛋白非酶糖化抑制剂及抗氧化剂。欧美国家、日本多从化学合成药物中筛选这几类药物，但因化学合成药物副作用太多，有的药物即使实验及临床有效也不能批准投产。

中药大多为原生植物，毒副作用小。经历代医家临床应用，确有很多药物能治疗糖尿病，其中有些药物虽不能降低血糖，却可以改善患者整体情况，延长寿命，这就很值得从这条途径进行研究。因此，治疗糖尿病需要中医学和西医学相结合，取长补短来攻克它。

李文瑞治疗糖尿病的中西医结合思路和实践，基于中西医各自优势，充分发挥各自长处。如西药降糖效果好、起效快，而中药改善症状好、降糖作用持久，两者合用，可以提高疗效。西医的一系列客观指标与中医的辨证相结合，以其微观的形式参与到宏观之中，使辨病与辨证相结合，无疑对"施治"的指导也更加确切，使疗效更好、疗程更短。

例如：一部分患者通过注射胰岛素或口服降糖药治疗后，血糖、尿糖得到控制，但仍

有乏力、便干、失眠、多汗等，此时通过辨证用中药治疗可获良效；对于胰岛素抵抗患者，注射胰岛素和口服降糖药往往均不能使血糖下降，此时西医疗法处于劣势，而中医药对胰岛素抵抗常常显示有效。

基于临床实践，患者初次就诊时由于燥热较盛，往往血糖较高，此时首先应采用中西医各种治疗方法（包括饮食控制、运动、口服中药、口服降糖药或注射胰岛素等）尽快控制血糖；待血糖控制满意后，将治疗重点转为预防和最大限度延缓各种并发症的发生、发展。

在诊治的大量糖尿病患者中，对于无明显急慢性并发症的患者，中医辨证大致分为气虚型（神疲乏力，口不渴，纳食正常或不香，小便清长或正常，不消瘦，大便正常或便溏，寐宁或嗜睡，舌淡或淡红，苔薄白，脉细乏力。胰岛素、C肽分泌水平明显升高或正常）、阴虚型（口渴引饮，善肌消食，小便色黄，量多而频，消瘦，大便秘结或不爽，五心烦热，寐多不宁，舌红或微红，苔薄黄少津或黄燥，脉细数。胰岛素、C肽分泌水平明显降低）和气阴两虚型（神疲乏力，口渴欲饮，纳食正常或略多，小便略多或正常，形体消瘦或正常，大便顺或偏干，或有五心烦热，夜寐多梦，舌淡红或微红，苔薄少津，脉细弱。胰岛素、C肽分泌水平降低，但介于前两型之间）。糖尿病患者大多有不同程度的瘀血表现，可兼见于上述各型之中。

李文瑞认为，适当结合胰岛素、C肽的分泌水平进行辨证论治，就是宏观辨证与微观辨证相结合的体现，有助于提高疗效。也就是说，对于胰岛素、C肽分泌水平正常或升高而气虚者，应施以补气为主的治疗，因补气之剂可能通过提高胰岛素的生物效应而起到降血糖作用；对于胰岛素、C肽分泌水平明显降低而以阴虚为主者，予以养阴为主的治疗，因养阴之剂可能通过刺激胰岛素分泌而起到降血糖作用；对于胰岛素、C肽分泌水平介于前两者之间者，即气阴两虚者，以气阴双补为主治疗。活血化瘀则兼用于各型之中，因活血化瘀药可能通过改善体内微循环（血液动力及代谢状况）而起到降血糖作用。

李文瑞提出"酸苦抑甘"降低血糖的治疗方法，指出中医药治疗糖尿病应以益气、养阴、清热、活血为大法，其中益气为主导，养阴为根本，清热、活血为辅助，四者合用，则可达到标本同治、攻补兼施之目的。

五、与香港某人士谈"中医、中西医结合问题"

2000年10月14日，在香港九龙酒店第三会议厅举行了一次中西医结合治疗糖尿病的学术讲座。李文瑞的讲演为"老年糖尿病与并发症的中医治疗"。

李文瑞等（加上随行人员，共3人）在当日早餐之后，即提前进入会场并在会议厅小客室等待。突然来了一位在香港医学界学术活动或杂志画面上经常出现的人士（他是某先生）。他突然在李文瑞面前坐下，寒暄几句之后，便不客气地质问："你的讲演稿中提到的中医、中西医结合对糖尿病的治疗，尤其β细胞起到什么样的作用？"李文瑞客气地回答："您提的β细胞（在糖尿病中的作用）是西医学用词，属于西医病理学范畴。我讲演的内容，虽有中西医结合的观点，但未深入涉及糖尿病的西医病理学内容。"

继之，李文瑞对其问之："您可否给我十几分钟时间，让我说说个人的学术观点？"他答："请李教授自便。"

　　李文瑞讲："中西医结合是我们医学界的大方向，完成它是几代人之后的事。自 20 世纪 50 年代国家提出中西医并重，号召西医学习中医，进行中西医结合研究，截至目前已获累累硕果。我是个临证医者，每日为医治疾病绞尽脑汁，其间也进行过科学研究。这次讲演有中西医结合的内容，是西医辨病与中医辨证相结合以及宏观辨证与微观辨证相结合的中西医结合方法。讲演稿中阐述糖尿病的诊治，首先应辨出西医的糖尿病这个病，然后再运用中医的四诊八纲、理法方药（即辨证论治的方法）。这种中西医结合方法是在临证中衍生和总结出来的，也是目前中医界、中西医结合界公认的中西医结合方法之一。

　　"这里所谓的'西医辨病与中医辨证'，如我所说，首先辨出西医的病，然后再运用中医的四诊八纲、理法方药（即辨证论治的中医诊治过程）。也就是说，辨出中医的证（这里指，在辨出西医的病名之后，再辨出中医的证），以中医的证进行论治。以上是'西医辨病与中医辨证相结合'的方法。所谓'宏观辨证与微观辨证'，即以中医的四诊（望闻问切）和八纲（阴阳、表里、寒热、虚实）辨出中医的证（宏观），再结合微观的影像学和检验学（生化、免疫）结果（微观），进行有针对性的辨证论治。这就是'宏观辨证与微观辨证相结合'的方法。以上两种中西医结合方法是'古为今用''西为中用'使然。"

　　某先生问："您也认为中医学和西医学是两种体系吧！"答："是的。"

　　李文瑞继而答之："我认为这两种医学各有其理论体系。一般而言，人们都认为西医理论是科学的，而对中医的理论，特别是阴阳五行学说，认为其是形而上学（无形或抽象）的，不是科学的。当然，阴阳五行学说的确是无形而抽象的，但它是哲学。

　　"哲学，有人称其为'爱智慧'。哲学是自然知识、社会知识和思维知识的概括和总结。古代中国、印度、希腊就有丰富的哲学思想，产生了朴素的唯物主义和自发的辩证法。阴阳五行学说是中国古代朴素的唯物主义和自发的辩证法思想。因此可以说，中医学更像哲学。这是因为哲学不会老化。中国的孔孟之道，至今仍然光彩闪烁而生辉。哲学研究和讨论的是形而上学的事物本质，是抽象的总结。中医学不是公式推衍出来的，更不是实验室的结论，而是在几千年临证中对客观规律的总结。

　　"中医药学也是在自然科学之内的。自然科学是研究自然界的物质形态、结构、性质和运动规律的科学。中医药学属于自然科学范畴。中医药学的基础理论，是以天、地、人为一体，研究如何依据阴阳五行等规律进行辨证的生命哲学；临证实践以辨证论治为中心，涉及疾病的形态、结构、性质。因此，中医能治愈疾病，是科学的，这也是肯定的。而非'知其当然，不知其所以然'，有其自身的完整理论体系。

　　"当今社会上，有人说中医治病是'知其当然，不知其所以然'。这种说法，大多数来自西医界人士，是以西医学理论体系或观点来衡量中医学诊治疾病。对于持'知其当然，不知其所以然'这一歪理的人，如轻一点比喻，他们就是矮化中医药学的人，或者说是矮人看戏、识见浅短的人；若重一点说，他们就是无知者，甚至是轻视中国历史和文化的民族虚无主义者。

　　"中医治疗疾病'知其当然，不知其所以然'的说法，在民国时期盛行一时。余云岫等提出'废止中医案'之后，中医'不科学，治病知其当然，不知其所以然'的声音，此起彼伏，并大叫大嚷'要改造中医，中医应科学化'等。

　　"本人对'中医科学化'迄今仍持异议。所谓'中医科学化'，潜在之意，即因中医不科学，所以要科学化；这其中的含义，就是要改造中医，使其西医化。说到这里，什么是科学？它的定义虽有多种说法，但其核心在于"反映自然、社会、思维等内容规律的分科的知识体系"。据此，我在这里简要说明：中医学的理论体系受到中国古代朴素的唯物主义和自发的辩证法思想——精气学说、阴阳五行学说的深刻影响。它以天地人相应整体观念为其理论体系的主导思想，以脏腑经络的生理、病理为其理论体系的基础，以辨证论治为其诊疗特点。因此，中医诊治疾病能使其痊愈，即中医能治病，而且西医治不了的病，中医有时也能治愈。这就是不仅知其当然，而且知其所以然。所以说，中医学既是哲学也是科学，这是自然科学属性使然。

"说到这里，西医学者不应以西医的理论体系看待中医理论和临证治疗疾病的理法方药，而说中医不科学。中西医二者都具有各自的完整理论体系。然而，二者的理论体系均尚不是完美无缺的，如西医病种中的糖尿病、高血压等，仍未弄清楚其发病根本原因何在，而在治疗上是随症用药，不能根治，只是"权宜之计"治标。中医学理论体系中，当然也有一些不能自圆其说。

"某先生，这里我还要说说，在世界各地，西医学是通用的。不论富国抑或穷国，都应用基于现代科学技术发明的心电图机、X射线机、医用超声仪（如B超机）、超声心动图仪、计算机体层成像（CT）设备、正电子发射计算机体层显像仪（PET/CT）、磁共振成像（MRI）设备、胶囊内镜等影像学仪器设备，以及供实验研究用的生化试剂、免疫试剂等各种试剂。只要具备这些，就标志着医院是现代化的。那么，中医学为什么不能应用这些仪器设备呢？前面我已经谈及宏观辨证与微观辨证。所谓微观辨证，就是基于上述各种影像学检查结果和生化、免疫等检查结果而进行的。中医界大多都在应用这些，但它是'西为中用'。因此，可以说中医学是科学的。如能充分利用这些，不就是与时俱进了吗？不也是现代化了吗？为什么还说中医不科学？！

"以上我啰里啰嗦，说了些不成体统的言语，请某先生指正。"

某先生说："我敬而恭听了李教授阐述'中医、西医和中西医'与'科学、哲学和自然科学'的关系，特别是中医学的理论体系和中西医结合等，对我加深认识中医有了很大的启迪。由于我提β细胞而使李教授阐述了中西医理论的不同，尤其批评一些人持'中医治病知其当然，不知其所以然'观点时给我的印象，加深了我对中医学的认识。

"最后，我想问李教授什么时候学的中医。还有时间，请您说说为幸。"

李文瑞答："本人于1950年毕业于沈阳的中国医科大学医学系，毕业后在外科领域工作，首先从事战伤外科，抗美援朝之后到医院从事普外科，因在临床实践中目睹一些中医疗法效果惊人，渐渐对它生发亲热感。在当时，国家号召西医学习中医，于是我报名离职学习中医，后经卫生部批准，进入北京中医学院中医系攻读6年。我离职进入北京中医学院学习时已是外科主治医师。在北京中医学院的6年寒窗期间，我确实加倍努力了。当时教育部文件规定，凡重新入大学，与前一大学相同的专业在学校有学习成绩者，可以免修同专业的功课。据此，西医课程（学习西医课程需一年半左右）全部免修。这样，我的复习功课和自学时间在6年间空出近一年多，与同年级的同学相比，自学时间多得多，可利用大量时间专心攻读中医，刻苦钻研，系统学习，深研中医经典著作，并深得其要旨，从而熟练掌握中医药学理论。毕业后即从事中医、中西医结合临床工作。以上是我学习中医学的过程。获得医学的中西医双学历，在全国是少有的。"

某先生倾听李文瑞述说自己学习中医的历程时，表现得有点惊奇，而且态度恭敬。从此，某先生与李文瑞成为了朋友。当年的新年，某先生主动寄了贺年卡，而李文瑞回寄了茶品和《伤寒论汤证论治》《金匮要略汤证论治》两部著作，之后某先生亦回信致谢。

六、李文瑞即席演讲——中西医结合

自国家在医学界号召中西医结合之后，一部分西医学院成立中医学系，系统讲授中医药学；与此同时，大部分综合性西医院成立中医科。1956年，国家开办北京中医学院、成都中医学院、广州中医学院、上海中医学院等4所中医学院，学制6年，是为中医高校试点。2~3年后，各省（自治区、直辖市）先后成立了中医学院（学制5年或6年），或中医学校（学制2年和3年）。与此同时，各医学院校、医药系研究机构、综合医院逐步开展中西医结合的研究工作，采用现代科学技术手段进行实验研究，如对中医学的"阴阳五行学说""脏腑功能学说""天人相应系统""经络学说"等中医基础理论进行深入研究。

在临床方面（中医学称之为临证），经多年实践，截至目前，大多临证医者（中医、中西医结合者）形成了"西医辨病与中医辨证相结合"的治疗理念。即首先辨西医的病，然后通过四诊（望闻问切）合参，应用八纲（阴阳、表里、寒热、虚实）、脏腑、六经等辨证方法，辨出中医的证，继之以八法（汗、吐、和、下、清、消、补）指导遣方用药。同时，在宏观层面辨出中医的证之后，再从微观层面切入，即以现代实验研究（如血、尿、便等的检测结果与影像学检查结果）为佐证，实现"宏观辨证与微观辨证相结合"，从而进行有针对性的治疗。概而言之，就是中西医结合的辨证论治。

自从开展中西医结合以来，学术成果累累出众，得到国家和医界的认可。然而什么是"中西医结合"？迄今为止，虽然有多种说法，但均未得到公认，大家还在默默地积极探讨。中西医结合为什么缺乏公认的定义？这是因为中医学、西医学虽然都治病救人，但是二者分属两种不同的医学，有各自的完整体系，是故如何结合，难上加难。有的医者趣谈中西医各自的体系："宇宙间有星球这类明物质，也有灰洞这类暗物质。人体同样也有明、暗两套生命系统，即解剖系统和经络系统。它们都客观存在，都可以用科学的方法证明。前者存在于尸体的基础上，后者存在于活体的基础上。西医通过解剖系统治病，中医通过经络系统治病。两套生命系统虽都连接五脏六腑，但前者主要输送血液，而后者主要输送'气'。西医是对抗医学，讲究针对病原体的对抗治疗；中医是平衡医学，讲究身体的'阴阳平衡'和'阴平阳秘'。"据此，两者的结合难不难?!

有人说："中医不科学。"我认为中医是科学的，因中医是一种生命哲学，而哲学一旦联系实际，从定性说明变成定量描述时，其过程就有了科学的含义。因此，中医的治疗过程和西医的治疗过程一样，都有定量的内容，都属于科学范畴。两者都是医学，人类都需要。据此，两种医学都具备各自的体系，但不能以西医理论衡量中医理论，比如说中医治病"知其当然，不知其所以然"。反之，以中医理论衡量西医理论，也可以说西医治病"知其当然，不知其所以然"。因此，要想中西医结合，首先必须合作，不应互相拆台，宜互相补台，有合作方能逐步走向结合。然而中西医结合，任重而道远，有志之士尚需加倍努力。

我本人的中西医结合实践之路,在大型综合医院以糖尿病为突破口,进行中西医结合研治工作。我的思维方法始终姓"中",不偏离中医药学的基础理论,进行辨证论治,即"古为今用""西为中用",以辨证(中医)与辨病(西医)相结合为指导,并将"宏观辨证和微观辨证相结合",从而发挥中西医结合临证治疗和实验研究的优越性。

(黄 飞 李 怡)

第六节 中医腹诊文献整理

李文瑞精研腹诊,致力于国内外腹诊文献的整理。据文献考证,中医腹诊源于中国,发展于日本。本节从腹诊源流、腹诊发展、日本汉方腹诊等方面加以介绍,并附发表的相关论文。

一、腹诊源流

中医学的腹征、腹症和腹证,在中医经典著作《黄帝内经》《难经》《伤寒杂病论》和《诸病源候论》中有大量记载;后世医家有继承和发扬,所撰医籍亦有众多记载。这说明自古以来,上述中医学的"腹征、腹症、腹证"是通过腹诊的手法得出的。也就是说,腹诊的源流在中国,中医腹诊自古即已用于临证。现将上述经典著作中有关腹诊的内容摘录如下。

《素问·脉要精微论》:"推而外之,内而不外,有心腹积也。推而内之,外而不内,身有热也。推而上之,上而不下,腰足清也。推而下之,下而不上,头项痛也。按之至骨,脉气少者,腰脊痛而身有痹也。"

《素问·脏气法时论》:"肝病者,两胁下痛引少腹,令人善怒,虚则目䀮䀮无所见,耳无所闻,善恐如人将捕之。取其经,厥阴与少阳。气逆则头痛、耳聋不聪、颊肿。……心病者,胸中痛,胁支满,胁下痛,膺背肩甲间痛,两臂内痛;虚则胸腹大,胁下与腰相引而痛。……脾病者,身重善肌肉痿,足不收,行善瘈,脚下痛;虚则腹满肠鸣,飧泄食不化。……肺病者,喘咳逆气,肩背痛,汗出,尻阴股膝髀腨胻足皆痛;虚则少气,不能报息,耳聋嗌干。……肾病者,腹大胫肿,喘咳身重,寝汗出,憎风;虚则胸中痛,大腹小腹痛,清厥,意不乐。"

《素问·离合真邪论》:"帝曰:不足者补之,奈何?岐伯曰:必先扪而循之,切而散之,推而按之,弹而怒之,抓而下之,通而取之,外引其门,以闭其神。"

《素问·通评虚实论》:"腹暴满,按之不下,取手太阳经络者,胃之募也,少阴俞去脊椎三寸傍五。"

《素问·痹论》:"胞痹者,少腹膀胱按之内痛,若沃以汤,涩于小便,上为清涕。"

《素问·调经论》:"实者外坚充满,不可按之,按之则痛。……虚者,聂辟气不足,按之则气足以温之,故快然而不痛。"

《素问·平人气象论》:"胃之大络,名曰虚里,贯鬲络肺,出于左乳下,其动应衣,脉宗气也。盛喘数绝者,则病在中;结而横,有积矣;绝不至曰死。乳之下,其动应衣,宗气泄也。"等等。

《灵枢·外揣》:"合而察之,切而验之,见而得之,若清水明镜之不失其形也。五音不彰,五色不明,五脏波荡,若是则内外相袭,若鼓之应桴,响之应声,影之似形。故远者司外揣内,近者司内揣外,是谓阴阳之极,天地之盖。"

《灵枢·水胀》:"水始起也……足胫瘇,腹乃大,其水已成矣。以手按其腹,随手而起,如裹水之状。"

《灵枢·邪气脏腑病形》所载五脏之积:心之积"伏梁"、肺之积"息贲"、肝之积"肥气"、脾之积"痞中"、肾之积"奔豚"。

《灵枢·经水》:"黄帝曰:夫经脉之小大,血之多少,肤之厚薄,肉之坚脆,及䐃之大小,可为量度乎?岐伯答曰:其可为度量者,取其中度也,不甚脱肉而血气不衰也。……审切循扪按,视其寒温盛衰而调之,是谓因适而为之真也。"

《灵枢·胀论》:"夫心胀者,烦心短气,卧不安。肺胀者,虚满而喘咳。肝胀者,胁下满而痛引小腹。脾胀者,善哕,四肢烦悗,体重不能胜衣,卧不安。肾胀者,腹满引背央央然,腰髀痛。六腑胀:胃胀者,腹满,胃脘痛,鼻闻焦臭,妨于食,大便难。大肠胀者,肠鸣而痛濯濯,冬日重感于寒,则飧泄不化。小肠胀者,少腹䐜胀,引腰而痛。膀胱胀者,少腹而气癃。三焦胀者,气满于皮肤中,轻轻然而不坚。胆胀者,胁下痛胀,口中苦,善太息。"

《灵枢·终始》:"病痛者阴也,痛而以手按之不得者阴也。"

《灵枢·师传》:"夫中热消瘅则便寒,寒中之属则便热。胃中热,则消谷,令人悬心善饥,脐以上皮热;肠中热,则出黄如糜,脐以下皮寒。胃中寒,则腹胀;肠中寒,则肠鸣飧泄。胃中寒,肠中热,则胀而且泄;胃中热,肠中寒,则疾饥,小腹痛胀。"

《灵枢·邪客》:"持其尺,察其肉之坚脆、大小、滑涩、寒温、燥湿。因视目之五色,以知五脏而决死生。视其血脉,察其色,以知其寒热痛痹。"等等。

《难经·八难》:"诸十二经脉者,皆系于生气之原。所谓生气之原者,谓十二经之根本也,谓肾间动气也。此五脏六腑之本,十二经脉之根,呼吸之门,三焦之原,一名守邪之神。故气者,人之根本也,根绝则茎叶枯矣。寸口脉平而死者,生气独绝于内也。"

《难经·十六难》:"假令得肝脉,其外证:善洁,面青,善怒;其内证:齐左有动气,按之牢若痛;其病:四肢满闭,淋溲便难,转筋。……假令得心脉,其外证:面赤,口干,喜笑;其内证:齐上有动气,按之牢若痛;其病:烦心,心痛,掌中热而啘。……假令得脾脉,其外证:面黄,善噫,善思,善味;其内证:当齐有动气,按之牢若痛;其病:腹胀满,食不消,体重节痛,怠堕嗜卧,四肢不收。……假令得肺脉,其外证:面白,善嚏,悲愁不乐,欲哭;其内证:齐右有动气,按之牢若痛;其病:喘咳,洒淅寒热。……假令得肾脉,其外证:面黑,善恐欠;其内证:齐下有动气,按之牢若痛;其病:逆气,小腹急痛,泄如下重,足胫寒而逆。……"

《难经·五十六难》:"肝之积名曰肥气,在左胁下,如覆杯,有头足。……心之积名曰伏梁,起齐上,大如臂,上至心下。……脾之积名曰痞气,在胃脘,覆大如盘。……肺之积名曰息贲,在右胁下,覆大如杯。……肾之积名曰贲豚,发于少腹,上至心下,若豚状,或上或下无时。……"

《难经·六十六难》:"脐下肾间动气者,人之生命也,十二经之根本也,故名曰原。三焦者,原气之别使也,主通行三气,经历于五脏六腑。原者,三焦之尊号也,故所止辄为原,五脏六腑之有病者,皆取其原也。"等等。

张仲景《伤寒杂病论》继承和发展了《黄帝内经》《难经》的腹诊,在临证时以腹诊为据,将腹诊所得各种征象、症状与病因病机进行综合分析,从而得出内脏疾病反映于外在胸腹部的全面、客观的实质体现,且直接指导施治。即把患者胸腹部的症状、征象结合起来,冠以特有的证名,与治疗、方药相结合,使腹诊的证和治合为一体,形成诊疗体系。张仲景将腹诊部位分为心下、胸胁、脐上、脐下、小腹等,并对诊疗所得腹证创立专名,如心下痞、心下满、心下悸、心下支结、胸胁苦满、胁下硬满、少腹满、少腹肿痞、少腹急结等。每一腹证,都有对应的方剂治疗。其"证名"是在腹诊的辨证指导下产生的方药,而其方药又各自代表了某一种腹证的病名,如桂枝汤证、大承气汤证、五苓散证等,这可称之为仲景教导的"随证治之"的一种。

仲景所谓的"腹证",是基于六经辨证和脏腑辨证,采用腹诊并经四诊合参而得出的。如《伤寒论》:"伤寒六七日,结胸热实,脉沉而紧,心下痛,按之石硬者,大陷胸汤主之。"又如:"心下痞,按之濡,其脉关上浮者,大黄黄连泻心汤主之。"再如痞证,用泻心诸剂;胸胁苦满,用柴胡诸剂;腹满痞坚,用承气类方。又根据腹证程度不同,兼证不一,具体到类方中的某一方剂。以痞证而言,心下痞硬,实者兼胃中不和,用生姜泻心汤;兼心烦、下利,用甘草泻心汤;兼吐利交作,用半夏泻心汤;兼噫气不除,用旋覆代赭汤。这样证治相应,方证相合,简化了临床思维过程,节省了诊疗时间。证有客观标准,药有对应之方,疗效有桴鼓之应。

综合文献考证,腹诊的源流在中国,始于《黄帝内经》《难经》,发展于《伤寒杂病论》。

日本医史学家富士川游所著《日本医学史》也印证了中国古医学已有腹诊术,书中"中医诊科"记述:"按腹之法,观察疾病,最为重要者……中国医籍中有《上古黄帝》《岐伯经》《按腹十卷》等腹诊书籍,均已佚,未传于后世。"(《日本医学史》第八章江户时代医学•诊科 387 页)

二、腹诊发展

中医学之腹诊在祖国大地虽已绽放,但由于宋以降封建礼教的束缚,医者以手直接触摸胸腹部,尤其对女性,不许有失节之弊,致使不能提倡和实施,因而逐渐萎缩,未能发扬光大,未结成熟之果,却被日本医者移植于汉方医学,并予以发展。他们经长年的临证和理论研究,在江户时代(1603—1868)中末期渐放光彩,终于结成了果实,虽不能称之为完美成熟之果实,但也被中日两国医者所接受和称赞。日本汉方对腹诊的发展,是中日医学源远流长发展之结果。

日本汉方腹诊发展鼎盛时期与汉方医学同处于江户时代,汉方医家有志之士宗《黄帝内经》《难经》和《伤寒杂病论》所载有关腹诊腹证之旨蕴,深琢精研腹诊理论以及腹征、腹症和腹证,逐渐形成了独特的腹诊理论和腹诊方法。在汉方医界,经过百家争鸣,以及由于医家继承门户和汉方体系之不同,从而分成"难经派腹诊"(源于《黄帝内经》《难经》)、"伤寒派腹诊"(源于《伤寒杂病论》)和"折衷派腹诊"(介于前二者之间)。三个派系之学术和临证腹诊之特点各有千秋,当今以"伤寒派腹诊"较为盛行。下面重点介绍日本汉方腹诊。

三、日本汉方腹诊

目前,日本汉方医界的临证诊断方法,除望闻问切四诊外,都必须进行腹诊。据李文瑞实地考察,凡汉方医门诊、病房的病志,均特设腹诊专页,并预先绘制空白腹象图;医者诊察患者之后写病志时,在空白腹象图上注明腹证之各种诊象,以此作为重要诊断依据之一。这说明日本汉方医家对腹诊之重视是不言而喻的。现仅就日本汉方腹诊之起源、难经派腹诊、伤寒派腹诊、折衷派腹诊、腹诊方法及辨腹证等介绍如下。

1. 日本汉方腹诊之起源　日本医家在德川时代开始提倡腹诊。日本汉方腹诊之起源,其说不一。据日本医学史和有关文献记载,大致分为以下几种。

(1)按摩女、僧侣与针师:据日本当代古方派代表——大塚敬节撰著的《腹诊考》所述:早在平安时代(794—1192),以按摩为业且有"按腹女"之称者,开启了腹诊之雏形;其后在室町时代(1336—1573),禅僧给患者诊病时,为了安抚患者情绪,使其受诊治时平心静气,以手掌在胸腹部行寻摩、按押之法,是腹诊法形成之前奏;此后由针师之按胸腹而逐渐发展为腹诊之初始。

(2)曲直濑玄朔《百腹图说》:据文献考证,按年限记载,日本汉方腹诊书籍出现最早者,应为《百腹图说》。《百腹图说》成书于庆长七年(1602),作者非曲直濑道三(1507—1594)。据大塚敬节先生考证,初代曲直濑道三所著为《五十腹图说》,乃手写稿,尔后由第二代曲直濑玄朔增补而成《百腹图说》。也就是说,《百腹图说》的作者为曲直濑玄朔。其序曰:"腹者有生之本,百病根于此。"

据日本汉方医家考证,对于《百腹图说》,传授腹诊者所必宗之,如濑丘长圭的《诊极图说》、稻叶克文礼的《腹证奇览》、吉益东洞的《医断》均受其启发和影响。

(3)竹田定快《腹诊精要》:据文献综合考证,竹田定快(号阳山,生殁年月不详)所著《腹诊精要》亦是比较早的汉方腹诊书。《腹诊精要》原为某隐士家藏"腹诊小册子",由竹田定快删正补阙编纂而成,完稿于日本宽永三年(1626)。根据是书序文,《腹诊精要》于宝永三年(1706)成书;后由其四世孙竹田公丰校订,于日本天明八年(1788)付梓出版。

《腹诊精要》虽较《百腹图说》晚100年,但《腹诊精要》乃由某隐士家藏"腹诊小册子"加以补阙编纂而成于1626年,故"腹诊小册子"要早于1626年若干年。据此"腹诊小册子",亦是比较早的汉方腹诊佳作。

(4)五云子《五云子腹诊法》:据文献考证,在日本古医籍中,亦有说腹诊之倡导始于五云子[五云子(1588—1660),姓王,名瑊,字宁宇,号紫竹道人,中国明代人,因避内乱先遁逃朝鲜,尔后奔赴日本并加入日籍],认为《五云子腹诊法》为日本最早的腹诊专著,在1655年前后(日本承应、明历年间)完稿。书中首论平人之腹及手法,次则阐述腹诊法、腹证和腹候等,图文并茂,共分12则条目。其理论所据,主以《难经》之"动气学说""肾间动气""命门",同时也涉及李杲"脾胃学说"之痞气、疝气等。《诊病奇侅》附录《五云子腹诊法》跋:"腹诊之法,唐山反无其说,五云子之於术,岂宿有独得,抑入我籍之后,观我医之伎,就有发明乎。"此者,与《五云子腹诊法》之流传相关联之故也。

五云子在江户时代中期,对日本汉方发展,特别是对腹诊的发展功不可没。如江户时代中期荻野台州(元凯)所著《台州腹诊》,乃受五云子腹诊术之启发而编成,后来还形成了荻野台州流派；再如当时的名针师御薗意斋等的腹诊学说，也受其影响而传后代矣。

（5）松岗意斋《意斋玄奥》：据日本古文献记载，松岗意斋即御薗意斋是也（1557—1616），是日本汉方腹诊的最初发明者。《意斋玄奥》乃森中虚（1669—1746）诠次御薗意斋流针术秘传书，不分卷，为一册，成书于元禄九年（1696），手写本，现存于大塚秀琴堂文库。以年代而论，意斋腹诊法应成于江户时代早期。

综上所述，日本最早倡导腹诊者，究为何人，其说纷纭，尚未趋一致。

2. 难经派腹诊 日本汉方医界认为，此派腹诊源于《黄帝内经》《难经》，故称之为难经内经派腹诊，通称难经派腹诊。

难经派腹诊在江户时代初期或回溯至安土桃山时代，即出现雏形。最初由针师所开辟。在杉山和一（1694）所著《选针三要集》中有"针师不懂经络，百病皆由腹推测"的记载。就是说，当时的针师无视经络，将胸腹部与脏腑相配，以此诊断"邪气之位置"，"判定脏腑之虚实，疾病之预后，治疗方针"。其后各个时期的汉方医家们，熟读《难经》《黄帝内经》，谙练其根柢，探其内涵，切磋琢磨，逐渐启悟经旨，领悟经蕴之深邃，而形成难经派腹诊。

（1）立论与发挥：难经派腹诊理论之论证虽比较翔实，但很少提及方药和治疗。难经派腹诊家宗《难经》《黄帝内经》旨奥，对"以外揣内，以内揣外"加深理解，形成难经派腹诊之纲要；《难经》《黄帝内经》之肾间动气、脐与脐动、虚里动、积与聚等论述，为其理论基础，从而形成种种别开生面的论说，真乃耐人寻味矣。

1）以外揣内，以内揣外：为难经派腹诊家立论依据之一，乃腹诊之纲要也。

《灵枢·外揣》曰："合而察之，切而验之，见而得之，若清水明镜不失其形也。五音不彰，五色不明，五脏波荡，若是则内外相袭，若鼓之应桴，响之应声，影之似形。故远者司外揣内，近者司内揣外，是谓阴阳之极，天地之盖。"

《难经·十六难》曰："假令得肝脉，其外证：善洁，面青，善怒；其内证：齐左有动气，按之牢若痛；其病：四肢满闭，淋溲便难，转筋。有是者肝也，无是者非也。……假令得肾脉，其外证：面黑，善恐欠；其内证：齐下有动气，按之牢若痛；其病：逆气，少腹急痛，泄如下重，足胫寒而逆。有是者肾也，无是者非也。"

福井枫亭阐发上述经旨曰："疾病者外在显现出诸般征象，推测内在之脏腑病机变化，故《内经》以桴击鼓必有音鸣之，日月照物必有影子，水镜鉴人必能显出形者之理论，以内外相揣之论明矣。吾侪当为腹诊之纲纪哉。"

和田春长解释《难经·十六难》时引滑寿《难经本义》之说，甚为可佳。如曰："得肝脉，为弦脉，肝与胆相表里，为清净之府，因而善洁；肝为将军之官，故善怒；面青乃肝之色。此皆其'外证'也。脐左，肝之部也，按之牢者，若为其动气，按之坚牢而不移或痛也；肝气膹郁，则四肢满闭，乃风淫末疾是也；厥阴脉循阴器，肝病则溲便难；转筋者，肝之筋也。此皆其'内证'之属是也。"

难经派腹诊家领会《灵枢·外揣》和《难经·十六难》对疾病之诊相互发照、互相印证之旨意，认为腹诊五脏六腑之疾，可谓胸腹城郭之大要也，故难经派腹诊家称"以外揣内，以内揣外"为腹诊之纲要，从而发展了腹诊学说和临证应用。

2）肾间动气：为难经派腹诊家重要立论依据之一。其理论根据与方法源于《难经》。

《难经·八难》曰："谓肾间动气也。此五脏六腑之本，十二经脉之根，呼吸之门，三焦之原。"《难经·六十六难》曰："脐下肾间动气者，人之生命也，十二经之根本也，故名曰原。"《难经·十六难》曰："齐左有动气，按之牢若痛……有是者肝也……"

堀井元仙熟读《难经·八难》《难经·六十六难》，领悟出肾间动气之奥蕴，指出"所谓肾间动气者，乃天所受之原气也。经脉、脏腑、呼吸、三焦之四者，均由肾间动气所发动，通行内外，如树有根，茎叶则茂生矣""所谓肾间动气，乃原气之所居，是所谓三焦之原应诊也。是皆出根本未远，所以亲切也"。森中虚《意仲玄奥》论述腹诊理论根据以及胸腹部与五脏相配等甚为详尽，指出"肾间动气"可识死生吉凶，如书中载有"观病人之腹，切肾间动气之所在，识死生吉凶"；同时他还认为"病家脐上或右或左均可发生动气。脐左动气，诊断肝病；脐右一带为肺属，此处有动气，死期将近……中脘动气，可诊脾胃强弱；脐下有动气，诊肾之盛衰"。

肾间动气定位：难经派腹诊家对此各持已见。如有基于明代虞抟《医学正传》而将肾间动气定位在气海丹田处，也阐明肾间动气为生命之源。堀井元仙明确其定位在脐之下，原气之所居是也。森中虚则将肾间动气扩大至脐周围，与虞抟之论相异。

3）脐与脐动：为难经派腹诊家立论所据之一。难经派腹诊家深得《难经·六十六难》所载"脐下肾间动气者，人之生命也"的奥蕴。脐者，脾土在上，肾水在下，脐中分居，固密至阴，非阳气则不能也；上下不乱，万象由之，亦皆阳气之用也。故腹中阳气，别脾胃交会之诊所是也。

竹田定快曰："人之寿夭，相脐可知也。疾之浅深，按脐可察也。故腹诊之要，以脐为先。……夫脐之凹者，神气之穴也，为保生之根。环中幽深，轮廓平整，徐徐按之有力，其气应手者，内有神气之守也。若软柔如纩，按之其气不应者，其守失常也。突出而凸，气势在外者，其守不固也。至于弱如泥者，其命必不远，何得永保天年乎。"

荻野台州曰："脐者，通五脏，为真神往来之门也，故名之以神阙。脐对当于肾，如南北极是也。凡脐者，深大而坚固，左右上下推之不移，轮廓约束者，为真神安全。"

浅井南溟曰："脐上下左右，推之而不动者，常也。然气弱者，推之移于一方。右移者左绝也，左移者右绝也，上下亦然，是之谓脐切。"

上述三位腹诊家所论脐之生理、病机和诊腹方法，阐明了腹诊家对腹部之众疾虚实寒热乃至生死吉凶之兆的认识，实为可佳之述也。

4）虚里动：亦是难经派腹诊家立论所据之一。《素问·平人气象论》曰："胃之大络，名曰虚里，贯鬲络肺，出于左乳下，其动应衣，脉宗气也。盛喘数绝者，则病在中；结而横，有积矣；绝不至曰死。乳之下，其动应衣，宗气泄也。"是故难经派腹诊家以此为腹诊立论之据。常态之动，乃宗气之谓也；数绝病在中；结则成积；绝不至为死候；乳下其动应衣，乃宗气泄。以此论诊，辨平人之动和病态之动，以决生死。

竹田定快曰："夫人之身，以胃气为本，故虚里之动，可以辨疾病之轻重。按之应手，动而不紧，缓而不迫者，宗气积于膻中，是为常也。其动洪大而弹手，宗气外泄，上贯膻中，气势及缺盆者，宗气外泄也。诸病有此候者，死证也。若虚里动数而时绝者，病在胃中之候也。若动结涩者，内有癥瘕之候也。凡此动大者，与绝而不应者，俱胃气绝也。在病为凶兆。"

浅田南涄曰:"腹诊先诊虚里之动否。虚里者,左乳下三寸,有动是也。……夫邪气之动,应手有根蒂;虚里之动,乃动摇与皮肉之间,其应手甚轻。……虚里之动者,不问男女,皆在左乳之下也。或风寒,或痘疮,或食滞,虚里动甚者,俄顷昏倒也。此证多于小儿,稀于大人。小儿久泄泻后而卒倒死者,其证胸膈上有热,而虚里动甚,是元气脱之故也。"(注:《针灸甲乙经》:"胃之大络,名曰虚里,贯膈络肺,出于左乳下,其动应手,脉之宗气也。"《针灸甲乙经》之"应手"为正确)

5)积与聚:难经派腹诊家熟读《素问》《灵枢》《难经》所载积与聚之论述,获其内涵,并应用于临床腹诊。如在论积气著脏腑其痛与不痛之别时,提及之"揣之应手而动"(《灵枢·百病始生》)和"按之不得"(《灵枢·百病始生》)者,言难经派论腹诊法具体而明,为难经派腹诊之据也。

《难经·五十五难》曰:"病有积有聚,何以别之? 然:积者,阴气也;聚者,阳气也。故阴沉而伏,阳浮而动。气之所积名曰积,气之所聚名曰聚。故积者,五脏所生;聚者,六腑所成也。积者,阴气也,其始发有常处,其痛不离其部,上下有所终始,左右有所穷处;聚者,阳气也,其始发无根本,上下无所留止,其痛无常处,谓之聚。故以是别知积聚也。"

浅田图南用腹诊辨五脏与全腹之积。如曰:"全腹之积主于五脏,聚主于六腑,此五脏六腑积聚之义已备。总之,若详分之者,则其痛转动,忽上忽下,痛无定处,或上浮于皮肤为聚。积,痛无移处,为五脏所主,故不可见于皮肤,此候以手按痛处,以求其形,硬而凝者为积。其中又有五积之别,或为肾所主,或为脾所主,其转动盖肺主诸气,肾藏真阴,故可转动,但并不是似聚之动。可上浮皮肤,故现于外者,不痛者,或痛而泻,分为积聚。"

和田东郭学习此经旨,多有启悟,使腹诊察积之说为更具体。如曰:"夫谓积者阴气也,聚者阳气也,是以血气分阴阳也。殊不知阴血阳气,皆能成积,但脏腑所主之不同耳。积聚者,腹内不问上下左右有动累然按之,移者为聚也,不移者为积也。积聚皆有动,如弹指者是气为积聚所支,滞而动也。"

难经派腹诊家对《难经·五十六难》所述五脏之积,在领会经旨的基础上有所发挥。以《难经·五十六难》所提及之"如覆杯,有头足""大如臂""覆大如盘""覆大如杯"等为腹诊之据,而衍生为"按之如覆杯""推之如臂"等腹诊术语。

(2)著书立说:难经派腹诊家辈出,不仅将习得之腹诊用于临证,而且著书立说,陆续完稿 50 余部难经派腹诊书。较有影响的主要有竹田定快《腹诊精要》、堀井元仙《腹诊书》、北山泰安《北山友松子腹诊秘诀》、草刈三悦《腹诊传法》、荻野台州《台州腹诊》、丹波元坚《诊病奇侅》等。

难经派腹诊之代表作为丹波元坚(1795—1857)所著《诊病奇侅》。本书集 32 名腹诊家对腹诊的论述,共分 22 条目,阐述正常人之腹状和胸腹部各位置之腹证生理现象、病理腹象,通过腹诊之法,以定决生死之机,从而使腹诊成为汉方医者临证诊断疾病的必不可少的重要手段。《诊病奇侅》共有四种版本。第一种版本天保四年(1833)出版,共搜集北山寿安、森中虚、堀井对时等 17 家腹诊书之精要;第二种版本除上述 17 家外,又增补竹田定快、味岗三伯等 10 家腹诊论著之内容;第三种版本由松井子静编译成中文本,比之原文稿又增加 5 名腹诊家之作,成书于明治二十一年(1888),而编译此书之目的,乃拟将日本之腹诊介绍给中国医家,这也是日本第一次向中国输出汉方医书,同年(光绪戊子年)

在上海印刷发行;第四种版本为石原保秀(1877—1943)校订本,昭和十年(1935)刊行。

对《诊病奇侅》之命名,元坚谓四诊为正法,其以外者则为奇侅。如曰:"我国候腹之诀,于古今诊法之外,另辟门径,实与望闻问切,足以相表里。……以其非四诊正法,故以"诊病奇侅"名焉。"因此,汉方医者望闻问切之切诊法增添腹诊,则另有奇侅之法,用于临证,服务于人类。

3. 伤寒派腹诊 仲景继承《黄帝内经》《难经》腹证和腹诊之论述,发展了腹证理论和腹诊之术。日本汉方医界认为,此派腹诊源于《伤寒杂病论》,故称伤寒派腹诊。

伤寒派腹诊初始于江户时代中期,虽略晚于难经派腹诊,但其精英众多,故发展之快,如雨后春笋般茁壮成长。他们奉仲景为医圣,持《伤寒杂病论》为医门之经典,文简而旨奥,不可言一字之褒贬,通篇颂之;孜孜熟读而不殆,习之垫之,日积月累,显其微而幽,究役其骨,发腹证和腹诊之精蕴,"方正相对""随证治之"之深邃;阐明腹诊之要,手得知之,而心知之,诊视胸腹,而定方证论治,从而发扬了按腹以候证之腹诊学术。而后渐渐形成派别,故称此派为"伤寒派腹诊"。

伤寒派腹诊,人才辈出,如后藤艮山(1659—1733)、香川修庵、吉益东洞(1702—1773)等大家,不仅为江户时代汉方医界三大学派中伤寒派之奠基人,而且是伤寒派腹诊之先驱;除这些杰出者之外,尚有稻叶克文礼、和久田寅叔虎等,又为伤寒派腹诊之中流砥柱。他们精修《黄帝内经》旨意,学得腹诊、腹证之精髓,为汉方腹诊之据,论说其渊源而立论,并有所发挥。

(1)立论与发挥:伤寒派腹诊家从"消息诊看,料度腑脏""论尺诊尺,尺脉相应""四诊合参,腹诊之据""重视腹证,胸胁苦满"等方面论述汉方腹诊之根源、定位,而有其独特见解,被后世汉方家尊为经典之论证。

1)消息诊看,料度腑脏:伤寒派腹诊诸家,熟读、深研、细琢仲景诸篇章中论述腹证和腹诊特征之由来,而领略其旨。"消息诊看,料度腑脏"者,腹诊立论所据之一也。

《伤寒论·平脉法》云:"太过可怪,不及亦然。邪不空见,终必有奸,审察表里,三焦别焉。知其所舍,消息诊看,料度腑脏,独见若神。"其中,对于"消息诊看,料度腑脏"之论,腹诊家们领悟曰:"诊看者,云脉知证;脏腑者,云胸腹消息,料度三五之也,证脉不明之病,可云候腹。"又曰:"百病之变,不可疑似之,虽证脉之恐,有不能尽之,与此由腹诊而多得矣。"

伤寒派腹诊家,不仅在仲景论病、论证中求得腹诊之内涵,而且从诸种腹证如"心下痞""胸胁苦满""少腹不仁""脐下悸""心下悸"等之诊断中获得腹诊之要旨,如"按之濡""按之不硬""按之痞"等诊断手法,从而得出先证不先脉,先腹而不先证,"方证相对""方病相对",而"随证治之"。然如留饮家,积聚脉,千状万形,或有或无,不可得而审,脉不先证若此焉。

2)论尺诊尺,尺脉相应:稻叶克文礼与和久田寅叔虎师徒论腹诊时,指出"病之所根在腹,探以知其壅滞,古谓之'诊尺',自鸠尾至脐一尺"。其源,乃《灵枢·论疾诊尺》所载"黄帝问于岐伯曰:余欲无视色持脉,独调其尺,以言其病,从外知内,为之奈何?岐伯曰:审其尺之缓急、小大、滑涩,肉之坚脆,而病形定矣",《素问·脉要精微论》所载"尺内两傍,则季胁也",《素问·方盛衰论》所载"按脉动静,循尺滑涩,寒温之意,视其大小,合之病能"。二氏宗《黄帝内经》诊尺之旨，将腹诊定位于"自鸠尾至脐一尺"；宗《黄帝内经》论诊腹法，"审其尺之缓急、小大、滑涩，肉之坚脆……合之病能"，而定腹证之论治。

《灵枢》诊尺，既有望诊又有切诊（切脉、按胸腹）。考王冰、马莳和张志聪等以降，历代医家，注解论尺"独调其尺"，认为"尺"指尺肤，其部位在肘至腕之皮肤。而日本汉方腹诊家认为尺的部位应为胸腹，因鸠尾至脐之间约为一尺之距，故"尺"即言胸腹之意。李文瑞认为，"尺内两傍，则季胁也"，不论从全文还是字意理解，其部位在胸腹是正确的。

3）四诊合参，腹诊之据：所谓望闻问切四诊者，望与闻可默而感识，问与切则教之有物、学之有则也。所谓"切"者，并非专论切脉而言，以腹诊为专要。盖腹诊能详知病之所在，不复臆断阴阳虚实。故若腹证清楚，脉象即可随之而明，于是问有方、闻有物。若下苦功夫，可豁然而得望察之明。扁鹊尽见五脏之癥结，岂能出于知外耶？故医者岂仅腹诊而已耶？此乃为四诊之阶梯是也。总之，仲景之论治，不拘于病因、经络，一概审之于脉证，故曰"随证治之"。

和久田寅叔虎总括《伤寒杂病论》腹诊之据并归纳之：凡仲景命名"某病"者，皆枚举其证，乃非臆断。如"肾着""肝着"之为病，皆记其位之名也。独于胃有言其腑之内者，此乃饮食自口入而纳之，可自知而非臆断。因此，不得其证而不言。如不大便五六日以上，潮热，若不得腹满证，则不言胃中有燥屎；若无干噫食臭之证，则不言胃中不和；吐下之后腹微满，若无心烦等证，则不投调和胃气之剂；栀子豉汤证，若言胃中空虚，又按之心下软；黄连汤证，若言胃有邪气，以腹中痛为其应；若言热结膀胱，在下应有少腹急结；若夫心烦与胸烦之别，乃为广义、狭义之异称，乃胸中央旁之称也；小柴胡汤证称"心烦，喜呕，或胸中烦而不呕"，根据呕之有无，以考虑心胸之别；泻心汤证，所谓心气不足，若勉强作"不足"则与泻心汤之名相反，泻者泻实也，实乃有余也。何得言泻不足耶！以上列举之项，皆为仲景论之腹证所据是也。

4）重视腹证，胸胁苦满：对于胸胁苦满，伤寒派腹诊家认为其既是自觉症状，又是他觉症状之腹证。所谓自觉者，乃觉胸胁季肋部痞塞实满，气不顺畅，闷而不舒之苦痛感者也；他觉症状乃两胁下有触觉压痛，一般以手按压肋弓下缘，有抵抗感是也。

伤寒派腹诊家临证重视胸胁苦满。此乃柴胡类方证之正证（主证）之故也。如和久田寅叔虎曰："盖柴胡所主，以胸胁苦满为据。不言而喻，腹诊家亦皆以此，取其证而定之。"纵观《伤寒论》，不论胸胁苦满或胸胁满，均以小柴胡汤为治，也就是说均为小柴胡汤方证。

稻叶克文礼解读：胸胁苦满者，乃胸胁苦满之毒，为浅薄者，按此推测可知。指头触胁下肋骨之端，有应者，是薄苦满之毒。按心下少应者，为有痞硬。世称积聚者，多有此证。凡根据腹证，毒在之处，厚深者多见，浅薄者难见。

奥田宽谓：胸胁苦满者，苦满，毒在胸胁也。世医谓苦满在胁下者非矣。《伤寒论》曰胸胁苦满、曰胸胁满、曰胸胁满痛、曰胁下满、曰胁下痞硬、曰胁下硬满。《药征》曰柴胡主治胸胁苦满，旁治胁下痞硬。

伤寒派腹诊家认为，欲辨胸胁苦满，当宜考证小柴胡汤证与其相关之柴胡证。载于《伤寒论》凡九则，计有小柴胡汤、大柴胡汤、柴胡加芒硝汤、柴胡去半夏加栝楼根汤、柴胡加龙骨牡蛎汤、柴胡桂枝干姜汤、柴胡桂枝汤、四逆散、柴胡饮；或谓小柴胡汤中加桂枝三两则为柴胡桂枝汤，共十方是也。此十方者，均以小柴胡汤为原方，进行加减之谓也。

综上所述，言明"胸胁苦满"为伤寒派腹诊家重视之理由和论证。难经派腹诊家则异也，诸家著述之文章和书籍均未言及胸胁苦满之腹诊。

（2）著书立说：伤寒腹诊家执仲景论治腹证之腹诊法，以及对"病""证"论治和方药之规矩，在立论基础上，著书立说，撰写出 50 余部腹诊论著。较有影响的主要有后藤艮山《艮山腹诊图说》、香川修庵《一本堂行余医言》、吉益东洞《五诊九候图》、村井琴山《村井琴山先生腹诊传》、濑丘长圭《诊极图说》、稻叶克文礼《腹证奇览》、和久田寅叔虎《腹证奇览翼》等。

伤寒派腹诊之代表作为稻叶克文礼所著《腹证奇览》与和久田寅叔虎所著《腹证奇览翼》。稻叶克文礼师从于古方派吉益东洞之信徒鹤泰荣，勤学伤寒派腹诊法；为了精益求精，遍历日本各地，搜集诸家腹诊著作。稻叶克文礼集各家腹诊之精华而编著《腹证奇览》，成书于 1800 年。书中既论述腹诊之方法，又强调腹证之辨证，并且有治疗之方药，更为可贵者，每一方证均附有形象化之腹诊图，使读者一目了然。1793 年，稻叶克文礼在远州滨松与和久田寅叔虎相遇，并收其为门徒，师生肝胆相照，共同钻研腹诊术。稻叶克文礼病故后，和久田寅叔虎继承师业，忠诚领命于其师临终遗训，并付之于终身实践。为了发扬古方腹诊术，和久田寅叔虎将《腹证奇览》所论，精心与《黄帝内经》《难经》和《伤寒杂病论》核对，发现了《腹证奇览》中对腹证论述相违和阐述不足或不清之处以及语病等，并均加以修正和补缀，且有深入研究和发挥，遂于文化六年（1809）著成《腹证奇览翼》初篇出版；天保四年（1833）二篇出版；嘉永六年（1853）三篇、四篇出版。

《腹证奇览》《腹证奇览翼》是论腹诊之巨著，不仅以翔实文字叙述仲景方意，还绘图示意腹证之要点，图文并茂，以指方证之正鹄，为后世医家学习腹诊作出有益贡献。1981 年 5 月间，医道日本社复刻《腹证奇览》《腹证奇览翼》，将二书合版为《腹证奇览》（全），并由日本当代名医大塚敬节、矢数道明解题，正式出版。该书广泛用于临床，目前通用于日本汉方医界。

4. 折衷派腹诊　日本汉方医界认为，此派腹诊立论既吸收《难经》《黄帝内经》腹诊经旨，又采纳《伤寒杂病论》腹诊内涵，介于难经派腹诊和伤寒派腹诊之间，而且在治疗方面，既用古方又用后世方，故称折衷派腹诊。

折衷派腹诊之理论深合《黄帝内经》《难经》二经之蕴奥，而且其腹诊之据比之难经派腹诊较多。此派人才亦辈出，尤为突显者，此派中有一批考证中医学的人士，他们既是考证者，又是腹诊大家，汉文功底深厚，对中医学造诣渊深。

（1）立论与发挥：折衷派腹诊家从"论尺诊尺""肾间动气""腹诊之法，观察脏腑""四诊合参，腹诊为要"等方面论述腹诊。

1）论尺诊尺：折衷派腹诊家通过领悟《黄帝内经》《难经》二经旨意，总结出腹诊之定位，如"病之根在腹矣。探以知其壅滞，古谓之诊尺，以鸠尾至脐一尺也"；将"独调其尺"之"尺"应于鸠尾至脐为一尺之"尺"，与伤寒派腹诊之"论尺诊尺"相同。以此定位腹诊之诊察部位，即所谓"胸腹者，乃五脏六腑之宫城者也"。

折衷派腹诊家通过领悟《黄帝内经》《难经》二经旨意，总结出腹诊之要乃腹部之体也，色脉之所诊者乃腹部之用也。两者互相发明，诊脏腑之义则可明矣。

2）肾间动气：折衷派腹诊家也注重"肾间动气"之论，为其腹诊立论之一。此派论述肾间动气与难经派腹诊所论大同小异，皆本"脐下肾间动气者，人之生命也，十二经之根本也"。注释《难经》之《八难》《六十六难》甚为深刻，为折衷派腹诊之宗。故曰："所谓肾间动气者，乃天所受之原气也。经脉、脏腑、呼吸、三焦四者，均由肾间动气所发动，通行内外，如树有根，茎叶则茂生矣。"此形容者，皆由腹部之由来也。故其两叶之始，察其根本，以四诊互为参伍。一者，按脐之上，视上中下焦部位平与不平，即所谓五脏六腑之本应诊也；二者，视皮肤、筋肉之润燥与强弱和经络之盈虚，是所谓十二经脉之根应诊也；三者，重按当脐中，察息数之出入，是所谓呼吸之门应诊也；四者，由上中焦诊下焦，至脐下寻按之，以察肾之虚实，是所谓三焦之原应诊也。依次按之，为诸诊候之为之设，论其所得之根本之谓也。

3）腹诊之法，观察脏腑：折衷派腹诊家学习《素问·举痛论》，深得其蕴奥，悟出"观五脏有余不足，六腑强弱，形之盛衰"（《素问·脉要精微论》）之旨，奠定了腹诊之据和立论基础。他们深深领悟《举痛论》观察脏腑之形，实则腹诊之意也，故视作腹诊之出处。为此，折衷派腹诊家还引张介宾《类经》注解脏腑形之论："观脏腑虚实，以诊其内；别形容盛衰，以诊其外"，即所谓"欲知其内，须察其外"是也。又曰"五脏卒痛，何气使然"（《素问·举痛论》），此"五脏"乃指胸腹也。又曰"言而可知，视而可见，扪而可得"（《素问·举痛论》），此乃各有所指，借用腹诊之术求之。是故总括而言，胸腹者，宫城也；脏腑者，胸腹是也；形者，周身也。观腹观形，虽分为二，而腹诊之法，乃以四肢百骸为一体之候也。

折衷派腹诊家认为，除《举痛论》之外，《玉机真脏论》《论勇》《阴阳二十五人》《本脏》《师传》《调经论》《寿夭刚柔》《五变》等对脏腑形和象均论及之。故《素问·五脏生成》曰："五脏之象，可以类推。"何不观脏腑而诊胸腹哉？《素问·五脏生成》类推之法，比类以观五脏之所属，兼论内脏外形，诸篇是也；《素问·脉要精微论》寻按之说，为直接观察脏腑之所居和腹诊法，乃饥饱、溲闭、便秘等，片时之虚实亦可诊也。

4）四诊合参，腹诊为要：折衷派腹诊家学习脉诊，得其旨意，认为"脉者为诸诊之最一"。此乃基于《素问·脉要精微论》所载"切脉动静而视精明，察五色，观五脏有余不足，六腑强弱，形之盛衰，以此参伍，决死生之分"。何为"脉者为诸诊之最一"，此"一"字，乃言脉之微妙，示与诸形不可相混和必须"参伍"之意也。此"参伍者"即上述经文中"以此参伍"是也。因此，临证四诊之项，不分为四术，其归为一也。假令诊得病人，未近之前，先远望之而观察其神色，预知其吉凶浅深；继而至其旁，先闻其语声清浊高低，呼吸之缓急长短，知其轻重剧易；进而问其所患，并切脉、按胸腹，审其阴阳、虚实及病之部位；然后定其病态，慎处治则。此为四诊之序，也就是"以此参伍"之意明矣。所谓"切"者，并非指切脉而言，以腹诊至为重要。盖腹诊详知病之所在，不复臆断阴阳虚实。故若腹证清楚，脉象即可随之而明，于是问之有方，闻之有物，四诊参伍，则豁然而得望察之明。扁鹊见五脏之癥结，岂能出于知外耶？

（2）著书立说：折衷派腹诊，人才亦辈出，并在立论基础上，著书立说，撰写出40余部腹诊论著。较有影响的主要有曲直濑玄朔《百腹图说》、浅井图南《图南先生腹诊秘诀》、和田东郭《东郭诊腹一家传》、浅井周硕《浅井南溟先生腹诊传》、宇津木昆台《医学警务》、浅田宗伯《医学典刊》等。

折衷派腹诊之代表作为曲直濑玄朔所著《百腹图说》。其序，首论水火、气血、阴阳、先天后天等人之生理病理，然后论"诊之法有腹候，故腹证者有生之本，病根于此，因著图说也，学者思诸"。正文百腹图与"众方规矩秘录百条"，相应对照，逐一论腹候、腹证。

据日本汉方医家考证，《百腹图说》乃传授腹诊者所必宗之，如濑丘长圭《诊极图说》、稻叶克文礼《腹证奇览》均受其启发和影响。吉益东洞《医断》论腹诊，仿《百腹图说》之"序"曰："腹者，有生之本，故百病根于此焉。是以诊病，必候其腹，外证次之。盖有主腹状焉者，有主外证焉者，因其所主，各殊治法。"

5. 腹诊方法　据《黄帝内经》《难经》和《伤寒杂病论》记载，腹诊方法有循法、按法、扪法、推法等。综观日本各家之腹诊，其手法大致分为覆手压按法和三指探按法，以及腹之肌肉触诊法、腹腔内触诊法、腹壁振荡法、打诊法等。不拘何法，凡腹诊时，患者仰卧，两腿伸直或屈膝，两手附于腹部，放松腹力，心情平静。医者坐或立于患者右侧施术。

（1）覆手压按法：如图1-6-1所示，医者以右手拿覆于患者胸腹，五指微浮起，先徐徐抚摸胸上两三次，然后抚摸腹部。诊时手掌轻轻随患者呼吸行之，无阻其气，再渐渐重押，左旋右还，候胸腹内之静躁，诊肌肤滑涩润燥。《诊病奇侅》曰："凡按腹专用左手，右手亦非不可，唯使左为佳。先将左手掌上齐鸠尾，鱼际当右肋端，掌后侧当左肋端，指根当中脘，始轻轻按过，渐渐重押，三处进推，左旋右还，按动无休，不宜少移，良久掌中与腹皮相摩，其间似热非热，温润似汗为度。如是则掌下腹里，滞结之气，融合解散，莫不犹开云见日也，唯以久按静守半时许为妙。"

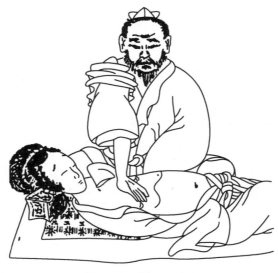

图1-6-1　覆手压按法

（2）三指探按法：如图1-6-2所示，医者以右手示指、中指、无名指之侧，微微按腹皮，审候凝滞、结聚。若探按有结聚，宜辨大小以及痛与不痛。如按有微小之征，再以中指探按之；或以三指直立深探，以察腹底之候。《腹证奇览翼》曰："以右手食、中、无名指之侧，上自缺盆起，逐渐移于左右肋骨之间细探之。……沿左右季肋，乃至章门，返回再脘边至脐，探按左中右几行（始于任脉，二行三行及两胁下，章门下行而按之）……按少腹左中右，亦同几行……"

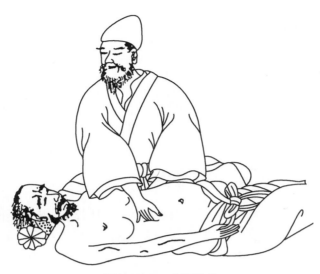

图 1-6-2　三指探按法

（3）腹之肌肉触诊法：如图 1-6-3 所示，以平手扶寻之滑涩，按诊腹之表皮，用示指、中指和无名指三指，首以 30° 角押腹壁以诊皮下组织；再以三指 60° 角轻压皮下组织之筋膜和肌鞘，以诊浅层肌肉之紧张或迟缓之状态。

（4）腹腔内触诊法：如图 1-6-4 所示，让患者屈膝，以三指直角触压腹壁，以诊腹腔脏器。

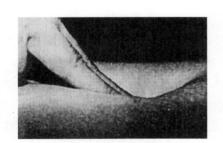

图 1-6-3　腹之肌肉触诊法

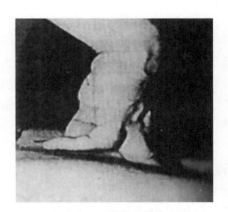

图 1-6-4　腹腔内触诊法

（5）腹壁振荡法：如图 1-6-5 所示，医者以拳（右或左）断续对腹壁加压力，使其振荡之，以候心下（心窝）振水音之方法是也。此者，诊胃内是否有停水，其法轻握手为拳，且直腕，以拳之小指、柔软之肌肉在患者腹部轻轻叩打之。此者，宜使患者情绪安定，下肢屈膝，腹壁松弛，沿剑突→脐中→少腹叩之，以求是否有振水音。

（6）打诊法：此法非古之传统腹诊法，乃现代汉方家多行之、方便顺手之腹诊法。如图 1-6-6 所示，右手握拳，第 3～5 近节指间关节轻叩腹壁。此法可判断以下腹证：候患者之腹满，诊之是否为鼓肠（里急）；腹壁之虚证，主诉腹痛者，以补前述振荡法之不足，以候胃下垂程度。显著者为胃下垂，腹之虚证是也；或见腹壁紧张者，亦为显著之胃下垂。

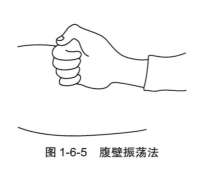

图 1-6-5　腹壁振荡法

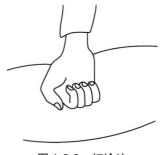

图 1-6-6　打诊法

上述各部腹诊之操作手法，为比较常用之手法，但因医者派别不同，师承有异，故汉方腹诊法形形色色，各有不同之操作方法。学者宜酌之为要。

6. 辨腹证　欲辨腹证者，宜思腹诊之法矣；以知患者之生死，病之轻重，莫切于腹诊；欲译其法，先须知平人之腹象，然后推考诸般腹证、腹象，朝夕用工揣摩，则必得其精微，不可忽略模棱自矜。此乃学得腹诊之要必以之谓也。

（1）平人之腹：皮肤周密不粗，宗筋端正，细理条长，任脉微凹，至脐按之有力，推之不拘挛，少腹充实，肥腻如凝脂，温润如抚玉，肢肉敦敦，血色洁净，不肥不瘦，清阳布扬，浊阴归腑。少壮之腹，上虚下实为常态；老人之腹，下虚上实为常态。脐下软弱，脐上坚强，少人为变，老人为常；脐上软弱，脐下坚强，老人有寿，少人无妨。

（2）辨虚里：腹诊必先诊虚里之动否。人之生以胃气为本。《诊病奇侅》曰："虚里者，胃之大络，而元气之表旌，死生之分间也。"故虚里之动否，可辨病之轻重。其动在左乳下，按之应手，动而不紧，缓而不迫者，宗气积于膻中，此为常；其动洪大弹手，上贯膻中，气势及于缺盆者，宗气外泄，诸病有此候者，为恶兆；若虚里数而时绝者，病在胃中之候；若动而结涩者，内有癥瘕之候。凡此大动者，与绝而不应者，俱胃气绝也，亦为凶兆。

（3）诊五脏：汉方腹诊家研悟《黄帝内经》《难经》论述五脏之经旨，并应用于腹诊中，借以候腹之虚实。

1）诊肝：《素问·脏气法时论》曰："肝病者，两胁下痛引小腹。"《灵枢·经脉》指出肝经"布胁肋"。故肝病者，腹诊两胁，轻按胁下，皮肉满实而有力者为肝之平。两胁下空虚无力者，为肝虚、中风和筋病之候。据《诊病奇侅》载："男子积在左胁者多属病气，女子块在左胁者多属瘀血。动气在左胁者，肝火亢也。"

2）诊心：《灵枢·本脏》曰："无髑骺者心高。"《灵枢·九针十二原》曰："膏之原，出于鸠尾，鸠尾一；肓之原，出于脖胦，脖胦一。"故心病者，腹诊须候鸠尾。轻按有力而无动气者，心坚之候；轻按有动气，重按其动有根者，心虚之候；手下跳动，重手却无根者，触物惊心之候；心下动气，牵脐间者，心肾兼虚之候；心下有动气，身如摇者，心神衰乏之候；一切痛在下部者，动气乍见心下，或心痛如刺，呃逆呕哕者，难治之候。

3）诊脾：《素问·脏气法时论》曰："脾病者，身重善肌肉痿，足不收，行善瘛，脚下痛；虚则腹满肠鸣，飧泄食不化。"《难经·四十四难》曰："太仓下口为幽门，大肠小肠会为阑门。"此为传送幽阴，分阑化物，输当脐下一二寸之分，名曰下脘、水分，胃气之所行也，故此间诊脾胃之盛衰。脐上充实，按之有力者，脾胃健实之候；脐上柔虚，按之无力者，脾胃虚损之候；脐上虚满，如按囊水者，胃气下陷之候。

4）诊肺：《素问·刺禁论》曰："鬲肓之上，中有父母。"此为心肺之谓也。故胸者肺之候。左右膈下肤润，举按有力者，肺气充实之候；轻按胸上，腠理枯而不密者，肺虚之候；左右膈下柔虚，随手陷者，胃气下陷、肺气大虚之候，其人多为短气。

5）诊肾：《难经·六十六难》曰："脐下肾间动气者，人之生命也，十二经之根本也。"故按脐下和缓有力，一息二至，绕脐充实者，肾气之实也；一息五六至属热；手下虚冷，其动沉微者，命门之大虚也；手下热燥不润，其动细数，上支中脘者，阴虚之动也；按之分散者，一止者，原气虚败之候；一切卒病，诸脉虽绝，脐尚温者，其动未绝，仍有复苏之机。

（4）候六腑

1）候胃：《难经·三十五难》曰："胃者，水谷之腑也。"故其病也，如《灵枢·邪气脏腑病形》所载"胃病者，腹膜胀，胃脘当心而痛，上支两胁，膈咽不通，食饮不下"。夫腹者，乃胃肠之郭郭（郭：古代在城的外围加筑的城墙。郭郭者，外城是也——编译者注）也，胃脘在鸠尾内，正当心处，胃病则膜胀，故按之则当心而痛。上支，心肺之分；两胁，肝之分也。食入胃，散精于肝，浊气归心，输布于肺，故胃病则气逆而不能转输，是以上支两胁、膈咽不通、食饮不下也。

2）候大肠：《难经·三十五难》曰："大肠者，传泻行道之腑也。"故其病也，如《灵枢·邪气脏腑病形》所载"大肠病者，肠中切痛而鸣濯濯，冬日重感于寒即泄，当脐而痛，不能久立"。夫大肠者，乃传导之官，故病则肠中切痛，扪之则鸣濯濯；阳明秉清室之气，故冬日重感于寒即泄，按之则当脐而痛；大肠主津液，津液者淖泽注于骨，故按之则胀满，不能久立也。

3）候小肠：《难经·三十五难》曰："小肠者，受盛之腑也。"故其病也，如《灵枢·邪气脏腑病形》所载"小肠病者，小腹痛，腰脊控睾而痛，时窘之后，当耳前热，苦寒甚，若独肩上热甚，及手小指次指之间热"。夫小肠之病，因小肠近小腹之内，后附腰脊，下连睾丸，故按之少腹痛，腰脊控睾而痛；时窘之后，病腑气而痛窘而欲去后也。小肠脉自手外侧出，上臂出肘后端，出肩峰，绕肩胛，交肩上，故耳前热，或耳前寒甚，或肩上热甚，及手小指连及次指之间热。

4）候三焦：《难经·三十一难》曰："三焦者，水谷之道路，气之所终始也。"故其病也，如《灵枢·邪气脏腑病形》所载"三焦病者，腹气满，小腹尤坚，不得小便，窘急，溢则水，留即为胀"。夫三焦者，下约膀胱，为决渎之腑，故病则气不输化，是以扪腹气满，少腹按之坚，不得小便；不得小便则窘急而水溢于上，留于腹中而为胀。

5）候膀胱：《难经·三十五难》曰："膀胱者，津液之腑也。"故其病也，如《灵枢·邪气脏腑病形》所载"膀胱病者，小腹偏肿而痛，以手按之，即欲小便而不得，肩上热"。夫膀胱病者，腑气病也。故小腹按之痛，而不得小便也。

6）候胆：《难经·三十五难》曰："胆者，清净之腑也。"故其病也，如《灵枢·邪气脏腑病形》所载"胆病者，善太息，口苦，呕宿汁，心下淡淡，恐人将捕之，嗌中介介然，数唾"。胆病，盖以胆气之虚也。嗌中介介然有声，且数唾，以胆之有邪也。

（5）心下满：心下满一般指上腹部紧张，有自觉、他觉和自觉他觉均满之别。成人之腹，下腹比上腹膨满为佳，反之为疾。心下满者，实证居多。

（6）心下痞与心下痞硬：心下痞为心下、胸胁痞闷堵塞之自觉症状；他觉则为心下部腹壁紧张。心下痞无抵抗压痛，有振水音者，多为虚证。心下痞硬，除上述自觉症状外，按之坚硬有物，并有抵抗压痛，多为虚实夹杂。心下痞硬有痞坚、坚硬、石硬、坚满之别。

（7）胸胁苦满：既是自觉症状，又是他觉症状之腹证。所谓自觉者，乃觉胸胁季肋部痞塞充满，气不顺畅，闷而不舒之苦痛感者也；他觉者，乃医者按其两肋有触觉压痛，一般以手按压肋弓下缘，有抵抗感，或有压痛。此证一般属柴胡证。

（8）腹软无力：全腹软弱无力，脉亦沉弱，手足冷者，为里虚之候；全腹软弱无力，又肠蠕动不安，亦为虚证；腹软弱，但腹底有力者，为实证。

（9）腹满：按之充实有力且痛者，为实满；按之软弱无物、不痛而适者，为虚满；腹满伴有便秘者，多为实证；下利又腹胀满者，为虚证；有腹水而胀者，多为虚证；腹满、底有力，伴便秘而脉有力者，为实证；腹满而皮硬，底无力而脉微弱者，为虚证。

（10）腹皮拘急：中医原典无此词。但《金匮要略》有虚劳里急之词，如"虚劳里急，悸、衄，腹中痛，梦失精，四肢酸疼，手足烦热，咽干口燥，小建中汤主之"中的"里急"，日本汉方腹诊家理解为腹皮拘急。如《类聚方广义》认为"里急"者即腹皮拘急之谓也；《腹证奇览》指出"腹皮拘急者，其状如纵横之绳索，按之不滚动，如打弓弦"；《汉方诊疗医典》所言为腹直肌紧张。此多为虚证。

（11）小腹拘急：小腹指下腹，或称少腹。小腹处于拘挛（即腹直肌紧张）状态，按之硬有冷感，为下焦虚寒之象。尚有"小腹弦急"之称，亦表现为腹直肌紧张，但紧张度较前更强，多为下焦肾虚之象。

（12）小腹不仁：指下腹壁紧张程度较弱，且有麻痹之含意。按之下腹空虚无力感，其皮肤又处于知觉麻痹状态，属肾虚证。

（13）小腹急结：多发生于小腹左侧髂肌处，对于擦过性按压有急迫性疼痛感，触之常有索状物。腹诊时，患者有屈膝动作，并诉有疼痛，多属桃核承气汤证。

（14）小腹满、小腹硬满：小腹满者为下腹部膨满；小腹硬满者除下腹部膨满外，尚有抵抗。此证为瘀血证或尿闭证。

（15）动悸：腹部动悸为腹部大动脉搏动之表现。动而应手，腹满充实者，触之难；腹乏力而陷没者，动悸多显著。动悸静者为善候；反之为虚候或恶候。

1）心下悸：按之逆满，气上冲胸，为心下部有痰饮水气。

2）脐下悸：其动轻按之即陷下，为肾虚；其动按之陷痛，为真水不足。

3）水分动：其动在脐下属肝肾虚火、水毒停留。

4）肾间动：有称脐中动、脐下丹田动、气海动，属肾虚证。

5）脐旁大动悸：属肝木虚、痰火旺。

（16）视背：背部之见证，如项背强、颈项强、头项强痛、肩背拘急等，此乃太阳膀胱经络行背使然，故脏腑腧穴异常，触诊则可察知诸脏腑异常之有无。如浅田宗伯曰："缓病不可不必熟视背部，何则大概之在腹里也。轻者浮浅，重者沉深，其深重者，沉于腹底，凝于背里，故会背肉或陷或张，背骨或左曲，或右折，或突出高起，或痛或胀，是皆由藏之所倚推使然也。"

　　编译者按：汉方腹诊是中医学腹诊之花在日本汉方结果之生态衍生之谓也。即所谓"墙内开花，墙外结果是也"。这个果实，虽不够成熟，但它是中日医学源远流长，学术交流的结果。日本诸腹诊家之学说和论证以及临证操作方法，对中医诊断疾病确有实用价值。因此，国人之医者，宜学习彼之长，补我之阙，重视腹诊，学习腹诊，应用腹诊，进而总结腹诊之理论和实践心得，在中医腹诊和汉方腹诊现有成果的基础上，使汉方腹诊尚不够成熟的果实，真正结为成熟之果，在中医学界广为应用，服务于临证。

四、编译出版日本汉方腹诊书

　　详见本书第十一章。

附一：中医腹诊腹证的渊源探析

　　中医诊断学，在中医学发展的历史长河中，长期未能形成一门独立学科。望闻问切四诊、辨证和证候分类等学术思想寓于古医籍之中，亦长期未能形成统一而有系统的诊断方法。自1956年中医学院兴建之后，在编写中医教材时，方将"中医诊断学"列为一门独立学科。它以望闻问切四种诊断方法为主体，不仅研究临证常规应用，而且研究病与证的特殊关系，同时还研究四诊合参理论，以及其他各种诊断方法，如舌诊、舌下络脉之诊、脉诊、胸腹部之诊等。这些都是具有中医学特色的诊断方法。中医学第1版教材《中医诊断学》，将腹诊纳入望闻问切四诊的"切诊"之中，以"按诊"出现。它将《黄帝内经》《难经》《伤寒杂病论》《诸病源候论》等历代古医籍中分散记载的腹诊内容初步系统化，从而使中医界对腹诊有了新的认识，并应用于临床。

　　近10余年来，中医腹诊得到中医界较为广泛且比较深入的研究，一些学者以腹诊的起源、理论和临证应用等为题撰写文章，并发表于各种中医刊物。中国中医研究院（现中国中医科学院）组成"腹诊课题组"，对腹证诊断的标准化、客观化等进行了深入研究；"七五"期间，卫生部立项"中医腹诊检测方法的研究及腹诊仪研制临床验证"等课题开展研究。这些研究的成果，逐步使腹诊理论得以充实，并有所拓展和创新。腹诊作为一种有效的诊疗手段，应该得到继承和发扬。

　　1. **中医学腹诊概论**　　我国现存最早医经《黄帝内经》，在总结先秦诊病经验时即明确指出，观察患者体表形色的表现，就可推知其内脏的隐伏病变。如在《灵枢》中提出，这是一种"司外揣内"（即从外形来揣测内部病证）的基本诊病方法和措施，这为腹诊的发展奠定了基础。但"腹诊"一词，在清代中期以前的医籍中未曾出现，直至1776年俞根初所著《通俗伤寒论》（后经何秀山加按，复经何廉臣增订、曹炳章补缺、徐荣斋重订而成《重订通俗伤寒论》）始有腹诊法之论述，此系"腹诊法"在古医籍中第一次出现。先秦两汉古籍中便有对胸腹部诊察的论述，如《史记·扁鹊仓公列传》所载"蛲瘕为病，腹大，上肤黄粗，循之戚戚然"，《素问·调经论》所载"实者外坚充满，不可按之，按之则痛。……虚者聂辟气不足，按之则气足以温之，故快然而不痛"，《灵枢·水胀》所载"水始起也……足胫瘇，腹乃大，其水已成矣。以手按其腹，随手而起，如裹水之状"。至东汉张仲景《伤寒杂病论》、隋代《诸病源候论》，对腹诊的论述已大为丰富，并将腹诊作为鉴别病证的主要依据。《黄帝内经》对腹诊的论述还涉及痛证、疝、瘕、痹、内痈、胀满、积聚等，而《难经》对《黄帝内经》

有多处补充，如《难经·十六难》所云"假令得肝脉，其外证：善洁，面青，善怒；其内证：齐左有动气，按之牢若痛；其病：四肢满闭，淋溲便难，转筋。有是者肝也，无是者非也"。

继《黄帝内经》《难经》诊胸腹理论之后，张仲景不仅在《伤寒论》中以"六经"作为分纲领，在《金匮要略》中针对杂病采用五脏辨证方法，还创造性地对腹诊进行发挥、发展，依据患者的自觉症状和他觉体征，冠以各种各样的腹证、腹候的名称和采取相应的腹诊手法，用以指导临证诊断和治疗，为后世开了腹诊应用之先河。其影响不仅对中医学诊断方法有深远的意义，而且还成为日本汉方医学和韩国韩医学的腹诊源头。值得一提的是，时至今日，日本汉方医者仍视腹诊为临证不可缺少的常规诊法之一，凡诊病必诊腹，甚而诊腹比诊脉更为重要。由此可见，腹诊在临床诊断和治疗方面有独特的指导价值。

2. **腹诊、腹证探究**　张仲景继承《黄帝内经》《难经》中有关腹诊的论述，在《伤寒杂病论》中大大发挥和发展了腹诊这一诊断方法，并将其应用于临证。

中医学的腹诊概念，涉及对"腹征""腹症""腹证"的正确认识和理解。腹征，乃指临证诊察到的胸腹部表现出的各种征象；这些征象，主要是他觉的，其中也涉及某些自觉成分，是医者通过望、闻、问、切等诊断方法和手段获得的。腹症，为胸腹部出现的各种症状；这些症状多为自觉性的，但也有他觉成分，如痞满、胀满、闷、痛等，是医者通过询问获得的。腹证，乃胸腹部的征象和症状之总和及其发生的病因和病机；它是客观存在的，是医者腹诊之后综合分析而得出的结论。因此，腹证是胸腹部的各种征象、症状与病因病机的综合反映；它包括病因、病位、病性和病势等多种因素在内，是脏腑异常而反映于胸腹部的全面、客观的实质体现，即所谓"有诸内必形诸外"。

腹诊是通过按、摸、扪等手法，以获取胸腹部出现的各种症状（即腹症）、征象（即腹征），进而对内脏疾病作出相应辨证分析（即腹证）的一种诊察方法。也可以说，它是另外一种辨证方法，即腹诊法，从而直接指导临证施治。腹诊的临床意义，具体体现在诊断疾病，分析病证、病情、病位，推测预后等。腹诊有如此重要的生理和病理意义，与人体五脏六腑皆位于胸腹内有密切关系。在生理上，胸腹为脏器所藏之处，对五脏六腑有保护作用；脏腑之气血则皆汇聚于胸腹。尤其是胸中聚有宗气；大腹又有中气充盈其中，且脾胃为后天之本、气血生化之源；肾居脐腹两侧，为先天之本，中藏元阴元阳，又受五脏六腑之精而藏之，所以胸腹为阴阳气血之发源。同时，经络沟通了胸腹内部脏腑与胸腹体表的联系，使胸腹体表不同的区域又归属不同的脏腑。在病理反映上，由于胸腹内的脏腑各有一定的分布位置而与体表相对应，加之经络的内外循行联络，一旦脏腑发生病变则反映于胸腹的一定部位，出现各种自觉或他觉之病理症征。因此，根据胸腹部表现出的病理征象，就能推断内部脏腑之病变。

3. **腹证的辨证与治疗**　《黄帝内经》《难经》对腹诊的记述虽多，但大多列入某一疾病的症状之中，且对其症状、体征的描述比较简单。如《灵枢·邪气脏腑病形》所载五脏之积：心之积"伏梁"，肺之积"息贲"，肝之积"肥气"，脾之积"痞中"，肾之积"奔豚"。而《难经·五十六难》补充得比较具体，如"肝之积名曰肥气，在左胁下，如覆杯，有头足；久不愈，令人发咳逆，痎疟，连岁不已。……心之积名曰伏梁，起齐上，大如臂，上至心下。……脾之积名曰痞气，在胃脘，覆大如盘；久不愈，令人四肢不收，发黄疸，饮食不为肌肤。……肺之积名曰息贲，在右胁下，覆大如杯……肾之积名曰贲豚，发于少腹，上至心下，若豚状，或上或下无时。……"上述"如覆杯，有头足""大如臂""覆大如盘""覆大如杯""若豚状，或上或下无时"，均为所列其病的一个症状，亦未言其腹诊方法，只是述及胸腹切诊结果。

张仲景在《伤寒杂病论》中则发挥和发展了《黄帝内经》《难经》的腹诊，在临证时以腹诊为据，将胸腹部的各种征象、症状与病因病机进行综合分析，从而得出内脏疾病反映于外在胸腹部的全面、客观的实质体现，且直接指导施治。即把患者胸腹部的症状、征象结合起来，冠以特有的证名，与治疗、方药相结合，使腹诊的证和治合为一体，形成诊疗体系。张仲景将腹诊部位分为心下、胸胁、脐上、脐下、小腹等，并对诊疗所得腹证创立专名，如心下痞、心下满、心下悸、心下支结、少腹满、少腹肿痞、少腹急结、胸胁苦满、胁下硬痛等。每一腹证，都有对应的方剂治疗。其"证名"是在腹诊的辨证指导下产生的，而其方药又各自代表了某一种腹证的病名，如桂枝汤证、大承气汤证、五苓散证等，这可称之为仲景教导的"随证治之"的一种。这里的"随证治之"不是单纯的某一"证"或"病"，而是仲景以六经辨伤寒、以脏腑辨杂病的辨证论治的"证"。仲景所谓的"腹证"，是基于六经辨证和脏腑辨证，采用腹诊并经四诊合参而得出的。如《伤寒论》："伤寒六七日，结胸热实，脉沉而紧，心下痛，按之石硬者，大陷胸汤主之。"又如《伤寒论》："心下痞，按之濡，其脉关上浮者，大黄黄连泻心汤主之。"再如痞证，用泻心诸剂；胸胁苦满，用柴胡诸剂；腹满痞坚，用承气类方。又根据腹证程度不同，兼证不一，具体到类方中的某一方剂。以痞证而言，心下痞硬，实者兼胃中不和，用生姜泻心汤；兼心烦、下利，用甘草泻心汤；兼吐利交作，用半夏泻心汤；兼噫气不除，用旋覆代赭汤。这样证治相应，方证相合，简化了临床思维过程，节省了诊疗时间。证有客观标准，药有对应之方，疗效有桴鼓之应。

张仲景的腹证与方药相结合，可谓之特有的腹诊模式，为后人开了腹诊辨证施治之先河。不仅为历代医家所遵循，而且影响于日本汉方腹诊之发展。如日本江户时代名医奥田宽于1846年在其《腹证考》中所述，完全领会了仲景腹诊的理和法之精髓，如"仲景曰：'随证治之。'凡从事古疾医者，必先明腹证，腹证明而后药能详，药能详而后方法正，方法正则无病不愈矣"。值得一提的是，日本汉方医界一直将腹诊用于临证，但所用之腹诊法，因从学于汉方腹诊派系不同，而应用立论和手法则不尽相同。此者，虽为相异，但现代汉方医界临证时望闻问切中之切腹，仍为常规立法不可缺者。

中医腹诊历史悠久，内容丰富，有其独特的临床指导意义，在很多方面可以弥补现有诊断方法的不足，在临床诊疗中若能与其结合可大大提高诊断的正确性，应该加以重视和应用。这对我们继承发掘中医学遗产、振兴中医有着非常积极的作用，同时使中医学更加完善。[王凌.北京中医药.2011，30（8）：590-592]（有删改）

附二：《伤寒杂病论》腹诊与腹证探讨

中医学的腹征、腹症和腹证，是通过循、扣、按、推之腹诊手法得出的，有关内容在《黄帝内经》《难经》和《伤寒杂病论》中有大量记载。后世医家亦有继承和发扬，在所撰医籍中亦有诸多描述，说明中医学的腹诊自古就用于临床。日本医史学家富士川游所著《日本医学史》也印证了中国古医学已有腹诊术，书中"中医诊科"记述："按腹之法，观察疾病，最为重要者……中国医籍中有《上古黄帝》《岐伯经》《按腹十卷》等腹诊书籍，均已佚，未传于后世。"这些古籍腹诊之佚，非常可惜。

据有关文献考证，中医学腹诊法始于《黄帝内经》《难经》，发展于《伤寒杂病论》。宋以降由于封建礼教的束缚，医者以手直接触摸胸腹部，尤其对女性，似有失节之弊，致使腹诊难以提倡和实施，使其逐渐萎缩，未能发扬光大。据文献记载，清代中后期方有中医学者重新整理腹诊，如俞根初（1734—1799）所著《通俗伤寒论》（1916 年始刊印）和 1888 年张振鋆完稿之《厘正按摩要术》重新提倡腹诊，书中列有专门论述腹诊之证治和临证应用之条目。"腹诊"一词，在清代中期以前的医籍中未曾出现，直至 1776 年俞根初所著《通俗伤寒论》始有腹诊法之阐述；书中以胸、膈、大腹、脐划分脏腑位置，并提出切诊先按胸膈胁肋，次按满腹、虚里、脐间等。

张仲景所著《伤寒杂病论》在《黄帝内经》和《难经》论述诊胸腹症状的基础上，不仅采用六经辨"伤寒"与脏腑辨"杂病"的辨证方法，还创造性地发挥和发展了腹诊学，并将其应用于临证，借以指导临证诊断和治疗。综合考证，《伤寒杂病论》之腹诊、腹证大致有：①诊胸胁：胸胁苦满、胁下硬痛……②诊心下：心下痞、心下痞硬……③诊腹：腹满、腹微满、呕不能饮食、上冲皮起出见有头足、上下痛而不可触近……④诊腹水：肝水，其腹大，不能自转侧，胁下腹痛，时时津液微生，小便续通……⑤诊积聚：积者，脏病也，终不移；聚者，腑病也，发作有时，展转痛移……⑥诊少腹：少腹里急、少腹满……⑦诊脐：脐凹、脐凸……

1. 腹诊与腹证的概念

（1）腹诊：腹诊乃指医者应用按、摸、扪、循、寻、揣、推、探等手法，对胸腹部出现的各种证候进行判断的一种诊察方法。腹诊属于切诊的一个内容，即腹诊法，从而直接参与指导临证施治。腹诊的临证意义体现在诊断疾病，分析病证、病情、病位，推测预后等方面。腹诊是具有自身特点的另一诊断疾病的方法，借以补充四诊之不及。

（2）腹证：腹证乃指医者基于胸腹部的征象和症状，结合其发生的病因病机，经腹诊之后综合分析得出的结论；是疾病发生发展的症结之处，包括病因、病位、病性和病势等多个方面；是脏腑异常反映于腹部的全面、客观的体现，即所谓"有诸内必形诸外"。

2. 腹诊在《伤寒杂病论》中的发挥与应用

（1）腹证的证名及方名：仲景以《黄帝内经》《难经》腹诊为依据，将胸腹部的各种征象、症状与病因病机进行综合分析，得出内脏疾病反映于外在胸腹部的客观实质，从而直接指导临证施治。即把患者胸腹部的症状、体征结合起来，冠以特有的证名，与治疗、方药相结合。其"证名"是在腹诊的辨证指导下产生的，其方药又各自代表了某一种腹证的病名和方名。如狐惑病、中风历节病、血痹虚劳病……桂枝汤证、大承气汤证、五苓散证……这些亦可谓是仲景教导的"随证治之"之一。"随证治之"不是单纯的某一个"证"或"病"，而是仲景以六经辨伤寒、以脏腑辨杂病之辨证论治的"证"或"病"。因此，仲景所谓的"腹证"，是基于六经辨证和脏腑辨证，采用腹诊与四诊合参而得出的。

（2）腹证的辨证：仲景腹证的辨证，是以《黄帝内经》蕴含的"以外揣内，以内揣外"之经旨要义为指导进行的。如《灵枢·外揣》曰："五脏波荡，若是则内外相袭，若鼓之应桴，响之应声，影之似形。故远者司外揣内，近者司内揣外，是谓阴阳之极，天地之盖。"这里的"司"者，伺也，察之也。人体外在表现如症状、体征、证候、证型等谓之"远"，可以言外也，即从外以揣五脏在内之变化；人之五脏，在胸腹之内，谓之"近"，可以言内也，即从内可以揣五脏在外之变化。

（3）腹证的证名和方药结合以及对日本汉方医学的影响：仲景之腹证与方药相结合，可谓其特有的腹诊模式。以腹诊诊病，据腹诊指导临证遣方选药，为后世开了腹诊辨证施治之先河。其不仅为历代医家所遵循，而且影响了日本汉方腹诊之发展。在日本江户时代（1603—1868），日本汉方医家宗《黄帝内经》《难经》和《伤寒杂病论》经旨，发展了中医学的腹诊，形成难经派、伤寒派和折衷派等三大腹诊学术派别。不仅如此，日本汉方医家还尊仲景为医圣。仲景的学术思想渗透至日本汉方医各个学科之中，成为著书立说和临证所宗之学术圣旨。名医奥田宽于1846年著《腹证考》，从中可知其完全领会了仲景腹诊"理"和"法"之内涵，如"仲景曰：'随证治之。'凡从事古疾医者，必先明腹证，腹证明而后药能详，药能详而后方法正，方法正则无病不愈矣"。日本汉方医学腹诊家，尤其是伤寒派腹诊家，宗仲景腹诊之理论和诊法，在临证应用的基础上有所发挥和发展，如濑丘长圭的《诊极图说》、稻叶克文礼的《腹证奇览》、曲直濑玄朔《百腹图说》、后藤艮山的《艮山腹诊图说》、和久田寅叔虎《腹证奇览翼》等40余部书籍中均有阐述。

3.《伤寒杂病论》中腹诊与腹证举例探讨分析 我们曾试举《伤寒杂病论》（后世将其分为《伤寒论》《金匮要略》）原文120余条，考证了35个腹诊或腹证，其内容首先概述各腹诊或腹证的名称及含义，然后根据《伤寒论》《金匮要略》原文条目，从"病因病机""诸家论证"两方面逐一述之。现摘录其中10个腹诊或腹证如下。

（1）胸中痛：指胸部或胸前区疼痛。属于腹诊，亦是腹证。既是他觉症状，如医者触摸之胸部，按之痛，或有轻微痛感（腹诊结果）；又是自觉症状，即自觉胸部或胸前区有疼痛感（腹证）。

《伤寒论》123条："太阳病，过经十余日，心下温温欲吐，而胸中痛，大便反溏，腹微满，郁郁微烦。"

[病因病机] 脾胃热证，表邪渐次入里，胸膈气滞不通，而致胸中痛。

[诸家论证] 方有执曰："胸中痛，邪在膈也。"汪琥曰："胸中痛者，膈以内实也。胸痛当责邪热结于胃中，而大便应硬。"程应旄曰："胸中痛者，从前津液被伤，欲吐则气逆而并及之，故痛。着一'而'字，则知痛从欲呕时见，不尔亦不痛。凡此之故，缘胃有邪畜而胃之上口被浊熏也。"

（2）胸中窒：指胸中闭塞憋闷。属于腹诊，亦是腹证。既是他觉症状，如医者触摸之胸部，按之稍满，或有轻微痛感（腹诊结果）；又是自觉症状，即自觉胸中有闭塞憋闷之感。

《伤寒论》77条："发汗、若下之而烦热，胸中窒者。"

[病因病机] 热扰胸膈，壅滞气机，而致胸中窒。

[诸家论证] 张锡驹曰："窒，窒碍而不通也。热不为汗下而解，故烦热；热不解而留于胸中，故窒塞而不通也。"王肯堂曰："阳受气于胸中，发汗若下，使阳气不足，邪热客于胸中，结而不散，故烦热而胸中窒塞。"柯琴曰："窒者，痞塞之谓。烦为虚烦，则热亦虚热，窒亦虚窒矣。此热伤君主，心气不足而然。"

（3）胸胁苦满：指胸胁、季肋部痞塞充满，即胸胁处有膜满、困闷之感觉。属于腹诊，亦是腹证。既是他觉症状，如医者触摸之两肋有抵抗压痛，一般以指押肋弓下缘有抵抗感（腹诊结果）；又是自觉症状，即自觉胸胁苦于痞满，医者押之有窒息喘不上气之苦痛感（腹证）。

《伤寒论》96条："伤寒五六日中风，往来寒热，胸胁苦满，嘿嘿不欲饮食，心烦喜呕……"

[病因病机] 邪客少阳，肝胆气郁，经气不利，而致胸胁苦满。

[诸家论证] 成无己曰："邪在表，则心腹不满；邪在里，则心腹胀满。今止言胸胁苦满，知邪气在表里之间，未至于心腹满；言胸胁苦满，知邪气在表里也。"方有执曰："胸胁苦满者，少阳之脉循胸络胁，邪凑其经，伏饮抟聚也。"丹波元坚曰："苦满者，言有物填满，而苦恼难忍，此病人自觉之情，非外则所得。"

（4）胁下痞硬：指胁肋部胀闷不适，亦作胁下硬满。属于腹诊，亦是腹证。既是他觉症状，如医者触摸之胁肋部硬满，按之有支撑感（腹诊结果）；又是自觉症状，即自觉胁肋部胀闷而似有物堵塞支撑之感。

《伤寒论》266条："本太阳病不解，转入少阳者，胁下硬满，干呕不能食，往来寒热，尚未吐下，脉沉紧者。"

[病因病机] 邪郁少阳，气机壅滞，而致胁下硬满。

[诸家论证] 方有执曰："少阳之脉，其支者下胸中，贯膈，络肝，属胆，循胁里。其直者，从缺盆下腋，循胸，过季胁，故病则硬满。"舒诏曰："胃中留饮，旁流入胁，则胁下硬满。"

（5）心痛：指心胸或胃脘部疼痛。属于腹诊，亦是腹证。既是他觉症状，如医者触摸之心胸部或胃脘部，按之痛或不痛（腹诊结果）；又是自觉症状，即自觉心胸或胃脘部有疼痛感。

《伤寒论》231条："阳明中风，脉弦浮大而短气，腹都满，胁下及心痛，久按之，气不通。"

[病因病机] 风热壅于少阳，阻滞经脉，心胸气机不通，而致心痛。

[诸家论证] 成无己曰："浮大为阳，风在表也；弦则为阴，风在里也。短气腹满，胁下及心痛，风热壅于腹中而不通也。"汪琥曰："胁下及心痛者，以本胁痛而连及于心胸之分，此为少阳经主病。"

（6）心下痞：指心下即胃脘部痞塞而似有物堵。属于腹诊，亦是腹证。既是他觉症状，如医者触摸之胃脘部，按之痞满（腹诊结果）；又是自觉症状，即自觉胃脘部痞塞不适而似有物堵之感。

《伤寒论》154条："心下痞，按之濡，其脉关上浮者。"

[病因病机] 脾胃热痞证。无形邪热，壅聚心下，气窒不通，而致心下痞。

[诸家论证] 成无己曰："心下鞭，按之痛，关脉沉者，实热也。心下痞，按之濡，其脉关上浮者，虚热也。"钱潢曰："心下者，心之下，中脘之上，胃之上脘也。胃居心之下，故曰心下也。痞者，天地不交之谓也，以邪气痞塞于中，上下不通而名之也。"

（7）心下痞硬：指心下即胃脘痞塞不舒而硬。属于腹诊，亦是腹证。既是他觉症状，如医者触摸之心下，按之痞满而硬，或有轻微痛感（腹诊结果）；又是自觉症状，即自觉心下痞闷而有硬满之感。

《伤寒论》157条："伤寒汗出，解之后，胃中不和，心下痞硬，干噫食臭，胁下有水气，腹中雷鸣下利者"。

[病因病机] 脾胃虚弱，湿热内结，气机壅滞，而致心下痞硬。

[诸家论证] 尤在泾曰："汗解之后,胃中不和,既不能营运真气,并不能消化饮食,于是心中痞硬,干噫食臭,《金匮》所谓中焦气未和,不能消谷,故令人噫是也,噫,嗳食气也。胁下有水气,腹中雷鸣下利者,土德不及而水邪为祟也。"汪琥曰："胃不和,则脾气困而不运,以故心下痞硬。痞硬者,湿与热结也。"

（8）腹满:指腹中胀满不适。属于腹诊,亦是腹证。既是他觉症状,如医者触摸之腹部,按之胀满（腹诊结果）;又是自觉症状,即自觉腹中有胀满不适感。

1)《伤寒论》79条:"伤寒下后,心烦腹满,卧起不安者。"

[病因病机] 热扰胸膈,累及脘腹,气机壅滞,而致腹满。

[诸家论证] 柯琴曰："如妄下后,而心烦腹满、起卧不安者,是热已入胃。"成无己曰:"下后,但腹满而不心烦,即邪气入里,为里实;但心烦而不腹满,即邪气在胸中,为虚烦。既烦且满,则邪气壅于胸腹间也。满则不能坐,烦则不能卧,故卧起不安。"

2)《伤寒论》189条:"阳明中风,口苦咽干,腹满微喘,发热恶寒,脉浮而紧。若下之,则腹满,小便难也。"

[病因病机] 阳虚不化,寒气内结,气机壅滞,而致腹满。

[诸家论证] 成无己曰："脉浮在表,紧为里实。阳明中风,口苦咽干,腹满微喘者,热传于里也;发热恶寒者,表仍未解也。若下之,里邪虽去,表邪复入于里,又亡津液,故使腹满而小便难。"尤在泾曰:"下之则邪气尽陷,脾乃不化,腹加满而小便难矣。"

3)《伤寒论》208条:"阳明病,脉迟,虽汗出,不恶寒者,其身必重,短气,腹满而喘,有潮热者,此外欲解,可攻里也。"

[病因病机] 邪实内结,腑气不通,而致腹满。

[诸家论证] 成无己曰："阳明病脉迟,若汗出多,微发热恶寒者,表未解也;若脉迟,虽汗出而不恶寒者,表证罢也。身重短气,腹满而喘,有潮热者,热入府也。"舒诏曰:"阳明病脉迟者,其人里寒盛多阴也,虽见汗出不恶寒之实证,尚不可下,然以脉迟,终非阳明胃实者比,其身必重也。假如呼吸被阻而短气,里邪搏聚而腹满,浊气上干而喘逆,如是而更验其有潮热者,方为外邪欲解,则虽脉迟身重,亦可攻其里也。"

4)《伤寒论》219条:"三阳合病,腹满身重,难以转侧,口不仁面垢,谵语遗尿。"

[病因病机] 阳明热盛,壅滞气机,而致腹满。

[诸家论证] 成无己曰："腹满身重,难以反侧,口不仁,谵语者,阳明也。《针经》曰:少阳病甚,则面微尘。此面垢者,少阳也。遗尿者,太阳也。"柯琴曰:"胃气不通,故腹满。"

5)《伤寒论》221条:"阳明病,脉浮而紧,咽燥口苦,腹满而喘,发热汗出,不恶寒,反恶热,身重。"

[病因病机] 阳明热盛,壅滞气机,而致腹满。

[诸家论证] 成无己曰："脉浮发热,为邪在表;咽燥口苦,为热在经;脉紧,腹满而喘,汗出,不恶寒,反恶热,身重,为邪在里。"

6)《伤寒论》232条:"脉但浮,无余证者,与麻黄汤;若不尿,腹满加哕者,不治。"

[病因病机] 胃气衰竭,气机窒塞,湿无去路,而致腹满。

[诸家论证] 成无己曰："若其脉但浮而不弦,又无诸里证者,是邪但在表也,可与麻黄汤以发其汗;若不尿,腹满加哕者,关格之疾也,故云不治。《难经》曰:关格者,不得尽其

命而死。"柯琴曰："若脉但浮而不弦大,则非阳明少阳脉。无余证,则上文诸证悉罢,是无阳明少阳证,惟太阳之表邪未散,故可与麻黄汤以解外……若不尿,腹满加哕,是接耳前后肿来,此是内不解,故小便难者竟至不尿,腹部满者竟不减,时时哕者更加哕矣,非刺后所致,亦非用柴胡麻黄后变证也。"

7)《伤寒论》255条:"腹满不减,减不足言。"

[病因病机] 邪实内结,腑气不通,而致腹满。

[诸家论证] 成无己曰:"腹满不减,邪气实也。经曰:大满大实,自可除下之。大承气汤,下其满实。若腹满时减,非内实也,则不可下。《金匮要略》曰:腹满时减,复如故,此为寒,当与温药。是减不足言也。"陈尧道曰:"腹满者,腹中胀满也。腹满不减者为实,腹满时减者为虚。以手按之,坚硬而痛不可按者为实,可按可揉而软者为虚。"

8)《伤寒论》273条:"太阴之为病,腹满而吐,食不下,自利益甚,时腹自痛。若下之,必胸下结硬。"

[病因病机] 太阴虚寒,升降失司,中气凝滞,而致腹满。

[诸家论证] 成无己曰:"太阴为病,阳邪传里也。太阴之脉布胃中,邪气壅而为腹满。上不得降者,呕吐而食不下;下不得上者,自利益甚,时腹自痛。阴寒在内而为腹痛者,则为常痛;此阳邪干里,虽痛而亦不常痛,但时时腹自痛也。若下之,则阴邪留于胸下,为结鞕。经曰:病发于阴,而反下之,因作痞。"黄元御曰:"太阴,脾之经也。脾主升清,胃主降浊,清升浊降,腹中冲和,是以不满。脾病则清阳不升,脾病累胃,胃病则浊阴不降,中气凝滞,故腹满也。"

(9)腹满痛:两见于《伤寒论》,属于腹诊,亦是腹证。指腹部胀满而疼痛。既是他觉症状,如医者触摸之腹部,按之稍硬满而疼痛(腹诊结果);又是自觉症状,即自觉腹部有胀满而疼痛之感。

1)《伤寒论》241条:"大下后,六七日不大便,烦不解,腹满痛者,此有燥屎也。"

[病因病机] 阳明热实,燥屎内结,腑气不通,而致腹满痛。

[诸家论证] 程应旄曰:"腹满痛,指六七日不大便后之证。从前宿食经大下而栖泊于回肠曲折之处,胃中尚有此,故烦不解;久则宿食结成燥屎,挡住去路,新食之独秽总畜于腹,故满痛。"程知曰:"大下之后,宜乎病解矣,复六七日不大便,烦不解而腹满痛,此必有燥屎未尽而然。盖宿食因热复为之结硬也。"

2)《伤寒论》254条:"发汗不解,腹满痛者。"

[病因病机] 阳明热结重证。腑气不通,而致腹满痛。

[诸家论证] 方有执曰:"腹满痛者,胃不和也。"程应旄曰:"发汗不解,津液已经外夺,腹满痛者,胃热遂尔迅攻,邪阳盛实而弥漫,不急下之,热毒里蒸,糜烂连及肠胃矣,阴虚不任阳填也。"吴谦等曰:"今发汗后表不解,腹满大痛者,乃腹满不减,减不足言之实满也。"

(10)少腹满:《伤寒论》《金匮要略》各见两次,属于腹诊,亦是腹证。指少腹部胀满不适,亦作小腹满。既是他觉症状,如医者触摸之少腹,按之满(腹诊结果);又是自觉症状,即自觉少腹部有胀满感。

1)《伤寒论》40条:"伤寒表不解,心下有水气,干呕发热而咳,或渴,或利,或噎,或小便不利、少腹满，或微喘者。"

[病因病机] 水停下焦，气化不行，而致少腹满。

[诸家论证] 成无己曰："伤寒少腹满者，何以明之？少腹满者，脐下满是也。""水畜下焦不行，为小便不利，少腹满。"陈尧道曰："小腹满，小便不利，溺涩也，五苓散渗利之。小便自利者，蓄血也，轻者犀角地黄汤，重者桃仁承气汤。小腹满，手足厥冷，真武汤主之。不结胸，小腹满，按之痛，厥逆，脉沉迟，冷结也，灸关元穴。"

2)《伤寒论》126 条："伤寒有热，少腹满，应小便不利，今反利者，为有血也。"

[病因病机] 热入下焦，与血相结，经气不利，血气不调而瘀于少腹，而致少腹满。

[诸家论证] 成无己曰："伤寒有热，少腹满，是畜血于下焦。若热畜，津液不通，则小便不利；其热不畜，津液行，小便自利者，乃为畜血。"汪琥曰："伤寒有热者，谓里有热，热入下焦，故少腹作满形也。夫曰满，比急结稍甚，比鞕稍轻。欲审其畜血之证，亦须于小便验之。据病人小腹满，应当小便不利，今反利者，为有畜血也。"柯琴曰："有热即表症仍在，少腹满而未硬，其人未发狂，只以小便自利，预知其为有蓄血。"

如此考证《伤寒杂病论》之腹证与腹诊者，只能言之为初试。迄今尚未见有关类似文章，期为医者临证应用腹诊作参考。[王凌.北京中医药.2012，31（9）：668-672]（有删改）

（王　凌　李秋贵）

第二章

证治论述，擅用经方

李文瑞精通中医学专业，博览群书，熟读中医经典及其他中医书籍，并能够灵活应用于临床实践，尤其对《伤寒论》《金匮要略》之证及其治则方药有更深入的研究。以下从"原文摘录""方药组成""证治论述""临证治验"等方面，详述"论《伤寒论》少阴病证治""论《金匮要略》祛病安胎十法""论仲景治瘀十二法"等，从而呈现李文瑞临证擅用经方的特色。

第一节　论《伤寒论》少阴病证治

少阴病为《伤寒论》六经病之一，是一种全身性虚寒证。少阴经统括心肾二脏，为人体之本；病入少阴，说明邪已深入，阴阳气血皆虚，已属抗病功能明显衰减，病情比较严重。少阴病临证以脉微细、但欲寐为主要脉证。

少阴病证的转机，由于病家体质的强弱不同而异。临证常见阳虚寒化和阴虚热化。阳虚寒化证，是由心肾阳气虚衰，病从寒化，阴寒内盛所致；症见无热恶寒，身蜷，呕吐，下利清谷，四肢厥冷，精神萎靡，小便清长，舌淡苔薄白，脉沉微细等。阴虚热化证，多由心肾阴液不足，虚热内生，病从热化，以致肾阴虚于下、心火亢于上；症见心烦不得眠，口燥咽痛，舌红少苔，脉细数等。除上述主要两种转化外，尚有：①表里相传，少阴、太阳为表里关系，少阴素虚，太阳失治，寒邪由太阳陷入少阴；②肾阳素虚，寒邪聚中而为直中；③太阳、少阴同时发病，而为两盛；④太阴虚寒证未及时治疗，进而发为少阴证；⑤热病误治亦可转为少阴证。

《辨少阴病脉证并治》篇共45条经文，论述少阴病证治，并列有19首方剂，分别治疗少阴病各个阶段的病证。通篇可归纳为少阴病证治大纲、少阴病欲解脉证、少阴病欲解时、少阴寒化证治、少阴热化证治、少阴病兼表证治、少阴病急下存阴证治、少阴病禁汗禁下证、少阴病误治、少阴病可治不可治脉证等10项内容。

总之，少阴病在六经病证中属较重者，多见于急性热病或慢性病急性发作时。凡病入少阴，邪已深入，临证常见有死候者。少阴病为生死之决诊，故较其他五经病更为重要。临证若遇此类之证，医者必须见微知著，灵活掌握病情时机，当机立断，做到早期诊断、及时治疗，方不致因循失治。

当今社会，尤以大城市的中医，所遇少阴病类疾病已日渐减少了。少阴病证多见于急诊室或内科病房，而中医门诊几乎见不到此类病证。然而，当中医药下基层时，就地应急的机会尚多，故中医师和中西医结合医师下基层应诊时，对少阴病证还将大有作为，不宜忽视《伤寒论》对少阴病辨治之良法。医者宜神领。

李文瑞曾在 1968 年和 1976 年分别赴江西五七干校下乡巡诊和参加大寨医疗队，应诊中接触类似少阴病的疾病甚多，曾以《伤寒论》少阴病方药应对多起生死决诊。以下重点论述少阴寒化证治和少阴热化证治。

一、少阴寒化证治

少阴寒化证为少阴病之主证，即心肾阳虚，一派阴霾之气，弥漫内外，故有四肢厥逆、恶寒蜷卧、下利清谷、精神困顿等严重阴盛阳衰现象。《伤寒论》中列举了 8 种不同少阴寒化证的病因病机、临床表现及治疗方法。

（一）阳气虚衰，寒湿内盛之证治

[原文摘录] 少阴病，得之一二日，口中和，其背恶寒者，当灸之，附子汤主之。

少阴病，身体痛，手足寒，骨节痛，脉沉者，附子汤主之。

[方药组成] 附子二枚（炮，去皮，破八片） 茯苓三两 人参二两 白术四两 芍药三两

上五味，以水八升，煮取三升，去滓，温服一升，日三服。

[证治论述] 此乃阳气虚衰，寒湿内盛之证。

督脉循行于背，总督诸阳，阳虚则背恶寒；阳气不能充达四末，则手足寒；寒湿稽留于经脉骨节，气血运行不畅，则身体骨节疼痛；口中和为不渴不燥，即无热象，乃少阴阳衰之故；肾阳不足，中阳之气陷而不举，不能升于上而达于外，则脉现沉象。故治疗宜用附子汤，温肾助阳，祛寒化湿。

附子汤为大温大补之剂。方中附子温肾祛寒，燥湿止痛；配人参（临床多用党参）以补元气，可增附子通阳之力；配白术、茯苓健脾化湿，以助附子除湿之力；配芍药缓急止痛，并制附子辛燥之性。五味合之，达温肾助阳、祛寒化湿之功效。

[临证治验] 少阴阳虚寒化证：宗某，男，30 岁。患者已 3 日未出工，在家休息。

诊见：面色偏淡，全身有寒象，背项恶寒，手足冷，周身关节痛，不发热，口不渴，纳少不馨。舌质淡，苔白滑，脉沉细。

辨证：心肾阳虚，寒湿内盛。

治则：温补心肾，祛寒化湿。

方药：附子汤加味。

制附子 13g^(先煎)　　　党 参 6g　　　　　茯 苓 9g　　　　　白 术 12g

白 芍 9g　　　　甘 草 9g

2 剂，水煎服。

翌日赴其家，昨已服 1 剂。药后身痛、恶寒、手足冷已缓，精神渐爽，生活已能自理。当嘱再服余下 1 剂。

第 3 日再赴其家，家属述，服 2 剂药后，夜寐宁，纳食正常，故已出工去了。

按： 此少阴病，似为阴寒直中少阴证。若周身关节痛，脉浮者，当属麻黄汤证，而此证虽有周身关节痛，但脉沉细，且有手足冷之见症，当为阳气虚衰，阴寒凝滞，属少阴阳虚寒

化证,故投附子汤。方药对证,2剂中病而愈。细问家属,患者体壮,病前因阴雨着衣单薄,下工后出现上述症状,正巧李文瑞来巡诊,及时投药,而药到病除。

(二)肾阳衰微,水气泛滥之证治

[原文摘录]少阴病,二三日不已,至四五日,腹痛,小便不利,四肢沉重疼痛,自下利者,此为有水气。其人或咳,或小便利,或下利,或呕者,真武汤主之。

[方药组成]茯苓三两　芍药三两　白术二两　生姜三两(切)　附子一枚(炮,去皮,破八片)

上五味,以水八升,煮取三升,去滓,温服七合,日三服。

[证治论述]此乃肾阳衰微,水气泛滥之证。

少阴肾阳衰微,下焦虚寒累及于脾,阳虚不能制水,则水气泛滥。水气凌心而悸,上犯清阳则头目眩晕;阳虚膀胱气化失司,则小便不利;脾主四肢,阳虚水泛,则四肢沉重疼痛,甚则肢体水肿;脾虚寒凝,则腹痛;水溢于肠,则下利。概而言之,上述诸症,一为水气凌心为主,一为脾肾阳虚水泛为主,二者病机均为肾阳虚衰。故治疗宜用真武汤,温阳利水。

方中附子辛热,温肾助阳,以散在里之寒水;白术苦温,补脾燥湿,益气利水;附子、白术合用,既补脾肾以祛水邪,又温煦经脉除湿止痛;佐茯苓健脾利水;生姜温中祛寒,散在表之水邪;白芍酸寒,缓急止痛,制附姜之辛燥。诸药相合,共奏温阳利水之功效。

仲景方多以生姜或干姜配生附子。生姜辛散走表,宜于挟水之证;干姜守而不走,宜于亡阳之证。真武汤证为阳虚挟水而身疼痛,故用制附子配生姜。

[临证治验]慢性肾小球肾炎:刘某,男,33岁。患肾炎已2年余,住院治疗2个月,自觉症状消失,但遗蛋白尿(+++),出院后继续治疗。1周后,病再复发,初由感冒诱发,又来住院。

初诊:面色白而不华,口淡,四肢欠温,有沉重感,下肢微水肿,小便时浊沫多。舌质淡,苔薄白,脉沉细。

尿常规:尿蛋白(+++),白细胞10～15个/HP,红细胞偶见/HP。

辨证:肾阳虚衰,水湿泛滥。

治则:温补肾阳,利水消肿。

方药:真武汤加味。

制附子13g^{先煎}　　茯　苓30g　　　芍　药8g　　　白　术10g
生　姜3片　　生黄芪30g

日1剂,水煎服。

二诊:此方加减连服30剂,肾阳虚衰诸症已退,尿蛋白由(+++)逐渐降为(++)、(+)、(±),直到阴性。上方加减改用水丸连服3个月后,恢复轻工作。

半年后随访,未见复发。

按:此慢性肾小球肾炎患者,虽经住院治疗,自觉症状消失,但微观之象如故,病体仍处于衰弱阶段。今又感寒而致肾阳虚衰,成少阴寒化证,治以温肾助阳,用真武汤加味救治。真武汤与前述之附子汤相比,在药物组成上仅一味不同。附子汤在真武汤基础上,倍附子、白术,加人参,去生姜,意在温补而祛寒湿,主治阳虚寒邪内侵之身体骨节疼痛;

而真武汤用生姜，不用人参，意在温散以祛水气，主治阳虚水气内停之证。本案加入生黄芪助附子温阳益气利水，方药对证，故而获效。

（三）肾阳虚衰，阴寒内盛之证治

[原文摘录] 少阴病，脉沉者，急温之，宜四逆汤。

少阴病，饮食入口则吐，心中温温欲吐，复不能吐，始得之，手足寒，脉弦迟者，此胸中实，不可下也，当吐之；若膈上有寒饮，干呕者，不可吐也，当温之，宜四逆汤。

脉浮而迟，表热里寒，下利清谷者，四逆汤主之。

[方药组成] 甘草二两（炙）　干姜一两半　附子一枚（生用，去皮，破八片）

上三味，以水三升，煮取一升二合，去滓，分温再服。强人可大附子一枚、干姜三两。

[证治论述] 此少阴病3条均为肾阳虚衰，阴寒内盛之证。

四逆汤证在《伤寒论》中有8条，其中3条涉及少阴病。在此重点讨论少阴病3条之证治，余5条也略有涉及。临证急性热证（传染病）后期三阴受损者，病情危笃，邪盛正衰；误治大汗或霍乱大吐大泻，阴津耗竭，"气随液脱"，阳气大衰；邪盛初期，病家素体阳虚，寒邪侵之，阳不御邪，而直中于里；凡此种种，其因各异，而病机均为阳虚阴盛，即肾阳虚衰，阴寒内盛是也。综合分析，寒为阴邪，易伤阳气；寒邪入里，伤及肾阳；肾阳乃一身之本，温煦五脏六腑。今肾阳虚衰，不能温运，以致四末厥冷；阴寒内盛，不能腐化水谷，故下利清谷；阴寒上逆，所以呕而不能食，或食入即吐。故治疗宜用四逆汤，回阳救逆，祛除阴寒。

四逆汤为治疗阴寒证之主方，亦是回阳救逆、祛除阴寒邪气之基础方，如用于治疗太阴病之腹痛下利、完谷不化，少阴病之恶寒身蜷、脉微细、但欲寐，厥阴病之表热里寒、手足厥冷。此外，四逆汤也可用于三阳阶段误治，而使阳气大虚，或素体阳虚，复感外邪之少阴伤寒。故临证应用时，应抓住以下主症，即四肢厥冷或兼拘急疼痛，恶寒汗出，或吐或利，或吐利并作，困倦嗜卧，面㿠唇淡，口中和，小便清白，舌质淡润、浮肿而嫩，苔白或质黑而润，脉沉微。如此阳气衰微、阴寒内盛之证，非投回阳救逆之温药不可。临证时，凡疾病发展到心脾肾阳虚而出现全身阳气不足、阴寒内盛之严重阶段，均可投用之。方中附子温肾复阳，生用则力尤强；干姜温中散寒；炙甘草和中益气。三味相合，则抑阴回阳之效而显矣。

[临证治验] 心肌梗死：赵某，男，58岁，农民，大寨社员。患胸闷短气年余，时作时止，常来卫生院诊治，服冠心苏合丸可缓解。今晨突然心痛难忍，心神不安，冷汗出，四肢冰凉。家属抬之来院，西医诊为急性心肌梗死伴休克，急予输液治之。

诊见：神昏，呼之可醒，但即欲睡，面色赤，唇紫甲青，四肢厥逆，冷汗不止，下利于裤内，臭味不浓。舌质淡，苔白水滑，脉微欲绝。当即针刺人中、内关，神渐有爽。

辨证：阳虚阴寒内盛之少阴病。

治则：急以回阳救逆。

方药：四逆汤加味。

制附子18g^{先煎}　　　　干　姜10g　　　　炙甘草25g　　　　肉　桂3g^{后下}

嘱家属急煎。上方煎至150ml，冷服1剂后，良久，四肢渐温，冷汗消，面色复常，口语已利，脉复渐有神。

之后,经中西医结合治疗1个月而痊愈出院。嘱继续休息。

随访2个月,未再发病。

按:患者素有冠心病,此次突发心肌梗死。据其临床表现,当属阳虚阴盛内寒之少阴病。当即针刺人中、内关,急煎四逆汤加肉桂,以回阳救逆。动物实验证实,四逆汤具有强心样物质,有直接加强心脏功能的作用,能使受抑制后的心率明显增快,并能显著增加冠状动脉血流量;同时亦具有保护休克小肠,改善血液循环,阻止休克发展等抗休克作用。临床方证相合,用药及时,故而获效。同时应用中西医结合治疗而痊愈出院。

(四)真寒假热,阴盛格阳之证治

[原文摘录]少阴病,下利清谷,里寒外热,手足厥逆,脉微欲绝,身反不恶寒,其人面色赤,或腹痛,或干呕,或咽痛,或利止脉不出者,通脉四逆汤主之。

下利清谷,里寒外热,汗出而厥者,通脉四逆汤主之。

[方药组成]甘草二两(炙) 附子大者一枚(生用,去皮,破八片) 干姜三两(强人可四两)

上三味,以水三升,煮取一升二合,去滓,分温再服,其脉即出者愈。

[证治论述]此乃真寒假热,阴盛格阳之证。

少阴寒化,下利清谷,为阳气衰微之象。心主血脉,心阳虚已极,血不达四末,故现四肢厥逆,重则脉微欲绝或无脉。所谓里寒外热,乃里寒盛,格阳于外;所谓里寒盛,乃心肾之阳衰弱严重,故有衰竭虚脱之象,而呈现面赤之假象。上述诸症,为心力衰竭时血压急骤下降之危症。第1条原文中,下利清谷、手足厥逆、脉微欲绝提示里真寒,而身反不恶寒、其人面色赤就是一种外假热之象。此乃阴寒内盛,下焦阳衰,真阳被格拒于外、浮越于上之故,即临证所谓格阳证。此证比前述四逆汤证更危笃。条文之或然症,腹痛是阴邪滞留于里之象,干呕是虚气上逆之象,咽痛是虚阳上浮之象,利止脉不出是阴气内竭、营血不继之象。第2条原文中,除了下利清谷及一般的里寒外热外,更有汗出而厥的症状,此乃将有亡阳外脱之危证,病势较上条更为严重。两条原文中,症状各有不同,但是基本病情都是阴盛于内、格阳于外的真寒假热证。治则当以逐寒回阳为规,使外越浮阳复返于里,不致外脱,故用通脉四逆汤救治。

通脉四逆汤虽与四逆汤药味相同,但其药量加重。方中倍加干姜,改生附子为大者。其所以增量,乃因病势已危。四肢厥逆、脉微欲绝、面色赤,提示阴寒内盛,阳气将脱,故用辛热慓悍之味,填补真阳以祛阴寒之邪。重用附子温肾阳,重用干姜温脾胃。肾为先天之本,脾胃为后天之本,二者强健则全身振奋,阴霾之邪即祛;又附子与干姜相配,可减附子之毒性,再合甘草甘温补中化阳。三味相合,以破在内之阴寒,而壮少阴之阳气,庶外越之阳以返之,欲绝之脉复矣。

总之,此证为阴寒内盛、阳虚外越之险证,故治以通脉四逆汤;其功效为速化内伏之阴寒,急回外越之阳气,破阴回阳,通达内外,乃取四逆汤方变其法而用之。

[临证治验]慢性肾小球肾炎合并尿毒症:李某,男,53岁,农民。1976年4月28日晚,因半昏迷入院治疗。患者家属介绍,下肢水肿已2个多月,腹大已20余日。来诊前恶心呕吐,尿少腹胀,腰痛,大便溏、日3~5行。

初诊:面色发赤,身热不恶寒,神时清,昏时嗜睡,时呕欲吐,四肢厥冷,下肢水肿、按之没指，腹大如釜，身痒肤燥。舌质淡，苔薄白，脉细而微。

辨证：少阴病，阴盛于内，格阳于外，真寒假热。

治则：扶阳温寒，通脉救逆。

方药：通脉四逆汤加味。

制附子 15g^{先煎}　　　　干　姜 9g　　　　　　党　参 15g　　　　　茯　苓 15g

葱　白 3 茎　　　　　　炙甘草 6g

1 剂，急煎冷服。

二诊：药后至半夜，神已渐清，纳食少量，面赤、身热已退。但四末仍逆冷，脉细弱。后半夜安然入睡。翌日，神清，面白不华而垢，纳少，时时欲呕，身痒肤燥，腹大（腹围 116cm），小溲不利，腰膝酸软乏力，大便溏，形寒肢冷，下肢水肿如故。化验检查：血清非蛋白氮 115mg%；尿蛋白（＋＋＋）。西医诊为慢性肾小球肾炎合并尿毒症。舌质淡，苔薄白，脉沉细小数。

格阳证已消，而现少阴阳虚，又兼寒水为患。故改用真武汤加味，温阳利水为治。

三诊：上方加减连服 16 剂，诸症逐渐平复。之后，又投四君子汤加味，益气健脾利湿，善后处理，住院 33 天，基本康复出院。

按：少阴病乃"本阴而标阳"，故既可从阴化寒，又可从阳化热。因此，在见证上有寒化和热化之别。之于本案患者，对其入院时诸症进行分析时，抓住了嗜睡、四肢厥冷、大便溏、脉细而微，诊为少阴病；但又有身热不恶寒，面色发赤。此两组证候，前者为本，后者为标，即从阴化寒，寒邪窃居阳位（俗称夹阴伤寒），逼阳上飞外越，而成阳虚寒盛于里之里寒外热证（格阳证）。里寒为其本，外热为其假象。证已属阴阳离决之势，故当机立断，急以通脉四逆汤加味，以扶阳温寒，通脉救逆而生效，为后续治疗创造了条件。

（五）阴盛戴阳，虚寒下利之证证治

[原文摘录] 少阴病，下利，白通汤主之。

[方药组成] 葱白四茎　干姜一两　附子一枚（生，去皮，破八片）

上三味，以水三升，煮取一升，去滓，分温再服。

[证治论述] 此乃阴盛戴阳，虚寒下利之证。

少阴证俱在，又见下利者，较四逆汤证、通脉四逆汤证更重，即阴盛戴阳、少阴虚寒重证。少阴病，下利，四肢厥逆，面赤而脉微者，乃阴寒盛于下，而迫虚阳浮于上之故；下利者，为阴寒内盛，阳气内虚，火衰已极，水无所制引起也。临证称之为戴阳证。此乃心脾阳衰已极，中气下陷脉不至之纯阴寒证。故治疗宜用白通汤，破阴回阳，交通上下。

白通汤由通脉四逆汤去甘草加葱白而成，为破阴回阳、交通上下、引阳入阴之剂，是治疗戴阳证的主方。方中葱白宣通阳气以解阴，又能输姜附之热；姜附回阳以治厥逆。三味相合，纯阳无阴，相得益彰，急以升阳，俾阴阳升降平复，诸症自除矣。

[临证治验] **例 1**　阴盛戴阳：陈某，男，25 岁，大寨社员。平时体壮，未有因病而误工。前日出工时感于风寒，身微热，肢软乏力，形寒，因平时体壮，对上述诸症不以为然，仍照常出工，且又遇雨。晚收工后返家，未等进膳，即四肢发冷，全身战栗，口干舌燥，腹痛下利。家人来大寨医院邀去诊治。

诊见：患者面色红，形寒，身战栗蜷卧于炕上，嗜睡时醒，醒后即叫口干口热（燥），反要热汤饮之。舌质淡，苔薄白，脉沉微。

辨证：典型的少阴阴盛戴阳证。

治则：破阴回阳，通阳复脉。

方药：白通汤。

制附子15g^{先煎}　　　干　姜10g　　　　葱　白3茎

1剂，以水煎浓取100ml，随即服下。

良久，患者坐起，腹痛缓，要热汤饮之。此乃病情已好转，遂遵前方加减投之。

制附子10g^{先煎}　　　干　姜6g　　　党　参10g　　　葱　白3茎

当夜煎药服1煎，翌日早再服1煎。

翌日上午，家属来告（喜形于外），患者已下炕活动，精神很好，下利已止，腹痛亦缓。嘱其再煎1剂，分2次服。第3日即痊愈。

按：此案可谓典型的阴盛戴阳证，方药对证，发病后即予投药，进1剂中病即复。后方加入党参补气，俾阳回气足，病即痊愈。

例2　亡阳胸满（此为借用案。在城市里，此类患者极少，故案例少见）：王某，体质素弱，多服温补剂，渐强壮。次年3月某晨，头晕，胸满，四肢厥冷，汗出，即延余诊，与四逆汤1剂，服后手足微温，汗收，能寐一时许，喜甚。不意甫醒辛苦如故，再服四逆稍顺。10时许，更辛苦，再服四逆汤（附子加至60g）稍能睡，醒后辛苦异常。余曰病势剧烈，然非复服频服则药量过而寒气即发矣。遂改四逆汤为白通汤（附子用至90g），入口如烘炉点雪，胸中之阴霾四散，暂安一时。余嘱其将吴茱萸炒热，布包频频熨之，胸稍舒适，再以白通汤原方加吴茱萸15g，频频服之，安然入睡，至三鼓未醒，余嘱勿扰。次晨往诊，已行动如常。后数日连服大剂四逆汤、白通汤始复原。[广东医学：祖国医学版，1963（1）：40]

按：此案乃医者素有临证经验，在此险证下，能用附子60～90g，说明其有充足的信心，可药到病除。此案附子用量之大，用于南方，北方医者观之心悸。注意：临证若用之，一定要先煎、久煎。

（六）里寒太盛，阳被格拒，阳亡阴竭，虚阳上越之证治

[原文摘录]少阴病，下利，脉微者，与白通汤；利不止，厥逆无脉，干呕烦者，白通加猪胆汁汤主之。服汤，脉暴出者死，微续者生。

[方药组成]葱白四茎　干姜一两　附子一枚（生，去皮，破八片）　人尿五合　猪胆汁一合

上五味，以水三升，煮取一升，去滓，内胆汁、人尿，和令相得，分温再服。若无胆，亦可用。

[证治论述]此乃里寒太盛，阳被格拒，阳亡阴竭，虚阳上越之证。

少阴证下利，服白通汤而下利仍不止，可知阴盛阳虚更加严重，故致阴阳格拒加重，厥逆无脉，干呕而烦。故治疗宜用白通加猪胆汁汤，破阴回阳，救逆复脉。

白通加猪胆汁汤由白通汤加猪胆汁、人尿而成。方中白通汤破阴回阳，更加入咸寒苦降之猪胆汁、人尿，引阳入阴，取其反佐作用，使阳性药不被阴寒所格拒，以冀达回阳救逆之目的。此即所谓"热因寒用""甚者从之"之意是也。全方回阳制阴，益阴和阳，从而使阳亡阴竭之势逐渐恢复正常。方中人尿虽为秽物，然其作用，载之于医籍者，彰彰可

考,故病当危急之际,苟有益于治疗,不应恶之,唯应用时取童子之尿为佳。

"格阳""戴阳"二者病机均为内真寒、外假热。二者之异,前者为格阳于外,"身热为其假象";后者为格阳于上,"面赤"为其假象。故治之不应单纯回阳,否则导致阴阳离决。治疗时,应在回阳的同时兼顾益阴,以期阴阳相对平衡,"阴平阳秘,精神乃治"。回阳用姜附,加猪胆汁、人尿以益阴和阳是也。

此乃反佐法,为反治法之一,适用于阴阳格拒之候。上述通脉四逆汤证、白通汤证和白通加猪胆汁汤证均为阳亡阴竭之候,即格阳证/戴阳证。阴寒内盛,格阳于外者,最易出现药不受纳,或"干呕烦"之象,此时治疗必须取反佐之法。《素问·至真要大论》曰:"微者逆之,甚者从之。"即逆者正治,从者反治。反治法既包括热因热用、寒因寒用、塞因塞用、通因通用之类,又包括反佐法在内。反佐之目的是"从阴引阳"或"从阳引阴",使药力达病所,以化解阴阳格拒之势。通脉四逆汤重用附子、干姜,以破在内之阴寒,而壮少阴之阳气,使外越之阳返之。白通汤由通脉四逆汤去甘草加葱白而成,为破阴回阳、交通上下、引阳入阴之剂。白通加猪胆汁汤是在辛温回阳剂中,加入咸寒苦降之味,使热药不致被阴寒格拒,以达回阳救逆之目的。

服白通加猪胆汁汤后的转归:"服汤,脉暴出者死,微续者生。"此者,已明确指出,服后可能有两种不同转机:"脉暴出"指突然出现浮大躁动之脉,乃阴液衰竭、孤阳无所依附、阴阳离决之象,故预后不良;"脉微续"指脉象逐渐恢复,调匀和缓,乃阴气未竭、阳气渐复之象,故预后良好。

[临证治验]补遗:李文瑞没有笔录此类医案,但在回忆江西农村巡诊时,记起治疗过类似疾患。病家为男性农民,每日出工于农田中,因患消化不良,大便下利不止,又感寒面赤而热,时时作呕,手厥冷,脉细弱。疑似白通加猪胆汁汤证。其家即在公社卫生院之旁,拟投白通加猪胆汁汤:

制附子15g^{先煎}　　　　葱白(二寸)3茎　　　　干　姜15g　　　　童便半碗^{后下}　　　　1剂。

说来真巧,邻家杀鸡,家属要来鸡肝带胆囊,于是刺破胆囊投入煎好药汁,冷服之。翌日大便止,热退。

(七)少阴阳郁,阴寒内盛之证治

[原文摘录]少阴病,吐利,手足逆冷,烦躁欲死者,吴茱萸汤主之。

[方药组成]吴茱萸一升　人参三两　生姜六两(切)　大枣十二枚(擘)

上四味,以水七升,煮取二升,去滓,温服七合,日三服。

[证治论述]此乃少阴阳郁,阴寒内盛之证。

清阳不升,浊阴之气上逆则吐;寒邪干犯中土则下利;阳气不布于四末,则手足逆冷;阳气反被寒邪所抑,并未衰亡,尚有力与阴寒相争,故烦躁,甚则难忍。此证重点在于肝胃不和,浊阴干扰,中土失职,不能交通上下。因此,在症状上虽与四逆汤证的厥逆吐利相似,但其病机则异。四逆汤证是阴盛阳虚,病在下焦,以厥逆下利为主。本证则为阴盛阳郁,浊气上逆,病在中焦,以呕吐气逆为主,而手足虽厥逆,但不甚严重。故治疗宜用吴茱萸汤,降逆安胃,温中化浊。

方中吴茱萸苦辛热,暖肝温胃,散寒止痛,降逆止呕,取"寒淫所胜,平以辛热"之义;生姜辛散,协吴茱萸温中除逆,和胃止呕;人参甘微温,补气健脾扶正,且能生津、安神,兼顾过吐伤津；大枣甘缓和中，既制吴茱萸、生姜之辛，又助人参补虚安中。四味相协，共奏温中补虚、降逆止呕之功。

[临证治验] 少阴阳郁，阴寒内盛：孙某，男，46岁。因外出饮食不洁，出现呕吐，曾用旋覆代赭石汤、小半夏加茯苓汤治疗未果，病及10余天。

诊见：时时呕吐，纳呆食少，脘腹满闷，舌淡苔白，脉缓而无力。

辨证：脾胃虚寒，胃失和降。

治则：温中补虚，降逆止呕。

方药：吴茱萸汤加味。

吴茱萸 8g	党 参 10g	生 姜 10g	大 枣 10g
焦三仙 30g			

7剂，水煎服。

服后，呕吐明显缓解。原方继服5剂，呕吐止，纳食增，脘腹满闷除，病告痊愈。

按：吴茱萸汤为温中降逆之代表方，凡肝胃虚寒、浊阴上逆之证，投之辄能收效。服本方后，如呕吐加重，可采取冷服，或每次少许顿服[1]，以免发生格拒呕吐。现代临证应用较为广泛，如急性胃炎、呕吐、嗳气、偏头痛、高血压、心脏病、肝炎、妊娠恶阻等，在病程中呈现肝胃虚寒、浊阴上逆者，均可用之。

（八）少阴虚寒，下利脓血之证治

[原文摘录] 少阴病，下利便脓血者，桃花汤主之。

少阴病，二三日至四五日，腹痛，小便不利，下利不止，便脓血者，桃花汤主之。

[方药组成] 赤石脂一斤（一半全用，一半筛末） 干姜一两 粳米一升

上三味，以水七升，煮米令熟，去滓，温服七合，内赤石脂末方寸匕，日三服。

[证治论述] 此乃少阴虚寒，下利脓血之证，由脾胃阳虚，肠胃虚寒，滑脱不禁所致。

脾胃阳虚，络脉不固而统摄无权，则大肠滑脱不禁，下利不止，便脓血；阴寒内盛，气机壅滞肠间，则腹痛绵绵，喜温喜按；胃气虚弱，膀胱气化不行，则小便不利。故治疗宜用桃花汤，温中固脱，涩肠止利。

方中赤石脂涩肠固脱，为君；干姜温中散寒，为臣；粳米养胃和中，助赤石脂、干姜以厚肠胃，为佐使。三味相协，共奏温中固脱、涩肠止利之效。方中赤石脂，一半用于煎汤，另一半研末冲服，目的是加强药物之吸着固脱涩肠作用。

[临证治验] 例1 痢疾：李文瑞在大寨医疗队时，正值夏日，被分配到井沟大队巡回医疗，并与该大队队医刘满仓合作，给社员治疗疾病和采集药材，每日休息时还给刘队医讲解中医治疗常见病的小验方。

某日阴雨，在山上淋雨，返大队后，李文瑞有恶寒发冷感，遂自制生姜汤加红糖，当夜发微汗而愈，翌日仍上山采药。刘队医带的午餐都是冷食（黄瓜、西红柿等），当时一起在山上吃的午餐，饮的是山沟泉水。

李文瑞晚上返回住处后，自觉腹鸣时痛，初起可忍，入夜则大便3～4行、大多为黏液状，夜半又大便2次，便质为鱼脑、不臭，亦无里急后重，形寒时颤抖，手足冷。夜半自服

黄连素，无效，翌日看大便仍呈鱼脑状，腹痛无食欲感。

晨起后，刘满仓来李文瑞住处，叙说他也腹泻，昨夜 4～5 行，后 2 次也呈鱼脑状，腹时痛，今晨未进餐（症状与李文瑞基本相同）。

李文瑞先在大队医务室查找中药，有赤石脂、干姜等，于是同开一处方：

赤石脂 50g　　　　干　姜 15g　　　　怀山药 15g　　　　炙甘草 5g

水煎，各自分服。下午下利止，但肢软乏力，当日休息。入夜李文瑞大便 2 行，质溏稀，无黏液。翌日二人分别服用补中益气丸而善后。

按： 李文瑞和刘满仓同吃一餐冷食，又饮了泉水，而且李文瑞前日还轻微感寒，出现的症状符合桃花汤证，如四末不温、形寒、腹痛、便鱼脑、无后重感等，故服桃花汤（无粳米，改用怀山药）1 剂即愈。这说明，方药对证，及时服用，则有桴鼓之效。拟处方时，李文瑞翻阅《伤寒论·辨少阴病脉证并治》给刘满仓解读；他心领神会地说，仅 3 味药就能治病，妙哉！此后刘满仓将赤石脂、干姜（5：1）研为细末，常投给痢疾初起、妇女腹痛（属虚寒）等患者而见功效。

例 2　阿米巴痢疾： 郭某，男，40 岁，县城机关干部。患痢疾已 50 余天，曾求治于县医院、公社医院，服药时好时坏。自述服过香连丸、黄连素等，也服过几剂汤药。慕名来大寨卫生院找李文瑞求治。

初诊： 面色苍白不华，神疲乏力，体质日衰，夏日着衣较厚，手足不温，有形寒之象。下利初起为黏液便，有轻微里急后重感，之后下利，为淡红色黏液便，偶见黑果酱色脓血便，身不发热。近来大便多脓血、色淡偏红、日 3～5 行不等，纳呆食少，喜温热，腹痛喜按，在家休息已 3 天。大便检测：红细胞 20～35 个 /HP，白细胞 15～30 个 /HP，阿米巴滋养体已出现。舌质淡，苔白不厚，脉沉细涩。

辨证： 中焦虚寒，下利不止。

治则： 温中固脱，涩肠止利。

方药： 桃花汤加味。

赤石脂 70g　　　　鸦胆子 30g　　　　干　姜 15g　　　　焦白术 15g
粳　米 30g

3 剂，水煎服。

嘱其将赤石脂取出 35g（一半量），请药房研为细末，用汤药冲服。

二诊： 4 日后，患者再来大寨卫生院，告知大便每日已 2 行、不见脓血、质偏黏，腹痛轻微，余如故。效不更方，再进 7 剂。

药后下利已止，体力恢复，已经工作。再嘱，此病有"休息痢"之称，宜遵上方 5 倍量，共研细末泛水丸如桐子大，每服 6g，日 2 次，再服 1 个月以上，方能除根。

3 个月后随访，未见复发。

按： 对于阿米巴痢疾，赤痢（热痢）居多，而本案属虚寒下利，以形寒、四末不温、纳喜温热、腹痛喜按、大便色淡多脓血为主要表现，故仿桃花汤加减温中涩肠，治之生效。鸦胆子性寒，具有杀虫止痢之效。据有关报道，鸦胆子治疗阿米巴痢疾有良效。实验证实，鸦胆子在体内体外均有杀灭阿米巴原虫的作用。本案虽属虚寒下利，但在大量温热药味中投以一味苦寒之鸦胆子（专用药），有时也起反佐作用，亦不违章法。

小 结

综上所述,少阴寒化证有 8 种不同证型,治疗各异。阳气虚衰,寒湿内盛之证,治疗宜用附子汤,温肾助阳,祛寒化湿。肾阳衰微,水气泛滥之证,治疗宜用真武汤,温阳利水。肾阳虚衰,阴寒内盛之证,治疗宜用四逆汤,回阳救逆,祛除阴寒。真寒假热,阴盛格阳之证,治疗宜用通脉四逆汤,破阴回阳,通达内外。阴盛戴阳,虚寒下利之证,治疗宜用白通汤,破阴回阳,交通上下。里寒太盛,阳被格拒,阳亡阴竭,虚阳上越之证,治疗宜用白通加猪胆汁汤,回阳制阴,益阴和阳。少阴阳郁,阴寒内盛之证,治疗宜用吴茱萸汤,降逆安胃,温中化浊。少阴虚寒,下利脓血之证,治疗宜用桃花汤,温中固脱,涩肠止利。

二、少阴热化证治

少阴病也有热证,因为少阴之本属阴而标属阳,既可从阴化寒,又可从阳化热,所以少阴病有寒化与热化之别。少阴热化证,系热伤肾阴,热邪内郁,致手足少阴俱受病之阴虚火旺证,以心烦不得眠、口燥咽痛、舌红少苔、脉细数等为主要临床表现。《伤寒论》中列举了 7 种不同少阴热化证的病因病机、临床表现及治疗方法。具体分别详细论述如下。

（一）少阴阴虚火旺,心烦不得卧之证治

[原文摘录]少阴病,得之二三日以上,心中烦,不得卧,黄连阿胶汤主之。

[方药组成]黄连四两 黄芩二两 芍药二两 鸡子黄二枚 阿胶三两（一云三挺）

上五味,以水六升,先煮三物,取二升,去滓,内胶烊尽,小冷,内鸡子黄,搅令相得,温服七合,日三服。

[证治论述]此乃少阴阴虚火旺,心烦不得卧之证。

手少阴心和足少阴肾为火水之脏,正常条件下,心肾交通,则阴平阳秘,以维持生理平衡。今因外邪侵入少阴,从阳化热而出现少阴阴虚火旺证。少阴阴虚,肾水不能上济于心,心火无水制而上亢,则心烦不得卧。正如陈修园所云:"下焦水阴之气不能上交于君火,故心中烦;上焦君火之气不能下入于水阴,故不得卧。"并可见舌红少苔或舌光,甚则状若杨梅,脉细数,小便短黄等阴虚火旺之象。故治疗宜用黄连阿胶汤,滋阴泻火,交通心肾。

方中黄连、黄芩泻心火以下降;阿胶滋肾水以上潮;鸡子黄养心而宁神;芍药和血而敛阴。芍药与芩连相配,酸苦涌泄以泻火;与鸡子黄、阿胶相配,酸甘化液以滋阴,又能清热安神以和阴阳。五味相协,滋阴泻火,使心肾相交,水火既济而病愈矣。

现代临证,黄连阿胶汤适用于阴虚阳亢之失眠、久咳;或神经症、高血压及卒中、脑炎重症之阴虚火旺证,症见失眠衄血,五心烦热,面热赤,或谵妄者;湿热伤阴之便血和久利阴亏,腹痛绵绵,下利赤白,状若鱼脑,血色瘀晦,已用性寒清热剂无效者;麻疹后阴虚阳亢证,症见唇干燥,身热不适,心烦不安,渴喜冷饮,小便短赤,指纹红紫,脉来细数,虚烦不得卧者;等等。

[临证治验]**例1** 外感热化证:王某,男,36 岁,大寨公社社员。外出探亲,翌日出现壮热,当地大队医投 2 剂中药(方中大多为苦寒之味),热势略退而返家。返家后热又再起,请刘满仓大队医,诊之后未下药,特邀李文瑞再同诊。

诊见：发热不退（体温高达 39.1℃），面赤，汗出不止（非大汗），心烦不得卧，昨夜未入睡，翻转于炕上不安宁，口干唇裂欲饮，小便涩短、色深黄，大便 2 日未行。舌质红，苔黄少津，脉细数有滑象。

辨证：少阴阴虚，心神不交。

治则：滋阴泻火，交通心肾。

方药：黄连阿胶汤加味。

杭白芍 18g	黄 连 10g	黄 芩 10g	竹 茹 8g
阿胶珠 10g	鸡子黄 2 枚		

1 剂，水煎服。

刘满仓亲自煎药，先煎杭白芍、黄芩、黄连、竹茹、阿胶珠取汤，略冷后打入鸡子黄 2 枚和匀。当夜服后，夜寐入睡，翌日晨起，热退，口干解，唇已转润，神有爽，小便利，大便已行。嘱其休息 2 日后再复工。

例 2 阴虚火旺之心烦不寐：贾某，35 岁，大寨某大队会计。会计业务工作多在夜间完成，白日又常出工于农地。

诊见：面红而赤，头晕耳鸣，心烦不寐，常与人发脾气，时发口干，纳食不香，大便时干结，腰膝酸软乏力。舌质微红，苔薄少津，脉细小数。

辨证：少阴阴虚，心神不交。

治则：滋阴泻火，交通心肾。

方药：黄连阿胶汤加味。

黄 连 10g	杭白芍 10g	黄 芩 6g	阿 胶 10g
炒酸枣仁 25g	火麻仁 10g	甘 草 3g	鸡子黄 2 枚

因工作不便，无法服汤剂而要求服丸药。上方去鸡子黄，2 料，共为细末，炼蜜为丸，每丸重 9g。每晚睡前 1～2 丸，用鸡子黄 2 枚冲水送服。初起每晚 1.5 丸，3 日后，寐略有好转，但卧床后仍翻转 10～20 分钟方可入睡。李文瑞嘱，耐心服药，每日服 2 丸。10 日后，夜寐恢复正常，大便亦通畅。

按： 上两例均为少阴热化证。前者系感寒发壮热，前医投苦寒之味太重，误以苦寒清热，反而耗伤阴液，邪热内蕴，转化为少阴热化证。后者是因工作长期劳累，伤及心肾之阴所致少阴热化证。两者虽病因各异，但病机则相同，故均用黄连阿胶汤加味方治疗。其中第 1 例，热甚烦剧加竹茹，以增强清热除烦之功；第 2 例，不寐加炒酸枣仁，大便干加火麻仁，以增强疗效并治疗兼证，均获效。

（二）少阴阴虚有热，水热互结之证治

[原文摘录] 少阴病，下利六七日，咳而呕渴，心烦不得眠者，猪苓汤主之。

若脉浮发热，渴欲饮水，小便不利者，猪苓汤主之。

[方药组成] 猪苓（去皮） 茯苓 泽泻 阿胶 滑石（碎）各一两

上五味，以水四升，先煮四味，取二升，去滓，内阿胶烊消，温服七合，日三服。

[证治论述] 此乃少阴阴虚有热，水热互结之证。

伤寒外邪传入少阴而伤阴化热，热结膀胱，肾之气化功能失调，阴虚水热互结，则小便不利；水热相搏，水气不化，津不上承，加之热邪伤阴，故口渴欲饮；水气不从小便出，反而渗于大肠，则下利；水热互结，上犯于肺则咳逆，逆于胃则呕；阴虚邪热上扰，则心烦不寐；余热未清，则脉浮发热。治疗宜用猪苓汤，清热育阴利水。

方中猪苓、茯苓、泽泻淡渗利水；茯苓又兼安神定志，交通心肾；泽泻又能行水于上，使水之阴津上滋，故在利水之中兼补阴分之不足；滑石清热利水通淋，导热下行，实有调和阴阳升降之功；阿胶为血肉有情之品，味厚而甘以滋真阴之虚。五味相协，共奏清热育阴利水之效。临证应用甚广，如急性肾盂肾炎、尿路感染、乳糜尿、肾结石、肾积水、急慢性肾炎、前列腺肥大等见本方证者，均可审证求因，化裁用之。

[临证治验] **例 1**　肾结石（血尿）：刘某，男，43 岁，患肾结石已 3 年余，曾服过中药，结石排出两小块，但 B 超示结石仍有残余。昨日因外感而发热，体温 38.9℃，少腹疼痛，小便涩而痛，服解热镇痛剂阿司匹林后，少腹痛有缓。

诊见：发热，面色偏红，口渴欲饮，纳食乏味，小便不利、仍时时涩痛，大便昨日行 1 次、今日未行，身热心烦，皮肤脱水状，下肢虽不水肿、但有甲错感。舌质红微绛，苔薄少津，脉浮小数。

尿常规：红细胞大量，白细胞少量，且有管型，无尿蛋白。

西医诊为肾结石，上呼吸道感染。

中医属外感寒邪化热引发之少阴热化证。

辨证：阴虚水热互结。

治则：清热育阴利水。

方药：猪苓汤加减。

猪　苓 15g　　茯　苓 15g　　泽　泻 10g　　六一散 10g[包]
血余炭 10g　　侧柏炭 10g　　白茅根 30g　　阿胶口服液 2 支[分冲]

5 剂，水煎服。

5 日后，热退，口干缓，小便顺畅。

尿常规示红细胞 3～5 个 /HP，白细胞 1～2 个 /HP。

急性症状已消退，改用猪苓汤加金钱草、海金沙、鸡血藤，制蜜丸，排石治之。

例 2　乳糜尿：郭某，男，44 岁，永修县滩溪公社农民，患丝虫病已 3 年余，由县医院明确诊断的。平时经常出现乳糜尿，下肢水肿。今次因高热，大队医找李文瑞同往治疗。

初诊：患者神色不佳，痛苦面容，10 日前发高热，全身寒战，右下腹胀痛（腹股沟淋巴结肿大）；大队医投抗生素，高热退。昨起乳糜尿加重，凝结如脂，且伴有血尿，尿路不畅、涩痛，腰痛，低热持续，口渴欲饮，食欲不振，大便日 2～3 行，头昏耳鸣。舌质红，苔白不厚，脉细、沉取有滑象。

据上述诸症分析，外邪内侵，除素疾乳糜尿加重外，属外感寒邪化热之少阴热化证。

辨证：阴虚水热互结。

治则：清热育阴利水。

方药：猪苓汤加减。

猪　苓 25g　　泽　泻 10g　　茯　苓 15g　　车前子 10g[包]
阿胶珠 10g　　川萆薢 15g　　仙鹤草 30g　　白　蔹 10g

2 剂，急煎即服。

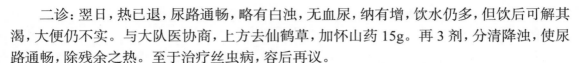

二诊：翌日，热已退，尿路通畅，略有白浊，无血尿，纳有增，饮水仍多，但饮后可解其渴，大便仍不实。与大队医协商，上方去仙鹤草，加怀山药 15g。再 3 剂，分清降浊，使尿路通畅，除残余之热。至于治疗丝虫病，容后再议。

三诊：几天后，李文瑞去五七干校总部，找到医科院的刘教授，请教丝虫病的治疗。刘教授告知，有 9 种西药可治疗丝虫病，但对肝肾损伤太大，而您可根据病情，在中药方中加些杀虫药味，试投如何？

李文瑞根据其指点，并考虑患者平时以乳糜尿为主诉，患病已久，体质虚弱，精神压力大，影响正常出工，故拟蜜丸投之。

生黄芪 35g	当 归 10g	猪 苓 15g	茯 苓 15g
阿胶珠 10g	川萆薢 25g	石菖蒲 8g	刘寄奴 15g
雄 黄 10g	干 漆 6g	六一散 10g	

3 料，共研细末，炼蜜为丸，每丸重 6g，每日 3 次，每次 1 丸。

1 个月后，乳糜尿已除，下肢水肿消净。因干校医务室无条件检测乳糜尿，故嘱其赴县医院检查，如血微丝蚴（-），说明所服上丸有杀虫作用；如乳糜尿（++）以上，说明杀虫力不强，当求西药疗之。

按：上述两案均有素疾，一为肾结石伴下肢水肿，一为丝虫病乳糜尿伴下肢水肿，说明体内水气长期滞留。二者又因外感寒邪热化而湿热互结，致肾阴不足，三焦气化失司，小便不利。肾阴亏损之舌红或绛，为少阴热化证辨证要点。分别投以猪苓汤加味，前者伴有血尿，故加血余炭、侧柏炭等凉血之味；后者为乳糜尿伴有血尿，故加川萆薢、仙鹤草分清降浊、止血凉血，均收良效。二者素疾（肾结石、丝虫病）则分别加排石、杀虫之品，并制蜜丸缓图。

（三）少阴阴虚热扰之证治

[原文摘录] 少阴病，下利，咽痛，胸满，心烦，猪肤汤主之。

[方药组成] 猪肤一斤

上一味，以水一斗，煮取五升，去滓，加白蜜一升、白粉（即米粉）五合，熬香，和令相得，温分六服。

[证治论述] 此乃少阴阴虚热扰之证。

少阴病虚寒下利，虽寒邪随利而减，但津液也必然因利而被耗损，故阴液不足，导致虚火上循，随少阴经熏于咽喉而咽痛；少阴经之支从肺出，络心注入胸，故又因虚火循经上扰，经气不利，而见胸满、心烦等。治疗宜用猪肤汤，滋阴清热，润燥除烦。

方中猪肤，味甘性凉且黏腻多脂，故能滋肾水，清虚热，润燥生津；米粉甘缓和中，养阴滋液，扶脾止利；白蜜味甘性凉，能润肺生津，清上炎之火而清膈利咽。如原书中所述方法煎，即以猪肤熬汤，打入米粉、白蜜和成稀糊，使之黏稠而吸附于咽部黏膜之上，以达滋润清解之功，使局部之燥痛得以缓解。或如上法制之，待冷却后成为胶冻，切成块，频频口含于咽喉之间，以滋解局部，亦可达清解之目的。总之，三味相协，清热而不伤阴，润燥而不滞腻，对治疗阴虚而热不甚，且兼脾虚下利之虚热咽痛最为相宜，又为良好之食物疗法。

[临证验治] 此处分"借用案例"和"题外案例"两部分进行介绍。

第一部分借用案例：李文瑞未曾用猪肤汤治疗少阴热化之阴虚咽痛证，兹借用有经验者的医案附录于此说明。

例 1 少阴咽痛：某女，22 岁，因唱歌而致咽喉疼痛，声音嘶哑。屡服胖大海、麦冬之类药物无效。适值即将演出之际，心情甚为焦虑。患者舌红少苔，脉细。遂断为肺肾阴虚，虚火上扰，"金破不鸣"之证。拟猪肤 1 味熬汤，调鸡子白，徐徐呷服，1 剂咽痛止而音哑除。（《伤寒论诠解》，天津科学技术出版社，1983）

例 2 阴虚发热咽痛：张（二三），阴损三年不复，入夏咽痛拒纳，寒凉清咽，反加泄泻。则知龙相上腾若电光火灼，虽倾盆豪雨不能扑灭，必身中阴阳协和方息。此草木无情难效耳。从仲景少阴咽痛，用猪肤汤主之。（《临证指南医案》，上海人民出版社，1976）

第二部分题外案例：仲景制猪肤汤专医少阴热化咽痛证。而近代医者对猪肤汤大有发挥，如慢性咽炎、原发性血小板减少性紫癜、再生障碍性贫血、脾功能亢进等而具猪肤汤证者，用之时有显效。李文瑞曾治 1 例早期肝硬化（血小板减少，白细胞计数下降），以及 1 例再生障碍性贫血，均获满意疗效。

例 1 早期肝硬化：张某，男，73 岁。患慢性肝炎多年。临证以疏肝理气、清热解毒、活血化瘀为治，病情发展缓慢，20 余年来一直坚持工作。近两三年来，血小板计数下降至 7.8 万 /mm^3（78×10^9/L），白细胞计数 3 000/mm^3（3.0×10^9/L）上下。当时内科医师诊为早期肝硬化。除投以蜜丸治其肝病外，嘱其自制肉皮冻（猪皮熬汤，加白蜜，冷却而成），每日食疗之。经半年光景，血小板计数升至 11 万 /mm^3（110×10^9/L），白细胞计数升至 4 500/mm^3（4.5×10^9/L）。因以此方食疗成为习惯，后一直服用。

例 2 再生障碍性贫血：贾某，男，40 岁，大寨社员。患再生障碍性贫血已 2 年余，每因流鼻血过多，或症状加重时，即入大寨卫生院治疗。1976 年，李文瑞随北京医院医疗队赴大寨卫生院时，正值患者住院治疗。根据临床辨证，用补气养血、培补脾胃等法治疗。经半年余，血红蛋白由 30～50g/L 渐渐升至 100g/L 以上，后渐恢复至正常。但有辅助治疗方法，即嘱其妻制作肉皮冻（猪皮熬汤，适当加蜜及米粉），每日服；服时血红蛋白已升至 60g/L 以上，自服肉皮冻后，血红蛋白水平升高速度较前明显加快。

（四）少阴客热咽痛之证治

[原文摘录] 少阴病二三日，咽痛者，可与甘草汤；不差，与桔梗汤。

[方药组成] 甘草汤：甘草二两

上一味，以水三升，煮取一升半，去滓，温服七合，日二服。

桔梗汤：桔梗一两　甘草二两

上二味，以水三升，煮取一升，去滓，温分再服。

[证治论述] 此乃少阴客热咽痛之证。

甘草汤证之咽痛为少阴客热，即少阴阴中伏火，循经上犯所致，临床表现为咽喉疼痛不休；桔梗汤证之咽痛较甘草汤证为著，乃邪热客于少阴，即少阴阴火上扰，客于经脉而致，临床表现为咽干肿痛。治疗宜用甘草汤、桔梗汤，清热泻火，消肿止痛。

甘草汤与桔梗汤，均为治疗咽痛之祖方。甘草汤中只甘草一味，以清热泻火，润肺利咽，解毒缓痛，善能泻少阴阴中伏热。《神农本草经》谓甘草治"金疮肿，解毒"，以治咽中津液不足而发之咽痛。生甘草性平味甘，故应用时宜专用或重用，方能获良效。桔梗汤由甘草汤加桔梗而成，所加桔梗宣肺开结，除寒热，疗咽喉，可增强清热消肿止痛之功，故服甘草汤无效时用之，少阴咽痛可愈矣。

[临证治验] **例1** 急性咽炎：贾某，男，56岁，农民。结实体壮，每日劳动于田间，3日前外感发热，经大队医投清热剂，热退，但遗咽喉肿痛不休，仍每日出工，口干舌燥，喜饮冷，大便略难。舌质微红，苔黄厚，脉弦小数。

辨证：邪热客于少阴，上扰咽喉。

治则：清热泻火，润肺利咽。

方药：甘草汤。生甘草30g。

嘱其频频口呷或咀嚼之，将咀之津液吸净停留在咽中时间越长越好，然后将渣吐之。经2日咀服，咽喉肿痛消净。

例2 慢性咽炎急性发作：刘某，女，30岁。患慢性咽炎已年余，经治时好时发。3日前患外感发热，今热已退，咳嗽时作，咳吐白痰少许，咽干喜饮，饮之暂可解渴，后再渴，咽痛甚、重则如刺，声音嘶哑，目赤干涩，纳食如常，小溲微黄，大便顺调。舌质微红，苔薄黄，脉细。

西医诊断为外感后引起慢性咽炎急性发作。

辨证：少阴客热，上扰咽喉。

治则：清热泻火，消肿止痛。

方药：急投桔梗汤加味。

生甘草25g	桔梗10g	蝉蜕5g

3剂，水煎服。

药后咽已利，急性期诸症已愈，遂投桔梗汤加味并制蜜丸缓图。

处方：

生甘草30g	桔梗15g	诃子15g	蝉蜕10g
玉蝴蝶10g	牛蒡子10g		

6料，共研细末，炼蜜为丸，每丸重6g。每次1丸，日3次。

服蜜丸后，慢性咽炎痊愈。

按：临证用甘草汤或桔梗汤者确少，但见证为少阴客热者，用之常得效，这真可谓简、便、廉之效应。北京名老中医耿鉴庭为咽喉科专家，有几次请其来北京医院会诊，治疗老年慢性咽炎，多以桔梗汤加味疗之。在会诊中请教于老人家，耿老答曰：桔梗汤必须用生甘草，且量要大，大于桔梗1倍以上，当生甘草用至30～50g时，加少许炙甘草（3～5g），以缓其寒凉，保护脾胃。耿老强调，生甘草以清火解毒为其长，用于疮痛、湿疹、感冒、发热、干咳；炙甘草以补中益气较胜为其优，治胃寒气弱，血亏阴虚，多与补味同用。耿老教诲，得益匪浅。

查《伤寒论》113方，配用甘草者达69方；113方共有90余味药，其中与甘草配伍应用者达51种，甘草最大剂量用至四两（12.5g）、最小剂量为六钱（约0.78g）。仲景方中，多用炙甘草，唯清热解毒、利肺祛痰时用生甘草。上述甘草汤、桔梗汤二方，仲景取生甘草清热解毒之效，用治少阴咽痛，即实例也。

（五）**水亏火炎，咽中生疮之证治**

[原文摘录] 少阴病，咽中伤，生疮，不能语言，声不出者，苦酒汤主之。

［方药组成］半夏（洗，破如枣核）十四枚　鸡子一枚（去黄，内上苦酒，著鸡子壳中）

上二味，内半夏著苦酒中，以鸡子壳置刀环中，安火上，令三沸，去滓，少少含咽之。不差，更作三剂。

［证治论述］此乃水亏火炎，咽中生疮之证。

邪客少阴，虚火上郁咽喉。水亏于下，少阴热邪循经上冲，灼伤咽喉而红肿腐溃成疮；不能语言，声不出者，乃咽伤生疮肿塞所致也。本证较桔梗汤证更重，不但咽喉肿痛，而且生疮。故治疗宜用苦酒汤，豁痰消肿，养阴清热，通声敛疮。

方中半夏辛温滑利，涤痰散结，疗咽喉肿痛，且其辛麻刺激咽部，可使咽喉分泌津液，借以排出毒邪，以消咽之肿痛；鸡子清润燥利咽，并有养阴清热、解毒发音之功；苦酒敛疮消肿。又，半夏得鸡子清，有利窍通声之效，无燥津涸液之虑；半夏得苦酒，辛开苦泄，以加强祛痰敛疮之功。服时少少含咽，以使药物直接作用于患处而提高疗效。

注：本方之半夏为生用，故制法宜仔细，用之宜慎重。

［临证治验］慢性咽炎急性发作：贾某，男，25 岁，昔阳县晋剧团演员。1 周前感冒咳嗽，曾发热，高热退后有低热，咳嗽日渐加重，咽痛，音由嘶哑而转为失音。县医院诊为扁桃体发炎，因治疗无效，遂来大寨卫生院求李文瑞诊治。

诊见：近一二日咳嗽不减而痰变黄略稠，咽痛加重，咽红，扁桃体肿大，有脓疱且有脓液分泌。舌质红，苔黄，脉弦数。

细问其病，因是演员，晋腔唱时发音高，曾患慢性咽炎。今次为外感引起。

证属外感寒邪化热之少阴病咽中生疮证。

投以苦酒汤，如法制之。

患者返家中即按法做了 2 个鸡蛋，因制法不熟练，只 1 个成功，便频频呷咽；翌日再来大寨，虽用药后咳有减，但效不显，遂求李文瑞细教其制法。

如法制确实很难，遂改用：制半夏 10g，鸡子清 2 枚，入米醋 50ml。浸泡 10～15 分钟，用文火煎煮 5 分钟，少许多次呷咽口含之。

服用 3 日，再来大寨，咽利声出，咳吐黄脓痰止，精神爽快。

为治慢性咽炎，嘱其回县中医院要"笛丸"，每次 3g，日 2～3 次，噙化。

该演员常来大寨演出，每次见面，均表示感谢。

按：此案为外感风寒，寒郁化热煎熬津液，痰热交阻，肺失清肃所致少阴病咽中生疮之失音证，用苦酒汤得法后见效甚速。因生半夏毒气太烈，故用制半夏。

对于失音证，有"金实不鸣"和"金破不鸣"之记载。"金实不鸣"者临证称"失音"或"暴喑"，多属实证，又有寒热之分。外感风寒，内遏于肺，寒气凝滞，肺气失宣，开合不利，可突然失音；风热燥邪，灼伤肺阴，或寒邪郁而化热，煎熬肺津，痰热互结，肺失清肃而失音。本案属于寒郁化热，痰热互结之少阴病咽中生疮失音证。"金破不鸣"者临证称"久喑"，其特点为语声低微、少气乏力，均因病体虚弱日久所致，多属虚证。肾藏精，精化气，声音之根也，若肾阴虚损，则无精化气，致使音不能发出；肺主气，在五行属金，若肺肾阴亏，阴无以化气，而气不走，则发音不出。

（六）少阴客寒，阴盛阳郁咽痛之证治

［原文摘录］少阴病，咽中痛，半夏散及汤主之。

[方药组成] 半夏（洗）　桂枝（去皮）　甘草（炙）

上三味，等分，分别捣筛已，合治之，白饮和服方寸匕，日三服。若不能散服者，以水一升，煎七沸，内散两方寸匕，更煮三沸，下火，令小冷，少少咽之。半夏有毒，不当散服。

[证治论述] 此乃少阴客寒，阴盛阳郁咽痛之证。

此证系寒邪客于少阴，寒遏于外，阳郁于内，经气不利所致。少阴之脉，直者上循咽喉，若寒邪客于少阴经，阳郁化火上灼，则发为咽痛。又兼痰浊阻络，故咽虽痛但不红肿，且必伴有恶寒，气逆，痰涎多，苔白而滑润，脉浮等。治疗宜用半夏散及汤，宣郁散寒，清热解毒，消肿止痛。

方中半夏辛温滑利，涤痰化饮，消肿止痛；桂枝疏风邪而宣郁热；炙甘草生津液，清热解毒，俾表邪祛则热可以外宣。三味相协，共奏宣郁散寒、清热解毒、消肿止痛之功效。本方原作散服，不能服散剂者，改为煎服，故名半夏散及汤。阴虚火炎者，切不可用之。

[临证治验] 例1　慢性咽炎急性发作：某女，25岁。昔阳县晋剧团演员，平时出演任务频多。但体较瘦弱，常因咽痛、咳嗽而停演。近日外感发热，恶寒，头痛，微汗，咽痛加重，声音嘶哑，咳嗽，咳吐白痰涎。舌淡，苔薄白有津，脉浮。

西医诊断：慢性咽炎急性发作。

中医诊断：咽喉肿痛。

辨证：寒遏于外，阳郁化火，上扰咽喉。

治则：宣郁散寒，清热解毒，消肿止痛。

方药：半夏散及汤。

桂　枝 10g　　　　法半夏 10g　　　　炙甘草 5g

3剂，水煎服。

并嘱将药汤徐徐而缓慢咽下。每服药后身微汗，咽随之而爽。继服3剂，咽痛即解。

例2　急性咽炎：贾某，男，70岁，本院职工。外感发热已3日，微恶风寒，头痛，咽喉疼痛，服板蓝根冲剂后，咽痛反加重而不止，进食困难，咳嗽不重。舌质淡红，苔白滑，脉浮缓。

此乃感受风寒，又服板蓝根苦寒之味，遂使真阳受遏，而致咽痛。

辨证：寒结少阴，阳郁化热，上犯咽喉。

治则：宣郁散寒，清热解毒，消肿止痛。

方药：半夏散及汤加味。

桂　枝 10g　　　桔　梗 10g　　　甘　草 6g　　　竹沥半夏 15g

2剂，水煎服。

嘱徐徐呷服汤汁，在咽喉中停留时间越长越好。

这位贾先生，半信半疑地说：只此4味药能治我的咽痛吗？

李文瑞说：只要如法服药，保证愈之。

遂返家如法服药，翌日下午咽痛消除。

按：上两例均为外感风寒，阳郁化热，循经上逆之咽痛，治以温散寒邪，俾阳郁得伸，少阴经气调和，咽痛自解；药味虽少，然辨证对路，遂得心应手而生效。临证治疗咽痛，有的医者辨证不得法，喜用甘凉清润之品如麦冬、胖大海、玄参、生地黄，或用连翘、板蓝根、金银花之属，恶用温燥。当然，咽痛属燥热或温毒导致者，用清润解毒之品则生效；反之，寒邪外来，阳郁化热，则非辛温不效，若误投寒凉，反使邪气潜伏，咽痛加重，如第2例贾先生，先用板蓝根冲剂就是实例。仲景辨治少阴热化证所用几张小方，彰显辨证之细、立法之精，后人宜遵之效之而应用于临证。

（七）少阴阳邪郁遏之证治

[原文摘录] 少阴病，四逆，其人或咳，或悸，或小便不利，或腹中痛，或泄利下重者，四逆散主之。

[方药组成] 甘草（炙）　枳实（破，水渍，炙干）　柴胡　芍药

上四味，各十分，捣筛，白饮和服方寸匕，日三服。咳者，加五味子、干姜各五分，并主下利。悸者，加桂枝五分。小便不利者，加茯苓五分。腹中痛者，加附子一枚，炮令坼。泄利下重者，先以水五升，煮薤白三升，煮取三升，去滓，以散三方寸匕内汤中，煮取一升半，分温再服。

[证治论述] 此乃少阴阳邪郁遏之证，为阳郁不伸，气机不宣所致之热厥。

传经热邪，陷入于里，则肝气郁结，阳郁于里而不能达于四肢，故手足不温。肝气郁结（阳气内郁，可累及五脏六腑），致肝胆气机不利，则胸胁胀满或疼痛；累及心肺脾肾，则或咳，或悸，或小便不利；致胃肠功能失调，则腹痛或泄利下重。

此"四逆"证与少阴寒化之"四逆"证截然不同。此证乃邪热郁里，阳郁不达所致，其"四逆"只限于手足不温，其冷不过肘、不过膝，属内热外寒。而少阴寒化之"四逆"证，乃心肾阳虚，阴寒内盛所致，故四肢厥逆、过肘过膝，属内外皆寒。因此，虽同为"四逆"，一"散"一"汤"，然病机则不同。阳邪郁遏之证，治疗宜用四逆散，调肝理脾，解郁缓急。

四逆散具有升降、开阖、通阳、宣邪之效，为治热厥之主方。方中柴胡为主药，外能和解透邪，内能疏畅气机；枳实行气导滞，泄热降浊。二味一升一降，既清泄内陷之邪热，又透达内郁之阳气。再佐以白芍柔肝敛阴；甘草益脾和中，调和诸味。四味相协，共奏调肝理脾、解郁缓急之功。郁得疏利则阳气透达而郁愈，急缓则拘挛疼痛自解。

四逆散在《伤寒论》中只出现一次，因立法严谨，方组精当，按其见症，临证应用非常广泛，只要审证求因，辨证正确，每收良效。李文瑞用此方治疗妇女肝郁所致月经不调、急慢性肠炎、乳腺增生、胃肠溃疡、癥症、不孕症等，均获效。

[临证治验] **例1**　少阴热厥：刘某，女，40岁。1个月前外感发热，全身恶寒，微汗，头痛时作，常流涕，曾服感冒冲剂、羚羊清肺丸及连理汤、四逆汤类等，热退，形寒缓解。

诊见：面色尚华，虽不恶寒，但项背时冷，手足发凉，触之手至腕以下不温、有凉感，纳食如常，大便不成形、日2～3行，心烦时发，夜寐更加不宁（入睡难，又时早醒），口干喜饮。舌微红、津液不足，苔白不厚，脉细、沉取有弦象。

综合前医用药及现症，此乃外感初起时服苦寒之味过早过多，以致邪伏于表不退。

治则：解郁透邪，破结通阳。

方药：四逆散加味。

柴　胡 15g	枳　实 10g	白　芍 10g	甘　草 5g
焦栀子 18g	淡豆豉 10g		

5剂，水煎服。

嘱白日 1 煎，睡前 1 煎。

二诊：5 日后再来诊，手足已温，夜寐好转，但时早醒，大便已成形、日 1～2 行。舌质仍微红，苔白不厚，脉细弦。

上方加夜交藤 15g，焦白术 15g，焦栀子改用炒栀子 10g。5 剂，水煎服。

仍白日 1 煎，睡前 1 煎。

三诊：1 个月后，因皮肤瘙痒来诊室要北京医院自制的复方甘油止痒乳，顺便问其前服药情况。答：后 5 剂药只服 3 剂，诸症痊愈，余下 2 剂还在保存中。李文瑞告其余药已无用了，请弃之吧！

例 2 左上腹痛：郭某，女，17 岁，高中生。因腹痛反复发作，已休学年余，每次发作持续周余。曾服止痛片可缓解 1 天，停药再作，痛更甚；多次服中药汤剂，也均未见效。

初诊：患者由其母、祖母 2 人携来，左上腹痛已 3 日，不进食，手不离左上腹（强迫按之），面色苍白，时有呕逆，伴有泛酸，手冷，形微寒，大便不实，月经常超前 5～10 日，每次行经 5～7 日，经量偏多，但行经时左上腹反不痛，夜寐不宁（痛之故）。舌质微红，苔白，脉弦细。诊时未行经。

辨证：少阴阳郁，气机壅滞，脾胃失和。

治则：解郁泄热，宣畅气机，调和脾胃。

方药：四逆散合左金丸。

| 白 芍 30g | 柴 胡 15g | 炙甘草 15g | 枳 实 10g |
| 川 连 10g | 吴茱萸 3g | | |

3 剂，水煎试服。

二诊：左上腹痛已止，手温如常，泛酸缓，大便调。药后 5 日，月经来潮，今次超前 7 日，经量多，色鲜红，少腹不痛（无痛经史）。嘱其等经净后再来诊。

三诊：20 天后再来诊，左上腹痛比前略缓、有时可忍，面色苍白，手冷不过腕，大便如常。舌质微红，苔白不厚，脉弦、沉取有紧象。遂遵前法治之。

（1）前方加减：

| 柴 胡 15g | 白 芍 35g | 炙甘草 15g | 枳 实 10g |
| 郁 金 10g | | | |

7 剂，水煎服。

（2）如上方服后腹痛止，用下方：

| 柴 胡 15g | 白 芍 35g | 炙甘草 15g | 枳 实 10g |
| 生地炭 15g | 槐花炭 10g | | |

5 料，共为细末，炼蜜为丸，每丸重 6g。每服 1 丸，日 3 次。

四诊：2 个月后，祖母带其来院，面带笑容，告知上次汤、蜜丸服后，2 个月未再发病，月经亦未超前，经量减为正常，并已复课。要求再予蜜丸继服。

三诊丸方去槐花炭，7 料，共为细末，炼蜜为丸，每丸重 6g。每服 1 丸，日 3 次。

春节时赴高瑞诊所当面致谢，而病已痊愈。

按：第 1 例可谓典型的四逆散证，但前医误投四逆汤（辛热过用）反其道而下药，徒增郁热，更伤阴液，致心烦不寐加重，口干舌燥。改服四逆散加栀子豉汤，解郁透邪，破结通阳，从而消了阳郁之四逆证。第 2 例乃少女左上腹痛，且月经超前、量又多，见手足不温（未过肘过膝）、形微寒、大便不实等，已具少阴阳郁不伸之证。其母曾单人来访，详细报告其女儿病情。患女为独生，即所谓五比一者（祖父已故），可称娇生之性格，而秉性又内向，常常生闷气，更重要的是数理功课不佳，曾因三角、几何不及格留过级，从而郁闷，情绪不正常。患此病（腹痛）之初，因与家人发生口角，发怒一天不进食，翌日起左上腹痛，之后月经又超前、量又多。此者，阳郁不达，气机不利，影响肝之疏泄不畅，横逆乘土，脾胃又失运，从而出现肝脾不和，肝郁上逆，左上腹痛；脾胃受损，大便不实；肝血不藏，累及冲任胞宫，迫血妄行，故行经超前，经量又多等。故用四逆散疏肝解郁，合左金丸清肝泻火、降逆止呕，月经随即顺调，最后以四逆散加生地炭、槐花炭等止血之味制蜜丸缓图，服用 2 个月病愈而复学。

小　结

综上所述，少阴热化证有 7 种不同证型，治疗各异。少阴阴虚火旺，心烦不得卧之证，治疗宜用黄连阿胶汤，滋阴泻火，交通心肾。少阴阴虚有热，水热互结之证，治疗宜用猪苓汤，清热育阴利水。少阴阴虚热扰之证，治疗宜用猪肤汤，滋阴清热，润燥除烦。少阴客热咽痛之证，治疗宜用甘草汤、桔梗汤，清热泻火，消肿止痛。水亏火炎，咽中生疮之证，治疗宜用苦酒汤，豁痰消肿，养阴清热，通声敛疮。少阴客寒，阴盛阳郁咽痛之证，治疗宜用半夏散及汤，宣郁散寒，清热解毒，消肿止痛。少阴阳邪郁遏之证，治疗宜用四逆散，调肝理脾，解郁缓急。

（黄　飞　李秋贵）

第二节　论《金匮要略》祛病安胎十法

《金匮要略·妇人妊娠病脉证并治》首先阐明如何诊断妊娠恶阻、如何辨别胎与癥及其处理方法，继则论治妊娠下血、妊娠腹痛、妊娠呕吐、妊娠小便难、妊娠养胎等。全篇经文扼要地论述了产前诸证及其治疗方法，并相应列出 10 首方剂。后世医家对妊娠的认识虽有发展，但均源于此。真可谓"众诀之宗，群方之祖"，奠基之作。

李文瑞指出，纵观仲景十方之十法，均以祛病安胎为宗。也就是说，临证对妊娠病的治疗，不但应以祛病为目的，而且必须照顾母体的安全和胎儿的正常发育。《金匮要略论注》曰："仲景《妊娠篇》凡十方，而丸散居七、汤居三，盖汤者荡也，妊娠当以安胎为主，则攻补皆不宜骤，故缓以图之耳；若药品无大寒热，亦不取泥膈之药，盖安胎以养阴调气为急也。"此者宜宗之，确为临证实践经验之语。李文瑞曾论《金匮要略》祛病安胎十法，具体如下。

（一）妊娠恶阻和误治——滋阴和阳，调和营卫

[原文摘录] 妇人得平脉，阴脉小弱，其人渴，不能食，无寒热，名妊娠，桂枝汤主之。于法六十日当有此证，设有医治逆者，却一月加吐下者，则绝之。

[方药组成] 桂枝三两（去皮）　芍药三两　甘草二两（炙）　生姜三两　大枣十二枚（擘）

上五味，㕮咀，以水七升，微火煮取三升，去滓，适寒温，服一升。服已，须臾啜热稀

粥一升，以助药力。温覆令一时许，遍身漐漐微似有汗者益佳，不可令如水淋漓。若一服汗出病差，停后服。

[证治论述] 此条重点论述了妊娠恶阻之证治。

妊娠恶阻多为胎气上逆所致，一般发生在妊娠 2 个月左右，故说"于法六十日当有此证"。妊娠后出现平和之脉，而尺脉较关脉略见小弱，同时有渴、不能食等症，身无寒热者，即为妊娠恶阻。胎元初结，经血归胞养胎，胎气未盛，以致阴血相对不足，故阴脉比阳脉略弱。妇女初妊，寸关脉象平和，但可出现一时性的阴阳偏胜，而见其人渴、不能食等。因非外感和内伤所至，故无寒热。妊娠恶阻乃一时性的阴阳失调，营卫不和所致。治疗宜用桂枝汤，滋阴和阳，调和营卫，使恶阻平复。

方中桂枝调阳气，芍药养阴血，桂芍相伍又可调和营卫；生姜、大枣、炙甘草调和脾胃，滋生气血。五味相协，共奏滋阴和阳、调和营卫之功效。

桂枝汤乃阴阳失调、营卫不和所致妊娠恶阻初治之良方也。桂枝汤主治太阳中风，但也治内证。桂枝汤调和营卫，解肌发汗，滋阴和阳，合法度，守原则，是为仲景群方之冠。

现代临证，桂枝汤应用极广。李文瑞临证用此方加减确实治疗了一些疑难病。对于桂枝汤，无论风寒、湿热和各种杂证，凡卫阳受伤，营气虚寒，或在里之阴阳不和，在外之营卫失调等，均可化裁用之。

此条还论述了误治致逆之证治。妊娠恶阻大都在妊娠 2 个月左右出现，有的也可更早出现，假如医者不知是妊娠，误治致逆（治之不当），则 1 个月左右即可见症，不仅呕吐而且下利，此时宜停止用药（则绝之），而用饮食调养，以期自愈。

妊娠恶阻为妇科常见病，临证可出现各种症状，如病情增剧，宜随证施治，以杜绝病根，不必仅泥于安胎之法。

[临证治验] **例 1** 妊娠恶阻（轻证）：刘某，女，25 岁，本院职工。婚后 6 个月，已停经 50 余日，妊娠试验阳性，已明确为妊娠。10 余日来，口嗜酸味，时有呃逆感，纳食减少，体力未减，仍正常工作，但下班后神疲，干家务活则力不支。患者要求服中药调节。舌质淡红，苔白微腻，脉沉细小数，左关脉滑。

辨证：阴阳偏盛，营卫不和。

治则：滋阴和阳，调和营卫。

方药：桂枝汤加味。

桂　枝 8g	白　芍 8g	生姜 3 片	大　枣 3 枚
炙甘草 3g	竹　茹 3g		

3 剂，水煎服。

药后呃逆止，纳有增，自此一切正常，妊娠期间无明显自觉症状。10 个月后生一男婴。

例 2 妊娠误治：李文瑞在江西永修下乡巡回医疗时，遇某农妇，年 28 岁。2 年前生一男婴，分娩后婴孩哺乳年余。半年前行经，每次行经延后 10 余日，多则 20 余日。今次已 40 余日未行。近几日纳减，时发呕，大队赤脚医生投予乳霉生 2 片，日 3 次。服药后翌日下午，呕吐加重。

诊见：面色如常，呃逆频作，时伴呕吐。经公社卫生院尿检，示妊娠试验阳性，确诊为妊娠。舌质淡红，苔薄白，脉细有滑数之象。

遂嘱其回家自炒小麦 200～300g（不要炒煳），每次取 30～50g，用白开水冲泡，代茶饮。4 日后再路诊时，孕妇已在地里出工。嘱其再服 10 日即可。同年 10 月生一女婴。

（二）妇女宿患癥病与癥病合并妊娠下血——消瘀化癥，调和气血

[原文摘录] 妇人宿有癥病，经断未及三月，而得漏下不止，胎动在脐上者，为癥痼害。妊娠六月动者，前三月经水利时，胎也。下血者，后断三月衃也。所以血不止者，其癥不去故也，当下其癥，桂枝茯苓丸主之。

[方药组成] 桂枝　茯苓　牡丹（去心）　桃仁（去皮尖，熬）　芍药各等分

上五味，末之，炼蜜和丸，如兔屎大，每日食前服一丸，不知，加至三丸。

[证治论述] 此条论述妇人宿患癥病与癥病合并妊娠下血的鉴别与证治。

首先论述癥病下血与妊娠下血如何鉴别。在临证中，此二者确有共同症状，如停经、出血不止和腹中跳动等。第一是在既往病史方面加以区别。癥病下血者，每因瘀血内阻，血不归经而致月经先后无定期，崩中漏下、多夹瘀块，腹中刺痛，推之不移，舌有瘀斑，脉象沉涩等；妊娠下血者，停经前，月经多为定期来潮，并无瘀血见症。第二是从胎动时间及部位方面进行观察。正常妊娠，必然停经 6 个月，自觉有胎动，其动多在小腹及脐部，胞宫按月逐渐胀大，按之柔软不痛；癥病，前 3 个月即发生经水失常，后 3 个月才停经不行，且其动在脐上，胞宫亦非按月增大，按之疼痛，又见漏下（此乃属"衃"）。据此，再细读原文，二者之鉴别一目了然矣。

然后论述癥病与癥病合并妊娠下血之治疗。癥积不去，漏下不止，只有去癥，新血才方生，故治疗宜用桂枝茯苓丸，消瘀化癥，调和气血。

方中桂枝温阳化气，和营通血脉，《本经疏证》载其"辛能散结"；茯苓健脾化湿；芍药除血痹，与桂枝相伍，又起调和气血之功；牡丹皮、桃仁活血化瘀，以攻癥痼。五味相协，消瘀化癥，调和气血，俾瘀去则漏下恶血自除矣。再者，应理解本方证，妇人不仅宿有癥病，还身怀有孕，并因癥病致使孕后下血不止，故以《黄帝内经》"有故无殒"作为辨治的理论根据。

桂枝茯苓丸组方精当，药性平和，寒温相宜，祛瘀不耗血，攻坚不伤正，以应活血化瘀、消癥散结之效，为治癥病下血以及宿有癥病合并妊娠之良方。从临证实践来看，宿有癥病之妇女，确实合并妊娠者有之。

现代临证，桂枝茯苓丸应用甚广，不仅用于妇科瘀血诸疾，而且不拘老幼男女。其适应证，除"主症""副症"之外，凡实证之体质，面色华润，或有瘀血性口唇、爪甲，脉沉有力，舌红或绛者，均可辨证用之。

[临证治验] 宿有癥病合并妊娠下血：临床中，此证确实少见，但毕竟有时遇之。医者遇此疾，实属难治，既有癥病（如肌瘤）又妊娠，该当如何呢？只有求助"经典"和有临证经验的长者。李文瑞曾治疗过几例宿有癥病下血合并妊娠下血的患者。在此仅举 2 例，其中 1 例治疗失败，1 例治疗成功。

例 1　刘某，女，25 岁。婚后 2 年，因患子宫肌瘤 2 年余未孕。经妇产医院及本院妇科诊为子宫肌瘤（肌壁间肌瘤），如鸡蛋大。本院妇科龚主任介绍来诊，求治于中医。

初诊：患者要求治疗子宫肌瘤，改善月经，并以求子为其宗。

诊见：月经时超前、时后延，每次行经 7～10 日，经色偏紫，时下紫块，伴有少腹痛，

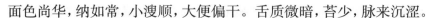

面色尚华，纳如常，小溲顺，大便偏干。舌质微暗，苔少，脉来沉涩。

辨证：血瘀癥病，气血失和。

治则：消瘀化癥，调和气血。

方药：桂枝茯苓丸加味（因患者从事外文翻译工作，每日比较繁忙，故投以蜜丸以缓图）。

| 桂　枝 15g | 茯　苓 10g | 牡丹皮 10g | 桃　仁 15g |
| 赤　芍 13g | 鸡血藤 15g | 桑寄生 10g | 红　花 10g |

7 倍量，共为细末，炼蜜为丸，每丸重 9g。每服 1 丸，日 2～3 次。

二诊：上药服 1 个月后再诊，并行 B 超检查，示肌瘤比以前略缩。病家要求继服蜜丸。

如此之丸，连服半年余。B 超示子宫肌瘤缩至鸽卵大小，病家喜之。遂投市售桂枝茯苓丸成药服之。

2 个月后来诊，妇产医院确诊妊娠 50 日余。诊见：神色如常人，有轻呃逆感。舌质微暗，苔薄少，脉沉细有滑象。当时未投药，暂停服桂枝茯苓丸，请其等候妇科龚主任会诊。其间注意休息，争取半日工作，最好在家休养。

七八日后同其夫来诊，述及阴道下血已 3 日，伴有少腹痛。遂请龚主任诊之，未给药，同意用中医药诊治。详问之，上周工作紧张，未得休息，甚至加过班（外国代表团来京）。处此情况，犹豫不决，再三思考，其证仍是桂枝茯苓丸证。并与其夫说明，将要用的药是两全之策，既要消其癥（子宫肌瘤）又要养胎保胎，俾癥去则血自归经；瘀血去，新血生，则胎元可养，自然血止胎安；但因下血已三四日，又因工作紧张而过劳，此胎难保，只能三七开吧！夫妻二人商量后，仍希望服中药治疗，并说但愿能保住胎，如堕下我俩也无埋怨，您作为医生已经尽职了。遂投：

| 桂　枝 6g | 白　芍 6g | 牡丹皮 6g | 桃　仁 6g |
| 菟丝子 10g | | | |

2 剂，水煎服，以示消息。

并嘱一定不能上班，在家安静休息，进食宜清淡。

2 日后来诊告知，药后阴道流血渐少，少腹痛亦缓解。诊见：面色仍华，但表现恐惧，怕流产。脉象沉细有滑象。上方再予 3 剂，水煎继服。

4 日后其夫来告，因在凉台举身取物而闪了腰，引起腰痛不止伴有下腹痛，当日夜阴道流出一鸡卵大血饼，知道已是流产，现在龚主任处。李文瑞与其夫同往龚主任诊室，见龚主任正与患者讲解医理，患者恭听之，无任何怨言。只待休养身体，来日再孕吧！至此，以遗憾而告失败。

按：此案患者之子宫肌瘤，开始治疗时为鸡蛋大小，经服用桂枝茯苓丸加味之丸药后，肌瘤缩小为鸽卵大小，说明桂枝茯苓丸加味之丸药对其有效是肯定的。然而，患者在残瘤未完全消退之时妊娠，妊娠后又未充分休息，甚至加班而过劳，于是煎服桂枝茯苓丸化裁方（轻量）2 剂，症状略有改善，继服汤剂时又闪了腰而致胎堕。综上所述，此失败案例，究其原因，乃子宫肌瘤未能消尽即妊娠之故，其他尚有妊娠后休息不足，甚至过劳，又动作不慎而闪了腰等。由此可知，对于患子宫肌瘤又欲求子者，尽量在肌瘤完全消退后再妊娠。

例 2　郭某，女，28 岁，已婚 3 年。婚后 1 年避孕，近 2 年来欲求子而停止避孕。求子心切,加之家属又时时督促,因此常不安。经朋友介绍,慕名来诊。以前因工作繁忙,未进过医院。

初诊:面色欠华,形体尚充,纳如常,大便时偏干,小便顺畅,夜寐不宁,月经时延后,每次行经10余日,经量偏多,时有紫块,停经后阴道不规则流少量血,白带频,腹胀,少腹时痛,口干饮少,肌肤乏润。舌质微暗,苔厚,脉沉涩。

B超检查示子宫肌瘤,大小为8cm×10cm。

妇科诊断为肌壁间肌瘤,建议手术治疗,但患者不同意。

根据患者症状、检查结果与舌苔脉象,辨证当属血瘀癥病,气血失和。

治则:消瘀化癥,调和气血。

方药:桂枝茯苓丸加味。

桂　枝6g	牡丹皮6g	茯　苓6g	芍　药6g
桃　仁10g	三　棱5g	莪　术5g	水蛭粉3g^{分冲}

3剂,水煎服。

并嘱在非经期服用。

二诊:10日后来告,3剂药均在非经期连服。药后少腹适,未痛过,阴道未流血,大便已顺,白带减。据此将上方适当加量,仍在非经期服用。

处方:

桂　枝10g	牡丹皮10g	茯　苓10g	芍　药10g
桃　仁13g	三　棱6g	莪　术6g	水蛭粉3g^{分冲}

7剂,水煎服。

三诊:20日后来诊,神情更爽,今次行经未后延,经量比前有减,无血块,少腹不痛。舌质仍微暗,苔薄白,脉沉细有弦象。

与患者说明,此病宜长期服丸剂缓治,不应操之过急,而且您的年纪尚轻(28岁),还有很多生育机会。因肌瘤偏大,半年不可能消退,建议用1~2年的时间缓治。请您要有耐心,我作为医生有信心治愈。病家欣然接受治疗方案。遂将上方汤剂改为蜜丸以缓图。

处方:

桂　枝10g	赤　芍10g	茯　苓10g	牡丹皮10g
桃　仁10g	三　棱6g	莪　术6g	穿山甲10g
夏枯草13g	山慈菇10g	甘　草5g	

10倍量,共为细末,炼蜜为丸,每丸重9g。每服1丸,日2~3次。

四诊:半年后,B超检查示肌瘤残为1.5cm。患者更有信心。为了服药方便,上方改为中成药桂枝茯苓丸,每服1袋,日3次。

又3个月,B超检查示肌瘤残为0.8cm。无明显自觉症状,一如常人。嘱继服中成药桂枝茯苓丸。

五诊:服上药3个月后,今月经已40日未至,有轻微呕逆感,阴道有少量流血、色暗,脉沉滞有力且兼滑象。当即尿检示妊娠试验阳性,继又行B超检查示肌瘤0.5cm。至此,可诊为宿有癥病合并妊娠下血。患者听之喜出望外,异常兴奋。

妇科某主任会诊，诊断为子宫肌瘤合并妊娠，并指出西医很难治疗，只有用中医药调治为宜。

据此可知，与桂枝茯苓丸证符合，即妊娠下血因癥而致。

慎以处方：

| 桂　枝 5g | 白　芍 5g | 茯　苓 5g | 牡丹皮 5g |
| 桃　仁 5g | 桑寄生 6g | 菟丝子 6g | |

2 剂，试投。

嘱患者服第 1 剂后如阴道仍流少许血，遂服第 2 剂。

六诊：3 日后来诊，阴道流血已止，神尚爽。遂再投 2 剂，服后胎安，阴道流血止。

后改投当归芍药散和当归散以"常服之"。妊娠期间安然，足月生一男婴，合家欢矣。

按：子宫肌瘤为妇科常见之疾，如用药对证，则较易治。临证治以桂枝茯苓丸、少腹逐瘀汤等活血化瘀类方剂，常可获良好疗效，且医者无后顾之忧。女子患子宫肌瘤后不易受孕，所以子宫肌瘤合并妊娠者少见，且难治。既要治肌瘤之流血等诸症，又要安胎，其功何易？此案治疗之成功，说明医者治病需持审慎之心，随证辨之，以投适证之药，即《黄帝内经》所云"有故无殒"之理。理论虽如此，但临证治疗妊娠疾患不可轻举孟浪之剂解之。

此例说明，如妇人确有癥病又妊娠者，用桂枝茯苓丸治疗实为良法，但用时应从小剂量开始，不知渐加，以示下癥不伤胎之意，更示人对妊娠病证应切切持之以慎。再者，此患者经治疗子宫肌瘤之后，对医者确有"心诚则灵"之境地，也是医治成功不可或缺的要素。

（三）妊娠阳虚寒盛腹痛——温阳散寒，暖宫安胎

[原文摘录] 妇人怀娠六七月，脉弦发热，其胎愈胀，腹痛恶寒者，少腹如扇，所以然者，子脏开故也，当以附子汤温其脏。

[方药组成] 未见。后世有人主张用《伤寒论》附子汤，本书拟从之。

附子二枚（炮，去皮，破八片）　茯苓三两　人参二两　白术四两　芍药三两

上五味，以水八升，煮取三升，去滓，温服一升，日三服。

[证治论述] 此条论述妊娠阳虚寒盛腹痛之证治，乃妊娠后体质阳虚，脾肾俱弱，命门火衰，不足以温煦胞胎，子脏被阴寒侵袭所致。

其见症为妊娠六七月时，忽然脉弦发热，腹痛恶寒，并自觉胎愈胀，少腹作冷、有如被扇之状。其脉弦者，因弦主寒之痛；格阳于外，则有阳气外泄之假象，且其热必微，其弦必沉迟；阳虚而阴寒内盛，故腹痛恶寒，且恶寒以少腹为甚，如扇冷风；阳虚不能温煦胞宫，阴寒之气内盛，故觉胎愈胀。证属妊娠阳虚寒盛之腹痛，故治疗宜用附子汤，温阳散寒，暖宫安胎。

方中附子温肾助阳，燥湿止痛；配人参大补元气，可增附子通阳之力；配白术、茯苓健脾安胎，以助附子除湿之力；配芍药和营止痛，并制附子辛燥之性。五味合之，共奏温肾助阳、祛寒化湿之功。用于妊娠阳虚寒盛之腹痛，则具有温阳散寒、暖宫安胎之效。

[临证治验]《张氏医通》云："用附子汤以温其脏……附子为堕胎百药长，仲景独用以为安胎圣药，非神而明之，莫敢轻试也。"医者临证用附子汤治疗妊娠腹痛确实"宜慎而再慎之"。临证几十年中，虽然偶见几例，如妊娠 5 个月、6 个月、7 个月，突发腹痛者，确为

附子汤证，但是当时思虑再三，终未敢用附子汤，均黯然避之绕路而行，只是效果均不显。因此，临证没有用附子汤治疗妊娠腹痛成功之案例。在此借以下几例，供诸君临证参考。

例1 附子汤加味治疗早产31例：全部病例皆于妊娠5个月后就诊，其中最小23岁，最大40岁。既往均有早产史，其中早产1次者4例、2次者18例、3次者8例、4次者1例。且多数（28例）病例均经中西医多次治疗无效。治宜温补元阳，健脾除湿。药用炮附子（先煎）、当归、人参（另炖）各6g，茯苓、炙甘草、白芍各10g，黄芪30g，丹参15g，川断、补骨脂、白术各12g。于妊娠6个月后，每月均服5剂，日1剂，水煎服。结果：31例均获满意疗效。[浙江中医杂志，1992，27（11）：510]

例2 妊娠腹痛：朱某，女，26岁。自诉已孕6个月，腹痛半月余。经妇产科检查，胎儿无异样，用西药止痛数日无效，遂来我科诊治。诊见：小腹冷痛，有下坠感，夜间尤甚，按之痛减，纳差腹胀，面色苍白，小便清长，大便稀薄，脉象沉细。治以暖宫散寒，给予胶艾汤，日服2剂，罔效。诉服药后恶心呕吐。后阅《金匮要略》："妇人怀娠六七月，脉弦发热，其胎愈胀，腹痛恶寒者，少腹如扇，所以然者，子脏开故也，当以附子汤温其脏。"遂用附子汤加味：附子（先煎）、茯苓、桂枝各10g，党参、白术、白芍、当归、旋覆花各15g。考虑患者惧怕汤剂，服药后呕吐恐伤胎气，故用贴脐疗法。将上药研为细末，每次取20g，用蜂蜜调以糊状，摊于神阙（脐中），外敷1块消毒敷料，用胶布固定。每日1次，连用2日而愈。[经验中医药，1994（4）：64]

按：此案非用附子汤口服，而用外敷法，当然为避附子汤破坚堕胎之虑。但外敷不可不谓一创造，宜试之。

例3 妊娠少腹寒痛：李某，25岁。病志号36470。过去2年内连续小产3次，最大者3个多月，今乃第4次妊娠。4个月零7天时，以少腹寒凉而时痛始用附子。每服三四剂间服少腹逐瘀汤三四剂，共用附子汤加减16剂、少腹逐瘀汤8剂，至妊娠6个半月腹凉减退而停药。此后经过良好，足月产女婴4 500g。[中医杂志，1964（5）：10-11]

例4 妊娠少腹发凉：潘某，女，26岁。第1胎7个月时早产而死亡，以后连续小产4次，用黄体酮等未效。今乃第5次妊娠，中西药并用（黄体酮、少腹逐瘀汤等），至妊娠3个月停止西药治疗，至妊娠4个月初，以食思不振、少腹发凉而连用附子汤10服，平均每日用附子一钱（3g），腹凉渐轻，后用吴茱萸汤渐渐痊愈。至足月检查，胎儿良好。[中医杂志，1964（5）：10-11]

按：从理论而言，妊娠腹痛者，妊娠3～4个月时用本方宜慎，如妊娠6～7个月，胎元已成，此时附子则无堕胎之弊，故临证见胞宫虚寒，失于温煦，腹痛恶寒，入夜尤甚，喜按喜暖，小便清长，恶寒身蜷，胎胀，舌淡，苔白多津，脉弦者，是为附子汤证，宜加减用之。用之温阳暖宫，但能否保全胎儿，尚需实践。

上述案例中，案1用附子汤加味治疗早产31例，虽未述妊娠腹痛之症，但毕竟在妊娠时用了附子汤，且获得良好疗效，证实了妊娠患者可用附子汤。案2用附子汤加味，非用口服，改用外敷。然医者临证用附子汤治疗妊娠腹痛"宜慎而再慎之"。

（四）妊娠下血——养血固冲，安胎止漏

[原文摘录]妇人有漏下者，有半产后因续下血都不绝者，有妊娠下血者，假令妊娠腹中痛，为胞阻，胶艾汤主之。

[方药组成] 芎䓖　阿胶　甘草各二两　艾叶　当归各三两　芍药四两　干地黄四两

上七味，以水五升，清酒三升，合煮，取三升，去滓，内胶，令消尽，温服一升，日三服。不差，更作。

[证治论述] 此条论述妇人三种下血及妊娠胞阻证治。

首先说明妇人三种下血，并重点论述妊娠胞阻证。所谓妇人三种下血，即经水淋漓不断之漏下、半产后继续下血不止之漏下、妊娠胞阻下血之漏下是也。三种下血，虽病情不同，但病理机制均为冲任虚损，不能统摄血脉，阴血不能内守。胞阻者，既为病名，又为病理，且其见症为妊娠下血、腹中痛。胞中气血不和，阴血不固，则血液下漏；不能充分入胞养胎，影响胎之正常发育，所以腹中作痛。正如《医宗金鉴》所云："胞阻者，胞中气血不和而阻其化育也。"《脉经》称为"胞漏"，其意相同。

然后论述妊娠胞阻证的治疗宜用胶艾汤，以养血固冲，安胎止漏。方中阿胶甘平，养血止血，《神农本草经》载其"主……女子下血，安胎"；艾叶苦辛温，温经止血，《名医别录》载其治"妇人漏血"；二味均为调经安胎、治崩止漏之要药，共为主药。干地黄、芍药、当归、川芎养血调经，化瘀生新，以防止血留瘀，均为辅佐之味。血不自生，生于阳明水谷之海，故用甘草补中，即所谓养血，且能调和诸味。甘草配阿胶则善于止血，配芍药则酸甘化阴、缓急止痛；加入清酒同煮，可引药入于血脉，并使血止而不留瘀，均为使药。上六味相协，标本兼顾，塞源澄源，以奏补血固经、调其冲任、安胎止漏之功。本方配伍特点是标本兼顾，以"养"为"塞"而用阿胶。艾叶止血以治标，四物汤调肝养血以治本。全方以养血固冲为主，而达止血固崩之功；养血止血之中配性温暖宫之艾叶，使补中寓温，寓活于养。胶艾汤除治冲任虚损之下血外，还可治久漏致瘀者。瘀血不去，血不归经，瘀去才生新，是以方中配当归、川芎，妙在防塞留瘀，寓破于养。

总之，胶艾汤由四物汤加阿胶、艾叶、甘草组成，具有补养血脉、止血缓痛、暖宫散寒之功。凡劳伤血脉，冲任虚寒，以致胎动不安、妊娠腹痛，或劳伤胞络，胞脉寒滞，不能约制经血，以致漏下腹痛，且脾胃正常，中气不虚而无下坠感者，均可酌情用之，但以无癥病痕块及证属虚寒者为宜。血分有热，肝火过旺，或因癥块而致胎动不安、下血、崩漏者，当忌用之。

[临证治验] 例1　先兆流产：张某，女，25岁。10个月前流产，今又妊娠50余日，尿妊娠试验阳性。

初诊：昨日阴道见红，少腹时寒伴痛（可忍），腰部隐隐作痛，恶心，食欲不佳，心悸，头时晕。舌淡红，苔薄白，脉细有滑象。家属要求中药保胎恳切。

辨证：冲任虚损，统摄失司。

治则：养血固冲，安胎止漏。

方药：胶艾汤加减。

艾叶炭10g	桑寄生15g	白　术10g	当　归10g
川　芎5g	白　芍10g	生地炭10g	甘　草5g
阿胶口服液2支			

阿胶口服液2支^分冲

3剂，水煎服。

二诊：5日后来诊告知，服第1剂药后阴道流血即止，服第2剂药后少腹痛止，体力似有恢复,纳有香。夫妻二人高兴游泳 30 分钟,当夜还家,阴道又流血。

诊见:面色偏淡,全身有冷象,阴道还在点滴流血,血色不深,少腹痛轻微。舌质淡红,苔薄白,脉细弦有滑象。

上方加杜仲炭 10g、续断 10g。5 剂,水煎服。

并嘱 3～4 个月内不许再游泳,性生活暂停!

三诊:药后,体力复常,生活起居完全自理,纳喜酸味。舌质淡红,苔薄白,脉弦有滑象。改投当归芍药散去泽泻,加黄芩 15g。3 倍量,共研细末,炼蜜为丸,每丸重 6g,每服 1 丸,日 2～3 次。足月生一女婴。

例 2 习惯性流产:邹某,女,30 岁,本院职工。已流产 3 次,大多在妊娠 3～4 个月时。今次妊娠近 3 个月,少腹坠痛,时挛缩,且有恶冷,喜温喜按,阴道流血少许,腰酸但不痛,纳如常,仍坚持工作。舌质淡红,苔中根微黄,脉细滑。

西医已诊为习惯性流产。

辨证:冲任虚损,统摄失司。

治则:养血固冲,安胎止漏。

方药:胶艾汤加减。

熟地黄 15g	生地黄 10g	川 芎 3g	白 芍 30g
阿胶珠 10g	黑艾叶 10g	杜仲炭 10g	黄 芩 10g
白 术 10g	甘 草 5g		

3 剂,水煎服。

嘱停止工作,安静休息。药后少腹寒痛已缓,阴道流血已止。上方再服 3 剂,诸症即消。继以当归芍药散调服 3 个月。足月分娩一男婴。

按:当今社会,多独生子女,妊娠后的各种疾病诊治切切慎之再慎之,用方用药必须规于审证求因。理法方药,万一有误,后果难以想象。上述 2 例,病情不杂,均偏于有寒象,且符合《金匮要略》经旨,故药到病除。

例 3 崩漏(功能失调性子宫出血):赵某,女,35 岁,生育 1 胎。崩漏半年余,经妇科检查诊为功能失调性子宫出血,属无排卵型,建议促排卵治疗,药用黄体酮等。病家不同意用西药,而来中医科求治。

初诊:平素形时寒,白带频,清稀而无腥味,大便时难,小便清长,夜寐欠宁,经血周期不定,一般多提前下血,量偏多,色鲜,有时淋漓不尽,行经十数天。舌淡红,苔薄白,脉弦小数。

辨证:冲任虚损,统摄失司。

治则:调补冲任,固冲止血。

方药:胶艾汤加味。

阿胶珠 15g	艾叶炭 15g	生地炭 25g	熟地黄 10g
川 芎 8g	白 芍 13g	生黄芪 25g	桑寄生 10g
郁 金 10g	杜 仲 10g	川 断 10g	甘 草 5g

5 剂,水煎服。

嘱宜在行经前 1～2 日开始服用,行经时照服不误。

二诊：十数日后来诊，今次行经 7 日，经量略减，腰酸等症减轻，因工作不便，要求改制蜜丸以缓图。

遂予上方去杜仲、川断，加生侧柏叶 15g、生荷叶 10g，6 倍量，共为细末，炼蜜为丸，每丸重 9g。每服 1 丸，日 2～3 次。

丸药服 1 个月后再诊，经期规律，色量如常，白带亦净。再 6 倍量，制蜜丸，继服。

3 个月后来院告知，其病已愈。

按：此例病情较轻，用药及时。此属冲任不固，而成崩漏，经来不断，大下或淋漓不止；气虚火不足，故经色淡而质薄；肾气亏虚，骨骼失肾气温养，而见腰膝酸软；肾与膀胱相表里，肾气虚则膀胱失约，而小便时频且清长；肾气不足，带脉失约，则带下清稀。临证见此病较多，根据病情、体质，治疗之法多样。本方对功能失调性子宫出血证属冲任不固、形体偏寒者有迅速止血之效，且疗效显著，而对不规则子宫出血效果不显。对月经过多者，其效亦较差；对器质性病变引起之子宫出血，则无明显疗效。

（五）妊娠湿停血滞腹痛——补脾利湿，养血疏肝

[原文摘录] 妇人怀娠，腹中㽲痛，当归芍药散主之。

[方药组成] 当归三两　芍药一斤　茯苓四两　白术四两　泽泻半斤　芎劳半斤（一作三两）

上六味，杵为散，取方寸匕，酒和，日三服。

[证治论述] 此乃妊娠血虚，肝木乘土，兼有水气之腹痛证治。

㽲痛者，乃腹中拘急，或绵绵作痛之谓也。妇人妊娠，血虚气弱，脾有湿邪，复为肝气所乘，以致胎中血气滞而不畅，故见腹中㽲痛。另外，从方中茯苓、白术、泽泻的利水作用观之，当有小便不利、足跗水肿、头目眩晕等症。脾虚不仅生血之源不足，且易生湿，湿盛则转输失常，故小便不利、足跗水肿；脾气虚则诸阳不升，浊气不降，故头目眩晕等。证属肝脾失调之妊娠湿停血滞腹痛。故治疗宜用当归芍药散，补脾利湿，养血疏肝。

方中当归、芍药、川芎养血调肝；白术、茯苓、泽泻补脾利湿。原方芍药用量特重，寓有抑肝之意；与归芎合用，以调肝养血。又，川芎、当归相伍，血可畅通；茯苓、泽泻相伍，湿可渗滤。诸味相协，肝得条达，脾得健运，肝脾相和，相得益彰也。方中配伍精当，有补有泻，诚具调和肝脾、舒畅气血、化湿行水、升清降浊、活血定痛之功。现代临证，当归芍药散不仅安胎效佳，又为妊娠腹痛之常用方剂。

[临证治验] **例 1**　妊娠腹痛：贾某，女，28 岁。今妊娠 50 余日，时当秋季农活忙乱，每日出工超时返家，纳减不香，昨日下午起少腹时时发痛，痛可忍，伴有腰膝酸软无力，少腹胀闷，无矢气，大便尚顺，小便不利，足背轻微水肿。舌质淡红，苔白不厚，脉弦滑小数。

辨证：肝脾失调，湿停血滞。

治则：健脾利湿，养血疏肝。

方药：当归芍药散加味。

白　芍 25g	当　归 10g	川　芎 6g	桑寄生 10g
茯苓皮 15g	白　术 10g	泽　泻 10g	甘　草 3g

3 剂，水煎服。

二诊：3 日后来诊，服第 2 剂后腹痛即止，小便量增，足跗肿已消净，要求继服药以安

胎。按上方 3 倍量研细末,继服。每服 3g,日 2 次,白开水送服。

翌年春,生一女婴。

例 2 高血压妊娠:高某,女,25 岁,机关干部。1 年前妊娠后,流产。发现高血压已 3 年余,每日服拜新同(硝苯地平控释片)30mg,血压可降至正常。今次已妊娠近 60 日。近 20 日来,血压略有波动,头时发晕,下肢有轻微水肿,晚睡前较明显,翌晨可消,下午再现。妊娠反应不明显,喜进酸味食物,仍正常工作。病家要求保胎控制血压。

初诊:下肢水肿,按之轻微凹陷,小便较 20 日前量次减少、昼 1～2 行、夜 1 行、色偏黄,头晕多发于晨起时,不伴呃逆,午后神易疲,纳量如常,大便顺。舌质淡红,苔薄白,脉细弦有滑象。

与之商讨,暂投少量散剂试服 1～2 周后再议。患者同意,且服散剂方便。

辨证:肝脾失调,湿停血滞,兼有肝阳上亢。

治则:健脾利湿,养血疏肝,佐以平肝潜阳。

方药:当归芍药散加味。

白　芍 25g	当　归 10g	茯　苓 15g	白　术 10g
桑寄生 15g	杭菊花 15g	杜　仲 10g	石决明 25g
泽　泻 10g	川　芎 10g		

3 倍量,共为细末。每服 3g,日 2～3 次,白开水冲或加蜜少许服。

二诊:继服拜新同及上方(散剂)2 周后,每日晨起血压 125/65mmHg 上下,头已不晕,下肢水肿已消,未发现二次流产之先兆,一切正常。

诊见:面色华,神爽,纳增,体力比前略增强,不疲,夜寐宁,小便量增至正常、上午 1～2 行、午后 2～3 行,无夜尿,下肢水肿消净。舌质淡红,苔薄白,脉细弦滑。

上方加菟丝子 30g。6 倍量,制蜜丸,每丸重 6g。每服 1 丸,日 2～3 次。翌年足月生一男婴。

(六)妊娠呕吐——温胃补中,降逆涤饮

[原文摘录]妊娠呕吐不止,干姜人参半夏丸主之。

[方药组成]干姜　人参各一两　半夏二两

上三味,末之,以生姜汁糊丸,如梧子大,饮服十丸,日三服。

[证治论述]此乃胃气虚寒,寒饮逆上之恶阻证治。

首先说明妊娠恶阻之原因,并重点论述胃气虚寒,寒饮逆上之恶阻。妊娠恶阻之原因颇多,有胃热气逆,或胃寒停饮,或肝气横逆犯胃等。原文"妊娠呕吐不止",为胃气虚寒,寒饮逆上所致。胃虚寒饮,胃气素虚,孕后血聚养胎,上虚下实,冲任之气上逆,胃虚不降,反随逆气上冲,而见恶心呕吐;胃与脾相表里,胃虚则脾亦虚,脾阳不振,则怠惰嗜睡、全身乏力。舌淡苔白,脉沉滑无力,均为脾胃气虚之象。

然后论述胃气虚寒,寒饮逆上之恶阻的治疗。治疗宜用干姜人参半夏丸,温胃补中,降逆涤饮。组方药物虽仅四味,但其变化甚奥,如半夏合人参,降而兼补,为大半夏汤;半夏合干姜,降而兼温,为半夏干姜散;半夏合姜汁,降而兼宣,为小半夏汤。全方温补降化,配伍精当。不用汤剂者,恐辛燥伤胎;不为散剂者,恐速快而邪不易除。唯制丸饮服,斡旋缓图,足以达温胃补中、降逆涤饮之功。

干姜人参半夏丸温补脾胃，蠲饮降逆，使中阳得振，寒饮蠲化，胃气顺降，则呕吐可止。但临证虚寒恶阻，呕吐不止，或呕吐颇剧，每不易受药，亦可以诸药为末，用舌频频舐服，使其易于受纳，每收良效。此者，临证经验之谈，不可不试之。

[临证治验] 妊娠恶阻：张某，女，25 岁。婚后避孕年余，为求子而停避孕。平时月经顺畅。今停经 30 余日，尿检已明确为妊娠。

初诊：近来，每日呕吐不止，初起较轻微可忍，能坚持工作，三四日后呕吐严重，发作频频，已不能工作。呕吐物大多为清水，时带有涎沫，纳食不进，闻食味即呃逆，形畏寒，神疲乏力嗜睡。曾在门诊输液补虚，但呕吐仍频频不止。舌质淡，苔薄白，脉沉弦有滑象。

辨证：脾胃虚寒，寒饮逆上。

治则：温胃补中，降逆涤饮。

方药：干姜人参半夏丸加味。

| 干 姜 5g | 党 参 6g | 竹沥半夏 9g | 吴茱萸 6g |
| 高良姜 10g | 茯 苓 6g | | |

3 剂，水煎服。

二诊，3 剂服完后，呕吐缓解，不恶食味，喜饮生姜加红糖水。舌质淡，苔薄白，脉沉细有滑象。

上方去吴茱萸，加竹沥 5g。3 剂，水煎服。

三诊：药后呕吐可控，形寒有缓，纳渐增，神有爽，已开始工作。为服药方便，遵上方 6 倍量，共研细末，炼蜜为丸，每丸重 6g。每服 1 丸，日 2～3 次。

1 个月后在妇科复诊，胎正常，呕吐已止，一如常人。

按： 妊娠恶阻为临证常见病证，严重者确不易治疗。对于那些妊娠反应严重者，当细心、耐心审证求因，予以因寒用温、因热用寒凉、因肝郁则疏肝等法，随证用药。对于呕吐严重，不能进药者，可制成粉剂频频舐服，如作汤者则缓缓呷服，如此酌情灵活用药，以达疗效。

（七）妊娠便难——养血润燥，清热解郁

[原文摘录] 妊娠小便难，饮食如故，归母苦参丸主之。

[方药组成] 当归 贝母 苦参各四两

上三味，末之，炼蜜丸如小豆大，饮服三丸，加至十丸。

[证治论述] 此条论述妊娠小便难之证治。

首先论述妊娠小便难证。小便难、小便不畅，自《诸病源候论》以降，后世医方称子淋或妊娠小便淋痛。如《陈素庵妇科补解》曰："子淋者，便后点滴淋沥不止也。欲便则涩而不利（似数非数），已便则时时淋沥。"孕妇血虚生热，气郁化燥，移热于膀胱，耗损而不足，故小便淋沥而涩痛；舌红苔黄，脉滑数，亦为热象。从原文"饮食如故"分析之，说明病不在中焦，而在下焦膀胱。

然后论述妊娠小便难的治疗。由于妊娠血虚有热，气郁化燥，以致膀胱津液不足，而致小便淋沥涩痛。故治疗宜用归母苦参丸，养血润燥，清热解郁，标本兼顾。

方中当归养血润燥；贝母清肺热，解肺之郁，且散膀胱郁热；苦参，苦寒清热利窍，与贝母相伍，既清肺又散膀胱郁热。三味相协，以奏养血润燥、清热解郁之功。血得润而化

燥,郁热清而下焦通利,则小便清畅。又,本方有用于妊娠大便难者,亦取其滋润清热、通窍散结之功,但亦仅适用于肠道燥热者。

[临证治验] **例1** 妊娠小便难:张某,女,30岁,江西永修县人。已生2胎,今又妊娠40余天,无恶阻现象,前日阴雨受凉,全身发热,寒战,小便不畅,经服阿司匹林后,热退,但小便涩痛、时淋沥不尽、色黄褐,纳喜冷食,大便略秘。舌质红,苔黄,脉弦滑。

此为妊娠外感寒邪化热,血虚热郁,致下焦膀胱津液不气化,小溲涩痛,淋沥不尽。

治则:养血润燥,清热解郁。

方药:归母苦参丸加味。

| 当　归15g | 川贝母10g | 苦　参15g | 六一散10g^包 |
3剂,水煎服。

药后,小便通畅,复常态。

例2 妊娠大便难:刘某,女,28岁。大寨井沟大队社员,已生1胎。此次停经50余日,已明确为妊娠。大队医动员堕胎,全家反对。近因大便秘结来求治。

患者为劳动妇女,体态健壮,无任何恶阻反应,每日照常出工不误,纳香,夜寐可,小溲畅,大便已三四日未行,前几日便干结难下,用力过多则有鲜血(痔疮所致),少腹胀满。舌质红,苔黄津不足,脉弦有滑象。

当时与其说明情况,用药必须经大队医同意,替你说情,先治病、后再议堕胎否。经与大队医刘满仓说明病情,用药不复杂,先把大便秘结治通。刘说,堕胎只能说说而已,请您用药吧。遂为其解读《金匮要略》归母苦参丸证,与患者大便难之病机相同,可以用之。刘说,药只三味,真简要。李文瑞说可加味,两三剂大便即会通畅。

方药:归母苦参丸加味。

| 当　归25g | 贝　母10g | 苦　参15g | 生何首乌30g |
莱菔子15g

3剂,水煎服。

第2剂药后,大便即通,排出大量粪便,其味之浓难以闻之。第3剂药后,大便略溏。停药后3日,大便通畅,日1次。已正常出工。

按:例1妊娠小便难,实为外感化热,致下焦膀胱津液不化之故,方药对证,效如桴鼓。例2妊娠大便难,属肺失肃降,下焦大肠燥热,致大便秘结,取贝母清肺滋润,当归养血润燥;苦参入阴分,除下焦郁热,再合生首乌鼓动肠之蠕动;莱菔子行气。五味合之,养血润燥,清热解郁,使下焦燥热得润,则大便通矣。

(八)妊娠水气——通窍利尿,渗湿通阳

[原文摘录] 妊娠有水气,身重,小便不利,洒淅恶寒,起则头眩,葵子茯苓散主之。

[方药组成] 葵子一斤　茯苓三两

上二味,杵为散,饮服方寸匕,日三服,小便利则愈。

[证治论述] 此乃论述妊娠水气之证治。

首先论述妊娠水气之证。妊娠水气,后称子肿。子肿多责之于脾肾。孕妇脾胃素虚,或过食生冷,伤及脾阳,运化失职,不能敷布津液,聚而为湿,水湿停聚,流于四末,泛滥于肌肤,遂发水肿;素体肾虚,孕后血聚不养胎,有碍阳气敷布,不能化气行水,且肾为胃之关，肾阳不布，则关门不利，膀胱气化失司，聚水而从其类，水遂泛滥而为肿。水为阴邪，阻碍阳气不得外行，则洒淅恶寒；水气上逆，清阳不升，谷起则头眩。

然后论述妊娠水气之治疗。妊娠水气，证属脾肾阳虚，津不化气。故治疗宜用葵子茯苓散，通窍利尿，渗湿通阳。方中葵子通窍清利，茯苓渗湿通阳，使小便得以通利，水有去路，则气化阳通，诸症自愈矣。

[临证治验] 妊娠高血压水肿：何某，女，28岁。未生育过，现怀孕3个月。出现头晕、水肿等症，血压145/95mmHg，尿检示尿蛋白（+），但妊娠前无高血压及水肿史，西医诊为妊娠高血压综合征（轻度）。投以硝苯地平（心痛定）10mg，日3次。服药5日，血压有所下降，头晕略有改善，但水肿不退。

初诊：头晕时发，重则伴有头痛，恶心时发，重时偶伴呕吐，下肢轻微水肿，足背水肿、按之凹陷，小便不利，大便顺畅，偶有恶寒感。舌质淡红，苔薄白，脉沉濡。

按《金匮要略》记载，此病属妊娠水气；据上述诸症分析，乃脾肾阳虚，又受胎气影响，气化被阻，小便不利而成水肿。

辨证：脾肾阳虚，水湿阻窍。

治则：通窍利水，渗湿通阳。

方药：葵子茯苓散加味。

冬葵子35g	茯　苓15g	猪　苓15g	黄　芩10g
白　术10g	川　芎6g	甘　草3g	

3剂，水煎服。

二诊：药后，头晕较前减轻，但偶时发，特别是体位改变时，不伴头痛，下肢水肿消，足背水肿减轻、按之轻微凹陷，小便增多。

遵上方4倍量，共研细末，按《金匮要略》所载方法制成散剂。每服3g，日3次，白开水冲服。

1个月后妇科复查，血压已正常，头晕恶心缓解，水肿消退。

半年后生一男婴。

按： 对于妊娠高血压综合征，轻度、中度、重度治法各异，尤以重度者，严重时可反复出现癫痫（子痫）。本例属轻度，治之较早又及时，未往下发展。中医以葵子茯苓散通窍利水为治，使小便通利，阳气得以敷布，则诸症自愈。本证的形成，乃受胎气影响，气化不利所致。此者不用温阳利水法，而取具有滑利作用的冬葵子，与化气利水之品相配，消水肿甚为快捷。然冬葵子滑利易伤胎，故又配白术、黄芩等以固胎气，且本例属实证，故始终用冬葵子。

妊娠高血压，多发于妊娠20周后，可出现蛋白尿，伴或不伴有水肿。妊娠水肿要分辨是否合并高血压。无高血压者，正常妊娠晚期因子宫增大，压迫膀胱静脉，使血液回流受阻，而产生下肢轻度水肿，卧床休息后即可消退；合并高血压者，开始可能仅限于小腿及足部，但卧床休息后不消退。按水肿之轻重，尿中可伴有蛋白，轻者（+），重者（+++）。以上是临证经验，医者不可不知焉。

（九）妊娠血虚湿热内阻——养血健脾，清化湿热

[原文摘录] 妇人妊娠，宜常服当归散主之。

[方药组成] 当归　黄芩　芍药　芎䓖各一斤　白术半斤

上五味，杵为散，酒饮服方寸匕，日再服。妊娠常服即易产，胎无苦疾。

[证治论述] 本条经文简单，基于后世各医家释义，可以理解为论述了血虚湿热胎动不安之证治。

孕妇养胎以肝脾为主。肝主藏血，血以养胎，若耗血多则血虚，血虚易生热；脾主健运，输布水谷精微，则胎气旺，如脾失健运，饮食不能正常化为精微，滞则为湿热之邪。血虚与湿热交病，则声重怠惰，内热心烦，头晕胸闷，纳呆恶心，腹痛胎动不安，严重者流产。综上所述，此乃血虚气滞，肝郁脾湿，气郁化热，湿热阻滞，而为肝脾失调，血虚夹湿热之证。治疗宜用当归散，养血健脾，清化湿热。

方中当归养血，芍药滋阴，二味相协则养血益阴以养胎；川芎调肝理血，解郁行滞，以使肝气条达；黄芩清热坚阴；白术健脾祛湿；以酒和之，可使气血运行周身。诸味相伍，则血气得复，湿热得除，以奏安胎之效。

凡妊娠有湿热者，可常服本方，不仅安胎，而且使气血运行流畅，有利于分娩，因而后语"妊娠常服即易产，胎无苦疾"。后世医家，常以白术、黄芩二味作为安胎要药，其说源于此。但此二味反宜于脾弱湿热不化之证，并非通治也。再者，"常服"二字宜活用之。如妊娠具有本方证者，可以常服，以达上述养胎或安胎之目的。如胎气正常，母体无恙，则不应拘泥于安胎或养胎之说，故不须"常服"；否则不但无益，反而有害耳。

前人虽有种种养胎之法，但都以防治疾病为手段，以收安胎之效。如果妊娠者素体健壮，则不需服药养胎。因此，对于素体虚弱，属半产漏下者，或难产，或已见胎动不安而阴道流血者，则应积极治之，此即所谓安胎或养胎之意。

[临证治验] 胎动不安：贾某，女，26 岁。婚后 3 年，曾 2 次妊娠，均流产。今次停经已近 60 日，在妇科诊断为妊娠。已全休在家 10 日，昨日阴道下血少许，内心惧怕再流产而来中医门诊求治。

初诊：面色尚华，但瘦弱，妊娠反应在停经 30 日之后明显，纳饮不进，但嗜食辛辣，时有呕吐。近日心烦而躁，口干，周身发热（体温无异常），头眩晕，尿色深黄，大便微溏、日 2 行，时感胸闷，昨日下午阴道见红，但量不多，今日未见，但少腹不适、拒按。舌微红，苔薄黄，脉弦滑小数。

辨证：血虚湿热，胎动不安。

治则：养血健脾，清化湿热。

方药：当归散加味。

当　归 13g	白　芍 15g	川　芎 5g	黄　芩 10g
焦白术 25g	阿胶珠 10g	生地黄 25g	

3 剂，水煎服。

二诊：药后心烦热及口干缓解，腹已不痛，大便成形，小溲色如常，阴道未再下血。舌仍微红，苔薄黄，脉弦滑。

上方加杜仲 10g。4 料，共研细末为散。每服 3g，日 3 次，黄酒送服。

后患者生一男婴。

按：此例为瘦人素体阳盛，即瘦而多火者，妊娠后仍嗜食辛辣，肝郁化热，复加孕后血聚养胎，阴虚阳盛，湿热互结，以致胎动不安。治疗及时，又切证，故药到病除。

（十）妊娠脾虚寒湿中阻——健脾除湿，温中安胎

［原文摘录］妊娠养胎，白术散主之。

［方药组成］白术四分　芎劳四分　蜀椒三分（去汗）　牡蛎二分

上四味，杵为散，酒服一钱匕，日三服，夜一服。

［证治论述］此乃脾虚寒湿所致胎动不安之证治。

脾虚寒湿逗留，阴寒内盛，寒湿滞于中而逆于上，故见脘腹时痛，呕吐清涎，纳呆，白带下，甚则胎动不安等。治疗宜用白术散，健脾除湿，温中安胎。

方中白术健脾除湿；川芎活血止痛；蜀椒温中散寒；牡蛎除湿利水；白术与川芎相伍，有安胎养胎之用；蜀椒与牡蛎同用，温燥中焦，潜纳固胎。四味相协，共奏健脾除湿、温中安胎之功。本方常用于妊娠脾阳不运，寒湿中阻之心腹时痛、胎动不安、呕恶吐清涎或白带绵绵等。

［临证治验］胎动不安：周某，女，27岁。体胖，婚后2年避孕，半年前停止。今月经已停60余日，妇科诊为妊娠。

初诊：近日妊娠反应加重，呕吐吞酸，重则吐清水，恶心时发，纳少不香，大便不实、日2~3行；近20余日来，白带频，但无臭味，腰膝酸软乏力；2日前起，阴道见红，量不多，色不深。舌质淡，苔白不厚，脉沉有滑象。病家要求服汤剂保胎。

辨证：脾虚寒湿，胎动不安。

治则：健脾除湿，温中安胎。

方药：白术散加味。

焦白术30g　　　川　芎5g　　　川　椒30g　　　牡　蛎15g
菟丝子15g　　　砂　仁6g^{后下}　　怀山药15g　　　炙甘草5g

3剂，水煎服。

二诊：药后，形寒、腹胀腹痛已缓解，大便已顺调、每日1行，恶心吐涎水仍时有发。上方加竹茹10g、粳米30g。7剂，水煎服。

10日后来诊，症已消，体力已增，恢复工作。后足月生一女婴。

按：此例属脾虚寒湿之胎动不安，服上方切中"妊娠妇人，肥白有寒，恐其伤胎"。前后用药10剂即愈。上述当归散、白术散均为安胎之方。临证医家宜精读"经旨"，理解其中的精髓，同时参考后世医家的各种解读，审证求因，选方遣药，活泼圆机，以求良好疗效。

当归散证、白术散证的原文极为简单，只述一二句之语。从中如何理解呢？只有从养胎、安胎方面理解其奥，主要还是祛病。妊妇素体健壮，则无须借药之功以养胎，如有胎动不安，或素曾半产，或难产，或妊娠期间出现证候者，就必须予以治疗，此即所谓养胎。养胎之治法，宜着眼于肝脾两脏。因肝主藏血，血充则足以养胎；脾主运化水谷，化生精微，脾旺则气血之源充裕，自无胎动不安之患，从而达到安胎之效。二方一清一温，均可养胎。血虚而有湿热者，宜用当归散；气虚而有寒湿者，则可用白术散。后世医家在仲景养胎二方的基础上生出多种多样的养胎方剂，如四神散、《古今录验》白术汤、安胎丸、安胎饮。

小 结

综上所述，《金匮要略》祛病安胎有 10 首方剂和 10 种不同方法。妊娠恶阻，治疗宜用桂枝汤，滋阴和阳，调和营卫。妇人宿患癥病与癥病合并妊娠下血，治疗宜用桂枝茯苓丸，消瘀化癥，调和气血。妊娠阳虚寒盛腹痛，治疗宜用附子汤，温阳散寒，暖宫安胎。妊娠下血腹中痛（胞阻），治疗宜用胶艾汤，养血固冲，安胎止漏。妊娠湿停血滞腹痛，治疗宜用当归芍药散，补脾利湿，养血疏肝。胃气虚寒，寒饮逆上之恶阻，治疗宜用干姜人参半夏丸，温胃补中，降逆涤饮。妊娠血虚有热，气郁化燥之便难，治疗宜用归母苦参丸，养血润燥，清热解郁。妊娠水气，治疗宜用葵子茯苓散，通窍利尿，渗湿通阳。妊娠血虚湿热内阻，治疗宜用当归散，养血健脾，清化湿热。脾虚寒湿之胎动不安，治疗宜用白术散，健脾除湿，温中安胎。在上述某些方中，还有一些后世医家所说的妊娠忌服药味，如干姜、半夏、附子、葵子等，这是根据《黄帝内经》"有故无损"之旨而立方。当今医家，对于这些药物的运用，关键在于审证求因、辨证正确，适当掌握药物配伍，观察孕妇体质，以及有无流产病史等，灵活应用之，以保障孕妇和胎儿的安全。

（常婧舒　李秋贵）

第三节　论仲景治瘀十二法

瘀血学说始于《黄帝内经》，充实于唐、宋，发展于明、清。仲景在《伤寒杂病论》中首先提出瘀血、蓄血证名及其辨证论治，开了化瘀法治疗外感、内伤等疾病之先河，为后世瘀血学说的形成奠定了基础。重视活血化瘀的应用，也是李文瑞诊治特色之一，其论仲景治瘀十二法具体如下。

（一）热盛里实黄疸——清热化瘀

[原文摘录] 黄疸腹满，小便不利而赤，自汗出，此为表和里实，当下之，宜大黄硝石汤。（《金匮要略·黄疸病脉证并治》）

[方药组成] 大黄　黄柏　硝石各四两　栀子十五枚

上四味，以水六升，煮取二升，去滓，内硝，更煮取一升，顿服。

[证治论述] 此条论述热盛里实黄疸之证。

本方证为湿热充斥三焦，里热成实黄疸重证。热盛则气机不畅，故腹满；热盛则气化不行，故小便不利而赤；自汗出，乃表邪不解，热邪外蒸，迫津外泄之象，故曰"此为表和里实"；热蕴于中，蒸于上，移于下，故见心中烦热。当下之，言明实热，而表邪已解；实热，尚应表现腹满拒按、大便秘结、苔黄厚、脉滑数等。法当攻下，治疗宜用大黄硝石汤，通腑泄热，化瘀消坚（清热化瘀）。

方中大黄泄胆胃之瘀热而除中焦之滞；黄柏、栀子清上下焦之热邪；硝石寓于苦寒泄热诸味中，以化瘀消坚。诸味相协，共奏通腑泄热、化瘀消坚（清热化瘀）之功。

现代临证用于急性黄疸性肝炎而见本方证者，常加丹参、赤芍；热重者，加茵陈、蒲公英；湿偏重者，加猪苓、滑石；大便秘结，里实重者，重用大黄，去硝石，加芒硝。

[临证治验] 急性黄疸性肝炎：杨某，男，35 岁。因皮肤发黄查血，胆红素 3.5mg/dl，谷

丙转氨酶 260U/L，诊为急性黄疸性肝炎。

诊见：一身面目尽黄，但热不寒，胁痛拒按，纳呆腹胀，大便秘结，小便短少。舌淡红，苔黄腻，脉滑数。

辨证：湿热熏蒸，瘀阻血脉而发黄。

治则：清热化瘀。

方药：大黄硝石汤加减。

| 大　黄 8g^{后下} | 芒　硝 8g | 黄　柏 10g | 栀　子 10g |
| 茵　陈 30g | 赤　芍 25g | | |

7 剂，水煎服。

药后诸症减轻。遵原方加减服 20 剂，诸症缓解，病告治愈。随访未见复发。

按：本例乃湿热内盛，瘀阻血脉而发黄。方用大黄硝石汤去硝石加芒硝清热化瘀，以退黄；加茵陈、赤芍清利湿热，活血化瘀，以增强退黄之功效。证治贴切，药到病除。

（二）血热互结，停蓄于少腹——泄热逐瘀

[原文摘录] 太阳病不解，热结膀胱，其人如狂，血自下，下者愈。其外不解者，尚未可攻，当先解其外。外解已，但少腹急结者，乃可攻之，宜桃核承气汤。（《伤寒论·辨太阳病脉证并治中》）

[方药组成] 桃仁五十个（去皮尖）　大黄四两　桂枝二两（去皮）　甘草二两（炙）　芒硝二两

上五味，以水七升，煮取二升半，去滓，内芒硝，更上火，微沸下火，先食温服五合，日三服。当微利。

[证治论述] 此条论述太阳病不解，邪热随经入里，血热互结，停蓄于下焦少腹之证治。

因有形之血热结于下焦，则少腹急结；心主血，又主神明，血热影响心神，则其人烦躁谵语，甚则如狂；邪热在血分，膀胱气化正常，则小便自利；因病在下焦血分，瘀血多从大便而下，故大便色黑。证属瘀血与实热互结，血蓄下焦。治疗宜用桃核承气汤，泄热逐瘀。

本方由调胃承气汤加桃仁、桂枝而成。方中大黄苦寒，芒硝咸寒，泄热破结；大黄可去瘀生新，但力尚不足，故加滑利之桃仁活血化瘀，以破蓄血；桂枝辛温通阳气，其意不在解表，而在理气通阳，俾阳通即可行阴，理气则能行血，血行而结散，故病自解。如《血证论》云："桂枝禀肝经木火之气，肝气亢者见之即炽，肝气结者遇之即行。故血证有宜有忌，此方取其辛散，合硝黄桃仁，直入下焦，破利结血。瘀血去路不外二便，硝黄引从大便出，而桂枝兼化小水，此又是一层意义。"诸味相协，共奏泄热逐瘀之功。本方之妙，在于寒凉药中酌加温热之味，且在血分药中稍配气分之味。

本方适用于实热郁结少腹而引起之上逆；或因瘀血所致病症，而在腹部相当于结肠区可触及索状物及肌抵抗感者。其疼痛固定不移，多呈刺痛，拒按（以小腹部痛为主）；排出的大便呈紫黑色，夹血块；舌紫暗或有瘀斑，脉沉涩或沉实有力。

现代临证，用于治疗慢性前列腺炎、血吸虫病、肝硬化以及妇女月经不调、产后腹痛等属瘀热内结者。用治妇人瘀热内阻之月经不调及闭经、痛经时，多加当归、红花，或加赤芍、三七粉；若兼气滞，加香附、乌药。用治癃闭属瘀热内阻时，常加滑石、木通、车前子。

[临证治验] 腰痛：张某，男，50岁。腰痛半年，强僵而硬，屈伸不利，动则加剧，昼轻夜重，重则刺痛难忍，大便偏干。舌质暗，苔薄黄，脉迟涩。

辨证：血热互结。

治则：泄热逐瘀。

方药：桃核承气汤加味。

桃　仁 10g	生大黄 8g^{后下}	桂　枝 10g	芒　硝 5g^{分冲}
牛　膝 13g	川　芎 6g	鸡血藤 15g	甘　草 5g

10剂，水煎服。

药后，诸症大减。遂改予局部敷麝香虎骨膏[1]10日而愈。

按：本例乃血热互结之腰痛。方用桃核承气汤泄热逐瘀；加牛膝补肾强腰，并引药下达腰部；川芎、鸡血藤活血化瘀，养血通络，以增强止痛之功效。方证相合，故而获效。

（三）热毒内聚，营血瘀结于肠——化瘀消痈

[原文摘录] 肠痈者，少腹肿痞，按之即痛如淋，小便自调，时时发热，自汗出，复恶寒，其脉迟紧者，脓未成，可下之，当有血；脉洪数者，脓已成，不可下也。大黄牡丹汤主之。（《金匮要略·疮痈肠痈浸淫病脉证并治》）

[方药组成] 大黄四两　牡丹一两　桃仁五十个　瓜子半升　芒硝三合

上五味，以水六升，煮取一升，去滓，内芒硝，再煎沸，顿服之，有脓当下；如无脓，当下血。

[证治论述] 此条论述肠痈脓未成急症之证治。

本方证乃热毒内聚，营血瘀结于肠，经脉不通，局部气壅血瘀，以致积热积血互结。肠痈尚未成脓，故症见少腹局部疼痛、拘急且拒按，若按之不但疼痛剧烈，且牵引会阴和尿道疼痛，犹如淋痛之状；病在肠，无膀胱及肾之病，故小便自调；除腹部症状外，往往由于邪正相争，营郁卫阻，而常有发热、恶寒、自汗出；热和血瘀，则脉迟而紧急有力。此时，可用下法，以攻瘀热积血，俾血行气畅，则肠痈可愈。

方后所注"顿服之，有脓当下；如无脓，当下血"，乃告诫医者临证之际，肠痈不论有脓与否，凡脉迟而有力或数而有力，大便秘结，小便短赤，舌红苔黄燥等属里热实证者，均可施用本方。但对体虚且脓已成者，慎用之。

综上所述，此乃瘀热内结之肠痈实证。实者，散而泻之。六腑之生理为泻而不藏，通则不痛，根据"其下者，引而竭之"，故治宜化瘀消痈。

方中大黄荡涤肠道之热结，攻削凝聚之瘀血，为主药；芒硝咸寒泻下瘀热，助大黄泄热散结以消肿；桃仁破血散结，伍大黄破瘀消肿以镇痛；牡丹皮凉血活血，化瘀消痈；瓜子排脓疗痈。诸味相伍，共奏荡热解毒、消痈排脓、逐瘀攻下之功，即化瘀消痈也。

现代临证，本方常用于治疗各种类型的阑尾炎而属里热实证者，亦可用于治疗子宫附件炎、输卵管阻塞、盆腔炎、盆腔脓肿、肺脓肿、肝脓肿、肾周脓肿、肛周脓肿、妇女痛经或经闭等病症而见本方证者。热盛者，加金银花、蒲公英；瘀血阻重者，加当归、赤芍；气滞痛甚者，加川楝子、延胡索等，均可收到良好效果。

1　麝香虎骨膏：因虎骨为禁用品，现多采用其他替代品，如麝香壮骨膏。

瓜子，后世医家将其释为冬瓜子，然冬瓜子味甘性凉，主要作用是利尿（利小便即所以实大便），而本方证为肠痈实热，脓未成之际，如用瓜蒌子之味甘性寒，入肺、胃、大肠经，则可润肺、化痰、滑肠，故本方宜用之。但亦有主张用冬瓜子（为治内痈之要药），以期清肠中湿热；若肠痈已成脓，则可排脓，散结消肿，促进肠痈消散。临证究用二者之何，宜经验行之。

[临证治验] 急性阑尾炎：郭某，男，45岁。心下痞硬而痛已半日，午后转痛于右少腹，压痛并反跳痛，呕逆，大便2日未行，体温38.5℃。舌暗苔黄，脉弦数。

西医诊断为急性阑尾炎。

辨证：热毒瘀结致痈。

治则：化瘀消痈。

方药：大黄牡丹汤加味。

生大黄6g后下	牡丹皮10g	冬瓜仁10g	蒲公英30g
桃 仁10g	朴 硝10g后下	金银花30g	甘 草5g

日1剂，水煎服。

2剂后诸症消退，休息3日后正常劳动。

按：本例乃热毒内聚，与血互结，瘀结于肠而致肠痈。方用大黄牡丹汤荡热解毒，化瘀消痈；加蒲公英、金银花、甘草清热解毒，以增强解毒消痈之功。诸药相合，热去痈消，则肠痈自愈矣。

（四）阴阳二毒——化瘀解毒

[原文摘录] 阳毒之为病，面赤斑斑如锦纹，咽喉痛，唾脓血，五日可治，七日不可治，升麻鳖甲汤主之。（《金匮要略·百合狐惑阴阳毒病脉证治》）

阴毒之为病，面目青，身痛如被杖，咽喉痛，五日可治，七日不可治，升麻鳖甲汤去雄黄蜀椒主之。（《金匮要略·百合狐惑阴阳毒病脉证治》）

[方药组成] 升麻二两　当归一两　蜀椒（炒去汗）一两　甘草二两　鳖甲手指大一片（炙）　雄黄半两（研）

上六味，以水四升，煮取一升，顿服之，老小再服，取汗。

《肘后》《千金方》阳毒用升麻汤，无鳖甲，有桂；阴毒用甘草汤，无雄黄。

[证治论述] 此2条论述阴阳二毒之证治。

阴阳二毒者，既非指毒在气分、血分，亦非指热毒、寒毒，而是指毒在阴分称之为阴毒，毒在阳分称之为阳毒。因此，见症有别也。

阳毒之证，因疫毒之气入于阳络，阳络循于面，阳络之毒甚，故面赤斑斑如锦纹。如疫毒在阳络不解，久则化热，热毒腐蚀咽喉，则化而成脓，故咽喉痛，久则唾脓血。

阴毒之证，因疫毒之气入于阴络，阴络较深，血瘀气滞，运行不畅，不通则痛矣，故面目青、身痛如被杖。咽喉痛而不吐脓血者，并非不化热化脓，乃阴络较深，即或成脓亦不易溃，故不吐脓血。

阴阳二毒者，乃感受疫毒之气，从口鼻而入所致。咽喉为呼吸之门户，故二证均有咽喉痛之主症，所以用升麻鳖甲汤清热解毒、活血利咽，即化瘀解毒也。

综上所述，从原文所述症状观之，无论阳毒抑或阴毒，都有咽喉疼痛和面色改变。同中有异之处，是为阳毒症状比较明显，阴毒症状比较隐晦。因此，这里的阴、阳主要依据症状之明显与隐晦而划分。再从方药分析，方中升麻、雄黄等皆为解毒辟秽之品，因而对阴阳二毒（近乎疫毒）所致疾病的解毒是可取的。

方中升麻、甘草清热解毒，疗疫毒时气之喉痛；当归、鳖甲活血凉血，散瘀排脓，养阴清热；雄黄辛温，散瘀解毒；蜀椒温中止痛；雄黄、蜀椒均为温热之味，既可助升麻、甘草解毒之力，又能助鳖甲、当归散瘀排脓之功。诸味合用，除热解毒，则阳毒可愈。升麻鳖甲汤去雄黄、蜀椒，意在减温热之力，防损其阴气，以奏化瘀解毒之功。

总之，升麻鳖甲汤证的病因相同，病变在血脉，所以须因症出入，使方有所加减，但皆寓因势利导之意也。

现代临证，用升麻鳖甲汤加减治疗紫癜、红斑狼疮、猩红热、慢性肝炎、慢性荨麻疹、肾炎血尿等病症属于热毒血瘀者有效。但温热病中热极之阳毒，或阴寒直中、寒极之阴毒，则非本方所宜。

[临证治验] 红斑狼疮：梁某，女，33岁。西医诊为红斑狼疮。诊见：颧红，四末冷，下肢时现瘀斑，有烧灼感，时发寒热，月经正常，纳馨，二便调，舌红，苔少，脉细弦。

辨证：阳毒发斑。

治则：化瘀解毒。

方药：升麻鳖甲汤加减。

| 升　麻 6g | 鳖　甲 30g | 川　椒 6g | 牛　膝 10g |
| 当　归 10g | 桂　枝 5g | 生甘草 30g | |

3剂，水煎服。

药后下肢红斑色渐淡，烧灼感全消。前方加蒲公英 15g，再进 5 剂，红斑大部已消。继以六味地黄丸服 3 个月，红斑全消。

按：本例红斑狼疮，下肢时现瘀斑，乃阳毒发斑。治用升麻鳖甲汤加减，化瘀解毒。方中升麻、生甘草清热解毒，鳖甲、当归活血化瘀、养阴清热；川椒乃温热之味，既可助升麻、生甘草解毒之力，又能助鳖甲、当归活血化瘀之功；牛膝引药下行，协桂枝温通血脉，以增强化瘀消斑之功。首以汤剂化瘀解毒，红斑大部已消；继以六味地黄丸滋补肾阴，红斑全消。

（五）疟母——化瘀消癥

[原文摘录] 病疟，以月一日发，当以十五日愈，设不差，当月尽解；如其不差，当云何？师曰：此结为癥瘕，名曰疟母，急治之，宜鳖甲煎丸。（《金匮要略·疟病脉证并治》）

[方药组成] 鳖甲十二分（炙）　乌扇三分（烧）　黄芩三分　柴胡六分　鼠妇三分（熬）　干姜三分　大黄三分　芍药五分　桂枝三分　葶苈一分　石韦三分（去毛）　厚朴三分　牡丹五分（去心）　瞿麦二分　紫葳三分　半夏一分　人参一分　䗪虫五分（熬）　阿胶三分（炙）　蜂窠四分（熬）　赤硝十二分　蜣螂六分（熬）　桃仁二分

上二十三味，为末，取煅灶下灰一斗，清酒一斛五斗，浸灰，候酒尽一半，着鳖甲于中，煮令泛烂如胶漆，绞取汁，内诸药，煎为丸，如梧子大，空心服七丸，日三服。《千金方》用鳖甲十二片，又有海藻三分、大戟一分、䗪虫五分，无鼠妇、赤硝二味，以鳖甲煎和诸药为丸。

注：乌扇即射干；煅灶灰即煅铁灶中之灰，又称炉灰；鼠妇又名鼠鱼，即地虱；紫葳即凌霄花；䗪虫即土鳖虫；赤硝即硝石。

[证治论述] 此条论述疟母之证治。

患疟疾之人，以一日发作一次者多见，间日发作一次者次之，三日发作一次者更次之。如以月而论，节气变更，人气亦随之变更。五日为一候，三候为一气，天气十五日一更。而人与自然息息相应，节气变更则气旺，人气亦随之一更而旺，气旺则邪当解，故云"当以十五日愈"；假令疟疾不愈，则再过十五日天人之气再更时，气旺则病除，所以说"当月尽解"。

感受疟疾之邪有轻重，人之体质亦有强弱，故疟疾之发展与转归亦有区别。如患者体质较弱，又治疗不当，演成邪盛正虚，必然十五日不差，一月也不愈，逐渐发展到痞块结于胁下而为"疟母"；如患者体质较强，加之治疗得当且及时，则正盛邪衰，疟疾自然很快消除。正如《素问·刺疟》所载"一刺则衰，二刺则知，三刺则已"，足以证明正盛邪衰之必然转归。此者，即为"十五日愈"和"当月尽解"之机理所在。

如经十五日、一月而疟疾仍不愈，正气日衰，疟邪势必假血依痰，聚结于胁下，形成痞块，而为疟母。恐滋蔓难图，故文中着重指出"急治之"。因癥瘕在胁下，影响气血运行，容易产生各种病变，故投鳖甲煎丸以扶正祛邪，攻坚破积，化瘀消癥。此即《素问·至真要大论》"坚者削之，客者除之……结者散之，留者攻之"之义也。

方中鳖甲咸微寒，入肝、肾经，软坚散结消癥，除邪养正，《神农本草经》载其"主心腹癥瘕坚积，寒热"，合煅灶灰浸酒以祛瘀消积，而为主药；大黄、赤硝、桃仁、桂枝泻血中之热，破瘀血，通气滞；蜣螂、䗪虫、蜂窠、鼠妇协助硝、黄、桃仁，而化瘀消癥；紫葳、牡丹皮活血凉血，以去血中伏热；乌扇、葶苈开痹利肺，合石韦、瞿麦以清利湿热之结；人参、阿胶、芍药补气养血，扶正以和营卫；柴胡、黄芩、桂枝、干姜、半夏、厚朴理肝胆之气，调治寒热而运化痰湿。诸味相伍，化瘀消癥，攻补兼施，寒热并调，理气理血，祛痰逐湿。本方诸法兼备，确为急治之仲景大方。

总之，本方为寒热并用、攻补兼施、行气化瘀、除痰消癥之要方，具有调理机体、增进抗病能力、破瘀消痞、杀虫止疟等功用。

现代临证，本方常用于慢性肝炎、血吸虫病、疟疾以及黑热病等见肝脾肿大者，有一定疗效；对其他瘀血见证，如子宫肌瘤、囊肿、肿瘤、肝血管瘤等亦有一定疗效。中国中医科学院广安门医院肿瘤科用本方治肝癌获良好疗效。

[临证治验] 肝癌术后：张某，男，76岁。肝癌术后，肝大，肝区痛，低热，手足心热，口干不欲饮，精神尚佳，纳便如常。肝功能正常，血小板计数低（60×10^9/L）。舌暗有瘀斑，苔薄白，脉弦。

辨证：肝阴亏虚，血瘀成癥。

治则：滋阴养血，化瘀消癥。

方药：鳖甲煎丸加减。

鳖　甲 30g	女贞子 30g	墨旱莲 30g	当　归 10g
山茱萸 13g	枸杞子 10g	五味子 10g	丹　参 15g
赤　芍 15g	鸡血藤 15g	红　花 10g	生黄芪 25g

　　枳　壳 8g　　　　　三七粉 3g^{冲服}

日 1 剂，水煎服。

14 剂后，诸症均有减轻，低热愈。前方加白花蛇舌草 30g，继服半年，症情平稳。

随访 4 年，患者健在。

按：本例乃肝癌术后患者，证属肝阴亏虚，血瘀成癥。治用鳖甲煎丸加减，滋阴养血，化瘀消癥。方中鳖甲咸微寒，入肝、肾经，软坚散结消癥，除邪养正；丹参、赤芍、鸡血藤、红花、三七粉活血化瘀，协鳖甲消癥；枳壳行气，协活血药行气活血以增强活血化瘀之功；女贞子、墨旱莲、山茱萸、枸杞子、五味子滋补肾阴而清虚热；生黄芪、当归益气养血，以防伤正。诸药相合，共奏滋阴养血、化瘀消癥之功效。药后阴血充实，血瘀改善，癥亦减轻，故而获效。

（六）女劳疸兼瘀血——化瘀祛湿清热

[原文摘录] 黄家，日晡所发热，而反恶寒，此为女劳得之。膀胱急，少腹满，身尽黄，额上黑，足下热，因作黑疸。其腹胀如水状，大便必黑，时溏，此女劳之病，非水也。腹满者难治。硝石矾石散主之。（《金匮要略·黄疸病脉证并治》）

[方药组成] 硝石　矾石（烧）等分

上二味，为散，以大麦粥汁和服方寸匕，日三服。

[证治论述] 此条论述女劳疸兼瘀血之证治。女劳疸为病，乃房劳过度，肾阴亏虚，兼有瘀浊内阻之谓也，证属虚中夹实。

黄疸多因湿热内蕴，郁于阳明，故见日晡所发热而不恶寒；而女劳疸，由肾虚有热、热蒸血瘀所致，亦见日晡所发热，但反恶寒。虚热熏蒸，气血不能外荣，则身尽黄，尤以额上黑（肾色外现）为特征；阴虚不能藏阳，虚阳外浮，则足下热、五心烦热；膀胱急、少腹满、大便黑、时溏等，为瘀血内着之象。

总之，女劳疸是因房劳过度，肾阴不足，虚阳上浮所致；其特征是额上黑，微汗，手足心热，薄暮即发，膀胱急，但小便自利，尺脉浮。发病之因为房室伤肾，故名女劳疸。证属肾阴亏虚，湿热与瘀内阻，本虚标实。治先化瘀祛湿清热，以治标；一旦黄疸消退，后当图本治之为善。

方中硝石即火硝，味苦微咸，入血分，具有破坚散积、利尿泻下之功；矾石即皂矾，烧之则赤，以破血分之积垢。两味均属金石之药，易伤脾胃，故用大麦粥送服，以取大麦甘平之性，谓养脾胃，运行药力。诸味相协，共奏化瘀祛湿清热之功。此方服后可使瘀热从大便而下，湿浊从小便而利，故方后云"病随大小便去"。

现代临证，本方常用于急性黄疸性肝炎、慢性肝炎、肝硬化腹水、高胆红素血症、胆石症、血吸虫病、囊虫病、钩虫病等病症而见本方证者。

[临证治验] 胆结石：刘某，女，35 岁。胆结石急性发作，右下胁痛不可忍，坐卧不安，呕逆时作，巩膜皮肤微黄，面色偏黑，下肢微水肿，纳不香，大便不实，小便色黄。舌微暗，苔黄厚，脉弦滑小数。

辨证：瘀血湿热互结。

治则：化瘀祛湿清热。

方药：硝石矾石散加减。

朴　硝15g^{后下}　　　大　黄3g^{后下}　　　党　参10g　　　神　曲10g

炒谷麦芽^各15g

1剂，急煎顿服。

药后痛止。再进2剂，黄退而愈。

继以舒肝化石之法，用龙胆泻肝汤加减治之。

按：本例乃胆结石所致发黄，证属瘀血湿热互结。治用硝石矾石散加减，化瘀祛湿清热。方中朴硝苦咸，泻下瘀热，破积利水；大黄荡涤肠胃，活血化瘀；二药相伍，化瘀祛湿清热以退黄。朴硝、大黄易伤脾胃，故用党参、神曲、炒谷麦芽，益气健脾，谓养脾胃，运行药力。药后痛止黄退，继以龙胆泻肝汤加减，清利肝胆湿热而化石。

（七）妇人水血并结血室——破血逐水

[原文摘录]妇人少腹满如敦状，小便微难而不渴，生后者，此为水与血并结在血室也，大黄甘遂汤主之。（《金匮要略·妇人杂病脉证并治》）

[方药组成]大黄四两　甘遂二两　阿胶二两

上三味，以水三升，煮取一升，顿服之，其血当下。

[证治论述]此条论述妇人水血并结血室之证治，系胎产引起之疾病证治。

妇人少腹满如敦状，乃有形之邪凝结于下焦。

妇人少腹满，有蓄水与蓄血之不同。若小腹满而小便自利，膀胱气化正常，则为蓄血；若小腹满而小便不利，口渴，则为蓄水。

今妇人少腹胀满，其形高起如敦状，小便微难而不渴，或下肢水肿，或手足心热，且发生于产后，为水与血并结于血室也。其病机为阳热而盛，气化紊乱，气不化则水不行，气不化亦不运。此乃水与血并结于血室之实证。故治疗宜用大黄甘遂汤，破血逐水，以攻有形之实邪。

方中大黄破血结，甘遂逐水邪；二味性猛而峻，故佐以阿胶滋阴养血，使祛邪而不伤正。三味相协，共奏破血逐水之功。

现代临证，本方用于产后恶露不绝、产后排尿困难、产后血栓性静脉炎，亦可用于卵巢囊肿合并腹水、肝硬化腹水、糖尿病肾病、附睾淤积症等病症而见本方证者。李文瑞指出，本方峻猛，虽有实邪不嫌攻之，但不宜多服，待实邪攻下，再据病情辨证施治。

[临证治验]肝硬化腹水：仇某，男，50岁。患肝病十数年，今诊为肝硬化腹水。诊见：全腹胀满，小便少，大便硬，纳尚馨，夜卧不宁，胸闷短气，面色不华，巩膜黄染。舌暗有瘀斑，苔黄，脉虚弦、有滑象。

辨证：脾虚湿困，水血互结。

治则：健脾化湿，破瘀逐水。

方药：实脾饮煎汤合大黄甘遂汤加味。①实脾饮原方，日1剂，水煎服。②大黄甘遂汤加味：大黄粉15g，甘遂5g，炒麦芽10g；共为细末，分别装入0号胶囊；每服2～3个胶囊，日2次，随汤剂同服。上药共服20日，腹水消净出院。

按：本例肝硬化腹水乃脾虚湿困，水血互结，虚实夹杂之证。治以健脾化湿，破瘀逐水。实脾饮健脾化湿以行水；大黄甘遂汤去阿胶加炒麦芽，破瘀逐水而不伤脾胃。诸药相伍，脾健湿行，瘀破水除，则腹水消除。

（八）妇女腹中血气刺痛——活血化瘀

[原文摘录] 妇人六十二种风，及腹中血气刺痛，红蓝花酒主之。（《金匮要略·妇人杂病脉证并治》）

[方药组成] 红蓝花一两

上一味，以酒一大升，煎减半，顿服一半。未止再服。

[证治论述] 此条论述妇女腹中血气刺痛之证治。

所谓六十二种风，无考证，此处可理解为泛指风邪。风为百病之长，善行而数变，有无处不到之特性。妇人产后体虚，或产后不慎，则风邪易乘虚侵入腹中，与血气相搏，以致血滞不行，故腹中刺痛。此为瘀血腹痛，故治疗宜用红蓝花酒，活血化瘀。

方中红蓝花味辛，活血祛瘀，通经止痛；酒性辛热，温通气血，以助红蓝花之力，使气血得以畅通。二者相伍，以奏活血通经、化瘀止痛之功。

红蓝花，即红花，临证用其治疗瘀血经闭、产后恶露、胎死腹中、腹部癥瘕、创伤瘀血、痈肿硬痛等。《本草纲目》曰："红蓝花……其花红色，叶颇似蓝，故有蓝名"；"红蓝花即红花也，生梁汉及西域。……活血，润燥，止痛，散肿，通经"。《本草正义》曰："红花……性本温和，气兼辛散，凡瘀滞内积，及经络不利诸证，皆取专主。"

现代临证，本方用于月经不调、痛经、产后腹痛、产后恶露不净，亦可用于冠心病、弥散性血管内凝血、褥疮、跌打损伤、面神经麻痹等病症而见本方证者。

[临证治验] 少腹寒痛：柯某，女，21岁。少腹寒痛已半年，痛时拘急，自按板硬，月经量少，大便顺。舌淡嫩，苔薄白，脉细弦。

辨证：瘀血阻滞。

治则：活血化瘀。

方药：加味红蓝花酒。红花50g，当归20g，泡于白酒500ml中。嘱令泡5～10日后服之。每服3～5ml，日2～3次。

1个月后，少腹寒痛解除。

按：本例乃瘀血所致之少腹寒痛。治用加味红蓝花酒以活血化瘀，加当归旨在养血活血，以增强止痛效果。药味虽少，但方证相合，故而获效。

（九）冲任虚寒兼有瘀血所致崩漏——温经化瘀

[原文摘录] 妇人年五十所，病下利，数十日不止，暮即发热，少腹里急，腹满，手掌烦热，唇口干燥……瘀血在少腹不去……当以温经汤主之。（《金匮要略·妇人杂病脉证并治》）

[方药组成] 吴茱萸三两　当归　芎䓖　芍药各二两　人参　桂枝　阿胶　牡丹（去心）　生姜　甘草各二两　半夏半升　麦门冬一升（去心）

上十二味，以水一斗，煮取三升，分温三服。亦主妇人少腹寒，久不受胎；兼取崩中去血，或月水来过多，及至期不来。

[证治论述] 此条论述冲任虚寒兼有瘀血所致崩漏之证治。

妇人五十岁左右，气血已衰，冲任不充，经水应止，今复下血月余不止，乃属崩漏之疾。冲为血海，任主胞胎，二脉皆起自胞宫，循行于少腹。冲任虚寒，气血凝滞，则少腹冷痛、月经不调；若寒凝血瘀，经脉不畅，则月经至期不来；若瘀血内阻，血不循经，冲任不固，则经来过多，或崩漏下血不止；漏血数十日不止，阴血耗损，阴虚则生内热，故暮即发

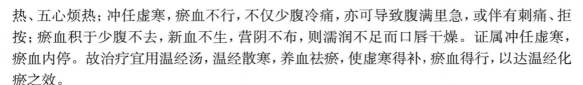

热、五心烦热；冲任虚寒，瘀血不行，不仅少腹冷痛，亦可导致腹满里急，或伴有刺痛、拒按；瘀血积于少腹不去，新血不生，营阴不布，则濡润不足而口唇干燥。证属冲任虚寒，瘀血内停。故治疗宜用温经汤，温经散寒，养血祛瘀，使虚寒得补，瘀血得行，以达温经化瘀之效。

方中吴茱萸、桂枝温经散寒，其中吴茱萸长于行气止痛，桂枝专擅温通经脉；阿胶、芍药、麦冬滋阴养血；当归、川芎活血祛瘀以生新；牡丹皮清血分瘀热，且助桂枝、当归、川芎温经活血祛瘀；人参大补，使中气充盛；生姜、半夏、甘草益气和胃，以资生化之源，使阳生阴长，血源得充；甘草又有调和诸味之功。诸药相合，有温有凉，有补有行，而又以温为主。据此，血气得温而行，血行则瘀血活化，俾瘀去新生，则诸证自愈，故名"温经汤"是也。

现代临证，本方常用于月经不调、闭经、痛经、带下病、恶露不下或不绝、卵巢囊肿、子宫内膜异位症、功能失调性子宫出血、子宫发育不全、不孕症，亦可用于心肌梗死、十二指肠溃疡、血吸虫肝病、雷诺病、血管性头痛、男性不育、疝气等病症而见本方证者。

[临证治验] 月经不调：刘某，女，27岁。月经后移5个月，其量时多时少，且淋沥不尽，白带淡而清稀。今次行经已5天，时夹血块，神疲身倦，腰膝冷痛，尿频，少腹拘急而隐痛。舌暗淡，苔薄白，脉沉细、有滑象。

辨证：冲任虚寒，瘀血阻滞。

治则：温经化瘀，调补冲任。

方药：温经汤加减。

当　归10g	川　芎8g	赤　芍15g	吴茱萸10g
党　参10g	桂　枝8g	法半夏8g	麦　冬10g
延胡索10g	五灵脂6g	小茴香10g	炙甘草5g
阿　胶10g			

3剂，水煎服。

药后，血量减少，少腹渐温。上方去法半夏，加熟地黄15g。再进3剂而愈，半年后妊娠。

按：本例为冲任虚寒，瘀血阻滞之月经不调。治用温经汤温经化瘀，调补冲任；加延胡索、五灵脂、小茴香以增强温经化瘀之力；后加熟地黄，协当归以养血。诸药合用，可使寒去瘀化，冲任充实，故而获效。

（十）肝着及妇女半产漏下——行气化瘀

[原文摘录] 肝着，其人常欲蹈其胸上，先未苦时，但欲饮热，旋覆花汤主之。（《金匮要略·五脏风寒积聚病脉证并治》）

寸口脉弦而大，弦则为减，大则为芤，减则为寒，芤则为虚，寒虚相搏，此名曰革，妇人则半产漏下，旋覆花汤主之。（《金匮要略·妇人杂病脉证并治》）

[方药组成] 旋覆花三两　葱十四茎　新绛少许

上三味，以水三升，煮取一升，顿服之。

注：新绛，历代医家见仁见智，陈藏器认为是"绯帛"，陶弘景认为是新刈之茜草。总结古人临证经验，"新绛"可以茜草、红花、苏木、郁金等代之，其中以茜草为佳。

[证治论述] 此条论述肝着及妇女半产漏下之证治。

肝主藏血，喜条达。若怒气伤肝，或因寒气凝滞，则肝气郁滞，着而不行，遂成肝着矣。肝脉布胁络胸贯膈。今病位在胸胁，肝经气郁血滞，气机不利，经脉气血不畅，故见胸胁痞塞，甚或胀痛、刺痛；若以手捶其胸胁，或按揉，甚至用脚蹈踏，则气机舒展，气血运行暂时疏通，留着之邪气得散，故"其人常欲蹈其胸上"。"先未苦时，但欲饮热"，言明肝着尚未形成时，其病变先在气分，仅现胸胁痞塞之轻症，故欲饮热，以期胸阳通畅，气机畅达，暂时缓解痞塞；如病已深入血分，肝经脉络血凝气滞，肝着已形成，即或饮热，亦无济于事。故治疗宜用旋覆花汤，行气活血，通阳散结。

妇女半产漏下者，乃气不足以统血，血无所摄而下趋所致，故有胎即半产而不能满足十月，无胎即漏下而经血愈伤也。半产或漏下，均可引起阴血亏损，进而阴损及阳，以致阴不系阳，阴竭于内，阳浮于外，即所谓"虚寒相搏"。阴虚阳衰，阴寒凝固则脉弦，阴虚阳浮则脉芤。所以脉呈弦紧，芤大中空，如按鼓皮，"此名曰革"。本证大虚难补，因半产漏下之后，内多夹瘀，故治宜从肝经入手，助其生化之气，行其气血之滞。

方中旋覆花理结气，通血脉，调寒热，疏肝助开发之气；葱温通阳气，而有阳生阴长之义；新绛理血散寒，以达祛瘀而生新之旨。诸味相协，共奏行气化瘀之功，使气行血行，阳通瘀散，则肝着自愈矣。

现代临证，本方常用于肝瘀气滞胁痛、肋间神经痛、胸痹心痛，以及迁延性肝炎、慢性肝炎、肝硬化胁痛、肝癌术后胁痛、妇女乳腺增生等，亦可用于冠心病、肺心病、伤胎漏下流产等病症而见本方证者。

[临证治验] 肝癌术后右胁痛：孙某，男，75 岁。肝癌手术后 3 个月，右胁痛三五日，重则难忍，按之则适，喜热。舌暗有瘀斑，苔薄白，脉弦涩。

辨证：气滞血瘀。

治则：行气化瘀。

方药：旋覆花汤加减。

旋覆花25g^包　　　　赤　芍 15g　　　　老　葱 5 茎　　　　炙甘草 5g

2 剂，急煎服。

连服 2 日胁痛止，继以舒肝化瘀解毒为治。3 个月后，因呕血而病故。

按：本例肝癌术后右胁痛，证属气滞血瘀。治用旋覆花汤加减，行气化瘀。去新绛加赤芍，旨在活血化瘀；加炙甘草益气，并可防行气活血之品伤正。方证相合，故而右胁痛止。

（十一）虚劳内有瘀血——破血逐瘀

[原文摘录] 五劳虚极羸瘦，腹满不能饮食，食伤，忧伤，饮伤，房室伤，饥伤，劳伤，经络营卫气伤，内有干血，肌肤甲错，两目黯黑，缓中补虚，大黄䗪虫丸主之。（《金匮要略·血痹虚劳病脉证并治》）

[方药组成] 大黄十分（蒸）　黄芩二两　甘草三两　桃仁一升　杏仁一升　芍药四两　干地黄十两　干漆一两　虻虫一升　水蛭百枚　蛴螬一升　䗪虫半升

上十二味，末之，炼蜜和丸小豆大，酒饮服五丸，日三服。

[证治论述] 此条论述虚劳内有瘀血之证治。

"五劳虚极羸瘦"者，即五脏之病劳也：心劳、肝劳、脾劳、肺劳、肾劳。劳伤虚极，气血亏损，不能荣养肌肤，以致形体消瘦，或称正气虚极，身体消瘦。五劳虚于内，羸瘦形于外，故说羸瘦是五劳伤害已极之必然。"腹满不能饮食"者，虽五劳各不相同，其病各异，但无论上下之虚损，必然损及脾胃，脾胃虚弱，运化失常，则五劳之病，至于虚极，不仅形容憔悴，大肉脱落，而且脾气衰而为腹满，胃气竭而不能饮食。"食伤，忧伤，饮伤，房室伤，饥伤，劳伤，经络营卫气伤"者（七伤），皆为虚劳致病因素，言明本方证或因七情郁结，或因饥饱失常，或因酒色过度，或因过度疲劳，日久以致经络营卫气伤。"内有干血，肌肤甲错，两目黯黑"者，虚劳经久不愈，精血内夺，血脉不畅，瘀积日久，则形成干血，即"内有干血"；血瘀于内，则肌肤不泽，错如鳞甲；血不荣于目，则两目黯黑。所谓"干血"，俗称"干血劳"，在症状上应是少腹有块，拒按不移。除消瘦、肌肤甲错、两目黯黑外，面必呈萎黄，舌必有瘀斑或瘀点，舌色必紫而暗，脉沉涩或弦结。

综观上述诸证，虽见于虚劳，实属假虚之证，即虚中夹实是也。故治疗当用大黄䗪虫丸，破血逐瘀，俾瘀血去，新血始能营运，诸证方能悉除。

方中大黄荡下逐瘀，为君；䗪虫破血通络，力专而缓，合大黄则更引药直达下焦以逐干血，为臣；桃仁、干漆、水蛭、虻虫、蛴螬等药消癥散痕，合大黄、䗪虫更能增强祛瘀阻、通血闭之力；干地黄、甘草、芍药滋阴补肾，养血濡脉，和中缓急；并以黄芩、杏仁清宣肺气，而解郁热；用酒送服，以行药势。诸味相伍，共奏缓中补虚、破血逐瘀之功。

现代临证，本方常用于各种肿瘤、肝胆疾病、血液病、妇科疾病、脑部疾病、前列腺疾病、静脉血栓形成、静脉曲张、肠粘连、脂代谢异常等病症而见本方证者。

[临证治验] 子宫肌瘤：夏某，女，45岁。已婚未孕，某医院诊为子宫肌瘤，质坚硬。体瘦，皮肤粗糙，形寒肢冷，纳少，心下时痞，腹胀矢气少。舌绛，苔薄白，脉缓。

辨证：瘀血内阻。

治则：破血逐瘀。

方药：大黄䗪虫丸1丸，日2次。

服70余日，再次做CT检查，示肌瘤已缩小大半。

继服上丸半年，肌瘤消失。

按：本例子宫肌瘤为瘀血内阻之癥瘕。治用大黄䗪虫丸，破血逐瘀。方证贴切，坚持久服，故子宫肌瘤消失。

（十二）气血两虚之血痹——补气化瘀

[原文摘录] 血痹阴阳俱微，寸口关上微，尺中小紧，外证身体不仁，如风痹状，黄芪桂枝五物汤主之。（《金匮要略·血痹虚劳病脉证并治》）

[方药组成] 黄芪三两　芍药三两　桂枝三两　生姜六两　大枣十二枚

上五味，以水六升，煮取二升，温服七合，日三服（一方有人参）。

[证治论述] 此条论述气血两虚之血痹证治。

血痹者，乃营卫气血皆虚之病证也。脉寸口关上微，尺中小紧，乃阳气不足，阴血涩滞之故也。气虚血滞，肌肤失养，故身体肌肤麻木。《素问·逆调论》云："荣气虚则不仁，卫气虚则不用，荣卫俱虚，则不仁且不用，肉如故也。"因风痹也有肌肤麻木之症，所以说

"如风痹状"，但血痹以麻木为主，除受邪较重者可有酸痛之外，一般无疼痛，而风痹则以疼痛为主。因受邪较深，病情较重，必须内服汤药，此即《灵枢•邪气脏腑病形》所云"阴阳形气俱不足，勿取以针，而调以甘药"之义，故治疗宜用黄芪桂枝五物汤，祛风解肌，调和营卫，补气化瘀。

方中黄芪益卫气之行；桂枝温经通阳，协黄芪达表，温通血脉；芍药通血脉，而养阴血；生姜、大枣散风寒，补营血，调和营卫。诸味相伍，共奏补气化瘀之功。

血痹之病机，已如上述之气血不足，致外邪侵袭。既然气血不足，为什么不用气血双补法扶正祛邪？《素问•阴阳应象大论》云："形不足者，温之以气；精不足者，补之以味。"因此，血痹乃形气不足之证，虽病机属血行涩滞，但究其主因，则由气虚感邪而致血行不利，故宜补气以活血，即"气行则血行"；同时，用温煦之品以补虚。本方即用桂枝汤倍加生姜，取生姜辛温，以增强温煦之力而宣，协桂枝走表以散外邪；血行痹阻，当鼓舞卫气而畅之，故去甘草之缓，加黄芪固表行气，引阴出阳，以达通阳行痹之功。反之，如果气血双补，不但不能达到补气活血之用，而且会使气血更加痹阻。

现代临证，本方不拘于血痹，风痹亦可用之，但应必见本方证；常用于中风后遗症、小儿麻痹症、雷诺病、风湿性关节炎、产后腰痛、周围神经损伤、腓神经麻痹、低钙性抽搐、肢端血管功能障碍、胸痹等病症而见本方证者。

[临证治验] 血痹：付某，男，71岁。素患左上肢麻木。昨夜睡眠时肩外露，晨起明显加重，持物无力且颤动，纳尚佳，大便干。舌淡红苔薄，脉沉。

中医诊断为血痹。

辨证：气虚血瘀。

治则：补气化瘀。

方药：黄芪桂枝五物汤加味。

生黄芪 15g	桂　枝 10g	白　芍 10g	生　姜 15g
大　枣 5枚	火麻仁 10g	木　瓜 10g	丝瓜络 15g

日1剂，水煎服。

10日后再诊，左上肢麻木已解，乏力缓解，已不颤动。上方6倍量制蜜丸，每丸重9g。每服1丸，日2次。长期服用，以巩固疗效。

3年后因外感咳嗽来诊，询问前证未再发，投以止嗽散加减而痊愈。

按：本例左上肢麻木等为气虚血瘀之血痹表现。治用黄芪桂枝五物汤，补气化瘀以通痹；加木瓜、丝瓜络，疏风通络，以增强化瘀通痹之力；加火麻仁，润肠通便。诸药合用，方证贴切，故而获效。

小　结

综上所述，热盛里实黄疸，治疗宜用大黄硝石汤，清热化瘀；血热互结，停蓄于少腹，治疗宜用桃核承气汤，泄热逐瘀；热毒内聚，营血瘀结于肠，治疗宜用大黄牡丹汤，化瘀消痈；阴阳二毒，治疗宜用升麻鳖甲汤，化瘀解毒；疟母，治疗宜用鳖甲煎丸，化瘀消癥；女劳疸兼瘀血，治疗宜用硝石矾石散，化瘀祛湿清热；妇人水血并结血室，治疗宜用大黄甘遂汤，破血逐水；妇女腹中血气刺痛，治疗宜用红蓝花酒，活血化瘀；冲任虚寒兼有瘀血所致崩漏，治疗宜用温经汤，温经化瘀；肝着及妇女半产漏下，治疗宜用旋覆花汤，行气化瘀；虚劳内有瘀血，治疗宜用大黄䗪虫丸，破血逐瘀；气血两虚之血痹，治疗宜用黄芪桂枝五物汤，补气化瘀。

（范 婷 张根腾）

第三章 临证诊疗专长与用药特色

李文瑞精通中西医理论，临床经验丰富，具有较高的学术水平和科研能力；在临床实践中，坚持辨证论治，提倡中西医结合，医术精湛，擅用经方，方小药精，证治贴切，疗效卓著。本章首先介绍李文瑞临证诊疗专长，然后从"活用仲景方""气机升降的临证应用""论古方应用及加减""自创方""重用单味药""论细辛用量不过钱""论附子'最有用与最难用'""论大黄的功效与临证应用""苦瓜医用"等方面阐述临证用药特色。其他用药特色则见本书相关章节。

第一节　临证诊疗专长

李文瑞以"温故而知新"为其座右铭，治学严谨，孜孜不息地刻苦而有目的地复读并精研中医学四大经典，继承发扬中医学的深厚底蕴。不论执医于临证实践，抑或进行科学研究，始终以追求中医临证疗效为目的。

在临床中，精研医理，勇于实践，勤求古训，博采众方，擅用经方，亦用时方或后世方，并能结合临床实践自创方剂治疗多种疾病，方小药精，证治贴切，疗效卓著。如麻黄细辛附子汤治疗心动过缓；参地降糖颗粒治疗气阴两虚型 2 型糖尿病，糖肾胶囊治疗糖尿病早期肾病；天雄散、萆薢分清饮治疗男性不育；身痛逐瘀汤加味治疗强直性脊柱炎；温补脾肾治疗再生障碍性贫血、甲状腺功能减退症、皮肌炎；犀角地黄汤治疗紫癜及顽固性皮肤病；连根汤治疗血尿；加味缩泉汤治疗尿频、尿崩症等，均获显著疗效。

临证诊疗擅长内科，尤其对糖尿病及其并发症、肾脏疾病、男科疾病、消化系统疾病、心血管病、老年病、肿瘤及其他疑难病症等有较深的研究和独特的治疗方法。

（常婧舒　李秋贵）

第二节　活用仲景方

李文瑞精研医理，尤其对《伤寒论》和《金匮要略》更是深得要旨。在临床诊治中，法宗仲景，圆机活法，活用经方，治疗不少疑难病症与临床少见病证，均获显著疗效。现列举治验案例如下。

（一）桂枝汤治手掌汗

柯某，女，22 岁。手掌出汗已 2 年余，经治不愈。手汗每日必出 3～7 次，发则汗出如洗,精神紧张尤重,夜寐欠佳。舌淡红,苔薄白,脉缓有弦象。

辨证:营卫不和。

治则:调和营卫。

方药:桂枝汤。

桂　枝 9g	白　芍 9g	大　枣 5 枚	生　姜 3 片
甘　草 3g			

5 剂,水煎服。

服后汗敛,每日减至 2～3 次,汗量亦减少。上方加龙骨 30g。7 剂,水煎服。

药后手汗止,唯精神紧张时有汗微出。又进 10 剂而愈。

追访年余,未见复发。

按:桂枝汤具有解肌祛风、调和营卫之功效,是治疗太阳中风之方。本例为营卫不和所致之手汗证,方用桂枝汤调和营卫,加龙骨以增强敛汗之功,药证贴切,故而获效。

(二)小柴胡汤治持续高热

张某,女,35 岁。发热已 4 个月,体温午前 38℃左右、午后 39～40℃、入夜可降至正常。血常规示白细胞计数 8 000～9 000/mm³[(8.0～9.0)×10⁹/L],余无特殊异常。西医诊断为发热待查。诊见:高热前恶寒,继则热升,伴有神疲乏力,头晕目眩,口苦咽干,偶有恶心,胸胁苦满,纳呆食少,大便干结。舌淡红,苔黄腻,脉弦细。

辨证:表里不和,湿热内蕴。

治则:和解少阳,芳香化浊,清利湿热。

方药:小柴胡汤加减。

柴　胡 25g	黄　芩 10g	芦　根 10g	竹沥半夏 10g
厚　朴 8g	党　参 8g	藿　香 10g	佩　兰 10g
火麻仁 8g	炒麦芽 15g	甘　草 3g	

5 剂,水煎服。

服后,午后发热降为 38℃,口苦咽干略解,大便已调,纳食略增,舌脉同前。上方去火麻仁,14 剂,水煎服。

继服后,热退,但时有心烦易急。遂改服加味逍遥丸半月而痊愈,正常工作。

按:本案乃表里不和,湿热内蕴所致之发热。方用小柴胡汤加减,重用柴胡,和解少阳以清热;加厚朴、藿香、佩兰芳香化浊,清利湿热;芦根养阴清热,以防诸药之燥;火麻仁润肠通便;炒麦芽健脾开胃。方证相合,表里得和,湿热得清,高热消退而病愈。

(三)葛根芩连汤治流行性乙型脑炎

王某,女,45 岁。1973 年 8 月 27 日因高热入院,西医诊断为流行性乙型脑炎。诊见:高热持续不退,神尚清,头痛如劈,项微强,呕吐呈喷射状,食入即吐,大便已 4 日未行,小便色黄。舌微绛,苔薄白、中光剥,脉沉细而微。

辨证:太阳阳明合病。

治则:解表和中,清热解毒,凉血开窍。

方药:葛根芩连汤加减。

葛　根 12g	黄　芩 9g	大青叶 15g	板蓝根 15g

金银花 10g	大黄粉 1g^{分冲}	生地黄 30g	生石膏 30g^{先煎}

1 剂,急煎服。

服药后,当日下午热势稍降,神乃清,头痛不已,呕吐,未抽搐,无汗。即服局方至宝丹 1 粒。

翌日再诊:神清,头痛减、可忍,晨起呕吐 1 次,大便已下,热势下降,舌微红,苔黄,脉细数。

辨证:病邪已达气营之交,湿热内蕴。

治则:清营透气,佐以芳香化浊,引邪外达。

处方:

鲜菖蒲 9g	香 薷 10g	鲜佩兰 12g	板蓝根 18g
黄 连 3g	牡丹皮 12g	薄 荷 1.5g	生石膏 25g^{先煎}
知 母 6g	白茅根 30g		

5 剂,水煎服。

之后,体温渐复,以和胃健脾法调治而愈。

按:本案为太阳阳明合病,首先治以葛根芩连汤加减。方中葛根解肌清热和中;生石膏、大黄粉清胃肠之积热,和中降逆而通便;黄芩、大青叶、板蓝根、金银花清热解毒;生地黄合局方至宝丹,清热凉血开窍。诸味相协,共奏解表和中、清热解毒、凉血开窍之功。药后,病邪已达气营之交,湿热内蕴,遂治以清营透气,佐以芳香化浊,引邪外达。之后,体温渐复,以和胃健脾法调治而愈。

(四)麻杏苡甘汤治风湿性关节炎积水

日本人唐某,男,62 岁。患风湿性关节炎已 3 年,过劳则痛甚,阴雨天前全身不适,关节痛加重。因劳累过度,左关节积水,经西医抽出白黄色薄液,30 日后关节积水复生如故,行路不便,纳食香,二便调。舌质淡,苔白微厚,脉沉涩。

辨证:风湿阻滞,关节不利。

治则:解表除湿,通利关节。

方药:麻杏苡甘汤加味。

麻 黄 10g	杏 仁 5g	苍 术 15g	生薏苡仁 30g
秦 艽 10g	木 瓜 10g	五加皮 30g	甘 草 5g

日 1 剂,水煎服。

连服 10 剂,关节水消。遂拟上方 10 倍量,制水丸长期服用,以巩固疗效。

随访 1 年后,关节未再积水。

按:本案证属风湿阻滞,关节不利。治用麻杏苡甘汤加味,解表除湿,通利关节。麻杏苡甘汤中,麻黄散寒,生薏苡仁健脾除湿,杏仁利气宣泄,甘草补土和中;四味相伍,则达轻清宣泄、解表除湿之功。加苍术以增健脾除湿之效,与麻黄相伍,发汗而不致过汗,能并行表里之湿,以治关节积水;加秦艽、五加皮、木瓜祛风除湿,通络止痛。诸药相伍,共奏解表除湿、通利关节之功效,俾风湿尽除,关节积水消失而获效。

（常婧舒　李秋贵）

第三节　气机升降的临证应用

气机升降理论为历代医家所重视，有效地指导着临床实践。李文瑞认为，临床无论治疗伤寒外感、温病发热，还是治疗内伤杂病，皆应以升降出入为辨治准绳，且治法颇多，若用之得当，效如桴鼓。

一、伤寒外感疾病

《伤寒论》以六经立论。一般而言，三阳之病，以祛邪为主，然而不同的病情又当施以不同的祛邪方法；三阴之病，多属里虚寒证，治以扶正为主，又当根据不同的病情拟以相应方药而治。此虽未明言气机升降出入，但已寓其中矣。"六淫贼邪入侵，机体气机升降出入乖乱而发病。如外感之病，表闭邪郁，枢机失利，治以疏表透邪为要，邪去则有利于升降出入复常；邪失透达，犹如闭门留寇，邪气内传，他病由生。"观仲景太阳证用麻黄汤，阳明证用葛根汤，少阳证用小柴胡汤，皆为疏表透邪外出之意，以使邪去，升降复常而病愈。

治验案例：某男，61岁，体壮。某中午过后，突然发热恶寒，头痛，周身关节疼痛，微喘，身热无汗。舌质淡，苔薄白，脉浮弦而紧。

辨证：风寒束表。

治则：辛温发散。

方药：麻黄汤。

麻　黄 9g	桂　枝 5g	杏　仁 9g	甘　草 5g

1剂，水煎服。

服头煎后，微汗，热退，喘止。二煎未服，当夜熟睡，翌晨神爽，照常干活。

按：风寒束表，卫阳闭遏，营卫郁束，皮毛闭塞而致发热恶寒、头身痛、无汗等症，治用麻黄汤辛温发散，俾寒去表解，升降复常，故而病愈。

二、温热病

温热之病别于伤寒。众所周知，温病学是在《伤寒论》的基础上发展起来而逐渐形成自身体系的，其临床辨证以卫气营血、三焦辨证为核心，亦与升降出入密切相关。李文瑞认为"升降出入也是温热病辨证施治必不可少的重要理论依据"。人体感受外邪，无论是寒邪还是热邪，无论是风邪或是湿邪，均可使气机壅闭而周行窒滞，升降出入失常。如卫气被郁，开合失司，或卫气被郁，肺失宣降，治宜辛凉解表、宣肺泄热，忌用辛温；邪入气分，治宜宣气逐邪、泄热保津；邪入营分，治宜透热转气；邪入血分，治宜清热凉血、化瘀散血。总之，使邪去而升降出入复常。如湿温初起，卫气同病，宜宣化表里之湿；湿浊郁伏膜原，宜疏利透达湿浊；湿困中焦，脾胃升降失司，宜燥湿化浊；湿邪下注，泌别失司，当淡渗利湿为主；肠腑湿郁气结，传导失司，治宜宣清导浊；湿热俱盛，治宜清热化湿；湿热酿痰，蒙蔽心包，治宜清热化湿、豁痰开窍等。总之，使湿热去，三焦通利，而升降出入复常。

治验案例： 某男，40 岁。初起发热，体温波动在 38～39.5℃，经西医各项检查，无异常发现，使用抗生素及中药清热泻火之剂均不效。

诊见：身热不扬，汗出而热不退，头重如裹，胸脘满闷，纳呆食少，口淡而不渴。舌红，苔白腻，脉濡数。

辨证：湿热内郁，卫气失宣，清阳被阻。

治则：芳香化浊，宣畅气机，分消湿热。

方药：藿朴夏苓汤加减。

藿　香 9g	厚朴花 9g	法半夏 6g	泽　泻 6g
猪　苓 6g	杏　仁 9g	薏苡仁 12g	茯　苓 9g
白豆蔻 6g	淡豆豉 6g		

日 1 剂，水煎服。

服药 3 剂后热退，继服 3 剂诸症悉除而出院。遂带健脾渗湿之汤剂善其后。

随访 1 个月，未再发热。

按： 本案证属湿热内郁，卫气失宣，清阳被阻。治用藿香、厚朴花、法半夏、茯苓，芳香化浊，宣畅气机，分消湿热；猪苓、泽泻、杏仁、薏苡仁、白豆蔻、淡豆豉，增强宣畅气机、分消湿热之功。方药对证，使湿热得除，气机升降功能复常，故而病愈。

三、肺系疾病

肺主气，司呼吸，是维持人体生理功能的重要组成部分。其病理表现主要是气机升降出入的失常，可由肺脏自身或他脏所干而致。治疗无论重在治肺，或肺与他脏同治，其关键仍是调理气机升降。肺主宣发和肃降，是肺自身气机的调理，一升一降，是对立而又统一的。如果肺只有升而无降，或只有降而无升，均可导致疾病的发生。在临床治疗中，应宣中有降，降中有宣，最终达到升降平衡。

治验案例： 某哮喘患者，素有轻咳，时而加重，经久不愈。近来因天气变化，咳嗽加重，吐白色泡沫痰，喘促短气，夜间稍重。舌淡红，苔薄白，脉弦。

辨证：外感风寒，引动内饮，肺失宣降。

治则：辛温解表，温肺化饮，升降肺气。

方药：小青龙汤加减。

炙麻黄 6g	桂　枝 6g	生白芍 10g	五味子 9g
细　辛 3g	姜半夏 12g	苏　子 9g	甘　草 3g
生姜 3 片	大枣 5 枚		

5 剂，水煎服。

药后，症状明显减轻，喘促已消，唯夜间咳嗽，晨起吐白色泡沫痰，但痰量较前减少。舌苔薄白，脉仍现弦象。原方加减继服 10 余天，诸症平息，恢复正常工作。

按： 本案乃外感风寒，引动内饮，肺失宣降而致哮喘。治用小青龙汤加减，辛温解表，宣肺平喘以解外感之风寒；温肺化饮，升降肺气以除在内之痰饮。干姜改生姜以增强化饮之力，加苏子以增强肃降肺气平喘之功。方药对证，使风寒解，痰饮除，肺气升降功能复常，故而病愈。

肺与他脏之间的气机调理亦是如此。若肝升太过或肺降不及，二脏功能失调，则可出现肝郁气逆、木火刑金、郁痰犯肺、风摇痰鸣等表现，治疗宜调肝理肺为主。肺的呼浊吸清功能也必须靠肺肾气机升降来维系，肺得肾气的温煦而清肃，肾赖肺气的濡养而作强，肺肾升降有序，才能达到清浊交换的目的，从而完成人体真气的生成布化及水液运化输布等。若肺肾同病，上实下虚，当化痰降逆，温纳肾气。肺主宣发和肃降，肺与大肠互为表里、以经脉络属，肺气的肃降有助于大肠传导功能的发挥，大肠传导功能正常又有助于肺的宣发和肃降。若肺系疾病，症见喘促、咳痰、大便燥结，治以通便攻下法可获效；反之，大便溏、喘促、有寒热者，治以解肌清里、调理宣降之法，亦可收到良好效果。

四、脾胃疾病

脾胃同居中焦，通达上下，实为升降运动的枢纽。脾主升清，胃主沉降，是维持人体生理功能的重要组成部分。在临床上，无论是脾胃气机升降失常，还是与他脏互致，其治疗均在于调理脾胃气机，斡旋脏腑，最终达到气机升降平衡。

治验案例：杨某，男，31岁。平素饥饱无常，胃脘痛时作已3年，西医诊断为十二指肠球部溃疡。近日空腹疼痛加重，大便潜血（+），神疲乏力，面色不华，纳后心下满，喜纳温热饮食，泛酸口苦，偶有呃逆，胃脘痛时喜温喜按，腰背酸痛，夜寐不宁，常因胃脘痛而醒，醒后不易入睡，大便时干时溏。舌淡红，苔黄微腻，脉弦细。

辨证：中阳不足，寒热互结，升降失调。

治则：温中益气，寒热平调，开结散痞。

方药：半夏泻心汤加味。

姜半夏10g	党 参8g	黄芩炭13g	川黄连10g
干 姜3g	炙甘草5g	大 枣5枚	伏龙肝100g

嘱以水3 000ml，先煎伏龙肝1小时，去渣，再下诸味煎服。

5剂药后，脘痞胃痛已缓，大便潜血（-）。继用上方去伏龙肝，加吴茱萸3g。再进7剂，诸症均缓。遂以上方加黄芪15g，10倍量，水泛为丸。每服6g，日2~3次。

3个月后，病情平稳。大便无潜血，胃脘部偶因工作未正常进餐而不适，泛酸已消失，体力渐复。之后，每因胃脘痛加重时，服上方2~3剂即解。经年余治疗，已免除手术。

随访，已正常工作10余年。

按：本案证属中阳不足，寒热互结，升降失调。治用半夏泻心汤，温中益气，寒热平调，辛开苦降，开结散痞，以复升降之功；加伏龙肝或吴茱萸、黄芪，以增强温中益气之力。方药对证，使中阳气复，寒去热消，升降有序，故而病愈。

脾胃与他脏之间的气机调理亦是如此。如调理中焦脾胃气机，以助肺之宣降。脾与肺之间在生理上相互作用，脾将其运化的津液和水谷精微上输于肺，为肺的正常生理功能提供充足的营养；肺的宣发和肃降及通调水道的功能，又有助于脾的运化水液功能。脾胃与他脏在病理上亦相互影响。心肾上下相交，脾胃居中协调，中央戊土为万物之母，五脏之精华，悉赖于脾胃纳化，土旺则心肾相交。脾升胃降，枢机利达，心肾交接，水火相济，阴阳协调。若脾不升，胃不降，则阻塞上下交通，致心肾不交。肝与脾无论是疾病传变，还是临床治疗，均密切相关。

五、心肾疾病

心为君主，生命的主宰；肾是先天之本，生命之源。心不能受邪，受邪则危；肾不能受伐，受伐则殆。心属火，肾属水，水火是阴阳的征兆，升降为阴阳运动的反映，所以升降运动以心肾为其根本。临床调理气机升降，必先审识心肾之升降，纵观全局而以法治之。

治验案例：某男，西医诊为心动过速，病及四五年，服西药治疗不效。

诊见：心悸，胸闷气短，倦怠乏力，自汗纳少，夜寐不宁，多做噩梦，每遇劳累及心情不快时加重，夜间易惊醒，醒后心中惕惕动悸不安，心率 140～180 次 /min。舌淡红，苔薄少，脉细数、时有结象。

辨证：心阳不振，鼓动乏力，营血失和。

治则：益气和营，辛甘通阳，调心之气机。

方药：炙甘草汤加减。

炙甘草 12g	党 参 15g	桂 枝 6g	熟地黄 24g
麦 冬 12g	火麻仁 10g	阿胶 9g^{烊化}	炒酸枣仁 15g
大枣 10 枚	生 姜 6g		

7 剂，水煎服。

二诊：药后，心悸见缓，结脉减少，唯夜寐不安，便溏。继用上方去火麻仁，加琥珀粉 3g（分冲）；另予柏子养心丸，每晚服 1 丸。

三诊：10 日后再诊，症状大减，急行时亦不觉心慌、气短，唯脘腹满闷，食少纳呆，脉细而无数结之象。

辨证：心阳未复，气机不利，腐熟失司。

治则：通阳安神，调畅气机，和胃消食。

方药：半夏秫米汤合平胃散加减。

北秫米 18g	桂 枝 6g	制半夏 12g	苍 术 9g
厚 朴 6g	生麦芽 30g	鸡内金 9g	炒酸枣仁 15g
神 曲 12g	生 姜 6g	木 香 5g	

四诊：服药 7 剂，诸症消失。予四君子汤加减，并服柏子养心丸，巩固治疗 1 个月停药。随访 1 年，未再复发。

按：本案证属心阳不振，鼓动乏力，营血失和。治用炙甘草汤加减，益气和营，辛甘通阳，调心之气机。药后症状大减，急行时亦不觉心慌、气短，唯脘腹满闷，食少纳呆，脉细而无数结之象。遂改用半夏秫米汤合平胃散加减、四君子汤加减，并服柏子养心丸，调理而愈。

心与肾各有自身的升降失常病理变化，又有着互相间升降失常的病理变化，临床必须随其证而辨治。心肾与其他脏腑之间的气机调理，关键在于心肾二脏升降有序，才能使机体发挥正常的生理功能。若肾脾升降出入失司，则可产生诸多疾病。如脾肾阳虚，治则温肾健脾，调理升降。肾与肝，肝木受肾水滋养，而肾水上升又赖肝木之汲引，是谓阳助阴升。在病理上，若肾水不足，木少滋荣，谓之水不涵木，而致阳亢于上，扰于清空，治宜滋水涵木。唯肝肾升降适宜，方能水盈木秀，精血互生。

六、肝胆疾病

肝属风木之脏，性升发冲和，不郁不亢；胆为中精之腑，性宣通泄，可升可降。肝主谋虑，胆司决断，表里相和，升降相宜，职能疏泄，运脾和胃，畅达气血，疏利三焦，情志和平。胆属少阳，少阳为枢，枢司开阖。人身之气血动则生阳，静则生阴，有开则能通于外，有阖则能应于内，无开则出废，无阖则入绝，枢机不利则升降之机停，开阖之机废。肝胆相连，互为表里。胆气和降，有利于肝气升发，不致化火灼肺；肝气升发，可助胆之功能发挥。若肝胆升降失调，可生诸多疾病。如肝升太过，肝火上炎，治宜清降抑肝；阴亏不能潜阳，则阳腾于上，治宜滋阴潜阳；肝风内动，治宜镇肝息风。肝升而不及，木郁气滞，治宜疏肝解郁，调其升降。

治验案例： 某女，38岁。经活检诊为乳腺增生。

诊见：经前胸胁胀满易急，善太息，纳少，时而呃逆，乳房胀痛不适。经行腹痛，痛无定处，经量少，有血块，色暗，经后诸症减轻。舌质暗、边有瘀点，苔薄白，脉弦。

辨证：肝郁气滞，瘀血内阻，升降失司。

治则：疏肝解郁，活血通经，调畅气机。

处方：

柴　胡 6g	香　附 9g	川楝子 9g	橘　络 5g
夏枯草 24g	延胡索 9g	穿山甲 9g	三　棱 5g
露蜂房 3g	土茯苓 24g	王不留行 9g	

10剂，水煎服。

药后，诸症消失。此后每次经前服上方2周，连服3个月而痊愈。

肝胆与其他脏腑之间亦不离气机升降。如肝与肺，肝藏血而性升发，肺主气而性肃降，肝司全身之血，肺调全身之气，肝向周身各处输送血液有赖于气的推动，肺主一身之气而又靠血的濡养，是以人体周身气血运行，周流不息，实赖肝肺气机的调畅。若肝肺升降失常，左强右弱，肝升太过，木火过盛，必使肺降失司，此即木火刑金，治宜清肝救肺。肝与脾胃，若肝升不及，郁则难舒脾胃；肝升太过，横逆易犯中土。脾胃赖肝疏达，若肝失疏泄，脾胃受病，病在脾者治宜疏肝健脾，病在胃者治宜疏肝和胃。肝气太过，克土犯胃，肝火犯胃，治宜泻肝和胃；肝旺克土，土弱木强，治宜抑肝扶脾。

总之，表里内外，卫气营血，五脏六腑等，各有阴阳升降出入，并且在相互作用下，形成了机体气化活动的整体。临床运用中医气机升降出入理论，可有效地指导辨证论治，立法遣药。

（范　婷　张根腾）

第四节　论古方应用及加减

何谓古方，见解不一。徐大椿《医学源流论》言："至张仲景先生，复申明用法，设为问难，注明主治之症，其《伤寒论》《金匮要略》，集千圣之大成，以承先而启后，万世不能出其范围，此之谓古方。"徐大椿所称"古方"，范围比较狭窄。现今，古方的范围就更广泛了。一般认为，清末以前问世的方剂，均属"古方"范畴；亦有学者认为，明代以前诸家所制之方为"古方"。中医界大多认为，古方又有经方与时方之别。徐大椿所言为经方范畴，后二者所指多为时方范畴。众多古方，蕴藏着宝贵的临床经验，尤以仲景诸方为代表。

一、古方应用

古方是历代医家长期临证的经验总结，其中确有很多疗效显著者。至今，医者在临床上依据辨证施治的原则，选用这些方剂，或使用原方，或加减运用，皆可收到预期效果。但也有不佳者，究其原因，除了辨证论治差误外，还涉及是否正确理解古方的方义，以及合理加减古方药味等问题。古方为前人经验，有一定的局限性。随着社会的发展，自然环境的变化，加之人的体质差异，使疾病发生发展过程极为复杂，所以若拘泥古方，墨守成法，治疗疾病就不能达到满意效果。

二、古方加减

张元素曰："运气不齐，古今异轨，古方新病，不相能也。"徐大椿《医学源流论》曰："欲用古方，必先审病者所患之症，悉与古方前所陈列之症皆合，更检方中所用之药，无一不与所现之症相合，然后施用，否则必须加减，无可加减，则另择一方。"运用古方，必须基于所治病证之病机与原方主治证之病机基本相同，若有一两项症状与原方不同者，可作科学分析后加减，而在加减化裁古方时，一定不能改变原方的配伍法则。

仲景在《伤寒论》《金匮要略》中的临证加减，乃古方加减之典范。如桂枝汤本为太阳中风证而设，由桂、芍、姜、枣、草组成，若具有桂枝汤证，又兼见项背强几几者，则在桂枝汤中加葛根，名桂枝加葛根汤；他如桂枝加厚朴杏子汤、桂枝加芍药汤、桂枝加大黄汤等等。当原方随药物加减而改变了君臣佐使的组方关系后，其功用和主治病证也不同于原方时，仲景则另立方名。如桂枝汤加重芍药的用量再加饴糖，则成为小建中汤。由于芍药的用量大于桂枝，又重用了甘温的饴糖，方剂的君药不是桂枝而是饴糖了，此时其功效由解肌发表、调和营卫变为温中补虚、和里缓急，即由解表之剂变为温里之方，故名为小建中汤。

总之，古方加减不能改变原方的君药，不能改变原方的组方原则，所治病证的病机应与原方主治证的病机基本符合。如此，则能更好地验证古方的功效，继承和发扬前人临证经验，以提高疗效。

（范　婷　张根腾）

第五节　自创方

李文瑞在临证实践中，结合数十年经验，自创不少有效方剂。如治疗糖尿病、糖尿病早期肾病、血尿、尿频、贫血、血小板减少性紫癜、癫痫等，均有自创方，大多会在相关章节予以介绍。现仅举参地降糖颗粒、糖肾胶囊（前两方增加实验研究项）、连根汤、缩泉汤四方，分别从组成、用法、功效、主治、方论、临床应用等方面加以阐述。

一、参地降糖颗粒

参地降糖颗粒是在大量临床实践基础上,以中医辨证为主,结合现代医学对 2 型糖尿病的认识和研究进展,以及现代药理研究筛选出来的。

[组成]红参　生地黄　葛根　制首乌　莪术　天冬

[用法]上 6 味,经提取制成颗粒装袋,每袋 6g。每次 1 袋,日 2～3 次。

[功效]益气养阴,清热生津,活血化瘀。

[主治]气阴两虚型 2 型糖尿病,葡萄糖耐量异常且证属气阴两虚者。诊见:神疲乏力,口渴欲饮,纳食正常或稍多,小便稍多或正常,大便通畅或稍干,或自汗,或盗汗,或有五心烦热,欲寐多梦,舌淡红或微红,或有瘀点瘀斑,苔薄白或少津,脉细弱。

[方论]方中红参为君药,性温味甘微苦,"主五脏气不足,五劳七伤,虚损痰弱"(《药性论》),"气虚血虚俱能补"(《景岳全书》),"调中,止消渴,通血脉"(《名医别录》);取其补五脏之虚,大补元气,生津止渴,重在益气。生地黄、葛根共为臣药。生地黄性寒味甘苦,"内专凉血滋阴,外润皮肤荣泽"(《本经逢原》);葛根性凉味甘辛,"主消渴,身大热,呕吐,诸痹,起阴气,解诸毒"(《神农本草经》),"升阳生津,脾虚作渴者,非此不除"(《珍珠囊》);二药相伍,养阴生津,润燥清热,协红参生津止渴,且葛根又有升阳之功,协红参增强益气之效。何首乌、莪术、天冬共为佐药。何首乌性微温味苦甘涩,"苦补肾,温补肝,能收敛精气。所以能养血益肝,固精益肾,健筋骨,乌髭发,为滋补良药。不寒不燥"(《本草纲目》),"益肝,敛血,滋阴"(《药品化义》),取其补精益血,滋补肝肾,协红参补气不燥,助生地黄养阴而不寒;莪术性温味辛苦,"行气破血散结,是其功能之所长"(《神农本草经疏》),与红参相伍,益气活血,破瘀而不伤正,而与生地黄、葛根相伍,活血凉血,养阴而不留邪;天冬性寒味甘苦,"润燥滋阴,清金降火"(《本草纲目》),"润燥滋阴,降火清肺之药也。……统理肺肾火燥为病,如……烦渴传为肾消"(《本草汇言》),制君药红参之温燥,助生地黄、葛根滋阴清热。诸药相伍,共奏益气养阴、清热生津、活血化瘀之功效,使气足阴复,热清血活,则消渴自除。

[临床应用][实验研究]详见"糖尿病证治"章。

二、糖肾胶囊

[组成]人参　黄芪　大黄　水蛭　猪苓　黄连

[用法]上 6 味,经提取制成胶囊剂,每服 4 粒,日 2～3 次。

[功效]益气活血,清热化瘀,泻毒利水。

[主治]糖尿病早期肾病。诊见:倦怠乏力,腰膝酸软,口干口渴,小便利或不利,大便通畅或秘结,或头晕目眩,或视物模糊,或肢体麻痛,或下肢水肿,舌体胖,舌质淡红或暗,舌边尖或有瘀斑或瘀点,舌苔薄白或黄,脉沉细。

[方论]方中人参为君,性微温味甘微苦,能大补元气,补益五脏,益脾助肾,益气生津,《神农本草经》载其"补五脏,安精神",《名医别录》载其"调中,止消渴"。黄芪、大黄为臣。黄芪性微温味甘,既能助人参补气,又可消肿利水,《本经逢原》载其"性虽温补,而能通调血脉,流行经络,可无碍于壅滞也";大黄苦寒,活血化瘀,清热通利,《神农本草经》载其

"主下瘀血，血闭寒热，破癥瘕积聚……荡涤肠胃，推陈致新，通利水谷，调中化食，安和五脏"。水蛭、猪苓、黄连共为佐药，以加强君臣药的活血、通利、清热之力。水蛭苦咸平，破血逐瘀，《神农本草经》载其"主逐恶血、瘀血……利水道"；猪苓甘淡渗泄，通利水道，《本草纲目》载其"淡渗，气升而又能降，故能开腠理，利小便"；黄连苦寒清热，《本草正义》载其"大苦大寒，苦燥湿，寒胜热，能泄降一切有余之湿火"。诸药配伍，共奏补气活血、清热化瘀、泻毒利水之功效。

[临床应用][实验研究]详见"糖尿病证治"章。

三、连根汤

[组成]连翘30～90g　白茅根30～60g

[用法]日1剂，水煎服。

[功效]清热散结，凉血通淋。

[主治]热结下焦血分，迫血下行而致血淋；西医之肾小球肾炎、原因不明血尿。亦可用于泌尿系统感染、泌尿系结石所致血尿等。

[方论]方中连翘味苦性微寒，清热解毒，散结消肿，取其清血分结热而通淋。《药性论》曰："连翘……主通利五淋，小便不通，除心家客热。"《药品化义》曰："连翘……总治三焦诸经之火。心肺居上，脾居中州，肝胆居下，一切血结气聚，无不调达而通畅也。但连翘治血分功多，柴胡治气分功多"。白茅根味甘性寒，凉血止血，清热利尿，取其清热凉血而通淋。《本草纲目》曰："白茅根甘，能除伏热，利小便，故能止诸血。"《本草正义》曰："白茅根寒凉而味甚甘，能清血分之热而不伤于燥，又不黏腻，故凉血而不虑其积瘀。"二药相伍，相得益彰，清热散结而不伤阴，凉血止血而不留瘀，共奏清热散结、凉血通淋之功，而达治疗血淋之效。再者，二药均有不同程度的抗菌、利尿等作用，亦合西医治疗肾小球肾炎之义。

[临床应用]连根汤治疗血尿52例：血尿是临床常见疾病，可分为肉眼血尿和镜下血尿。血尿病变主要在肾与膀胱，而且导致血尿的原因是复杂的。中医认为，多由湿热之邪侵入，蕴阻于肾或膀胱，或邪热之邪侵入营血，灼伤肾与膀胱络脉，血溢脉外而尿血；少数亦由素体虚弱，或劳累过度，或他病经久不止，脾肾受损，脾虚则统摄无权，肾虚则封藏失职而尿血；极少数由气滞血瘀，致使血不归经而尿血。血尿的临床治疗颇为棘手，且易复发。临床以李文瑞自创连根汤治疗肾炎血尿及原因不明血尿，证属热结下焦血分、迫血下行者，疗效满意。现报道如下。

1. 临床资料　本组52例，均为本院中医科门诊患者。其中男19例，女33例；年龄17～61岁，平均31.16岁；病程1～20个月，平均4.18个月。尿常规可见红细胞，或肉眼血尿。临床症状可见尿道有灼热或不适感，多数患者无明显自觉症状。主要依据舌苔脉象、临床症状并结合尿常规，中医辨证属热结下焦血分，迫血下行而致血尿。

2. 治疗方法　予自拟连根汤。药用：连翘30～90g，白茅根30～60g。日1剂，水煎服。治疗后期若出现阴虚征象，可酌情加入滋补肾阴之品。10日为1个疗程，一般用药1～4个疗程。停药1个月后，进行随访，以进一步观察和判断疗效。

3. 治疗结果　疗效判断：①显效：经治疗后，尿常规转正常，临床症状消失，停药1个月后随访未复发者21例,占40.38%;②有效:停药1个月后随访复发者16例,占30.77%;③好转:尿常规示红细胞数下降50%以上,临床症状减轻者13例,占25.00%;④无效:尿常规示红细胞数下降达不到50%,或治疗前后无变化者2例,占3.85%。总有效率为96.15%。

4. 典型案例　曲某,女,56岁。患血尿2个月余,经检查,原因未明,本院肾内科疑为急性肾小球肾炎。

诊见:精力充沛,能正常工作,纳食如常,腰膝明显酸软,小便有不适感,但无尿急、尿痛。舌微红,苔薄白,脉弦滑。

尿常规:红细胞5~25个/HP,余(-)。

辨证:热结血分,迫血下行。

治则:清热散结,凉血通淋。

方药:连根汤。

连翘35g　　　　　　　白茅根30g

日1剂,水煎服。

10剂后,复查尿常规:红细胞1~2个/HP,余(-)。

原方再服10剂后,复查尿常规转正常,偶见腰膝酸软,舌微红,苔薄白,脉弦细。原方加女贞子、墨旱莲各15g。10倍量,共研细末,炼蜜为丸,每丸重9g。每服1丸,日2次。

停药1个月后,复查尿常规正常。

随访半年,未见复发。

5. 体会　连根汤,方小药精,仅有连翘、白茅根两味,但药量较重,一般用量为各30g,其中连翘最大可用至90g,白茅根最大可用至60g。二药相伍,相得益彰,清热散结而不伤阴,凉血止血而不留瘀,共奏清热散结、凉血通淋之功。临床主要用于热结下焦血分,迫血下行而致血尿,疗效显著。治疗后期出现阴虚征象者,可酌情加入滋补肾阴之品,有助于疗效的提高和巩固。

四、缩泉汤

[组成]金樱子15~50g　台乌药8~10g　益智仁10~15g

[用法]日1剂,水煎服。

[功效]补肾固精,散寒涩便。

[主治]肾气不足,下元虚冷所致小便频数;西医之尿崩症(血管升压素分泌不足或肾脏对血管升压素反应缺陷而引起的综合征)。其特点是多尿、烦渴、低比重尿和低渗尿)。亦可用于治疗遗尿、前列腺增生尿频而余沥不尽、遗精、滑泄等病证。

[方论]方中金樱子性平味酸,补肾固精;台乌药性温味辛,散寒而温膀胱以气化;益智仁性温味辛,温补脾肾,固精气,涩小便。三药相合,共奏补肾固精、散寒涩便之功,而达治疗之效。临证金樱子宜重用,少则15~30g,重则40~50g。

[临床应用]

验案1:佐藤某,女,65岁。尿频半年余,白日30~60分钟1行,夜间5~7行,每次排尿200~300ml。西医诊断为尿崩症。

诊见:尿频而色正常,无尿痛及灼热感,形寒肢冷,腰腿酸软,少腹胀而微冷,纳食尚可,大便正常,舌质淡,苔薄白,脉细弦。

辨证:肾阳不足,下焦虚寒。

治则:补肾固精,散寒涩便。

方药:缩泉汤。

金樱子 45g　　　　　台乌药 10g　　　　　益智仁 15g

日 1 剂,水煎服。

服 5 剂后,形寒肢冷、腰腿酸软、少腹胀而微冷等有缓,白日尿 5～6 行,夜尿 2～3 行,舌脉同前。遵前方加桑螵蛸 10g、芡实 10g。继服 7 剂后,诸症大减。遂以原方 10 倍量,共为细末。每服 3～5g,日 2～3 次。

40 天后尿已正常。随访半年,未再复发。

验案 2:刘某,男,56 岁。尿频月余,20～30 分钟 1 行,西医诊为尿崩症。

诊见:体瘦乏力,纳食乏味,形寒肢冷,夜尿无数次,影响睡眠,大便正常,舌质淡,苔薄白,脉弦小数。

辨证:肾阳不足,下焦虚寒。

治则:补肾固精,散寒涩便。

方药:缩泉汤加味。

金樱子 45g　　　　　台乌药 10g　　　　　益智仁 15g　　　　　小茴香 5g
荔枝核 10g

日 1 剂,水煎服。

5 剂后,形寒肢冷已减,尿已日 2～3 行,睡眠良好。舌淡,苔薄白,脉弦。继用上方去小茴香,加狗脊 10g、川断 10g。再进 10 剂,诸症有缓,小溲正常。遂以原方 10 倍量,研细末,水泛为丸。每服 3～6g,日 2 次。

随访半年,未再复发。

按:以上两例病案均为肾阳不足、下焦虚寒所致尿崩症,同用缩泉汤补肾固精,散寒涩便。但因正邪偏盛偏衰有异,而加减药味则不同。验案 1 加桑螵蛸、芡实,以增强温肾健脾、固涩缩便之功;验案 2 加小茴香、荔枝核,以增强散寒涩便之功,待症状明显减轻后,加狗脊、川断强腰健肾,以增强固本之效。正如李文瑞所云:"临床医家,必须精通经典,正确立法,而再用方,'然医必有方,亦当医不执方,贵在随证灵活化裁',药量亦要准,才能应手取效。"

(范　婷　张根腾)

第六节　重用单味药

李文瑞临证强调辨证论治,适当结合辨病,突出主攻方向,重用单味药,以小方精药治愈不少疑难病症。现仅就重用柴胡、连翘、附子、厚朴、甘草、白芍、牡丹皮、葶苈子、石韦、金樱子等单味药的临床应用与治验案例分述如下。

(一)重用柴胡

药物剂量:一般用量 3～10g,重用量 15～30g,最大用量 60g。

功效与应用：柴胡具有发汗清热、散表和里之功效，与解热、抑菌、抗病毒等现代药理作用相合。若用于发热性疾病，重剂方可获效，常在小柴胡汤、银翘散、补中益气汤等方中重用。临床主要用于治疗原因不明发热，以及感冒、肝炎、血液病、肿瘤、体虚等所致发热。一般服药2～5天，多则2周，即可热平。药量随热降而减，未见明显毒副反应。

治验案例：胡某，女，42岁。因发热10天，经多种检查未见异常，予抗菌、抗结核治疗月余未效，遂会诊。

诊见：口苦咽干，胸胁满闷，寒热往来，纳呆食少，形体消瘦，二便如常。舌淡红，苔薄白，脉弦而数。

辨证：邪客少阳。

治则：和解少阳。

方药：小柴胡汤加减。

方中重用柴胡60g。服7剂后，热大减。守方柴胡减至30g，再服7剂后，热退病愈。

（二）重用连翘

药物剂量：一般用量6～15g，重用量30～60g，最大用量90g。

功效与应用：连翘具有清血分热结、通淋之功效，与抗菌、抑菌、利尿等现代药理作用相合。重剂用于血淋，多与重剂白茅根配伍，相得益彰，清热散结而不伤阴，凉血止血而不留瘀。常加入二至丸、八正散等方剂中重用。临床主要用于治疗原因不明血尿、肾炎、肾盂肾炎、泌尿系感染等。服药期间，未发现明显副作用。

治验案例：胡某，男，21岁。因患肾小球肾炎年余而休学。

诊见：周身乏力，腰膝酸软，易患感冒，小便时有灼热感，纳食尚可，大便顺畅，夜寐宁。尿常规示红细胞10～30个/HP，已持续月余。舌质红，苔薄微黄，脉弦有滑象。

辨证：热结血分，迫血下行。

治则：清热散结，凉血通淋。

方药：连根汤。

连　翘35g　　　　　白茅根30g

日1剂，水煎服。

服10剂后，复查尿常规：红细胞3～8个/HP。余症同前。舌微红，苔转薄白，脉弦略细。原方再进10剂，尿常规正常，体力略增，腰膝酸软有缓，舌脉同前。遂改用六味地黄丸扶正以巩固疗效。

随访半年，未见复发。

（三）重用附子

药物剂量：一般用量3～10g，重用量15～25g，最大用量35g。

功效与应用：附子辛甘大热，具有温肾壮阳、逐寒生精、化浊行水、宣痹止痛之功效。临证贴切，则可重用，但宜逐渐增量。重用时更应延长煎煮时间，以去其大毒。常在天雄散、真武汤、桂枝加附子汤、四逆汤、麻黄细辛附子汤等方中重用。临床主要用于治疗男性不育、心动过缓、甲状腺功能减退症、暗痱、强直性脊柱炎、脱疽、类风湿关节炎、风湿性关节炎、皮肌炎、雷诺病、尿毒症、寒疝、便秘等。

治验案例：某男，32岁。婚后3年未孕，女方检查未见异常。行精液常规检查：精子活动度 15%，精子数 2 300 万 /ml，异常精子 15%。自诉精液清冷，下部微冷，余如常。舌淡红，苔薄白，脉细弦。

辨证：肾阳不足，阴寒内盛。

治则：温补肾阳，驱散阴寒。

方药：天雄散加露蜂房。

方中制附子首用 10g。服 7 剂后，无明显不适，之后逐渐加至 30g。连续守方服用 45 日后，再行精液常规检查：精子数增至 6 800 万 /ml，异常精子 7%，精子活动度 75%。原方加减，配制成蜜丸服用，以巩固疗效。3 个月后告知其爱人已怀孕。

（四）重用厚朴

药物剂量：一般用量 6～10g，重用量 25～50g，最大用量 80g。

功效与应用：厚朴具有理气除胀、增强肠蠕动之功效，与兴奋肠管等现代药理作用相合。若用于腹胀较甚者，重剂方可获效，常在厚朴三物汤、枳术丸、厚朴七物汤等方中重用。临床主要用于治疗帕金森综合征、腹部术后胃肠功能紊乱等所致腹胀。服药期间未见明显毒副反应。

治验案例：叶某，男，80 岁。因患帕金森综合征住院。经西药治疗后，肢体抖动等症状明显减轻，唯腹胀便难如故，遂邀中医科李文瑞会诊。

诊见：腹胀如鼓，便软而难解，纳呆食少。舌淡红，苔薄白，脉弦细。

辨证：气运失司，浊气不降。

治则：健脾理气，除满降浊。

方药：枳术丸合厚朴三物汤。

方中重用厚朴至 80g，加莱菔子 10～15g。日 1 剂，水煎服。服 3 剂后腹胀略减。

治疗月余，症状缓解。

（五）重用甘草

药物剂量：一般用量 3～10g，重用量 15～25g，最大用量 45g。

功效与应用：甘草具有清热利咽、解毒消肿之功，与抗炎、解毒等现代药理作用相合。临证用于咽喉肿痛时，重剂疗效颇佳，常在桔梗汤中重用。临床主要用于治疗咽炎、喉炎、扁桃体炎等。服药期间未发现水肿、腹胀、血钾低等副作用。

治验案例：某女，29 岁。患急性咽炎 5 日，症见咽痛，音哑，咽部不爽，目赤干涩，纳食尚可，小便色黄，大便通调。舌微红，苔黄少津，脉滑数。

辨证：热壅咽部，灼伤津液。

治则：清热解毒，养阴利咽。

方药：桔梗汤加味。

桔　梗 10g	生甘草 30g	玉蝴蝶 10g	蝉　蜕 5g
肥玉竹 10g			

日 1 剂，水煎服。

5 剂后症状减轻，再进 5 剂痊愈。之后随访，未见复发。

（六）重用白芍

药物剂量：一般用量 5～10g，重用量 15～30g，最大用量 60g。

功效与应用：白芍具有柔肝缓急而不耗气、平肝泄热而不伤阴之功效，与解痉、镇痛、解热等现代药理作用相合。临证用于拘挛性疼痛，重用方可获效，常在芍药甘草汤、柴胡疏肝散中重用，或加入乌梅丸、四君子汤、桃红四物汤等方中重用。临床主要用于治疗慢性胰腺炎、胆道蛔虫症、肝血管瘤、更年期综合征等。

治验案例：某女，73 岁。患慢性胰腺炎 3 年。

诊见：口苦恶心，进食稍多则腹痛，二便如常，肢软乏力。舌胖质淡红，苔薄白，脉细弦。

辨证：脾虚肝郁，疏泄失司。

治则：健脾益气，疏肝解郁。

方药：四君子汤加白芍 30g，香附、郁金各 10g。日 1 剂，水煎服。

5 剂后，疼痛明显减轻，纳食增加，乏力有缓。原方加减，再进 10 剂后，诸症缓解。

（七）重用牡丹皮

药物剂量：一般用量 6～12g，重用量 25～60g，最大用量 90g。

功效与应用：牡丹皮具有凉血、散瘀、止痒之功效，与解热、抑菌、降低血管通透性等现代药理作用相合。若用于血热所致病证，重用方可获佳效，常在二至丸、归参丸、犀角地黄汤等方中重用。临床主要用于治疗血小板减少症、血液病所致发热、皮肤病等。服后无腹痛腹泻等副作用。

治验案例：某男，21 岁。全身皮肤发疹，色红如环状，身热痒甚，遇冷则缓，口干而苦，纳食尚可，大便秘结。舌淡红，苔薄白，脉细滑。

辨证：邪客血分，迫于肌肤。

治则：清热解毒，凉血止痒。

方药：归参丸加牡丹皮 45g、升麻 10g、土茯苓 25g、甘草 3g 等。日 1 剂，水煎服。

7 剂后，皮疹减轻。再进 7 剂，皮疹痊愈。

（八）重用葶苈子

药物剂量：一般用量 3～10g，重用量 15～25g，最大用量 30g。

功效与应用：葶苈子具有泻肺排痰、消心胸之水之功效，与利尿、强心等现代药理作用基本相合。临证用于痰热壅盛、心胸之水等症，重用疗效显著，常在葶苈大枣泻肺汤中重用，或加入小陷胸汤、《千金》苇茎汤、麻杏甘石汤等方中重用。临床主要用于治疗肺炎、感冒所致痰多色黄，以及心包积液、胸腔积液等。服药期间未见少气、心率减慢等毒副作用。

治验案例：某女，24 岁。咳嗽 8 个月余，偶作喘。

初诊时症见咳嗽痰多，色黄质黏，咳出不爽，胸闷憋气，纳食尚可，小便色黄，大便偏干。舌淡红，苔黄微腻，脉弦滑。

辨证：痰热壅肺，宣肃失司。

治则：清热化痰，宣降肺气。

方药：葶苈大枣泻肺汤合小陷胸汤。

方中重用葶苈子 30g，并加紫菀 25g。日 1 剂，水煎服。

5 剂后，咳嗽有缓，痰排出增多。原方再进 5 剂，痰量减少。原方加减继服 2 周，病告痊愈，未再复发。

（九）重用石韦

药物剂量：一般用量 10～15g，重用量 30～45g，最大用量 60g。

功效与应用：石韦具有利水通淋、清热止血之功效，与利尿、消除尿中蛋白和潜血等现代药理作用相合。临证常在辨证方剂中加入，唯有重用，方可获效。临床主要用于治疗顽固性蛋白尿、血尿、急性肾炎、慢性肾炎、肾盂肾炎、泌尿系感染等。服药期间未发现明显副作用。

治验案例：某女，49 岁。患慢性肾炎，持续性蛋白尿 10 余年，尿蛋白在 100～300mg/dl 以上。

初诊时，咽干口渴，二便如常，双下肢微热，时或疼痛。尿蛋白 300mg/dl 以上。舌淡红，苔薄白，脉细。

辨证：湿热内蕴，迫及下焦。

治则：清热利湿，通利下焦。

处方：

石　韦 45g	白茅根 30g	猪　苓 15g	茯　苓 15g
葛　根 15g	鸡血藤 25g	甘　草 3g	

日 1 剂，水煎服。

5 剂后，症减，尿蛋白 200mg/dl。原方石韦加至 50g。继服 1 个月，尿蛋白 <50mg/dl，大多为阴性。

（十）重用金樱子

药物剂量：一般用量 6～10g，重用量 25～45g，最大用量 60g。

功效与应用：金樱子具有固精缩尿之功效。重剂应用则固涩作用显著，常加入缩泉丸、桂枝加龙骨牡蛎汤、锁阳固精丸或辨证方中重用。临床主要用于治疗尿崩症、遗尿、遗精、消渴病等。服药期间未发现明显副作用。

治验案例：佐某，女，65 岁。患尿崩症半年，症见口干欲饮，尿频不痛，腰膝酸软，少腹冷胀，大便调，舌淡红，苔薄白，脉细弦。

辨证：肾气不足，气化无权。

治则：温肾益气，缩泉固涩。

方药：缩泉丸加金樱子 45g。日 1 剂，水煎服。

10 剂后，诸症大减。原方 10 倍量，研为极细末。每服 3～5g，日 2～3 次。服用月余，病告痊愈。

之后随访，未见复发。

（范　婷　张根腾）

第七节　论细辛用量不过钱

细辛为马兜铃科多年生草本植物，味辛性温，芳香燥烈，有小毒，具有解表散寒、温肺行水、除痰开窍、祛风止痛之功。《中药大辞典》所载内服煎汤用量为 0.5～1 钱（1.5～3g）；大多中药书中的用量未越 1.5 钱（4.5g）。因此，不少中医认为细辛用量不宜过钱。李文瑞集古今医家临证经验,结合数十年临床实践与现代药理研究,从出处、古代用量、近人用量、合理使用等方面进行论述如下。

一、出处

《证类本草》曰:"《别说》云:……又细辛若单用末,不可过半钱匕,多即气闷塞,不通者死。"《本草纲目》曰:"承曰:细辛……若单用末,不可过一钱。多则气闷塞,不通者死,虽死无伤。"《本草备要》:"细辛……不可过一钱,多则气不通,闷绝而死。"《得配本草》曰:"细辛……其性极辛烈,气血两虚者,但用一二分亦能见效,多则三四分而止。如用至七八分以及一钱,真气散,虚气上壅,一时闷绝。"《本草求真》曰:"细辛……所用止宜数分,过则气塞命倾。"

张志聪《本草崇原》驳斥之言:"宋元祐陈承谓:细辛单用末,不可过一钱,多则气闭不通而死。近医多以此语忌用,嗟嗟。凡药所以治病者也,有是病,服是药,岂辛香之药而反闭气乎?岂上品无毒而不可多服乎?方书之言,俱如此类,学者不善详察而遵信之,伊黄之门,终身不能入矣。"

二、古代用量

《伤寒论》所载经方及其加减中,运用细辛的有6方,包括小青龙汤(细辛三两)、麻黄细辛附子汤(细辛二两)、乌梅丸(细辛六两)、当归四逆汤(细辛三两)、当归四逆加吴茱萸生姜汤(细辛三两),以及真武汤证之若咳者(加五味子半升、细辛一两、干姜一两)。《金匮要略》所载经方及其加减中,运用细辛的有16方,包括侯氏黑散(细辛三分)、《千金》三黄汤(细辛二分)、射干麻黄汤(细辛三两)、厚朴麻黄汤(细辛二两)、小青龙加石膏汤(细辛三两)、大黄附子汤(细辛二两)、赤丸(细辛一两)、小青龙汤(细辛三两)、苓甘五味姜辛汤(细辛三两)、桂苓五味甘草去桂加干姜细辛半夏汤(细辛二两)、苓甘五味加姜辛半夏杏仁汤(细辛三两)、苓甘五味加姜辛半杏大黄汤(细辛三两)、桂枝去芍药加麻黄细辛附子汤(细辛二两)、乌梅丸(细辛六两),以及防己黄芪汤证之下有陈寒者(加细辛三分)、白术散证之心烦吐痛不能食饮(加细辛一两)。综观上两书,运用细辛者涉及20首经方(小青龙汤、乌梅丸重出),其中侯氏黑散、《千金》三黄汤、防己黄芪汤证之下有陈寒者(3方)所用细辛剂量符合"用量不过钱"之说,其余凡细辛用于汤剂者(15方),用量在一至三两间,约相当于今之3~10g。对于乌梅丸、赤丸(2方)来说,细辛用量较汤剂为轻。乌梅丸共10味药,除乌梅300枚外,其余9味总量为六十四两(约合今之192g),其中细辛六两(约合今之18g),按每次服用丸数(丸如梧桐子大,先食饮服十丸,日三服,稍加至二十丸)计算,则每服所含细辛量甚少;赤丸计4味药,总量为十一两(约合今之33g),其中细辛一两(约合今之3g),其丸如麻子大,每服3丸,可见每服所含细辛量亦甚少。

《外台秘要》载:"又疗两眼痛大黄汤方。大黄四两,芍药五两,细辛、甘草(炙)各四两,黄芩二两。上五味切,以水七升,煮取二升半,温分为三服甚妙。"

《证治准绳》载:"胆归糖煎散,治血灌瞳神,及暴赤目疼痛,或生翳膜。龙胆草、细辛、当归、防风各二两。上用砂糖一小块,同煎服。"

除上述外，《普济方》《千金翼方》等书中都有重用细辛的记载。重用者均为汤剂，丸剂则小量。

三、近人用量

据报道，有用细辛 30～50g，配川芎、白芷治疗阳虚寒盛、湿瘀内阻之心痛，获效；有用细辛 20g 左右，配桂枝、附子、荜茇等，治疗老年身痒，效果显著；有用细辛、白芷各 30g，川芎 90g，煎后兑入黄酒 250ml，分 4 次服，治疗头痛如裂（如嗜铬细胞瘤），药后痛大减，继而血压正常，头痛愈；有用细辛 5～20g，配香附、延胡素、当归、芍药等，治疗痛经；有用细辛 10～15g，配附子、桂枝、鸡血藤、地龙、赤芍，治疗坐骨神经痛等。有用不同剂量细辛配合其他药物治疗某些疾病，收到良好疗效，如：大剂量 15～20g，用于治疗阳气不足，寒湿久蕴，脉络痹阻之腰腿痛，取其辛温而镇痛；中剂量 10g，用于治疗风寒束肺所致咳嗽、哮喘等；小剂量 2～5g，用于治疗头痛、牙痛、风湿痹痛、鼻渊、痢疾等。以上用量均以汤剂为前提，绝非单用细辛末。

李文瑞治疗心率缓慢证属虚寒者，以麻黄细辛附子汤加减，用炙麻黄 5～10g，细辛 10～15g，或加黄芪 30～50g；治疗风寒痹证，用复元活血汤、身痛逐瘀汤、桂枝加芍药知母汤等方，加细辛 5～15g。临床治疗数十例患者，均疗效显著。

四、合理使用

细辛，性温味辛，芳香燥烈，有小毒，归心、肺、肾经，有解表散寒、温肺行水、除痰开窍、祛风止痛等多种功效。现代药理研究证实，细辛具有镇痛、解热、抗炎等作用。临证只要使用得当，则奏效迅速。所谓"细辛不过钱"，古人指单用末吞服而言，并不包括饮片入煎。临证不问用法，概予限量，在治疗上发挥不了应有的作用。

细辛的主要有效成分是挥发油中的甲基丁香酚，主要毒性成分是挥发油中的黄樟醚，后者挥发性强；长时间煎煮，可使主要毒性成分含量大大下降，而不影响主要有效成分的煎出。细辛古代用根，现代用全草，甚至叶多于根。吞服细辛根末时，与全草煎煮相比，同剂量时，根中挥发油含量是全草煎 10 分钟的 3 倍，根中黄樟醚含量分别是全草煎煮 10 分钟、20 分钟和 30 分钟的 4 倍、12 倍和 50 倍；这表明，细辛入汤剂的用量即使为散剂的 4～12 倍，也不至于引起不良反应。因此，大剂量细辛入汤剂，宜先煎 30～60 分钟为好。

古人多将细辛根研末服，今人多将细辛全草入汤剂。细辛单用末时，所含挥发油成分破坏极少，小剂量即能麻痹呼吸中枢，引起死亡；入汤剂时，所含挥发油成分极少溶于水，且能随水蒸气蒸发，因此挥发油在煎液中含量极低，即使大剂量使用也少有副作用，而且细辛与其他药物互相作用后，其麻痹呼吸中枢作用也会随之减弱。据报道，有学者用体重为 2kg 的家兔做实验，所用细辛剂量均在 9～20g 之间，若用煎剂则无明显反应，而用末则出现中毒反应如憋闷、痉挛。有学者认为，细辛的用量宜分为复方煎剂用量和单用散剂用量。复方煎剂在 15g 内选择，单方散剂则宜控制在 3g 以内。

综上所述，细辛的用量与剂型有关，受药用部位、体质因素、地域因素、气候因素等的影响；入汤剂时，还与煎煮时间有关。临证用量亦应随体质、地域、气候等因素不同而灵活掌握。细辛单用、作散剂时，量宜轻，一般不超过 3～5g，最好饭后服用；入煎剂时，量可稍大，但宜控制在 15～20g 以内，并适当延长煎煮时间，待病情缓解后即应减量。辩证法中有一个"量"与"度"的问题，如何做到药物的剂量适合疾病的度，关键在于正确辨证，灵活运用。

（闫小光　李　怡）

第八节　论附子"最有用与最难用"

李文瑞基于选读《伤寒论》《金匮要略》及历代医家对附子的论理和临证运用，阅读《中国中医药报》数十年所载有关附子的临证运用以及《危症难病倚附子》《中医火神派探讨》等著作，而作此文。文中有引录上述诸家论证之原文，也有个人对附子的分析和读书心得。

附子是乌头的侧根。因其附乌头而生，"如子附母"，故名附子是也。附子是中药中的峻药、猛药之一。其味辛甘，性大热，气雄壮，性悍烈，刚猛而有毒，善走而不守，通行十二经、表里上下，无处不到；具有回阳救逆，温肾暖脾，逐寒止痛，驱散风寒湿之功；善治沉寒痼疾，多用于里寒阳虚证。同时，它还能"引补血药入血分，以滋养不足之真阴"，这是"最有用"之要点。

"最难用"者，因其辛热之性甚剧，毒性峻猛，应用时"不无顾忌"。如认证不准确，有可能发生燥热副作用，从而加重病情，乃至死亡；而认证虽准确，但配伍不当，或剂量严重失宜，亦可发生严重后果。故言"最难用"也。

一、概述

李文瑞在北京中医学院攻读中医学六年间，每当受业一门功课之后，常常写出读书笔记，以示心得，并为考试做准备。受业"中药学"之后，以附子、大黄、人参等十几味为重点，做了读书笔记。自从临证之后，对附子的应用特谨慎、小心，认证明确，配伍得当，用量一再斟酌之，常获良效，未发生过一例不良反应，其功得于读书笔记。这是因为，每做一笔记，必深思熟虑地体会老师讲述和课后辅导之真髓，尤以附子临证应用广泛，但又有毒，故在脑海永不忘记。在临证之余，或遇某一难症，必须用附子时，也多次请教中医科老主任魏龙骧指点，受益匪浅。

自古以来，附子为临证应用的一味"要药"，颇受历代名家推崇。如明代张介宾在《景岳全书》中将附子列为"药中四维"之一："夫人参、熟地、附子、大黄，实乃药中之四维……人参、熟地者，治世之良相也；附子、大黄者，乱世之良将也。"所谓"四维"者，乃古称"礼、义、廉、耻"为国之四维，意为立国安邦之要也；中药中四维者，乃治病保命之要药是也。

下面引用《危症难病倚附子》朱序之文，则概述附子之要矣。"附子是中药四大主帅之一，又称'药中四维'，可见其地位之重要，功效之卓著。历代医家盛赞其回阳救逆、善温五脏之殊功。汉·张仲景可谓善用附子之典范，在《伤寒论》中使用附子之方达到其所有方剂的六分之一强，为后世广为应用。明·张景岳在《本草正》中称其'大能引火归原，制伏虚热，善助参芪成功，尤赞术地建效，无论表证里证，但脉细无神，气虚无热者，所当急用'；明·倪朱谟在《本草汇言》中指出附子是'回阳气、散阴寒、逐冷痰、通关节之猛药也'。虞抟于《医学正传》中说得更为具体:'附子以其禀雄壮之姿,而有斩关夺将之势,能引人参辈并行于十二经,以追复其失散之元阳;又能引麻黄、防风、杏仁辈发表开腠理,以驱散其在表之风寒;引当归、芍药、川芎辈入血分行血养血,以滋养其亏损之真阴。'现代医家善用附子,尤不乏其人,如雅称祝附子(味菊)、吴附子(佩衡)者,乃其代表人物。……这些宝贵遗产值得发扬光大。"

考,当今临证应用附子,宜大力挖掘和推广其运用经验。其意有二:一是依据经典熟读附子临证应用之内涵,继承和发扬历代名家临证学术成就,同时也应学习近代具有真才实学的名医如何发挥附子临证应用经验,以达治病救人之天职。二是对读书不求甚解,临证粗心大意,不恪守医律,对附子"畏用""乱用""滥用""专用"之不良风气,进行批判。

下面引用《危症难病倚附子》作者邢斌先生一段文章,对上述四种不良风气的分析批判,则明白其意也。"本书所赞成的是'敢用''慎用''善用''擅用',反对的是'畏用''乱用''滥用''专用'。医者要存大慈恻隐之心,以治病救人为怀,要敢于运用有毒峻烈药物。但'胆大'还得'心细',要小心谨慎,考虑周详,在保证安全的前提下发挥用附子的效用。如果个人的经验有独到之处,甚至突破前人,就可称为擅长用附子了(当然,'善用'与'擅用'的界限并不那么明朗)。与此相反,在需要用附子时因其毒性与偏性而'畏用',是我们所反对的,敷衍塞责的做法是有违医德的。但是,如果因别的医生畏惧附子而不敢用,自己敢用附子而自我炫耀,进而盲目地乱用、滥用附子,这同样是违背医德的。至于因为附子效用甚佳而专用附子,放弃了对其他药物的探索运用,这也是不值得称道的。个人认为,要做一个大医,心胸要大,要装得下古今中外一切医学知识。用药也是这样,既要擅用附子,还要擅用人参、熟地、大黄、石膏等。"

再引山西名医白清佐老先生之言,对"畏用"之分析则更明了之。"近世医家,每感于《本经》辛温大毒之说,视如蛇蝎,终身不敢用,孰不思所谓'毒者',正所以起沉疴而能疗疾者也。观仲景一百一十三方,用附子者二十有三,其中全用者即八方,仲景岂因附子有毒而废用乎?"

以上对附子临证应用之梗概介绍,医者不妨深思熟虑之,从中理解和掌握附子之要,在临证实践中,将获取优异之良效哉。

附子一味,始见于《神农本草经》,列为下品,言其"主风寒咳逆邪气,温中,金疮,破癥坚积聚,血瘕寒湿,踒躄拘挛,膝痛不能行步"。自此以降,历代医家善用附子者,乃仲景为第一人也。故本节重点论述仲景善用附子,并对魏晋南北朝时代、唐代、宋代、金元时代、明代、清代、近代与现代等历代医家运用附子的经验,以及李文瑞临证应用附子体会等阐述之。

二、汉代张仲景

古代医家善用附子者,首推医圣张仲景;其组方之严密,加减化裁之灵活,不论在炮制、煎煮、服用等方面,无不认真细微。

《伤寒论》共113方,其中用附子者20方,占1/6强。兹按篇之序,列诸方如下(四逆汤、真武汤、通脉四逆汤均在不同篇内重出)。《辨太阳病脉证并治》中有桂枝加附子汤、桂枝去芍药加附子汤、四逆汤、干姜附子汤、芍药甘草附子汤、茯苓四逆汤、真武汤、附子泻心汤、桂枝附子汤、去桂加白术汤、甘草附子汤（11 方）。《辨阳明病脉证并治》中有四逆汤（1 方，重出）。《辨少阴病脉证并治》中有麻黄细辛附子汤、麻黄附子甘草汤、附子汤、白通汤、白通加猪胆汁汤、真武汤、通脉四逆汤、四逆汤（8 方，真武汤、四逆汤 2 方重出）。《辨厥阴病脉证并治》中有乌梅丸、四逆汤、通脉四逆汤（3 方，四逆汤、通脉四逆汤 2 方重出）。《辨霍乱病脉证并治》中有四逆加人参汤、四逆汤、通脉四逆加猪胆汁汤（3 方，四逆汤 1 方重出）。

《金匮要略》中用附子（乌头、天雄）者有 27 方（其中，崔氏八味丸、八味肾气丸、肾气丸 3 方药物组成及剂量相同；《外台》乌头汤与大乌头煎药物组成及剂量相同；肾气丸在不同篇内重出），亦按篇之序，列诸方如下。《痉湿暍病脉证治》中有桂枝附子汤、白术附子汤、甘草附子汤（3 方）。《中风历节病脉证并治》中有头风摩散、桂枝芍药知母汤、乌头汤、《近效方》术附子汤、崔氏八味丸（5 方）。《血痹虚劳病脉证并治》中有天雄散、八味肾气丸（2 方）。《胸痹心痛短气病脉证治》中有薏苡附子散、乌头赤石脂丸、九痛丸（3 方）。《腹满寒疝宿食病脉证治》中有附子粳米汤、大黄附子汤、赤丸、大乌头煎、乌头桂枝汤、《外台》乌头汤（6 方）。《痰饮咳嗽病脉证并治》中有肾气丸（1 方）。《消渴小便不利淋病脉证并治》中有肾气丸、栝蒌瞿麦丸（2 方，肾气丸重出）。《水气病脉证并治》中有麻黄附子汤、桂枝去芍药加麻黄细辛附子汤（2 方）。《惊悸吐衄下血胸满瘀血病脉证治》中有黄土汤（1 方）。《呕吐哕下利病脉证治》中有四逆汤、通脉四逆汤（2 方）。《疮痈肠痈浸淫病脉证并治》中有薏苡附子败酱散（1 方）。《跌蹶手指臂肿转筋阴狐疝蛔虫病脉证治》中有乌梅丸（1 方）。《妇人妊娠病脉证并治》中有附子汤（1 方）。《妇人产后病脉证治》中有竹叶汤（1 方）。《妇人杂病脉证并治》中有肾气丸（1 方，重出）。

综上所述，不难看出，仲景应用附子范围极广，而且这些方剂经历代医家应用，证实疗效确凿，只要临证辨证准确，无不效如桴鼓，因而奉为圭臬；后世医家在仲景方基础上加减化裁，又创新了无数方剂（多称时方），进一步扩大了附子应用范围，故称仲景之方为祖方。南北朝梁代陶弘景《本草经集注·序录》曰："张仲景一部，最为众方之祖宗。"元代朱震亨谓："仲景诸方，实万世医门之规矩准绳也，后之欲为方圆平直者，必于是而取则焉。"时至今日，临证医家，要想用好附子，必精读仲景书，且精于仲景之经方家，无不善用附子焉。

兹再按上述《伤寒论》《金匮要略》之篇序，阐述附子诸方之功效、主治、方论等，以及附子配伍、用量等。

1. 回阳救逆，驱散阴寒邪气

四逆汤证："大汗出，热不去，内拘急，四肢疼，又下利厥逆而恶寒者，四逆汤主之"（《伤寒论》353 条）；"大汗，若大下利而厥冷者，四逆汤主之"（《伤寒论》354 条）。

此乃肾阳虚衰，阴寒内盛之证。治疗宜用四逆汤，回阳救逆。是方由附子、干姜、炙甘草三味组成。方中附子温肾复阳，生用则力尤强；干姜温中散寒；炙甘草和中益气。三味相合，抑阴回阳，即回阳救逆之功也。

四逆汤为回阳救逆，驱除阴寒邪气之代表方或基础方。临证凡疾病发展到心脾肾阳虚，而且出现全身阳气不足，阴寒内盛之严重阶段，均可投之。此方之附子重以回阳，在此基础之上，仲景依据临证病情变化，相应化裁而施之。

四逆加人参汤证："恶寒，脉微而复利，利止，亡血也，四逆加人参汤主之。"(《伤寒论》385 条)

此证较四逆汤证更为危笃，乃亡阳正衰者，治疗宜用四逆加人参汤，回阳救逆，益气生津。方中附子温经回阳；干姜温中散寒；炙甘草调中补虚；人参补气生津。诸药相协，共奏回阳救逆、益气生津之效。

茯苓四逆汤证："发汗，若下之，病仍不解，烦躁者，茯苓四逆汤主之。"(《伤寒论》69 条)

此证为亡阳而烦躁者，乃阳虚阴耗而以阳虚为主，或兼有气不化水者。治疗宜用茯苓四逆汤，以回阳益阴，扶元固本，强心利水，安神除烦。是方由四逆汤加人参、茯苓而成。方中干姜、附子回阳救逆；人参、茯苓益气生阴，并能宁心安神，又补脾利水；炙甘草补中益气。诸味合之，共奏回阳救逆、补益阴阳，兼顾利水之功效。

通脉四逆汤证："少阴病，下利清谷，里寒外热，手足厥逆，脉微欲绝，身反不恶寒，其人面色赤，或腹痛，或干呕，或咽痛，或利止脉不出者，通脉四逆汤主之"(《伤寒论》317 条)；"下利清谷，里寒外热，汗出而厥者，通脉四逆汤主之"(《伤寒论》370 条)。

此乃阴寒内盛，虚阳外越之险证。治疗宜用通脉四逆汤，以速化内伏之阴寒，急回外越之阳气，破阴回阳，通达内外，乃取四逆汤变其法而用之。通脉四逆汤之药味与四逆汤相同，但方中倍加干姜，改用生附子为大者；其所以增量，乃因病势已危，阴寒内盛，阳气将脱，故用辛热剽悍之味，填补真阳以驱阴寒之邪，重用附子以温肾阳，重用干姜以温脾胃，缘肾为先天之本，脾胃为后天之本，二者健强，则全身振奋，阴霾之邪即除。又，附子与干姜相配，可减附子之毒性，再合炙甘草之甘温，补中化阳，如此三味相合，以破内之阴寒，而壮少阴之阳气，庶外越之阳以返之，欲绝之脉将复矣。

通脉四逆加猪胆汁汤证："吐已下断，汗出而厥，四肢拘急不解；脉微欲绝者，通脉四逆加猪胆汁汤主之。"(《伤寒论》390 条)

若通脉四逆汤证进而转变为吐下已止，仍见汗出肢厥脉微等症者，乃吐后阳亡阴竭，阴阳阻格之证。单用四逆汤回阳救逆，恐阳药上泛之热再伤其阴，又恐阴寒内阻，故治疗宜用通脉四逆加猪胆汁汤，回阳救逆，益阴和阳。方以通脉四逆汤急复其阳，加苦寒之猪胆汁育阴济热，以为反佐，使辛温之味不致阻格作呕，从而回阳救逆，既导阳入阴，又和阴降逆，以共奏其效。

白通汤证："少阴病，下利，白通汤主之"(《伤寒论》314 条)；"少阴病，下利脉微者，与白通汤"(《伤寒论》315 条)。

此乃虚寒证而见面赤，即格阳于上之戴阳证，较四逆汤证更重。治疗宜用白通汤，抑阴宣通上下之阳。是方为四逆汤去炙甘草加葱白而成。方中葱白宣通阳气以解阴，又能输姜附之热；姜附回阳以治厥逆。三味相合，纯阳无阴，相得益彰，急以升阳，使阴阳升降平复，诸症自除矣。

本方证为心脾阳衰已极，中气下陷脉不至之纯属阴寒者，故用白通汤破阴回阳，交通上下，佐苦寒引阳入阴之法。本方为治戴阳证之主方。

白通加猪胆汁汤证："少阴病，下利脉微者，与白通汤。利不止，厥逆无脉，干呕烦者，白通加猪胆汁汤主之。服汤，脉暴出者死，微续者生。"(《伤寒论》315 条)

若病情再进一步恶化，而且厥逆无脉，干呕而烦，乃里寒太盛，阳被格拒，阳亡阴竭，虚阳上越之少阴证，阴盛阳虚较白通汤更加严重。治疗宜用白通加猪胆汁汤，回阳制阴，益阴和阳。是方由白通汤加猪胆汁、人尿组成。方中白通汤抑阴通阳复脉，更加入咸寒苦降之猪胆汁、人尿，引阳入阴，取其反佐作用，使阳性药不被阴寒所格拒，以冀达回阳救逆之目的。此即所谓"热因寒用""甚者从之"之义也。

2. 温阳补肾

（1）温阳补肾，化气行水

真武汤证："少阴病，二三日不已，至四五日，腹痛，小便不利，四肢沉重疼痛，自下利者，此为有水气，其人或咳，或小便利，或下利，或呕者，真武汤主之。"（《伤寒论》316 条）

此乃脾肾阳虚，水泛不化之证。治疗宜用真武汤，益火之源，温补肾阳，利水消肿。方中附子辛热，温肾助阳，以散在里之寒水；白术苦温，补脾燥湿，益气利水；附子、白术合用，既温补脾肾以祛水邪，又温煦经脉而除湿止痛；佐茯苓健脾利水；生姜温中祛寒，散在表之水邪；芍药酸微寒，缓急止痛，制附子之辛燥。诸味相协，共奏温阳利水之功。本方为温阳利水之首方。临证凡脾肾阳虚，水湿之气凝滞不化之各种证候，皆宜用之。

麻黄附子汤证："水之为病，其脉沉小属少阴，浮者为风，无水虚胀者为气。水，发其汗即已。脉沉者，宜麻黄附子汤；浮者，宜杏子汤。"（《金匮要略·水气病脉证治》）

此乃正水之证，其汗法与风水之汗法不同，必须兼顾肾阳，故治疗宜用麻黄附子汤，温经发汗，化气行水。方中麻黄开腠理发汗，散在表之水湿；附子温经助阳，以补肾阳之虚，与麻黄相伍温经发汗；甘草健脾和中，配麻黄辛甘发散，又助附子扶阳。三味相协，共奏温经发汗、化气行水之功。本方所治实为兼肺、脾、肾三脏。

桂枝去芍药加麻黄细辛附子汤证："气分，心下坚，大如盘，边如旋杯，水饮所作，桂枝去芍药加麻辛附子汤主之。"（《金匮要略·水气病脉证治》）

此乃寒饮滞于气分而成之寒痞证。治疗宜用桂枝去芍药加麻黄细辛附子汤，温阳散寒，通利气机，宣饮散痞。方中麻黄、细辛之辛温，散外寒而祛陈寒；桂枝、甘草辛甘温，通卫表之阳气；桂枝、甘草、生姜、大枣温运中阳，转输上下，消痞行水；桂枝、附子、细辛温运肾阳，以散寒凝，俾阳气复，阴寒消散，营卫调和，大气运转，其病自愈矣。这里的附子，乃取其温经通阳、宣散水湿之用。

栝蒌瞿麦丸证："小便不利者，有水气，其人若渴，栝蒌瞿麦丸主之。"（《金匮要略·消渴小便不利淋病脉证并治》）

此乃上燥下寒之消渴。消渴者，上焦之焰非滋不息，下积之阴非暖不消，故治疗宜用栝蒌瞿麦丸，温阳利水，生津止渴。方中天花粉生津止渴；瞿麦利水治小便不利；配附子温肾助阳，以行气化，使水湿得温而化，津液蒸腾而上润；更益山药健脾以助运化，助天花粉生津；茯苓健脾渗湿，助瞿麦利小便。五味相协，共奏温阳化气行水、生津止渴之功。

以上所述诸方，说明附子在各自方中起温阳利水、振作肾气，以充诸味之先锋的作用。

（2）医治肾气不足诸证

肾气丸证："崔氏八味丸，治脚气上入，少腹不仁"（《金匮要略·中风历节病脉证并治》）；"虚劳腰痛，少腹拘急，小便不利者，八味肾气丸主之（方见脚气中）"（《金匮要略·血痹虚劳病脉证并治》）；"夫短气有微饮，当从小便去之，苓桂术甘汤主之（方见上），肾气丸亦主之（方见脚气中）"（《金匮要略·痰饮咳嗽病脉证并治》）；"男子消渴，小便反多，以饮一斗，小便一斗，肾气丸主之（方见脚气中）"（《金匮要略·消渴小便不利淋病脉证并治》）；"妇人病，饮食如故，烦热不得卧而反倚息者，何也？师曰：此名转胞，不得溺也，以胞系了戾，故致此病。但利小便则愈，宜肾气丸主之"（《金匮要略·妇人杂病脉证并治》）。

肾阳虚衰，不能正常化气行水，水则停于内，故少腹拘急、小便不利；肾阳虚弱，不能约束水液，则小便反多、入夜尤甚；舌淡胖，脉沉微，亦均为肾阳虚衰之象。

湿淫之气，自下侵上，肾虚阳弱，不能御之，则渐入少腹而痹着不仁矣。

腹拘急，然拘急在少腹，故为肾虚之象。

痰饮者，乃命门火衰（阳气虚衰），三焦气化失司，水液停积，聚留而成。

消渴者，肾阴虚少，肾阳衰弱，不能蒸腾津液上承，则口渴；肾虚则州都不固，不能摄纳水液，则小便多，饮一斗，溲一斗，而为下消。

转胞者，肾气虚弱，不能温暖膀胱，则膀胱虚寒，气化不行，而不得溺，则小便不通；水气为病，而使肾阳不得潜，故烦热；肾不纳气，而反倚息不得卧。

以上诸证，皆因肾气不足所致，故治疗宜用肾气丸，温补肾阳，以健肾气。方中桂枝、附子温补肾阳，蒸发津液于上，为主药；干地黄滋阴补肾，培阴血于下；山茱萸涩肝肾之精；山药补脾肾之气；泽泻清泻肾火，以防干地黄之滋腻；牡丹皮清肝火，并制山茱萸之温；茯苓淡渗利湿，以助山药之健运。后六者为辅佐之味。八味相伍，以奏"益火之源，以消阴翳"之功。方中附子仍为主药，起到温补肾阳以健肾气，以疗诸疾之肾气不足矣。

（3）疗太阳阳虚诸证：此证在《伤寒论》三见之。

桂枝加附子汤证："太阳病，发汗，遂漏不止，其人恶风，小便难，四肢微急，难以屈伸者，桂枝加附子汤主之。"（《伤寒论》20条）

此证为太阳中风误治，表证未罢，阳虚漏汗是也。治疗宜用桂枝加附子汤，扶阳固本，调和营卫。方中桂枝汤解肌散邪，调和营卫，再加附子温经回阳，以固表止汗。本方为治太阳阳虚之要方也。

芍药甘草附子汤证："发汗，病不解，反恶寒者，虚故也，芍药甘草附子汤主之。"（《伤寒论》68条）

此证为太阳表证误汗而致阴阳两虚是也。治疗宜用芍药甘草附子汤，扶阳益阴，阴阳两调。方中芍药酸苦而敛营阴，甘草甘温和中缓急，一酸一甘，酸甘合而为阴，以益阴养卫；附子辛热，合甘草之甘，辛甘合化为阳，以扶阳实卫。两组相协，以奏扶阳益阴、阴阳两调之功。

桂枝去芍药加附子汤证："若微寒者，桂枝去芍药加附子汤主之。"（《伤寒论》22条）

此证为太阳病误下，而致里阳虚，表邪内陷是也。治疗宜用桂枝去芍药加附子汤，温里复阳，辛散陷邪。方中桂枝汤解肌发表，调和营卫；去芍药者，因其性味酸敛，非阳气被遏所宜；加附子，以其辛温扶阳也。

（4）疗太少两感证：此证在《伤寒论》两见之。

麻黄细辛附子汤证："少阴病，始得之，反发热，脉沉者，麻黄细辛附子汤主之。"（《伤寒论》301条）

此证为太阳少阴表里俱病，又称"太少两感证"。治疗宜用麻黄细辛附子汤，扶正祛邪，温阳解表。方中麻黄发汗以解太阳之表；附子扶阳以温少阴之里；细辛既解表之寒，又散少阴之邪,与麻黄、附子相伍,可兼表里两治之功。三味相协,温少阴之经而发太阳之表,具有扶正祛邪、温阳解表之功。

麻黄附子甘草汤证:"少阴病,得之二三日,麻黄附子甘草汤微发汗。以二三日无里证,故微发汗也。"(《伤寒论》302 条)

此证亦为太少两感证,但病势稍缓。治疗宜用麻黄附子甘草汤,温经解表,表里兼顾。是方即麻黄细辛附子汤去细辛加甘草,因其证邪轻势缓,故去细辛以防辛散太过,加甘草以缓麻、附之辛烈,而益气和中,保护正气。三味相协,既能发微汗,又不伤少阴之正气。

麻黄细辛附子汤与麻黄附子甘草汤宜相互发明,虽同为温经解表、表里兼治之剂,但所主之证又有缓急轻重之分。阳虚寒重则用前方,病势稍缓宜用后方,这是附子配麻黄、细辛或甘草,以治太少两感典型例证。

(5)疗少阴阳虚证:此证为附子汤证,而《伤寒论》两见之;妊娠虚寒腹痛证,而《金匮要略》一见之。

附子汤证:"少阴病,得之一二日,口中和,其背恶寒者,当灸之,附子汤主之"(《伤寒论》304 条);"少阴病,身体痛,手足寒,骨节痛,脉沉者,附子汤主之"(《伤寒论》305 条)。

此证为阳气虚衰,阴寒凝滞,属少阴阳虚证也。治疗宜用附子汤,温肾助阳,祛寒化湿。是方为大温大补之剂,方中附子温肾祛寒,燥湿止痛;配人参大补元气,可增附子通阳之力;配白术、茯苓健脾化湿,以助附子除湿之力;配芍药和营止痛,并制附子辛燥之性。五味合之,以达温肾助阳、祛寒化湿之功。另,"其背恶寒者,当灸之",此乃内服附子汤,外用灸法,以温经扶阳,内外共用,图其效速,显为目的。

另《金匮要略·妇人妊娠病脉证并治》云:"妇人怀娠六七月,脉弦发热,其胎愈胀,腹痛恶寒者,少腹如扇,所以然者,子脏开故也,当以附子汤温其脏。"

此证为妊娠里虚证,乃阴寒内盛,里虚阳浮之腹痛,故治当温阳散寒,暖宫安脏。附子汤用于妊娠虚寒腹痛,虽说"有故无殒",亦应斟酌而慎之。

(6)疗产后中风兼阳虚证:此证《金匮要略》一见之。

竹叶汤证:"产后中风,发热,面正赤,喘而头痛,竹叶汤主之。"(《金匮要略·妇人产后病脉证治》)

此证为产后中风兼阳虚是也。治疗宜用竹叶汤,扶正祛邪,表里兼治。方中竹叶甘淡轻清,清热降火,祛阳郁之热,折阳浮之势,为急则治其标之主药;葛根、防风解散外邪;桔梗上浮清肃肺气,又与人参同伍,以益气利肺定虚喘;人参、附子补虚固阳,助正祛邪;桂枝、甘草、生姜、大枣调和营卫,散风解肌,促使津液运行,则内外交济而汗解。诸药相协,以奏扶正祛邪、表里兼治之功。

3. 祛寒止痛

(1)温中散寒,疗腹痛

附子粳米汤证:"腹中寒气,雷鸣切痛,胸胁逆满,呕吐,附子粳米汤主之。"(《金匮要略·腹满寒疝宿食病脉证治》)

此证为脾胃虚寒,水湿内停之腹满痛证。治疗宜用附子粳米汤,温中散寒,降逆止痛。方中附子温阳散寒,摄水止痛;半夏化饮燥湿降逆;粳米、甘草、大枣缓中补虚。诸味相伍,温中散寒,降逆和中,使脾阳得复,寒邪得散,胃气调和,诸证自平矣。

按：仲景用附子、半夏相反之味于一方之中，曾几次见之，详解见后文"附子的配伍"。

九痛丸证："九痛丸，治九种心痛。"（《金匮要略·胸痹心痛短气病脉证治》）

程林曰："九痛者……虽分九种，不外积聚、痰饮、结血、虫注、寒冷而成。"治疗宜用九痛丸，温通补虚，杀虫止痛。方中附子、干姜祛寒散结；吴茱萸开郁杀虫止痛；人参补中益气；巴豆温通杀虫，破坚积，逐痰饮；狼牙杀虫。诸味相协，以奏祛寒散结、杀虫温通之功。

（2）温阳散寒，治胸痹心痛

乌头赤石脂丸证："心痛彻背，背痛彻心，乌头赤石脂丸主之。"（《金匮要略·胸痹心痛短气病脉证治》）

此证为阴寒痼结之心痛证，治疗宜用大辛大热之乌头赤石脂丸，温阳化阴，开结止痛。方中乌头、附子温经逐寒止痛；蜀椒、干姜温中散寒；赤石脂温涩、收敛阳气，以防大热之品辛散太过，使寒去而不伤正；以蜜为丸，取其甘润以缓方中诸味辛燥之性。五味相伍，则阴寒得以消散，阳气得以振奋，心痛得以缓解。

本方乌头与附子同用，二者虽属同类，但其功用略有不同。乌头长于起沉寒痼冷，并可使在经之风寒得以疏散；附子长于治在脏之寒湿，使其得以温化。由于本方证为阴寒邪气病及心背内外、脏腑经络，故仲景将二者同用，以达振奋阳气、驱散寒邪之目的。

薏苡附子散证："胸痹缓急者，薏苡仁附子散主之。"（《金匮要略·胸痹心痛短气病脉证治》）

此证为寒湿胸痹证，治疗宜用薏苡附子散，温阳散寒，除湿驱痹。方中薏苡仁甘淡，缓急除湿逐痹；附子辛热，温阳散寒通痹，以使阴寒得散，痹结得通。二味相伍，以奏温阳散寒、除湿驱痹之功。

（3）温下寒积，治便秘腹痛

大黄附子汤证："胁下偏痛，发热，其脉紧弦，此寒也，以温药下之，宜大黄附子汤。"（《金匮要略·腹满寒疝宿食病脉证治》）

此证乃素体阳虚，宿食与寒气凝结于肠间之证。治疗宜用大黄附子汤，温经散寒，通便止痛。方用辛热之附子温经祛寒，辅以细辛温散寒邪，使祛寒之力更著；寒实积聚于里，非温不能散其寒，非下不能除其实，故又配大黄，以泻下通便，使寒实俱去。大黄虽为寒性，但有温热之附子、细辛相制，故全方乃温通攻下、散寒止痛为法是也。

（4）温经散寒，治痹痛

桂枝附子汤证与去桂加白术汤证："伤寒八九日，风湿相抟，身体疼烦，不能自转侧，不呕不渴，脉浮虚而涩者，桂枝附子汤主之。若其人大便硬，小便自利者，去桂加白术汤主之"（《伤寒论》174 条）；"伤寒八九日，风湿相搏，身体疼烦，不能自转侧，不呕不渴，脉浮虚而涩者，桂枝附子汤主之；若大便坚，小便自利者，去桂加白术汤主之"（《金匮要略·痉湿暍病脉证治》）。二书原文基本一致，仅大便硬与大便坚之别。

前者为风湿在表，阳气虚弱之证。治疗宜用桂枝附子汤，温经散寒，祛风胜湿。桂枝附子汤为桂枝汤去芍药加附子而成。方中去芍药之酸敛者，因其不利于湿故也。桂附合用，助阳散寒，祛风除湿；姜、枣、草合用，外以和卫，内以健脾。五味相协，共奏温经散寒、祛风胜湿之效。

后者为寒湿痹证之湿重者，治疗宜用去桂加白术汤，温经散寒，健脾利湿。去桂枝者，因里阳已虚，不能再发其汗，以免夺其津液；加白术者，因身重着、湿在内，用以佐附子逐湿气于肌也。脾主四肢，白术健脾而除湿痹，俾脾胃健则大便自行。方中白术、附子逐皮间湿邪，温经复阳；炙甘草、生姜、大枣调和营卫。诸味相协，共奏温经散寒、健脾利湿之功效。《金匮要略》方后注云："一服觉身痹，半日许再服，三服都尽，其人如冒状，勿怪，即是术附并走皮中逐水气，未得除故耳。"因此，去桂加白术汤为助阳除湿、微发其汗之剂，使风湿得以从肌肉经脉外出，而诸证自愈矣。

《近效方》术附子汤证："《近效方》术附子汤，治风虚头重眩，苦极，不知食味，暖肌补中，益精气。"（《金匮要略·中风历节病脉证并治》）

此证系风寒入脏，脾肾两虚之证。治疗宜用《近效方》术附子汤，助阳温肌，益精气，补脾肾。方中附子壮元阳而温脾肾之阳，缘脾主肌肉，脾阳复，故曰"暖肌"；白术、甘草、姜、枣和中培土而燥湿，故曰"补中"。所谓"益精气"，在于脾肾之阳气健旺，后天运化有权，化水谷之精微而肾有所藏，肾之阳气充沛，气化精，精益气，即"阳化气，阴成形"之谓。

以上二方，去桂加白术汤（又称白术附子汤）治风湿留住肌肉且湿重；《近效方》术附子汤治风寒入脏，脾肾两虚之证。二方治证虽不同，但均可取附子温阳散寒，白术健脾燥湿，借以诸阳得升，浊阴得降，头重眩晕自除；术附均走皮中而逐水，以祛水邪，而使寒湿痹证自愈矣。

甘草附子汤证："风湿相抟，骨节疼烦，掣痛，不得屈伸，近之则痛剧，汗出短气，小便不利，恶风不欲去衣，或身微肿者，甘草附子汤主之。"（《伤寒论》175条。《金匮要略·痉湿暍病脉证治》"风湿相抟"为"风湿相搏"）

此证为风寒湿留注关节，凝滞不解，表里阳气皆虚是也。治疗宜用甘草附子汤，温经散寒，祛风除湿，通痹止痛。方中桂枝通阳化气，附子温中散寒湿而止痛；桂附同用，又可固表止汗，则恶风亦愈。白术苦温，健脾除湿，治风寒湿痹，俾寒湿得除则痛可止。桂、附、白术同用，更有温阳化气之功，俾气化通行，故小便得利，而短气微肿亦可除。甘草味甘性平，调和诸药，而益中焦，且以之为君，使猛烈之味，缓而发挥作用。此者，风寒湿之邪，留注关节，若徒持猛力祛散，风寒之邪虽易去，而湿邪不易尽除，所以方中甘草至为重要。

本方证之湿留关节，其来也渐，邪入较深；仲景以"甘草附子"为方名，意谓治宜缓而渐进。在方后服法中亦注明"恐一升多者，服六七合为妙"（《金匮要略》），指出每次服药不应太多。

头风摩散证："头风摩散方［大附子一枚（炮），盐等分］"（《金匮要略·中风历节病脉证并治》）治偏正头风，头痛无时，每遇风寒则痛甚。

本证系素体气血虚弱，脉络涩滞，风寒之邪袭于头面，经络引急，凝涩不通，故症见偏正头痛发作无时，或兼口眼㖞斜等。治疗宜外用头风摩散，温经脉，散风寒，止疼痛。方中辛甘大热之附子温经脉，以散风寒之邪；咸寒之盐祛邪郁之热。二者一热一寒，散风定痛，而将散药擦患处，有直达病所、收效迅速而无毒副反应之妙。

4. 温阳止血

黄土汤证："下血，先便后血，此远血也，黄土汤主之。"（《金匮要略·惊悸吐衄下血胸满瘀血病脉证治》）

此证乃阳虚不能温脾，脾元不足，不能统血之虚寒便血证。治疗宜用黄土汤，温阳止血。方中灶心黄土（伏龙肝）温中涩肠止血；白术、甘草健脾补中；炮附子温阳散寒，虽无止血作用，却有助于中阳恢复而达止血之功；干地黄、阿胶滋阴养血以止血；附子辛热易伤阴耗血，为使其不致偏盛太过，故配苦寒之黄芩作为反佐，兼制温燥，起监制作用，以达刚柔相济之功，且二者调治出血之本，乃针对病机而设。诸味相协，以奏温中止血之功。附子在本方中为臣药，乃温阳散寒止血之用。

5. 平调寒热

（1）温经回阳，泻热消痞，治心下痞

附子泻心汤证："心下痞，而复恶寒汗出者，附子泻心汤主之。"（《伤寒论》155 条）

此证为邪热痞结心下，兼阳虚之证。治疗宜用附子泻心汤，清热泄痞，扶阳固表。附子泻心汤乃寒热并用，温清兼施，正邪两顾之和剂也。方中大黄、黄连、黄芩苦寒以泻炽盛之邪热，附子以助不足之阳，如是则热除阳复，诸症平矣。又制法之妙，不可轻之。三黄开水泡而绞汁，取其气味清淡入胃，意在清胃中无形之邪热，以达阴阳平衡；附子别煮取汁，意在取其重浊之厚味，以补阳气。诚如陈蔚所云："最妙在附子专煮扶阳，欲其熟而性重；三黄汤渍开痞，欲其生而性轻也。"（《伤寒论浅注补正》）这里言明仲景对附子与三黄寒热并用于方中之精当，其法妙哉。

（2）平调寒热，治蛔厥与久利

乌梅丸证："伤寒，脉微而厥，至七八日肤冷，其人躁无暂安时者，此为脏厥，非蛔厥也。蛔厥者，其人当吐蛔，令病者静而复时烦，此为脏寒，蛔上入其膈，故烦，须臾复止，得食而呕，又烦者，蛔闻食臭出，其人常自吐蛔。蛔厥者，乌梅丸主之，又主久利"（《伤寒论》338 条）；"蛔厥者，当吐蛔，令病者静而复时烦，此为脏寒。蛔上入膈，故烦。须臾复止，得食而呕，又烦者，蛔闻食复出，其人常自吐蛔。蛔厥者，乌梅丸主之"（《金匮要略·趺蹶手指臂肿转筋阴狐疝蛔虫病脉证治》）。

此证乃胃热肠寒，寒热错乱，正气不足之蛔厥是也。治疗宜用乌梅丸，滋阴泄热，温阳通降，安蛔止痛。方中乌梅酸收，醋渍重用，养肝敛阴，安蛔止痛，为君；黄连、黄柏苦寒，清热燥湿；川椒、干姜、附子、细辛辛温（热），祛寒止痛驱蛔；人参甘温补脾胃；当归辛温，养血柔肝止痛；桂枝辛甘温，走窜十二经而通经脉，通阳化气。本方将酸收、苦泻、辛开、甘补、温热、大寒各味熔于一炉，酸苦辛热并施，既有调和肝胃、安蛔止痛之法，又有补气和血、酸涩固脱之功。是故，既可制蛔杀虫，又可疗寒热错杂之久利是也。

乌梅丸又治气血两亏，寒热并存，脓血夹杂之久利。方中味酸之乌梅涩肠止泻，以防利久而脱；附子、细辛、干姜、蜀椒、桂枝等温热辛散之品，温壮脾肾，缘脾主运化，肾有命火，若火衰则脾土不旺，脾虚则清浊混杂而下，故以此壮脾肾，强运化而止利；黄连、黄柏苦寒之品，清热燥湿而止利；人参、当归益气补血扶正。诸药合用，共成收敛止泻、温寒清热、燥湿止利、益气补血之良方也。

总之，方中药味虽繁杂，但配伍严谨，而附子仍以其温热散寒之功，配伍于寒热并用之方。

（3）排脓解毒，通阳散结，治肠痈脓已成

薏苡附子败酱散证："肠痈之为病，其身甲错，腹皮急，按之濡，如肿状，腹无积聚，身无热，脉数，此为腹内有痈脓，薏苡附子败酱散主之。"（《金匮要略·疮痈肠痈浸淫病脉证并治》）

此证为热毒瘀结于肠，传导不利，以致局部气血凝滞，郁蒸而肉腐，则成痈化脓，但尚未溃破证。治疗宜用薏苡附子败酱散，排脓解毒，通阳散结。方中薏苡仁甘淡凉，利湿排脓；败酱草辛苦微寒，清热解毒，活血排脓，以泄营郁之热；附子辛甘大热，振奋元阳，通阳散结，使阴寒之邪得解，血得温则行，肉得温则长。三味相伍，共奏排脓解毒、通阳散结之功效，清热排脓而不伤阳气，温阳扶正而不助热毒，俾血行脓去，新肌再生，肠痈则愈矣。

基于上述《伤寒论》《金匮要略》所载 30 余方，归纳起来，附子在各经方中不论君位、臣位或佐位，分别具有回阳救逆、补火助阳、散寒、止痛、祛风、祛风湿、利水、化饮、燥湿、除痰、祛风痰、行气化瘀、清热增效等功效。证治病候为阳衰厥逆，寒湿痹证，寒凝胸痹，阳虚水泛，寒疝、冷积便秘、脏寒蛔厥，以及头痛、便血、产后中风、伤寒等属元阳不足者，均可运用附子。临床只要辨证准确，无不应手取效，所以历代医家沿用不辍。

6. 附子的配伍　仲景应用附子时，常与下列诸药配伍。

（1）与干姜相伍：如四逆汤、四逆加人参汤、通脉四逆汤、通脉四逆加猪胆汁汤、白通汤、白通加猪胆汁汤、茯苓四逆汤、干姜附子汤等。姜附相伍，以增温中散寒，回阳救逆之功。

（2）与桂枝相伍：如桂枝附子汤、桂枝去芍药加附子汤、桂枝芍药知母汤、肾气丸、桂枝去芍药加麻黄细辛附子汤等。桂附相伍，温经散寒，除痹止痛，治风寒湿痹等。

（3）与麻黄相伍：如麻黄细辛附子汤等。麻附相伍，辛热宣通，温经发表，驱逐寒邪。

（4）与白术相伍：如白术附子汤（又称去桂加白术汤）、《近效方》术附子汤。术附相伍，温经散寒，健脾燥湿，治脾肾阳虚，水湿凝聚之水肿证。

（5）与人参、甘草相伍：如附子汤，以温肾祛寒，燥湿止痛；大补元气，可增附子通阳之力，借以达到温经益气之功。

（6）与茯苓相伍：如真武汤，以附子温经散寒，茯苓利水，治阳虚阴盛，水气内停之证；以其有温有行，阴阳两调，借以达到温阳利水之功。

（7）与乌头、赤石脂相伍：如乌头赤石脂丸，以附子、乌头温经逐寒止痛；赤石脂收敛阳气，治阴寒凝结之心痛证。

（8）与川椒相伍：如乌头赤石脂丸，治阴寒凝结之心痛证，以川椒、乌头一派辛辣，助附子温散寒邪。

（9）与瓜蒌根、瞿麦相伍：如栝蒌瞿麦丸，瓜蒌根（天花粉）生津止渴，瞿麦利水，配附子温肾助阳，以行水气，使水湿得温而化，津液蒸腾而润上，借以达温阳化水、生津止渴之功。

（10）与大黄相伍：阳虚而又里实，所谓里实者乃寒邪夹滞或热邪夹滞。前者如大黄附子汤，后者如附子泻心汤。有热者用附子，有寒者用大黄，何故之谓？此者，因病证均为本虚标实是也。附子泻心汤治心下痞，复恶寒汗出者。由于热痞兼阳虚，若只攻痞则阳越虚，专补阳则痞越甚。是故用附子温表之阳，大黄、黄连、黄芩泻痞之热。这里泻痞之义轻，扶阳之义重。至于大黄附子汤，乃有寒用大黄，因脾肾两虚，阳气不行，冷积阻于肠胃而大便秘结。若但以温阳健脾则积浊不去，而胃热予以攻之，更伤中阳，故宜寒热并投，以达攻补兼施之效。

（11）与巴豆、狼牙相伍：如九痛丸，治九种心痛。方中附子祛寒散结，巴豆温通杀虫、破坚积,狼牙杀虫,合用以达杀虫温通之功。

(12)与薏苡仁、败酱草相伍:如薏苡附子散、薏苡附子败酱散等。前方中薏苡仁缓急除湿逐痹,配附子辛热温阳、散寒通痹,以奏温阳散寒、除湿通痹之功。后方中薏苡仁甘淡凉、利湿排脓,败酱草清热解毒、活血排脓,配附子辛热通阳散结,以达排脓解毒、通阳散结之功,为治肠痈脓已成之方。

(13)与乌梅、黄柏、黄连相伍:如乌梅丸。方中黄连、黄柏苦寒清热燥湿,配附子辛温祛寒、止痛驱蛔,以达寒热平调、安蛔止厥之功,以救腹痛之苦。

(14)与芍药相伍:如真武汤、桂枝芍药知母汤等。二者一肾一肝,一阳一阴,一走一守,一热一寒,一燥一润,相互配伍,调和阴阳。前方既可温阳补肾,又可补肝利湿,用于肝肾不足而内蕴湿浊者,温阳利水而不伤阴;后方芍药和阴行痹于里,配附子助阳除湿,有温散而不伤阴、养阴而不碍阳之功。

(15)与猪胆汁相伍:如白通加猪胆汁汤,在白通汤中加咸寒苦降之猪胆汁,取其反佐,热因寒用,甚者从之,以达存津固阴之功。

7. 附子的用量 纵观仲景《伤寒论》《金匮要略》诸方中附子的用量,大致可分为最大量、大量、中量和小量。

(1)最大量者为三枚或三两:如桂枝附子汤中附子三枚(炮,去皮,破),去桂加白术汤中附子三枚(炮,去皮,破),黄土汤中附子三两(炮),大黄附子汤中附子三枚(炮)。之所以用最大量,取其温经散寒、止痛暖脾以回阳是也。

(2)大量者为二枚或二两:如桂枝芍药知母汤中附子二两(炮),附子汤中附子二枚(炮,去皮,破八片),甘草附子汤中附子二枚(炮,去皮,破)。取其温经散寒,以止痹痛是也。

(3)中量者为一枚或一两:如四逆汤中附子一枚(生,去皮,破八片),四逆加人参汤中附子一枚(生,去皮,破八片),茯苓四逆汤中附子一枚(生用,去皮,破八片),通脉四逆汤中附子大者一枚(生,去皮,破八片),通脉四逆加猪胆汁汤中附子大者一枚(生,去皮,破八片),真武汤中附子一枚(炮,去皮,破八片),白通汤中附子一枚(生,去皮,破八片),白通加猪胆汁汤中附子一枚(生,去皮,破八片)。以上除真武汤外,均为生用一枚,其量虽少,但为生用,言下之意,生者乃回阳祛寒之要药也。其余尚有桂枝去芍药加附子汤、附子泻心汤、肾气丸、竹叶汤、附子粳米汤、桂枝去芍药加麻黄细辛附子汤等,均为一枚或一两。这些方剂多用于脾肾阳虚、水气内停、肢体肿胀、胸痹腹痛等,取其中量,以温脾肾之阳,不伤胃阴是也。

(4)小量者:如乌头赤石脂丸中附子半两(炮),栝蒌瞿麦丸中附子一枚(炮);制丸则其量分散在诸味药中甚微,以示缓图。头风摩散中附子一枚(炮),制散外用。

上述张仲景对附子的应用,论述比较详细。下文简略介绍诸家的药论和应用。有关药论只提该医家主要论点,不多加注释。

三、魏晋南北朝时代

魏晋南北朝时代,诸家对附子的应用,既能承前人之论,又有所发展。

《名医别录》云:"附子……主治脚疼冷弱,腰脊风寒,心腹冷痛,霍乱转筋,下痢赤白,坚肌骨,强阴,又堕胎,为百药长。"

《肘后备急方》载："治阴胜隔阳伤寒，其人必燥热而不欲饮水者是也，宜服霹雳散：附子一枚，烧为灰，存性为末，蜜水调下，为一服而愈。此逼散寒气，然后热气上行而汗出，乃愈。"

《刘涓子鬼遗方》将附子广泛用于外科，以治外伤、疮疽、疥癣等。如泽兰散（泽兰、防风、蜀椒、石膏、炮附子、干姜、细辛、辛夷、芎䓖、炒当归、炙甘草，制末，每服 6g）治金疮瘀血肿痛。

四、唐代

《备急千金要方》所载温脾汤（附子、大黄、芒硝、当归、干姜、人参、甘草）温补脾阳，攻下冷积；大桃花汤（赤石脂、干姜、当归、龙骨、牡蛎、附子、人参、芍药、白术、甘草）治虚寒痢疾。

《千金翼方》所载五京丸（干姜、炮附子、狼毒、当归、牡蛎、吴茱萸、黄芩）治妇人腹中积聚，或痢疾；风痹散（炮附子、干姜、白术、石斛、蜀椒、炮天雄、细辛、蹲鸱、白蔹、炮乌头、石楠、桂心）治恶风湿痹，瘾疹生疮等；温中汤（炮附子、干姜、炙甘草、蜀椒）治阴寒痛疝，寒中下痢。

《外台秘要》所载附子汤（炮附子、炙甘草、干姜、半夏、白术、大枣、仓米）治腹中寒鸣切痛，胸胁逆满气喘；五味散（炮附子、细辛、白术、神曲、干姜）治虚寒下痢，遇冷即发。

五、宋代

宋代，方剂丛书盛行。

《太平圣惠方》所载正阳散（炮附子、炙皂荚、炮姜、炙甘草、麝香）治阴毒伤寒；羊肾附子丸（炮附子、磁石、牛膝、菟丝子、肉苁蓉、远志、羊肾）治肾气虚乏，气血不足之虚劳耳聋；菟丝子散（菟丝子、炮附子、鸡内金、牡蛎、肉苁蓉、五味子）治膀胱虚冷证。

《太平惠民和剂局方》所载大醒风汤（生南星、生防风、生独活、生附子、炒全蝎、生甘草）治中风痰厥，半身不遂等；四柱散（煨木香、茯苓、人参、炮附子、生姜、大枣、盐等）治元气虚弱，真阳衰惫，头晕耳聋，脐腹痛，泄泻、小便滑数；椒附丸（炮附子、川椒、槟榔、橘皮、炒牵牛子、五味子、石菖蒲、炮姜）治下元虚损，耳鸣、怔忡、盗汗、小便滑数、滑精；桑君黑锡丹（沉香、炮附子、胡芦巴、阳起石、炒茴香、补骨脂、肉豆蔻、川楝子、木香、肉桂、黑纱、硫黄）治肾阳虚衰，肾不纳气，奔豚气，膀胱切痛；三建汤（川乌、附子、天雄）治真气不足，元阳久虚，寒邪攻冲。

《普济本事方》所载星附散（天南星、姜半夏、炮黑附子、炮白附子、炮川乌、白僵蚕、没药、人参、白茯苓）治风邪中腑。

《全生指迷方》所载固脬丸（炮附子、小茴香、桑螵蛸、菟丝子、戎盐）治膀胱虚冷证。

《三因极一病证方论》所载六物附子汤（炮附子、桂枝、防己、白术、茯苓、炙甘草）治风寒湿邪流注经脉、骨节疼痛；生附散（生附子、滑石、瞿麦、木通、半夏、生姜、灯心草）治冷淋；芎辛汤（生附子、生乌头、天南星、干姜、炙甘草、川芎、细辛、生姜、茶芽）治伤于风寒及气虚痰厥，头痛如劈；附子麻黄汤（炮附子、干姜、麻黄、白术、人参、炙甘草）治阳气虚中风者。

《校注妇人良方》所载参附汤（人参、炮附子、生姜、大枣）回阳固脱，治元气大虚，阳气暴脱。

《重订严氏济生方》所载实脾散（厚朴、白术、木瓜、木香、草果仁、槟榔、炮附子、白茯苓、炮姜、炙甘草、生姜、大枣）温阳利水，治脾阳虚所致水肿。

《外科精要》所载神效桂附丸（炮附子、白术、桂心、厚朴、炙甘草、乳香、木香）治冷漏诸疮。

《类编朱氏集验医方》所载附子大独活汤（大附子、白姜、人参、干葛、肉桂、川独活、北芍药、当归、防风、甘草）治体虚中风，八风五痹。

六、金元时代

金元时代诸多医家争鸣，名著甚多。

《黄帝素问宣明论方》所载辰砂一粒丹（炮附子、橘红、郁金，以朱砂为衣）治寒冷气滞心痛；附子丸（炮附子、官桂、炮川乌、川椒、菖蒲、甘草、骨碎补、天麻、白术）治湿寒痹，周身关节冷痛，肢体沉重。

《素问病机气宜保命集》所载浆水散（炮附子、半夏、桂枝、干姜、炙甘草、高良姜）治霍乱吐泻身冷者。

《医学发明》所载附子温中丸（附子、白术、干姜、肉桂、炙甘草、高良姜）治脾虚寒湿中阻之呕吐、湿冷泄泻。

《医垒元戎》所载附子六合汤（炮附子、肉桂、当归、川芎、白芍、熟地黄）治妊娠伤寒，四肢拘急，身冷腹中痛者。

《世医得效方》所载朴附汤（炮附子、厚朴、生姜、大枣）治冷寒胀，中寒下虚，心腹胀满，不进食者；大固阳汤（炮附子、干姜、白术、木香）治脱阳证。

《卫生宝鉴》所载附子温中汤（炮黑附子、人参、炙甘草、白芍、炮干姜、白茯苓、白术、草豆蔻、陈皮、厚朴、生姜）治中寒自利，水谷不化；茵陈附子干姜汤（茵陈、炮附子、白术、白茯苓、炮干姜、陈皮、草豆蔻、枳实、半夏、泽泻、生姜）治阴黄证。

七、明代

明代对附子功能的论述简明有新意，创新之方亦不鲜。

《本草纲目》论述和应用最详："乌附毒药，非危病不用，而补药中少加引导，其功甚捷"；"治三阴伤寒，阴毒寒疝，中寒中风，痰厥气厥，柔痓癫痫，小儿慢惊，风湿麻痹，肿满脚气，头风，肾厥头痛，暴泻脱阳，久痢脾泄，寒疟瘴气，久病呕哕，反胃噎膈，痈疽不敛，久漏冷疮"。

《伤寒蕴要全书》云："附子乃阴证要药，凡伤寒传变三阴及中寒夹阴，虽身大热而脉沉者必用之。"

《本草汇言》云："附子回阳气，散阴寒，逐冷痰，通关节之猛药也。……诸病真阳不足，虚火上升，咽喉不利，饮食不入，服寒药愈甚者，附子乃命门主药，能入其窟穴而招之引火归原，则浮游之火自熄矣。凡属阳虚阴极之候，肺肾无热证者，服之有起死之殊功。"

《伤寒六书》所载回阳救急汤（制附子、茯苓、制半夏、炒白术、陈皮、人参、干姜、炙甘草、肉桂、五味子、生姜、麝香)治阴寒内盛,阳气衰微所致诸寒证。

《赤水玄珠》所载芪附汤(炮附子、黄芪、生姜)治阳气衰微,汗出肢倦。

《景岳全书》所载六味回阳饮(人参、制附子、炮干姜、熟地黄、当归身、炙甘草)治阴阳将脱证;右归饮(熟地黄、制附子、山药、枸杞子、杜仲、山茱萸、肉桂、炙甘草)治肾阳不足所致诸证,以温补肾阳,取少火生气之义。张介宾赞誉附子、大黄为药中良将,称附子"大能引火归原,制伏虚热,善助参芪成功,尤赞术地建效;无论表证里证,但脉细无神,气虚无热者,所当急用"。又指出:"至于附子之辨,凡今之用者,必待势不可为,不得已然后用之,不知回阳之功,当用于阳气将去之际,便当渐用,以望挽回。若用于既去之后,死灰不可复然矣,尚何益于事哉?但附子性悍,独任为难,必得大甘之品如人参、熟地、炙甘草之类,皆足以制其刚而济其勇,以补倍之,无往不利矣。此壶天中大将军也,可置之无用之地乎?但知之真而用之善,斯足称将将之手矣。"

《证治准绳》所载秘精丸(炮附子、龙骨、牛膝、肉苁蓉、巴戟天)治肾虚元气不足,遗精;附子散(炮附子、没药、干漆、桂心、威灵仙、牛膝)治妇人阳虚湿痹证。

《外科正宗》所载附子八物汤(附子、人参、茯苓、当归、白术、熟地黄、川芎、白芍、木香、肉桂、甘草、生姜、大枣)治劳伤外寒之流注。

八、清代

《本草从新》云:"附子……治三阴伤寒戴阳,中寒中风,气厥痰厥咳逆,自汗,呕哕噎膈,心腹冷痛,暴泻脱阳,脾泄久痢,霍乱转筋,拘挛风痹,癥瘕积聚,督脉为病,脊强而厥,小儿慢惊,痘疮灰白,痈疽不敛,一切沉寒痼冷之证。"

《本草正义》云:"附子本是辛温大热,其性善走,故为通行十二经纯阳之要药。……但生者无烈,如其群阴用事,汩没真阳,地加于天,仓猝暴病之肢冷肤清,脉微欲绝,或上吐下泻,澄澈清冷者,非生用不为功。而其他寒病之尚可缓缓图功者,则皆宜用炮制,较为驯良。"

《张氏医通》所载集效丸(熟附子、大黄、木香、槟榔、鹤虱、诃子、芜荑、炮姜、乌梅)治脏冷虫积腹痛。

《杂病源流犀烛》所载姜附汤(炮附子、炮干姜、杜仲)治腰冷痛甚者。

《医林改错》所载急救回阳汤(附子、党参、干姜、白术、甘草、桃仁、红花)治吐泻转筋。

《医醇賸义》所载温泉汤[附子、当归、小茴香、牛膝、乌药、青皮、陈皮、杜仲、补骨脂(核桃肉拌炒)、木香、生姜]治下焦阳虚证。

《血证论》所载大魂汤(附子、甘草、桂枝、人参、茯苓、干姜)治血证后期脾肾阳虚者;断红丸(鹿茸、附子、侧柏叶、阿胶、当归、黄芪、续断)治远血。

《医学衷中参西录》所载温冲汤(生山药、补骨脂、当归身、乌附子、肉桂、小茴香、核桃仁、紫石英、真鹿角胶)治妇人血海虚寒,久不受孕。

九、近代与现代

1. 郑寿全　郑寿全(1824—1911),字钦安,四川邛州(今邛崃)人,以重视阳气,善用附子、干姜等辛药著称,人誉"郑火神""姜附先生",誉满川蜀,成为当时独树一帜的"火神派"领军人物。郑寿全著作甚多,如《医理真传》《医法圆通》《伤寒恒论》等。

郑寿全善用姜附:郑寿全《医理真传》指出"用药者须知立极之要而调之可也";"古人云:'热不过附子,甜不过甘草。'推其极也,古人以药性之至极,即以补人身立命之至极,二物相需并用,亦寓回阳之义";"非附子不能挽欲绝之真阳";"附子辛热,能补先天真阳";"能补坎中真阳,真阳为君火之种,补真火即是壮君火也";"桂、附、干姜,纯是一团烈火,火旺则阴自消,如日烈而片云无。况桂、附二物,力能补坎离中之阳,其性刚烈至极,足以消尽僭上之阴气,阴气消尽,太空为之(廓廓)〔廓朗〕,自然上下莫安,无偏盛也"。总之,郑寿全认为,附子为热药,乃"立极"之品,用以"补人身立命之至极"的元阳,自是顺理成章。郑寿全用附子、干姜的经验独特,可概括为"广用""重用""早用""专用"等特点。

(1)广用:郑寿全治疗阴证几乎不离附子,认为"凡一切阳虚诸症,如少气、懒言、身重、恶寒、声低、息短、舌润、舌黑、二便清利、不思水饮、心悸、神昏、不语、五心潮热、喜饮热汤、便血、吐血、闭目妄语、口臭难禁、二便不禁、遗尿遗屎、手足厥逆、自汗、心慌不寐,危候千般,难以枚举,非姜附何以能胜其任,而转危为安也乎"(《伤寒恒论》)。"凡一切阳虚诸症"均可应用附子,不必等到病至少阴方用。显然,郑寿全扩大了附子的使用范围。郑寿全用附子主要有两种形式。

其一,直接以附子为主药,最常见的就是四逆辈。郑寿全论述四逆汤时指出"凡世之一切阳虚阴盛为病者,皆可服也"(《伤寒恒论》),"此方功用颇多,得其要者,一方可治数百种病。因病加减,其功用更为无穷。予每用此方,救好多人。人咸目予为姜附先生"(《医法圆通》)。这里又说明,郑寿全扩展了四逆汤的治疗范围。

其二,在应验方剂中另加附子。凡见阳虚,均可加用附子。例如:治阳虚怔忡心悸,方用桂枝龙骨牡蛎汤,"再重加附子……加附子者,取其助真火以壮君火也"(《医理真传》);治头面畏寒者,"法宜建中汤加附子"(《医理真传》);鼻渊,鼻浊而流清涕者,缘由阳衰不能统摄津液,"每以西砂一两、黄柏五钱、炙草四钱,安桂、吴萸各三钱治之。一二剂即止。甚者,加姜、附二三钱,屡屡获效"(《医法圆通》)。

(2)重用:郑寿全认为"阴盛极者阳必亡,回阳不可不急,故四逆汤之分两,亦不得不重"(《医理真传》)。此者,峻补坎阳,大补元阳,大剂四逆汤是也。同时也说明,他善用附子,不仅体现在广泛应用附子上,更主要的是体现在重剂量用附子上。据四川名医唐步祺(私淑郑寿全)讲述,郑寿全应用附子常至100g、200g,超越常规用量,可谓前无古人。而仲景应用附子最大量是三枚(如桂枝附子汤、去桂加白术汤),约合今80g,且主要用于寒湿痹痛之治疗;用于回阳时,四逆辈最多不过附子大者一枚,约合今30g。所以,郑寿全显然超过仲景,这真是火神派超常之处,显出其独特风格。

(3)早用:郑寿全扶阳,提倡早用姜附,所谓"务见机于早"(《医理真传》),稍见阳虚端倪即应用之,免致虚阳上浮、外越甚至酿成脱证(延至病势严重时才用)。他在论述四逆汤时指出:"细思此方,既能回阳,则凡世之一切阳虚阴盛为病者,皆可服也。何必定要见以上病情(指头痛如裂、气喘促等阳虚欲脱之状,编者注)而始放胆用之,未免不知几也。夫知几者,一见是阳虚症,而即以此方在分两轻重上斟酌,预为防之,万不致酿成纯阴无阳之候也。酿成纯阴无阳之候,吾恐立方之意固善,而追之不及,反为庸庸者所怪也。怪者何?怪医生之误用姜附,而不知用姜附之不早也。"(《医理真传》)

（4）专用：郑寿全与张介宾在理论上都重视阳气，但在具体用药上则大相径庭。张介宾温补讲究阴阳相济，常常将熟地黄与附子同用，体现阴中求阳；郑寿全则专用姜附等纯阳温热之药，讲究单刀直入，不夹阴药。在《医法圆通》"阳虚一切病证忌滋阴也"一节中，他明确表示："凡阳虚之人，多属气衰血盛，无论发何疾病，多缘阴邪为殃，切不可再滋其阴。若更滋其阴，则阴愈盛而阳愈消，每每酿出真阳外越之候，不可不知。"

郑寿全认为，扶阳专用温热药乃是仲景所得："仲景为立法之祖，于纯阴无阳之证，只用姜、附、草三味，即能起死回生，并不杂一养阴之品，未必仲景不知阴中求阳乎？仲景求阳，在人身坎宫中说法；景岳求阳，在药味养阴里注解。相隔天渊，无人窥破，蒙蔽有年，不忍坐视，故特申言之"（《医法圆通》）；"观于仲景之用四逆汤，姜、附、草三味，起死回生，易如反掌，非专补立极之火种，何能如斯之速乎？世医不求至理，以为四逆汤乃伤寒之方，非痘科之方，不知此方正平塌下陷痘症之方，实补火种之第一方也。今人亦有知得此方者，信之不真，认之不定，即用四逆，而又加以参、归、熟地，羁绊附子回阳之力，亦不见效。病家待毙，医生束手，自以为用药无差，不知用药之未当甚矣"（《医理真传》）。

郑寿全还认为，人参为补阴药而非扶阳之品，所谓"今人用为补阳、回阳，大悖经旨"（《医理真传》），与张介宾视人参为温阳要药截然不同。"仲景不用参于回阳，而用参于大热亡阴之症以存阴，如人参白虎汤、小柴胡汤之类是也。……至于阴盛逼阳于外者，用参实以速其阳亡也。"（《医理真传》）此观点，确实言之有理，持之有据。

综上所述，郑寿全善用姜附，并非一概滥用，而是在准确辨证、认定阴证的前提下用之，所谓"不知予非专用姜附者也，只因病当服此……予非爱姜附，恶归地，功夫全在阴阳上打算耳"（《医法圆通》）。总之，"用姜附亦必究其虚实，相其阴阳，观其神色，当凉则凉，当热则热，何拘拘以姜附为咎哉"（《伤寒恒论》）。据此，郑寿全立论施法并不偏颇。以下摘录郑寿全自制的几张方剂。

潜阳丹：治阳气不足，虚阳上浮诸症。原方为"西砂一两（姜汁炒），附子八钱，龟板二钱，甘草五钱"（《医理真传》）。郑寿全自解曰："潜阳丹一方，乃纳气归肾之法也。夫西砂辛温，能宣中宫一切阴邪，又能纳气归肾。附子辛热，能补坎中真阳，真阳为君火之种，补真火即是壮君火也。况龟板一物坚硬，得水之精气而生，有通阴助阳之力，世人以利水滋阴目之，悖其功也。佐以甘草补中，有伏火互根之妙，故曰潜阳。"（《医理真传》）

姜附茯半汤：治阳虚兼见痰湿诸症。原方为"生姜二两（取汁），附子一两，茯苓八钱，半夏七钱"（《医理真传》）。郑寿全自解曰："姜附茯半汤一方，乃回阳降逆，行水化痰之方也。夫生姜辛散，宣散壅滞之寒；附子性烈纯阳，可救先天之火种，真火复盛，阴寒之气立消；佐茯苓健脾行水，水者痰之本也，水去而痰自不作；况又得半夏之降逆化痰，痰涎化尽，则向之压于舌本者解矣。清道无滞，则四肢之气机复运，而伸举自不难矣。"（《医理真传》）

补坎益离丹：治心肾虚诸症，尤以心阳不足为适应证。原方为"附子八钱，桂心八钱，蛤粉五钱，炙甘草四钱，生姜五片"（《医法圆通》）。郑寿全自解曰："补坎益离者，补先天之火，以壮君火也。真火与君火本同一气，真火旺则君火始能旺，真火衰则君火亦即衰。……方用附、桂之大辛大热为君，以补坎中之真阳；复取蛤粉之咸以补肾，肾得补而阳有所依，自然合一矣；况又加姜、草调中，最能交通上下。"（《医法圆通》）

姜桂汤：专扶上焦之阳，治鼻流清涕不止、忿嚏不休等症。原方为"生姜一两五钱，桂枝一两"（《医理真传》）。郑寿全自解曰："姜桂汤一方，乃扶上阳之方也。夫上焦之阳，原属心肺所主，今因一元之气不足于上，而上焦之阴气即旺，阴气过盛，阳气力薄，即不能收束津液。今得生姜之辛温助肺，肺气得助，而肺气复宣，节令可行。兼有桂枝之辛热以扶心阳。心者，气之帅也，心阳得补，而肺气更旺（肺居心上如盖，心属火，有火即生炎，炎即气也。肺如盖，当炎之上，炎冲盖底；不能上，即返于下，故曰"肺气下降"，即此理也）。肺气既旺，清涕何由得出。要知扶心阳，即是补真火也（二火原本一气）。嚏本水寒所作（肾络通于肺，肾寒，故嚏不休），方中桂枝，不独扶心阳，又能化水中之寒气，寒气亦解，而嚏亦无由生。此方功用似专在上，其实亦在下也。学者不可视为寻常，实有至理存焉。"（《医理真传》）

纵观上述 4 方，基本未离四逆汤方意。郑寿全自谓："阳虚篇内所备建中、理中、潜阳、回阳、封髓、姜桂诸方，皆从仲景四逆汤一方搜出。"（《医理真传》）毫无异议，四逆汤是郑寿全最为推崇的扶阳之方，用为治疗阳虚之主方，能化裁推广治百余种病。此为郑寿全一生最得力之处。再者，可以总结出郑寿全所用各方，无论经方、时方，都是药味少而分量较重，精纯不杂，不乱堆砌药物，每方用药多在三五味、七八味之间，确有经方法变，达到其所称"法活圆通，理精艺熟，头头是道，随拈二三味，皆是妙法奇方"的纯熟地步。此乃郑寿全用药一大特点。（参考《中医火神派探讨》，人民卫生出版社，2007）

2. 吴佩衡　吴佩衡（1888—1971），四川会理人，云南四大名医之一，火神派重要传人。吴佩衡一生，大力倡导经方学理，强调阴阳学说为中医理论的精髓，辨证论治是临证诊疗的准则；长于使用经方，擅用附子，胆识过人，对疑难重症、失治误治病例，每以大剂附子力挽沉疴。处方时，每剂附子辄用 60g、重则 250～500g，剂量之大，世所罕见，因获"吴附子"称号。吴佩衡著作甚多，主要有《中医病理学》《伤寒论条解》《伤寒与瘟疫之分辨》《麻疹发微》《吴佩衡医案》《中药十大主帅》《附子的药理及临床应用问题》《医药简述》《伤寒论新注》等。

吴佩衡推崇阳气，擅用附子。 吴佩衡十分尊崇《伤寒论》和郑寿全温扶阳气的观点，认为阳气乃人身立命之本，对于保存阳气的意义有深刻认识："真阳之火能生气，邪热之火能伤气；邪热之火必须消灭，真阳之火则决不可损也。只有真气运行不息，才能生化无穷，机体才有生命活动。"主张对于阳虚阴寒证，应抓住温扶阳气这一主要环节，这应该说是吴佩衡学术思想的核心，当然也是他擅用附子等辛热药的理论根据。吴佩衡擅用附子，将"一团火"的附子作为"回阳救逆第一品药"，善于广用、重用、专用之，胆识兼备，屡起疑难大症，世誉"吴附子"，可谓实至名归。吴佩衡用附子之风格、法度，直逼郑寿全。

（1）广用：吴佩衡在治疗阳虚阴寒证方面积累了十分丰富的经验，广泛应用附子，但凡阴证［如面色淡白无华（或兼夹者），倦怠无神，少气懒言，力不从心，动则心慌气短，自汗食少，畏食酸冷，溺清便溏，诸寒引痛，易感风寒，甚或形寒怕冷，手足厥逆，恶寒倦卧，喜暖向阳，多重衣被，口润不渴或渴喜热饮而不多，舌质淡（或兼夹青色），舌苔白滑或白腻，脉象多见沉、迟、细、弱、虚、紧等］，都可用之。在《吴佩衡医案》中，阴证医案计有 55则，涉及内、外、妇、儿、五官各科病种，每案均用附子，可谓方方不离附子，且均为君药，剂量恒重，远超过其他药味。其中，应用四逆辈（如四逆汤、白通汤、附子甘草汤等）者 37

案,应用麻黄细辛附子汤者 8 案,应用含附子方(如真武汤、乌梅丸、潜阳丹等)和应症方加附子者 10 案,尤可钦者,即或孕妇患阴证,亦用附子,且量重惊人。

(2)重用:火神派最突出的用药特点,即擅用附子,而且剂量超常。作为该派传人,吴佩衡不仅广用附子,而且善用大剂量,惊世骇俗,可谓无出其右者。他认为:"病至危笃之时,处方用药非大剂不能奏效。若病重药轻,犹兵不胜敌,不能克服。因此,处方用药应当随其病变而有不同……古有'病大药大,病毒药毒'之说,故面临危重证候,勿须畏惧药毒而改投以轻剂。否则,杯水车薪敷衍塞责,贻误病机,则危殆难挽矣。"在《吴佩衡医案》中使用附子的医案共 56 则,其中成人医案 47 则,处方 100g 以上者 22 则,60g 以上者 11 则,30g 以上者 12 则。复诊逐渐加至 150g 者 4 则,加至 200g 者 5 则;剂量最大者,如一 13 岁男孩患重症伤寒,初诊即用 250g,后加至每剂 400g,而且昼夜连进 2 剂(合起来就是 800g/d),终于挽回厥脱重症,令人惊心动魄。

(3)专用:在应用附子等辛热药治疗阴证的同时,是否合用熟地黄等滋阴之品,是温补派与火神派的主要区别。吴佩衡在这方面,表现出十分鲜明的火神派风格。他认为,扶阳祛寒宜温而不宜补,温则气血流通,补则寒湿易滞。因此,他用扶阳诸方所治阴证案例,绝少合用滋补之品,这方面较郑寿全有过之而无不及。比如,张介宾所制四味回阳饮,为四逆汤加人参而成;对此,郑寿全虽然认为人参是阴药,"用为补阳、回阳,大悖经旨",但他在临床中犹时或用之。而吴佩衡所制大回阳饮,乃四逆汤加肉桂,摒弃人参不用,绝对不夹阴药。不仅如此,即便补气也绝少使用,嫌其掣肘。观吴佩衡各案,用药专精,法度严谨,"正治之方决勿夹杂其他药品,如果加入寒凉之剂则引邪深入,加入补剂则闭门留寇,必致传经变证……"这方面,他积累了十分丰富的经验。

吴佩衡使用附子,倡用文煎,用至 15~60g 时,必须先用开水煮沸 2~3 小时;用量增加,则须相应延长煮沸时间,以保证用药安全。有时为了抢救重症,大剂投以附子,则将药壶持续置于炉上不停火,久煎附子,随煎随服。(参考《中医火神派探讨》,人民卫生出版社,2007)

十、临证应用附子体会

李文瑞指出,附子性纯阳,作用峻猛,辨证准确,应用得当,则见效迅速而显著;反之,如辨证错误,应用不当,则毒副作用迅速显现且严重,属于所谓的"虎狼之品"之一。无论是"有用"还是"难用",取决于其纯阳之性和其显著温阳之能。临床应用时,或取性而用,发挥其辛热走而不守之性能,以激发、推动和增强其他药物的作用,从而提高和加强治疗效应;或取能而用,基于其温阳功能强的特点,合理配伍,或温阳而散寒,或温阳而止痛,或温阳而通脉,以产生不同的治疗效应。以附子温阳为要点,医者临证立法选方遣药,活泼圆机,乃非语言文字所能解惑,在于心领神会,深切琢磨而已矣。

李文瑞在数十年的临床实践中,擅用附子,巧用附子,坚持辨证论治,有是证则用是药,而且对附子使用剂量,根据病症不同酌情选择,小则 3g,最大可达 35g。如天雄散加减温补肾阳,驱散阴寒,治疗男性不育;通脉四逆汤加味扶阳温寒,通脉救逆,治疗尿毒症;真武汤加味温补肾阳,利水消肿,治疗蛋白尿;麻黄细辛附子汤温补心肾,散寒通脉,治疗心动过缓;四逆汤加味回阳救逆,治疗心肌梗死;乌头汤加减温经散寒,祛痹止痛,治疗糖尿病神经病变；地黄饮子加味温肾益精，化痰开窍，活血化瘀，治疗喑痱；黄芪桂枝五物汤加附子甘草温经散寒通络，治疗脱疽；身痛逐瘀汤加减（加附子）温阳逐寒，活血化瘀，治疗强直性脊柱炎；黄芪桂枝五物汤合《外台》乌头汤加减温经散寒，养血通脉，治疗雷诺病；金匮肾气丸合当归补血汤加减温补脾肾，活血通痹，治疗皮肌炎；桂枝加附子汤加味温经散寒，祛湿通脉，治疗风湿性关节炎；桂枝附子汤合甘草附子汤加味温经散寒，祛风除湿，通痹止痛，治疗类风湿关节炎；右归丸加味温补命门之火，填精补髓，治疗沉寒痼冷怪证；真武汤合当归补血汤加减温补脾肾，利水消肿，益气养血，治疗甲状腺功能减退症；八珍汤合二仙汤加味（加附子）温肾健脾，补气养血，治疗再生障碍性贫血；乌头桂枝汤加减双解表里，祛寒逐邪，治疗寒疝；大黄附子汤温经散寒，通便止痛，治疗阳虚便秘等病症，均获显著疗效。其临证验案，在本书有关章节详细阐述之。

（闫小光　李　怡）

第九节　论大黄的功效与临证应用

《神农本草经》论述大黄具有下血破瘀、荡涤肠胃、调中化食的作用。而仲景则认为，大黄走血分祛瘀，行气分消胀；下肠胃之宿食，利肝胆之湿热，止血热之吐衄，化无形之痞满；上可止呕，下可止利，可缓可攻，能温能清……超过了《神农本草经》运用范围。同时，由于配伍的差异，剂量的大小，煎煮方法之异，作用也不同。现仅就其攻邪、补益、攻补兼施等作用及临证应用论述如下。

一、大黄的攻邪作用

大黄具有泻下破结，荡涤肠胃实热积滞，泻血分实热，下瘀血，破癥瘕，行水气等攻邪作用。其用量有大、中、小3种剂量。

大剂量：15～20g。泄热、通便、逐瘀力强，在方中为主药——君药。如《伤寒论》大承气汤，用治痞满燥实坚俱备之阳明腑实证，原方用量为四两（现多用15～20g）；《伤寒论》桃核承气汤，用治下焦蓄血证等，原方用量为四两（现多用15～20g）。

中剂量：5～10g。泄热、通便、逐瘀力居中，在方中为辅药——臣药。如《伤寒论》茵陈蒿汤，原方用茵陈六两（现多用30g）、大黄二两（现多用10g），取其泄热逐瘀，通利大便，助茵陈降泄瘀热而退黄。

小剂量：5g以下。虽能泻火导滞，但不至于泻下，用于火郁、积滞较轻者，或于清热泻火之味中少佐之以助清泻之功。如《医宗金鉴》清胃散（车前子、石膏、大黄、柴胡、桔梗、玄参、黄芩、防风各一钱，为粗末），治胃中火郁、积滞较轻者。

1. 与解表药配伍　大黄与解表药配伍，解表通里并用，以解表里之邪。临床配麻黄，如《备急千金要方》水解散，治时行，头痛壮热一二日；配桂枝，如《伤寒论》桂枝加大黄汤，治太阳误下，腹中大痛；配白芷，如《外科大成》双解贵金丸，治背疽诸毒，便秘；配蝉蜕、僵蚕，如《伤寒瘟疫条辨》升降散，治温病表里三焦大热。

2. 与泻下药配伍　大黄与泻下药配伍，相须为用，增强泻下之力。临床配芒硝，如《伤寒论》调胃承气汤，用治阳明腑实证；配巴豆，如《太平圣惠方》巴豆丸，治妇人疝瘕；

配芦荟，如《丹溪心法》当归龙荟丸，治肝胆实热、眩晕、胁痛、惊狂；配甘遂，如《伤寒论》大陷胸汤，治大结胸证；配牵牛，如《素问病机气宜保命集》大黄牵牛散，治大便秘结；配火麻仁，如《伤寒论》麻子仁丸，治脾约。

3. 与清热解毒药配伍 大黄与清热解毒药配伍，增强泻火解毒之力。临床配黄连、黄芩，如《伤寒论》附子泻心汤，治心下痞；配连翘，如《太平惠民和剂局方》凉膈散，治中上二焦热毒；配黄连、栀子，如《医宗金鉴》清热和胃丸，治胃热。

4. 与利水祛湿药配伍 大黄与利水祛湿药配伍，增强通利作用。临床配车前子、木通，如《太平惠民和剂局方》八正散，治热淋；配茵陈、栀子，如《伤寒论》茵陈蒿汤，治湿热阳黄。

5. 与活血药配伍 大黄与活血药配伍，增强活血之力。临床配桃仁，如《伤寒论》桃核承气汤，治太阳蓄血证；配桃仁、红花，如《医学发明》复元活血汤，治跌打损伤，瘀血肿痛，胸胁疼痛等。

二、大黄的攻补兼施

1. 与温里药配伍 大黄与温里药配伍，寒热并用，治寒积。临床配附子，如《金匮要略》大黄附子汤，治寒积里实；配干姜，如《备急千金要方》温脾汤，治冷积、久利。

2. 与补益药配伍 大黄与补益药配伍，攻补兼施。临床配人参、当归，如《伤寒六书》黄龙汤，治里热结便兼气血虚弱者；配四物汤，如《产科发蒙》四物加大黄汤，治产后不大便数日，而小腹疼痛者；配增液汤，如《温病条辨》增液承气汤，治阳明温病，热结阴亏。

3. 与止血药配伍 大黄与止血药配伍，增强止血之功。临床配大小蓟，如《十药神书》十灰散，治血热妄行，吐血衄血。

三、大黄的补益作用

大黄具有安和五脏、补敛正气之功，其补益作用可归纳为四方面。

1. 健脾和胃 大黄研细末，水泛为丸，每服 0.3～0.5g，日 1～2 次；用于脾胃不和，消化不良，食欲不振，脘腹胀满，肌肉消瘦。

2. 祛瘀生新 下瘀血汤、大黄䗪虫丸，用于少女停经之干血劳。

3. 敛血止血 大黄 15g，水煎服，治疗肺胃热盛之吐血、咯血，下焦郁热之便血、尿血。

4. 涩肠止痢 小剂量应用，0.1～0.3g，用于噤口痢。

总之，大黄能攻善守。一般而言，大剂量主泻，小剂量可补，具有双向调节作用。

四、临证应用

李文瑞在临床实践中，坚持辨证论治，中西医结合，擅用大黄。临证治疗使用大黄，有的单味使用，有的则加入复方中使用，均获满意疗效。如单味大黄粉或加入复方中治疗 IgA 肾病、肾病综合征、慢性肾功能不全；寒积里实与阳虚之便秘，治用大黄附子汤；太阳误下，邪陷太阴而致营卫不和，脾胃失调，治用桂枝加大黄汤；太阳病误下，邪热内陷，中焦邪热壅滞而致心下痞，治用大黄黄连泻心汤清热消痞等。临证应用大黄的特色，详见有关章节。

（闫小光　李　怡）

第十节　苦瓜医用

[异名] 锦荔枝、癞葡萄、红姑娘、菩达、凉瓜、癞瓜。

[基原] 葫芦科苦瓜属植物苦瓜的果实。

[原植物] 苦瓜 *Momordica charantia* L.

一年生攀缘草本，多分枝，有细柔毛，卷须不分枝。叶大，肾状圆形，长宽各 5～12cm，通常 5～7 深裂，裂片卵状椭圆形，基部收缩，边缘具波状齿，两面近于光滑或有毛；叶柄长 3～6cm。花雌雄同株。雄花单生，有柄，长 5～15cm，中部或基部有苞片，苞片肾状圆心形，宽 5～15mm，全缘；花萼钟形，5 裂，裂片卵状披针形，先端短尖，长 4～6mm；花冠黄色，5 裂，裂片卵状椭圆形，长 1.5～2cm，先端钝圆或微凹；雄蕊 3，贴生于萼筒喉部。雌花单生，有柄，长 5～10cm，基部有苞片；子房锤形，有刺瘤，先端有喙，花柱细长，柱头 3 枚，胚珠多数。果实椭圆形，卵形或两端均狭窄，长 8～30cm，全体具钝圆不整齐的瘤状突起，成熟时橘黄色，自顶端 3 瓣开裂。种子椭圆形，扁平，长 10～15mm，两端均具角状齿，两面均有凹凸不平的条纹，包于红色肉质的假种皮内。花期 6—7 月，果期 9—10 月。

[产地] 中国各地均有栽培。

[入药] 果实。根（苦瓜根）、茎（苦瓜藤）、叶（苦瓜叶）、花（苦瓜花）、种子（苦瓜子）亦供药用。

[采集] 果实于秋后采取，切片晒干或鲜用。

[成分] 果实所含苦瓜苷（Charantin），是 β- 谷甾醇 β-*D*- 葡萄糖苷（β-Sitosterol β-*D*-glucoside）和 5,25 豆甾二烯醇 -3- 葡萄糖苷（5,25-Stigmastadien-3β-ol-β-*D*-glucoside）等分子的混合物。尚含 5- 羟色胺，多种氨基酸如谷氨酸、丙氨酸、β- 丙氨酸、苯丙氨酸、脯氨酸、α- 氨基丁酸、瓜氨酸，以及半乳糖醛酸、果胶。

[药理] 降血糖作用。正常家兔和四氧嘧啶性糖尿病家兔，灌服苦瓜浆汁后，血糖明显降低。对于皮下注射脑垂体前叶浸膏引起的高血糖大鼠，灌服苦瓜浆汁的提取物，亦有降血糖作用。给家兔口服苦瓜苷可降低血糖，作用方式与甲苯磺丁脲相似而较强。苦瓜对摘除胰腺的猫仍具有一定的降血糖作用，故其降血糖作用可通过胰腺和非胰腺两种机制实现。亦有人认为，苦瓜浆汁及果实的干浸膏对正常兔和糖尿病兔的降血糖作用并不确实。糖尿病患者口服苦瓜的酒精提取物后，血糖未降低。此外，苦瓜还有抗生育、抑菌、抗肿瘤、抗氧化等作用。

[毒性] 妊娠大白鼠每日灌服苦瓜浆汁 6mg/kg，可引起子宫出血，并在数小时内死亡。正常大白鼠和四氧嘧啶性糖尿病大白鼠每日灌服苦瓜浆汁 6mg/kg，80%～90% 在 5～23 天内死亡。大白鼠腹腔注射苦瓜浆汁 15～40ml/kg，6～18 小时内死亡。四氧嘧啶性糖尿病家兔每日灌服苦瓜浆汁 10ml/kg，大多数均表现毒性。

[性味] 苦，寒。

《滇南本草》：味苦，性寒。

《本草纲目》：苦，寒，无毒。

《本经逢原》：生则性寒，熟则性温。

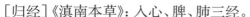

［归经］《滇南本草》：入心、脾、肺三经。

《本草求真》：专入心、肝、肺。

［功用主治］清暑涤热，明目，解毒。治热病烦渴引饮，中暑，痢疾，赤眼疼痛，痈肿丹毒，恶疮。

《滇南本草》：除邪热，解劳乏，清心明目。泻六经实火，清暑益气，止烦渴。治一切丹火毒气，疗恶疮结毒，或遍身已成芝麻疔、大疔疮，疼难忍者，取叶，晒干为末，每服三钱，无灰酒下，神效。又治杨梅疮。又此瓜花为末，治胃气疼，开水下；治眼疼，灯草汤下。

《生生编》：除邪热，解劳乏，清心明目。

《本草求真》：除热解烦。

《随息居饮食谱》：青则苦寒，涤热，明目，清心。……熟则色赤，味甘性平，养血滋肝，润脾补肾。

《泉州本草》：主治烦热消渴引饮，风热赤眼，中暑下痢。

［用法与用量］①内服：煎汤，6～15g，或煅存性研末；②外用：捣敷患处。

［宜忌］脾胃虚寒者，食之令人吐泻腹痛。

《随息居饮食谱》：虽盛夏而肉汁能凝，中寒者勿食。

［选方］治中暑发热：鲜苦瓜 1 个，截断去瓤，纳入茶叶，再接合，悬挂通风处阴干。每次 6～9g，水煎服或泡开水代茶饮。

治烦热口渴：鲜苦瓜 1 个，剖开去瓤，切碎，水煎服。

治痢疾：鲜苦瓜捣烂绞汁 1 杯，开水冲服。

治眼痛：苦瓜煅为末，灯草汤下。

治痈肿：鲜苦瓜捣烂敷患处。

治胃气痛：苦瓜煅为末，开水下。

［治疗糖尿病］主要用于非胰岛素依赖型糖尿病（2 型糖尿病）。临床用其浆汁、煅干研细末，经药厂精制针剂注射等。

根据糖尿病病情不同，采用上述各种方法：浆汁一般日 3 次，每次 30～50ml；粉末日 3 次，每次 3～6g，温开水冲服。

配方：常与葛根、黄柏、知母，或与天花粉、墨旱莲、女贞子、荔枝核等配伍。水煎服，日 2 次，每次 100～150ml。

胰岛素具有将血液中的葡萄糖转换为热量的作用，借此调节血糖值。苦瓜果实和种子中含有与胰岛素功能相同的物质，所以苦瓜果实和种子的萃取剂（煅为末、浆汁、制成针剂等）能够促进葡萄糖的分解，具有将过剩的葡萄糖转换为热量的作用，从而治疗糖尿病。

迄今为止，世界各国都未弄清楚糖尿病发病的根本原因。从现象方面看，糖尿病是由于血液中的糖含量增加，对全身脏器造成不良影响的疾病。现在大多学者认为，糖尿病是一组由于胰岛素分泌缺陷和 / 或胰岛素作用缺陷引起的，以慢性高血糖伴碳水化合物、脂肪和蛋白质的代谢障碍为特征的代谢性疾病。

苦瓜能降低糖尿病患者的血糖，也能改善糖尿病的症状，尤以解渴为显著。我们临床应用已如上所述。就单独运用苦瓜制剂治疗糖尿病而言，只能达到降低血糖和改善症状的目的,除此之外,还要结合其他药物疗法、饮食疗法、运动疗法乃至身心的自我调养。

　　苦瓜独特的苦味备受关注。然而,经过品种改良之后,果肉厚、苦味淡的苦瓜也上市了,满足了不喜欢苦味的消费者。与此同时,苦味淡的苦瓜所含药用成分大大降低,吃苦瓜降糖的作用则逊色了。

(闫小光　李　怡)

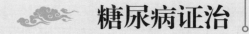

第四章

糖尿病证治

糖尿病属于中医"消渴"范畴，在古代中医典籍中早有涉及。如《素问·奇病论》论述："帝曰：有病口甘者，病名为何？何以得之？岐伯曰：此五气之溢也，名曰脾瘅。夫五味入口，藏于胃，脾为之行其精气，津液在脾，故令人口甘也，此肥美之所发也，此人必数食甘美而多肥也。肥者令人内热，甘者令人中满，故其气上溢，转为消渴。治之以兰，除陈气也。"此条概括了消渴的发生、发展、病因、病机、治则及方药。张仲景《金匮要略·消渴小便不利淋病脉证并治》所载"厥阴之为病，消渴，气上冲心，心中疼热，饥而不欲食，食即吐蛔，下之不肯止。……男子消渴，小便反多，以饮一斗，小便一斗，肾气丸主之。……脉浮，小便不利，微热消渴者，宜利小便，发汗，五苓散主之。……渴欲饮水，口干舌燥者，白虎加人参汤主之。……脉浮发热，渴欲饮水，小便不利者，猪苓汤主之"，详细论述了消渴的病因病机及治法方药，为后世消渴的治疗奠定了坚实的基础。

一、病因病机

糖尿病的病因病机主要是由饮食失常、情志失调、房劳不节、先天不足等多方面因素造成的。现分述如下：

1. 饮食失常，损伤脾胃　过食肥甘、醇酒、厚味，损伤脾胃，致脾胃运化功能失司，湿浊内生，积于肠胃，酿久生内热，消谷耗液，津液不足，脏腑失调，发为本病。《素问·奇病论》所载"此人必数食甘美而多肥也。肥者令人内热，甘者令人中满，故其气上溢，转为消渴"，阐明了肥甘之人，易患糖尿病。俗称"糖尿病是吃出来的"。

2. 情志失调，五志化火　长期过度的精神刺激，情志不遂，肝气郁结，郁久化热，火热炽盛，上耗胃津，下损肾精，津液内耗，而为消渴。《灵枢·五变》所载"怒则气上逆，胸中畜积，血气逆留……转而为热，热则消肌肤，故为消瘅"，阐明了精神因素在糖尿病的发病方面具有重要作用。

3. 房劳不节，肾精亏损　恣情纵欲，致肾之精气虚耗，虚火内生，耗津伤液；肾虚固摄失权，气不化水，则消渴而小便反多。《外台秘要》所载"房室过度，致令肾气虚耗，下焦生热，热则肾燥，肾燥则渴"，阐明了房室过劳，耗伤肾精，致精亏而发为消渴。

4. 先天不足，脏腑内虚　《素问·五脏别论》曰："五脏者，藏精气而不泻也。"五脏虚亏，精气不足，气血虚弱。而五脏之中，脾肾二脏至关重要，肾为先天之本、主一身之精，脾为后天之本、为气血生化之源，若调摄失宜，终致精亏液竭，气血耗损，发为消渴。《医贯》所载"人之水火得其平，气血得其养，何消之有"，阐明了先天禀赋不足，对糖尿病的发病亦有重要意义。

综上所述，糖尿病是涉及五脏六腑，气血津液阴阳，且寒热虚实互见的本虚标实的证候；病变的重点在肺、脾胃、肾，而以肾为关键，三者之间互相影响，又遍及余脏，形成复杂的病理机制。盖肺主气司宣肃，为水之上源，主敷布人身之津液，若肺燥阴虚，则津失于敷布，而口渴多饮；胃为水谷之海，若燥热内盛，则消谷善饥；胃失濡润，灼津耗液，又可上灼于肺，使肺金受损，则口渴多饮而善饥；肾主人身之精，若虚火内燔，伤阴耗气，下元虚损，则固摄失权，小便频数；脾精不化，精微下移，则尿甜；虚火上炎，肺胃津伤，则三焦同病。糖尿病病程长，若阴虚日久，久则耗气，又多致气阴两虚；若阴病及阳，肾亏日久，又必阴阳同病而为阴阳两虚之候。因此，本病以气虚、阴虚为本，燥热、瘀血为标。

糖尿病病程长或调摄失宜，必累及五脏，故又易生多种变证、兼证。气为血帅，气阴不足，无力运血，则又多致血行不畅而生血瘀；燥热内虚，又易灼液为痰而发为痰浊，痰瘀胶结，互为因果，又为产生多种变证、兼证原因之一。

二、辨证分型论治

糖尿病的治疗，历代医家多采用三消论治；现代医者临证大多采用辨证分型论治，或直接以辨证论治阐述。

李文瑞根据中西医对糖尿病的认识和研究进展，结合多年临床实践，认为将无明显急慢性并发症的 2 型糖尿病分为气虚（夹湿）、阴虚（夹热）、气阴两虚、阴阳两虚 4 型论治较为合适。因瘀血贯穿糖尿病整个过程，故在各型中适当加入活血化瘀药有助于提高疗效，防治和延缓并发症的发生和发展。

（一）气虚（夹湿）型

证候：神疲乏力，短气，自汗，口不渴，纳食不香或正常，小便清长或不利，大便溏软，形体正常或肥胖，寐宁或嗜睡，舌质淡或淡红，苔薄白或白腻，脉细弱或细滑。胰岛素、C 肽分泌水平明显升高或正常。

证候分析：脾为生化之源，肺主一身之气。过食肥甘厚味，损伤脾胃，脾虚及肺而致脾肺气虚，则见神疲乏力，短气，寐宁或嗜睡，或自汗；脾失健运，则见大便溏软，小便清长；肺脾气虚而无燥热，则无消谷善饥等，而见纳食不香或正常，口不渴，形体正常；若气虚夹湿，则见小便不利，形体肥胖。舌质淡或淡红，苔薄白或白腻，脉细弱或细滑，胰岛素、C 肽分泌水平明显升高或正常等，均为气虚（夹湿）之象。

治则方药：益气健脾，燥湿活血。方拟自制降糖汤：

生黄芪 30～60g	苍 术 15～30g	制何首乌 10g	五倍子 10g
黄 连 10g	莪 术 6～10g		

方解：方中生黄芪性微温味甘，补气升阳，益气健脾，以降血糖，而且现代药理研究证实黄芪主要通过保护胰岛 β 细胞功能和改善胰岛素抵抗而发挥降血糖作用；苍术性温味辛苦，燥湿健脾，以助黄芪健脾益气；制何首乌性微温味苦甘涩，补精益血，滋补肝肾，伍黄芪以补先后天之本；五倍子性寒味酸涩，敛肺泻火，协黄芪敛汗以治自汗；黄连性寒味苦，清热燥湿，助苍术燥湿，且五倍子与黄连合用，酸苦抑甘，以降血糖；莪术性温味辛苦，行气破血散结，可扩张血管而改善微循环（现代药理研究证实），与黄芪相伍，益气活

血,破瘀而不伤正。现代药理研究证实,上六味均有降血糖作用。诸药相伍,共奏益气健脾、燥湿活血之功效。

(二)阴虚(夹热)型

证候:口渴引饮,消谷善饥,小便色黄、量多而频,消瘦,大便秘结或不爽,或五心烦热,寐多不宁,舌质红或微红,苔薄黄少津或黄燥,脉细数。胰岛素、C肽分泌水平明显降低。

证候分析:长期饮食不节,过食肥甘厚味醇酒、辛辣之品,致中焦燥热炽盛,伤津耗液,则见口渴引饮,消谷善饥,小便色黄、量多而频,消瘦,大便秘结或不爽;若阴虚复生内热,则见五心烦热,寐多不宁。舌质红或微红,苔薄黄少津或黄燥,脉细数,胰岛素、C肽分泌水平明显降低等,均为阴虚(夹热)之象。

治则方药:养阴生津,清热活血。方拟自制降糖汤:

| 生地黄 30～60g | 玄 参 15～30g | 知 母 15～30g | 黄 连 5～15g |
| 乌 梅 10g | 葛 根 15～30g | | |

方解:方中生地黄性寒味甘苦,滋阴润燥,凉血清热,而且现代药理研究证实其具有明显的降血糖作用;玄参性微寒味甘苦咸而滋阴清热,葛根性凉味甘辛而主消渴、益津液,知母性寒味苦甘而清热泻火、滋阴润燥,三者相伍,清热而不伤阴,以增强生地黄滋阴润燥、凉血清热之功,而且现代药理研究证实三者均有降血糖作用,葛根又有扩张心脑血管与改善微循环功能;黄连性寒味苦而清热燥湿、泻火解毒,乌梅性平味酸涩而固涩生津,二者相合,酸苦抑甘,以降血糖。诸药相协,共奏养阴生津、清热活血之功效。

(三)气阴两虚型

证候:神疲乏力,短气,或自汗,口渴欲饮,纳食稍多或正常,小便稍多或正常,形体消瘦或正常,大便通畅或稍干,或自汗,或盗汗,或有五心烦热,欲寐多梦,舌质淡红或微红,或有瘀点瘀斑,苔薄少津,脉细弱。胰岛素、C肽分泌水平降低,而介于前两型之间。

证候分析:阴精亏损,肺脾肾三脏元气不足而致气阴两虚。肺脾气虚,则见神疲乏力,短气或自汗;肺胃肾阴虚,则见口渴欲饮,或盗汗,或有五心烦热,欲寐多梦;气阴两虚而燥热不甚,则见纳食稍多或正常,小便稍多或正常,形体消瘦或正常,大便稍干或通畅;舌质淡红或微红,或有瘀点瘀斑,苔薄少津,脉细弱,胰岛素、C肽分泌水平降低而介于前两型之间等,均为气阴两虚兼有瘀血之象。

治则方药:益气养阴,清热活血。方拟自制降糖汤:

| 生黄芪 30～60g | 生地黄 30～60g | 苍 术 15g | 玄 参 30g |
| 葛 根 15g | 丹 参 30g | | |

方解:方中用生黄芪配生地黄降血糖,乃取生黄芪的补中益气、升阳、紧腠理与生地黄的滋阴凉血、补肾固精之作用,防止饮食精微漏泄,使尿糖转阴;苍术配玄参降血糖,用苍术取其敛脾精、止漏泄的作用,而苍术虽燥,但伍玄参之润,可展其长而补其短。上述药对,生黄芪益气,生地黄养阴,生黄芪、苍术补气健脾,生地黄、玄参滋阴固肾,总以脾肾为重点,从先后天二脏入手扶正培本,降低血糖,确有效果。葛根配丹参生津止渴,祛瘀生新,降低血糖;糖尿病患者多瘀,血液黏稠度高,血液循环不畅,两药配伍,相互促进,生津止渴,通脉活血,使气血流畅,借以提高降血糖之效。诸药相伍,益气养阴治其本,清热活血治其标,相辅相成。现代药理研究证实,六药均有降血糖之功效。

（四）阴阳两虚型

证候：小便频数，甚至饮一溲一，口渴，腰酸腿软，下半身常有冷感，舌淡胖，脉沉微，胰岛素、C 肽分泌水平表现为多样化。

证候分析：肾为先天之本，主藏精纳气。肾虚州都不固，不能摄纳水液，则小便频数，甚至饮一溲一；肾阴虚，肾阳衰弱，不能蒸腾津液上承，则口渴；肾之阴阳两虚，则阴不濡，而阳不煦，气血虚空，故腰酸腿软，下半身常有冷感。舌淡胖，脉沉微，胰岛素、C 肽分泌水平表现为多样化，均为阴阳两虚之象。

治则方药：温阳育阴，益气生津。方拟金匮肾气丸加味：

生熟地黄^各15～30g　　山　药 10～15g　　山茱萸 10～15g　　泽　泻 10g
牡丹皮 10g　　　　　茯　苓 10g　　　　肉　桂 3～6g^{后下}　　制附子 8～15g^{先煎}

方解：方中肉桂、附子温补肾阳，蒸发津液于上，为主药；生熟地黄滋阴补肾，培阴血于下；山茱萸涩肝肾之精；山药补脾胃之气；泽泻清泻肾火，以防地黄之滋腻；牡丹皮清肝火，并制山茱萸之温；茯苓淡渗利湿，以助山药之健运。除肉桂、附子之外，均为辅佐之药，其中山茱萸（酸涩）配生地黄（甘苦），山茱萸（酸涩）配牡丹皮（苦辛），酸苦抑甘，可增强壮水之主以制阳光之效。诸药相伍，以奏"益火之源以消阴翳"之功。上述大多数药物经药理研究证实，具有降低血糖作用。诸药相伍，共奏温阳育阴、益气生津之功效。

三、降糖单味药、药对、方剂和成方治糖尿病并发症或伴有病症

李文瑞对糖尿病有数十年的治疗经验并开展相应实验研究，常将降糖单味药、药对加入相应辨证论治方中，有助于增强降血糖作用。

1. 降糖单味药　人参、红参、黄芪、山药、苍术、葛根、丹参、生地黄、玄参、地骨皮、山茱萸、玉竹、麦冬、天冬、天花粉、黄连、黄柏、黄芩、莲子心、生大黄、生石膏、知母、桑白皮、桑叶、蚕茧、僵蚕、蛤蚧、五倍子（文蛤）、五味子、乌梅、苦瓜、荔枝核、石斛等。

以上药物，可在辨证论治中酌情选用之，对每味药的四气五味要有讲究，且注意"酸苦抑甘"的应用。

2. 降糖药对　石膏与知母（治消谷善饥）、知母与黄柏、川连与苦瓜、大黄与黄连（以上为苦寒泄热），生地与玄参、葛根与玄参（以上为养阴清热），乌梅与黄连、乌梅与黄柏、乌梅与莲子心、五倍子与黄连、五倍子与黄柏、五味子与黄连、五味子与黄柏、山茱萸与生地黄、山茱萸与牡丹皮、天花粉与黄连、天花粉与黄柏（以上独辟酸苦抑甘），黄连与肉桂、黄连与干姜（寒热并用），柴胡与黄芩（和解少阳），黄连与阿胶、炒酸枣仁与五味子（治失眠），苍术与玄参（相互为用），锁阳与肉苁蓉、当归与生何首乌（治便秘），金樱子与芡实（固涩），黄芪与生地黄、黄芪与山茱萸（益气养阴），附子与山茱萸（阴阳双补），天麻与钩藤（治头晕、高血压），牛膝与地龙、白芍与甘草、葛根与松节、鸡血藤与首乌藤（治肢麻）、五味子与虎杖（治脂肪肝），山楂与泽泻（降血脂），白茅根与茜草根（治肾炎、血尿）等。

3. 常用方剂　自创的参地降糖颗粒、糖肾胶囊、降糖 3 号、降糖 4 号，以及二冬汤、白虎加人参汤、玉女煎、六味地黄丸、金匮肾气丸、乌梅丸等。

4. 成方治糖尿病并发症或伴有病症　补阳还五汤治糖尿病合并中风；黄芪桂枝五物汤治糖尿病肢麻；黄芪建中汤治糖尿病胃痛（虚寒）；玉屏风散治糖尿病气虚、汗频；当归

六黄汤治糖尿病燥热、汗频；交泰丸清火滋阴治失眠；小陷胸汤治糖尿病合并心血管疾病；五泻心汤（半夏泻心汤、生姜泻心汤、甘草泻心汤、大黄黄连泻心汤、附子泻心汤）加减治糖尿病伴胃肠虚实夹杂证（选用）；干姜黄芩黄连人参汤治糖尿病热伤气阴；乌梅丸治糖尿病上热下寒证；附子理中汤治糖尿病伴胃呕吐（中焦虚寒）；真武汤温阳利水治糖尿病伴面目四肢水肿；乌头汤治糖尿病伴寒湿痹证（慎用）；黄芪建中汤治低血糖；栀子三黄汤治酮症酸中毒；百合地黄汤治糖尿病伴更年期综合征；当归补血汤合二妙丸治糖尿病伴颜面神经麻痹；葛根芩连汤治糖尿病伴高血压；天麻钩藤饮加泽泻、茺蔚子治糖尿病伴高血压（肝阳上亢）；碳酸氢钠配秦皮、威灵仙（煎秦皮、威灵仙送服碳酸氢钠片）治糖尿病伴高尿酸血症；大柴胡汤加红曲治糖尿病伴高脂血症；小陷胸汤加橘红、决明子治糖尿病肥胖；桂枝茯苓丸治糖尿病伴多囊卵巢综合征；猪苓汤合当归补血汤加减治糖尿病伴心衰；猪苓汤合五苓散加减治糖尿病肾病、水肿；四妙勇安汤加减治糖尿病伴周身关节痛；犀角地黄汤加减治糖尿病高热；黄连温胆汤加减治糖尿病伴头晕（眩晕）；温清饮加味治糖尿病伴皮肤瘙痒等。

李文瑞在辨证分型、确立主方基础上，常常加减用药。这种加减多取用相应的病机药对，且需要对药对的药物性味多下功夫。他提出"酸苦抑甘"治疗糖尿病的新思维、新方法，指导临证选方遣药，确实能获良好效果。

总之，中医药治疗糖尿病，以益气、养阴、清热、活血为大法，其中益气为主导，养阴为根本，清热为标，活血为辅，四者合用，则达标本同治、攻补兼施之目的。

四、中西互参，取长补短

李文瑞指出，中医治疗糖尿病，以辨证为主，采用益气、养阴、清热、活血等治疗原则，调整人体内环境，从而改善胰岛素抵抗、代谢状况及微循环等。中药降血糖作用和缓而持久，消除症状显著，并可防治和延缓慢性并发症的发生和发展，且无明显副作用，但其总体降血糖效果较西药稍差。

西医治疗糖尿病，主要体现在促进胰岛素分泌、改善胰岛素抵抗、增加体内组织对葡萄糖的利用和促进肝糖原的合成、降低葡萄糖在肠内的吸收速度或直接注射胰岛素等方面。西药降血糖作用快捷而效强，并可防治糖尿病急、慢性并发症，但其有一定的副作用，且改善症状较中药稍差。

李文瑞治疗糖尿病，强调"中西互参""宏观辨证与微观辨证相结合"的诊疗理念。他认为，应根据中西医各自优势，发挥各自长处，如西药降糖效果好、起效快，中药改善症状好、降糖作用持久。其临证注重将中医辨证与西医客观指标相结合，辨病与辨证相结合，以提高疗效，缩短疗程。例如：一部分患者经过注射胰岛素或口服降糖药治疗后，血糖、尿糖得到控制，但仍有乏力、便干、失眠、多汗等，经过辨证用中药治疗可弥补其不足；对于胰岛素抵抗的患者，注射胰岛素和口服降糖药往往均不能使血糖下降，此时采用中医治疗往往可获佳效。

在临床实践中，中西医结合治疗糖尿病，是取二者之长，互补其短，使患者血糖尽快下降，症状迅速改善。对于轻、中型糖尿病患者，在饮食疗法和运动疗法的基础上，尽可能用中药治疗，以发挥其长处。而对于大部分中、重型糖尿病患者，由于燥热较甚，在血糖较高时，一般先选用中西医各种方法，包括饮食控制、运动、口服中药、口服降糖药或注射胰岛素，尽快控制血糖；待血糖控制满意后，将治疗重点转为防治和延缓各种并发症的发生、发展。他在临证治疗时，适当结合胰岛素、C肽的分泌水平进行辨证论治，即所谓"宏观辨证与微观辨证相结合"，有助于提高疗效。具体言之，对于胰岛素、C肽分泌水平正常或升高而多属气虚者，应施以补气为主的治疗，因补气之剂可能通过改善胰岛素抵抗而起到降血糖的作用；对于胰岛素、C肽分泌水平明显降低而以阴虚为主者，予以养阴为主的治疗，因养阴之剂可能通过刺激胰岛素分泌而起到降血糖的作用；对于胰岛素、C肽分泌水平介于前两者之间者，即气阴两虚者，以气阴双补为主治疗，通过协调气阴，纠其所偏，改善胰岛素抵抗和促进胰岛素双重功能，而达降血糖作用。活血化瘀兼用于各型之中。活血化瘀药可能通过改善体内微循环（血液动力及代谢状况）而起到降血糖作用。

李文瑞认为，中西医结合治疗糖尿病是可取的方法和策略。其临证治疗的糖尿病患者，多数已用过口服降糖西药或胰岛素等，但血糖控制不稳定，或高或低，而经配合中药治疗后，多数患者血糖渐呈稳定而有下降趋势，且数月后血糖并不回升。临床实践证明，中医药治疗糖尿病有两大优势：一是中医药的作用温和而持久，二是在降糖的同时具有整体、全面、综合的治疗作用，可以活跃微循环，降低血脂和血液黏稠度，在抗氧化、改善外周胰岛素抵抗等诸方面都有良好作用，可以有效防治和延缓糖尿病并发症的发生、发展。

五、参地降糖颗粒与糖肾胶囊的临床和实验研究

李文瑞在辨证论治糖尿病的基础上，采用现代科学检测方法，结合现代药理研究，筛选出治疗糖尿病及其并发症的药物，组成不同证型的方剂，制成散剂、水丸，广泛投入临床，获得良好效果。重点开发出治疗气阴两虚型2型糖尿病的"参地降糖颗粒"和治疗糖尿病早期肾病的"糖肾胶囊"等有效复方制剂。其中，"参地降糖颗粒"经国家药品监督管理局药品审评中心批准，获得Ⅱ期临床研究文号。以下介绍参地降糖颗粒与糖肾胶囊的临床和实验研究。

思路和方法：以中医辨证与西医辨病相结合为指导，并在实践中将宏观辨证和微观辨证相结合，从而发挥中西医结合临床治疗和实验研究的优越性。

1. 参地降糖颗粒　参地降糖颗粒由红参、生地黄、葛根、制首乌、莪术、天冬6味药组成，具有益气养阴、清热生津、活血化瘀之功效，主治气阴两虚型2型糖尿病；亦可用于葡萄糖耐量异常且证属气阴两虚者。

（1）参地降糖颗粒治疗2型糖尿病的临床研究：本组315例中，将120例新诊断的糖尿病患者，随机分为中药治疗组、西药对照组各60例；对195例已用西药治疗而效果不满意的患者，再加入中药，而成西药加中药治疗组。中药组用参地降糖颗粒6g，日2～3次；西药对照组用达美康（格列齐特）80mg，日1～2次；西药加中药组在原用西药的基础上，加用参地降糖颗粒6g，日2～3次。结果与结论：①降糖作用：参地降糖颗粒的降糖作用和缓而持久，且无毒副反应及低血糖发生，中药治疗组略优于西药治疗组，但无明显差异；西药加中药治疗组与治疗前对比，有显著差异。②消除临床症状：中药治疗组与西药加中药治疗组均显著高于对照组。③降低血清甘油三酯及胆固醇：中药治疗组与西药加中药治疗组均高于对照组，但无明显差异。④改善胰岛素分泌水平：中药治疗组与西

药加中药治疗组治疗前后无明显变化，说明参地降糖颗粒的降糖作用，不是单纯刺激胰岛β细胞分泌胰岛素，更重要的是改善胰岛素抵抗或提高胰岛素的生物效应，这可能与服中药后患者的机体代谢、微循环及整体状况等得以改善有关。⑤中医辨证分型疗效：临床比较证实，气阴两虚型的降血糖有效率显著高于气虚和阴虚两型，说明辨证用药可进一步提高中医药的临床疗效。（《文兰斋医学钩沉——李文瑞教授学术交流纪实》，中国中医药出版社，2019）

（2）参地降糖颗粒对链脲佐菌素性糖尿病大鼠及正常大鼠胰岛β细胞功能的影响：采用链脲佐菌素造成链脲佐菌素性糖尿病（STZ-DM）大鼠模型，观察不同剂量参地降糖颗粒对STZ-DM大鼠和正常大鼠血糖及胰岛素的影响。结果：①参地降糖颗粒对STZ-DM大鼠的血糖升高有明显降低作用，高、中、低剂量组与模型组比较均有极显著差异；对STZ-DM大鼠糖代谢有明显改善作用，对葡萄糖引起的血糖升高有明显降低作用，并明显降低血糖曲线下面积。②给糖负荷前模型组血清胰岛素水平明显低于正常组，说明链脲佐菌素对胰岛β细胞造成一定损伤。参地降糖颗粒高、中剂量组胰岛素水平明显高于造模组，说明参地降糖颗粒对链脲佐菌素造成的胰岛β细胞损伤有一定修复作用。正常大鼠给糖负荷后30分钟胰岛素分泌增多，60分钟出现胰岛素分泌高峰，其后逐渐下降。参地降糖颗粒高、中剂量组在给糖负荷后30分钟血清胰岛素水平迅速升高且明显高于造模组，对改善STZ-DM大鼠糖代谢有一定作用。③胰岛组织学观察发现，各组胰岛组织中，胰岛均有不同程度损伤，即胰岛细胞数目减少及胰岛直径减小。与模型组相比，各用药组胰岛结构均有不同程度改善，尤以高剂量组为明显。④参地降糖颗粒对正常大鼠的空腹血糖没有明显降低作用，对正常大鼠的空腹血清胰岛素水平没有明显影响，而优降糖（格列本脲）组则明显升高。结论：参地降糖颗粒对STZ-DM大鼠的糖耐量异常有明显改善作用，并可明显降低AUC曲线下面积；对STZ-DM大鼠胰岛β细胞损伤有一定修复作用；对正常大鼠的空腹血糖和血清胰岛素水平没有明显影响，而优降糖组则影响明显。揭示：参地降糖颗粒用于治疗葡萄糖耐量异常患者时，既可阻止其发展成糖尿病，又不会发生低血糖之副反应。说明：参地降糖颗粒具有治疗和预防糖尿病的双重功能，可能是由于服用本药后，患者体内胰岛素抵抗改善或胰岛素生物效应提高而发挥了作用。[李秋贵，孙蓉，李文瑞，等.中国实验方剂学杂志，1999，5（3）：32-35]

（3）参地降糖颗粒主要药效学的实验研究：观察与参地降糖颗粒功能主治有关的主要药效学指标。方法：用链脲佐菌素造成链脲佐菌素性糖尿病（STZ-DM）大鼠模型。观察不同剂量参地降糖颗粒对STZ-DM大鼠和正常大鼠血糖、血脂、丙二醛（MDA）及胰岛素的影响。结果与结论：参地降糖颗粒对葡萄糖引起的血糖升高有明显拮抗作用，并能明显降低血糖曲线面积；对STZ-DM大鼠血脂代谢障碍有明显改善作用；对STZ-DM大鼠的血MDA有明显降低作用，表明有一定的抗氧化作用；对STZ-DM大鼠胰岛细胞损伤有一定修复作用。对正常大鼠的空腹血糖和血清胰岛素没有明显影响，而优降糖组则明显升高；对正常大鼠的血脂代谢亦没有显著影响。提示：参地降糖颗粒用于治疗葡萄糖耐量异常患者时，既可阻止其发展成糖尿病，又不会发生低血糖之副反应。[李秋贵，孙蓉，李文瑞，等.中国中药杂志，2001，26（7）：488-490]

（4）参地降糖颗粒对胰岛素抵抗的实验研究：观察参地降糖颗粒在治疗2型糖尿病

方面的疗效。方法：用具有胰岛素抵抗伴高血压的高果糖大鼠 -FFR 模型探讨肥胖因子（ob 遗传子）的表达产物——瘦素（LP）的影响作用，以及参地降糖颗粒对瘦素的改善机制。结果：LP 水平在 FFR 组中明显高于正常对照组，参地降糖颗粒经口投喂 FFR 模型大鼠 2 周，能明显降低 FFR 模型大鼠中增高的 LP 水平，提高胰岛素敏感性指标 M 值，恢复到与正常对照组近乎相等的程度。结论：参地降糖颗粒对 2 型糖尿病的疗效明显。[王凌，李秋贵，李文瑞，等. 世界中西医结合杂志，2007，2（4）：207-209]

（5）参地降糖颗粒对高果糖大鼠胰岛素抵抗的影响：观察参地降糖颗粒对胰岛素抵抗伴高血压模型高果糖大鼠胰岛素敏感性的影响。方法：用 6 周龄雄性 SD 大鼠，分别以标准餐（正常对照组）和高果糖（实验组）喂养 6 周，实验组又分为实验对照组和中药实验组；用 ATP 酶染色法对骨骼肌纤维成分进行分析。结果：参地降糖颗粒对高果糖大鼠的收缩压无明显改善作用；对胰岛素敏感性指标有明显提高作用；对两种骨骼肌成分有显著影响，即 Ⅰ 型骨骼肌纤维成分增加，Ⅱ 型骨骼肌纤维成分减少。结论：参地降糖颗粒对高果糖大鼠的胰岛素抵抗有明显改善作用，即通过改善骨骼肌纤维成分的变化而提高胰岛素的敏感性，提示胰岛素抵抗产生的机制之一可能是骨骼肌纤维成分的变化。[王凌，李秋贵，李文瑞，等. 中医杂志，2001，42（11）：686-688]

（6）参地降糖颗粒对胰岛素抵抗伴高血压模型大鼠胰岛素敏感性的影响：观察参地降糖颗粒对胰岛素抵抗伴高血压模型大鼠胰岛素敏感性的影响及其作用机制。方法：将 6 周龄雄性 SD 大鼠随机分为空白组、模型组、中药组。空白组给予正常喂养，其余大鼠给予高果糖餐喂养（FFR）6 周，以建立胰岛素抵抗伴高血压模型。中药组给予 4 周参地降糖颗粒 [3.24g/（kg•d）]。各组每周测定血压，12 周时以正常血糖高胰岛素钳夹法（GC 法）对各组进行胰岛素敏感性指标 M 值的评价；检测下肢两侧比目鱼肌和上肢两侧趾长伸肌中肿瘤坏死因子 -α（TNF-α）的浓度。结果：参地降糖颗粒对 FFR 大鼠的 M 值有明显提高作用（$P<0.01$）；对骨骼肌组织中的 TNF-α 有明显降低作用（$P<0.01$）。结论：参地降糖颗粒对 FFR 大鼠的胰岛素抵抗有显著改善作用，其机制可能与降低骨骼肌组织中 TNF-α 含量有关。[王凌，李秋贵. 中医杂志，2010，51（1）：79-81]

2. 糖肾胶囊　糖肾胶囊由人参、黄芪、大黄、水蛭、猪苓、黄连 6 味药组成，具有益气活血、清热化瘀、泻毒利水之功效，主治糖尿病早期肾病。

（1）糖肾胶囊治疗 2 型糖尿病早期肾病的临床观察：将 21 例患者分为 2 组进行临床观察。其中，对照组 7 例，未予任何改善肾功能的中西药；中药治疗组 14 例，予以糖肾胶囊 6g/d，1 个月为 1 个疗程，共治疗 6 个疗程。所有被观察对象除 1 例单服中药外，其他均靠口服磺脲类和 / 或双胍类降糖药及饮食控制，使血糖控制稳定，停用任何改善肾功能的中西药。结果：中药治疗组 14 例，尿白蛋白排泄率（UAER）在治疗后 1 个月、2 个月、3 个月、6 个月与治疗前比较有明显改善（$P<0.05$）；糖化血红蛋白（HbA1c）与血尿素氮（BUN）在治疗过程中虽偶有改善，但总体观察则无显著变化；空腹血糖（FBS）在治疗前后无明显变化。对照组 7 例，3 个月后、6 个月后与观察前比较，UAER 显著升高（$P<0.05$），由（59.24±16.48）μg/min 升至（74.62±18.9）μg/min；仅有 1 例下降，由 71.73μg/min 降至 49.65μg/min。HbA1c、BUN 均无明显变化；FBS 虽在 3 个月时较观察前显著降低（$P<0.05$），但 6 个月时则无明显变化。结论：糖肾胶囊能有效降低 UAER，长期

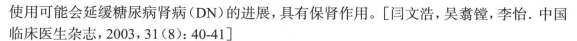

使用可能会延缓糖尿病肾病（DN）的进展，具有保肾作用。[闫文浩，吴翥镗，李怡. 中国临床医生杂志，2003，31（8）：40-41]

（2）糖肾胶囊对四氧嘧啶加嘌呤霉素糖尿病肾病模型大鼠的影响：观察糖肾胶囊对四氧嘧啶加嘌呤霉素诱发的糖尿病肾病模型大鼠的血生化、肾功能、血液流变学的影响。方法：用四氧嘧啶加嘌呤霉素诱发糖尿病肾病模型大鼠，随机分为正常对照组、模型对照组、阳性对照组［糖适平（格列喹酮片）］以及糖肾胶囊 1.5g 原药材 /kg 组、糖肾胶囊 3.0g 原药材 /kg 组、糖肾胶囊 6.0g 原药材 /kg 组，观察用药 4 周后上述各指标变化情况。结果：糖肾胶囊显著降低模型动物空腹血糖，降低血肌酐、血尿素氮（$P < 0.05$ 或 $P < 0.01$），改善肌酐清除率（$P < 0.01$），降低 24 小时尿微量白蛋白排泄率（$P < 0.01$），显著改善模型动物的血液流变学，降低纤维蛋白含量，降低血浆黏度（$P < 0.01$）。结论：糖肾胶囊对四氧嘧啶加嘌呤霉素诱发的糖尿病肾病模型大鼠有显著防治作用。[闫小光，李晔，黄飞，李文瑞，等. 中国中医药信息杂志，2006，13（6）：39-40]

（3）糖肾胶囊对单侧肾切除加链脲霉素诱发糖尿病肾病模型大鼠的实验研究：探讨糖肾胶囊对单侧肾切除加链脲霉素诱发的糖尿病肾病模型大鼠的作用。方法：选健康雄性 SD 大鼠，将其分为正常对照组、模型对照组、模型 + 开博通组和模型 + 糖肾胶囊组。糖肾胶囊用量分别为 1.5g 生药 /kg、3.0g 生药 /kg，阳性对照药为开博通（卡托普利）12.5mg/kg，模型对照组给予等体积蒸馏水，连续灌胃给药 12 周。12 周后分别收集 24 小时尿液，进行尿微量白蛋白排泄率检查，取血做生化及血液流变学指标测定。解剖动物，取肾，称重计算肾指数，观察大体颜色、大小。结果：①糖肾胶囊显著降低模型大鼠空腹血糖水平（$P < 0.01$），降低血清总胆固醇（$P < 0.05$），改善动物一般状况。②糖肾胶囊显著改善模型大鼠肾功能，显著降低 24 小时尿微量白蛋白排泄率，降低血肌酐、血尿素氮水平（$P < 0.05$ 或 $P < 0.01$），降低肾指数，并显著减轻肾病理组织的病变程度。③糖肾胶囊显著改善模型大鼠的血液流变学，减少纤维蛋白原含量（$P < 0.05$），降低血浆黏度（$P < 0.05$）。结论：糖肾胶囊对单侧肾切除加链脲霉素诱发的糖尿病肾病模型大鼠有显著防治作用。[张前进，李怡，李文瑞，等. 中国医药学报，2001，16（2）：34-37]

（4）糖肾胶囊对 FFR 胰岛素抵抗性与 leptin 浓度的影响：观察糖肾胶囊对高果糖餐大鼠模型的胰岛素抵抗性与瘦素（leptin，LP）水平的影响。方法：取 6 周龄雄性 SD 大鼠，以标准餐和高果糖餐喂养，将其分为对照组和实验组，实验组又分为实验对照组和糖肾胶囊（TSJN）治疗组；以正常血糖高胰岛素钳夹法对以上各组测定胰岛素敏感性指标 M 值、血浆胰岛素及 LP 浓度。结果：糖肾胶囊对大鼠的收缩期血压无显著改善作用；对于胰岛素敏感性（即胰岛素抵抗性改善）指标 M 值及 LP 浓度，TSJN 组与 FFR 组比较有非常显著的差异，与空白组比较无显著差异；M 值与血浆 LP 浓度呈非常显著的负相关关系。[李怡，李秋贵，李文瑞，等. 中国实验方剂学杂志，2000，6（1）：25-27]

（5）不同剂量糖肾胶囊对 FFR 胰岛素敏感性的影响：取 6 周龄雄性 SD 大鼠，以标准餐和高果糖餐喂养，将其分为对照组和实验组，实验组又分为实验对照组和低、高剂量中药治疗组；以正常血糖高胰岛素钳夹法对以上各组进行胰岛素敏感性的评价。结果：低、高剂量糖肾胶囊对大鼠的收缩期血压无显著改善作用；高剂量糖肾胶囊对胰岛素敏感性指标 M 值有明显改善作用，低剂量则无。结论：高剂量糖肾胶囊对胰岛素抵抗有明显改

善作用。[李怡,李秋贵,李文瑞,等.中国医药学报,1999,14(3):15-17]

(6)从骨骼肌纤维组成成分变化探讨糖肾胶囊对胰岛素抵抗改善的机制:取6周龄雄性SD大鼠,以标准餐和高果糖餐喂养,将其分为对照组和实验组,实验组又分为实验对照组和中药治疗组;用ATP酶染色法对各组骨骼肌(比目鱼肌)纤维组成成分进行分析。结果:糖肾胶囊对Ⅰ型和Ⅱ型骨骼肌纤维成分有显著影响,且2种纤维组成成分与胰岛素敏感性指标M值呈显著相关关系。结论:糖肾胶囊对胰岛素抵抗改善的作用机制可能与骨骼肌纤维组成成分的变化有关。[李怡,李秋贵,李文瑞,等.中国医药学报,2000,15(1):20-22]

(7)糖肾胶囊对高果糖餐大鼠模型脂代谢的影响:将60只大鼠随机分为4组,即正常对照组、模型对照组、文迪雅组、糖肾胶囊组,分别投喂普通饲料和高果糖餐饲料,实验前后测血压、体重;用正常血糖高胰岛素钳夹技术评价胰岛素抵抗;通过测定血浆瘦素(LP)、总胆固醇(TC)、甘油三酯(TG)、高密度脂蛋白胆固醇(HDL-C)、游离脂肪酸(FFA)等观察糖肾胶囊对FFR模型脂代谢的影响。结果:糖肾胶囊可以改善胰岛素抵抗,降低血浆瘦素水平并使FFA呈下降趋势。结论:糖肾胶囊对FFR模型脂代谢的影响主要体现在LP、FFA水平降低方面,这种影响很可能是其改善胰岛素抵抗的机制之一。[刘震,李怡.中华中医药杂志,2005,20(3):158-160]

(8)糖肾胶囊对FFR模型骨骼肌及脂肪组织GLUT4mRNA表达的影响:探讨糖肾胶囊对高果糖餐大鼠(FFR)模型胰岛素抵抗改善的机制。方法:将20只清洁级6周龄雄性SD大鼠随机等分为4组,其中正常对照组以标准餐喂养,而后3组(模型对照组、糖肾胶囊组、文迪雅组)以高果糖餐喂养4周即可成模。成模后,3组分别投喂生理盐水、糖肾胶囊[800mg/(kg•d)]、文迪雅[马来酸罗格列酮片,2mg/(kg•d)]4周。取各组大鼠的骨骼肌和脂肪组织,分别用逆转录聚合酶链反应(RT-PCR)和荧光定量PCR技术对两种组织的GLUT4 mRNA进行定性定量分析。结果:糖肾胶囊能减少骨骼肌和增加脂肪组织中的GLUT4 mRNA表达($P<0.05$)。结论:糖肾胶囊可能通过影响骨骼肌和脂肪组织中的GLUT4 mRNA表达而改善胰岛素抵抗。[李怡,欧阳涛,李晔,等.中国中西医结合杂志,2005,25(S1):133-136]

(9)糖肾胶囊对代谢综合征大鼠模型的影响:用高脂饲料诱导代谢综合征大鼠模型后,随机将大鼠分为正常对照组、代谢综合征组、文迪雅组、糖肾胶囊组;用正常血糖高胰岛素钳夹技术评价胰岛素抵抗,用尾部加压法测量血压,称取体质量和右侧附睾旁脂肪组织湿质量,用生化法检测血脂4项,用放免法测空腹胰岛素。结果:糖肾胶囊组的胰岛素敏感性指数(M值)较代谢综合征组明显升高,血清甘油三酯(TG)水平较代谢综合征组明显降低,体质量、内脏脂肪和血清胰岛素水平较代谢综合征组有降低趋势。结论:糖肾胶囊能改善代谢综合征大鼠模型的胰岛素抵抗和高胰岛素血症,同时改善了大鼠脂质代谢。[黄飞,闫小光,王凌,李怡,等.中华中医药杂志,2008,23(4):310-312]

六、临证实践

(一)停用二甲双胍案

王某,男,53岁。确诊糖尿病近半月。2001年8月13日初诊。

2001年7月31日因血糖升高而确诊为糖尿病。自8月1日开始服用二甲双胍0.5g,

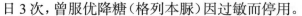

日 3 次，曾服优降糖（格列本脲）因过敏而停用。

8 月 7 日，在外院检查胰岛 β 细胞功能：空腹胰岛素（INS）13.0μU/ml，餐后 30 分钟 INS 19.7μU/ml，餐后 60 分钟 INS 24.0μU/ml，餐后 120 分钟 INS 32.5μU/ml，餐后 180 分钟 INS 22.2μU/ml；空腹 C 肽 2.4ng/ml，餐后 30 分钟 C 肽 3.1ng/ml，餐后 60 分钟 C 肽 3.5ng/ml，餐后 120 分钟 C 肽 4.2ng/ml，餐后 180 分钟 C 肽 3.7ng/ml。

今测：空腹血糖（FBS）12.6mmol/L，餐后血糖（PBS）16.1mmol/L，糖化血红蛋白（HbA1c）9.8%。

症见：口渴引饮，消食善饥，小便频数，时觉乏力。舌淡红，苔白少津，脉沉细数。

辨证：燥热内盛，灼伤气阴。

治则：益气养阴，清热祛湿。

方药：

（1）生黄芪 30g　　　苍　术 50g　　　生地黄 30g　　　玄　参 15g
　　　白僵蚕 30g　　　葛　根 15g　　　知　母 30g　　　莲子心 10g

每日 1 剂，水煎服。

（2）二甲双胍 0.5g，日 3 次，继服。

2001 年 9 月 3 日二诊：上方汤剂已服 15 剂。今测 FBS 5.1mmol/L，早 PBS 7.1mmol/L，午 PBS 5.1mmol/L，晚 PBS 6.5mmol/L。上述诸症减轻。舌淡红，苔白少津，脉沉细数。遵前方继服，至下述水丸配制成而停服。

方药：

（1）生晒参 50g　　　生黄芪 30g　　　苍　术 80g　　　生地黄 30g
　　　玄　参 30g　　　白僵蚕 40g　　　葛　根 30g　　　生山楂 30g
　　　泽　泻 10g　　　乌　梅 30g　　　知　母 30g　　　制何首乌 30g
　　　莲子心 10g

上药 3 倍量，共为细末，水泛为丸，如桐子大，每服 10g，日 3 次。

（2）二甲双胍中午改为 0.25g，早晚仍为 0.5g，继服。

2001 年 9 月 25 日三诊：9 月 17 日测 FBS 4.4mmol/L，早 PBS 7.2mmol/L，午 PBS 4.9mmol/L，晚 PBS 7.5mmol/L。今测：早 PBS 8.3mmol/L，HbA1c 9.0%。午饭前、晚饭前常有低血糖现象发生，口干但饮水不多，纳食控制同前，近日工作过劳。舌微红，苔白黄少津，脉沉细数。

方药：①开始服用上次所配水丸，每服 10g，日 3 次；②六味地黄丸 2～4 粒，日 2～3 次；③二甲双胍改为 0.25g，日 3 次。

2001 年 10 月 25 日四诊：今测 FBS 6.3mmol/L，PBS 6.5mmol/L，HbA1c 7.2%。自我感觉良好，口干已缓，纳控不严，大便顺，夜寐宁，中午前后时有低血糖现象发生。舌微红，苔白黄微腻，脉细有弦象、左沉细弱。

方药：

（1）红　参 50g　　　生黄芪 40g　　　苍　术 80g　　　生地黄 30g
　　　玄　参 30g　　　白僵蚕 50g　　　葛　根 30g　　　生山楂 30g
　　　五倍子 15g　　　川　芎 25g　　　莲子心 15g　　　制何首乌 30g

上药 3 倍量，共为细末，水泛为丸，如桐子大，每服 10g，日 3 次。

（2）二甲双胍改为 0.25g，日 2 次。

2001 年 12 月 3 日五诊：今测 FBS 5.3mmol/L，PBS 6.7mmol/L，HbA1c 7.0%。自我感觉良好，纳控严，体重未减，体力尚充，夜寐时宁，大便偏干。舌微红，苔白微腻，脉右细弦、左细弱。

方药：

（1）红　参 60g	生黄芪 40g	苍　术 80g	生地黄 30g
玄　参 30g	白僵蚕 50g	葛　根 30g	生山楂 30g
黄　柏 15g	川　芎 25g	莲子心 15g	制何首乌 30g

上药 3 倍量，共为细末，水泛为丸，如桐子大，每服 10g，日 3 次。

（2）二甲双胍改为 0.125g，日 2 次。

2002 年 1 月 28 日六诊：今测 FBS 5.6mmol/L，PBS 6.2mmol/L，HbA1c 6.1%。有饥饿感，出虚汗，大便顺，夜寐宁，体力尚充，但时嗜睡，早时有低血糖现象发生。舌微红，苔白黄，脉细弦、左沉细。

方药：

（1）红　参 50g	生黄芪 40g	苍　术 80g	生地黄 30g
玄　参 30g	白僵蚕 50g	葛　根 30g	天花粉 30g
生山楂 30g	五味子 15g	川　芎 30g	生何首乌 30g
莲子心 15g	桑　叶 30g		

上药 3 倍量，共为细末，水泛为丸，如桐子大，每服 10g，日 3 次。

（2）停用二甲双胍。

2002 年 3 月 20 日七诊：今测 FBS 6.1mmol/L，PBS 7.8mmol/L，HbA1c 6.2%。体力有增，时有饥饿感，汗出减少，大便顺，夜寐宁，早偶有低血糖现象发生。舌微红，苔白黄，脉细弦、左沉细。

遵上方配制水丸，每服 10g，日 2 次。

之后一直服用水丸，血糖控制满意，健康如常人。

按：本案证属燥热内盛，灼伤气阴；治以益气养阴，清热祛湿。方中生黄芪配生地黄，其中生黄芪补中益气、升阳、紧腠理，生地黄滋阴凉血、补肾固精；苍术配玄参，其中苍术燥湿健脾、敛脾精，且苍术虽燥，但伍玄参之润，可展其长而补其短。上述药对，生黄芪益气，生地黄养阴，生黄芪、苍术补气健脾，生地黄、玄参滋阴固肾，以脾肾为重点，扶正培本，降低血糖。白僵蚕、知母、莲子心清燥热，降血糖；葛根主消渴，升阳益津，又有改善血液黏稠度和体内微循环的作用。见效后，改用水丸，考虑患者逐渐停用降糖西药且血脂高，故加入乌梅，与莲子心、黄柏相伍，酸苦抑甘，酌情选加生晒参、红参、知母、桑叶益气养阴，清热凉血，以增强降糖之功效；加川芎，以活血化瘀，改善体内微循环；加生山楂、制何首乌、泽泻，以降血脂。诸药配伍，益气养阴治其本，清热祛湿活血治其标，则达标本同治、攻补兼施之目的，故而获效。

（二）停用格列齐特（达美康）案

耿某，男，48 岁。2002 年 5 月 26 日初诊。

2001 年因血糖升高，诊断为糖尿病。遂开始服用达美康 1～2 片，日 3 次，已服半年余。

今测：FBS 6.7mmol/L，早 PBS 8.1mmol/L，午 PBS 9.4mmol/L，晚 PBS 10.7mmol/L。

诊见：口干轻微，饮后可解，饮食控制过严，偶尔出现低血糖，现纳控，大便通畅（偶偏干），夜尿偶有 1 次。舌淡红，苔薄白，脉弦。

辨证：气阴两虚，兼有湿浊。

治则：益气养阴，佐以燥湿。

方药：

生晒参 60g	苍 术 80g	生黄芪 50g	桑 叶 30g
石 斛 50g	葛 根 30g	玄 参 30g	天花粉 50g

3 倍量，共研细末，水泛为丸，梧桐子大。每次 10g，日 3 次。

嘱开始服水丸，即停服达美康。

2002 年 8 月 18 日二诊：病情平稳，今测早 FBS 6.6mmol/L，纳控，二便如常，夜寐欠宁。舌微红，苔白，脉弦细。

遵上方，苍术改为 100g，加白僵蚕 45g、五倍子 15g。3 倍量，共研细末，水泛为丸，梧桐子大。每次 10g，日 3 次。

2002 年 10 月 13 日三诊：纳控，每日四五两，体力有增，夜寐欠宁，大便偏干、日 1 次。舌微红，苔薄微黄，脉细弦。FBS 5.9mmol/L，PBS 6.6mmol/L。服中药期间一直未服降糖西药。

上方加黄柏 25g、知母 30g。配水丸，每次 10g，日 3 次。

2003 年 1 月 12 日四诊：病情平稳，血糖处于正常状态，15 日前自测 FBS 5.8mmol/L，肢软已渐复，体力尚佳，夜寐宁。舌淡红，苔薄白黄，脉细弦。

遵前方，生晒参改为红参 50g，加山茱萸 30g。4 倍量，共研细末，水泛为丸，梧桐子大。每次 10g，日 3 次。

2003 年 4 月 26 日五诊：血糖控制满意，FBS 6.3～7.5mmol/L，PBS 7.5～9.5mmol/L，HbA1c 7.0%。体力增，神爽，大便仍偏干，小便通畅。舌淡红，苔薄白，脉沉弦。

遵前方加生山楂 35g、生蒲黄 30g、制何首乌 30g、草决明 30g。3 倍量，共研细末，水泛为丸，梧桐子大。每次 10g，日 3 次。

服后，大便通畅，血糖、血脂均在正常范围。遵原方略有加减配制水丸，每次 10g，日 3 次。一直未再服降糖西药。

按：本案证属气阴两虚，兼有湿浊；治以益气养阴，佐以燥湿。方中生晒参、生黄芪益气健脾，苍术燥湿健脾；玄参、天花粉、石斛滋阴补肾，凉血清热；苍术虽燥，但与玄参、天花粉、石斛等养阴之品相伍，则可展其长而补其短。上述两组药物相伍，益气健脾，滋阴补肾，侧重资先后天之本，扶正培本，降低血糖。桑叶伍玄参，清热凉血，降血糖；葛根主消渴，升阳益津，又有改善血液黏稠度和体内微循环的作用。诸药相伍，益气养阴治其本，清热祛湿活血治其标，则达标本同治、攻补兼施之目的。在治疗过程中，随证酌情选加黄柏、知母、白僵蚕、五倍子，滋阴清热固涩，其中五倍子配黄柏、天花粉伍黄柏酸苦抑甘，以增强降血糖之功；加生山楂、生蒲黄、制何首乌、草决明，以增强化瘀降脂通便之效。证治贴切，方药对证，血糖血脂均降至正常范围，故而获效。

(三)停服阿卡波糖(拜糖平)、格列喹酮(糖适平)案

周某,女,28岁。2000年3月11日初诊。

诊断2型糖尿病3个月余,伴有高血脂。现服拜糖平50mg,糖适平30mg,均日3次。血糖控制满意,近测FBS 5.4mmol/L,PBS 8.6mmol/L,HbA1c 6.2%。

神时疲,口干不显,纳控,偶有低血糖发生,大便偏干。舌淡红,苔薄少津,脉细弦。

辨证:气阴两虚,瘀浊内停。

治则:益气养阴,化瘀祛湿。

方药:

生晒参50g	生黄芪50g	苍　术80g	玄　参30g
葛　根30g	天花粉30g	五倍子30g	生蒲黄30g
泽　泻30g	草决明30g	制何首乌30g	

4倍量,共研细末,水泛为丸,梧桐子大。每次10g,日3次。

开始服水丸,即停服糖适平;继服拜糖平50mg,日3次。

2000年6月12日二诊:近测FBS 6.4mmol/L,PBS 9.2mmol/L,HbA1c 6.3%。神时疲有缓,时或腹胀,未再发生低血糖,大便仍偏干。舌淡红,苔薄少津,脉细弦。

遵上方加生地黄30g、知母30g、黄柏15g。3倍量,配制水丸,每次10g,日3次。拜糖平改为25mg,日3次。

2000年8月26日三诊:自测FBS 6.0mmol/L,PBS 7.8mmol/L。体力有增,腹胀缓,大便通畅。舌淡红,苔薄白,脉细弦。

遵上方,4倍量,共研细末,水泛为丸,梧桐子大。每次10g,日3次。停服拜糖平。

2001年2月2日四诊:自停服拜糖平之后,近测FBS 6.5mmol/L,PBS 8.2mmol/L。腹胀消,体力增,大便通畅。舌淡红,苔薄白,脉细弦。

遵上方,4倍量,配制水丸,继服。

2001年5月20日五诊:停服拜糖平、糖适平均过半年,坚持服用水丸,自我感觉尚好,体力尚可,纳控。FBS 6.2mmol/L,PBS 9.0mmol/L,HbA1c 6.4%。舌淡红,苔薄白,脉细弦。

遵上方,生晒参改为60g,苍术改为100g,加生山楂50g。4倍量,配制水丸,每次10g,日3次。

2001年9月9日六诊:FBS 6.8mmol/L,血脂稍高,体力有增。舌淡红,苔薄白,脉沉细弦。

遵上方,加白僵蚕50g。4倍量,共研细末,水泛为丸,梧桐子大。每次10g,日3次。

服后,血糖控制满意,舌脉同前。遵原方配制水丸,继服。

2002年1月30日:近日血糖平稳,自测PBS 6.2～7.0mmol/L,PBS 7.5～8.3mmol/L,HbA1c 6.3%,血脂正常。体力充沛,纳控,大便顺,夜寐尚宁,舌淡红,苔白,脉弦。遵上方加减:

生晒参60g	生黄芪30g	苍　术100g	玄　参30g
生地黄30g	葛　根30g	天花粉30g	五倍子50g
生蒲黄30g	泽　泻15g	草决明30g	制何首乌30g

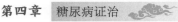

3 倍量,共为细末,水泛为丸,梧桐子大,每次 10g,日 3 次。

服完血糖控制满意,遵原方配制水丸继服。

按: 本案证属气阴两虚,瘀浊内停;治以益气养阴,化瘀祛湿。方中生晒参、生黄芪益气健脾,苍术燥湿健脾;玄参、制何首乌、天花粉凉血清热,滋阴补肾;苍术虽燥,但与玄参、天花粉、制何首乌等养阴之品相伍,则可展其长而补其短。上述两组药物相伍,益气健脾,滋阴补肾,扶正培本,降低血糖。五倍子味酸涩,降血糖;葛根主消渴,升阳益津,又与生蒲黄相伍,活血化瘀,改善体内微循环;生蒲黄、泽泻、制何首乌、草决明以增强降脂降糖通便之效。诸药相伍,益气养阴治其本,清热祛湿活血治其标,则达标本同治、攻补兼施之目的。在治疗逐渐减停降糖西药过程中,随证酌情选加生地黄、黄柏、知母、白僵蚕滋阴清热,且五倍子配黄柏、天花粉伍黄柏酸苦抑甘,以增强降血糖之功。证治贴切,方药对证,故而获效。

（四）糖尿病周围神经病变案

木下某,男,81 岁。1991 年 11 月浅井院长推荐李文瑞为和歌山地区济生会木下会长用中医药治疗糖尿病周围神经病变。

初诊:主要通过书信或传真进行,肝肾功能正常,血糖尚平稳,免疫指标无异常;患者自觉四肢麻木疼痛,步行困难,肢体怕冷,大便偏秘时难。

辨证:气虚血瘀。

治则:益气化瘀。

方药:黄芪桂枝五物汤加减。

生黄芪 30g	桂 枝 15g	白 芍 15g	鸡血藤 30g
益母草 30g	泽 兰 15g	泽 泻 15g	煅杜仲 35g
羌独活^各25g			

羌独活^各25g

1 料,研细末。每日 3 次,每次 5g(加白开水 100ml 冲泡),10 分钟后饮下(空腹)。共服 10～15 日,观其效果。

木下会长按方法服用 15 日后,四肢麻木疼痛、肢体怕冷均减轻,大便较前通畅。浅井院长认为已有了疗效,邀我尽快成行,为其治疗。

1992 年 3 月 17 日(3 月 16 日来日本)二诊:面色尚佳,语言流畅,形寒肢冷,四肢麻木疼痛、甚则难忍,持物乏力,行走缓慢,足立欠稳,纳食尚可,小溲清长,大便时秘而难。舌质淡,苔薄白,脉沉细弦而缓(脉率六十至上下)。

辨证:寒凝血瘀,瘀阻经脉。

治则:温经散寒,活血止痛。

方药:乌头汤加减。

川 乌 6g^{先煎}	草 乌 6g^{先煎}	炙麻黄 6g	生黄芪 25g
葛 根 30g	松 节 15g	白 芍 15g	甘 草 3g
桂 枝 6g^{后下}	刺五加 15g	川牛膝 10g	生薏苡仁 30g

试服 2 剂。

因患糖尿病合并周围神经病变,故在方中加药对葛根 30g 和松节 15g,以控制血糖平稳。经与联络人森田先生商妥,煎药由李文瑞亲自操之,且煎药俱不要电动(自调),同时要求在汉方药店购置陶制煎药锅（土瓶）2具。2剂药、陶制煎药锅于同日下午4时许交予李文瑞。当即加水泡1剂，约1小时后，在电磁炉上煎药，两煎合为300ml，分2次服。当晚1服，翌日早饭后上午9—10时再进1服。

三诊：自述2剂药后全身有热感，四肢麻痛似有减轻，余如故，舌脉同前。经过缜密思考，上方以水蛭10g、地龙13g更换松节，继服2剂。

四诊：药后，测空腹血糖7.0～7.5mmol/L，餐后2小时血糖10.0mmol/L以内，符合老年糖尿病血糖控制标准，据此说明，4剂药未影响血糖值。精神尚佳，行走较前似渐稳，四肢疼痛减轻、麻木偶现，周身关节温热、已不恶冷，大便顺，纳如常，寐宁。舌微微现红，苔薄白，脉细弦。病情已有佳象。糖尿病仍按当地医者投之胰岛素，其量由经治者决定。中医坚持辨证论治，以乌头汤加味（加药对）治疗，不失效于周围神经病变。这也是李文瑞中西医合作方法之举，即糖尿病以西药治疗为主，合并症则以中医辨证论治为主。当地医者已向李文瑞表态，中医（汉方）用药只要考虑：患者年高，其本病是糖尿病，肢体麻木疼痛为周围神经病变，随中药服后血糖值变化增减胰岛素。据上所述，将对周围神经病变有效的药对再更换为桑枝配桂枝。桑枝微苦、平，祛寒通络，利关节；桂枝发汗解肌，温阳化气。二者合用，温阳通络之功增强，故有利于治疗糖尿病周围神经病变之四肢麻木疼痛。于是上方去水蛭、地龙、松节，加桑枝。3剂，水煎服。

这里要说明的是，以上汤药不是为治疗糖尿病而设，而是对糖尿病周围神经病变使然。乌头汤加味方具有温阳化气、通络止痛之功，其中有降糖单味药葛根用于始终，又更用葛根与松节、水蛭与地龙、桑枝与桂枝等药对，都是针对周围神经病变而设。如单以乌头汤温阳化气，通利关节，也可治疗之。而依木下老人的病情，在乌头汤基础上加入适当药对或其他温阳止痛药，都不是"权宜之计"治其标，而是治其本。1992年3月17日晚开始服药，以乌头汤加味4剂治疗初见疗效；之后的3剂，药对改用桑枝配桂枝，疗效益佳。

五诊：连服至3月30日。木下老人的四肢麻木疼痛、全身恶冷等诸般症状大部分消除，行走自便，并已稳当，大便顺畅。为了不使其断药，以防症状再发，于是李文瑞（需要返回北京）与木下老人商妥，现服之汤剂，每日继服1煎；待接到特制的中药水丸后，即可停服。然后开始长期服用水丸，以缓图之。

按：木下会长患糖尿病20余年，并发周围神经病变年余，一身痛苦，重则难忍。好在老先生的并发症尚未达后期，生活基本能自理，尚可胜任和歌山地区济生会领导工作。经过李文瑞2周投汤剂，总以乌头汤加味温阳祛寒、通络止痛贯穿始终（此乌头汤为《金匮要略·中风历节病脉证并治》方，而非《外台》乌头汤）。根据用药期间的病情变化，将对糖尿病周围神经病变有效的"药对"几经调换加减于乌头汤中，而获效。其证为寒邪滞留四肢关节，络脉痹阻，阳不化气，故形寒肢冷，四肢麻木疼痛、甚则难忍，持物乏力，行走缓慢，足立欠稳，舌质淡，苔薄白，脉沉细弦而缓。方中川乌、草乌性热猛烈，祛寒止痛；麻黄性温味辛，温经散寒，通阳宣痹，脉缓者用之则脉率改善；桂枝辛温甘缓，借以温阳通脉而化气；生薏苡仁甘淡凉，健脾利湿（痹证潜湿邪之故）；白芍性微寒味苦酸，养血敛阴，缓急止痛。前后所用葛根与松节、水蛭伍地龙、桑枝配桂枝，均为缓解周围神经病变而设。诸药相伍，共奏温阳祛寒、健脾利湿、通络止痛之功。

六诊：李文瑞回北京之后，考虑到自己已不在日本和歌山，因乌头汤中的川乌、草乌药性猛烈，毒性大，只有亲自监护用药，方能驾驭不发生毒副作用，加之木下老人患糖尿病日久气虚，正气不足，营卫不和，邪居血脉，滞留不畅，不能濡养肌肤，故改用黄芪桂枝五物汤加味，取其益气温经，和血行痹，散寒逐湿，通络止痛，继续治疗糖尿病周围神经病变。

处方：

生黄芪 30g	白 芍 15g	桂 枝 15g	干 姜 8g
大 枣 5g	鸡血藤 30g	川牛膝 15g	薏苡仁 30g
羌 活 10g	独 活 10g	荔枝核 15g	生甘草 5g
松 节 15g	桑 枝 15g	葛 根 30g	

上方 3 倍量，共研细末，水泛为丸，梧桐子大。每服 10g，日 3 次。

药后诸症基本消失而临床治愈。

按：方中生黄芪补益元气，扶助正气，驱邪外出，固护肌肤，为主药；桂枝温阳通络，亦可祛散外邪，与生黄芪相伍，益气温阳，和血通络；白芍养血和营而通血痹，与桂枝合用，调营卫而和表里；干姜辛热行血脉，以助生黄芪、桂枝之力；大枣、生甘草甘温，调和诸味。糖尿病患者理应忌甘，但大枣、生甘草量少，只取其调和诸味之意，不会影响血糖。鸡血藤味苦甘性温，养血和血，通经活络；川牛膝味甘微苦性平，祛散风寒，破血通经；薏苡仁甘淡凉，健脾利湿；羌活、独活味辛苦性温，祛风胜湿，散寒止痛；松节味苦性温，祛风除湿，活络止痛；桑枝微苦平，祛风通络；葛根甘辛凉、荔枝核甘微苦，均具降糖作用。诸味相协，共奏益气温经、和血行痹、散寒逐湿、通络止痛之功。证治贴切，方药对证，故而获效，缓解了病情，改善了生活质量，加强了自主活动能力。中药与胰岛素合用，胰岛素控制血糖，中药主治糖尿病周围神经病变，即中西药并举，乃当今中西医结合方法之一是也。

（五）川芎嗪治疗 2 型糖尿病周围神经病变

在血糖控制稳定的基础上，通过静脉滴注川芎嗪治疗 2 型糖尿病周围神经病变 31 例。临床观察结果证实，临床治愈 1 例（占 3.2%），显效 4 例（占 12.9%），有效 26 例（占 83.9%），无效 0 例，总有效率 100%。用药时间：1 个疗程 25 例，2 个疗程 6 例，平均治疗 20 天。显效最快的 3 天。川芎嗪可以明显缓解疼痛、麻木症状（治疗前后对照，$P < 0.05 \sim 0.001$），并能协助控制血糖，改善微循环，对 2 型糖尿病的其他慢性并发症也有预防和治疗作用。所以，我们认为川芎嗪是治疗 2 型糖尿病各种慢性并发症，特别是周围神经病变的首选药物之一。[李怡，李文瑞. 光明中医，1995（3）：26-28]

（乔琳琳　李 怡）

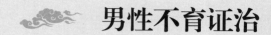

第五章

男性不育证治

男性不育系指育龄夫妻有正常性生活且未采取避孕措施,由男方因素导致女方在1年内未能自然受孕的疾病。

中医学称男性不育为"无子""绝子"等。如《金匮要略》曰:"男子脉浮弱而涩,为无子,精气清冷。"《诸病源候论》载:"丈夫无子者,其精清如水,冷如冰铁,皆为无子之候。"据国内外文献报道,男性不育已成为临床常见疾病,其发病率呈逐年上升趋势,已成为全球性问题。男性不育的原因,有先天禀赋不足和后天病理之分。前者多由生理缺陷而致,如生殖系统发育畸形(两性畸形、成人双侧隐睾等),称绝对不育;后者大多为病理因素所致(属功能障碍),称相对不育,占男性不育中的绝大多数。中医治疗主要针对后者。

李文瑞指出,男性不育仍宜坚持辨证论治,对于大部分无症状者,应望其形体,察其舌脉,结合精液化验结果,综合分析,进行辨治,同时医者应对服药方法、精神调养及夫妻性生活予以指导,并要求患者忌烟酒,方可获满意疗效。

一、病因病机

如上所述,男性不育有绝对不育和相对不育两大类。中医治疗主要针对相对不育,现仅就其病因病机探讨如下。

1. 肾系虚衰 肾为先天之本,对于生殖功能有着极其重要的作用。如《素问·上古天真论》指出男子"二八,肾气盛,天癸至,精气溢泻,阴阳和,故能有子"。若禀赋不足,肾气虚弱,命门火衰,可致精液量少稀薄,精子数减少、甚至无精子,精子活动率降低、甚至全为死精子;或房室不节,久病伤阴,精血耗散,而致精液黏稠不液化等。

2. 肝郁气滞 肝主疏泄,性喜条达而恶抑郁,体阴用阳主筋,且其经脉络于阴器。肝之功能正常与否,亦直接影响生殖功能的正常活动。若情志不舒,郁怒伤肝,疏泄失司,或气郁化火,可致精液黏稠不液化,或异常精子率增高、精子数减少等。

3. 湿热下注 湿为阴邪,易于黏滞;热为阳邪,易伤阴液。湿热互结,流注下焦,亦可致生殖功能障碍。若素日过食肥甘滋腻、辛辣炙煿之品,使脾胃受损,运化失司,痰湿内生,郁久化热,湿热蕴积下焦,或冒雨涉水,感伤暑湿,湿热内蕴,流注下焦,均可致精液不液化、异常精子率增高、死精子症等。

4. 气血两虚 气为血之帅,血为气之母。人体的正常生理功能全赖气血之运行。若思虑过度,劳伤心脾,致心气不足,心血暗耗,或脾气不足,生化无源,遂成气血不足,或久病之后气血两伤,均可致精子数减少,甚至无精子,或精液黏稠不液化等。

二、辨证论治

临证治疗男性不育,宜审虚实,分阴阳。临床虽以虚证多见,但实证亦不少见,亦有虚实夹杂者,必须详细询问病史,深究病机,审其虚实,分辨阴阳。如《济阴纲目·论孕子杂法》载:"审此更当察其男子之形质虚实何如,有肾虚精弱、不能融育成胎者,有禀赋元弱、气血虚损者,有嗜欲无度、阴精衰惫者,各当求其原而治之。"也就是说,宜恪守辨证论治之原则,协调阴阳,做到法中有法,灵活变通,以"阴中求阳,阳中求阴"为法。对于部分无症状者,应望其形体,察其舌脉,结合精液化验结果,综合分析,进行辨治。

(一)肾阳虚衰,下焦寒盛

证候:婚后不育,腰膝酸软,精神疲惫,性欲减退,少腹拘急,阴头寒冷,睾丸疼痛,小便清长。精液常规:精子数减少、甚至无精子,精子活动力弱、甚至均为死精子等。舌质淡,苔薄白,脉沉细或细。

证候分析:禀赋不足,肾气虚衰,或恣情纵欲,耗伤太过,损伤真阳,或久病阴损及阳,皆致肾阳虚损,命门火衰。"腰为肾之府",肾阳虚衰,则腰膝酸软、精神疲惫、性欲减退;阳虚不能温煦下焦,则少腹拘急、阴头寒冷、睾丸疼痛。肾司二便,肾气虚衰,开阖失约,则小便清长。精液常规大多表现为精子数减少、甚至无精子,精子活动力弱、甚至均为死精子等。舌质淡,苔薄白,脉沉细或细,均系肾阳虚衰之象。

治则方药:治以温补肾阳,祛寒散邪。方拟天雄散加减。

制附子 10~30g^{先煎}	桂　枝 10g	白　术 10~15g	熟地黄 15~30g
白　芍 10~15g	生龙骨 15~30g^{先煎}	生牡蛎 15~30g^{先煎}	女贞子 10~15g
生　姜 3 片	大　枣 10g	炙甘草 6g	

日 1 剂,水煎服。

方解:制附子、桂枝温肾壮阳,祛寒散邪;熟地黄、女贞子、白芍补肝肾,滋阴养血,意在阴中求阳,如张景岳所说"善补阳者,必于阴中求阳,则阳得阴助而生化无穷";生龙骨、生牡蛎固肾涩精;白术、大枣、炙甘草健脾和中;生姜散寒。诸药配伍,共奏温补肾阳、祛寒散邪之功。

(二)肾阴不足,相火偏亢

证候:婚后不育,头晕耳鸣,腰痛腿酸,手足心热。精液常规:精液黏稠不化,精子数减少,异常精子率高等。舌红少苔,脉细数或弦细。

证候分析:耗伤过度,恣情纵欲,房室不节,或久病伤阴,致真阴愈竭,孤阳妄动。阴虚则无以制阳,相火偏亢,则头晕耳鸣、腰痛腿酸、手足心热。阴虚火旺,精液常规多表现为精液黏稠不化,精子数减少,异常精子率高等。舌红少苔,脉细数或弦细,均为阴虚火旺之象。

治则方药:治以滋补肾阴,清泻相火。方拟大补阴丸加味。

炙龟甲 15~30g	生熟地黄^各 15~30g	知　母 10g	黄　柏 10g
川草薢 15~30g	女贞子 15~30g	菟丝子 10g	

日 1 剂,水煎服。

方解:炙龟甲、熟地黄、生地黄、女贞子滋肾填精;知母、黄柏清泻相火;川草薢分清化浊，以助液化；菟丝子温补肾阳，既可防滋阴之品过腻之弊，又可阳中求阴。诸药相伍，滋补而不留邪，降泻而不伤正，共奏滋补肾阴、清泻相火之功。

（三）肾阳不足，精液不化

证候：婚后不育，或有轻微腰酸腿软，乏力，或无明显不适。精液常规：精液不液化，或见精子活动率降低，精子数减少。舌淡红，苔白腻，脉细滑而尺弱。

证候分析：先天不足，或后天受损，复加饮酒，嗜食肥甘，冒雨涉水等，致肾阳不足，则腰酸腿软乏力；湿浊下注，阻遏阳气，气化失司，则见精液不液化，精子活动率降低，精子数减少等。舌淡红，苔白腻，脉细滑而尺弱，皆为肾阳不足、湿浊下注之象。

治则方药：治以温肾利湿，分清化浊。方拟《丹溪心法》萆薢分清饮加味。

川萆薢 30～60g	台乌药 10g	益智仁 10g	石菖蒲 10g
白　术 10g	茯　苓 10～30g	路路通 10g	熟地黄 15～30g
肉　桂 6g			

日 1 剂，水煎服。

方解：川萆薢利湿，分清化浊；肉桂、台乌药、益智仁温肾化气；石菖蒲、路路通通窍化浊；茯苓、白术健脾渗湿；熟地黄补阴，以助液化。诸药相伍，共奏温肾利湿、分清化浊之功。

（四）湿热下注，精液不化

证候：婚后不育，头晕身重，腰部酸困，小便色深，甚则尿道灼热疼痛，或无明显自觉症状。精液常规：精液不液化，或见精子活动率降低、异常精子率增高等。舌淡红或边尖微红，苔黄腻，脉弦滑。

证候分析：嗜食醇酒厚味，饮食不节，或感受暑湿，使湿热互结，流注下焦，则腰部酸困不适，小便色深，甚则尿道灼热疼痛，精液黏稠不化，或见精子活动率降低、异常精子率增高。舌淡红或边尖微红，苔黄腻，脉弦滑，皆为湿热之象。

治则方药：治以清热利湿，分清化浊。方拟《医学心悟》程氏萆薢分清饮加减。

川萆薢 30～60g	黄　柏 10g	莲子心 6g	石菖蒲 10g
熟地黄 15～30g	路路通 10g	丹　参 15g	茯　苓 15g
车前子 15～30g^包			

日 1 剂，水煎服。

方解：川萆薢清热利湿，分清化浊；黄柏清热燥湿；莲子心、石菖蒲、路路通清热化湿，通窍活络；丹参、熟地黄养血填精，活血化瘀，伍茯苓、车前子育阴利湿清热，以助液化。诸药配伍，共奏清热利湿、分清化浊之功。

（五）气血两虚，精室空虚

证候：婚后不育，身乏倦怠，头晕目眩，性欲减退。精液常规：精子数减少、活动率降低，或全为死精子。舌淡，苔薄白，脉沉细无力。

证候分析：先天不足，后天受损，或久病体虚，致气血两虚，则身乏倦怠、头晕目眩、性欲减退；精液常规大多表现为精子数减少，精子活动率降低，或全为死精子。舌淡，苔白薄，脉沉细无力，均为气血两虚之象。

治则方药：治以补气养血，益髓填精。方拟十全大补汤加减。

黄　芪 30g	党　参 10g	茯　苓 10g	白　术 10g
熟地黄 15g	当　归 10g	白　芍 10g	川　芎 10g
枸杞子 10g	菟丝子 10g	肉　桂 3～5g	炙甘草 3g

日 1 剂，水煎，分 2 次服。

方解：黄芪补气升阳，党参补中益气；茯苓、白术健脾渗湿；熟地黄、枸杞子、菟丝子补肝肾，益精血；当归、白芍补血生精；川芎活血行气开郁；肉桂壮火助阳；炙甘草益气和中。诸药配伍，共奏补气养血、益髓填精之功。

三、精液异常的论治

临证对于部分无症状者，应望其形体，察其舌脉，结合精液化验结果，综合分析，进行辨治。精液异常包括精液不液化、精子减少症、精子活动率降低症、异常精子率升高症、无精子症等。

（一）精液不液化

精液不液化是指精液排出体外后在约 25℃温度下 30 分钟仍呈胶冻状或仍含有大部分凝块的状态。有学者统计，约 90% 的精液不液化者患有前列腺炎，而前列腺炎患者中精液不液化者占 12%，故部分学者主张以清热利湿或滋阴清热为法治疗精液不液化。本病虽系西医之炎症性疾病所致，但仍须按中医理论辨证施治。在所治者中，大多无明显症状，可根据其形体与舌脉进行辨证。证属肾阳不足者，治以《丹溪心法》萆薢分清饮化裁，温肾利湿，分清化浊；肾阴不足者，治以大补阴丸加味，滋阴清热，分清化浊；湿热下注者，治以程氏萆薢分清饮加味，清热利湿，分清化浊等。各型治疗中大多重用川萆薢，酌情加入熟地黄、车前子，前者用量 30～60g，后两者用量 15～30g；并酌情加入丹参、三棱、莪术、路路通等活血通络之品。

（二）精子减少症

精子减少症是指精液量减少、精子活动度降低或精子数降低（低于 2 000 万 /ml）的一种病症，大多无明显症状，均因不育经检查而发现。临证仔细追问，部分患者或有腰膝酸软、五心烦热、健忘多梦等，宜根据其形体与舌脉进行辨证。大多属肾精不足，治以大补阴丸化裁，补肾填精，清降虚火。方中重用龟甲、生熟地黄，加女贞子、枸杞子，并酌情加入附子、菟丝子等温补肾阳之味，以阳中求阴；肾阳不足，治以天雄散化裁，温肾壮阳，祛寒散邪，酌加补阴之味，以阴中求阳。

（三）精子活动率降低症

精子活动率降低症是指精子活动率在 3 级以上的精子低于 50% 的疾病，大多无明显症状。临证仔细追问，部分患者或有阴囊寒冷或潮湿，或伴腰膝酸软等，宜根据其形体与舌脉进行辨治。大多为肾阳虚衰，下焦寒盛，治以天雄散加减，温补肾阳，祛散寒邪。方中制附子一般用 10～15g，最大可用至 30g，以增强温补肾阳之力，但需久煎；并可适当加入龟甲、熟地黄等补益之品，以阴中求阳；加丹参、三棱、莪术等活血化瘀之味，以增强疗效。

（四）异常精子率升高症

异常精子率升高症是指异常形态的精子率超过 20% 的疾病。现代医学认为，本病系精囊炎、前列腺炎、附睾炎、睾丸炎或生精功能缺陷所致。临床属热证者较多，或为湿热，或阴虚内热，而属虚寒者甚少。前者分别选用龙胆泻肝汤、大补阴丸加减治疗，并酌加野菊花、蒲公英、土茯苓等清热解毒之品与丹参、三棱、莪术等活血化瘀之味；后者则以天雄散化裁治之。异常精子率升高症患者尤须注意，部分患者虽能使女方受孕，但多易流产或胎儿畸形，故必须待降至正常范围后，再择期受孕。否则，既影响母体身心健康，又不能足月产儿或为畸形儿。

（五）无精子症

无精子症是指连续 3 次精液离心镜检（1 500g 离心 15 分钟）未见精子的疾病。此类不育者虽有部分治愈的报道，但最为棘手，临床治疗不甚满意。临证常以天雄散合五子衍宗丸加减，温肾补精治之。临证仅有极少数患者经治疗后，可出现几个精子，再继续进行长期调治，亦可获效。

（六）单方验方

五子衍宗丸（《摄生众妙方》）：每次 1 丸，日 3 次，早晚空服，温开水或淡盐水送下。适用于阴虚精亏，婚久不育，或精子数少、精液不液化等。

河车大造丸（《景岳全书》）：每次 1 丸，日 2 次，早晚空服，温开水送下。适用于阴虚阳亢，婚后不育，强中，精液不液化等。

五子衍宗散（经验方，本科自拟）：每次 3～5g，日 2～3 次，温开水送下。适用于阴阳两虚，婚后不育，精子数少、活动度低，精液不液化，或无精子症等。

少腹逐瘀汤加减（《黑龙江中医药》1982 年第 2 期 31 页）：炒茴香、川芎各 6g，延胡索、没药、蒲黄、炒灵脂、川牛膝各 10g，当归、赤芍各 12g，琥珀末 3g（冲服）。水煎服。适用于实证不育，强中等。

四、服药方法

临床发现，少数患者在经中医治疗后，精液化验检查恢复正常时，则自行停药待育。因过了几个月未育而再次就诊，复查精液则出现恶化，甚至较治疗前水平更差。然后经继续服药，可再次恢复正常。应当注意，经药物调理后，虽阳平阴秘，精液化验检查恢复正常，但尚需继续服药维持。因此，一旦停药则阴阳再度失衡，而出现恶化现象。所以，强调即使精液检查正常后，亦宜嘱患者坚持连续服药。若汤药不便，可改制丸药服用，以巩固之，一直服至确认女方怀孕，方可停药。

五、忌烟酒与注意精神调养

对于男性不育患者，忌烟酒与注意精神调养也是非常重要的。根据国内外文献报道，嗜烟嗜酒可导致精子活动率降低，或精子畸形率增高，所以应劝患者忌烟酒，以利于本病的治疗。据临床观察，精神因素亦可影响受孕，故主张在治疗过程中，嘱患者安心坚持连续服药，何时能受孕则随其自然。减少精神过度紧张与焦虑，保持情绪稳定、心情舒畅，有利于本病的治愈。譬如，所见部分多年不育患者在领养小孩后，精神得以解脱，致使体内阴阳失衡渐至平衡，精液自行恢复正常，故在几年后自己又生育。由此可见，忌烟酒与注意精神调养在整个治疗过程中是不可缺少的。

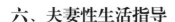

六、夫妻性生活指导

对于男性不育患者，医师宜指导夫妻双方适当学习一些相关的生理生育知识，使其懂得频繁性交可出现精子数减少或不成熟精子增多，以及过分控制性交次数亦可影响精液质量，二者均可影响受孕。经治疗，精液检查恢复正常后，应指导患者准确择期性交，则可增加受孕概率。譬如，女方连续 3 个月测基础体温，若月经周期规律者，即可根据体温单上的曲线，较准确地寻找出月经后几天可能为排卵期。一般宜在排卵期前禁欲 5～7天，而后隔日性交 1 次。第一月可选择单日，第二月则可改为双日，即每月排卵期行 2 次性交，则有利于成功。对于排卵期不固定者，或女方离工作单位较近者，可采用晨醒测体温发现明显下降时，当即进行性交。性交结束后，女方可多躺 30～60 分钟再起床，亦可使不少患者受孕。对于子宫位置不利于受孕者，女方可适当调整性交姿势，以利于精液流入子宫内并停留，从而达到受孕目的。

七、治验案例

（一）精液不液化

例 1：张某，男，32 岁。婚后 3 年不育，其爱人经检查无明显妇科疾病，月经正常。自觉有轻微腰酸不适，余无其他症状，在本院泌尿科检查外生殖器无异常。精液常规：精液30 分钟不液化。舌淡红，苔白微腻，脉细滑。

辨证：肾阳不足，湿浊下注。

治则：温肾利湿，分清化浊。

方药：《丹溪心法》萆薢分清饮加味。

川萆薢 30g	石菖蒲 10g	台乌药 10g	益智仁 10g
肉　桂 3g后下	茯　苓 15g	白　术 8g	白茅根 30g

水煎服，日 1 剂。

二诊：服上方 15 剂后，查精液常规：精液 30 分钟液化，精子数 7 500 万 /ml，异常精子率 10%，精子活动率 80%（A 级 35%，B 级 25%，C 级 20%），死精子率 20%。已属正常。

原方再进 15 剂后，复查精液常规均在正常范围。

4 个月后，诉其爱人已怀孕。

例 2：刘某，男，30 岁。婚后 3 年不育，来本院就诊。女方经妇科检查未见异常，月经正常。3 年前结婚，夫妻性生活正常，一直未育。查精液常规：精液 30 分钟不液化。平素时有腰膝酸软，纳食二便正常，舌淡苔白，脉细。

辨证：肾阳不足，湿浊下注。

治则：温肾利湿，分清化浊。

方药：《丹溪心法》萆薢分清饮加味。

川萆薢 15g	益智仁 10g	石菖蒲 10g	台乌药 10g
龟　甲 25g	枸杞子 15g	猪　苓 15g	车前子 10g包
茯　苓 15g	泽　泻 10g		

28 剂，水煎服。

二诊：服上方28剂后，复查精液常规无明显变化。舌淡苔白，脉细。

遵上方加减：

川萆薢 30g	益智仁 10g	石菖蒲 10g	台乌药 10g
桂　枝 8g	猪　苓 15g	茯　苓 15g	泽　泻 10g
黄　芪 15g	甘　草 5g	车前子 10g^包	

28剂，水煎服。

三诊：药后，复查精液常规：精液已正常液化，精子活动率80%（A级50%，B级20%，C级10%），死精子率20%，精子数8 280万/ml，异常精子率9%。嘱其守原方继服，以巩固疗效。

1年后特来告知，其爱人足月产一健康男婴。

按：以上2例均为肾阳不足，湿浊下注，致使精液不液化。方用《丹溪心法》萆薢分清饮，温肾利湿，分清化浊。例1加肉桂以增强温肾化气之功，白茅根化浊利窍，茯苓、白术健脾渗湿。诸药相伍，温肾利湿，分清化浊，以温补肾阳治其本，分清化浊治其标，标本兼治，故而获效。例2初诊时，萆薢分清饮加车前子、猪苓、茯苓、泽泻利湿化浊，龟甲、枸杞子滋补肾阴。诸药相伍，温肾利湿，分清化浊，佐以补阴。药后复诊时，精液仍未液化。考虑可能是滋补肾阴药用量偏大，而碍温煦肾阳。因此，在初诊方基础上减滋阴药，加黄芪以助气化，桂枝以温经通脉，而获效。

例3：张某，男，31岁。婚后3年不育，夫妻专程来京求治。女方在当地和本院做妇科检查，提示女性生殖系统正常，月经亦调。男方在本院查精液常规：精液30分钟不液化。患者平素小便色深，重则尿道灼热。舌微红，苔薄白微现黄，脉弦滑。

辨证：湿热下注，气化失司。

治则：清热利湿，分清化浊。

方药：程氏萆薢分清饮加减。

川萆薢 25g	黄　芩 10g	黄　柏 10g	莲子心 3g
石菖蒲 8g	茯　苓 25g	丹　参 15g	车前子 10g^包
白茅根 30g	甘草梢 10g		

水煎服，日1剂。

嘱其返里坚持服药。

1个月后来信称，服药后在当地医院查精液常规：精液30分钟液化，精子活动率80%（A级30%，B级30%，C级20%），死精子率20%，精子数7 120万/ml，异常精子率14%。复信嘱按原方继续坚持服药。

翌年春上，患者特前来告知，其爱人已怀孕。

例4：高某，男，31岁。婚后4年不育，来本院就诊。女方经妇科检查未见异常，月经正常。5年前结婚，夫妻性生活正常，一直未育。平素时有腰酸或痛，纳食正常，大便不爽，小便短赤。查精液常规：精液30分钟不液化。舌微红，苔黄微腻，脉弦滑。

辨证：湿热下注，清浊不分。

治则：清热利湿，分清化浊。

方药：程氏萆薢分清饮加减。

川萆薢 25g	黄　芩 10g	黄　柏 10g	莲子心 3g
石菖蒲 8g	茯　苓 10g	路路通 10g	车前子 10g^包
甘草梢 10g			

水煎服，日 1 剂。

嘱其返里坚持服药。

服上方 1 个月后，复查精液常规示精液仍未液化。舌淡红，苔薄黄，脉弦细。遵上方加熟地黄 30g，车前子改为 30g。

继服 1 个月后，复查精液常规：精液 30 分钟液化，精子活动率 70%（A 级 45%，B 级 15%，C 级 10%），死精子率 30%，精子数 7 250 万 /ml，异常精子率 8%。嘱其守原方继服，以巩固疗效。

1 年后特来告知，其爱人足月产一健康男婴。

按：以上 2 例均为湿热下注，久蓄膀胱，气化失司，精液不化而导致不育。方用程氏萆薢分清饮加减，以清热利湿，分清化浊为治。例 3 精液黏稠度相对较低，服药 1 个月后，精液常规复常；翌年春上，其爱人已怀孕。例 4 精液黏稠度相对较高，服药 1 个月后，精液仍未液化。在原方基础上加熟地黄 30g，车前子改为 30g，滋补肾阴，清利湿热，以增强液化。继服 1 个月后，精液常规复常，故获疗效。

（二）精子减少症

郑某，男，27 岁，2012 年 8 月 17 日就诊。主诉不育 2 年。患者结婚 2 年，女方经妇科检查未见异常，夫妻性生活正常，一直未育。查精液常规：精液 30 分钟液化，精子数 320 万～3 600 万 /ml，异常精子率 15%，精子活动率 60%（A 级 10%，B 级 40%，C 级 10%），死精子率 40%。纳食二便正常。舌淡红，苔薄少津，脉细。

辨证：肾精不足，阴虚火旺。

治则：补肾填精，清降虚火。

方药：大补阴丸化裁。

熟地黄 30g	炙龟甲 30g	知　母 10g	黄　柏 10g
炒三棱 10g	莪　术 10g	枸杞子 15g	淫羊藿 15g
山　药 12g	山茱萸 10g	砂　仁 5g^{后下}	

14 剂，水煎服。

服药后无明显不适，守方继服 14 剂。患者于外地取药再服 2 个月，2012 年 11 月 16 日复查精液常规：精液 30 分钟液化，精子数 3 850 万 /ml，异常精子率 20%，精子活动率 70%（A 级 20%，B 级 40%，C 级 10%），死精子率 30%。舌淡红，苔薄黄微腻，脉细。前方加龙胆 10g、野菊花 15g，继服。

2013 年 11 月：郑某家属为定期就诊的糖尿病患者，就诊时告知，郑某在外地坚持守方服药，于 2013 年 9 月喜得双胞女婴，母子平安。

按：本案患者肾精不足，阴虚火旺，故精子数不足，而导致不育。方中熟地黄滋阴补肾，填精益髓；炙龟甲为血肉有情之品，峻补精髓；知母、黄柏清热泻火而不伤阴；山茱萸、枸杞子补益肝肾；山药补脾益阴，滋肾固精；淫羊藿补肾壮阳，以阳中求阴；三棱、莪术活血化瘀，促进局部循环，以增加精子数；砂仁行气，使补而不滞。诸味相协，共奏补肾填精、清降虚火之功。后期见苔薄黄微腻，异常精子率有升高趋势，故加龙胆、野菊花清热解毒，以降低异常精子率。故而获效。

（三）精子减少合并活动率降低症

例1： 程某，男，29岁。主诉：婚后2年未育。本院泌尿科检查，示生殖器无异常。爱人无妇科疾病，月经正常。本院检查精液常规：精子活动率30%（A级5%，B级10%，C级15%），死精子率70%，精子数3 100万/ml，异常精子率12%。自觉乏力，阴寒囊缩。舌淡红，苔薄白，脉沉细。

辨证：肾阳虚衰，阴寒内盛。

治则：温补肾阳，祛寒散邪。

方药：天雄散加减。

| 制附子10g^{先煎} | 桂　枝9g | 生龙骨30g^{先煎} | 白　芍10g |
| 小茴香6g | 生　姜6g | 炙甘草6g | 大　枣10g |

日1剂，水煎服。

服上方14剂后，复查精液常规：精子数5 400万/ml，异常精子率3%，精子活动率55%（A级15%，B级25%，C级15%），死精子率70%。按上方，制附子增至15g。继服20剂，复查精液常规：精子数7 700万/ml，异常精子率9%，精子活动率80%（A级45%，B级25%，C级10%），死精子率20%。阴寒囊缩已缓。

上方再加荔枝核10g、橘核10g。继服20余剂，其爱人怀孕。

按： 本例为肾阳虚衰，阴寒内盛，故精冷清稀，精子活动率低下，精子数不足而导致不育。治用天雄散加减，温补肾阳，祛寒散邪。方中制附子、桂枝温补肾阳，祛寒散邪；白术、炙甘草健脾，以滋气血生化之源；生龙骨潜阳固涩，收敛阴气；加生姜、荔枝核、橘核、小茴香，以增强温经散寒之力。证治贴切，方药对证，故而获效。

例2： 李某，男，27岁。初诊：结婚3年未育，女方经妇科检查未见异常。患者在外地多次查精液常规示精子活动率偏低。今查精液常规：精液30分钟液化，精子活动率40%（A级10%，B级15%，C级15%），死精子率60%，精子数200万/ml，异常精子率10%。伴有阳痿，纳不馨，进食喜温，形寒肢冷，腰膝酸软，大便偏软，小便正常。舌淡红，苔薄白，脉沉细小弦。

辨证：脾肾阳虚，兼有血瘀。

治则：温肾健脾，养血活血。

方药：附子理中丸加味。

制附子10g^{先煎}	党　参15g	白　术10g	茯　苓10g
干　姜6g	熟地黄30g	川　断10g	狗　脊10g
当　归10g	莪　术10g	露蜂房10g	甘　草3g

14剂，水煎服。

二诊：药后，阳痿改善，纳食有馨，余症亦有减轻，舌脉同前。复查精液常规：精液30分钟液化，精子活动率50%（A级20%，B级15%，C级15%），死精子率50%，精子数5 200万/ml，异常精子率10%。

效不更方，遵原方再进14剂。

三诊：药后诸症进一步改善，复查精液常规：精液30分钟液化，精子活动率80%（A级40%，B级30%，C级10%），死精子率20%，精子数7 200万/ml，异常精子率12%。原方继服，以巩固疗效。

2个月后其妻怀孕，之后足月产一男婴。

按：本例为脾肾阳虚，兼有血瘀，故精子活动率降低、精子数不足而导致不育。方拟附子理中丸加味，温肾健脾，养血活血。方中附子理中丸温肾健脾，补先后天之本，以增高精子活动率、精子数；加川断、狗脊、露蜂房，增强补肾壮阳之功；熟地黄、当归、莪术养血活血，以助附子理中丸增高精子活动率与精子数。诸味相协，共奏温肾健脾、养血活血之功效。证治贴切，方药对证，故而获效。

（四）精子数减少合并活动率降低及异常率升高症

贺某，男，27岁。主诉不育1年。初诊：患者结婚1年，女方经妇科检查未见异常，夫妻性生活正常，一直未育。检查精液常规：精液30分钟液化，精子数2 150万/ml，异常精子率45%，精子活动率55%（A级5%，B级25%，C级25%），死精子率45%。无不适症状。舌微红，苔薄黄，舌下络脉青紫迂曲，脉细滑。

辨证：湿热下注，兼夹血瘀。

治则：清热祛湿，活血化瘀。

方药：程氏萆薢分清饮化裁。

川萆薢 30g	黄 芩 10g	黄 柏 10g	莲子心 6g
野菊花 15g	龙 胆 8g	炒三棱 10g	莪 术 10g

14剂，水煎服。

二诊：服药后无明显不适，守方继服14剂。2011年12月14日复查精液常规：精液30分钟液化，精子数3 230万/ml，异常精子率20%，精子活动率50%（A级10%，B级20%，C级20%），死精子率50%。舌淡红，苔薄白黄，脉细。

继服上方14剂。

三诊：服药后无明显不适，舌淡红，苔薄白，脉沉细。湿热较前减退，有显肾阴不足之象。

上方加女贞子15g、墨旱莲15g、枸杞子10g、砂仁（后下）5g，继服21剂。

四诊：复查精液常规示精液30分钟液化，精子数8 165万/ml，异常精子率18%，精子活动率80%（A级30%，B级30%，C级20%），死精子率20%。舌淡红、边有齿痕，苔薄少津，脉沉细。

前方加炙龟甲15g。继服，以巩固疗效。

其家属告知，2012年11月足月产一女婴。

按：本例为湿热下注，兼夹血瘀，致使精子数减少合并活动率降低及异常率较高而导致不育。方中川萆薢清热利湿，分清化浊；黄芩、黄柏清热燥湿；莲子心泻心火而利小便；野菊花清热解毒，助黄芩、黄柏增强清热之功；龙胆泻肝经湿热；炒三棱、莪术活血化瘀散结，促进局部循环，以改善精子质量。诸味相协，共奏清热祛湿、活血化瘀之效。其间随证加减，因显肾阴不足之象，加之精子数较低，所以加女贞子、墨旱莲、枸杞子、炙龟甲滋阴补肾，以增高精子数。患者坚持服药，故而获效。

（五）不射精症

杨某，男，27 岁。初诊：婚后 1 年不育，女方无生理缺陷，月经正常。患者少年时有手淫癖，婚后性欲旺盛，阴茎勃起坚而不衰，但不射精。性交后 1～2 小时或 3～4 小时，精液自流体外。素日善怒，易动感情，时有心烦意乱，口苦纳少，大便偏干，小便色深、重则如浓茶。舌微红，脉弦细微数。

辨证：肝肾阴虚，相火妄动。

治则：滋水涵木，清降相火。

方药：知柏地黄丸加减。

知　母 10g	黄　柏 10g	生地黄 25g	怀山药 13g
枸杞子 13g	桑　椹 15g	茯　苓 10g	泽　泻 10g
路路通 10g	白茅根 18g		

日 1 剂，水煎服。

二诊：服 15 剂后，大便渐调，小便转清，心烦、善怒等症减轻。再进 10 剂后，患者诉性交时射精少许，2 小时后仍有精液流出，但药后神爽身轻，精神愉快，纳增便调。上方加女贞子、墨旱莲各 15g。日 1 剂，水煎服。再进 10 剂后，不射精缓解。

4 个月后，患者来告，其妻已怀孕。

按：此例为肝肾阴虚，相火妄动，水不涵木而肝气郁闭络道，致使性交时不射精。选用知柏地黄丸加减，以滋水涵木、清降相火为治，使水足木疏，相火自降；再加路路通、白茅根等，以疏通络道；加女贞子、墨旱莲以增强滋阴降火之功。方药对证，故而获效。

有的患者为本虚标实证，即肝经湿热郁闭脉络为标，肝肾阴虚为本，致使茎强不衰而不能正常射精。首选龙胆泻肝汤加减，清泻肝经湿热以治其标，待黄腻苔化后，再用知柏地黄丸加味以治其本，使邪去正复而获效。

（六）阳痿

陈某，男，26 岁，系本院职工之子。主诉阳事不举 1 年。1 年前结婚，初因精神紧张而未能正常行房事，之后一直阳痿而未育。其母望早日见到孙子，故带子前来求治。症见阳痿，但无形寒肢冷、腰膝酸软等，唯多思善虑，时或胸胁满闷，纳便如常。舌淡红，苔薄白，脉弦细。

辨证：肝经失养，肾阳不振。

治则：养血柔肝，温肾兴阳。

方药：亢痿灵加味。

当　归 10g	白　芍 10g	蜈　蚣 3 条	炙甘草 10g
露蜂房 10g			

14 剂，水煎服。

复诊：服药同时进行适当的心理治疗与房事指导。半月后症状有所改善，但房事仍不能成功。遵前方加减继服月余，可正常行房事。原方继服 7 剂，以巩固疗效。

1 年后，其妻足月产一健康男婴。

按：本例为肝经失养，肾阳不振，引起阳痿，而导致不育。方中当归、白芍养血柔肝；蜈蚣活血通络；炙甘草益气健脾，与白芍相配而缓急；露蜂房温肾壮阳。诸药相伍，共奏养血柔肝、温肾兴阳之功,又有缓解精神紧张之效;加之进行适当的心理治疗与房事指导,故而获效。李文瑞指出,临证可根据阳痿程度与病机酌情选加韭子、阳起石、露蜂房等,但药味不宜增加太多,以防影响前4味主药的亢痿效果。

（乔琳琳　李　怡）

第六章

辨证论治

本章首先简述辨证论治的内容及其步骤，继而从"四诊摘要""辨证分析""论治法则""首选方剂""备用方剂""随症（证）加减"等方面详细阐述胸痹心痛、关格、老年便秘等病症的辨证论治。

第一节　辨证论治的内容

辨证论治是中医学的基本特点之一，是诊治疾病过程中相互联系、不可分割的两个方面，是理论和实践相结合的体现，是理法方药在临证上的具体运用，是指导中医临证工作的基本原则。辨证论治分为辨证和论治两个阶段。

所谓"辨证"，就是将四诊（望、闻、问、切）所收集的资料、症状和体征，在中医理论指导下，通过分析、综合、去粗取精、去伪存真，辨清疾病的原因、性质、部位及邪正之间的关系等，最后概括、判断为某种性质的证。因此，辨证过程是对疾病作出正确、全面判断的过程，或者说分析并找出主要矛盾的过程。事实上，所谓"证"，可以认为是疾病发展过程中某一阶段的病理概括，也可以认为是疾病发展过程中某一阶段的反应状态。致病因子（包括外源性和内源性）作用于机体，引起机体不同的反应。不仅不同致病因子可以引起机体不同的反应，而且同一致病因子，由于各人体质不同，也可以引起机体反应的差异性。致病因素不管多么复杂，总是作用于特定的人体，并通过人体的反应性而表现出来，而且人体的结构和功能是有限的，故典型的反应状态也是有限的。临证时，中医就是依靠自己的感官直接从这些反应状态中获得病理信息，并对其进行分析、综合，最后从辨别反应性的角度来认识疾病，即通过分析疾病当时所表现的症状和体征来认识临证表现的内在联系，并以此来反映疾病本质，从而完成临证思维过程。

所谓"论治"，则是根据辨证结果，确定相应的治疗方法。辨证是确定治疗方法的前提和依据，论治是辨证的目的。通过辨证论治的效果，可以检验辨证论治是否正确。所以，辨证论治过程就是认识疾病和治疗疾病的过程。

辨证与论治，是诊治疾病过程中前后衔接、相互联系、不可分割的两个方面，是理论与实践的有机结合，是理（中医理论）、法（治疗原则、方法）、方（方剂）、药（中药）在临证中的具体运用，是指导中医临证工作的基本原则。

中医认识并治疗疾病，既注重辨病又强调辨证，且重点在于辨证。对于比较简单的疾病来说，辨病论治是比较容易做到的，如蛔虫病可以用驱虫剂治疗等。但是，多数疾病的病程都比较长,在这个过程中每个阶段的病理变化不尽相同,很难确定划一的治疗方法。因此,只能根据疾病发展过程中每一阶段的病理概括来确定治疗方针。也就是说,不是根据病,而是根据证来确定治疗方法,这就是为什么中医辨证论治比辨病施治用得多的道理。例如感冒,常可见到发热、恶寒、鼻塞、头身疼痛等症状,病的部位在肌表。由于致病因素和机体反应性的不同,往往可表现出不同的证型,常见如风寒感冒和风热感冒等。论治前只有把感冒的本质特点,比如说是属于风寒还是属于风热等分析清楚确切,才能确定应该用辛温解表还是辛凉解表的方法。只有这样,才能避免治疗用药的盲目性、偶然性,减少失误,提高疗效。又如,头痛是临证常见的症状,尤其是患者求治的主要原因。头痛常常可由不同的病因而致,各有不同的本质特点,常见的病因病机有瘀血、痰湿、肝阳上亢、气血亏虚、风寒或风热束表等。要想获得满意的治疗效果,就必须对头痛症状进行辨别,分析出它的本质特点,从而分别运用祛瘀止痛、化湿止痛、平肝止痛、补益气血、发散风寒或风热等法。可见,辨证论治既区别于那种不分主次、不分阶段,只知一方一药治一病的治疗方法,又不同于见痰治痰、见血治血、头痛医头、脚痛医脚的对症疗法。

辨证论治作为指导临证诊治疾病的基本原则,要求人们辨证地看待病和证的关系。既应当看到一种病常可表现出多种不同的证,又须注意不同的病在其发展过程中的某些阶段,有时可以出现类似的证。因此,在临证治疗时,还可以根据辨证结果,分别采取"同病异治"或"异病同治"的方法。在同一种疾病当中,由于在疾病发展的不同阶段的病理变化不同,机体的反应性不同,即证不相同,根据辨证论治的原则,治法也就不相同,这种情况称为"同病异治"。如水肿,据其本质而言,既可以是虚证又可以是实证,而就其病因而言,有风热、风寒和水湿等等,故同样是水肿,合理的治疗就必须根据这些特点,采用不同的方法。又如麻疹,由于病理发展的阶段不同,故治疗方法也不一样。初期麻疹未透,宜发表透疹;中期多肺热明显,常需清肺;后期多为余热未尽,肺胃阴伤,故又常以养阴清热为主。这些都体现了"同病异治"。疾病是发展变化的,不同的疾病,在其发展过程中,有时可以表现出相同或近似的病理变化,出现相同或近似的机体反应性,即出现相同或近似的证,而根据辨证论治的原则,就可采用相同的方法进行治疗,这就是"异病同治"。如慢性肠炎、肾炎、哮喘、冠心病是不同的病,但在它们的发展过程中,都可以发展到肾阳虚为本质特点的阶段,就都可用温补肾阳的方法进行治疗。又如,久病脱肛、子宫下垂、崩漏等是不同的病,但都可以是中气下陷的表现,这时皆可用升提中气的方法加以治疗,而且疗效也比较满意。这些都体现了"异病同治"。

总之,中医治病的主要着眼点不在于"病"的异同,而是取决于"证"的性质。相同的证,代表着类同的主要矛盾,可以用基本相同的治疗方法;不同的证,提示其本质特点不同,就必须用不同的治法。故有"证同治亦同,证异治亦异"的说法。由于证实际上代表着病机特点,故"同病异治""异病同治"的关键在于病机之异同。这种针对疾病发展过程中不同的机理和不同的本质矛盾,用不同的方法加以治疗的法则,就是辨证论治的精神实质和精髓所在。

目前,中西医结合实践中,创造了中医辨证与西医辨病相结合、宏观辨证与微观辨证相结合的方法。这两种方法,能够采中医和西医之所长,并尽可能去二者之短。因而,采用这两种方法,疗效多有所提高,疗程亦有所缩短。这正反映出中西医结合的优越性,但是还必须明确指出，中医辨证与西医辨病、宏观辨证和微观辨证，还是建立在两个不同理论体系之上。所以，目前这种中西医结合方法，只能说是中西医结合前进道路上的桥梁，还远不是目的地，只是"西为中用"的权宜之计。

（石 杨 李秋贵）

第二节 辨证论治的步骤

辨证论治是中医诊治疾病的特色，"辨证"就是对病症的认识和判断，"论治"则是根据辨证结果确定相应的治疗方法。所谓辨证论治，即理法方药是也。

所谓辨证论治的步骤或程序，就是医者临证思维的步骤。早在《黄帝内经》中就指明了这个问题。《素问·方盛衰论》曰："诊有大方，坐起有常，出入有行，以转神明，必清必净，上观下观，司八正邪，别五中部，按脉动静，循尺滑涩，寒温之意，视其大小，合之病能，逆从以得，复知病名，诊可十全，不失人情。"此经文之旨，告诫医者，临证是一边按一定的常规仔细地诊察病情，一边在认真思考，通过对病因、病位、病性、病势、病机等各个步骤的分析，最后才能综合得出病名的诊断。医者只有遵循这样的原则和程序，才能保证正确的诊断。关于辨证论治的程序，清代喻昌《寓意草》提出的"与门人定议病式"，可谓辨证论治程序的一种模式。自20世纪50年代以来，我国有许多专文、专著论及这个问题，但并不统一。科学决策的方法论认为"任何科学决策都是一个动态过程。因此，决策程序不可能一成不变的。但一个健全的决策程序应是一个科学的系统，其中每一个步骤都有科学的含义，相互间又有紧密的联系，并且为了使每一步骤达到科学化，还必须有一个整套决策技术予以保证"。讲述辨证论治的步骤或程序，将遵照这种方法来与大家探讨。

在这里将侧重介绍辨证论治的"三步程序"模式。这种思维程序把整个中医诊治疾病的过程，分为诊察、辨证、论治三个大的步骤。下文将说明每个步骤的含义、使用方法以及相互之间的联系。

一、诊察

诊察：是指通过"望闻问切"等手段，借以检查和收集患者的症状、体征、病史等有关疾病的信息。

辨证论治的定义和内容已在上节简述。其中，"辨证"属于诊断推理阶段，"论治"是推理论证治疗方案。显然，这些都以理性逻辑思维为主，属于临证思维的范畴。那么，为什么把诊察疾病也纳入临证思维过程，将其作为辨证论治的一个阶段呢？这是因为"从唯物主义认识论来观之，一个完整的认识过程，是从感性认识到理性认识阶段"。中医"辨证"阶段的依据，就是来源于"诊察"所得的证候、病史等。所以"四诊"与"辨证"是密不可分的两个阶段。中医往往将"四诊八纲"并提，作为中医诊断疾病或辨证论治方法的代表。由于"四诊"是诊察疾病的手段，"八纲"是判断疾病的一种方法，所以"四诊八纲"并提也反映了诊察与判断疾病是密切相连的过程。很多中医文献，在论及辨证论治的过程时也将诊察环节包括在内。如《中医临证备要·前言》说："因为辨证论治着重症状的分析，从复杂错综的症状中探求病因、病位，然后确定治法。……必须与四诊密切结合……辨证论治不能与四诊分割。"中医诊察患者和诊断疾病，是一个同时进行和交错渗透的过程。因为中医主要靠医师的感官直接诊察，从某种意义上讲，一边诊察一边进行辨证分析。所以"四诊"与"辨证"阶段，在时间和空间上都难以截然分清划一。中医诊断疾病，除了逻辑思维，还有逻辑的形象思维、直觉的"心法""心悟"等形式，这些行为在"四诊"时就进行了。如果把"四诊"排除在辨证论治之外，也就抹杀了这些颇具特色的临证思维形式和方法。

二、辨证

这个阶段是指诊断推理阶段，也就是对"四诊"所获得的证候进行推理判断，形成病名和证名的诊断。为了突出中医重视证名和辨证这一特点，将诊断推理阶段简称为"辨证"。这个阶段有以下 7 个程序或内容。

1. 辨病因 《黄帝内经》就很重视对病因的辨别，如"贼风邪气之伤人也，令人病焉……虽不遇贼风邪气，必有因加而发焉"（《灵枢·贼风》）。中医很多治则就是针对病因而立的，如"热因寒用，寒因热用，塞因塞用，通因通用，必伏其所主，而先其所因"（《素问·至真要大论》）。所以有"审症求因，据因论治"之说。为什么首先要辨别病因呢？因为中医从病因上将疾病分为两大类型：一类是外感病，另一类是内伤病。两类疾病的发生发展规律不同，治疗原则迥异，即辨证论治的模型不同。外感病用六经辨证，或用卫气营血辨证、三焦辨证；内伤病则用五脏辨证。所以，应首先从病因上分清外感、内伤，就便于下一步辨病位、辨病势，选择对应的模型，也就是为辨证"选模"打下基础。

2. 辨病位 辨病位就是确定病证发生的部位，所以又称"定位"。中医运用的是系统定位的方法。从《黄帝内经》始，就运用了六经和五脏这两个系统，阐述生理、病理以及分类疾病。《素问·调经论》说："人有精气津液，四肢九窍，五脏十六部，三百六十五节，乃生百病，百病之生，皆有虚实。今夫子乃言有余有五，不足亦有五，何以生之乎？岐伯曰：皆生于五脏也。夫心藏神、肺藏气、肝藏血、脾藏肉、肾藏志，而此成形。志意通，内连骨髓，而成身形五脏。五脏之道，皆出于经隧，以行血气，血气不和，百病乃变化而生，是故守经隧焉。"这表明任何部位和组成部分，都可发生病变，但是各个局部的病变都离不开五脏系统，因为各系统都包含着相应的脏、腑、经络、官窍等，甚至气、血、津、精、液都分属于各个系统之中。任何局部的病变都会影响到整体，以及相应的系统，产生虚或实的变化。因此，在辨识病证时，既要辨别具体部位病变，更要联系到整体的反应状态，考虑局部与整体的有机联系。

3. 辨病势 辨病势就是辨识和预测疾病发生发展的趋势或趋向，故又称"定向"。由于辨病势与辨病位，取得的是同一种辨证方法或模型，即外感用六经辨证、卫气营血辨证、三焦辨证等，内伤用五脏辨证，所以往往不讲病势的辨别，而只讲病位。六经辨证中的循经传、越经传、两感、直中等，以及五脏辨证中五行生克乘侮等的传变规律，皆属于病势的辨别。如"表寒入肺化热，有阳明里结之势"。这种简单的病机分析，就不单有"肺热"的病因、病位的辨识，也包含了病势来龙去脉的分辨和预测。

4. 辨病性 辨病性就是指辨别疾病的性质或属性，也可称为"定性"。阴阳与八纲是定性的主要方法或纲领。《黄帝内经》认为："阴阳者，天地之道也，万物之纲纪……治病必求于本。"所以，中医用阴阳作为辨病的纲领，表示疾病的根本属性或本质。张仲景在《金匮要略》中，对内伤杂病，也首先分阳病十八、阴病十八。阳病指四肢、躯体、经络等外部病；阴病指五脏、六腑、奇恒之腑等内部病。《伤寒论》首先分三阳病和三阴病，在此基础上，又分表里、寒热、虚实。后世将此发展为以阴阳统六变的八纲辨证，作为对证型性质的辨别，所以阴阳是分类疾病的总纲，八纲是辨别证型的纲领。

5. 辨病情 辨病情是指辨别或度量疾病的浅深、轻重的程度，即"定量"的方法。中医非常强调对病情的度量，如《黄帝内经》所载"治在权衡相夺，奇恒事也，揆度事也"，说明治疗的关键在于衡量病情的轻重程度。度量疾病深浅程度的方法，即"揆度法"，还有"五度""十度"等提法，由此可见中医对度量方法很重视。严格地说，中医都是从疾病的整体和动态方面来定性和定量的，所以采用八纲辨证来辨别和定量疾病。当然这种定量只能是近似的或模糊的。

6. 辨病机 辨病机是指分析综合疾病发生、发展、变化的机制。从《黄帝内经》病机十九条来归纳，病机包括病因、病位、病势、病性等各项内容。由此可见，病机是在上述各项（步）分析的基础上，进行整体的综合或联系，形成的对病证产生和变化的本质的、内部联系的全面认识。所以古今文献，多用"病因"或"病因病机"来概括和代表上述各步骤的分析。因此，为了辨证准确，应尽量多地把握研究与疾病有关的各个方面和联系，进行多方面、多因素、多变量的分析和综合，防止思维的僵化和局限。

7. 辨病证 辨病证是指辨别病名和证名，得出病名与证名相结合的诊断。中医的病名，多数由主症、病因、病位等一个或几个因素而定。证名还要通过病性、病情，即八纲辨证才能形成。诊断正确与否，取决于用这些初步形成的病和证，是否能解释各种证候和病变，如果都能阐明这些病变的机制，就初步说明所设的诊断在理论上是正确的。中医对疾病的认识史，是先有病名，后有证名；在临床思维的逻辑上，也是先辨病名，后辨证名。所以在辨证阶段，一定要自始至终地注意既辨证又辨病，不能只辨证不辨病，或者片面强调"西医辨病，中医辨证"。

三、论治

论治阶段，是根据辨证所得的病名、证名诊断，推理论治的方针、原则，选择最佳的方药或技术手段的临证思维过程。这个阶段包括立法、选方、遣药3个程序。

1. 立法 立法就是确定或决策治疗方针、原则。这里包含3个层次的概念。

法则：是指导治疗的基本规律和原理，如调和阴阳、治病求本、祛邪或扶正、逆治或从治、同病异治或异病同治等。其下可再分治则，如"从治"包含热因热用、寒因寒用、塞因塞用、通因通用等治则，"祛邪"包含汗、吐、下等治则。

治则：是对一类病或证的治疗原则。对"六淫"病因所致各种病证的治则，如祛风、清暑、祛寒等；对各系统病的治则，如太阳病用汗法、阳明病用下法、少阳病用和法等；对八纲辨证中各类证型的治则，如表证用汗法、虚证用补法、热证用寒法等。治则之下，再分更具体的治法，如汗法又分辛温发汗、辛凉发散、解肌发汗等治法。

治法：是针对一种证型或证名的治疗方法。如针对太阳病，表寒实证用辛温发汗法，风寒表虚证用解肌发汗法等。所谓"方随法立""以法选方"等，即指这种治法。当然这样一种治法之中,包括一类方剂,如辛温发汗有经方中的麻黄汤、时方中的葱豉汤,辛凉解表有轻剂桑菊饮、重剂麻杏甘石汤。《医学心悟》所载"一法之中,八法备焉;八法之中,百法备焉。病变虽多,而法归于一",就体现出这 3 个层次:一法指法则;八法指治则;百法指治法。

2. 选方 狭义的选方,就是根据治法选择相应相宜的方剂,这主要是指药物疗法而言。但中医的治疗方法和手段是丰富多彩的,除药物疗法外,还有很多非药物疗法,如针灸、按摩、食疗、意疗(即心理疗法)等等。根据上述立法,也可选择一种或几种治疗的方法、手段,以达到最佳的治疗效果为目的。"故治所以异而病皆愈者,得病之情,知治之大体也"(《素问•异法方宜论》)。所以广义的选方,应是根据立法,选择最适宜的或最优化的治疗方法。

3. 遣药 遣药指中药处方。在选择方剂之后,往往需结合具体的病情加减化裁,也可以根据治法自己组织处方。中药组方,药分君臣佐使,各起不同作用,只有严密调配组合,才能发挥出复方的"系统"协同作用,产生最佳的功效。如果选择非药物疗法,也有组织处方或配方的步骤,如选择针灸方法,也要根据治法,组织配穴,才能取穴施针。这不是遣药,而是选穴施术。所以讲,"遣药"是专指药物疗法而言,而针对其他情况,有人主张再加上"施术",如此才能全面体现出中医的各种诊治方法和手段,且这些都属论治的内容。这样,常说的"理法方药"则应增改为"理法方药术"。

可见,对于辨证论治的步骤,究竟包括哪些程序,每项如何定义,都是急需要规范或统一的。这不仅能保证临床思维的正确性,提高诊疗水平,而且也是中医病历书写规范的学术基础。

基于现在中医病历书写的"格式","四诊"及诊法阶段的内容,完全可以容纳更多的诊察方法,如各种检测手段所得的信息,均可归入。最不一致的是"辨证"阶段的内容,相当于病历格式中"辨证分析"一项,但"格式"中并没有要求书写哪些内容。对于"辨证"的步骤,现在比较统一的认识是,至少有病因、病位、病性、病机 4 项,然后是诊断。由于病位与病势都是用六经辨证或五脏辨证同一种方法,病性与病情则是用八纲辨证方法,所以多用病位、病性作代表了;虽没有病势、病情这两项,但实际上在诊断推理过程中,这两项是必不可少的程序。因此,我们认为应明确要求写出这两项内容,充分体现中医临床思维的特色。通过"辨病势",可动态地判断和预测疾病的发展及演变;通过"辨病情",可对疾病作整体的度量分析,以确定"气有多少,病有盛衰,治有缓急,方有大小"(《素问•至真要大论》)。如果在辨证中忽略了"病势""病情"就等于忽视了整体化和个体方面的分析,就体现不出系统方法的整体性和动态性原则,发挥不了中医辨证论治思维方法的优势。显然,这是一个极不应该的疏忽。

(石 杨 李秋贵)

第三节 胸痹心痛的辨证论治

胸痹者,乃胸间闭塞而痛也,主症为胸憋、心痛。胸痹大多由胸阳不足,阴乘阳位,气机不畅所致,即上焦阳虚,阴邪上逆,闭塞清旷之区,阳气不通之故。《医宗金鉴•订正仲景全书金匮要略注·胸痹心痛短气病脉证治》曰："凡阴实之邪,皆得以上乘阳虚之胸,所以病胸痹心痛。"

胸痹早见于《灵枢·本脏》,如"肺大则多饮,善病胸痹喉痹逆气";次见于《金匮要略·胸痹心痛短气病脉证治》,如"胸痹不得卧,心痛彻背者……"古代文献《诸病源候论·咽喉心胸病诸候·胸痹候》对胸痹的记载甚为详尽:"胸痹之候,胸中愊愊如满,噎塞不利,习习如痒,喉里涩,唾燥;甚者,心里强否急痛,肌肉苦痹,绞急如刺,不得俯仰,胸前皮皆痛,手不能犯,胸满短气,咳唾引痛,烦闷,白汗出,或彻背膂。其脉浮而微者是也。"唐代孙思邈在《备急千金要方·心脏·胸痹》中对胸痹的证候论述亦甚明了:"胸痹之病,令人心中坚满痞急痛。……胸中愊愊而满,短气,咳唾引痛,咽塞不利,习习如痒,喉中干燥,时欲呕吐,烦闷,白汗出,或彻引背痛。"

后世医家对胸痹的证候、治疗及病理机转的论述均有发展。如《类证治裁》曰:"胸痹,胸中阳微不运,久则阴乘阳位而为痹结也。其症胸满喘息,短气不利,痛引心背;由胸中阳气不舒,浊阴得以上逆,而阻其升降,甚则气结咳唾,胸痛彻背。夫诸阳受气于胸中,必胸次空旷,而后清气转运,布息展舒。胸痹之脉,阳微阴弦,阳微知在上焦,阴弦则为心痛。此《金匮》《千金》均以通阳主治也。"又如余无言《金匮要略新义》叙述:"所谓胸痹,统一胸部而言,且其痛,有放散性,及牵掣性……有胁下逆抢心,诸逆心悬痛,心痛彻背,背痛彻心……"

心痛者,古人有称之为真心痛。《灵枢·厥病》曰:"真心痛,手足青至节,心痛甚,旦发夕死,夕发旦死。"《素问·脏气法时论》称心痛为"胸中痛";《金匮要略·胸痹心痛短气病脉证治》形容心痛为"心痛彻背,背痛彻心";《脉经·心小肠部》记载心痛脉象为"心脉……微急为心痛引背"。隋唐以降,对心痛的论述有了发展。《诸病源候论·心痛病诸候·心痛候》曰:"心痛者,风冷邪气乘于心也。其痛发,有死者,有不死者,有久成疹者。心为诸脏主而藏神,其正经不可伤,伤之而痛,为真心痛,朝发夕死,夕发朝死。心有支别之络脉,其为风冷所乘,不伤于正经者,亦令心痛,则乍间乍甚,故成疹不死。又,心为火,与诸阳汇合,而手少阴心之经也。若诸阳气虚,少阴之经气逆,谓之阳虚阴厥,亦令心痛,其痛引喉是也。"这里确切地说明心痛的病因为"风冷邪气"侵及于心,"支别之络脉"而成疾;并将心痛分为"乍间乍甚""成疹不死"之轻症,"朝发夕死,夕发朝死"之重笃危象。

《备急千金要方·心脏·胸痹》对心痛之危候的认识颇清楚,指出"不治之,数日杀人"。此者,虽指出了本病预后不良,但也指出尚有治疗机会。

后世医家对心痛的论述亦甚多。《丹台玉案》曰:"卒然大痛无声,面青气冷,切牙噤齿,手足如冰冷者,乃真心痛也。"又如明代李梴指出:"真心痛,因内外邪犯心君,一日即死。"

古人曾将心痛和胃脘痛误认为一证,使后人认识含糊,很难辨识,至明清王肯堂对心痛和胃脘痛有了明确的认识。《证治准绳》曰:"或问:丹溪言心痛即胃脘痛,然乎?曰:心与胃各一脏,其病形不同,因胃脘痛处在心下,故有当心而痛之名,岂胃脘痛即心痛者哉!历代方论将二者混同叙于一门,误自此始。"这里明确地指出心痛与胃脘痛为两种病,不应混淆。

综上所述,历代文献虽有单言胸痹或单言心痛者,但胸痹、心痛二者的病变部位皆在心胸，而且常常共同发生，又相互影响，故二者的病因、证候以及治疗有着密切联系，因此本节合而述之。

现代临床，按病因与脏腑辨证相结合的原则，可将本病概分为如下8种证候类型：①阳虚气滞，痰涎壅塞；②胸中气塞，饮邪挟痰；③阴寒厥冷，遏阻心阳；④气滞血瘀，脉络闭阻；⑤心阴不足，内热灼营；⑥心气不足，心阳虚损；⑦阴阳两虚，气血不继；⑧心阳欲脱，肺心衰竭。以上证型中，①②③④为实证或虚实夹杂证；⑤⑥⑦⑧为虚证。就胸痹心痛而言，实证固当用攻法，但不可一味攻邪，还需适当照顾正气；虚证固当用补法，亦不可专恃补益，还需适当运用"通"法，补中寓"通"，既可补而不滞，亦是通痹止痛之方法。

一、阳虚气滞，痰涎壅塞

1. 四诊摘要 胸憋时痛，心痛彻背，胸脘痞满，胁下逆抢心，喘息短气不得卧，咳嗽，痰多而盛，神疲乏力，形寒肢冷，舌质淡，苔白或厚腻，脉弦滑或沉迟或紧数。

2. 辨证分析 本证由风寒外束，致上焦阳气不足，阴邪上乘，寒饮停滞所引起。阴寒之邪入侵则凝滞，凝滞则气逆，气逆则胸痹心痛。《素问·举痛论》曰："经脉流行不止，环周不休，寒气入经而稽迟，泣而不行，客于脉外则血少，客于脉中则气不通，故卒然而痛。"又曰："寒气客于脉外则脉寒，脉寒则缩蜷，缩蜷则脉细急……故卒然而痛。"总之，其病机：一为痰涎壅塞，气滞不通；一为中焦虚寒，大气不运。前者为实证，后者为虚证。实证者，除见胸痛之主症外，尚有胸满、胁下逆抢心之症。因气滞于胸，故胸满较甚，同时又影响于肝胃，肝胃气逆，所以胁下之气又上逆抢心。虚证者，神疲乏力，形寒畏冷，发语音低，脉沉迟，乃气虚之故也。《金匮要略方论本义·胸痹心痛短气》曰："胸痹自是阳微阴盛矣。心中痞气，气结在胸，正胸痹之病状也。再连胁下之气俱逆而抢心，则痰饮水气，俱乘阴寒之邪动而上逆，胸胃之阳气全难支拒矣。"此即余无言《金匮要略新义》所称"胸痹而兼心痞气，气结在胸"之谓也。

胸背为阳，寸口亦为阳。今上焦阳气不足，故寸口脉沉而迟；胃脘以上寒邪停滞，故关上脉小紧数，紧数相加出现弦滑之象。上焦阳虚气滞，故出现呼吸短促而喘息，咳嗽、唾痰以及胸背疼痛等症。《金匮要略论注》曰："谓人之胸中如天，阳气用事，故清肃时行，呼吸往还，不愆常度，津液上下，润养无壅；痹则虚而不充，其息乃不匀而喘，唾乃随咳而生。胸为前，背为后，其中气痹则前后俱痛，上之气不能常下，则下之气能时上而短矣。寸口主阳，因虚伏而不鼓则沉而迟；关主阴，阴寒相抟则小紧而数。"舌苔白或白腻或厚，舌质淡，均因痰湿之故。

3. 论治法则 通阳散结，豁痰下气。

4. 首选方剂 瓜蒌薤白半夏汤。

方解：瓜蒌开胸中之痰结；薤白辛温通阳；白酒之轻扬，能引药上行；半夏逐饮降逆，行阳破阴。《金匮要略编注》曰："栝蒌苦寒，润肺消痰而下逆气；薤白辛温，行阳散邪；以白酒宣通营卫，使肺通调，则痹自开矣。……加半夏而消痰饮也。"本方出于《金匮要略》"胸痹不得卧，心痛彻背者，瓜蒌薤白半夏汤主之"条，用于胸阳不足，痰涎壅塞，病变在胸，喘息咳唾，心痛彻背者。

按：白酒为米酒之初熟者。《金匮要略语译》曰："白酒，有两说，曹颖甫即用高粱酒。

《千金方》系白蔹浆，《外台秘要》称白蔹酒。蔹，读再，程敬通解为酢浆，也就是米醋。"

5. 备用方剂 导痰汤。

方解：半夏辛温性燥，燥湿化痰，消痞散结；橘红理气化痰，使气顺则痰降，气化则痰化；茯苓健脾利湿；甘草、生姜和中补脾，使脾健则湿化痰消；更加天南星、枳实，使积聚之痰化，胸中正气得充。《医方集解》曰："二陈汤……加胆星、枳实名导痰汤……导痰汤加木香、香附名顺气导痰汤，治痰结胸满，喘咳上气。"

6. 随症加减 有热化之象者，如苔黄腻，舌渐红时，去白酒，加贝母、前胡、葶苈子；寒甚者，去瓜蒌，加附子、陈皮、杏仁、干姜；胸闷重者，酌加郁金、石菖蒲、檀香；胸痛剧者，酌选红花、延胡索、丹参，或加宽胸丸、冠心苏合丸等以辛温通阳，芳香化浊；痰阻络脉，咳痰不爽者，加远志、炙杷叶等。

胸痹、心痛除表现为胸痛、心痛、喘息、咳唾、短气之外，尚有胸满、胁下逆抢心之实证，方用瓜蒌薤白白酒汤去白酒加厚朴、枳实、桂枝，即枳实薤白桂枝汤，以通阳散结，降逆平冲；除主症之外，尚有神疲乏力、形寒畏冷、发语低微、脉沉迟之虚证，可用人参汤（即理中汤）补中助阳，使阳振奋，则阴寒自散。《医宗金鉴·订正仲景全书金匮要略注·胸痹心痛短气病脉证治》曰："心中，即心下也。胸痹病，心下痞气，闷而不通者虚也。若不在心下而气结在胸，胸满连胁下，气逆撞心者实也。实者用枳实薤白桂枝汤主之，倍用枳朴者，是以破气降逆为主也。虚者用人参汤主之，即理中汤，是以温中补气为主也。由此可知，痛有补法，塞因塞用之义也。"

二、胸中气塞，饮邪挟痰

1. 四诊摘要 胸闷短气，头晕目眩，胸胁支满，咳逆吐涎，小便不利，舌质淡，苔薄白，脉沉细。

2. 辨证分析 本证因寒邪犯肺，胸中气塞，饮邪挟痰所致。本证为胸痹之轻证，所以只出现胸中气塞短气，尚未发展到胸痛。短气是由于水气阻滞所致。因肺主通调水道，水道不通则阻碍呼吸之路，故发生短气。《金匮玉函经二注》曰："胸痹既有虚实，又有轻重，故痹之重者，必彻背彻心者也；轻者不然，然而何以亦言痹，以其气塞而不舒，短而弗畅也。"《医宗金鉴·订正仲景全书金匮要略注·胸痹心痛短气病脉证治》曰："胸痹胸中急痛，胸痛之重者也；胸中气塞，胸痹之轻者也。胸为气海，一有其隙，若阳邪干之则化火，火性气开不病痹也。若阴邪干之则化水，水性气阖，故令胸中气塞短气，不足以息，而为胸痹也。"

饮邪者，乃脾阳不运，以致水饮停聚。阳明经脉走胸，少阳经脉走胁，因经气既虚，水饮凝聚，影响经气输注，所以胸胁支满；头晕目眩，为饮邪上冒所致；咳逆吐涎，为水饮上逆之故；小便不利，乃肾阳不能气化之故；舌质淡，苔薄白，脉沉细，均为胸中气塞与饮邪之象。《金匮要略方论本义》曰："此痰饮之在胃，而痞塞阻碍及于胸胁，甚至支系亦苦满，而上下气行愈不能利，清阳之气不通，眩晕随之矣。此虽痰饮之邪未尝离胃，而病气所侵，已如斯矣。"

3. 论治法则 宣肺利水，疏利胃气。

4. 首选方剂 茯苓杏仁甘草汤与橘枳姜汤合方。

方解：茯苓化水逐饮；杏仁利肺气；甘草和胃气，使中宫有权，肺气畅利，则水饮消多。《金匮玉函经二注》曰："……茯苓逐水，杏仁散结，用之当矣；又何取于甘草，盖以短气则中土不足也，土为金之母也。"陈皮理气；枳实泄满；生姜温胃行水。《金匮要略发微》曰："……湿痰阻气，以疏气为主，而橘皮、枳实以去痰。"《金匮玉函要略辑义》曰："茯苓主胸胁逆气，杏仁主下气，甘草主寒热邪气，为治胸痹之轻剂。"

按：本证一属于饮，一属于气滞。这主要是从病机方面而言。而在临证中，二者不能截然分开。因此，二方合之而用。但临证也不必拘泥于此，可以分用，也可以与栝蒌薤白白酒汤配伍运用。

5. 备用方剂 苓桂术甘汤。

方解：方中茯苓健脾，渗湿利水，为主药；桂枝通阳化气，温化水饮，为辅药；白术健脾燥湿，为佐药；甘草补脾益气，调和诸药，为使药。四味合用，温运脾阳，可为治本之剂。《金匮要略》曰："病痰饮者，当以温药和之。……夫短气有微饮，当从小便去之。"《删补名医方论》曰："茯苓淡渗逐饮出下窍，因利而去，故用以为君；桂枝通阳疏水走皮毛，从汗而解，故以为臣；白术燥湿，佐茯苓消痰以除支满；甘草补中，佐桂枝建土以制水邪也。"

6. 随症加减 呃逆者，酌加枳壳、竹茹、半夏；大便不实者，枳实易枳壳；有水肿者，酌加薏苡仁、冬瓜皮、大腹皮、防己，以健脾利湿。

三、阴寒厥冷，遏阻心阳

1. 四诊摘要 胸痛胸闷，心痛彻背，背痛彻心，四肢厥冷，喜暖喜温，面色苍白，或紫暗灰滞，爪甲青紫，舌质淡或青紫，脉沉紧，或结代。

2. 辨证分析 本证因先天禀赋不足，或后天思虑太过，阳气大虚，阴寒之气上冲而发，即《素问·举痛论》所载"寒气客于背俞之脉……其俞注于心，故相引痛"。所以，心痛牵引及背，背痛牵引及心，相互牵掣，疼痛剧烈，发作有时，经久不瘥。《金匮要略心典》曰："心背彻痛，阴寒之气，遍满阳位，故前后牵引作痛。沈氏云：'邪感心包，气应外俞，则心痛彻背；邪袭背俞，气从内走，则背痛彻心。俞脏相通，内外之气相引，则心痛彻背，背痛彻心'。"又因寒气厥逆，病位偏下，病程较长，以痛为主，故四肢厥冷、爪甲青紫、脉象沉紧等。其他如面色苍白、喜暖喜温等，均为阴寒之象。

3. 论治法则 扶阳通痹，峻逐阴邪。

4. 首选方剂 乌头赤石脂丸。

方解：乌头、附子、川椒、干姜均为大辛大热之品，用之祛寒止痛，并用赤石脂温涩调中，收敛阳气，使寒去而正不伤。《医宗金鉴》曰："既有附子之温，而复用乌头之迅；佐干姜行阳，大散其寒；佐蜀椒下气，大开其郁。恐过于大散大开，故复佐赤石脂入心，以固涩而收阳气也。"《成方切用·祛寒门》曰："此乃阴寒之气，厥逆而上干，横格于胸背经脉之间，牵连痛楚，乱其气血，搅其疆界。……仲景用蜀椒、乌头，一派辛辣，以温散其阴邪，然恐胸背既乱之气难安，而即于温药队中，取用干姜之泄、赤石脂之涩，以填塞厥气所横冲之新隧，俾胸之气自行于胸，背之气自行于背，各不相犯，其患乃除。"

5. 备用方剂 四味回阳饮。

方解：方中人参大补元气，补气固脱；炮附子辛甘大热，为祛寒之要药；配以炮干姜辛热,守而不走,散寒力大;佐以炙甘草和中益气。诸味合之,以达回阳复阴之功。《中医内科学杂病证治新义》曰:"本方为固气温阳之剂,以人参补气固脱为主,四逆汤之温里回阳为辅,故用于虚脱,四肢逆冷,脉搏沉伏微弱者,有兴奋强壮强心之作用。"此方适用于胸痹心痛阴寒厥逆者。

6. 随症加减 寒邪冷气入乘心络,或脏腑暴感风寒上乘于心,令人猝然心痛或引背膂,甚者终年不瘥者,用《医学启源》桂附丸,即赤石脂丸加桂枝,"每服三十丸,温水下,觉至痛处即止;若不止,加至五十丸,以知为度;若早服无所觉,至午后,再服二十丸;若久心痛,每服三十丸至五十丸"。

胸痛并有瘀血征象者,酌加活血定痛之味,如川芎、赤芍、降香、乳香、延胡索、荜茇;肤冷自汗甚者,加黄芪、龙骨、牡蛎等。若胸痛时缓时急,时觉胸中痞闷,并兼有其他湿象者,乃属寒湿留着,宜用薏苡附子散,以温化寒湿。若胸痹心痛,三阴中寒无脉者,则用回阳救急汤加猪胆汁,以其苦入心而通脉;泄泻者,加升麻、黄芪;呕吐,加姜汁;吐涎沫,加盐炒吴茱萸。

四、气滞血瘀,脉络闭阻

1. 四诊摘要 胸闷心痛,短气,喘息,心烦善恐,口唇、爪甲青紫,皮肤暗滞,舌质青紫,舌尖边有瘀点,苔白或干,脉细涩结代。

2. 辨证分析 本证为胸痹日久所致气滞血瘀之象。胸阳闭阻,气血逆乱,血脉不通,血行不畅,心失所养,则心气不足,气衰血涩,故血脉运行不利,进而导致瘀血塞络。如《血证论》所述:"气为血之帅,血随之而营运。血为气之守,气得之而静谧。气结则血凝,气虚则血脱。"《素问·痹论》指出"痹……在于脉则血凝而不流"。气滞血瘀则不通,"不通则痛",于是见胸闷心痛、喘息、爪甲青紫;血瘀久而化热,则心烦善恐;心气不匀,则现结代脉;舌青紫、尖边有瘀点,为血瘀脉络之象。

3. 论治法则 行气活血,化瘀通络。

4. 首选方剂 血府逐瘀汤。

方解:方中当归、川芎甘温辛散,养血通经和络;配生地黄之甘寒,和血养阴;合赤芍、红花、桃仁、牛膝活血祛瘀,通利血脉;柴胡疏肝解郁;桔梗宣肺利气,以通百脉;枳壳理气,所谓"气为血帅,气行则血行";甘草调和诸药。总之,此方具有桃红四物汤与四逆散二方之综合作用,不仅能行血分之瘀滞,又善于解气分之郁结,活血而不耗血,祛瘀又能生新。此方适用于胸痹心痛之气滞血瘀重者。

5. 备用方剂 加味丹参饮。

方解:丹参化瘀;檀香、砂仁调气;青皮行气;百合清心安神;乌药顺气止痛;川楝子理气止痛;郁金行气解郁、破瘀血。本方适用于气郁日久,瘀血停着胸痹心痛,气滞血瘀之轻者。

6. 随症加减 气郁化火,烦躁眩晕,口苦咽干者,酌加牡丹皮、桑叶、炒栀子、生石决明,以清肝潜阳。若瘀血严重,疼痛剧者,但正气未衰,可酌加三棱、莪术、山甲、土鳖虫等破血消坚之味;或取蒲黄、五灵脂各等分,研细末冲服。《医学实在易·补遗并外备诸方》曰:"失笑散……并治心痛,血滞作痛。蒲黄、五灵脂各等分,生研,每服三钱,酒煎服。"若有呕血者,酌加三七、花蕊石等化瘀止血药;舌苔黄腻,口苦者,先用温胆汤加藿香、佩兰、杏仁、薏苡仁,以清热利湿,苔化再用活血化瘀方。

五、心阴不足,内热灼营

1. 四诊摘要 胸闷心痛,心悸怔忡,虚烦不眠,躁扰不宁,五心烦热,潮热盗汗,呼吸气短,或急促困难,口干饮少,咳嗽少痰,偶有咯血,尿赤便结,头晕目眩,舌红绛或青紫,苔少或干或无苔或剥苔,脉细数或结代。

2. 辨证分析 本证为忧虑过度,气郁化火,火灼阴津,心阴不足之证,即所谓阴虚则生内热。《体仁汇编·心脏药性》曰:"心虚则热收于内(心虚烦热也)。"内热灼营,则见心悸怔忡、虚烦不眠、五心烦热、躁扰不宁。《丹溪心法》曰:"怔忡者血虚,怔忡无时,血少者多。"阴虚必耗伤阴血,血不养心,故胸闷心痛;阴虚则阳浮,神明失濡,故头晕目眩。《脾胃论》曰:"心君不宁,化而为火……津液不行。"故内热灼津,则咳嗽痰少、咯血、尿赤便结;心虚日久,则心肺俱病,肺气损伤,故呼吸气短,或急促困难;脉舌之象,均为心阴亏损之故。

3. 论治法则 滋阴除烦,养心宁神。

4. 首选方剂 天王补心丹。

方解:生地黄、玄参滋阴清虚热除烦,使心不为虚火所扰,为主药;辅以丹参、当归补血养心;人参、茯苓益心气;柏子仁、远志安心神,使心血足而自藏;佐以天冬、麦冬之甘寒滋阴液,以清虚热养心;五味子、酸枣仁之酸温以敛心气;桔梗载药上行;朱砂入心安神。诸药合用,以滋阴养血补心阴。《删补名医方论》载:"柯琴曰:心者主火,而所以主之者神也,火盛则神困。心藏神,补神者必补其心,补心者必清其火,而神始安。补心丹故用生地黄为君,取其下足少阴以滋水,主水盛可以伏火,此非补心之阳,乃补心之神耳。……清气无如柏子仁,补血无如酸枣仁……参苓之甘,以补心气;五味之酸,以收心气;二冬之寒,以清气分之火,心气和而神自归矣。当归之甘,以补心血,丹参之寒,以生心血;元参之咸,以清血中之火,血足而神自藏矣。更加桔梗为舟楫,远志为向导,和诸药,入心而安神明。"本方适用于胸痹心痛之心阴血不足,又兼心神不宁者。

5. 备用方剂 百合固金汤。

方解:百合、二地滋润肺肾之阴,俾肾阴足则能交通心肾,为主药;麦冬助百合润肺止嗽,玄参助二地滋肾清热,为辅药;当归、白芍养血和阴,贝母、桔梗清肺化痰,为佐药;甘草协调诸药。诸味合而用之,则阴液充足,使心阴得养。

6. 随症加减 心悸怔忡,睡眠不宁,酌加龙齿、夜交藤,以养心安神;口燥咽干,酌加石斛,以养胃阴;阳亢内热甚者,酌加焦黄柏、黄芩,以降相火;神情躁扰,酌加朱砂、龙骨、琥珀,以镇静安神;舌红苔剥,脉细数,酌加肥玉竹、磁石等,养阴潜阳;盗汗严重,酌加生龙骨、地骨皮,以退虚热。

六、心气不足,心阳虚损

1. 四诊摘要 心痛憋闷,心悸短气,面色㿠白,言语轻微,精神萎靡,一身尽肿,四肢无力,形寒肢冷,自汗纳少,小便不利,舌质淡,舌苔薄白,脉沉无力,或细或结代。

2. 辨证分析　本证因劳累疲乏,耗损心气,从而造成心气虚,心阳虚所致。心阳不足,气血运行不畅,心脉阻滞,则心痛憋闷;心气不足,心气虚弱,因虚而悸,故心悸短气,脉细而弱。《伤寒明理论》曰:"其气虚者,由阳气内弱,心下空虚,正气内动而为悸也。"气来不匀,则脉有结代;心阳虚,则气不足,故精神萎靡;心阳不足,卫外之气不固,则自汗;阳虚则外寒,故形寒肢冷;阳虚水泛,膀胱气化不利,故一身尽肿、小便不利;舌质淡,苔白薄,亦为心阳不足之象。吴崑曰:"夫面色萎白,则望之而知其气虚矣;言语轻微,则闻之而知其气虚矣;四肢无力,则问之而知其气虚矣;脉来虚弱,则切之而知其气虚矣。"

3. 论治法则　补养心气,温煦心阳。

4. 首选方剂　保元汤。

方解:本方用人参、黄芪、甘草补中益气,再酌以肉桂温下焦元阳,两顾脾肾。脾为后天之本、运化水谷精微,心得谷气则心血足;肾为先天之本,肾阳充沛,则可温煦心阳和心气。诸药合用,共奏补养心气、温煦心阳之功。本方适用于胸痹心痛之气怯者。

5. 备用方剂　四君子汤加附子、肉桂。

方解:四君子汤甘温益气,健脾养胃;附子、肉桂温经散寒,使脾阳健运,心阳亦升,心气充足,因而气返血生,即所谓"阳旺则能生阴血也"(《脾胃论》)。本方适用于胸痹心阳虚,心气不足者。

6. 随症加减　精神萎靡,阳虚气怯甚者,可重用参芪;心痛甚者或阵发性心痛,酌加丹参、川芎;呼吸气促而喘者,酌加蛤蚧、五味子;心悸失眠重者,酌加龙骨、牡蛎、酸枣仁、茯神等;头面四肢水肿者,酌加茯苓皮、冬瓜皮等利水之品。

七、阴阳两虚,气血不继

1. 四诊摘要　胸闷心痛,夜卧憋醒,短气心悸,自汗,口干少津,头晕耳鸣,食少倦怠,腰酸膝软,恶风肢冷,或手足心热,夜尿频数,舌质红或暗,苔少或少津,脉弦细无力或结代。

2. 辨证分析　患胸痹已久,久病耗伤气血,气血两亏,血行不畅,心气不继,故见胸闷心痛、夜卧憋醒、短气心悸、舌质暗、脉来结代;阴血不足,则头晕耳鸣、手足心热;阳气虚衰,则食少倦怠、腰酸膝软、恶风肢冷、或夜尿频数、苔薄少津、脉细弱。《长沙方歌括》载:"第以病久正气大亏,无阳以宣其气,更无阴以养其心,此脉结代、心动悸所由来也。"

3. 论治法则　益气养血,温阳复脉。

4. 首选方剂　炙甘草汤。

方解:炙甘草甘温,益气补中,化生气血,以复脉之本,为主药;人参、大枣补气益胃,以助气血生化之源;生地黄、阿胶、麦冬、麻仁补心血,养心阴,以充养血脉;桂枝合炙甘草以壮心阳,合生姜以通血脉,共为辅佐之药。诸药合用,心气复而心阳通,心血足而血脉充,从而达到益气养血、温阳复脉之功。《注解伤寒论》曰:"补可以去弱,人参、甘草、大枣之甘,以补不足之气;桂枝、生姜之辛,以益正气。……麻仁、阿胶、麦门冬、地黄之甘,润经益血,复脉通心也。"

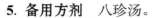

5. 备用方剂　八珍汤。

方解：人参甘微苦微温，补中益气；白术甘苦温，健脾助运；茯苓甘淡平，合白术健脾渗湿；炙甘草甘平，益气补中，化生气血；熟地黄滋阴补血；当归补血养阴；白芍养血和阴；川芎活血行气。总之，四物治血虚，四君治气虚，更有生姜、大枣调和营卫，使气血互为生长，故本方适用于胸痹心痛之气血两亏者。

6. 随症加减　阴虚阳亢，头晕耳鸣，心烦易怒者，酌加钩藤、桑叶、牡丹皮、炒栀子；心神不宁，烦躁惊悸，失眠者，酌加茯神、酸枣仁、远志、合欢皮、桑叶等，亦可加沉香、郁金、延胡索等以行气止痛；大便溏者，去麻仁，加酸枣仁养心宁心；心悸甚者，可酌加龙齿、朱砂，以镇心安神。

八、心阳欲脱，肺心衰竭

1. 四诊摘要　胸闷气憋，心痛频发，咳嗽喘息，吐血咯血，语言低微，冷汗淋漓，肢厥肤冷，重则神志昏蒙，沉睡不醒，或神昏谵语，舌青紫或紫绛，脉沉细虚数无神，或出现怪脉（如鱼跃、雀啄、弹石等）。

2. 辨证分析　本证因病程日久，元气大亏，心脉瘀阻至极，心阳欲脱而致。心气衰败，又肺气将竭，故气血瘀阻，见胸闷气憋、心痛频发；气机不畅，则咳喘不宁、语言低微；阳气外散，阴不内守，则吐血咯血；心阳耗尽，阳不达四末，则肢厥肤冷；汗为心之液，汗下则亡阳，真阳欲脱，真元外散，则神志昏蒙、沉睡不醒、或神昏谵语；余无言曰："少阴之脉沉尤不可一刻缓也。脉沉一证，不论在太阴、少阴，总属于阳虚，此即心脏衰弱之表现。"

3. 论治法则　回阳救逆，益气固脱。

4. 首选方剂　参附汤。

方解：病情危笃，此时若不急用大温大补之味，不足以回阳救脱。故方中以人参大补元气为主药，附子温壮真阳为辅佐药。二药合用，相得益彰，具有回阳、益气、固脱之功。方中药味较少，但药量宜重，以资药力迅速而功专。《删补名医方论》曰："补后天之气无如人参，补先天之气无如附子，此参附汤之所由立也。……二药相须，用之得当，则能瞬息化气于乌有之乡，顷刻生阳于命门之内，方之最神捷者也。"本方适用于阳气暴脱，危在顷刻之胸痹心痛之急救；待阳气来复，病情稳定之后，视病之转机，再行他法调理之。

5. 备用方剂　回阳救急汤。

方解：方中以附子配干姜、肉桂，则温里回阳，祛寒通脉之功尤著。六君子汤补益脾胃，固守中州，并能除阳虚水湿不化所生痰饮。人参合附子，益气回阳以固脱；配五味子，益气补心以生脉。麝香辛香走窜，通行十二经脉，与五味子之酸收配合，则散中有收，使诸药迅布周身，而无虚阳散越之弊。诸味合之，回阳救逆，益气生脉。《成方切用·祛寒门》曰："寒中三阴，阴盛则阳微，故以附子姜桂辛热之药祛其阴寒，而以六君温补之药助其阳气，五味合人参可以生脉，加麝香者通其窍也。"本方适用于胸痹心痛，阴寒内盛，阳气衰微而见四肢厥冷者。何秀山曰："此为回阳固脱，益气生脉之第一良方。"

6. 随症加减　喘急不得卧者，为肾不纳气，酌加黑锡丹；脾阳亦虚者，加椒目、升麻、干姜；肺肾阴阳俱虚者，加五味子、蛤蚧尾；心神不宁并有瘀斑、唇绀、脉沉细涩者，加丹参、朱砂、琥珀、沉香；呕吐涎沫或少腹痛者，加盐炒吴茱萸；无脉者，加猪胆汁一匙；呕吐不止者，加姜汁。

（王小岗　魏淑兰）

第四节　关格的辨证论治

关格者，上为格，下为关。格者，格拒之意，即吐逆称格；关者，关闭之意，即二便不通称关。《类证治裁·关格论治》曰："下不得出为关，二便俱闭也；上不得入为格，水浆吐逆也。下关上格，中焦气不升降，乃阴阳离绝之危候。"

关格一证，自《黄帝内经》以降，各家论说不一。《灵枢·终始》所载"人迎与太阴脉口俱盛四倍以上，命曰关格"，论述了关格的脉象特征为人迎与寸口脉四倍于常人。《难经·三十七难》所载"阴气太盛，则阳气不得相营也，故曰格；阳气太盛，则阴气不得相营也，故曰关。阴阳俱盛，不得相营也，故曰关格"，阐述了关格的病理。

《诸病源候论》指出关格"由阴阳气不和，荣卫不通故也"，是由"阴阳气否结，腹内胀满，气不行于大小肠"所致。

《证治准绳·杂病·诸呕逆门·关格》进一步研究了关格的脉象表现和预后，如"心脉洪大而长，是心之本脉也。上微头小者则汗出，下微本大者则为关格不通，不得尿。头无汗者可治，有汗者死"等。

兹根据各家之意，并结合现代临证，按其病因、病机和脏腑辨证，概分如下证型：①心肾阴虚；②上热下寒；③火热郁闭；④痰瘀互结；⑤脾肾阳虚。以上证型中，①⑤为虚证，②③④为实证。

一、心肾阴虚

1. 四诊摘要　脉弦如革或浮大，甚者大四倍以上，脉来骤起骤落，急促有力，肢体震颤，虚里、脐旁动悸，左胸压痛或绞痛，呼吸困难，失眠健忘，夜寐惊梦，两颧红赤如涂朱，头晕耳鸣，偶有咯血，舌红少津，苔少。

2. 辨证分析　此证多由患心病日久，或年老脏气已衰，心阴虚，肾水亏损而引起。心肾阴虚，心血不足，肾水大亏，阴不制阳，阳亢则脉动而弦如革，或浮大，急促有力，脉来如水冲之状，骤起骤落，此为关格之脉；夫弦者为中虚，浮大者为阴虚，此乃肾水大亏、有阳无阴之脉也。阳亢脉动，肢体随之亦震颤，重则虚里、脐旁大动而弹指。《景岳全书·杂证谟·关格》曰："故凡见寸口弦大至极，甚至四倍以上，且大且数者，便是关格之脉，不得误认为火证……察其证则脉动身亦动，凡乳下之虚里、脐傍之动气，无不舂舂然、振振然与脉俱应者。"心肾阴虚，血不养阳，心气亦虚，因而气滞血瘀，心脉痹阻，气血不得畅通，则左胸压痛、呼吸困难，重则绞痛；又心阴虚，血不足，血不养心，心神失养，神不内守，心脉失濡，故心悸怔忡、失眠健忘、夜寐不宁而"寤寐慌张"；心肾阴虚，水不制火，虚火上炎，则头晕耳鸣；阴虚火旺，灼伤血络，则咯血；阴虚，则颧红如涂朱，舌红少津。

3. 论治法则　滋肾养心，峻补真阴。

4. 首选方剂　左归丸（改用汤剂）。

方解：熟地黄滋肾填精，养心阴，为主药；辅以山茱萸养阴涩精，山药补土固精，枸杞子补肾益精，川牛膝补肝肾、壮筋骨，菟丝子补肾生精，鹿角胶温肾阳，龟甲胶滋阴潜阳、益肾强精。诸药合用，滋养心肾之阴。《景岳全书》曰："凡精髓内亏，津液枯涸等证，俱速宜壮水之主，以培左肾之元阴，而精血自充矣。宜此方主之。"本方为六味地黄丸去泽泻、牡丹皮、茯苓加入菟丝子、枸杞子、川牛膝、鹿角胶、龟甲胶而成，为纯甘壮水之剂，有补无泻，滋补之力较大，以养心阴、添肾水，从而平复弦革之关格脉。此方适用于心肾阴虚之关格。

5. 备用方剂 加味生脉散。

方解：太子参益气生津，为主药；麦冬养阴生津，为辅药；五味子敛阴生津，为佐使药。三药合用，有补、有清、有敛，具有益气生津之功。更加甜杏仁偏于滋润；玉竹滋阴生津。诸味合用，甘润滋液。《类证治裁·关格论治》所载"法宜甘润滋液"之方，即此之谓也。此方适用于心肾阴虚又兼喘咳之关格。

6. 随症加减 心悸不宁重者，酌加丹参、珍珠母、灵磁石等，以助安神定悸之力；阴虚火旺，虚火上炎者，酌加黄柏、知母，以清相火；肾气虚喘，呃逆者，酌加五味子，以敛肺纳气。

二、上热下寒

1. 四诊摘要 胃中灼热，食后剧痛，时呕欲吐，腹中痛，四肢不温，小便不利，舌红，苔中黄，脉弦数。

2. 辨证分析 此证多由饮食不节，或忧愁郁怒，或素患脾胃之疾，阴阳升降失常所致。病邪日久，郁而化热，故胃中灼热；因热胃气不得降，上炎而作呕欲吐；胃热纳食不化，故食后剧痛；阴邪在腹，阳气不得入，阴寒之邪凝聚，故而腹中痛。阳邪（热邪）在上，则阴不得入而和阳，是以胃灼痛作呕；阴邪（寒邪）在腹，则阳不得入而和阴，是以腹痛。又，四肢不温，为脾阳虚之故；小便不利，为"阳气耗而阴气并为之竭矣"（《古今医彻》）；舌红，苔中黄，脉弦数，均为胃中有热之故。

3. 论治法则 清上热，祛下寒，和解阴阳。

4. 首选方剂 黄连汤。

方解：黄连清胃中之热，干姜、桂枝温肠中之寒，人参、甘草、大枣和胃安中，半夏镇逆止呕。诸味合用，但得寒热平调，甘苦并施，以调理阴阳而和解，则上热下寒之关格自愈。《医宗金鉴》曰："君黄连以清胃中之热，臣干姜以温胃中之寒，半夏降逆，佐黄连呕吐可止，人参补中，佐干姜腹痛可除，桂枝所以安外，大枣所以培中也。然此汤寒温不一，甘苦并投，故必加甘草协和诸药。此为阴阳相格，寒热并施之治法也。"

5. 备用方剂 喻氏进退黄连汤。

方解：黄连清中焦热，炮姜辛热而温中散寒，人参培补中虚，桂枝温通逐寒，姜半夏安中止呕，大枣健中和胃。《医醇賸义》载："平调荣卫，不偏阴，不偏阳，所谓运中枢以听其进退也。黄连八分（姜汁炒），炮姜八分，人参一钱五分（人乳拌蒸），桂枝一钱，半夏一钱五分（姜制），大枣二枚。进法：本方诸药俱不制，水三钟，煎一半，温服。退法：不用桂枝，黄连减半，或加肉桂五分，如上逐味制熟煎，服法同，每早加服桂附八味丸三钱。"

按：此证属寒热夹杂，故治用黄连汤或喻氏进退黄连汤，是为寒热并用之方。《古今医彻》曰："惟格则阴绝于上，故投热药而弥炽，须以阴药济之，则不捍格；关则阳绝于下，故投阴药而厥逆，须以阳药挽之，则能气化。此阴阳俱病，须以阴阳相济之药救之，乃玄妙之门也。"

6. 随症加减　食纳减少者，酌加鸡内金、麦芽、谷芽、草豆蔻，以和胃消食；面白唇淡者，酌加黄芪、当归、阿胶、白芍等，以益气养血；吐酸嘈杂，肢冷者，酌加吴茱萸、白芍，以柔肝暖脾，清热和胃；"如阳虚肢冷，加熟附子一钱，减连五分；阴虚躁渴，加麦门冬一钱，去半夏"（《古今医彻》）。

三、火热郁闭

1. 四诊摘要　腹痛胀满，硬痛拒按，躁扰不宁，大便燥结，溲黄不利或尿闭，重则神昏谵语，四末逆冷，热结旁流，下利清水臭秽，烦呕吐逆，舌质红或绛红，苔黄而燥、重者黄垢，脉弦滑或沉实。

2. 辨证分析　此证由于阳邪入里化热，热盛津伤，寒热与积滞壅结于肠胃所致。《诸病源候论·大便病诸候·关格大小便不通候》曰："阴阳俱盛，不得相荣，曰关格。关格则阴阳气否结，腹内胀满，气不行于大小肠，故关格而大小便不通也。又风邪在三焦，三焦约者，则小肠痛内闭，大小便不通。日不得前后，而手足寒者，为三阴俱逆……诊其脉来浮牢且滑直者，不得大小便也。"按此条分析，邪热蕴结于肠，则肠道不利，故燥屎积滞，大便秘而不通；气血不通，则腑气不利，故腹痛胀满拒按；里热竭其液，则尿黄不利，重则关而闭之；邪热熏蒸于胃，则烦呕吐逆；燥热内结，则舌质红或绛红，苔黄而燥、重者黄垢；里热成实，脉见弦滑或沉实；热结旁流，下利清水臭秽者，为肠中实热积结，乃肠胃为排出热结所产生之假象。

3. 论治法则　攻坚破结，荡涤实热积滞。

4. 首选方剂　大承气汤。

方解：大黄苦寒泄热通便，荡涤胃肠而为主药；辅以芒硝咸寒泄热，软坚润燥；佐以枳实、厚朴消痞除满，行气散结。四味合之，以达峻下热结之功。《医宗金鉴》曰："诸积热结于里而成满痞燥实者，均以大承气汤下之也。满者，腹胁满急膜胀，故用厚朴以消气壅；痞者，心下痞塞硬坚，故用枳实以破气结；燥者，肠中燥屎干结，故用芒硝润燥软坚；实者，腹痛大便不通，故用大黄攻积泻热。然必审四证之轻重，四药之多少适其宜，始可与也。"

按：大承气汤作用峻猛，宜中病即止，过用则损耗正气。煎法：先煮枳实、厚朴，后下大黄，再下芒硝。若大黄、芒硝煎煮时间过长，则减缓泻下之力。《古今名医方论》载："柯韵伯曰：……盖生者气锐而先行，熟者气纯而和缓。仲景欲使芒硝先化燥屎，大黄继通地道，而后枳朴除其痞满。"因而定下这种煎法。

5. 备用方剂　硝菔通结汤。

方解：鲜萝卜理气，芒硝软坚泄热。二味合之，理气消导，通里攻下。《中西医结合治疗急腹症·肠梗阻》载："此药有峻下作用，适用于情况较好，无明显脱水之实证患者。"

6. 随症加减　腹胀明显者，加莱菔子；有瘀血者，加桃仁、红花、赤芍等。

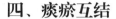

四、痰瘀互结

1. 四诊摘要 饥欲得食，但吞咽困难，甚则滴水不入，胸膈疼痛，口干咽燥，泛吐黏涎，大便坚硬如羊粪，形瘦体衰，肌肤枯燥，舌绛红、有瘀点，苔少，脉细涩或弦细。

2. 辨证分析 此证由忧思日久，气结于上，津涸于下而致。忧思日久，情志不舒，肝气横逆，胃失和降，"始则气机不利，喉下作梗，继则胃气反逆，食入作吐，后乃食少吐多，痰涎上涌，日渐便溺艰难"（《医醇賸义·关格》）。气结于上，则吞咽梗阻；气结瘀久则生痰，痰湿阻塞胸膈，故胸膈疼痛；气结津不上承，则口干咽燥；津涸于下，大肠失于滋润，故大便难，重则干结成羊粪；饮食不下，脾胃无以生化精微，则形瘦体衰、肌肤枯燥；舌绛红，脉弦细，为心肝两经郁而化火，津液不足之象。《医醇賸义》曰："此缘心肝两经之火，煎熬太过，荣血销耗，郁蒸为痰，饮食入胃，以类相从，谷海变为痰薮，而又孤阳独发，气火升痰，宜其格而不入也。"

3. 论治法则 疏肝理气，和胃化痰。

4. 首选方剂 启膈散。

方解：郁金、砂仁壳开郁利气；沙参、川贝母、丹参润燥化瘀；茯苓补脾；杵头糠疗噎膈；荷叶蒂行胃气。《中医方剂学讲义》载："方中沙参清胃滋燥而不腻；川贝解郁化痰而不燥；茯苓补脾和中；郁金开其郁结；杵头糠能疗卒噎（《圣惠方》用此一味，蜜丸食化，治疗膈气噎塞），丹参补血活血，荷蒂宣胃气，与丹参合用，以收气血并治之功。"此方用于气结津少，胃中干燥之气痰交阻型关格。

5. 备用方剂 归桂化逆汤。

方解：当归养血滋阴；白芍敛肝益阴；肉桂引火归原；青皮行气理气；茯苓补脾和中；郁金开郁散结；白蒺藜平降肝阳；合欢花理气解瘀；木香顺气；牛膝滋肝阴，并引药下行；玫瑰花疏肝解郁；大枣和胃；降香降气解瘀。总之，本方解郁和中。"格与关皆为逆象，惟治之以至和，导之以大顺，使在上者能顺流而下，则在下者亦迎刃而解矣。故于调养营卫之中，平肝理气，此一法也。"（《医醇賸义》）此方用于肝气犯胃，食入作吐之关格。

6. 随症加减 津伤严重者，酌加麦冬、玄参、白蜜等，以助增液润燥之力；如药后大便不通，启膈散合大黄甘草汤（大黄、甘草）以苦降润下，但宜中病即止，不可久服，以免再伤及津液；体虚已衰者，酌加人参；兼血结者，加桃仁、红花，以活血化瘀；口干者，酌加石斛、天花粉，以生津润燥；痰结重者，酌加橘红、桔梗、杏仁之属。上二方均可加蜣螂虫、急性子、昆布、海藻等攻专软坚之味。

按：此证为气结少津、胃中干燥之关格证，故运用上二方时，宜根据临证加减，切忌过用温燥之味，以防再伤津液。《医学心悟》曰："噎膈，燥症也，宜润。……凡噎膈症，不出胃脘干槁四字。"所以，临证时慎用温燥香窜之味。

五、脾肾阳虚

1. 四诊摘要 小溲滴沥不爽，重则癃闭，呕吐不进食，伴有面色㿠白，神气怯弱，腰膝乏力，形寒肢冷，周身水肿，咳喘上逆，舌质淡，苔白滑，脉沉细。

2. 辨证分析 此证多由房劳过度，或年老脾肾阳虚而致。肾为水火之脏，主化气利水；脾为后天之本，主运化。今肾中真阳衰微，气不化水，水邪湿浊逗留，故小溲滴沥不爽或癃闭，即所谓"小便不通名关"；脾阳不振，中土衰弱，水谷不承，故见呕吐、食不进，即所谓"呕吐不已名格"。《寿世保元》曰："溺溲不通，非细故也，期朝不通，便令人呕，名曰关格。"又《证治准绳·杂病·诸呕逆门·关格》曰："盖胃者水谷之海，营之居也。营者营卫之根源，营之机不动，则卫气不布。卫气不布则脉伏，伏则谷不化而吐逆；荣气不行则脉涩，涩则食不入。如是皆为外格，未见内关之病亦通言为关格矣。"元气衰惫，则面色㿠白、神气怯弱、咳喘上逆；命门火衰，则腰膝乏力、形寒肢冷；脾阳不振，运化失司，则周身水肿；脾肾阳虚，不能鼓动血液运行，故见舌质淡，苔白滑，脉沉细等。

3. 论治法则　温阳益气，补肾通关。

4. 首选方剂　济生肾气丸（改汤剂）。

方解：制附子、肉桂温补肾阳，为主药；熟地黄滋肾填精，山茱萸益肝肾，山药补脾，茯苓淡渗脾湿，泽泻清泄肾水，牡丹皮清泻肝火（此六味为六味地黄丸），为本方辅佐药；更加牛膝、车前子，以行气利尿消肿。诸药合用，使阴阳协调，肾气充足，以通利小便、消水肿。此方用于脾肾阳虚之关格。

5. 备用方剂　真武汤。

方解：炮附子辛甘大热，温壮肾中阳气，以逐在里之寒水；主水在肾，而制水又在脾，故辅以白术温运脾阳，补脾利水；炮附子与白术合用，以温壮脾肾、祛水邪，增强温煦经脉之力以除湿；佐以茯苓之淡渗，助白术健脾导水；生姜辛微温，逐水祛寒；白芍酸寒为使，制约炮附子、生姜之辛燥。此方用于脾肾阳虚水肿甚者之关格。

6. 随症加减　元气大虚者，酌加红参、鹿角片、仙茅、淫羊藿；呕吐者，酌加竹茹、瓦楞子、丁香、柿蒂、高良姜等，温中祛寒，理气降逆；水邪郁久化热者，酌加左金丸（黄连、吴茱萸），以和胃降浊。

（王小岗　魏淑兰）

第五节　老年便秘的辨证论治

便秘，既是中医病名，亦是西医病名。中医认为，便者，粪、尿是也，引申为排泄大小便之意；秘者，闭也，藏也，蕴含秘结之意。二字并之为名词——便秘。便秘，可为大便排出困难，便质干结，秘而不通，或艰涩而不畅；便次减少，或间隔时间延长；或虽有便意，但排出困难。中医古籍论述便秘，其名各异，其质一同。如《黄帝内经》述有"大便难""大小便不利"等；《伤寒论》有"脾约""阴结""阳结""不更衣"之称；后世医家沈金鳌《杂病源流犀烛》则明确称为"便秘"。

便秘分为功能性便秘、阻塞性便秘和各种疾病所致便秘。胃肠功能紊乱，肠蠕动减弱，传化失常，糟粕不能顺畅排出，则形成便秘。临证常将功能性便秘称之为原发性便秘，将阻塞性便秘和各种疾病所致便秘称之为继发性便秘。对于原发性便秘，病位虽在大肠而为腑证，但与其他脏腑、气血津液等密切相关，临证常因胃肠积热、肺失肃降、情志不遂、气血津亏、中气不足、阳虚寒凝等而发。对于继发性便秘，病位亦在大肠。其中，阻塞性便秘由腹（腑）内的癥瘕积聚（如肿瘤、息肉）等有形之物，阻碍粪便排出所致；各种疾病所致便秘乃因严重腹泻、频繁呕吐、高热持续不降、长期厌食等病证，致津液严重亏损，体内阴血枯竭，脏腑失于濡养，脾胃功能失常，肠中津液严重不足，失去传化之能而发。

李文瑞认为，老年便秘由阴阳失调，气血虚弱，脏腑功能衰退，致大肠传导不利，津液不足而成。老年人体虚或久病，十有五六患便秘。一些老年人，常因便秘而苦恼不休，精神紧张，坐卧不宁；便时努目力挣，一便不下，再便复不下，最后虽勉强便下，已筋疲力尽，久而久之，使年老已虚之体日渐衰惫。

李文瑞根据八纲辨证和脏腑辨证等原则，将老年便秘分为：①肾水不足便秘，治以滋阴生肾水为法，六味地黄丸为代表方；②气阴两虚便秘，治以益气养阴、润肺通便为法，加味生脉散为代表方；③中气不足便秘，治以调补脾胃、益气升阳为法，补中益气汤为代表方；④脏寒便秘，治以温肾逐寒、通阳泻浊为法，加味半硫丸为代表方；⑤虚秘，治以健脾补气、化浊祛湿为法，平胃散合四逆散为代表方；⑥气秘，治以温肾降气通幽为法，苏子降气汤为代表方。

一、肾水不足便秘

1. 四诊摘要 大便秘结，腰膝酸软乏力，头晕目眩，视力减退，耳鸣耳聋，午后潮热，颧红盗汗，口干饮少。舌红少津，苔净或光剥，脉细数而尺弱。

2. 辨证分析 老年便秘多与糖尿病、结核病、高血压、偏瘫、慢性肝炎、肾病等并发。因久病耗伤肾阴，阴虚则肾水不足，五脏六腑之津液亏损，故大肠津枯，从而发生大便秘结。肾阴虚不能上荣清窍，则耳鸣耳聋、视力减退。肾虚则肝旺，故头晕目眩。腰为肾之府，肾者主骨，肾虚则腰膝酸软乏力。阴虚内热，故午后潮热、颧红盗汗。舌红苔光，脉细数，均为肾水不足、虚火上炎之象。

3. 论治法则 滋阴补肾。

4. 首选方剂 六味地黄丸加减。

方解：以六味地黄丸生肾水为法。肾水滋生则周身津液充盈，大肠传导功能增强，故大便不致滞留肠间而顺畅排出。在达到"壮水之主，以制阳光"的前提下，熟地黄易生地黄并重用，再加肉苁蓉、生何首乌之属。

5. 随证加减 如便秘严重者，熟地黄、肉苁蓉、生何首乌可重用至30g，待大便排泄通畅之后，药量应立即渐减，最后用维持量继续服用一个阶段。他如麦味地黄丸、杞菊地黄丸等，视病情之所需亦可加减运用。临证用八珍汤倍加当归，再加肉苁蓉、苏子、杏仁、阿胶、黑芝麻，亦有效。

6. 治验案例 于某，男，85岁。患糖尿病已多年，以胰岛素维持量治疗。大便秘结已久、质成干球，舌红少津，脉细小数，腰膝酸软乏力，耳鸣头晕，失眠，常有盗汗。患者为大便所苦，常惶惶不可终日，为解除便秘之疾，近月来每日必服麻仁滋脾丸1～2粒，大便方勉强排下。如偶尔不服，则立即干结成球，滞留不下，严重时需用手掏之方解。

辨证：久病伤肾，肾水不足，年高津液枯竭之下消兼便秘。

治则：滋阴益肾，润肠通便。

方药：六味地黄丸加减。

生地黄45g　　　　山茱萸15g　　　　云　苓10g　　　　泽　泻10g

牡丹皮 10g　　　　　肉苁蓉 30g　　　　　於　术 15g　　　　生何首乌 30g

升　麻 10g

连服 3 剂，大便通畅、每日 1～2 行、质软成形。

之后，生地黄减至 30g，肉苁蓉、生何首乌均减至 15g。继用此方医治下消。

2～3 个月后，大便仍通畅、未曾干结。

二、气阴两虚便秘

1. 四诊摘要　大便秘结，便意时发，临厕努责，甚而短气汗出，面色㿠白，神疲乏力，咽干音哑，干咳少痰，甚者咳痰偶带血丝，潮热盗汗，手足心热，过劳则喘息不宁，舌红少津或舌淡嫩，脉细而虚数。

2. 辨证分析　多并发于肺结核、慢性气管炎、慢性支气管扩张、慢性肝炎、肿瘤等。气阴两虚，肺脾功能失调，肺与大肠相表里，肺气虚则大便传导无力，脾气虚则运化失权、精微不化而致大肠津液不足，故大便秘结、临厕努挣。肺卫不固，腠理疏松，则汗出短气。气虚则神疲乏力，面色㿠白，舌淡嫩。气虚则血亦虚，血虚则阴虚，故咽干音哑，干咳少痰，潮热盗汗，手足心热，舌红少津；脉细而虚数，为气阴两虚之象。

3. 论治法则　益气养阴，润肺通便。

4. 首选方剂　黄芪汤（黄芪、陈皮、麻仁、白蜜）加味，或用加味生脉散（太子参、麦冬、五味子、桑白皮、云苓、杏仁、车前子等）。

5. 随证加减　如气虚重于阴虚，则重用黄芪 15～30g 以上，以培补肺脾之气。如阴虚重于气虚，重用麦冬 30g、桑白皮 30g，以滋润肺脾之阴，或加杏仁润肺气，俾肺气宣则大便亦润；或重用生何首乌 30g，益精生血，使肠润便通。他如橘杏丸（橘皮、杏仁），或用熟酸枣仁淘水去滓煮粥，亦有效。

6. 治验案例　付某，男，78 岁。素患慢性气管炎、陈旧性心肌梗死。时咳短气，大便秘结，每日服白蜜以润肠通便。1973 年 7 月 12 日，因食噎做钡餐检查，以诊断是否为恶性肿瘤。钡餐检查后，大便干结滞留不下，痛苦难忍，用开塞露引之亦不下，医者用手掏之方解。同年 7 月 18 日再次做钡餐检查，因前次便干不下，故要求服中药通便排钡。当时诊之，舌红少津，脉细沉弦，神疲乏力，面色㿠白，时噎，短气微咳，四末不温，但又手足心热，大便秘结、间日 1 行，便干坐盆努挣常汗出。

辨证：气阴两虚，肺气不宣，下焦津液不足。

治则：益气养阴，润肺通便。

方药：生脉散加味。

朝鲜白参 9g　　　　　麦　冬 30g　　　　　杏　仁 15g　　　　五味子 10g

日 1 剂，水煎服。

钡餐检查之后，即服加味生脉散 1 剂。当日晚大便顺畅，钡亦排空。

嗣后，明确为胃癌。在治疗恶性肿瘤的方药中加入上方之味，大便未曾干结过。

三、中气不足便秘

1. 四诊摘要　大便秘结，纳食不馨，胃脘痞闷，喜温喜按，嗳气泛酸，恶心呕逆，肢软

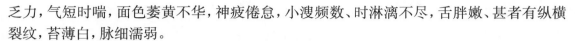

乏力,气短时喘,面色萎黄不华,神疲倦怠,小溲频数、时淋漓不尽,舌胖嫩、甚者有纵横裂纹,苔薄白,脉细濡弱。

2. 辨证分析 多因年老体衰,久病卧床而发。胃主纳,脾主运,脾胃气虚,纳少不馨,运化失调,精微不足,中气失于宣达,传导失职,糟粕内停,排便无力,故大便秘结、小溲淋漓不尽。胃气主降,胃气虚则失和降而上逆,故见嗳气泛酸,重则恶心呕逆;胃气虚则气怯,故喜温喜按。脾气虚,运化失调,则纳后胃脘痞闷,水谷生化之精微减少,因之营养不足,出现面色萎黄、倦怠乏力。舌胖嫩、有裂纹,苔薄白,脉细濡弱,均为气虚之象。

3. 论治法则 健脾和胃,温中散寒。

4. 首选方剂 方用补中益气汤、黄芪建中汤、保元汤、吴茱萸汤等加减。

5. 随证加减 大便干结质硬者,可酌加郁杏仁、火麻仁、柏子仁等润肠通便之味,但量不宜过多;中气不足偏重,大便难、质不坚者,重加黄芪30g以上,酌调健脾之味,以补中气,使之排便得力。他如四磨汤、六磨汤,亦可选用。

6. 治验案例 张某,男,81岁。患中风偏瘫,至1977年8月已3年余。右侧上下肢已痿废,生活不能自理;大便难、但质并不干结,每日需坐盆四五次,只解便1次,甚或不解,隔日再解;口涎多,言语不利,体消瘦,时有呕逆,短气乏力,四肢不温,常夜寐不宁,小溲淋漓而频,苔白薄、质胖嫩,脉弦、按之软。

辨证:久病,中气不足,致大便秘而难。

治则:调补脾胃,益气升阳。

方药:补中益气汤合保元汤加减。

黄 芪30g	於 术60g	枳 壳6g	白豆蔻3g
升 麻6g	当 归6g	党 参9g	陈 皮9g
砂 仁3g	鸡内金6g	合欢皮30g	首乌藤30g
生何首乌30g			

连服5剂后,大便渐顺畅,十数日后,日坐盆1～2行,很少再坐虚功。

此方与薯预丸配合服用月余,体力逐渐增强,但偏瘫依然如故,而大便顺畅。

四、脏寒便秘

1. 四诊摘要 大便秘结且艰涩,小溲清长,腹胀冷痛气攻,口涎频吐,面色青冷,形寒肢凉,喜温恶寒,舌质淡,苔薄白,脉沉迟。

2. 辨证分析 此乃老年体弱,命门火衰,阳气不足,中焦气化不降,浊阴凝聚之阳虚便秘。肾阳虚则下焦气不行,腑气不畅,故糟粕不能传导,大便滞留而秘结;阳气不足,则面色青冷;阳气不行,阴寒凝聚,则气滞腹胀、冷痛气攻;阳气不运,则形寒肢凉;阳虚则寒,经脉气滞,故脉沉迟,舌淡苔薄白。

3. 论治法则 温肾逐寒,通阳泻浊。

4. 首选方剂 方用半硫丸(半夏、硫黄、生姜汁)加吴茱萸、当归等味,以温补命门火之不足,借以推动阳气,提高大肠传导之功能。下焦火旺,中焦得以温煦,胃气和降,腑气通畅,则大便顺排。

5. 治验案例 贾某,男,76岁,社员,1976年4月18日诊。主诉4日未大便,体瘦形寒,蜷卧盖厚被,四肢欠温,小便频而清长,口水多,纳喜温热,腹胀时痛,少腹下坠。舌质淡,苔薄白而滑,脉细缓。患者平素形寒,夏日亦需着厚衣裤,很少汗出,大便偏干、2～3 日 1 行,每月必便秘 1～2 次、历时 4～5 日,每次便秘自调生姜加红糖用滚开水冲化热饮,大便方解。

辨证:脏寒便秘。

治则:温肾逐寒,通阳泻浊。

方药:半硫丸改用汤剂加味。

姜半夏 9g	当 归 15g	桂 枝 12g	吴茱萸 3g
生 姜 30g	硫黄粉 1.5g^{分冲}		

日 1 剂,水煎服。

当日子夜大便畅下。之后,每月初服此方 2 剂,连服 5 个月,大便一直通畅。

老年便秘,单纯者有之,但多为长期患慢性病,伤气耗阴,津枯所致之兼证。因此,宜在治疗本病的同时,兼治便秘,而不能将麻仁滋脾丸等作为通便之要药。

五、虚秘

1. 四诊摘要 大便困难,数日不能排便,质软而呈泥状,胸胁满痛,腹部时胀满而痛,面色晦暗,舌苔腻,脉濡缓。

2. 辨证分析 多因平素嗜饮浓茶、喜好饮酒,致使脾阳受伤,脾失运化,湿滞大肠而发。脾主运化功能失常,湿浊滞于大肠,波及胸腹,则见大便困难,数日不能排便,质软而呈泥状,胸胁满痛,腹部时胀满而痛,面色晦暗,舌苔腻,脉濡缓。临证常见于屡患慢性胃炎、十二指肠溃疡、过敏性结肠炎、结肠溃疡等病证的患者。

3. 论治法则 健脾补气,化浊祛湿。

4. 首选方剂 平胃散合四逆散加味。

苍 术 10g	厚 朴 8g	柴 胡 8g	陈 皮 8～10g
白 芍 15g	枳 实 5g	甘 草 3g	党 参 10g
黄 芪 10g	藿 香 10g	佩 兰 10g	生薏苡仁 15g

5. 备用方剂 宣清导浊汤。茯苓、猪苓、晚蚕沙、皂荚子、寒水石。

6. 治验案例 李某,男,68 岁。患慢性结肠炎 5 年,便秘与软便交替出现,蹲厕数行而不能排出。再者,大便不通畅,每次排便需 20～30 分钟,排便后有后重感。若 2～3 日无大便,则必须用灌肠法通便。虽有食欲,但面色不佳,少腹胀满而痛。舌苔白厚腻,脉濡。

辨证:虚秘。

治则:健脾化浊。

方药:平胃散合四逆散加味。

苍 术 15g	厚 朴 10g	陈 皮 10g	柴 胡 8g
白 芍 15g	川黄连 5g	藿 香 10g	焦薏苡仁 15g
佩 兰 10g			

服 3 剂后,大便稍好转。上方加山楂炭 30g。继服 10 剂后,大便逐渐顺调。原方 10 倍量,制蜜丸继服,大便顺调,疗效显著。

六、气秘

1. 四诊摘要　大便秘结而不通,咳嗽,喘息,胸部满痛,食欲不振,呕吐,嗳气,呃逆,舌淡红,苔薄白,脉细弦。

2. 辨证分析　此证多见于冬春季节。老年人咳嗽痰多,或喘息,日久则气逆,致使津液化为浊痰,肾不纳气,呈现上实下虚,气与津液不能下送,肾阳不能温化,导致便秘。气逆痰滞,则见咳嗽、喘息、胸部满痛;胃气失和,则见食欲不振、呕吐、嗳气、呃逆;舌淡红,苔薄白,脉细弦,均为气逆痰滞之象。

3. 论治法则　温肾降气通幽。

4. 首选方剂　苏子降气汤加减。

苏　子 10g	化橘红 10g	厚　朴 10g	肉苁蓉 3～5g
当　归 10g	沉　香 3g	法半夏 10g	前　胡 10g
甘　草 3g			

5. 随证加减　呕吐、嗳气、呃逆甚者,沉香改为 5g,加党参 10g、乌药 10g;大便仍难下者,加生地黄 30～50g、白术 30g、锁阳 30g,以增强补肾健脾通便之功效。

6. 治验案例　刘某,男,65 岁。患慢性支气管炎十数年,咳嗽每逢秋冬、冬春交接时节加重,慢性支气管炎急性发作时常导致便秘。今年冬初,咳嗽甚,稍活动则咳嗽加重,食后心下痞,大便秘结,无力排出。舌质淡,苔薄白,脉细数。

辨证:肾不纳气之气秘。

治则:温肾降气通幽。

方药:苏子降气汤加减。

上油肉桂 3g	陈　皮 10g	厚　朴 10g	法半夏 10g
炙麻黄 3g	前　胡 10g	苏　子 10g	沉　香 5g
甘　草 5g			

服 5 剂后,咳嗽减轻,气力有增,大便排出较顺畅。再进 5 剂,大便顺畅,咳嗽亦缓解。

七、单方验方

(1) 将西硫黄 250g,置于豆腐 1 000g 中煮 24 小时后,取出豆腐,留硫黄与等量法半夏混合共研细末,加蜂蜜适量,炼蜜为小蜜丸。日 3 次,每次餐前服 30 丸。连续服用 5 日,若大便通畅后,以理中丸调理。硫黄有毒而豆腐去其毒,且其性大温,加法半夏祛痰,适用于阴凝之便秘。

适应证:平素经常饮酒,口渴,吐痰,便秘,舌淡白胖大,苔白滑。

(2) 血虚阴伤,大便失调之老年人,见大便秘结,舌淡苔薄,脉细弦小数。治宜养血益阴。除用四物汤、二至丸等外,临床常以当归 50g 浓煎频服,补血润燥,可使便秘逐渐解消。

(3) 燥气过胜,伤及津液之老年人,阴分次第不足而内燥,导致便秘。临床以白芍 90g,水煎频服,效果显著。

(4) 老年人肾虚便秘,常伴小便失禁者,临床以桂枝、附子、党参、黄芪为主治疗;另外，可用纸包硫黄粉服用，1 次 1g，每早餐前服 1 次。

（5）高血压伴便秘，多呈现上盛下虚。治宜清肝通便。药用更衣丸（芦荟、朱砂、酒），每晚服 10g；便秘重者，日 2 次。食水慈姑和海蜇，亦佳。

（6）口干饮少，肾虚之便秘，药用肉苁蓉、当归各 20g，水煎代茶饮，日 1 剂。肉苁蓉温阳通便，当归养血润燥，适用于阴虚血亏，肠中干燥者。老年人半身不遂伴便秘者，上方加桃仁、红花、牛膝、麻子仁、枳实，水煎服。

（7）生首乌 30g，水煎服；或制成丸药，每次 9g，日 2 次。

（8）麻子仁 20g，炒苏子 12g，水浸研细，与粳米共煮成粥食。

（9）黑芝麻 15g，蜂蜜适量，放入汤中饮用。

（10）白蜂蜜 30g，日分 2 次，冲服。

（11）白海蜇 15g，水煎后，加入白砂糖适量混匀，日分 2～3 次食用。白海蜇为滋阴润肠之要药。

附：李文瑞治疗便秘经验

西医学将便秘分为原发性便秘和继发性便秘。中医认为，便秘常由胃肠积热、肺失肃降、情志不遂、气血津亏、中气不足、阳虚寒凝、癥瘕积聚等引起。综合而言，常以燥热腑实、气机郁滞、寒凝里实、气虚失运、血虚肠燥、肝肾阴虚、脾肾阳虚分型论治。李文瑞治疗便秘，擅长中西医互参，病证结合，方小药精，疗效卓著。现将李文瑞辨治特殊类型便秘的临床经验介绍如下。

1. **脾虚气滞便秘**　付某，男，79 岁。入院后经北京医院院内外专家会诊，已确诊为胃癌晚期。因年龄已高，不能手术，亦不进行放射治疗（简称放疗）、化学治疗（简称化疗），故采取保守疗法维持之。

初诊：面色尚华，精神良好，生活起居如常态。近 3 个月来，胃脘痛频发，痛不分空饱腹，偶有泛酸，纳尚馨，但食不能多，多则心下痞，神虽爽，但体重日减，夜寐欠宁（入睡时难，又时或早醒），少腹时胀，得矢气则缓，小便顺畅，大便秘结，每如厕时心绪紧张，恐便难解，时坐便 15～20 分钟，便不出即加用开塞露，大便隔日或 3 日 1 行，近 2 日未行大便。舌质淡，苔薄白，脉弦有紧象。

拟急则治其标，暂从软便着手，以解病家不大便之苦，慰其精神安定。

辨证：脾虚气滞。

治则：健脾通幽。

方药：枳术丸加味。

生白术 15g　　　　枳　实 10g　　　　大腹皮 15g　　　　香　附 10g
甘　草 3g

1 剂，水煎服。

嘱暂停用开塞露。

二诊：药后翌日，腹鸣增加，时有矢气，腹已不胀，但大便无消息，余如前述。舌质淡，苔薄白，脉弦有紧象。

继以健脾通幽为法。处方：

| 生白术 30g | 枳　实 10g | 厚　朴 10g | 砂　仁 6g^{后下} |
| 大腹皮 15g | 木　香 8g | 莱菔子 15g | 甘　草 3g |

2 剂，水煎服。

三诊：大便已下，每日 1 行，但质略坚，便时略难，余如常。已确定出院回家休养。

拟出院带药方。处方：

（1）
| 生白术 50g | 枳　实 10g | 莱菔子 25g | 香　附 10g |
| 大腹皮 15g | 甘　草 3g | | |

3 剂，每日晚服 1 煎。

（2）补中益气丸 30 袋，每服 1 袋，日 2 次。

四诊：出院后 3 日，赴其家中诊视。患者返家生活如常，每日晨和晚睡前打太极拳，心身宁静。胃脘痛虽较前有减，但仍时发，隐隐作痛，时或泛酸，纳喜温热，大便日 1 行、顺畅，如厕时神情安定。舌淡红，苔薄白，脉弱。

再投方以枳术丸合补中益气汤加减，安中以祛邪。处方：

生白术 50g	枳　实 10g	乌贼骨 30g	大腹皮 15g
香　附 10g	生黄芪 35g	当　归 10g	升　麻 6g
陈　皮 10g	柴　胡 6g	大　枣 2 枚	生　姜 1 片
炙甘草 5g			

7 剂，水煎服。

五诊：1 周后再入院复查，胃癌病灶如故，但体重未再降。专家会诊后，保守疗法不变，建议少食多餐，略增牛奶量，早餐加至 250ml，晚睡前饮酸牛奶 1 杯，以增强体质，每日继续输液。

诊见：神爽，纳仍馨，但喜热畏冷，冷则胃脘痛。平时胃脘时有不适，大便畅。舌质淡，苔白不厚，脉弦，沉按则弱。

处方：

生黄芪 35g	当　归 10g	升　麻 6g	柴　胡 6g
生白术 50g	枳　实 10g	陈　皮 10g	白人参 15g^{单煎兑服}
大　枣 5 枚	干　姜 3g	炙甘草 5g	生何首乌 15g

7 剂，水煎服。

10 日后出院回家休养。

六诊：李文瑞与外科一主任医师每周三下午赴其家巡诊，根据病情，上方略有出入，继服 3 个月，病情平稳。因病情处于稳定状态，要求赴外地疗养，遂停服本院中药。

七诊：3 个月后，因病情恶化而返回北京，随即入院治疗。院内外专家会诊，胃癌原发灶虽无明显增大，但已转移至肝脏。因不能手术，亦不能化疗，继予支持疗法，每日输液。

症见：面色不华，神情不爽，时发嗜睡，肢软乏力，大便时难、质偏坚、日 1 行，口干而饮水不多，纳可而不馨，生活勉强能自理。舌质淡，苔白腻，脉弦有紧象。

以扶正祛邪为法。处方：

| 黄　精 30g | 当　归 10g | 生白术 30g | 白人参 15g^{单煎兑服} |

生何首乌 30g	茯 苓 10g	神 曲 10g	砂 仁 6g^{后下}
鸡内金 10g	甘 草 3g		

7 剂，水煎服。

以此方加减，连服数十剂，病情未见好转，但药后大便畅，无便秘之苦。半年后病逝。

按：此案便秘，虽诊为胃癌，亦属于老年脾胃运化失司——脾虚气滞所致。初投枳术丸加味，为急则通便以慰其情志。之后，根据病情演变投以补中益气汤、四君子汤加减，便秘之苦均得以解之。每次换方，均有生白术，且用量比其他药味重。此重用生白术，得益于魏龙骧老先生之解惑。李文瑞曾不解其重用生白术而求教于老先生："白术属燥湿止泻之品，您施之于便秘，岂非背道而驰，愈燥愈秘乎？"老先生答之曰："叶氏有言，脾宜升则健，胃主降则和，太阴得阳则健，阳明得阴则和，以脾喜刚燥，胃喜柔润。仲景存阴治在胃，东垣升阳治在脾。便干结者，阴不足以濡之。然从事滋阴，而脾不运化，脾亦不能为胃行其津液，终属治标。重用白术，运化脾阳，实为治本之图。故余治便秘，概以生白术为主药，少则一二两，重则四五两，便干结者加生地黄以滋之，时或少佐升麻，乃升清降浊之意。虽遇便难下而不干结，更或稀软者，其苔多呈黑灰而质滑，脉亦多细弱，则属阴结脾约，又当增加肉桂、附子、厚朴、干姜等温化之味，不必通便而便自爽。"李文瑞遵老先生之意，临证治中气不足，伴有腹胀、矢气少者，用枳术丸加大腹皮、香附、莱菔子之属，每获良效。

生白术性虽燥，但与土炒后相比尚有润性，故用生白术运化脾阳以通便而不燥。现代药理研究证实，白术可促进胃肠分泌功能，加快胃肠蠕动，治慢传输型便秘有良效。这与生白术对脾阳虚便秘有效是一致的。

2. **肺气壅滞、津液亏耗便秘** 郭某，男，81 岁。患者青年时东渡学习医学专科，对中医学不甚理解。因便秘之苦，家属和身边工作人员曾几次动员其服用中药治疗，均已谢绝。患者平素大便秘结，乃老年便秘之属。今次因肺炎入院治疗，经治高热已渐退，但大便秘结，排便难，已 3 日未行，甚为痛苦。主管医师曾投开塞露以缓之，老人谢绝。此时，秘书王先生与李文瑞商量，再动员患者进中药排便如何？李文瑞答之：请您与患者商量，并告诉患者我是先学西医、后学中医的医师，又通晓日文，用药慎重……给患者以信心。于是王先生将李文瑞之医学出身和治病慎重等介绍给患者后，患者答之：先请李大夫试试再说。于是，李文瑞与王先生当即进入病室，给患者诊脉问病情。

初诊：高热虽退，低热午后时发，时或盗汗，已 4 天未自行大便，少腹时胀，无矢气，口干饮水不多，咽不利，咳嗽时作，咳吐白痰，偶带黄色，语言低微，纳食之味，夜尿 2～3 行而影响睡眠。近几个月来，神情郁闷，常默坐于书房，不与外人接触，早、中、晚饭必须一再呼请，方缓缓走至餐厅，纳食清淡，量很少，对任何食物都表示淡漠。舌微红，苔薄少津，脉细弦小数。

辨证：肺气壅滞，余热伤津灼液。

治则：宣肺生津，通下窍之瘀滞。

方药：沙参麦门冬汤加减。

枇杷叶 13g	百 合 15g	沙 参 10g	玄 参 10g
桔 梗 10g	杏 仁 15g	地骨皮 13g	五味子 10g

麦　冬 15g

1 剂试投,浓煎取汁 150ml。睡前服之。

投方后,再与王秘书和患者面商,告知其用药意图——治疗法则为生津补液,开肺气以促进大肠蠕动功能,尽快排便以解便秘之苦。患者再嘱,只允试投,药味不许太苦或有怪味,还问询什么叫开肺气。当即告曰:药味不会太苦,尚微甜;所谓"开肺气",是中医术语,以后再与您商讨。

二诊:翌日晨起,果然自行排便了,但略有难意,便质头略硬后溏,患者为之一快。因大便已排,药味又无怪味,患者甚为满意,让李文瑞再进药。诊之,与前述诸疾无明显改变,但神有爽,面有微笑,口干有缓。舌微红,苔薄少,津液略增,脉细弦小数。

辨证:肺气壅滞,气阴两虚,大肠失润。

治则:宣肺开壅,益气养阴,润肠通便。

方药:生脉饮加味。

太子参 15g	天　冬 10g	麦　冬 15g	五味子 10g
枇杷叶 10g	桔　梗 10g	杏　仁 10g	生何首乌 15g
砂　仁 6g后下	桑白皮 15g	地骨皮 15g	

2 剂,水煎分 2 次服(上午 9—10 时,午后 3—4 时)。

三诊:药后,大便柔软顺畅、日 1 行,神情有爽,低热已退。舌微红,津生舌润,苔仍少,脉细弦不数。

上方加石斛 10g、黄精 15g。再进 3 剂,水煎服。

四诊:低热已净,纳渐馨,量略增,大便顺畅,要求出院带药。

继以生脉散加减,益气养阴,润肠通便。处方:

太子参 15g	南沙参 15g	北沙参 15g	五味子 10g
天　冬 10g	麦　冬 10g	石　斛 10g	生何首乌 15g
杏　仁 10g			

7 剂,水煎服。

五诊:自此以后,患者长期服用中药,经常邀李文瑞赴其家诊治。多选用当归补血汤、生脉饮、九转黄精丹之属加减,以益气生津为法,患者大便始终保持通畅,日 1 行。

按:临证所见老年便秘,脾运不佳者居多,而肺气壅滞者亦常有之。此例老年便秘属于后者。考《黄帝内经》记载,肺与大肠相表里,肺之宣降与大肠传导息息相关。肺气壅滞,可导致气机升降失常,大肠传导迟缓;肺为水之上源,脾之运化水液有赖于肺气之宣发与肃降,如肺失宣降,水液不行,则肠道干枯,糟粕滞留,结而便秘。再者,根据《黄帝内经》记载,"悲忧属肺志"。悲自外来,忧自内发,二者虽略有不同,但对人体生理活动的影响大致是相同的,故悲和忧同属肺志。悲忧动于心而肺应。悲忧和喜乐相反,是人体接受外界刺激而发生的不愉快的反应,故悲忧可使肺气消耗。《素问·举痛论》云:"悲则气消……悲则心系急,肺布叶举,而上焦不通,荣卫不散,热气在中,故气消矣。"因肺主一身之气,所以悲忧易伤肺。悲忧可使气消,气消又可影响脾运不畅,滞而便秘。患者在"文化大革命"期间,常受外界刺激,情绪时有起伏,情志郁滞,久而久之,忧伤使肺气壅滞,气机升降失常,大肠传导迟缓,水液不行,糟粕滞留而大便秘结;今又患肺炎,肺热留恋而发热,肺气不宣,下焦不畅,则大便秘结。急则治其标,以宣肺生津清余热为法,开上窍以通下窍,提壶揭盖而见速效。

3. 巨肠症便秘 某女,12 岁。本院职工家属。

初诊:家长代述患儿已确诊为巨肠症 1 年,大便秘结、3~5 日 1 行,时有细便,质坚硬时呈球状,便时很痛苦,常坐盆 20~30 分钟不下,一再用力,常有脱肛之苦。平时腹胀,很少得矢气,形体消瘦,神疲乏力,每放学归家必卧床休息后方能进餐,纳呆食少,纳后时或呃逆。舌质淡,苔白微厚,脉细弱。

湿困脾胃,健运失司,糟粕长时间滞留不能排出,糟粕之毒再回流吸收,致使正常营养不能运化转输,产生消瘦、腹胀等。

腹诊:脐下胀满,叩之如鼓。

患儿痛苦面容,可怜之极。

辨证:湿困脾土,气滞便秘。

治则:燥湿健脾,理气通便。

方药:平胃散加味。

苍 术 15g	厚 朴 25g	陈 皮 10g	大腹皮 15g
莱菔子 15g	甘 草 5g		

3 剂,水煎服。

二诊:服药后,每日或隔日排便 1 次,便质成形略硬。

上方加火麻仁 10g。再进 7 剂,水煎服。

三诊:服药后,腹胀有缓,时或矢气,每得矢气,腹部则舒适,大便质软而通畅。舌淡红,苔白已不厚,脉细弦。

遂改用丸剂缓图之。处方:

苍 术 15g	厚 朴 25g	陈 皮 10g	大腹皮 15g
莱菔子 15g	火麻仁 10g	香 附 10g	甘 草 5g

5 倍量,共研细末,炼蜜为丸,每丸重 6g。每服 1 丸,日 2 次。

四诊:连服 2 个月,病情趋于稳定。家长和患儿因病情平稳,大便日 1 行或隔日 1 行,以为病渐愈而停中药。2 个月后,大便再度秘结,且比以前加重,每 3~5 日 1 行。再用开塞露亦无效,家长常用手抠其便,腹胀日渐加重,腹已形成鼓胀,行路不便。诊之,面色苍白无华,腹大腿细,纳食乏味,形体消瘦日显,力不支身,尿色偏深。舌质紫,苔少,脉细弦。

辨证:气滞血瘀,大肠失运。

治则:理气活血,润肠通便,佐以益气。

方药:桃红四物汤加减。

枳 实 10g	花槟榔 8g	桃 仁 25g	红 花 10g
当 归 15g	生地黄 10g	生黄芪 25g	甘 草 5g

五诊:3 剂后,大便日 1 行、质仍偏硬,但能轻松排下,精神有爽,纳量略增,腹胀渐缓。舌脉同前。

上方加熟大黄 10g,继以理气活血,润肠通便。

六诊：再进 7 剂后，大便顺、日 1 行，纳馨量增，精神渐爽，体力有增。舌质紫，苔薄少，脉细弦。

遂改用丸剂缓图，以巩固疗效。处方：

枳　实 10g	花槟榔 8g	桃　仁 25g	红　花 10g
当　归 15g	生地黄 10g	生黄芪 25g	熟大黄 10g
甘　草 5g			

5 倍量，共研细末，炼蜜为丸，每丸重 6g。每服 1 丸，日 2 次。又连服月余，症状好转而又自动停服。

之后，因行走不慎摔倒，巨肠破裂出血而亡。

按：此巨肠症，是先天还是继发，未明确断言。据有关书籍记载，先天性巨肠症，多为 2～3 岁之幼儿，除及时手术外，别无他法。而继发性巨肠症，亦为手术适应证。家长恐手术，而一拖再拖，错失手术时机。治疗期间，服中药可缓解便秘，更主要的是能缓解肠鼓胀，说明中药治疗巨肠症是有效的。在服中药期间，患儿见效后即停服，未能坚持，而致病情一再恶化。如坚持服中药，症状缓解时，行手术治疗，可能是有救的。李文瑞是外科医师出身，在服中药期间，曾几次向家长建议，找机会手术。家长虽然当面也说接受，但终因未行动而错失手术时机。后由于行走时不慎摔倒，巨肠破裂出血而亡。

4. 妊娠便秘　刘某，女，28 岁，本院职工。曾 3 次流产，已诊为习惯性流产。今次妊娠，经初投白术散加味，后投白术散合当归芍药散制蜜丸治疗，胎气顺，神情正常，每日按时上下班。

初诊：妊娠 3 个月后，出现大便燥结，每隔 2～3 日 1 行，质秘结，时呈球状，难便，又不敢加大腹压；精神紧张，形体瘦弱，口干饮水不多，肤燥，脐腹畏冷，时有痛感，夜寐不宁，小便欠畅。舌微暗，苔少，脉弦滑。

妊娠后由于精神紧张，睡眠不足，精血亏损，下焦燥热，致大便秘结。

辨证：精血亏损，燥热内结。

治则：补益精血，润肠通便。

方药：四物汤加味。

生地黄 15g	当　归 10g	白　芍 8g	川　芎 5g
柏子仁 13g	肉苁蓉 15g	甘　草 1.5g	生何首乌 15g

3 剂，水煎服。

并嘱排便时一定顺其自然，不宜加大腹压。

二诊：服第 2 剂后，大便自然排出，已不呈球状，但质尚偏干。服第 3 剂后，便软而顺畅，少腹疼痛已消，精神转佳。当即改用黑芝麻自炒研粗末，每日 30g，用当归 10g 煎水 50～60ml 冲服，日 1～2 次。

三诊：连服 2 周，大便顺畅，神爽，体力增而正常工作。此后制当归芍药散蜜丸，每丸重 6g。每服 1 丸，日 2 次。连服 3 个月，大便顺畅。

妊娠 10 个月，生一健壮男婴。

按：李文瑞在治疗该患者期间，小心谨慎，分阶段遣方用药，不能一味不对证，再三遣方试投之，并加用黑芝麻一味。考黑芝麻，性平味甘，滋补肝肾，养血润肠。滋补肝肾可以保胎，养血润肠又能通便。现代研究证实，黑芝麻营养成分丰富，每100g黑芝麻中含有54.2g脂肪、20g蛋白质、1 200mg钙、560mg磷、410mg钾、360mg镁，说明对胎儿的生长发育是有益的。李文瑞临证既强调保胎，又重视通便，合而用之，方能见效。因黑芝麻、当归恰好具有双重功效，以及后来改用之当归芍药散既可保胎又能通便，故而获效。

5. 子宫内膜异位症便秘 刘某，女，28岁。婚后5年不孕，经前腰痛，行经时少腹痛，尤以第1、2日为剧，痛如针刺、刀割，经血时有紫块，少腹喜热，加热水袋痛可缓解，如不解必加服止痛片。妇科诊断为子宫内膜异位症。

初诊：形体瘦弱，平素若行经，能勉强工作，大便秘结、3～5日1行、质硬成球。神时欠爽，肢软乏力，纳食如常，行经前夜寐不宁，行经时常因痛而整夜不寐。舌微紫，苔少，脉沉细有弦滑之象。

辨证：瘀血内阻，腹痛便秘。

治则：活血化瘀，止痛通便。

方药：少腹逐瘀汤加味。

熟大黄15g	乌 梅10g	小茴香13g	生 姜6g
延胡索10g	没 药6g	当 归10g	川 芎6g
肉 桂10g	赤 芍10g	生蒲黄10g	五灵脂6g
香 附10g	丹 参15g	火麻仁10g	

7剂，水煎服。

嘱每日服1煎，若便秘如故则每日服2煎。

二诊：每日服1煎后，大便已顺，直至行经。上方坚持服用，经期痛势大减，血块减少，经量略增，精神为之一振。

原方再进7剂，仍日服1煎，2日1剂。

三诊：纳寐如常，大便略秘结，舌苔薄质微红，脉细弦。遂将上方改制蜜丸，以巩固疗效。继服2个月，大便顺畅，痛经可忍。

妇科检查：子宫内膜异位有好转，子宫浆膜除少许局部外，大部有修复之象。

再投上方蜜丸，3个月后痛经亦不显，大便日1行，质柔软，但未孕。

按：子宫内膜异位症属中医瘀血内阻范畴，大多发生于生育年龄、婚后多年不孕者。临证以经前、经行腰腹疼痛为主，痛如刀割针刺，实为难忍，加之不孕，造成患者身体和精神上的双重痛苦。此症多合并便秘之疾，2～3日或3～5日1行，质坚津少，或如羊粪球，光亮如珠，4～5粒集成一团球，系瘀血内阻，大肠传化功能失司所致。治则重在活血化瘀。李文瑞选用少腹逐瘀汤加味，方贴证合，子宫内膜异位缓，大便亦通畅，再者活血本身即可通便，故而获效。

小 结

综上所述，脾虚气滞便秘，治疗宜用枳术丸加味，健脾通幽；肺气壅滞、津液亏耗便秘，治疗宜用沙参麦门冬汤加减，宣肺开壅，养阴润肠；巨肠症便秘，证属湿困脾胃，健运失司者，治疗宜用平胃散加味，燥湿健脾，理气通便；妊娠便秘，证属精血亏损，下焦燥热者，治疗宜用四物汤加味，补益精血，润肠通便；子宫内膜异位症便秘，证属瘀血内阻者，治疗宜用少腹逐瘀汤加减，活血化瘀，止痛通便。由上可知，特殊类型便秘的临床治疗，虽大多属非常规之法，但仍不离中医辨证论治之精髓，故均获满意疗效。

（王小岗　魏淑兰）

第七章

 疑难杂症医案选录

本书第二至第六章相关部分，已收集李文瑞不少治验案例。本章选录李文瑞所治疑难杂症的典型医案，根据不同病证归纳分节介绍如下。

第一节　慢性肾功能不全

西医认为，慢性肾功能不全是指各种进展性肾病导致肾小球和肾小管不断破坏，使机体在排泄代谢废物和调节水电解质、酸碱平衡等方面出现失调的临床综合征。临床主要表现为自身中毒及代谢紊乱的症状。动物实验、尸体解剖等研究揭示，在慢性肾脏疾病发展过程中，肾小球血流动力学的改变是导致肾功能减退和恶化的主要病理基础。

中医认为，慢性肾功能不全多属正虚邪实、虚实夹杂之证，其变化发展过程常因实致虚，继而又由虚致实，可涉及全身五脏六腑。其中，脾肾阴阳衰败，湿浊水毒潴留是慢性肾功能不全发病的关键，而瘀血内阻在其发病过程中也是常见的。

一、中医药治疗慢性肾功能不全

李文瑞分别于 1991 年 6 月 5 日—8 月 5 日和 1992 年 7 月 15 日—8 月 15 日赴日本三树会病院，开展"泌尿结石中西医合作——冲击波粉碎机施术后，有选择地应用中药加速排石"的临床观察研究，取得满意疗效。同时，进行单纯试用中药治疗慢性肾功能不全 31 例的临床观察，药后肌酐（Cr）和血尿素氮（BUN）水平均下降，病情走向平稳。具体介绍如下。

1. 井某，男，65 岁。慢性肾炎 5 年余，伴肾功能不全 1 年

初诊：丹田院长介绍，医师建议进行透析，邀李文瑞会诊。

诊见：口干咽干，渴而不多饮，纳食不香，大便时溏，胸闷短气，时胁痛，面色紫暗（久病之颜），肢体时麻木，且痒，小便量多，夜尿 2～3 行。舌质暗、有瘀斑，苔薄白，脉细涩。

血液生化示 Cr 6.8mg/dl，BUN 55mg/dl。

诊后，向院长建议，可暂不透析，先以中药试服，Cr 和 BUN 水平有可能下降。院长表示同意。

辨证：瘀血内阻。

治则：活血化瘀。

方药：活血化瘀汤加减。

丹　参 30g	当　归 15g	赤　芍 15g	川　芎 13g
桃　仁 10g	红　花 10g	鸡血藤 15g	甘　草 5g
熟大黄 10g			

3 剂，水煎试服。

二诊：药后麻木感已消，大便日 2 次、略成形，余如故。

因患者为健康保险者，无力支付汤剂费用，故改以散剂治之。处方：

丹　参 30g	赤　芍 15g	川　芎 15g	当　归 10g
桃　仁 10g	红　花 10g	茯　苓 15g	生大黄 6g
生黄芪 25g	甘　草 5g		

5 料（705g），由药房特制，共为极细末。每服 5g，日 3 次。

此方本应加穿山甲、三七等较贵药物，但因患者条件有限，只好以丹参等活血化瘀，加大黄解毒，以改善肾功能。

1991 年 7 月 18 日三诊：1 个月后，自觉良好，身痒大减，麻木轻微，夜尿 1 行，纳量有增，大便日 2～3 次、不成形，未排水样便，面色有华。血液生化示 Cr 4.6mg/dl，BUN 35mg/dl。患者高兴，要求继服散剂。

上方去生黄芪，加炙黄芪 35g、牛膝 10g。5 料，共为极细末。每次 5g，日 3 次。

院长在投中药后观之，Cr 和 BUN 水平均下降，并言中药真灵！嘱其继续以原细末治疗。

2. 小川某，女，35 岁。糖尿病肾病 2 年

1991 年 6 月 13 日初诊：口舌干燥，口渴多饮，口苦咽干，头晕，心下痞满，大便干结，尿多色黄，心烦低热，情绪不安，夜寐不宁。舌质红，苔黄津不足，脉细小数。

血液生化示 Cr 5.8mg/dl，BUN 50mg/dl，糖化血红蛋白（HbA1c）8.9%。

辨证：肝肾阴虚，瘀浊内停。

治则：滋补肝肾，化瘀泻浊。

方药：一贯煎加味。

当　归 10g	北沙参 15g	枸杞子 10g	川楝子 6g
麦　冬 15g	知　母 10g	黄　柏 6g	大黄粉 6g 分冲

15 剂，日 1 剂，水煎分 2 次服。

另，每晚睡前服逍遥丸（水丸）1 袋。原胰岛素用量不变。

1991 年 6 月 28 日二诊：药后情绪安定，口苦咽干缓解，心下痞满已除，大便日 2 次、略成形，心烦低热有缓，寐有好转。舌尚红，津仍不足，黄苔化，脉细小数。

上方加天冬 10g，再进 15 剂；每晚继服逍遥丸 1 袋。

1991 年 7 月 15 日三诊：药后市检中心血液生化示 Cr 4.1mg/dl，BUN 35mg/dl，HbA1c 8.3%。口苦咽干、心烦等好转，情绪稳定，血糖略降，大便日 3 次、不成形。舌微红，苔薄黄少津，脉细。

遂依丹田院长要求改以散剂治之。处方：

北沙参 25g	当　归 10g	天麦冬 各 10g	川楝子 6g
枸杞子 10g	知　母 10g	生大黄 6g	白　芍 10g

香　附5g　　　　　郁　金5g

5料（535g），共为细末。每次5g，日2次。

每晚继服逍遥丸1袋。

1991年8月15日四诊：1个月后复查血液生化示Cr 3.0mg/dl，BUN 28mg/dl，HbA1c 7.5%。病情稳定。

当时李文瑞再过10天左右将回中国。院长笑曰：此患者1年内不会透析。今后如何用药？

李文瑞即制订治疗方案：①逍遥丸每晚1袋。②柴苓汤1袋，大黄粉胶囊2～3粒，均日2次，以不排水样便为度。上药均长期服用。

1992年6月10日应丹田院长之约请再次赴三树会病院，停留1个月。丹田院长曾提及小川某糖尿病肾病之事，得知患者去冲绳探望母亲已3个月，仍继续服柴苓汤与大黄粉胶囊。近日血液生化示血糖稳定，Cr 2.0mg/dl，BUN 25mg/dl。效果良好。

3. 桥本某，男，35岁。急性肾功能不全

1992年6月7日初诊：全身水肿，凹指，小便短少，神疲困倦，纳少、时呃逆，胸腹胀。舌淡，苔白滑，脉沉缓。

血液生化示Cr 4.0mg/dl，BUN 30mg/dl。

辨证：湿困脾土，水浊瘀阻。

治则：燥湿健脾，利水泻瘀。

方药：小半夏加茯苓汤加味。

法半夏15g　　　茯苓皮30g　　　猪　苓15g　　　车前子20g
竹　茹10g　　　旋覆花10g　　　党　参10g　　　生大黄10g^{后下}
生甘草5g

　　　　　　　　　　　　　　　　　　　　　　5剂，水煎服。

同时静脉输液，以调节电解质紊乱。

1992年6月12日二诊：药后血液生化示Cr 2.0mg/dl，BUN 25mg/dl。水肿已消大半，神疲缓，已进食，食后不呃逆，小便量大增，腹胀缓解。舌淡红，苔白，脉有滑象。上方再进20剂。

药后，丹田院长告之，因临床症状全部缓解，Cr、BUN已降至正常范围而出院，门诊继续观察。

4. 大谷某，男，56岁。糖尿病10余年，糖尿病肾病1年

1992年5月14日初诊：眼睑水肿，足背水肿，神疲乏力，面色苍黄，五心烦热，纳食不香，大便干。舌淡体胖，苔白少津，脉弦数。

尿液检查示尿蛋白（+++），24小时尿蛋白定量＞0.5g。

血液生化示Cr 6.5mg/dl，BUN 55mg/dl，HbA1c 8%。

辨证：阴虚水停，兼有瘀毒。

治则：滋阴利水，佐以解毒。

方药：猪苓汤颗粒剂2包，日3次；大黄粉胶囊2粒，日2次。

36日后，血液生化示Cr 4.3mg/dl，BUN 35mg/dl。上药继服。

1992 年 7 月 20 日三诊：药后 30 日复查血液生化示 Cr 3.5mg/dl，BUN 28mg/dl；尿蛋白（++）。大便每日 2~3 次，不成形。

院长提出，效果好，是否继服？李文瑞表示同意继服上药，以巩固疗效。

5. 平山某，女，55 岁。糖尿病肾病（尿毒症期）

1992 年 5 月 15 日初诊：腰以下水肿，按之凹，畏冷，大便日 2 次、成形，小便短少。舌淡，苔腻，脉沉细。

血液生化示 Cr 6.5mg/dl，BUN 55mg/dl，HbA1c 8.5%。

辨证：脾肾阳虚，水湿泛滥。

治则：健脾补肾，温阳利水。

方药：真武汤加减。

黄　芪 30g	桂　枝 10g	白　芍 13g	制附子 10g^{先煎}
生姜 5 片	车前子 20g^包	紫河车 10g	白　术 10g
茯　苓 15g	大黄 10g^{后下}		

3 剂，水煎试服。

1992 年 5 月 19 日二诊：药后大便日 2 次、微溏，继服 1 剂。服后体有温感，尿道畅，水肿渐消。

因经济不足，要求服健康保险之颗粒剂。遂改用黄芪桂枝五物汤颗粒剂 1 袋，日 3 次；大黄粉胶囊 2 粒，日 2~3 次，以排非水样便为度。

40 日后血液生化示 Cr 4.5mg/dl，BUN 30mg/dl，HbA1c 8.0%。

嘱其继续服用上药，以巩固疗效。

6. 坂本某，女，61 岁。糖尿病 11 年，糖尿病肾病 1.5 年

1992 年 8 月 17 日初诊：大便溏、日 1 行，面足水肿，进食不香，胸胁痞满，腹微满感，血压 175/100mmHg。舌胖嫩，苔黄厚腻，脉滑数。

血液生化示 Cr 6.8mg/dl，BUN 55mg/dl。

尿液检查示 24 小时尿蛋白定量＞0.5g。

辨证：脾虚湿困，瘀浊内停。

治则：健脾燥湿，化瘀泻浊。

方药：平胃散加味。

苍　术 30g	厚　朴 10g	陈　皮 10g	黄连 15g
熟大黄 6g	茯苓皮 25g	猪　苓 15g	车前子 20g^包

3 剂，水煎试服。

二诊：药后大便日 2 次、仍微溏，继服 15 剂。之后，因汤剂自费，而改用原方 5 料（655g），共研极细末。每服 5g，日 3 次。如大便日 1 次，早晚可加服大黄粉胶囊 1 粒。

三诊：上粉末服 35 日后，复查血液生化示 Cr 5.1mg/dl，BUN 30mg/dl；尿液检查示蛋白（++）。要求继服，不透析，丹田院长同意。上方再进 5 料，继续治疗。

40 日后，复查血液生化示 Cr 1.5mg/dl，BUN 20mg/dl；尿液检查示蛋白（+）。原方再配 5 料继服，以巩固疗效。

7. 塚本某,女,30 岁。慢性肾炎 5 年,伴肾病综合征

1992 年 8 月 18 日初诊:全身水肿,按之凹陷(下肢更明显),小便量少、每日不足 1 000ml,口干不喜饮,纳呆,阴囊有轻微积液,面色苍白。舌淡红,苔白,脉沉细。

血压 175/(95～118)mmHg;血液生化示 Cr 5.5mg/dl,BUN 40mg/dl。大量蛋白尿,已用激素治疗。

辨证:脾肾阳虚,水湿泛滥。

治则:健脾补肾,温阳利水。

方药:真武汤加味。

制附子 9g^{先煎}	茯　苓 30g	白　芍 10g	生　姜 3 片
白　术 9g	车前子 20g^包	大　黄 6g^{后下}	猪　苓 15g
山茱萸 13g			

3 剂,水煎服。

1992 年 8 月 21 日二诊:药后尿量大增、2 000ml/d,大便保持在日 2～3 次。

上方继服 15 剂,水煎服。

1992 年 9 月 6 日三诊:阴囊水肿已消,下肢水肿按之微凹,大便日 2 次、偶 3 次,无水样便。舌淡,苔少,脉细有滑象。

上方去附子,加桂枝 15g。15 剂,水煎服。

四诊:35 日后,复查血液生化示 Cr 3.3mg/dl,BUN 30mg/dl;尿蛋白(++),血压 155/85mmHg。改用真武汤颗粒剂,每日 3 次,早晚各 1 袋,中午 2 袋;大黄粉胶囊 2 粒,日 2 次。

30 日后,复查血液生化示 Cr 1.3mg/dl,BUN 19mg/dl;尿蛋白(+),血压 145/80mmHg。上药继服,以巩固疗效。

8. 渡边某,男,60 岁。糖尿病 10 年,糖尿病肾病(中期)

1992 年 8 月 20 日初诊:形寒肢冷,下肢微水肿,腰膝酸软,气短,夜尿频、3～4 次,大便不实。舌体胖大、有齿痕,苔白,脉虚弱。

蛋白尿(+++),Cr 7.0mg/dl,BUN 60mg/dl,HbA1c 7.5%。

辨证:脾肾气虚,水浊不化。

治则:健脾补肾,利水化浊。

方药:真武汤加减。

制附子 10g^{先煎}	炮　姜 8g	炒白术 10g	茯　苓 25g
生黄芪 35g	苍　术 25g	车前子 10g^包	生大黄 10g^{后下}

15 剂,水煎服。

1992 年 9 月 5 日二诊:药后身暖肢温,大便日 2 次、不成形。原方再进 15 剂。药后诸症均有所减轻。原方再进 15 剂。

30 日后,Cr 4.3mg/dl,BUN 35mg/dl,HbA1c 7.0%,尿蛋白(++)。

上方 5 料,共研极细末。每次 5g,日 3 次。继续治疗,以巩固疗效。

9. 木村某,女,50 岁。慢性肾功能不全 3 年

1991 年 6 月 5 日初诊:头晕不爽,全身乏力,腰酸痛,口舌干,咽不利,喜饮热汤,大

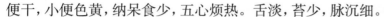

便干，小便色黄，纳呆食少，五心烦热。舌淡，苔少，脉沉细。

血液生化示 Cr 6.5mg/dl，BUN 50mg/dl。

辨证：肝肾阴虚，瘀毒内壅。

治则：滋补肝肾，化瘀解毒。

方药：六味地黄丸颗粒剂 1 袋，大黄粉胶囊 2 粒，均日 3 次。

健康保险用药：激素和氨基酸制剂。

1991 年 7 月 25 日二诊：服用 50 日后，临床症状减轻，复查血液生化示 Cr 4.5mg/dl，BUN 35mg/dl。中药已见疗效，继服原药治疗。

药后 40 日，临床症状进一步减轻，复查血液生化示 Cr 2.5mg/dl，BUN 25mg/dl。

嘱其继续原药治疗，以巩固疗效。

10. 小川某，女，35 岁。**慢性肾功能不全**

初诊：体瘦，体力有不支象，形寒肢冷，又手足心热，口干欲饮，大便时干时溏，小便色黄且混浊。舌淡白、体略胖、有齿痕，苔白不厚，脉沉细。

血液生化示 Cr 7mg/dl，BUN 50mg/dl。

血常规示血小板计数 9 万 /mm³（90 × 10⁹/L）。

因无力口服进药，经与丹田院长协商，行保留灌肠治疗。

辨证：肾阳虚衰，瘀毒壅盛。

治则：温补肾阳，化瘀解毒。

方药：制附子 15g^{先煎}　　生大黄 25g^{后下}　　槐花炭 15g　　生地榆 15g

广木香 10g

　　　　　　　　　　　　　　　　日 1 剂，水煎取 200ml，高位保留灌肠。

因病情重，每日下午 2 时来院操之。

1991 年 6 月 12 日二诊：连续 7 天灌肠后，自觉体力有增，每次灌肠后大便 2 次、不成形。再灌 7 天，同时投以肾气丸颗粒剂 1 袋，日 2 次。

半月后，复查血液生化示 Cr 6mg/dl，BUN 40mg/dl。

继续予原方每周灌肠 2 次（隔 3 日 1 次），肾气丸颗粒剂继服。

11. 八竹某，女，51 岁。**糖尿病 12 年，糖尿病肾病 2 年**

1991 年 7 月 5 日初诊：下肢及足背水肿，形寒，皮肤粗糙时痒，时发呃逆，面色已渐呈暗，大便时溏。舌胖有齿痕，苔白，脉细。

血液生化示 Cr 6.8mg/dl，BUN 60mg/dl，HbA1c 7.5%。

辨证：气虚阳虚，水湿内停。

治则：益气温阳，化气行水。

方药：五苓散颗粒剂 1 袋，附子末胶囊 1 粒，大黄粉胶囊 2 粒，均日 3 次；其间隔 3 日行中药［制附子 30g（先煎），蒲公英 30g，生大黄 25g（后下），龙骨、牡蛎各 30g。日 1 剂，煎取 200ml］保留灌肠 1 次，当日停用口服中药。

1991 年 8 月 8 日二诊：30 日后复查血液生化示 Cr 5.1mg/dl，BUN 40mg/dl，HbA1c 7.0%。

上法又坚持 30 日，复查血液生化示 Cr 4.0mg/dl，BUN 30mg/dl。之后，继续上述中药治疗。

12. 阿部某，男，68 岁。慢性肾炎水肿晚期——尿毒症

1992 年 7 月 20 日初诊：患者已失去透析疗法机会，住院对症治疗。予呋塞米（速尿）、硝普钠加 5% 葡萄糖注射液静脉滴注，当时 Cr 8.0mg/dl，BUN 60mg/dl，遂约李文瑞会诊。

李文瑞诊后指出，宜急则治其标，行高位保留灌肠法。

辨证：肾阳虚衰，瘀毒壅盛。

治则：温补肾阳，化瘀解毒。

方药：生大黄 25g^{后下}　　生牡蛎 50g　　　制附子 15g^{先煎}　　地榆 30g

　　　　　　　　　　　　　　　　　　　　3 剂，每剂水煎取 300ml，高位保留灌肠。

护士小姐（看护妇）执行过保留灌肠，但对中药灌肠有新鲜感。连灌 3 次，首日上下午各 1 次，翌日上午再 1 次。

二诊：3 次灌完后 10 小时，呕逆已止，口中尿臭似有解，小便量增，每次灌肠后大便排出量较多（初排球状粪），腹胀缓解，自灌肠后昏聩未发，患者神清、问之可答，2 天未发抽搐，可自动排尿，尿量 800～1 000ml/d，口尿味自觉似无。舌淡苔腻，脉滑、时有结代。

处方：

（1）灌肠方：上方加石菖蒲 15g、郁金 15g（解昏）、苏叶 15g（止呕逆）。水煎取液，每日上午 1 次，连用 5 日。

（2）口服汤剂，温脾汤加减。

党　参 15g　　　制附子 10g^{先煎}　　丹　参 15g　　　川　连 10g
蚕　沙 10g　　　熟大黄 5g　　　　吴茱萸 13g　　　甘　草 5g
干　姜 5g　　　藿　香 10g　　　佩　兰 10g

　　　　　　　　　　　　　　　　　　　　　　　　　5 剂，水煎服。

下午 3—4 时服 1 煎，晚 7—8 时再服 1 煎。

三诊：5 日后再会诊，神情安定，未抽搐，未昏聩，进食有香，大便日 1～2 次，夜自排尿 1 次，尿量增至每日 1 000ml 左右，口尿臭（臊）偶现，可下床持杖活动，身不恶冷。

处方：①灌肠方去苏叶，每周 3 次；②汤剂方加车前子 10g（包），10 剂，每周 4 次。其间灌肠方与口服方交替使用。

1992 年 8 月 3 日四诊：复查血液生化示 Cr 6.5mg/dl，BUN 49mg/dl。

丹田院长要求再服中药，因效果出乎其预料之外。问曰：今后再有类似患者，可否照服汤药和灌肠？

李文瑞答：中医治疗讲究个体化，因人因证用药，手段多多。

院长笑曰：汉方难哉。

此患者停止灌肠后，又服上汤方 2 周而出院，门诊继续中药治疗。

13. 岩田某，男，59 岁。糖尿病 8 年，糖尿病肾病

1991 年 7 月 5 日初诊：面色不华，四肢不温，腰时痛，夜尿 2～3 次，阳痿 4 年。舌淡，苔白不厚，脉沉弱。

尿蛋白（++）；血液生化示 Cr 7.0mg/dl，BUN 50mg/dl，HbA1c 7.5%。

辨证：肾阳不足，瘀毒内壅。

治则：温补肾阳，化瘀解毒。

方药：八味地黄丸颗粒剂 1 袋，大黄粉胶囊 2 粒，均日 3 次。

1991 年 7 月 20 日二诊：药后 15 日，四肢渐温，夜尿 1～2 行。

八味地黄丸颗粒剂继服，每日 3 次，早晚各 1 袋，中午 2 袋；大黄粉胶囊 2 粒，日 3 次。

1991 年 8 月 15 日三诊：初诊 40 日后，尿蛋白（++），血液生化示 Cr 5.5mg/dl、BUN 43mg/dl、HbA1c 7%。

因固定散剂药力不足，故改用肾气丸加味：

制附子 9g	肉　桂 6g	怀山药 24g	山茱萸 15g
葛　根 35g	牡丹皮 9g	茯　苓 30g	泽　泻 10g
干地黄 24g	大　黄 10g		

4 料，共为极细末，每次 5g，日 3 次。

粉剂服 55 天药尽后，复查尿蛋白（+），血液生化示 Cr 3.5mg/dl、BUN 25mg/dl、HbA1c 7%。原粉末剂继服，以巩固疗效。

14. 今田屋某，男，55 岁。糖尿病 8 年，糖尿病肾病（尿毒症期）

1991 年 6 月 20 日初诊：神疲乏力，倦怠，口渴欲饮，进食量日减，体重渐减，食后腹胀，大便干结，腰膝酸软无力，无水肿之象。舌淡嫩，苔薄白，脉细乏力。

血液生化示 Cr 6.7mg/dl，BUN 58mg/dl，尿酸（UA）11.5mg/dl。

辨证：肾阳不足，瘀毒内壅。

治则：温补肾阳，化瘀解毒。

方药：牛车肾气丸 1 袋，大黄粉胶囊 2 粒，均日 3 次，15 日量。

1991 年 7 月 6 日二诊：血液生化示 Cr 4.3mg/dl，BUN 45mg/dl，UA 9.1mg/dl。口渴解，已不欲饮，大便日 2 次、略不成形，纳食有香气，腰酸如前。舌淡，苔少，脉细。

牛车肾气丸 1 袋，日 3 次；大黄粉胶囊，早晚各 2 粒，中午 3 粒。再进 15 日量，继续治疗。

15. 小松崎某，男，58 岁。慢性肾功能不全（尿毒症期）

1991 年 7 月 5 日初诊：神疲怠倦，短气懒言，腰膝酸困，夜尿多且清，纳果时腹胀，便时溏时干，已用激素治疗。舌淡，苔薄白，脉沉弱。

血液生化示 Cr 6.2mg/dl，BUN 45mg/dl；尿液检查示蛋白时有时无。

辨证：脾肾气虚。

治则：健脾益肾。

方药：补中益气汤加味。

生黄芪 35g	白　术 10g	陈　皮 10g	升　麻 6g
柴　胡 8g	当　归 10g	生晒参 15g	桂　枝 10g
怀山药 15g	巴戟天 10g	生大黄 6g^{后下}	

5 剂，水煎试服。

嘱药后大便日 2 行、略溏，余无明显反应，再进 15 剂。

1991 年 8 月 2 日二诊：药后精神似振作，神疲有缓，纳有增，夜尿只 1 行。舌仍淡，苔薄白，脉沉。要求继续服汤剂，再进 15 剂。

1991 年 8 月 31 日三诊：药后，复查尿蛋白（-），血液生化示 Cr 4.3mg/dl、BUN 30mg/dl。精神有佳。要求继服，再进 15 剂，以巩固疗效。

16. 小幡某,男,50 岁。糖尿病 10 年,糖尿病肾病 2 年

1991 年 7 月 5 日初诊:血液生化示 Cr 6.8mg/dl,BUN 55mg/dl;尿蛋白(++)~(+++)。医师建议透析,患者谢绝。

诊见:尿频量多,有脂膏浮于上,臊气重,腰膝酸软乏力,时发头晕耳鸣,偶有多梦遗精,身痒肤不华,眼睑水肿。舌微红,少苔而津不足,脉细小数。

辨证:肾阴不足,瘀毒内壅。

治则:滋补肾阴,化瘀解毒。

方药:六味地黄丸颗粒剂 1 袋,大黄粉胶囊 2 粒,均日 3 次。15 日量。

1991 年 7 月 20 日二诊:药后尿量、尿混、臊气减,眼睑水肿消,身痒减。

主管医师中岛先生问:可否不透析?

李文瑞答:如果 Cr 水平渐降,则可不透析。遂上药再投 30 日量。

1991 年 8 月 15 日三诊:血液生化示 Cr 3.5mg/dl,BUN 30mg/dl。尿量已正常,已无夜尿,服药期间未遗精,神情良好,大便日 2 次、不成形。患者要求继续服药。

中岛先生问:如果 Cr 维持在 3~5mg/dl,可不透析,但对中药如此之疗效,仍不理解。遂嘱继服六味地黄丸颗粒剂与大黄粉胶囊,以巩固疗效。

17. 水岛某,女,45 岁。糖尿病肾病年余

1992 年 6 月 11 日初诊:糖尿病已用胰岛素治疗,空腹血糖 105mg/dl,餐后 2 小时血糖 180mg/dl,血糖尚稳定。Cr 6.5mg/dl,BUN 42mg/dl。小便次频、量多,1 800~2 000ml/d,有混浊现象。手足心热,咽干喜饮,饮水不多,时发饮一溲一,大便干,面容不华,神情低微,下肢及足面水肿。舌微红,苔少,脉沉细。

辨证:阴阳两虚,瘀毒内壅。

治则:阴阳双补,化瘀解毒。

方药:八味肾气丸颗粒剂 1 袋,日 3 次;大黄粉胶囊 2 粒,早晚各 1 次。15 日量。

1992 年 6 月 27 日二诊:上药服后,血液生化示 Cr 5.0mg/dl,BUN 38mg/dl。足背水肿已消,尿量减,1 200ml/d,大便日 2 次、略有形,五心烦热不显。舌仍微红,苔微薄白,脉沉细有滑象。

八味肾气丸颗粒剂,日 3 次,早中各服 1 袋,晚服 2 袋,早中加大黄粉胶囊各 3 粒,30 天量。

1992 年 7 月 27 日三诊:札幌市中心实验室血液生化示 Cr 3.5mg/dl,BUN 25mg/dl。

加藤副院长见疗效满意而高兴,并问:今后可免透析否?

李文瑞答:如长期服此药有可能不用透析。继服八味地黄丸颗粒剂与大黄粉胶囊,再投 30 日量。

18. 松浦某,男孩,8 岁。肾炎并发肾病综合征 3 个月

初诊:全身水肿,大量蛋白尿,伴有低蛋白血证,血浆白蛋白少于 30g/L,Cr 6mg/dl,BUN 30mg/dl,尿蛋白(+++),钾低于正常。

大西副院长意见:先由李文瑞先生投中药,如无效,再投激素。

诊见:面色萎黄,神疲乏力,小便短少,大便时溏,纳乏味,不欲进食。舌淡红,苔白滑,脉沉细弱。

辨证：脾虚水泛。

治则：健脾利水。

方药：四君子汤加味。

党　参 8g	生黄芪 12g	茯苓皮 15g	泽　泻 10g
猪　苓 15g	车前子 10g^包	白　术 8g	大腹皮 15g
香　附 6g	甘　草 3g		

3 剂，水煎试服。

1992 年 6 月 10 日二诊：药后水肿消 1/3，小便量增，食欲略增，大便仍溏。舌淡红，苔白不滑，脉细。

上方加蝉蜕 6g、苏叶 6g。7 剂，水煎服。

1992 年 6 月 18 日三诊：水肿大部已消，纳有味，大便成形，小便量如常，形有寒象。复查血液生化示 Cr 5mg/dl，BUN 22mg/dl，钾正常；尿液检查示尿蛋白（++）。大西副院长满意，希望再服中药，不用激素。舌淡红，苔白，脉细、沉取有滑象。

改用真武汤合五苓散，以温阳利水。处方：

制附子 5g^{先煎}	茯苓皮 15g	白　芍 6g	猪　苓 10g
大腹皮 15g	车前子 10g^包	干　姜 1.5g	生黄芪 15g
玉米须 5g	甘　草 3g		

15 剂，水煎服。

1992 年 7 月 3 日四诊：临床症状基本消失，复查肾功能正常，尿蛋白转阴。继续服用中药，以巩固疗效。

19. 安井某，男，58 岁。肾病综合征 3 年余

1992 年 7 月 8 日初诊：全身水肿，经治疗后残余，晨起面水肿，晚则跗肿，按之微凹，腰酸身重，精神不振，不能久立，不耐久坐，大便干结，小便量少。舌淡红，苔薄，脉沉细。

血液生化示 Cr 6.5mg/dl，BUN 45mg/dl；尿蛋白（+++）。

辨证：肾阳不足，瘀毒内壅。

治则：温补肾阳，解毒化瘀。

方药：牛车肾气丸颗粒剂 1 袋，大黄粉胶囊 2 粒，均日 3 次，15 天量。

1992 年 7 月 23 日二诊：药后，面与跗部水肿已消，小便量增加，身有温热感，大便日 2～3 次，初起曾有少许水样便，3 日后则变为成条便。上药继服 20 日。

1992 年 8 月 10 日：复查血液生化示 Cr 4.5mg/dl，血 BUN 35mg/dl；尿蛋白（++）。面肿未再起，足背时有水肿（多在午后），精神转佳，可外出散步。原药继服，以巩固疗效。

20. 佐川某，女，50 岁。糖尿病 5 年，糖尿病肾病

1992 年 6 月 5 日初诊：已用胰岛素治疗，近 2 周颜面水肿加重，全身水肿，尤以腰以下凹陷，头晕心悸，不仅冷痛且酸重，尿量有减，口干不渴，大便软。舌淡，苔白薄，脉沉细。

血液生化示 Cr 5.5mg/dl，BUN 40mg/dl；尿蛋白（+++）。

辨证：阳虚水泛，瘀毒内壅。

治则：温阳利水，解毒化瘀。

方药：真武汤颗粒剂 1 袋，大黄粉胶囊 2 粒，均日 2 次，10 日量。

1992年6月16日二诊：水肿大减，体重渐增，大便日2～3次，便软。舌体淡，苔白，脉沉细。真武汤颗粒剂与大黄粉胶囊继服2周。

1992年6月30日三诊：自觉症状缓解，血液生化示Cr 5.0mg/dl，BUN 38mg/dl；尿蛋白（++）。略有见效。因为保险只能给颗粒剂，故上药继服6周。

1992年8月20日，血液生化示Cr 4.5mg/dl，BUN 31mg/dl，稍降；尿蛋白（+）。原药继服。

21. 津田某，女，35岁。慢性肾炎伴肾功能不全2年

初诊：激素治疗已年余，蝶形红斑、口腔溃疡时发。近日急性发作，体温38.5℃，发热7日不退，喜饮凉，有时躁动不安，面红疹、色鲜，干结重，皮疹，紫癜，腰痛，膝关节痛，下肢水肿。血压180/105mmHg，Cr 3.0～5.0mg/dl。

今日血液生化示Cr 5.1mg/dl，BUN 38mg/dl，HbA1c 8.5%；尿常规示红细胞20～30个/HP。

病情急，院长求之于中药治疗。舌暗红，苔薄黄，脉涩。

辨证：热毒炽盛，迫及营血。

治则：清热凉血，解毒利水。

方药：犀角地黄汤加味。

水牛角粉5g^{分冲}	牡丹皮9g	赤 芍15g	生地黄15g
黄 芩10g	川 连5g	益母草15g	熟大黄5g

3剂，水煎试服。

另，猪苓汤颗粒剂1袋，每晚睡前冲服。

1992年6月2日二诊：药后热退，精神暂好，尿量增加，大便1次。

继投上方，熟大黄改为生大黄5g（后下）。7剂，水煎服。

猪苓汤颗粒剂继服。

1992年6月10日三诊：仍虽有低热（37.5℃），但精神良好，口腔溃疡愈，喜饮温热水，大便日2次，五心烦热，午后潮热。舌红，苔薄少津，脉细小数。

证现阴虚内热之象。改用知柏地黄丸颗粒剂1袋，大黄粉胶囊1粒，均日2次，10日量。

1992年6月21日四诊：低热已退，急性发作已缓解。面部红疹、皮疹等消失，Cr 4.5mg/dl，BUN 30mg/dl，尿中残有少量红细胞。患者自行停服中药。

22. 稻垣某某，男，58岁。慢性肾炎急性发作

1992年6月15日初诊：2周前慢性肾炎急性发作，下肢水肿加重，凹指，晨面水肿，纳呆，精神不振，时发腰酸痛，足无力，大便时软，小便滴沥。舌淡有齿痕，苔薄白，脉细数。

血液生化示Cr 3.5mg/dl，BUN 50mg/dl；尿常规示尿蛋白（+++）。

辨证：气虚水停，瘀毒内壅。

治则：益气利水，解毒化瘀。

方药：防己黄芪汤加减。

生黄芪30g	防 己10g	白 术10g	防 风10g
茯苓皮25g	怀山药15g	党 参10g	车前子20g^包
生薏苡仁15g	大腹皮25g	甘 草5g	生大黄5g^{后下}

3剂，水煎服。

1992 年 6 月 18 日二诊：药后水肿渐退，大便日 2 次，体力增加。

效不更方，前方继服 10 剂。

1992 年 6 月 29 日三诊：因急性发作症状渐解，所以改用牛车肾气丸颗粒剂 1 袋，日 3 次；大黄粉胶囊中午 2 粒。1 个月量。

1992 年 7 月 30 日四诊：血液生化示 Cr 3.0mg/dl，BUN 30mg/dl；尿常规示尿蛋白（+）。疗效明显，牛车肾气丸颗粒剂与大黄粉胶囊继服，以巩固疗效。

23. 秋田某，女，47 岁。特发性水肿伴发肾功能不全

1992 年 7 月 15 日初诊：患者女性，处于围绝经期，大西院长诊为特发性水肿，半年来情绪不稳定，烦躁易动感情，神经质，近日因家庭不和，夜不入睡，大腿水肿，晨起面水肿。舌体略胖、质微红，苔白薄，脉细数。

血液生化示 Cr 3.5mg/dl，BUN 30mg/dl。

辨证：肝郁脾虚，水浊内停。

治则：疏肝健脾，利水化浊。

方药：猪苓汤颗粒剂早午各 1 袋，逍遥散颗粒剂晚 1 袋，大黄粉胶囊 2 粒、日 3 次，15 日量。

1992 年 8 月 1 日二诊：情绪渐稳定，水肿渐消，大便软，入睡良好。舌仍微红，苔薄，脉细小数。上药继服，20 日量。

1992 年 8 月 22 日三诊：精神转佳，水肿消退，血液生化示 Cr 1.5mg/dl，BUN 22mg/dl。原药继服，以巩固疗效。

24. 藤原某，女，15 岁。急性肾炎，发生尿毒症 2 周

1992 年 7 月 5 日初诊：因急性肾炎停学 3 周，精神惶恐不安，眼睑水肿，全身水肿、轻微凹陷，胸背疮疹，溃疡少许，体温 38.5℃。舌红苔黄，脉数。

5 日前血液生化示 Cr 2.5mg/dl，BUN 30mg/dl，尿常规示红细胞 15 个 /HP。

辨证：寒邪外束，湿热内蕴。

治则：解表散邪，清热利湿。

方药：麻黄连翘赤小豆汤颗粒剂 1 袋，大黄粉胶囊 1 粒，均日 3 次，10 日量。

1992 年 7 月 15 日二诊：发热平，胸背红疹略退，水肿微减，微见效。上药继服，10 日量。

1992 年 7 月 25 日三诊：水肿已消，红疹消，结痂。再投 10 日量。

1992 年 8 月 4 日四诊：诸证缓解。血液生化示 Cr 1.2mg/dl，BUN 20mg/dl；尿常规示红细胞（-）。原药再投 10 日量，以巩固疗效。

25. 六川某，男，45 岁。慢性肾功能不全

1992 年 7 月 15 日初诊：全身水肿，尿少，大便不成形。血液生化示 Cr 6.5mg/dl，BUN 45mg/dl；尿常规示尿蛋白（+++）。已用激素治疗，现已处于恢复期。

诊见：神疲乏力，晨起颜面水肿，腰酸痛，纳呆。舌淡红，苔薄白，脉濡细。

辨证：中气不足，瘀水内停。

治则：补中益气，化瘀行水。

方药：补中益气汤颗粒剂 1 袋，大黄粉胶囊 2 粒，均日 3 次。15 日量。

二诊：大便日 2 次、不成形，体力渐加，腰酸退，纳增。舌淡红，苔白，脉细。补中益

气汤颗粒剂与大黄粉胶囊继服，15日量。

1992年8月15日三诊：血液生化示 Cr 6.4mg/dl，BUN 40mg/dl，略降。补中益气汤颗粒剂与大黄粉胶囊继服，嘱1个月后大黄粉胶囊停3周后，可再服。

26. 成田某，女，56岁。重症慢性肾炎（水肿），肾功能不全。

1991年6月25日初诊：住院患者，静脉滴注，危症急救。

诊见：尿少，全身水肿，时发呕逆痰涎，喉中痰鸣，呼吸困难，咳嗽气促，神情淡漠，头晕蒙眬，大便干结。舌淡，苔白腻，脉滑数。

3日前血液生化示 Cr 5.5mg/dl，BUN 45mg/dl。

辨证：痰浊阻络，蒙蔽清窍。

治则：祛痰化浊，开窍醒神。

方药：

（1）汤剂以导痰汤加味：

清半夏 10g	陈胆南星 15g	枳 实 13g	茯 苓 25g
陈 皮 10g	石菖蒲 8g	木 香 10g	甘 草 5g

3剂，急煎口服。

（2）保留灌肠：

苏合香丸 2枚^{温汤溶解} 大黄 15g^{后下}　　熟附片 20g^{先煎}　　生槐米 30g

即刻水煎取液 200ml，1次灌入。

二诊：翌日，神清，痰鸣、呕吐已止，咳嗽尚时发。为急救而先灌肠。

灌肠方：

生大黄 30g^{后下}	芒 硝 15g	桂 枝 20g	制附子 15g^{先煎}
生黄芪 35g	牡 蛎 30g		

3剂，每剂水煎取液 200ml，1次灌入，连续灌肠3日。

口服：五苓散颗粒剂，每次2袋，日2次，3日量。

三诊：急救见效，停止灌肠。遂改用口服，五苓散颗粒2袋，大黄粉胶囊2粒，均日3次，15日量。

1991年7月14日四诊：患者可自由活动，周身水肿大部已消。舌淡红，苔白，脉弦小数。

投予口服：①五苓散颗粒剂2袋，大黄粉胶囊2粒，均日2次（早、中）；②每日晚牛车肾气丸颗粒剂1袋。1个月量。

1991年8月14日五诊：诸症基本缓解。血液生化示 Cr 3.5mg/dl，BUN 30mg/dl。出院回家，门诊继续服用中药治疗。

27. 汤源某，男，50岁。糖尿病肾病、肾功能不全

1991年7月3日初诊：烦渴饮频，饮后似不解而再饮，纳多善饥，尿频。舌红尖边显现，苔薄黄，脉滑数。

空腹血糖 150mg/dl，餐后2小时血糖 270mg/dl，HbA1c 8.0%，1,5-脱水葡萄糖醇（1,5-AG）9μg/ml，Cr 5.5mg/dl，BUN 45mg/dl，已用口服降糖药治疗。

辨证：内热壅盛，灼伤阴液。

治则：清解内热，佐以养阴。

方药：白虎汤合增液汤加减。

生石膏 30g^{先煎}	知　母 10g	生地黄 10g	玄　参 15g
葛　根 30g	黄　芩 10g	黄　连 15g	南沙参 15g
石　斛 30g			

3 剂，水煎试服。

1991 年 7 月 5 日二诊：口干渴似解，但偶渴。

上方去生石膏，加党参 15g，15 日量。

1991 年 7 月 20 日三诊：内热已除，出现短气疲倦，颜面水肿，下肢水肿，腰酸软，口干咽干。舌红苔少，脉细数。

辨证：气阴两虚，兼有湿停。

治则：益气养阴，佐以利湿。

方药：生脉散加味。

生黄芪 35g	党　参 15g	山茱萸 15g	怀山药 18g
五味子 15g	麦　冬 10g	车前子 15g^包	葛　根 30g
猪　苓 15g			

15 剂，水煎服。

1991 年 8 月 5 日四诊：空腹血糖 110mg/dl，餐后 2 小时血糖 220mg/dl，1,5-AG 11μg/ml。口渴口干渐解，饮水亦减，偶有饥感，尿量减。

因症减轻，故改用上方加大黄 6g，5 倍量，共研极细末。每服 5g，日 3 次。

1991 年 9 月 5 日五诊：血液生化示 Cr 4.5mg/dl，BUN 35mg/dl，1,5-AG 10μg/ml，HbA1c 7%。肾功能效果稍显，大便每日 1～2 次、成形。

上方加大黄粉 8g，5 料，共研极细末。每服 5g，日 3 次。长期治疗。

28. 八竹某，男，35 岁。慢性肾炎伴肾功能不全

1991 年 7 月 3 日初诊：全身水肿，凹指，小便少，神疲乏力，胸闷不快，纳少，呕逆感。舌淡红，苔白腻，脉沉迟。

血液生化示 Cr 5.3mg/dl，BUN 35mg/dl；尿常规示尿蛋白（++）。

辨证：水湿浸渍，瘀毒内壅。

治则：化湿利水，解毒化瘀。

方药：五苓散颗粒剂 1 袋，大黄粉胶囊 2 粒，均日 3 次，15 日量。

1991 年 7 月 20 日二诊：全身水肿残余，按之不凹，胸闷气短轻微，纳食有增，大便日 2 次、不成形。上药继服，再投 20 日量。

1991 年 8 月 10 日三诊：水肿基本消退，精神爽。血液生化示 Cr 3.1mg/dl，BUN 30mg/dl；尿常规示尿蛋白（+）。上药继服，长期治疗。

29. 立野某，女，55 岁，慢性肾炎伴肾功能不全

1992 年 7 月 17 日初诊：尿少，如洗肉水样，尿频，全身灼热感，时有口烦渴，头面轻微水肿，大便不爽。舌红，苔黄腻，脉滑数。

尿常规示尿蛋白（++），红细胞 15～20 个/HP。

血液生化示 Cr 5.0mg/dl, BUN 30mg/dl。

辨证：湿热内蕴，瘀毒内壅。

治则：清利湿热，解毒化瘀。

方药：二妙丸加味。

黄　柏 10g	苍　术 15g	大小蓟^各15g	藕节炭 10g
炒栀子 10g	白茅根 30g	通　草 5g	竹　茹 5g
滑　石 10g^包	大黄粉 3g^{分冲}		

3 剂，水煎试服。

1992 年 7 月 20 日二诊：药后尿量增加，身灼热退，大便日 2 次、不成形，尿常规示红细胞 5～8 个 /HP，尿蛋白与前相同。似有效，上方再投 15 剂。

1992 年 8 月 5 日三诊：尿量增加如常人，自觉良好，大便日 2～3 次、软不成形。尿常规示红细胞 3～5 个 /HP，尿蛋白（+）；血液生化示 Cr 5.0mg/dl, BUN 28mg/dl，微降。舌淡红，苔薄白，脉弦无滑象。

腻苔已化净，湿热已消。再拟方：

党　参 15g	白　术 10g	茯　苓 15g	猪　苓 15g
山茱萸 15g	石　韦 15g	生大黄 6g^{后下}	甘　草 5g

3 剂，水煎试服。

1992 年 8 月 8 日四诊：药后大便日 2 次，无水样便。

上方 5 倍量，共研极细末。每次 5g，日 3 次。

1 个月后，血液生化示 Cr 4.8mg/dl, BUN 25mg/dl；尿常规示红细胞（-），尿蛋白（+）。原药继服，以巩固疗效。

30. 佐川某，女，50 岁。糖尿病 5 年，糖尿病肾病，肾功能不全

1991 年 7 月 5 日初诊：糖尿病肾病已用激素治疗。近 2 周颜面水肿加重，全身水肿，尤以腰以下为著，头晕心悸，腰以下冷痛且酸重，尿量有减，大便软，口干不渴。舌淡苔白，脉沉细。

血液生化示 Cr 5.5mg/dl, BUN 25mg/dl；尿常规示尿蛋白（+++）。

辨证：阳虚水泛，瘀毒内壅。

治则：温阳利水，解毒化瘀。

方药：真武汤颗粒剂 1 袋，大黄粉胶囊 2 粒，日 2 次，10 日量。

1991 年 7 月 16 日二诊：水肿大减，体力渐增，大便日 2～3 次，便软。舌淡苔白，脉沉细。真武汤颗粒剂与大黄粉胶囊继服 2 周。

1991 年 7 月 30 日三诊：自觉症状减轻。血液生化示 Cr 5.0mg/dl, BUN 24mg/dl；尿常规示尿蛋白（++）。略有效。因患者为健康保险者，只能给予颗粒剂，故上药继服，3 周量。

1991 年 8 月 25 日四诊：Cr 4.5mg/dl, BUN 21mg/dl，尿蛋白（+），稍降。原药 3 周量，继续服用，长期治疗。

31. 城石某，男，45 岁。肾病综合征合并尿毒症

1992 年 7 月 12 日初诊：全身水肿，皮肤光亮，胸闷气短，烦热口渴，大便秘结、隔日 1 行，尿短赤。舌质红，苔黄腻，脉滑数。

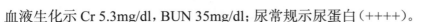

血液生化示 Cr 5.3mg/dl，BUN 35mg/dl；尿常规示尿蛋白（++++）。

辨证：湿热蕴结，瘀毒内壅。

治则：清热利湿，解毒化瘀。

方药：五苓散加减。

茯　苓 15g	猪　苓 15g	泽　泻 10g	车前子 20g^包
赤小豆 15g	花槟榔 10g	苍　术 15g	生大黄 8g^{后下}
厚　朴 10g	甘　草 5g		

3 剂，水煎试服。

1992 年 7 月 16 日二诊：药后，尿量大增，大便日 2 次、不成形，烦热口渴减，舌微红，腻苔已化，脉弦小数。

上方加连翘 15g，继服 15 日。

1992 年 8 月 2 日三诊：水肿残余，按之轻凹，皮肤光亮已退，口干不渴，尿色微黄、已不赤，大便日 3 次、不成形。舌微微现红，苔化净，脉弦。

湿热已退，但水肿未消尽。处方：

生黄芪 35g	茯苓皮 25g	泽　泻 10g	猪　苓 15g
车前子 20g^包	党　参 10g	生大黄 6g^{后下}	甘　草 5g

15 剂，水煎服。

1992 年 8 月 20 日四诊：Cr 3.0mg/dl，BUN 28mg/dl，尿蛋白（++）。虽然 Cr 和 BUN 已降，但水肿和尿蛋白下降缓慢，长岛主管医师要求对该患者进行激素治疗，故停服中药。

按：在 2 次与三树会病院中西医结合合作过程中，经与丹田院长协商，先试用中药治疗氮质血症，暂不进行肾透析。单纯运用中医辨证论治加大黄治疗 31 例慢性肾功能不全患者，结果显示大都获效。Cr、BUN、尿蛋白等均有不同程度下降，部分患者还免除了透析的痛苦。然而，对于慢性肾功能不全患者，不可能服用 10～30 剂中药就能根治，而是需要长期治疗方可获得更满意效果。

二、用大黄粉治疗慢性肾功能不全

慢性肾功能不全是内科难治之症，西药仅是对症治疗，以缓解症状。中医药治疗本病的显效报道亦不多见。李文瑞用大黄粉治疗慢性肾功能不全的疗效较为满意，同时发现大黄粉具有降低血尿素氮、肌酐的作用。

1. 临床资料　1988 年—1993 年 6 月，用大黄粉治疗慢性肾功能不全 82 例。其中，男 48 例，女 34 例；年龄最小 42 岁，最大 89 岁，平均 58.4 岁；病程最短半年，最长 17 年，平均 5.2 年；原发病为肾病综合征者 24 例，肾小球肾炎者 20 例，糖尿病肾病者 18 例，肾盂肾炎者 14 例，肾结石者 4 例，肾囊肿者 2 例；血尿素氮≥22.5mmol/L 者 45 例，<22.5mmol/L 者 37 例；肌酐≥265.25μmol/L 者 43 例，<265.25μmol/L 者 39 例。

2. 治疗方法　将大黄研细末为粉，装入 1 号空心胶囊（每克药粉约装 3 粒），予以口服。患者病情轻重及体质强弱不同，故大黄粉的用量亦不同。一般用量为每日 1～3g，最多可用至 4～5g，分 2～3 次服。临床应用以便稀，日 3～5 次，不泻，且无腹痛为原则。凡接受治疗者均宜长期连续服用。

3. 疗效标准及结果 本组 82 例患者服药时间最短 3 个月，最长 5 年，平均 3.5 年。经治疗后，显效：临床症状完全消失，血尿素氮、肌酐下降至正常范围者 22 例，占 26.83%；良效：临床症状明显改善，血尿素氮、肌酐下降 35% 以上者 28 例，占 34.15%；有效：临床症状有所改善，血尿素氮、肌酐下降在 15% 以下或上升者 14 例，占 17.07%。本组 82 例，除 11 例死亡外，平均血尿素氮下降 13.84mmol/L，血肌酐下降 137.68μmol/L。按原发病分析，以肾小球肾炎和糖尿病所致肾病疗效为著。此外，服用大黄粉后，患者大多血压有所下降，贫血随肾功能的改善而逐渐改善。患者在接受大黄粉治疗后，一般至第 1～2 个月后，自觉身体轻爽，体力渐增。同时复查血尿素氮、肌酐则明显下降，随之病情亦渐好转，部分患者经长期连续服用而降至正常水平。

4. 讨论及体会 中医认为，湿浊、热毒、瘀血既是肾功能减退的病理产物，又是使肾功能进一步恶化的主要因素。李文瑞指出，泄浊和胃、清热解毒、活血化瘀等是治疗慢性肾功能不全的重要方法之一。慢性肾功能不全患者虽系正虚邪实、虚实夹杂之证，但邪不去则正不复。临床多主张攻邪扶正，而达到治疗本病之目的。生大黄味苦性寒，归脾、胃、大肠经，具有泻浊清热、凉血解毒、行瘀破结之功效。现代药理研究证实，大黄可使肠道再吸收增加，致合成尿素的原料氨基氮含量减少；使血中的必需氨基酸浓度增高，致尿素氮合成体蛋白；可抑制体蛋白分解，致血中尿素氮及肌酐下降；促使肝、肾组织合成尿素减少；可促进尿中尿素氮及肌酐的排泄。因此，选用大黄粉治疗慢性肾功能不全，湿浊可泻，热毒可清，瘀血可化，推陈致新，促进正常的机体代谢，使邪去正复，而获较为满意疗效。

通过对 82 例患者的治疗观察，发现大黄粉对早、中期慢性肾功能不全疗效满意，而晚期效果则稍差。本组病例，李文瑞以辨病为主，结合中医对慢性肾功能不全病因病机的认识，选用大黄粉，攻邪以扶正。临床凡见慢性肾功能不全，均能长期连续应用大黄粉，亦可将大黄粉加入辨证论治方中使用。然而，亦有少部分患者服大黄粉后，因腹痛腹泻甚而停用，同时改用大黄复方制剂，亦可获效。所以，此类患者不适宜用本方治疗。

（陈雪楠　魏玲玲）

第二节　心动过缓

心动过缓（不足 60 次 /min）者，心搏动缓慢之谓也。心动过缓常继发于冠心病、窦性心动过缓、病态窦房结综合征（心率缓慢型）等疾病。

中医认为，心动过缓之病机为阳虚阴盛。阳虚乃心肾阳虚，阴盛为寒凝血滞；阳虚为本，阴盛为标。心之跳动、脉搏之搏动、血液运行皆有赖于心阳心气之温煦和推动作用。气为血帅，气行则血行，气滞则血瘀。心阳根于肾，心阳必须受肾阳命门之火温煦才能发挥"主血脉"作用。心肾阳虚，阳虚则内寒，寒凝血脉则血行迟缓。此外，寒为阴邪，易伤人体阳气。正与邪内外相引，闭阻心阳，加之心气不足，行血无力，使气血运行更为迟缓，从而出现心动过缓。临证标本之间互为因果，阳虚生寒，寒盛伤阳。治宜温阳益气治其本，散寒行血治其标，标本同治，以达回阳祛寒复脉之功效。李文瑞临证应用麻黄细辛附子汤原方或加味，或四逆加人参汤，治疗心动过缓获满意疗效。现摘录 3 例医案如下。

例1　李某，女，18岁。心动过缓，心率40～45次/min，已察觉年余（1979年考大学体检时发现）。

初诊：一般无明显自觉症状，但参加运动时觉胸闷短气。形寒恶冷，手足不温，舌质淡，苔薄白，脉细缓。经西医检查，诊断为原因不明心动过缓。

辨证：心阳不足，寒凝气滞。

治则：温通心阳，散寒化滞。

方药：麻黄细辛附子汤。

麻　黄 5g　　　　制附子 10g^{先煎}　　　细　辛 3g

　　　　　　　　　　　　　　　　　　　　　　　　3剂，水煎服。

嘱其服药后若无明显不适，可续服7剂。

二诊：上方服10剂后，无明显不适，手足渐温，心率55～60次/min。脉证均略有好转。

因服汤剂不便，上方附子改为15g。10倍量，共研细末，炼蜜为丸，每丸重9g。每服1丸，日2～3次。

三诊：上药服40日后，来谢。自述参加运动时无胸闷感，四末温如常人，心率65～70次/min。嘱服完丸剂则停药。

随访2年，健康如常人。

按：患者年轻，患病年余，正气虽虚而不甚，无明显自觉症状，只在运动时有胸闷短气感，而其心动过缓是在体检时发现的。病因为素体阳虚，曾感受风寒，治之不彻底，后遗阳虚寒化，阴盛久滞于内，致使脉凝滞不畅而出现心动过缓。辨证为心阳不足，寒凝气滞。治用麻黄细辛附子汤原方，且用量不大。方中制附子扶阳以温心肾之寒；细辛散阴寒之邪；麻黄发表散寒，开泄皮毛，散邪于表；麻黄与细辛相伍，兼治表里之寒邪，以驱散久留之寒气。麻、辛、附相配，于扶阳之中促进解表邪，于解表邪之中不伤阳气，借以使因外感滞留于里之风寒得以表散，又使里虚之阳得以温醒，可谓相得益彰，使此少女年余之患，得逐除而愈。

例2　张某，女，53岁。本院药房技师，停经已年余，围绝经期综合征已渐息，残有心烦、气急、易怒，但均可控。5年前出现胸闷胸痛、心悸气短、善太息等。心电图示ST段下移，窦性心动过缓，心率58次/min，律齐。诊为冠心病，服用消心痛（硝酸异山梨酯），憋闷、胸痛重时急服硝酸甘油可缓解。2年前发现心动过缓，心率55～60次/min。该患者与李文瑞曾在20世纪50年代为邻居，其丈夫高某与李文瑞在中国医科大学求学时为同一年级学生。20世纪70年代，军队二次授衔高某为少将军医。其女儿也在本院工作，因有这几层关系，相处很好。对于她的病情，曾诊治过几次，由于病情有加重之势，又特来找李文瑞诊治。心电图示窦性心动过缓；24小时动态心电图示窦性心动过缓，且有Ⅱ度房室传导阻滞。本院心内科钱主任认为，应早点装起搏器，如患者不接受，可暂时服中药。随即详细诊之。

初诊：面色不华，形寒肢冷，神情紧张，心慌不安，胸闷短气时发，偶伴疼痛，每日下午3点以后心慌气短，神疲乏力，四肢软弱无力，下班坐地铁返家后必须休息30分钟以上方能操持家务，夜寐时不宁，纳欠馨、量亦不多，大便时不实。素日易外感，每1～2个月必发感冒，感冒时不发高热，调服板蓝根冲剂之类，4～5日后可渐复。舌质淡，苔白不厚,脉沉细而缓(55~58 次 /min,不足 60 次 /min)。

辨证:心肾阳虚,阴寒内盛,兼有气虚。

治则:温补心肾,散寒化滞,益气通脉。

方药:麻黄细辛附子汤加味。

制附子 15g^{先煎}　　　　炙麻黄 8g　　　　　　细　辛 5g　　　　　生晒参 15g^{另煎兑服}
生黄芪 15g

3 剂,水煎服。

二诊:3 剂后,无任何改变,一切正常。李文瑞思之,此属证无进退,药效尚未发挥出来,遂再进 3 剂。药后,自觉身冷有缓,神情似有爽。

与患者商之,可否坚持用?附子用量再增至 20g 如何?

患者问:附子最后量,您打算用多少?

答:至多 30g,只要无舌麻、头晕等不良反应,可用至 30g。

患者说:只要我的脉率有起色,您就下决心该用什么药就用什么药,我坚持服用。

因回家后尚有家务,煎药由煎药室代煎。上方制附子改用 20g。5 剂,水煎服。嘱煎药室,附子先煎 30 分钟后(指从沸后算起),才能再下余药。

患者笑曰:您老先生,只给这么一小包药,才五味,我有时想不通?!

答之:请先服药,待明日带给您文献,阅之即可理解。在服药期间,不能三心二意,如不信,则药效可能发挥不了作用。一定要"心诚","心诚则灵"。

后带来 10 篇有关麻黄细辛附子汤临证应用的报道,患者过目后说:信服。

三诊:药后,患者面有笑容,心率 65 次 /min。上方再服 10 余剂后,病情稳定,无明显不适。

为服药方便,改为蜜丸以巩固疗效。处方:

制附子 30g　　　　　炙麻黄 10g　　　　　细　辛 6g　　　　　生晒参 25g
生黄芪 25g

共为细末,炼蜜为丸,每丸重 9g。每服 1 丸,日 3 次。

四诊:1 个月后,病情平稳,胸闷短气已减,未发生过憋气,心率保持在 60~65 次 /min。

遂遵上方适当减量:

制附子 15g　　　　　炙麻黄 8g　　　　　　细　辛 5g　　　　　生晒参 15g
生黄芪 15g

共为细末,炼蜜为丸,每丸重 9g。每服 1 丸,日 3 次。

20 日后,病情比前进一步好转,每日坚持正常药房半体力半脑力工作,神疲已不显,纳馨,体重略增,形寒不现了,心率 60~62 次 /min。

坚持服用上述丸药 2 年,病情稳定。

按:患者 53 岁,天癸已竭,患冠心病 5 年余,虽经治疗,病情时隐时现,加之易感外寒,频发感冒,久而久之,阳气虚衰,寒邪久滞,使血为心所主、脉为血之通道、心之阳气推动血液沿脉而行等功能受损,遂致血行不畅,心血瘀阻,则见胸闷短气,甚则时憋,肢软乏力,四末不温,脉来缓慢。故方投麻黄细辛附子汤加生晒参、生黄芪。方中重用附子且久煎,则毒减功足,取其温通十二经脉,以贯通心脉,振奋心阳,鼓动心率;细辛辛温,宣通散寒；麻黄辛温，驱散久留之寒邪，温血通脉；生晒参、生黄芪益气养心通脉，俾气行则血行，以增加动力，加快脉率。五味相协，寒则温之，虚则补之，以达温补心肾、散寒化滞、益气通脉之功，故而获效。

上述 2 例患者均形寒、肢冷和脉来不足 60 次 /min，与寒证脉象相合，分别用麻黄细辛附子汤原方或加味治疗，均获效。现代药理研究证实，麻黄细辛附子汤中的主要成分为乌头碱、麻黄碱、细辛挥发油等，可使心脏兴奋、心率加快、传导加速，心输出量增加，心肌收缩力增强，心肌缺血改善。故基于上述各作用，治病态窦房结综合征疗效显著，可谓经方新用之典范。

例 3 刘某，女，45 岁。患病态窦房结综合征已久，每日坚持半日工作。

初诊：素有胸闷短气时发，重则伴心绞痛，平时脉率为 50～55 次 /min，病发时则为 45～50 次 /min。还伴有下利，时止时发，便质偏稀不流，面白不华，精神不振，下午疲显；全身寒象，四肢逆冷，夏日手足亦比常人凉，恶冷风，夏日在办公室躲避空调，家中卧室不装空调。纳食尚可，月经量偏少、血色偏淡。舌质淡，苔薄白，脉迟缓、沉取有弦象，脉率 50～52 次 /min。

证为四逆之属，形寒、脉迟缓、时下稀便、月经量少色淡均为阳虚之象，其津亦无后继。

辨证：心肾阳虚，阴寒内盛，脉失温煦。

治则：回阳救逆，温阳散寒，益气通脉。

方药：四逆加人参汤加味。

制附子 15g^{先煎}	党 参 25g	干 姜 10g	怀山药 10g
炙甘草 6g			

5 剂，水煎服。

二诊：1 周后来诊，主诉全身寒象大减，大便成形，脉率 55～60 次 /min。

上方加生黄芪 15g。7 剂，水煎服。

三诊：10 日后复诊，今次月经量略增，血色比前加深，亦无形寒四末冷之象，而脉率则为 55～60 次 /min。

患者要求服丸剂。再投方：

制附子 25g^{先煎}	焦白术 10g	干 姜 10g	党 参 15g
生黄芪 15g	茯 苓 10g	炙甘草 10g	

15 倍量，共为细末，水泛为丸，梧桐子大。每服 6～10g，日 2～3 次。

四诊：半年后门诊治外感后遗咳嗽，追问其心率的变化。患者高兴地说，自服药丸之后，形寒、手足冷均解，心跳平稳，大多处于 60～65 次 /min，很少发生胸闷短气之症，月经量正常。据此可知，病态窦房结综合征缓解。

按： 本例患病已久，为心肾阳虚不能温煦血脉之证。肾阳乃一身之本，温煦生化五脏六腑。今肾阳虚衰，不能温运，则全身形寒、四肢逆冷，夏日躲避空调等。心阳虚，血脉推动无力，而见短气胸闷或时伴心绞痛，脉率 50～52 次 /min。肾阳虚不能温煦脾阳，运化失司，则见下利。面白不华，精神不振，月经量偏少、血色偏淡及舌苔脉象等，均为阳虚之象。故治用四逆加人参汤加味，以回阳救逆、温阳散寒、益气通脉为法。方中附子温肾散寒，振奋心阳；干姜温中散寒；炙甘草和中益气；加人参（临床多用党参）补元气，以增附子通阳复脉之力；加怀山药健脾益肾，以补先后天之不足而助益气通脉。之后酌加生黄芪、焦白术、茯苓健脾，以资气血生化之源而治其本。服药后，阳复寒散，气足血盈，则心动过缓自愈矣。

（陈雪楠　魏玲玲）

第三节　强直性脊柱炎

西医认为，强直性脊柱炎是一种以累及中轴关节（脊柱）为主，并可侵及四肢关节和其他脏器的慢性进行性炎症疾病。如长期得不到治疗，本病可引起脊柱强直，甚则下肢瘫痪。其起病隐匿，进展缓慢。男性发病居多，年龄多在 40 岁以下。早期常有晨起时腰骶僵硬，活动后可缓解，因此常不被重视。待症状明显时，治之则难。初中期常有发热、肢软无力、食纳减少、消瘦、腰骶痛等间歇性出现。中晚期则可见腰骶痛势难忍，脊柱渐趋强直，屈伸不利，生活不能自理。实验室检查：血沉增高，免疫球蛋白 A（IgA）、免疫球蛋白 M（IgM）增高，类风湿因子（RF）阳性，抗核抗体（ANA）阳性。X 线检查：早期特征为腰骶关节改变。早期发现，及时用甲氨蝶呤（MTX）治疗，可缓解病情，若坚持用药可治愈。

中医认为，强直性脊柱炎属"痹病"范畴，多因先天不足，肾阴阳两虚，风寒湿邪乘虚而入，侵犯关节而发。症见畏寒恶冷，夜尿频，阳痿早泄，大便不调（干结或溏），腰骶关节肿痛，疼痛难忍，甚而脊柱变形，全身瘫痪。中医按"痹病"辨证论治当获良效，但病久者也只能缓解病情（痊愈少见）。

据有关报道，若早期发现，及时治疗，85% 的患者预后良好；若得不到及时治疗，脊柱已变形、强直、弯曲者，不论中医、西医或中西医结合，不能根治，只求病情缓解，改善生活，预防合并症。李文瑞临证治疗 2 例强直性脊柱炎均获良效，可望对中医如何治疗疑难病症有一定启发。详细分述如下。

例 1　杜某，男，71 岁，军人。确诊为强直性脊柱炎 5 年。曾住某医院，主要交替服用柳氮磺吡啶和甲氨蝶呤。由于用上述两种药物已久，业已出现肝功能异常（ALT 90U/L，GGT 150U/L），且有胃肠功能不调，纳后呃逆，大便时干时溏。已停服 2 个月。停药后，入夜周身骨节痛时，临时服炎痛喜康（吡罗喜康）可缓解。

初诊：患者坐推车被推进诊室。形体瘦弱，面色萎黄，语言低微，纳乏味，大便难，每日必用开塞露，小溲清长，全身恶寒，四末冷如冰，腰部僵化，骶髂关节纤维化，不能自立、站立，生活行动不能自理，小腿肌肉萎缩，皮肤干燥不华。舌质淡，苔薄白，脉细弦。

辨证：肾虚督寒，血脉瘀阻。

治则：温经通脉，活血化瘀。

方药：身痛逐瘀汤加味。

制附子15g^{先煎}	秦　艽 13g	羌　活 10g	独　活 10g
川　芎 8g	桃　仁 25g	红　花 10g	乳　香 10g
没　药 10g	五灵脂 10g	当　归 15g	香　附 10g
地　龙 10g	牛　膝 15g	炙甘草 5g	

3 剂，水煎试服。

嘱其家属服上药 3 剂后,如无特殊反应,可连服 10 剂。

二诊:仍坐推车来诊。服上药 10 剂后,诸症无明显进退,痛势如故,但未服止痛片。自觉身有温热感,大便已顺、日 1 行,已不用开塞露,诊之脉证同前。

上方加桂枝 10g。再进 10 剂,水煎服。并每晚加服 1 丸金匮肾气丸。

三诊:仍坐推车来诊。前后服汤剂 20 剂,金匮肾气丸已服 8 丸(每晚 1 丸),全身温热感明显,有如常人,已不恶寒,每日可自主站立 5～10 分钟。纳略增,大便顺。舌淡红,苔薄白,脉细弦。

拟守方再服,但因久病,每日服汤剂不便,遂投以下两种药物。

(1)金匮肾气丸,每晚服 1 丸。

(2)治以温经散寒、疏通筋络为法,方拟身痛逐瘀汤合龙马自来丹加减:

马钱子 10g	秦 艽 10g	羌 活 10g	川 芎 8g
桃 仁 10g	红 花 15g	乳 香 10g	没 药 10g
五灵脂 10g	当 归 15g	地 龙 10g	牛 膝 13g
鸡血藤 30g	炙甘草 5g		

6 倍量。马钱子单味炮制,用香油炸,炸透但不须焦,冷后研极细末;余味共研极细末。上两细末合之,混匀,炼蜜为丸,每丸重 9g。每服 1 丸,上下午各 1 次,空腹黄酒少量送服。

四诊:上两药服后 50 日,家属来述,患者每日持杖能自主行路 3～4 次,每次 50～100m,生活可半自理。要求继服上次蜜丸。嘱其家属,请患者来诊,待得其脉证再投药。随之用车推患者来诊。

诊见:面色有华,精神已爽,纳食香,大便顺,体重略增,可自主从车上勉强站立起来,并能行走几步。四末有温(较常人仍稍偏凉),全身已不恶寒,夜寐不宁。舌淡红,苔薄白,脉弦。

因顾及马钱子长期服用有副作用而停用,并遵前方加减再制蜜丸。处方:

制附子 15g先煎	肉 桂 10g后下	桑寄生 15g	当 归 10g
秦 艽 10g	独 活 10g	鸡血藤 30g	红 藤 30g
桃 仁 10g	红 花 15g	五灵脂 10g	牛 膝 15g
乳 香 10g	没 药 10g	炙甘草 5g	

6 倍量,共研细末,炼蜜为丸,每丸重 9g。每服 1 丸,日 2～3 次。

半年后,患者家属带孙子来院治疗外感后久咳不愈。当时告知,一直坚持服用所制蜜丸,病情稳定,生活起居能半自理,每日持杖可在户外自主活动,情绪安定。2 个月前,因患急性肺炎住某医院,经治无效而死亡。

按:本例患病已久,脊柱已强直,不能自主站立,病情已重。虽服 MTX 等特效西药,亦不能改变强直之症。辨为寒痹,治以温经散寒、活血化瘀为法,方以《医林改错》身痛逐瘀汤加味。长期守方守法(加减),其间还曾用身痛逐瘀汤合龙马自来丹加减,以及适当加用金匮肾气丸,以增强温补肾阳之功,其效渐显。患者生活半自理,亦能持杖自立轻微活动,症状大有改善,说明中医药治此病是能有所作为的。但因年高,又患此重症,后因合并肺炎而死亡。

例2 赵某,女,25岁。北京医院内分泌科已诊为强直性脊柱炎。诊断依据:类风湿因子(RF)阳性,IgM 602mg/dl(正常值327mg/dl),腰骶关节疼痛。

初诊:神疲乏力,周身关节痛,尤以腰骶关节疼痛明显、重则难忍,形寒肢冷,喜温热,晨起项背僵痛,头时沉重而痛,纳不香,大便不实、日2～3行。月经期信,但每行经只2～3日,经量少且淡,无痛经。舌质淡,苔白厚滑润,脉沉细弦有滑象。暂先治其标。

辨证:湿困脾土。

治则:燥湿健脾。

方药:平胃散加味。

苍　术 15g	厚　朴 10g	陈　皮 10g	生薏苡仁 30g
焦白术 15g	川黄连 6g	炮姜炭 10g	甘　草 5g

5剂,水煎服。

二诊:服上药后,白厚苔化,纳食略香,大便有敛、日1～2行,便质成形,周身关节痛如故。舌质淡,苔白微现腻,脉细弦。

上方加制附子10g(先煎)、党参10g。7剂,水煎服。

三诊:纳食有增,大便敛、日1行,形寒有减,但四末仍偏凉,关节痛仍如故,月经如期至,经量仍少。舌质淡,苔白不厚,脉细弦。

湿邪大部已化,转而治其本。

辨证:阳虚寒盛,血脉瘀阻。

治则:温阳逐寒,活血化瘀。

方药:身痛逐瘀汤加减。

制附子 10g^{先煎}	炙麻黄 6g	羌　活 10g	独　活 10g
桂　枝 8g	防　风 10g	秦　艽 10g	生薏苡仁 21g
川　芎 8g	当　归 10g	赤　芍 13g	干　姜 5g
焦白术 10g			

7剂,水煎服。

四诊:形有温热感,关节痛有缓,但腰骶部动作不灵活时有痛感,纳如常,大便顺。舌淡红,苔薄白,脉细弦。今次血液生化示IgM 475mg/L。

遂嘱改制蜜丸服用。处方:

制川乌 15g	桂　枝 10g	桑　枝 15g	生薏苡仁 25g
防　风 10g	当　归 10g	老鹳草 30g	羌　活 15g
独　活 10g	干　姜 5g	红　藤 30g	川　芎 10g
大　枣 10g	炙甘草 5g		

5倍量,共研细末,炼蜜为丸,每丸重9g。每服1丸,日3次。

五诊:1个月后再诊,蜜丸按时服用,神情有爽,纳香,大便顺,周身关节疼痛(轻微),腰骶关节痛亦缓解,但活动仍不甚顺调,月经量比前增、行4日。舌淡红,苔白不厚,脉细弦、无滑象。

上方加鹿角胶15g、三棱10g、莪术10g。6倍量,共研细末,炼蜜为丸,每丸重9g。每服1丸,日2次。其时已入冬季,嘱每晚睡前加服1丸金匮肾气丸。

六诊：4个月后，已至春暖花开季节，患者情绪正常，月经顺调，每月行经5～6日，经量适中，周身关节痛不显，而腰骶关节仍痛、但痛可忍，纳寐如常，二便顺。舌淡红，苔薄白，脉细弦。IgM 357mg/L。

上方加减：

制附子10g	桂　枝 8g	赤　芍 13g	鸡血藤 30g
桑　枝 10g	桑寄生 15g	当　归 10g	生薏苡仁 15g
干　姜 5g	白　术 10g	炙麻黄 5g	川　芎 8g
大　枣 5枚			

10倍量，共研细末，炼蜜为丸，每丸重9g。每服1丸，单日2次，双日3次。因已是春季，停服金匮肾气丸。

2年后，再来诊，经问及前疾，患者笑以感谢之语，且已结婚年余，现妊娠4个月，原病症状未曾出现过。今次来求治外感后低热三五日不退。经诊辨为外感余热未尽，投以泻白散加味治之。诊后5日电话告知，热已退，一切良好。

按：本例初诊时，纳呆食少，大便偏稀、次频，舌质淡，苔白厚滑润，脉沉细弦有滑象。据其标有湿困脾土之象，故暂以平胃散加味，燥湿健脾而治其标。待湿化脾健后，改用身痛逐瘀汤加减，以温阳逐寒、活血化瘀而治其本。服汤剂后症状渐缓，遂遵汤剂方加减制蜜丸以缓图之。服蜜丸期间，并适当加用金匮肾气丸，以增强温补肾阳之功效。前后治疗半年余，病情明显好转，月事亦恢复正常。又1年后结婚，在妊娠4个月时，来诊求治外感后低热，告知原强直性脊柱炎症状未再出现，即接近临床痊愈。此案说明，中医药治疗强直性脊柱炎，只要做到早期发现，及时治疗，辨证准确，合理用药，是可以治愈的。

（陈雪楠　魏玲玲）

第四节　喑痱

"喑俳"（《太素》作"喑痱"）之名早见于《素问》。《素问·脉解》曰："所谓入中为喑者，阳盛已衰，故为喑也。内夺而厥，则为喑俳，此肾虚也，少阴不至者，厥也。"

《类经》卷十四云："俳，废也。内夺者，夺其精也。精夺则气夺而厥，故声喑于上，体废于下。元阳大亏，病本在肾，肾脉上挟舌本，下走足心，故为是病。俳音排，无所取义，误也；当作痱，《正韵》音沸。"《黄帝内经素问集注·脉解》）谓："俳当作痱。痱之为病，四肢不收，盖不能言而兼之四肢不收，此肾虚厥逆之所致也。兆璜曰：阳受气于四末，阳盛已衰，故四肢不收；肾气不足，则为喑也。"指出肾虚而上不能布精于舌而喑，下不能滋养于筋而四肢不收、步履不便。治宜滋肾培本，可选用六味地黄丸、健步虎潜丸等加减。

《黄帝素问宣明论方·诸证门·喑俳证》载有地黄饮子治疗喑俳："熟干地黄、巴戟（去心）、山茱萸、石斛、肉苁蓉（酒浸，焙）、附子（炮）、五味子、官桂、白茯苓、麦门冬（去心）、菖蒲、远志（去心）各等分。上为末，每服三钱，水一盏半，生姜五片、枣一枚、薄荷少许，同煎至八分，不计时候。"

《成方便读》论地黄饮子更一目了然："夫中风一证，有真中，有类中。真中者，真为风邪所中也。类中者，不离阴虚、阳虚两条。如肾中真阳虚者，多痰多湿；真阴虚者，多火多热。阳虚者，多暴脱之证；阴虚者，多火盛之证。其神昏不语、击仆偏枯等证，与真中风似是而实非，学者不得不详审而施治也。此方所云少阴气厥不至，气者阳也，其为肾脏阳虚无疑矣。故方中熟地、巴戟、山萸、苁蓉之类，大补肾脏之不足，而以桂、附之辛热，协四味以温养真阳。但真阳下虚，必有浮阳上僭，故以石斛、麦冬清之。火载痰升，故以茯苓渗之。然痰火上浮，必多堵塞窍道，菖蒲、远志能交通上下而宣窍辟邪。五味以收其耗散之气，使正有攸归。薄荷以搜其不尽之邪，使风无留着。用姜枣者，和其营卫，匡正除邪耳。"

综上所述，喑痱者，属中风证候之一，又称风痱。喑者，舌强不能言；痱者，足废不能用。临床症见口不能言语或口语涩滞，有话说不出来，足不能行走。其病机正如《黄帝素问宣明论方》所言"肾虚……内夺而厥，舌喑不能言，二足废不为用"。下元虚衰，真阳无所依而上浮，痰浊随之上逆，堵塞窍道，故舌喑不能言；肾者主骨，今下元虚衰，骨不能任，则足废不用。治宜滋肾培本，可选用地黄饮子、六味地黄丸、健步虎潜丸等加减。李文瑞用地黄饮子治疗喑痱而获良效。现摘录一治验案例如下。

周某，男，71岁。军人出身，性格倔强，"文化大革命"期间受到严重冲击，性格已改变，时发内向，时或暴躁。1年前，因精神刺激过分而患中风（脑血栓）。经住院治疗半年，现只能半自理生活，行路不能，言语说不清。要求服中药治疗，希望李文瑞治之。

初诊：面色不华，精神萎靡，形寒肢冷，尤以足冷如冰，语言低微，口语不断，缓缓吐字，舌强语不清，右侧身偏于僵硬，上下肢运动不灵活，步履困难，持杖行走，上下台阶需人扶之。烦躁易怒，纳食尚可，但时有吞咽困难，口干饮不多，时或咳嗽，咳痰不爽，饮水不慎则呛，大便偏干、隔日1行，2日不便则服通便灵调之，夜寐宁，时发嗜睡。舌微红，苔薄少津，脉沉细。

此乃中风后遗症，重点表现在咽喉。

中医诊断：喑痱。

辨证：肾元虚损，髓海不充，痰浊上泛。

治则：温肾益精，滋养髓海，化痰开窍。

方药：地黄饮子加味。

熟地黄 15g	山茱萸 15g	肉苁蓉 10g	制附子 8g^{先煎}
巴戟天 10g	石菖蒲 6g	远 志 6g	肉桂 3g^{后下}
麦 冬 10g	五味子 8g	大 枣 3枚	生姜 2片
僵 蚕 10g	地 龙 10g	薄 荷 3g^{后下}	

3剂，水煎试服。

二诊：陪人扶其再诊，药后无任何不良反应。手足有温感，进食不呛，难咽有缓，咳痰较易，但言语仍不清，余症亦无明显改变。舌红未加深，苔仍少津似比前有润，脉沉细有弦象。

遵上方加水蛭6g（研细末，分冲），制附子改用10g（先煎）。5剂，水煎服。

三诊：诸症略有改变，大便已利、日1～2行，夜尿1～2行，自觉精神较前渐爽。问诊期间，时发笑容，且问：你李大夫精心给我治疗，能恢复健康吗？

效不更方，再进7剂，水煎服。

四诊：服药后，诸症继续有所好转，无任何不良反应，唯大便仍偏干，舌脉同前。

遵上方加生何首乌25g。7剂，水煎服。

五诊：服药后无任何不良反应。遂宗"地黄饮子"加减，连续服40余日后，病情大有好转，精神振作，问病、闲谈时语言已较流畅，咳止，咽中无痰，持杖可缓缓行走，经常在户外散步，大便顺畅，夜尿1～2行，生活可半自理。观其症，只行路缓慢，足铆地尚乏力。舌微暗，苔薄白，脉弦细有涩象。

辨证：阳气虚弱，血脉瘀阻。

治则：补气通脉，活血化瘀。

方药：补阳还五汤加减。

生黄芪50g	当 归10g	川 芎8g	赤 芍13g
桃 仁15g	红 花10g	地 龙10g	牛 膝10g
生地黄13g	水 蛭10g	鸡血藤30g	

7剂，水煎服。

六诊：药后病情平稳，纳香，二便顺。舌微暗，苔薄白，脉弦细。再进14剂。

遂改用蜜丸以缓图其效。处方：

生黄芪60g	当 归15g	川 芎10g	赤 芍15g
水 蛭15g	地 龙10g	牛 膝10g	桔 梗10g
桃 仁25g	红 花15g	鸡血藤30g	枳 壳8g

5倍量，共研细末，炼蜜为丸，每丸重9g。每服1丸，日2～3次。

七诊：服3个月后来诊，病情平稳，纳香，二便顺。舌淡红，苔薄白，脉弦细。遵上方略有加减制蜜丸，每服1丸，日2次。

连服半年余，生活大半自理，停药以自身锻炼为主，每日生活愉快。

半年后，患者请李文瑞至其家中，畅谈在沈阳时的上下级之情和医患友谊。

按：本案是中风后遗症之喑痱。《医方集解》云："风痱如瘫痪是也。刘河间曰：中风瘫痪，非为肝木之风实甚，亦非外中于风，良由将息失宜，心火暴甚，肾水虚衰，不能制之，则阴虚阳实，而热气怫郁，心神昏冒，筋骨不用，而卒倒无知也。亦有因喜怒思悲恐五志过极而卒中者，皆为热甚。俗云风者，言末而忘其本也。治宜和脏腑、通经络，便是治风。昂按：此即河间主乎火之说。盖西北风气刚劲，虚人感之，名真中风，可用风药下药；南方卑湿，质弱气虚，虽有中证，而实不同，名类中风，宜兼补养为治。"《医方集解》称地黄饮子："此手足少阴太阴足厥阴药也。熟地以滋根本之阴，巴戟、苁蓉、官桂、附子以返真元之火，石斛安脾而秘气，山茱温肝而固精，菖蒲、远志、茯苓补心而通肾脏，麦冬、五味保肺以滋水源，使水火相交，精气渐旺，而风火自息矣。"

本案之舌强不能语、四末冷、步履困难等症，完全契合喑痱之象。宗上述之意，辨证施治，投地黄饮子加减，以滋肾阴、补肾阳、开窍化痰，方药对证而获良效。案中主要以地黄饮子加减用药，服数剂后，舌红少苔津不足而变为舌微暗苔薄白，且口语渐渐流利，下肢铆地无力渐缓，持杖可自主缓缓行走。此时喑痱之象只有残余，故及时改投补阳还五汤加减，以补气通脉，活血化瘀，加生地黄而不伤阴为法，之后及时改蜜丸以缓图而获效。

（陈雪楠 魏玲玲）

第五节　甲状腺功能减退症

甲状腺功能减退症（简称甲减）是由各种原因引起的血清甲状腺激素缺乏或对激素作用发生抵抗所致，以机体代谢及各系统功能减退为主要表现的一种临床综合征。其主要临床表现为元气亏乏、气血不足、脏腑受损的阳虚证候，多属中医"虚劳"范畴。

中医认为，人体阳气具有卫护机体，温煦体表，润泽肌肤等作用。如《素问·生气通天论》云："阳气者，若天与日，失其所则折寿而不彰，故天运当以日光明，是故阳因而上，卫外者也。"肾阳寓于命门之中，为先天之真火，是人体热能的源泉，若肾阳不足则全身之阳不足，从而出现畏寒肢冷、面色苍白等表现；脾阳根于肾阳，肾阳虚衰不能温运脾阳，脾阳不足则食少纳呆，进一步使阳气生化无源，故甲减患者常见以脾肾阳虚为主的临床表现。脾虚运化无权，肾虚气化无力，因虚致实，最终可形成气滞、水肿、痰饮、瘀血等病理产物，而出现虚实夹杂的病理表现。

中医治疗甲减，重在调节脏腑功能，补虚泻实，标本兼顾。中医虽不能根治甲减，但有其优势和特色，即可增强体质，明显改善临床症状，且无明显副作用。常用药物：淫羊藿、制附子、生黄芪、茯苓、白术、干姜、当归、生熟地黄、山茱萸、白芍等。同时应注意，在中医辨治的基础上，仍需维持西药甲状腺素的治疗，否则可导致病情反复或加重。

李文瑞以温补脾肾为主治疗甲减患者4例，均为住院患者，收到较为满意的疗效。现报告如下。

例1　郭某，女，37岁。因乏力伴颈前部肿大而来我院就诊。经查血清发现三碘甲状腺原氨酸（T_3）、甲状腺素（T_4）降低，促甲状腺激素（TSH）增高。为进一步诊治而于1992年6月6日收入中医科病房。

入院检查：表情淡漠，皮肤粗糙，舌体稍厚，甲状腺Ⅱ度肿大，心肺（-），肝脾不大，双下肢轻度水肿，膝反射减弱，少言欲睡。自诉乏力，畏寒，纳可，腹胀便干，时或烦躁。舌淡红，苔薄白，脉细弦。

心电图、胸片正常。甲状腺扫描示有一可疑功能减低的凉结节。甲状腺B超示回声偏低，明显不均。腹部B超示脂肪肝。血清 T_3 12ng/dl，T_4 0.8μg/dl，TSH＞60μU/ml，甲状腺球蛋白抗体（TgAb）、甲状腺微粒体抗体（TmAb）强阳性，反 -T_3（rT_3）7ng/dl，血清游离甲状腺素（FT_4）0.5μg/dl，胆固醇（Ch）276mg/dl，甘油三酯（TAG）203mg/dl，高密度脂蛋白（HDL）68mg/dl。

西医诊断：慢性甲状腺炎、甲状腺功能减退症、脂肪肝。

中医诊断：虚劳。

辨证：肾阳不足，兼有肝气郁结。

治则：温补肾阳，佐以疏肝解郁。

方药：金匮肾气丸合当归补血汤加味。

制附子10g^{先煎}	肉　桂3g^{后下}	生黄芪30g	当　归10g
淫羊藿10g	熟地黄30g	山　药15g	山茱萸15g
白　芍15g	郁　金15g		

日1剂,水煎服。

未予西药治疗。

二诊:药后1周,乏力、畏寒、少言欲睡明显好转,烦躁、水肿消失,腹胀略缓,但大便仍干,并出现口干而苦。舌微红,苔薄白,脉细弱。

遵上方加减:

制附子15g^{先煎}	肉　桂3g^{后下}	生黄芪30g	当　归15g
淫羊藿15g	生地黄30g	知　母10g	黄　柏12g
蒲公英15g			

日1剂,水煎服。

三诊:服药4周后,腹胀缓,大便通,诸症基本缓解。复查 T_3 56ng/dl, T_4 1.5μg/dl,TSH 38μU/ml, rT_3 14ng/dl, FT_4 1.2μg/dl,胆固醇206mg/dl,甘油三酯104mg/dl,高密度脂蛋白52mg/dl。遂配制丸药,出院后服用。

例2　宋某,女,37岁。因发现颈前肿大,伴乏力、憋气月余而来我院就诊。查血发现 T_3 、 T_4 降低,TSH增高。为进一步诊治,而于1992年10月6日收入中医科病房。

入院检查:表情淡漠,嗜睡懒言,皮肤粗糙,舌体稍厚,甲状腺Ⅱ度肿大,心音略低,律齐,肺(-),肝脾不大,颜面及双下肢水肿,膝反射减弱。自诉无力,憋气,畏寒,纳呆,腹胀便难,月经失调,性欲淡漠。舌淡红,苔薄白,脉细弦、重按则弱。

心电图:窦性心动过缓。胸片:肺纹理增粗。甲状腺B超:回声偏低,不均匀。腹部B超:脂肪肝。血清 T_3 33ng/dl, T_4 0.5μg/dl,TSH>60μU/ml,TgAb、TmAb阴性, rT_3 8.7ng/dl, FT_4 0.26μg/dl,胆固醇207mg/dl,甘油三酯178mg/dl,高密度脂蛋白25mg/dl。

西医诊断:甲状腺功能减退症、脂肪肝,可疑慢性甲状腺炎。

中医诊断:虚劳。

辨证:脾肾阳虚,兼有血虚。

治则:温补脾肾,佐以养血。

方药:真武汤合当归补血汤加减。

制附子10g^{先煎}	白　术10g	生黄芪30g	当　归10g
云　苓10g	淫羊藿10g		

日1剂,水煎服。

不予西药治疗。

二诊:服药1周后,颜面发胀、乏力、畏寒、憋气、水肿等症状略减轻,腹胀便难如故。舌淡红,苔薄白,脉细沉。

遵上方将制附子、淫羊藿逐渐加至25g。

三诊:继服5周后,诸症缓解,唯甲状腺肿大变化不大。复查血清 T_3 97ng/dl, T_4 3.5μg/dl,TSH 6.5μU/ml, rT_3 16.3ng/dl, FT_4 2.8μg/dl,血脂三项略降低。

遂用上方加浙贝母10g、山慈菇15g,配制水丸。出院继续服用。

例3　谭某,女,49岁。因发现畏寒、乏力、水肿3个月余而来我院就诊。查血发现 T_3 、 T_4 降低,TSH增高,血糖升高。为进一步诊治于1992年6月11日收入中医科病房。

入院检查:表情淡漠,反应迟钝,声音嘶哑,皮肤粗糙,甲状腺Ⅰ度肿大,心音低,律齐,肺(-),肝脾不大,双下肢水肿较重,膝反射减弱。自诉畏寒突出,虽值盛夏,亦着秋衣秋裤,但仍感暖意不足,嗜睡,乏力纳呆,腹胀便难。舌淡红,苔薄白,脉细滑。

心电图、胸片、甲状腺扫描、B超均正常。血清 T_3 6.0ng/dl, T_4 0.3μg/dl, rT_3 6ng/dl, FT_4 0.8μg/dl, TSH>60μU/ml, TgAb、TmAb 强阳性,胆固醇 367mg/dl,甘油三酯 174mg/dl,高密度脂蛋白 45mg/dl。空腹血糖 168mg/dl,餐后 2 小时血糖 215mg/dl。

西医诊断:慢性甲状腺炎、甲状腺功能减退症、2 型糖尿病。

中医诊断:虚劳、消渴。

辨证:脾肾阳虚,湿停血亏。

治则:温补脾肾,利湿养血。

方药:真武汤合当归补血汤加减。

制附子 10g 先煎	白　术 15g	生黄芪 30g	当　归 10g
云　苓 10g	淫羊藿 10g	白　芍 10g	

日 1 剂,水煎服。

并予甲状腺素 20mg/d,控制饮食。

二诊:服药 1 周后,症状开始减轻。

上方将制附子、淫羊藿逐渐加至 20g。

三诊:服药 3 周后减秋衣秋裤,5 周后症状基本消失。复查血清 T_3 55ng/dl, T_4 3.2μg/dl, TSH 4.6μU/ml, rT_3 14ng/dl, FT_4 2.2μg/dl,胆固醇 154mg/dl,甘油三酯 100mg/dl,高密度脂蛋白 37mg/dl。空腹血糖 114mg/dl,餐后 2 小时血糖 144mg/dl。遂配制水丸,带药出院。

例 4　张某,女,62 岁。患者甲状腺功能亢进经 [131] 碘治疗后 22 年,现因畏寒、水肿、憋气年余而来我院就诊。经检查发现,心电图异常,T_3、T_4 降低,TSH 增高。为进一步诊治而于 1992 年 11 月 13 日收入中医科病房。

入院检查:表情呆板,反应迟钝,声音嘶哑,皮肤粗糙干裂,舌增厚,甲状腺不大,颈静脉充盈,双肺底有湿啰音,心界扩大,心音低钝,心率 66 次/min,律不齐,心尖部及主动脉瓣区可闻及Ⅱ、Ⅲ级收缩期杂音,腹软,肝肋下可及,双下肢严重水肿,膝反射减弱。自诉憋气较重,不得平卧,动则心悸气短,且有乏力,畏寒,纳呆,腹胀便难。舌淡微暗、体胖大,苔薄白,脉细弱结代。

心电图:右束支完全阻滞,冠状动脉供血不足,室性期前收缩。超声心动图:中等量心包积液。胸片:心影扩大。腹部 B 超:肝脾大。血清 T_3 26ng/dl, T_4 0.8μg/dl, TSH 60μU/ml, TgAb、TmAb 阴性,rT_3 3.5ng/dl, FT_4 0.38μg/dl,胆固醇 219mg/dl,甘油三酯 185mg/dl,高密度脂蛋白 24mg/dl。空腹血糖 142mg/dl,餐后 2 小时血糖 378mg/dl。血尿素氮(BUN)28.9mg/dl,肌酐(Cr)1.3mg/dl。

西医诊断:甲状腺功能减退症、心包积液、冠心病、2 型糖尿病合并肾病变。

中医诊断:虚劳、水肿、消渴。

辨证:脾肾阳虚,水湿泛滥,气血两亏。

治则:温补脾肾,利水消肿,益气养血。

方药:真武汤合当归补血汤加减。

制附子 10g 先煎	白　术 15g	生黄芪 15g	当　归 10g

| 云　苓 30g | 淫羊藿 15g | 白　芍 10g | 瓜　蒌 30g |
| 川　连 3g | 半　夏 10g | 葶苈子 20g | 大　枣 10g |

日 1 剂，水煎服。

并予甲状腺素 20mg/d，降糖药美吡达（格列吡嗪片）5mg、日 3 次，偶用少量利尿剂。

二诊：服药 2 周后，乏力、畏寒、憋气、水肿等症状减轻，腹胀缓，大便顺。

上方将制附子加至 15g，淫羊藿逐渐加至 30g。

三诊：继服 7 周后，诸症基本缓解。复查 B 超：肝不大，脾大。超声心动图：少量心包积液。血清 T_3 65ng/dl，T_4 2.7μg/dl，TSH 34.5μU/ml，rT_3 13.5ng/dl，FT_4 0.65μg/dl，胆固醇 171mg/dl，甘油三酯 140mg/dl，高密度脂蛋白 32mg/dl。空腹血糖 100.7mg/dl，餐后 2 小时血糖 132mg/dl。BUN 21.3mg/dl，Cr 1.0mg/dl。遂配制水丸，带药出院。

按：中医治疗甲减，据临床报道，脾肾阳虚者最多见。上文所述 4 例中，3 例为脾肾阳虚，亦与之相符。但 3 例（脾肾阳虚）治法有别于其他报道，不论水肿轻重，均采用真武汤合当归补血汤加减。例 4 因有心包积液，又加入小陷胸汤合葶苈大枣泻肺汤以泻水。仅 1 例未及脾阳，而予金匮肾气丸合当归补血汤加减。

上述 4 例，所用主要药物淫羊藿、制附子、肉桂温补肾阳以治虚之本；茯苓、白术温脾化湿，佐补肾之品以行水；生黄芪、当归健脾益气养血，协补脾肾之味以补虚；生地黄、熟地黄、山茱萸、白芍滋阴，以阴中求阳，并可防药物过燥。诸药合用，共奏温补脾肾、益气养血、行水消肿之功，而达治疗甲减之效。经临床疗效观察，临床症状一般在服药 2～3 周减轻，5～6 周基本缓解。化验检查在服药 2～3 周好转，5～6 周显著好转。其中 T_3、rT_3 恢复较快，大多正常或基本正常；T_4、FT_4 次之，一般较前升高，接近正常。TSH 下降较慢，而血脂，尤其是胆固醇明显下降，均可降至正常范围。另外，例 3、例 4 虽加服甲状腺素 20mg/d，但曾请教本院内分泌专家，每日服甲状腺素 20mg 不可能取得如此效果，认为主要是中药的作用。

（陈雪楠　李　怡）

第六节　再生障碍性贫血

再生障碍性贫血是一种由自身免疫、病毒、药物或理化毒物等因素损伤骨髓造血，骨髓增生低下伴多系血细胞减少，骨髓病理无肿瘤细胞浸润和网织纤维增生的贫血。中医学认为，再生障碍性贫血属于"虚劳""内伤血虚""虚劳亡血"等范畴。中医学认为，血主要与心、肝、脾、肾四脏有关，尤以脾、肾更为重要。李文瑞用温肾健脾、补气养血法治愈再生障碍性贫血 2 例。其中一例前期为中西医结合治疗，后期以中医治疗为主；另一例完全用中医治疗。现将治疗经过和体会介绍如下。

例 1　苑某，男，24 岁。患者半年来牙龈渗血，鼻衄，皮下出血点不断，头晕时作，肢软无力。1973 年 9 月 23 日因发热 3 日不退收入我院治疗。

入院前在某医院化验检查结果（全血象降低）：血红蛋白（Hb）7.2g%，白细胞计数（WBC）2 800/mm³（中性分叶核粒细胞百分率 36%，淋巴细胞百分率 62%），红细胞计数（RBC）210 万 /mm³，血小板计数（PLT）36 000/mm³。骨髓象外观有许多油脂，增生低下，粒细胞、红细胞系统均减少，淋巴细胞相对增加，浆细胞稍多，网织红细胞可见，巨核细胞未见，血小板极少。

患者皮肤苍白，表浅淋巴结不肿大，心率96次/min，血压120/70mmHg。

根据症状、血象及骨髓象，确诊为再生障碍性贫血。住院起止时间为1973年9月23日—1974年3月5日，住院期间共输新鲜血4次（每次200ml），肌内注射丙酸睾酮和核苷等。出院时Hb 8.2g%（住院期间最低为5g%），WBC 3 400/mm³，RBC 245万/mm³，网织红细胞3.4%，PLT 42 000/mm³。

初诊：面色不华，口唇淡，爪甲发白，头晕目眩，全身乏力，形寒气怯，腰膝酸软，失眠，耳鸣失聪，心烦时悸，常自汗出，大便溏薄，纳量不多，平素经常感冒。舌淡，苔薄，脉细数无力。

辨证：脾肾虚损，气血两亏。

治则：温肾健脾，补气养血。

方药：八珍汤合二仙汤加味。

制附子9g先煎	当 归9g	白 芍9g	白 术9g
云 苓9g	炙甘草9g	黄 芪30g	党 参15g
生地黄15g	熟地黄15g	仙 茅15g	淫羊藿15g
川 芎6g	巴戟天18g		

日1剂，水煎服。

住院期间，法疗大法坚持始终，药味根据病情变化有所加减。如阳虚甚时，加大制附子的量，并加肉桂；血虚甚时，加阿胶、龟鹿二仙胶；出血明显时，加茜草炭、炒蒲黄、槐花；低热，加银柴胡、地骨皮；出院前2周，加用土黄芪等。

出院时，面色略华，纳可，体力仍弱，行路需人扶，生活尚不能完全自理，齿龈有少量渗血，皮下出血点时现，心悸，大便稀薄，寐少不宁，舌体胖质淡，苔白，脉细数。

辨证仍属脾肾虚损，气血两亏。

继续以温肾健脾、补气养血法进行治疗。

出院带方：

黄 芪30g	党 参30g	地骨皮30g	丹参30g
土黄芪60g	云 苓9g	阿 胶9g烊化	龟甲胶9g
制附子9g先煎	当 归15g	生地榆15g	茜草炭15g
肉 桂3g后下	甘 草6g		

日1剂，水煎服。

1974年3月25日复诊：出院后病情尚平稳，饮食、二便、睡眠与住院时相仿。

仍按出院时所开方加减：

土黄芪60g	黄 芪30g	黄 精30g	当 归15g
制何首乌15g	麦 冬9g	五味子9g	制附子9g先煎
阿 胶9g烊化	白 薇9g	补骨脂9g	肉 桂3g后下
远 志6g	甘 草6g		

日1剂，水煎服。

服 7 剂后，化验检查示 Hb 8.18g%，WBC 6 300/mm³，网织红细胞 4.7%，说明血象逐渐好转。

1974 年 4 月 21 日查：Hb 9.2g%，WBC 5 700/mm³，网织红细胞 3%，PLT 29 000/mm³。

1974 年 8 月 6 日查：Hb 10g%，WBC 4 800/mm³，PLT 37 000/mm³，网织红细胞 4.4%。

1974 年 12 月 2 日查：Hb 12.8g%，RBC 431 万/mm³，WBC 6 800/mm³，PLT 85 000/mm³。至此，除血小板计数尚不足外，均已正常。

自 1975 年 6 月间停用丙酸睾酮后，一直以中药治疗为主，每日服上方 1 剂，至同年底。

1976 年 1 月间，上方制成丸剂，与汤剂交替服用（双日服丸剂）。

1976 年以后，皮下出血、鼻衄、齿龈渗血等均止。

1977 年每周仍服上方 1~2 剂，以巩固疗效。

1978 年春以来，中药已停服。这段时间 Hb（12~15）g%，WBC 6 800~7 800/mm³，RBC（416~470）万/mm³，PLT 135 000~254 000/mm³，网织红细胞 2.4%~3.5%。

患者自 1977 年 7 月间开始上班，至随访时已年余。

例 2 宋某，男，35 岁。于 1972 年春患病，同年 5 月经某医院确诊为再生障碍性贫血。1976 年 1 月以前，每年输血 4~5 次，每次输血后 Hb 升至（5~8）g%，隔半个月后即降至 3g% 左右。平素经常感冒发热。

初诊：患者于 1976 年 1 月在某公社卫生院住院，开始用中医中药治疗，未用其他药物。当时血象：Hb 2.8g%，WBC 1 900/mm³，RBC 180 万/mm³，网织红细胞 0.3%，PLT 67 000/mm³。诊见：面色黄白，口唇淡，爪甲白，形寒恶冷，腰膝酸软，耳鸣如蝉，心烦时悸，寐难不宁，多处皮下有出血点，鼻衄时作，重则流血不止，齿龈渗血持续不断，纳食一般，大便不实。舌胖质淡无血色，苔薄白，脉弦、中取细弱。

辨证：脾肾虚损，气血两亏。

治则：温肾健脾，补气养血。

方药：八珍汤合二仙汤加味。

黄　芪 30g	黄　精 30g	丹　参 15g	制何首乌 15g
熟地黄 15g	制附子 9g 先煎	补骨脂 9g	天　冬 9g
淫羊藿 9g	仙　茅 9g	槐　花 9g	骨碎补 9g
阿　胶 9g 烊化	远　志 6g	甘　草 6g	

日 1 剂，水煎服。

上方连服 12 剂，自觉体力增强，纳食略增，睡眠稍安，但化验检查示血象没有变化。此后，坚持守方服 3 个月。其间根据病情略行加减：气虚加重时，加服补中益气丸；血虚严重时，加服河车大造丸；出血严重时，加藕节炭、仙鹤草、血余炭等；为预防感冒，增强体质，曾服玉屏风散 1.5 个月（黄芪 4.5g，白术、防风各 3g，共研细末。每服 6g，日 2 次，冲服），加鹿角粉 4.5g，日 2 次，冲服。

1976 年 4 月 2 日化验检查：Hb 3.5g%，RBC 210 万/mm³，WBC 2 300 万/mm³，网织红细胞 0.4%，PLT 86 000/mm³。体力渐增，腰酸肢软减轻，睡眠安宁，食量增加（每日在八九两以上），大便略实。舌质淡，苔薄白，脉弦、中取细弱。

1976 年 6 月 18 日出院后，继续服中药治疗。出院时化验检查：Hb 4.5g%，WBC 3 800/mm³，

RBC 289 万 /mm³，网织红细胞 0.4%，PLT 96 000/mm³。患者面色略华，纳香，偶有腰酸肢软，鼻衄偶发、但不重，皮下偶见出血点。

出院后，每周至其家往诊 1 次，上方日 1 剂，水煎继服。

自 8 月初，上方加鲜土黄芪 90g。

9 月 10 日化验检查：Hb 5.5g%，RBC 310 万 /mm³，WBC 3 900/mm³，网织红细胞 0.6%，PLT 105 000/mm³。

1977 年 1 月 9 日化验检查：Hb 6.2g%，RBC 320 万 /mm³，WBC 4 100/mm³，PLT 120 000/mm³，网织红细胞 1.5%。患者面色有华，唇有血色，纳香，睡眠安宁，大便已实，腰酸软不显。舌质略呈红润，苔薄白，脉弦。

仍遵上方加减，以巩固疗效。处方：

当　归 9g	阿　胶 9g^烊化	骨碎补 9g	制何首乌 9g
五味子 9g	天　冬 9g	仙　茅 9g	藕　节 9g
淫羊藿 9g	黄　精 15g	黄　芪 30g	熟地黄 30g
鸡血藤 30g	土黄芪 60g		

日 1 剂，水煎服。

1977 年 10 月 16 日化验检查：Hb 9.4g%，WBC 4 600/mm³，RBC 380 万 /mm³，PLT 142 000/mm³，网织红细胞 2%。继服上方，日 1 剂，水煎服。

1978 年 3 月，Hb 10.8g%，WBC 5 200/mm³，PLT 140 000/mm³。

1978 年 5 月，Hb 11.8g%。

1977 年 5 月以后，出血现象已停止。

1978 年 6 月，停服中药。

1978 年 1 月，恢复工作，至随访时未缺勤。

按：此 2 例再生障碍性贫血，证属脾肾虚损，气血两亏。中医学认为，血主要与心、肝、脾、肾四脏有关，尤以脾、肾更为重要。肾为先天之本，主骨髓。若先天不足，肾精亏损，则骨髓不充，髓虚精血不能复生；若肾阳虚损，则不能温养其他脏腑，使心、肝、脾等三脏俱虚。心虚则不能主血，肝虚则不能藏血，脾虚则不能统血。脾为后天之本，主运化。饮食入胃，水谷精气，赖脾气运化，即所谓"中焦受气取汁，变化而赤，是谓血"，故脾为血生化之源。此 2 例由于脾、肾已虚，故脏腑气血俱虚，以致影响精髓不足，血之化生功能障碍，因而表现出全血象降低，面色不华，口唇淡，爪甲白，头晕目眩，耳鸣失聪，心烦时悸，腰膝酸软乏力，鼻衄，齿龈渗血，腹胀便溏，舌淡苔白，脉细弱等一派脾肾虚损、气血两亏之象。

中医治疗此病，补脾还是补肾，要视病情而论。此 2 例开始用药均以补肾为重点，因为肾为先天之本、气血之母、生命之根本，同时命门火旺，可以生脾土，促进脾肾气复。但也没有忽视后天之本，因为脾是维持生命的源泉，脾胃化生精微功能正常，方能滋养脏腑四肢百骸，使血之化生功能障碍得以逐渐康复。总结此 2 例临证实践的经验，要着眼于辨证，随证应变。如肾虚证明显，应重点补肾，辅以补脾；脾虚证为主，应重点补脾，辅以补肾；脾肾两虚，则脾肾双补。

在辨证治疗的基础上，要正确处理标本缓急，严守"急则治其标，缓则治其本"的治疗原则。在通常情况下，该病的整个病程中，贫血为其主要矛盾，故在治疗过程中，要想方设法补血，并坚持始终。但在病程中发生严重出血时，治疗的重点应立即转为以止血为主。第 2 例患者于 1976 年上半年曾 3 次鼻衄不止，严重时如泉涌。当时除局部止血外，还大量用藕节炭、棕榈炭、槐花、血余炭等止血之味，辅以温肾健脾，使 3 次大出血均在很短时间内得以控制。止血药也要按照中医理论随证应用。《血证论》说："气为血之帅，血随之而营运。血为气之守，气得之而静谧。气结则血凝，气虚则血脱。"故止血时仍应辅以补气，或扶阳温气摄血，使之止血而不滞，血随气行，畅行周身。此 2 例每当出血严重时，除重用止血药外，均以黄芪、党参补气，使之摄血，而迅速收到止血之效。

在明确了辨证立法之后，对药物的选择也很重要。这里特别要提到中草药土黄芪［锦葵科锦葵属植物野葵 *Malva verticillata* L. 的干燥根（茎、叶、果实亦入药），甘温，补气，滋补强壮，活血调经］的运用。第 1 例在出院前 2 周加用土黄芪，用后血红蛋白逐步上升，至 1974 年 3 月 5 日出院时为 8.2g%，4 月 21 日升为 9.2g%，6 月 11 日升为 9.7g%，8 月 6 日升为 10g%，10 月 7 日升为 11.5g%，12 月 2 日升为 12.8g%。第 2 例于 1976 年 6 月出院时血红蛋白为 4.5g%，自同年 8 月初开始加用土黄芪，9 月 10 日血红蛋白上升为 5.5g%，之后逐渐上升，未曾反复。由此可知，土黄芪在补气生血方面有一定作用，但因病例尚少，有待今后继续观察。

（王　宝　赵展荣）

第七节　男子性功能障碍

男子性功能障碍主要包括阳痿、早泄、强中、遗精等，结合病因病机，重点摘录李文瑞临证治验案例分别加以介绍。

一、阳痿

阳痿亦称阴痿，系指以成年男子阴茎不能勃起，或勃起不坚，或坚而短暂，致使不能进行性交为主要表现的疾病。本病大凡针对青壮年男性而言。年老之人，性功能减退，属生理现象，不能视为阳痿。如《临证指南医案》云："男子以八为数，年逾六旬而阳事痿者，理所当然也。"

李文瑞结合多年临床实践指出，阳痿多由"姿情纵欲，房劳伤肾""惊恐所伤，肾气耗散""忧思太过，损伤心脾""情志不遂，肝气郁结""湿热炽盛，损伤下焦"等导致。

阳痿主要表现为阳事不举，或举而不坚，轻者无明显全身症状，重者则因致病原因不同而出现不同的全身症状。临床上虽虚证多见，但亦可见实证及虚实夹杂证。现摘录李文瑞治验案例如下。

1. 肾阴虚损　某男，37 岁。

初诊：1981 年 7 月从外地专程来京求治。

诊见：阳事不举，有时或举而不坚，时有早泄，腰酸身乏，记忆力减退，纳食尚可，二便正常。曾在泌尿科检查外生殖器，无明显异常；在当地就医，服龟龄集、十全大补丸、全鹿丸等，均无明显效果。舌红，苔少，脉细。

辨证:肾阴虚损。

治则:滋阴补肾。

方药:六味地黄加味。

熟地黄 25g	山　药 12g	山茱萸 12g	茯　苓 10g
泽　泻 10g	牡丹皮 10g	覆盆子 10g	菟丝子 10g

14 剂,水煎服。

二诊:服药 14 剂后,诸症减轻,但仍有遗泄。继以原方去覆盆子、茯苓,加女贞子 15g、墨旱莲 15g。服药月余,病愈。

停药 2 个月后,随访未见复发。

按:房室不节,耗伤阴液,阴精枯竭,宗筋失养,则无力勃起,或阳事举而不坚;肾又主骨生髓,精不足而髓不充,则腰酸身乏等。舌红,少苔,脉细,均为肾阴虚损之象。方中熟地黄滋阴填精,山茱萸补肝肾涩精,山药补益脾肾,三阴并补;茯苓健脾渗湿,助山药益脾;泽泻、牡丹皮泻相火除烦热;加覆盆子、菟丝子,阳中求阴。其间去覆盆子、茯苓,加女贞子、墨旱莲,意在滋阴降火。诸药配伍,共奏滋阴补肾之功效。方药对证,故而获效。

2. 阴虚火旺　李某,男,57 岁。阳事不举,早泄,腰膝酸软,口干苦,五心烦热,因有糖尿病故控制纳食,二便如常。舌微红,苔薄黄少津,脉细小数。

辨证:阴虚火旺。

治则:滋阴降火。

方药:知柏地黄丸加味。

知柏^各10g	熟地黄 25g	山　药 13g	山茱萸 13g
茯苓 10g	泽　泻 10g	牡丹皮 10g	阳起石 15g
韭子 10g			

14 剂,水煎服。

二诊:服药后,阳痿、早泄略有改善。遵前方服用 2 个月,能正常行房事而治愈。

停药 5 个月后,随访未见复发。

按:房劳过度,阴精暗耗,宗筋失养,则见阳痿;阴精亏损,相火妄动,则入房即泄;余症与舌苔脉象,均为阴虚火旺之象。方中熟地黄滋阴填精,山茱萸补肝肾涩精,山药补益脾肾,三阴并补;茯苓淡渗利湿以助山药之健运,泽泻清泻肾火以防地黄之滋腻,牡丹皮清肝火并制山茱萸之温,三药相佐并泻;知母、黄柏滋阴清热,以降相火;阳起石、韭子既有兴阳之功,又有阳中求阴之效。诸药相伍,共奏滋阴降火之功。滋阴药与降火药相配,相辅相成,互相为用。若只降火而不滋阴,即使火势暂息,犹恐复萌;若只滋阴而不降火,则火旺更易灼阴;唯滋阴与降火并举,方可两全其美。

3. 阴阳两虚　康某,男,42 岁。

初诊:阳事不举半年,或举而不坚,腰膝酸痛,纳食尚可,夜尿不多,大便通畅,寐欠宁,舌微红,苔薄少津,脉细。

辨证:肾阴不足,伤及肾阳。

治则:滋补肾阴,温肾壮阳。

方药:六味地黄丸合五子衍宗丸加味。

熟地黄 30g	山 药 30g	山茱萸 15g	茯 苓 10g
泽 泻 10g	牡丹皮 10g	枸杞子 15g	覆盆子 10g
菟丝子 15g	五味子 10g	车前子 10g	韭 子 30g
阳起石 30g			

4 倍量，共研细末，炼蜜为丸，每丸重 9g。每服 1 丸，日 2 次。

二诊：服上药月余，阳痿明显改善，可正常行房事。效不更方，原方 3 倍量再配制丸药继服，以巩固疗效。

药后 20 余天病愈。停药 3 个月后，随访未见复发。

按：本案系肾阴不足，伤及肾阳，致使阴阳两虚而导致的阳痿。方中六味地黄丸滋补肾阴；五子衍宗丸温补肾阳，通利肾气；加韭子、阳起石补肾壮阳。诸药相伍，共奏滋补肾阴、温肾壮阳之功。证治贴切，故而获效。

4. 气血两虚 何某，男，40 岁。

初诊：性欲低下，阳事举而不坚，不能正常行房事 3 年，伴有神疲乏力，面色㿠白，纳食尚可，二便正常，寐宁。舌淡苔薄白，脉细弱。

辨证：气血两虚，宗筋失养。

治则：益气养血，补肾强筋。

方药：四君子汤合当归补血汤加味。

党 参 10g	白 术 10g	茯 苓 10g	炙甘草 3g
生黄芪 35g	当 归 10g	黄 精 30g	川 断 10g
狗 脊 10g	韭 子 10g	阳起石 10g	

10 剂，水煎服。

二诊：服药后，无明显不适，阳痿稍有改善，但仍不能行房事。

病及 3 年，加之患者服汤药不便，改以丸剂缓图之。

原方 3 倍量，共研细末，炼蜜为丸，每丸重 9g。每次 1 丸，日 2 次。

三诊：服药 1 个多月后来诊，自述性欲明显提高，能正常行房事。原方 3 倍量，再制丸剂，继服以巩固疗效。

半年后治胃病时告知，房事一直正常。

按：本案系气血两虚，宗筋失养导致的阳痿。方中四君子汤健脾补气，以资后天之本；当归补血汤益气以生血；加黄精以增强前二方益气养血之力；川断、狗脊、韭子、阳起石补肾壮阳。诸药相伍，共奏益气养血、补肾强筋之功效。方药对证，故而获效。

5. 肝气郁结 王某，男，43 岁。

初诊：初因工作忙碌、精神紧张而出现阳痿，时或心烦。纳便如常，舌淡红，苔薄白，脉弦细。

辨证：肝气郁结，灼伤气血。

治则：柔肝化瘀，益气养血。

方药：亢痿灵加味。

| 蜈 蚣 20 条 | 白 芍 60g | 当 归 60g | 炙甘草 60g |
| 五味子 60g | | | |

上药共研细末,每服6g。日2次。

同时进行适当的心理治疗与房事指导。

二诊:服药20余天,阳痿明显改善。原方继续研末服用。半年后因感冒来诊时告知,上药服完后,房事至今一直正常,未再出现阳痿。

按:本案乃肝气郁结,灼伤气血而引起的阳痿。方中当归、白芍、五味子养血柔肝;蜈蚣活血通络;炙甘草益气健脾,与白芍相配而缓急。诸药相伍,共奏柔肝化瘀、益气养血之功,又有缓解精神紧张之效;加之进行适当的心理治疗与房事指导,故而获效。

李文瑞指出,临证所见青壮年阳痿,多与精神因素有关,采用加味亢痿灵治疗,大部分可获效;但对于老年生理老化所致阳痿,则效果欠佳。①临证加味:可根据阳痿的程度与病机,酌情选加韭子、阳起石、露蜂房、五味子等,但不宜增加太多,以防影响前4味主药的亢痿效果。②用法用量:大多研成细末,每服3~6g,日2次;亦可共研细末,炼蜜为丸,每丸重9g,每服1~2丸,日2次;当然亦可用汤剂,但要按比例减量。③疗效:一般服用1个月即可见效,连服2~3个月多可治愈。④注意:嘱患者解除思想负担,轻松生活,有助于提高疗效。

6. 湿热下注 潘某,男,53岁。

初诊:阳事不举5年余,口干寐差,伴手心热、足心发凉,进寒凉食物后胃痛,纳食尚可,大便如常,平素喜食甜食。舌红,苔白黄厚腻,脉弦细有滑象。

辨证:肝经湿热,宗筋不举。

治则:清热利湿,通络坚阴。

方药:龙胆泻肝汤化裁。

龙　胆 8g	炒栀子 10g	柴　胡 10g	当　归 10g
泽　泻 10g	莪　术 10g	生地黄 15g	萆　薢 30g
通　草 3g	高良姜 6g	六一散 15g包	

日1剂,水煎服。

二诊:服7剂后,诸症减轻,房事亦有所改善。遂遵前方加减,并酌情加入韭子、阳起石等兴阳之味。

先后服用2个月余,房事恢复正常。

按:足厥阴肝经循阴器,肝经湿热下注,致使宗筋经络失畅而阳事不举。故用龙胆泻肝汤化裁,清热利湿,通络坚阴。方中龙胆、炒栀子清肝泻火,除下焦湿热;泽泻、通草、萆薢、六一散助龙胆清热利湿,引湿热从小便而出;当归养血益肝;生地黄凉血益阴;柴胡、莪术疏肝理气,化瘀通络;高良姜温胃散寒,又可防诸苦寒之品伤胃。诸药合用,使肝经湿热渐清,房事得以改善。之后,酌情加入韭子、阳起石等温肾填精,兴阳通络。先后服用2个月余,房事复常。

二、早泄

早泄是一种以性交之始即行排精,甚至性交前即泄精,不能完成正常性生活为主要表现的疾病。如《沈氏尊生书》所云"未交先泄,或乍交即泄",即是此意。早泄虽与阳痿关系较为密切,且二者在病因病机方面有类似之处,但二者仍不完全相同。一般来说,早泄可能是阳痿的早期表现，阳痿亦可能是早泄的进一步发展。

李文瑞认为，早泄多由"先天不足，体弱肾虚""耗伤太过，损伤于肾""思虑过度，劳伤心脾""肝经湿热，疏泄失司""年老力弱，命门火衰"等导致。早泄轻者无明显全身症状，重者则因致病原因不同而出现不同的全身症状。现摘录李文瑞治验案例如下。

1. 肾阳虚衰 刘某，男，43岁。

初诊：早泄1年。1年前纵欲，房事频繁，继而出现早泄，且渐趋加重，入房即泄。伴腰膝酸痛，少腹拘急，小便频数，手足不温。舌淡，苔白，脉沉细。

辨证：肾阳虚衰，固摄无权。

治则：温肾助阳，固下涩精。

方药：金匮肾气丸加减。

| 制附子 10g^{先煎} | 肉　桂 3g^{后下} | 熟地黄 15g | 山茱萸 10g |
| 山　药 10g | 金樱子 10g | 芡　实 10g | 怀牛膝 10g |

日1剂，水煎服。

二诊：上方服用4周，早泄及诸症均有减轻。

原方加巴戟天10g，继服。嘱其节制房事。

三诊：再服4周，早泄及诸症缓解。原方3倍量，共研细末，炼蜜为丸，每丸重9g。每服1丸，日2次。以巩固疗效。

停药后半年，随访未见复发。

按：后天纵欲，耗伤太过，致真阳虚损，命门火衰，失于封藏之职，不能固摄而发早泄。方中附子、肉桂温肾助阳；熟地黄、山茱萸补肾填精，以阴中求阳；山药益肾健脾，以助附子补肾；金樱子为陆生药，芡实为水生药，二者合称水陆二仙，皆能入肾，功可固肾涩精；怀牛膝补肾，而引药直达下焦。诸药合用，温肾助阳，固下涩精。二诊见效后，加巴戟天，以增强温补肾阳之功，故而获效。

2. 阴虚阳亢 郭某，男，35岁。

初诊：性欲亢盛，房事频作，入房即泄，伴头晕耳鸣，腰腿酸软，手足心热，口燥咽干。舌偏红，少苔无津，脉细数。

辨证：阴虚阳亢，相火妄动。

治则：益髓填精，滋阴降火。

方药：大补阴丸加味。

| 熟地黄 15g | 生地黄 15g | 知　母 15g | 黄　柏 15g |
| 龟　甲 30g^{先煎} | 女贞子 15g | 墨旱莲 15g | 熟猪脊髓适量 |

日1剂，水煎服。

嘱其房事要有所节制。

二诊：上方服用1个月后，早泄及诸症减轻。舌偏红，苔少尚有津液，脉细小数。遵前方，生熟地黄各加至30g。再服1.5个月，诸症悉除。原方5倍量，炼蜜为丸继服，以巩固疗效。

停药后半年，随访未见复发。

按：本例乃阴虚阳亢，相火妄动而导致的早泄。治用大补阴丸加味，益髓填精，滋阴降火。方中熟地黄、龟甲、猪脊髓滋补真阴，封填骨髓；生地黄、知母、黄柏滋阴清热，以降相火；女贞子、墨旱莲补肝肾，益精血。诸药相配伍，共奏益髓填精、滋阴降火之功。滋阴药与降火药相配，相辅相成，互相为用。若只降火而不滋阴，即使火势暂息，犹恐复萌；若只滋阴而不降火，则火旺更易灼阴；唯滋阴与降火并举，方可两全其美。见效后，加大生熟地黄用量，增强滋补真阴之功，以治其本，故而获效。

3. 肝经湿热　谢某，男，38 岁。

初诊：素日嗜酒，烦躁易怒，性欲旺盛，入房即泄，口黏而苦，大便干，小便黄。舌淡红或微红，苔黄腻，脉弦滑。

辨证：肝经湿热，疏泄失司。

治则：清泻肝经湿热。

方药：龙胆泻肝汤加减。

龙　胆 10g	柴　胡 10g	黄　芩 15g	山　栀 10g
生地黄 10g	当　归 10g	泽　泻 10g	生薏苡仁 15g
通　草 2g	车前子 10g^包		

日 1 剂，水煎服。

二诊：上方服用 2 周，诸症略减。效不更方，原方再进 4 周。

三诊：早泄及诸症基本缓解。原方 5 倍量改做蜜丸缓图，服完丸剂停药。

停药 3 个月后随访，未再复发。

按：肝气郁结化热，加之嗜酒蕴湿生热，致使肝经湿热下注，疏泄失司，封藏不固，而导致早泄。治用龙胆泻肝汤加减，清泻肝经湿热。方中龙胆清泻肝经湿热；黄芩、山栀清热利湿；生薏苡仁、泽泻、通草、车前子清利湿热，引火从小便而出；柴胡疏肝行气，以助利湿；生地黄、当归养血滋阴，既可防苦寒通利伤阴，又可养血填精。诸药合用，共奏清泻肝经湿热之功。方证相对，故而获效。

三、强中

强中亦称"阴纵""纵挺不收"，是一种以阴茎久举不痿，精液自泄为主要表现的疾病。如《诸病源候论•消渴病诸候•强中候》曰："强中病者，茎长兴盛不痿，精液自出是也。"

李文瑞认为，强中多由"肾阴不足，相火偏亢""湿热内盛，下焦受损""肝郁气滞，疏泄失司""瘀血阻滞，宗筋受损"等导致。故在临床实践中，必须审证求因，明析辨证，滋阴勿忘清热，才能立法遣药，提高临床治疗效果。现摘录李文瑞治验案例如下。

1. 阴虚阳亢　杨某，男，27 岁。婚后 1 年不育，女方无生理缺陷，月经正常。患者少年时有手淫癖，婚后性欲旺盛，阴茎勃起坚而不衰，但不射精。性交后 1～2 小时或 3～4 小时，精液自流体外。素日善怒，易动感情，时有心烦意乱，口苦纳少，大便偏干，小便色深、重则如浓茶。舌微红，脉弦细微数。

辨证：肝肾阴虚，相火妄动。

治则：滋水涵木，清降相火。

方药：知柏地黄丸加减。

| 知　母 10g | 黄　柏 10g | 生地黄 25g | 怀山药 13g |

枸杞子 13g	桑 椹 15g	茯 苓 10g	泽 泻 10g
路路通 10g	白茅根 18g		

日 1 剂，水煎服。

服 15 剂后，大便渐调，小便转清，心烦、善怒等症减轻。

再进 10 剂后，患者诉性交时射精少许，2 小时后仍有精液流出，但药后神爽身轻，精神愉快，纳增便调。上方加女贞子、墨旱莲各 15g。日 1 剂，水煎服。

再进 10 剂后，不射精缓解。

4 个月后，患者来告，其妻已怀孕。

按： 此例乃肝肾阴虚，相火妄动，水不涵木而肝气郁闭络道，致使性交时不射精。选用知柏地黄丸加减，以滋水涵木、清降相火为治，使水足木疏，相火自降；再加路路通、白茅根等，以疏通络道；加女贞子、墨旱莲，以增强滋阴降火之功。证治贴切，方药对证，故而获效。

2. 湿热内盛 赵某，男，27 岁。

初诊：行房事时，坚挺不衰，不射精，房事后 2 小时左右精液自行流出。素食肥甘，嗜酒如命，口苦发黏，胸闷心烦，大便秘结难下，小便色黄量少。舌微红，苔黄腻，脉弦滑。

辨证：湿热内盛。

治则：清热利湿。

方药：龙胆泻肝汤加减。

龙 胆 10g	栀 子 10g	黄 芩 10g	生薏苡仁 15g
柴 胡 10g	生地黄 10g	当 归 10g	泽 泻 10g
车前子 10g^包			

14 剂，水煎服。

二诊：药后除强中外，余症均有减轻。遵前方加路路通 10g。14 剂，水煎服。

三诊：药后，诸症均缓解。原方 3 倍量做蜜丸继服，以巩固疗效，服尽停药。

半年后随访，房事正常射精。

按： 素食肥甘，嗜酒如命，致使湿热内盛，肝经火旺，宗阴受热，纵挺不衰，不射精。方中龙胆清泻肝经实火，除下焦湿热；栀子、黄芩、生薏苡仁、泽泻、车前子清利湿热，使湿热从小便而出；柴胡疏肝清热；生地黄、当归养血滋阴，既可益精血滋阴液，又可防苦寒通利伤阴。诸药相伍，泻中有补，清中有养，既能泻肝火、清湿热，又能养血滋阴，使肝火既泻，湿热并除。二诊时，除强中外，余症均有减轻，加路路通，取其通利之性，行气活血通络，以增强治强中之功。方药对证，故而获效。

3. 肝郁气滞 王某，男，32 岁。

初诊：性格内向，沉默寡言，多思善虑，胸胁满闷，时时太息，致使结婚 3 年，同房不射精。舌苔薄白，脉弦。

辨证：肝气郁结

治则：疏肝解郁。

方药：四逆散加味。

柴 胡 10g	枳 实 10g	白 芍 15g	香 附 10g

石菖蒲 10g	郁　金 10g	生甘草 5g	王不留行 10g

14 剂，水煎服。

嘱其尽可能开朗，笑对人生。

二诊：药后见效，同房有少量精液流出。情绪亦较前好转。遵原方服用 1 个月，诸症悉除。

停药后半年随访，夫妻和睦，性生活正常。

按：思虑过度，肝郁气滞，疏泄失司，则出现同房不射精。方中柴胡、香附、枳实疏肝解郁，理气散结；石菖蒲、郁金、王不留行解郁开窍，通经活络；白芍养血柔肝，配甘草可缓急。诸药配伍，共奏疏肝解郁、缓急通经之功。方药对证，故而获效。

四、遗精

遗精是一种以不因性交而精液频繁遗泄为主要表现，并伴有头昏、耳鸣、健忘、心悸、失眠、腰酸腿软、精神萎靡等症状的疾病。有梦而遗泄者，为梦遗；无梦而泄，或醒时精液自流者，多谓滑精。虽病证不同，究其致病之因则相近。如《景岳全书》曰："梦遗、精滑，总皆失精之病，虽其证有不同，而所致之本则一。"先贤亦有"有梦为实，无梦为虚""有梦治心，无梦治肾"之说。成年男子，或婚后夫妻分居，一旬遗精 1 次，而无其他症状者，是属生理现象。

遗精主要与心、肝、肾、脾四脏有关，但以心、肝、肾最为密切。李文瑞结合临床实践指出，遗精多由"心阴暗耗，心阳独盛""肾阴不足，相火偏亢""肾阳虚衰，精关不固""思虑过度，劳伤心脾""湿热下注，精室被扰""肝郁气滞，疏泄失司"等导致。

遗精，不论有梦、无梦，均以精液外泄为主症，轻者每周 1～2 次，重者每夜或稍有触动即精液自泄。临床虽虚证多见，但实证及虚实夹杂证亦不少见。现摘录李文瑞治验案例如下。

1. 阴阳失和　王某，男，24 岁。

初诊：梦遗、滑泄伴尿浊 3 年余，发作频繁，小便混浊，大便时亦出白浊，阴囊潮湿寒冷，腰酸痛，纳食尚可，大便偏干。舌淡红，苔黄，脉弦。

辨证：阴阳不调，精关失守，兼有小便混浊。

治则：调和阴阳，敛精止遗，佐以分清化浊。

方药：桂枝加龙骨牡蛎汤合丹溪萆薢分清饮加减。

桂　枝 10g	白　芍 10g	生龙牡^各30g^{先煎}	大　枣 10g
金樱子 30g	川萆薢 25g	益智仁 10g	石菖蒲 10g
乌　药 10g	生　姜 2 片	甘　草 5g	

日 1 剂，水煎服。

二诊：上药服用 3 周，梦遗、滑泄有缓，由每周 2 次转为 2 周 1 次，尿白浊减轻，纳食尚可，大便略干，但仍腰酸腿软。舌淡红，苔薄白，脉弦细。

遵上方加减：

桂　枝 10g	白　芍 10g	生龙牡^各30g^{先煎}	大　枣 10g
金樱子 30g	川萆薢 30g	川　断 10g	狗　脊 10g

生　姜2片　　　　　甘　草5g

日1剂，水煎服。

三诊：上药继服2周，诸证缓解，1个月偶有1次梦遗，已属正常。为巩固疗效，原方5倍量配制蜜丸，每丸重9g。每服1丸，日2次。

停药4个月后，随访未再复发。

按：本患者虽属年轻，但梦遗、滑泄已3年，故致阴阳不调，而病情日剧。方中桂枝汤调和阴阳，加龙骨、牡蛎敛精镇逆而治之；加之又有小便混浊，故合用丹溪草薢分清饮，以温肾益气，分清化浊。二方相合，一守一利，相得益彰，故经月余治疗，久病得愈。

2. 阴虚阳亢　刘某，男，19岁。

初诊：1年前开始手淫，渐趋频繁，继而发生遗精，病及半年余，且日趋加重，每周3～4次。伴有头晕耳鸣，腰膝酸软，五心烦热，咽干口燥，舌红少苔，脉细数。

辨证：阴虚阳亢，扰动精室。

治则：滋阴降火，益肾潜阳。

方药：知柏地黄丸加味。

知　母10g　　　　黄　柏10g　　　　生地黄25g　　　　山　药13g
山茱萸13g　　　　茯　苓10g　　　　泽　泻10g　　　　牡丹皮10g
莲　须6g　　　　　芡　实10g　　　　生龙牡各30g先煎

14剂。水煎服。

二诊：药后，遗精次数明显减少。效不更方，原方继服1个月，遗精治愈。

随访3个月，未再复发。

按：手淫频繁，耗伤阴精，致使真阴愈竭，阴虚阳亢，扰动精室则遗精。方中生地黄、山茱萸滋补肾阴，知母、黄柏、牡丹皮清泻相火，山药、茯苓滋补脾肾，莲须、芡实益肾固精，生龙牡重镇潜阳涩精，泽泻利湿泄浊。诸药相伍，滋阴降火，益肾潜阳，方药对证，故而获效。

3. 心脾两虚　王某，男，39岁。

初诊：多思善虑，加之饮食不节，而发遗精2年，日益加重，遇劳则发。伴有神疲乏力，纳呆便溏，面色萎黄，心悸健忘，夜寐不实。舌质淡，苔薄白，脉细弱。

辨证：心脾两虚，精关不固。

治则：补益心脾，固肾涩精。

方药：归脾汤加减。

黄　芪15g　　　　党　参10g　　　　炒白术15g　　　　茯　苓10g
远　志10g　　　　当　归10g　　　　金樱子10g　　　　炒酸枣仁15g
芡　实10g　　　　炙甘草3g

日1剂，水煎服。

二诊：上方服14剂后，遗精次数略减，寐有进步，体力有增，大便成形。舌质淡，苔薄白，脉细弱。

遵原方，黄芪改为30g，金樱子、芡实改为15g。继服14剂后，诸症悉除，病告痊愈。

停药2个月后，随访未见复发。

按：思虑过度，加之饮食不节，损伤心脾，致心脾两虚，生化之源不足，肾精失其充养，精关不固，则遗精频繁。方中黄芪、党参、当归补气健脾，养血和营；茯苓、白术健脾；远志、酸枣仁养心安神；金樱子、芡实益肾固精；炙甘草调和诸药。二诊见效后，加大黄芪、金樱子、芡实用量，以增强益气固肾涩精之功。诸药相伍，补益心脾，固肾涩精，方药对证，故而获效。

4. 湿热下注　孔某，男，34岁。

初诊：素日多喜肥甘厚味，时时饮酒，发生遗精，日益频繁，小便短赤，时或恶心，口苦而黏，大便不爽。舌稍红，苔黄腻，脉滑数。

辨证：湿热下注，扰动精室。

治则：燥湿健脾，清热利湿。

方药：程氏萆薢分清饮加减。

川萆薢 15g	黄　柏 10g	黄　芩 10g	茯　苓 10g
苍　术 15g	莲子心 5g	石菖蒲 10g	车前子 10g^包

7剂，水煎服。

二诊：药后，诸症均有所缓解。效不更方，遵原方继服。

前后共服28剂，诸症悉除。停药1个月随访，未再复发。

按：醇酒厚味，损伤脾胃，蕴生湿热，湿热下注，扰动精室，则遗精频繁。方中萆薢清热利湿，黄柏、黄芩清热除湿，茯苓、苍术健脾燥湿，莲子心清心热，石菖蒲、车前子通窍利小便而引湿热从下出。诸药合用，燥湿健脾，清热利湿。证治贴切，方药对证，故而获效。

（王　宝　赵展荣）

第八节　血　精

血精系指以精液排出兼见血色为主要表现的疾病，包括"肉眼血精"和"镜下血精"。

《诸病源候论·虚劳精血出候》所载"此劳伤肾气故也。肾藏精，精者血之所成也。虚劳则生七伤六极，气血俱损，肾家偏虚，不能藏精，故精血俱出也"，揭示了男子精中有血而为血精，且由"肾家偏虚"所致。

明代李中梓《医宗必读·赤白浊》载有"精血杂出""半精半血"等；清代张璐《张氏医通》载有"精血并脱，不能自主"等。大多认为，房劳不节，致肾虚不足，虚火偏亢，扰动精室，热迫血行，血随精泄，而成血精。

李文瑞结合临床实践指出，血精多由"肾阴不足，相火偏亢""气血两虚，血不归经""湿浊下注，郁而化热""湿热下注，扰动精室""阴阳不和，精关失司""瘀血阻滞，精血并行"等导致。临证诊疗时，必须询问病史，综合分析；脉证合参，辨别虚实；审证求因，明析病机；合理施治，清热勿用苦寒峻下，益气补血勿过滋腻，凉血止血治其标。如是，才能提高临床疗效。现摘录李文瑞治验案例如下。

1. 阴虚阳亢　戴某，男，35岁。

初诊：患者2年来，性交时所射之精为血性，色红质稠。近2个月来症状加重。伴有腰酸痛，下肢乏力，头晕目花，夜间盗汗，心烦口干，大便偏干，小便短赤，时或疼痛。舌红少苔，脉细数。

辨证：阴虚阳亢，热扰精室。

治则：滋阴降火，凉血止血。

方药：知柏地黄丸加减。

| 知　母10g | 黄　柏10g | 生地黄25g | 山茱萸12g |
| 牡丹皮15g | 泽　泻10g | 大小蓟^各10g | 白茅根30g |

7剂，水煎服。

二诊：药后血精减轻，全身症状亦有改善。

原方知母改为15g，黄柏改为15g。14剂，水煎服。

三诊：肉眼血精消失，全身症状明显缓解，精液常规未见红细胞。病已基本痊愈，再以原方继服7剂，以巩固疗效。

停药2个月后复查，未见复发。

按：房室不节，阴精暗耗，阴虚无以制阳，阳亢则热扰精室，热迫血行，血随精泄，则精液中带血；伴有症状，均为阴虚阳亢之象。方中生地黄、山茱萸益肾滋阴，知母、黄柏、泽泻清泻相火，牡丹皮、大小蓟、白茅根凉血止血。诸药相合，共奏滋阴降火、凉血止血之功。证治贴切，方药对证，故而获效。

2. 气血两虚　郭某，男，52岁。

初诊：同房时发现血精1年，加重2个月。伴有头晕乏力，寐少多梦，心悸健忘，纳少，面色不华。舌质淡、体胖、边有齿痕，苔白，脉细弱。

辨证：气血两虚，血不归经。

治则：补气养血，摄血止血。

方药：圣愈汤加减。

| 生黄芪30g | 党　参15g | 熟地黄10g | 当　归12g |
| 阿　胶10g^{烊化} | 侧柏炭10g | 白茅根30g | 砂　仁5g^{后下} |

14剂，水煎服。

二诊：药后，血精减少，全身症状亦减轻，舌质淡、体胖、边有齿痕，苔白，脉细弱。效不更方，原方再进14剂。

三诊：药后，血精已不明显，全身症状明显改善。原方继服14剂后，血精消除，全身症状缓解，精液常规未见红细胞。

停药3个月后，随访未见复发。

按：本例系气血两虚，气不摄血，血不归经而妄行所致血精。方中生黄芪、党参补气健脾摄血，熟地黄、当归、阿胶补血养血，侧柏炭、白茅根止血，砂仁和胃且防补益之腻。诸药相伍，共奏补气养血、摄血止血之功效。证治贴切，方药对证，故而获效。

3. 阴阳失和　王某，男，70岁。

初诊：性功能减退6年，经检查诊断为前列腺增生合并前列腺炎，近1年出现遗精，1～2个月1次，并有血精。症见全身不适，头晕嗜睡，纳食尚可，大便通畅，小便欠畅、余沥不尽，梦遗多发生在惊恐或精神紧张之后。舌淡红苔白，脉沉细小弦。

辨证：阴阳失和，精关不固。

治则：调和阴阳，固精止血。

方药：柴胡加龙骨牡蛎汤加减。

柴　胡 10g	黄　芩 10g	法半夏 10g	党　参 10g
龙牡^各 30g	金樱子 30g	芡　实 10g	仙鹤草 15g
生　姜 3 片	大　枣 5 枚	甘　草 5g	

7 剂，水煎服。

二诊：药后诸症略有减轻。改以丸剂缓图，上方 5 倍量，共研细末，炼蜜为丸，每丸重 9g。每次 1 丸，日 3 服。

三诊：药后遗精、血精消失，余诸症亦缓解。复查精液常规未见红细胞。原方 3 倍量制蜜丸，以巩固疗效。

停药半年后复查，未见复发。

按：本例系少阳失和，致阴阳失和，精关不固而出现遗精、血精。方中小柴胡汤和解少阳，以调和阴阳；龙骨、牡蛎、金樱子、芡实入阴，摄神固精；仙鹤草清热止血。诸药相伍，共奏调和阴阳、固精止血之功效。证治贴切，方药对证，故而获效。

4. 湿浊下注　殷某，男，38 岁。

初诊：血精 6 年余，时或发作。近 3 个月复发而加剧，每行房事则出现血精，伴有小便欠畅，余沥不尽，时或疼痛，酒后尤甚，纳食尚可，大便偏干。舌淡红，苔黄白，脉细弦。

辨证：湿浊下注，气化失司，郁而化热。

治则：温肾化气，分清化浊，清热止血。

方药：丹溪萆薢分清饮加味。

川萆薢 15g	台乌药 10g	益智仁 10g	石菖蒲 10g
知　母 10g	黄　柏 10g	金樱子 15g	白茅根 30g
仙鹤草 30g	茜草炭 10g		

7 剂，水煎服。

二诊：小便较前通畅，血精较前减轻，舌淡红，苔薄白，脉弦细。

处方：①原方 7 剂，水煎服。②原方 5 倍量，共研细末，炼蜜为丸，每丸重 9g。每次 1 丸，日 3 服。

三诊：药后，小便通畅，血精消失。复查精液常规未见红细胞。原方 3 倍量制蜜丸继服，以巩固疗效。

停药 3 个月后，随访未见复发。

按：本例系湿浊下注，气化失司，郁而化热所致血精。方中川萆薢性平味苦，利湿而分清化浊；益智仁性温味辛，温补脾肾，固精气，涩小便；台乌药性温味辛，温肾化气；石菖蒲性温味辛苦，化浊通窍。四药相伍，温肾化气，分清化浊。金樱子增强补肾固精之效；知母、黄柏清解郁热；白茅根、仙鹤草、茜草炭清热止血。诸药相合，共奏温肾化气、分清化浊、清热止血之功效，使湿浊得化，郁热得清，血精得消而病愈矣。

（王　宝　赵展荣）

第九节　雷诺病

雷诺病又称肢端动脉痉挛症，是以阵发性肢端小动脉痉挛引起的肢端局部缺血为特征的疾病。

中医认为，雷诺病属"血痹"范畴。《黄帝内经》曰："卧出而风吹之，血凝于肤者为痹。"《金匮要略》曰："血痹阴阳俱微。"《诸病源候论》曰："血痹者，由体虚邪入于阴经故也。血为阴，邪入于血而痹，故为血痹也。"综上所述，寒主收引，亦主凝滞，故寒湿之邪侵入经络，则气滞血凝，阳气不能达于四末；脾主四肢，若寒湿伤脾，运化失调，脾气不能散精，气血则不达四末；再者，四末又为肌肉浅薄之处，易气血不足。上述诸多原因，均可使气血运行失畅，经络挛急，肢端失养而发此症。肢端又为十二经脉阴阳交接之处，若素体气血不足，复感寒邪侵袭四末，则使肢端阴阳交接之气不能顺调，每当阴盛阳衰，寒凝血滞，便见四末苍白或青紫，而当阴阳交复之时，气血运行复常，则肤色又复于正常。现摘录李文瑞治愈案例如下。

贾某，女，38岁，壮年农民，每日出工于农田中。双手十指颜色每逢冬季变化无常，夏日则正常。冬日天寒，十指时为苍白无血色，时发青紫，尤以严冬时，手指冷痛、麻木不仁，指色变青紫，尤以指尖部更为严重，重则十指裂纹、有渗血现象，手触物不敏感。上述现象得温热可缓解。足虽冷但不变色。西医诊断为雷诺病。

初诊：时为冬月，面色㿠白，触之双手冰冷，十指青紫粗糙、有裂纹、疼痛，屈伸有僵硬感，时发挛缩之象，持物无力，手足逆冷，纳寐二便如常。冬季月事隔月而行，经量偏少，春夏秋则正常，已生2男1女。舌淡红，苔薄白黄，脉沉细略迟（55～65次/min）。

中医诊断：血痹。

辨证：阳虚血弱，经脉失养。

治则：温经散寒，养血通脉。

方药：黄芪桂枝五物汤合《外台》乌头汤加减。

生黄芪30g	桂　枝15g	白　芍10g	生　姜3片
大　枣5枚	制附子15g先煎	当　归10g	鸡血藤25g
细　辛6g	炙甘草5g		

5剂，水煎服。

二诊：6日后巡诊至其家，四末有温，屈伸较前灵活，指裂纹如故，服至第3剂时月事以时下，较上月经量偏多。

因家务和公社劳动，不便煎药，而改制蜜丸。处方：

生黄芪30g	当　归10g	桂　枝15g	制附子20g
赤白芍各10g	干　姜5g	大　枣10枚	鸡血藤30g
炙甘草6g			

5倍量，共为细末，炼蜜为丸，每丸重9g。每服1丸，日3次。

三诊：服药1个月后，时为严冬腊月间，手指颜色青紫减轻，裂纹已消失，手指屈伸有力，足亦不凉，但指仍粗糙，纳寐二便仍如常，月经按月而行。

上方加蜀椒 10g,7 倍量。共为细末,炼蜜为丸,每丸重 9g。每服 1 丸,日 3 次。

四诊:服后春 3 月,手指颜色恢复正常,屈伸灵活,无痛感。李文瑞在当年冬月完成医疗队任务返回前,特至其家访之。患者诉说,今年冬天手指与夏日一样,未发青紫和裂纹,遂为心悦而告别。

按:此病案乃气虚、血虚、阳虚为主,是证之本;外邪风寒诱发,引起寒凝、血瘀、气滞,是证之标。方投黄芪桂枝五物汤合《外台》乌头汤加减,温经散寒,养血通脉。方中黄芪补虚益气,桂枝温经通脉,二者相伍,益气温经,散寒通络;白芍养血敛阴止痛,与桂枝相辅,和营通痹;姜枣调和营卫;附子配桂枝,加强助阳温经散寒之功;桂枝配细辛,亦为增加温经散寒之力。诸味合用,温经散寒,养血通脉,复阳生阴,使阳气得行于周身,营血得充于四末,而雷诺病得治矣。

(王 宝 赵展荣)

第十节 脱 疽

中医认为,脱疽是发生于四肢末端,局部疼痛、坏死,严重时趾(指)节坏死脱落的慢性周围血管疾病。脱疽的发生,缘于脉络寒滞→脉络血瘀→寒化热而致脉络瘀热→瘀热变为热毒→局部破溃而转化。脱疽相当于西医之血栓闭塞性脉管炎,一般分为 3 期:早期为局部缺血;中期为营养障碍;后期为坏死。李文瑞运用辨证论治的方法治愈不少脱疽,现摘录 1 例早期脱疽病案如下。

李某,女,41 岁。因下肢麻木、趾冷等症而收住院,经西医会诊,诊断为早期血栓闭塞性脉管炎。家属要求由北京市宣武中医院某专家治疗此病,于是请其会诊,用中药治疗,而我院领导指定李文瑞陪诊。会诊专家经脉诊和问诊后,投大剂量中药处方 14 剂;观其处方用药,虽然量过重,尚无配伍禁忌,但其中的芍药用 65g,于是李文瑞提出此味量偏大,已超出药典法定用量几倍,可否减为 30g。会诊专家同意后,签字投药。此方服 7 剂后,患者家属认为症状无明显改善,胃口反败下来,纳食乏味且量大减,大便又溏、日 2~3 行,因此要求停服,又提出邀请北京名医郭某会诊。郭某据证投桃红四物汤加牛膝、秦艽,7 剂。中药服至 5 剂时,患者月经来潮,经量异常多,形寒反加重,于是要求立即停药。

家属孔某邀李文瑞专谈。孔说:您是中西医结合医家,临床经验丰富,可否由您主治?李文瑞当时迟疑良久方答应,并说:病情处此,入院已月余,病不见效,而根据医界文献报道和自己治此病的经验,患者病情现为中医"脉络寒凝气滞"阶段,当属早期,有治疗机会,可试投温经散寒通络之法,药味不算多。孔某欣然同意。

初诊:患者半年来,神疲乏力,有形寒现象,虽为夏日仍较正常人着装略厚,下肢发凉,且有麻木酸胀现象,行路过多时足趾轻微刺痛、尤以左侧为显,也偶发间歇性跛行,下肢及足尤以足趾冷且色淡,夜寐因足不适而欠宁。未服上述 2 次会诊药之前,纳可,二便顺,月经正常。舌质淡,苔薄白,脉弦有紧象,而趺阳脉似略减弱,太溪脉也弱。

中医诊断:脱疽(早期)。

辨证:脉络寒凝瘀滞。

治则:温经散寒通络。

方药：黄芪桂枝五物汤加附子甘草。

制附子 15g^{先煎}	生黄芪 10g	桂　枝 10g	白　芍 10g
生　姜 5g	大　枣 10 枚	甘　草 5g	

制附子 15g^{先煎}　　生黄芪 10g　　　桂　枝 10g　　　白　芍 10g

生　姜 5g　　　大　枣 10 枚　　甘　草 5g

3 剂，水煎服。

投方后与家属说明：此汤剂服后，可能有微汗，更重要的是下肢有蚁行感或温热感，此为药效之故，请勿顾虑。再者，如服药后发现胸闷短气、口舌发麻，应停药并及时呼叫。为煎药慎重，李文瑞亲自去煎药室与煎药者商讨附子一定先煎 30 分钟后再下余药。

二诊：上药服后，身有微汗，恶寒缓解，下肢略有温暖感，纳寐、二便如常。

遂于上方加鸡血藤 15g，生黄芪改为 15g，制附子改为 30g。日 1 剂，水煎服，再进 3 剂。

三诊：药后，下肢温暖明显，足痛未发。效不更方，原方再进 7 剂。

四诊：服药后，足趾有温，下肢时发蚁行感，纳寐、二便仍正常。舌质淡，苔薄白，脉弦仍有紧象，趺阳脉复常，病情渐趋好转。

上方制附子改为 15g，再 7 剂。

五诊：服药后，病情已稳定，加之患者出院，遂将中药汤剂改为蜜丸缓图，以巩固疗效。

因长期服药，附子久用恐有毒性，故去附子，以黄芪桂枝五物汤酌加活血通络之味：

生黄芪 15g	当　归 10g	桂　枝 13g	白　芍 10g
干　姜 5g	大　枣 10 枚	川牛膝 10g	秦　艽 10g
地　龙 10g	砂　仁 6g^{后下}	鸡内金 10g	甘　草 5g

7 倍量，共研细末，炼蜜为丸，每丸重 6g。每服 1 丸，日 2～3 次。

毛主席纪念堂落成典礼时，李文瑞遇上孔某，便谈起李某病情。孔说：自出院后，您给的丸药服完之后，未再就医，工作生活起居均正常。

按：此案为早期脱疽，属脉络寒凝瘀滞证，且症状不甚重。前医仿四妙勇安汤之意投方，在尚未出现寒化热的情况下，竟外加寒凉之味甚夥，同时用药未顾及脾胃，致食欲减退、便溏，于是家属要求停药。李文瑞在 1969 年随原卫生部副部长郭子化考察山西、山东、江苏等中医药发展时，曾搜集到相当多的各种临证成就资料，在后来临证应用中受益匪浅。其中就有关于脱疽论治的文章，且四妙勇安汤证治有五六个论题。此案前医应用四妙勇安汤，以为该方为治脱疽特效方，但在尚未出现寒化热之脉络瘀热的情况下就大剂量加减用之，结果适得其反。

李文瑞改投黄芪桂枝五物汤加附子甘草，以温经散寒通络为法治之而获效。方中附子为君，取其辛温，通行十二经、无所不至之意，即温通寒滞之脉络，以助黄芪桂枝五物汤益气温经、和营通络之力。考黄芪桂枝五物汤，为《金匮要略》血痹虚劳病脉证并治方。此案借黄芪益卫行气；桂枝温经通阳，协黄芪达表，温通经脉；白芍通血脉，而养阴血；生姜、大枣散风寒，补营血，调和营卫。这里需要提及的是，患者已半年余形寒不退，此乃风寒束表之象，故借方中调和营卫之义而治愈。

治疗期间，李文瑞在考虑附子加量时（30g），确实持一慎再慎之心态。一慎是从病情出发，是否审证求因准确？再慎，患者非等同凡人，不能等闲视之。故有"取其疗效而避其弊害"之虑。

（王　宝　赵展荣）

第十一节 寒 疝

寒疝是一种受凉后出现的以腹部及外阴部抽痛为主要表现的疾病。其病因病机和发病过程正如《诸病源候论》所云"寒疝者,阴气积于内,则卫气不行,卫气不行,则寒气盛也。故令恶寒不欲食,手足厥冷,绕脐痛,白汗出,遇寒即发,故云寒疝也"。现摘录李文瑞治验案例如下。

郭某,女,23岁。病腹痛久久不除,由河北景县特来京就医。患者素禀虚质,弱不禁风,罹腹痛绕脐而作,时伴有身体痛,喜按喜温,得热则缓,遇冷则发,剧则汗出,时作时止,缠绵不休,四肢逆冷,神疲乏力,纳食减少,难以坚持工作,在家病休已半年有余。舌淡白,苔薄白,脉沉细而弦。

辨证:素有内寒,复感外寒,阴寒内结。

治则:双解表里,祛寒逐邪。

方药:乌头桂枝汤加减。

| 制附子9g^{先煎} | 桂　枝9g | 白　芍9g | 大　枣10枚 |
| 生　姜3片 | 炙甘草6g | | |

5剂,水煎服。

二诊:腹痛若失。原方再进7剂。

三诊:神色皆振,纳谷有增,舌嫩红,苔薄白,脉细。四肢温暖,寒象已去,而血虚不足,非可求速效也。故嘱其返家自制当归生姜羊肉汤,以温养血脉,散血分之寒。嘱常服调养,久必有功。病者喜形于色,欣然返回。

2个月之后,病愈信来,称谢不已,并已恢复工作。

按:此案患者素有内寒,复感外寒。此者,里寒为主因,外寒则为诱因也。阴寒结于内,阳气则不通,故见寒疝、腹中剧痛,此为主症;阴寒内盛,阳气不足,不能温养四末,故手足逆冷;外感寒邪,痹阻于肌表,营卫不和,故身痛时汗出;舌苔、脉象,亦为内寒外感之象也。故先投以双解表里之法,祛寒逐邪。方中乌头易制附子重于温里,温阳散寒而治腹痛;桂枝汤解表散寒,调和营卫而止身痛。表里寒邪俱解,则手足逆冷等症愈矣。为巩固疗效,嘱其返家再依法制当归生姜羊肉汤,以血肉有情之品,温养血脉,散血分之寒,根除其寒多血少之寒疝。

(王　宝　赵展荣)

第十二节 皮 肌 炎

皮肌炎是一种主要累及骨骼肌和皮肤的自身免疫性疾病;临床表现为亚急性起病,以四肢近端为主的无力和特征性皮肤损害,伴或不伴肌痛,可兼见低热、关节痛、体重减轻及雷诺现象等。血清肌酶升高,肌电图提示肌源性损害。肌肉活检病理可见束周萎缩和小血管有炎性细胞浸润。

皮肌炎属于中医"痹证""痿证"范畴。西医用激素治疗,但副作用较大。中医则辨证论治，如肺热阴伤者，治用清燥救肺汤加减；脾虚湿热者，治用参苓白术散合二妙散加减；肝肾阴虚者，治用左归饮合一贯煎加减；瘀血阻滞者，治用身痛逐瘀汤加减；脾肾阳虚、瘀血内阻者，治用金匮肾气丸合身痛逐瘀汤加减等。临证只要辨证准确，即可获满意疗效。现摘录李文瑞治验案例如下。

左某，女，34 岁。1991 年 9 月 5 日，因双膝关节疼痛合并面部、双手皮疹年余收入院。曾在当地医院、同济医科大学、协和医院检查，怀疑皮肌炎，未行任何治疗。入院时诉双手指关节伸侧脱屑、瘙痒，局部发热发胀，双手晨起发僵，活动数秒后则消失。双上肢抬举无力，双膝关节疼痛难以下蹲、行走及上下楼梯时加重，平时无不适感觉。既往体健，家族中无类似病史。

初诊：T 36.8℃，P 90 次 /min，R 18 次 /min，血压 16.9/11.7kPa（127/88mmHg）。面部可见以双眼及鼻窦为中心的水肿、高出皮肤、颜色稍红于周围皮肤的皮疹，表面无明显脱屑，边界不清楚。心肺（-），肝脾未触及。双手见以指关节伸侧为中心的皮损、脱屑，左手中指远端向尺侧弯曲，右小指、中指指间关节伸直障碍。双膝关节无肿胀。舌淡红、边有齿痕，苔薄白，脉细数。

实验室检查：心肌酶谱示谷草转氨酶（GOT）54U/L，肌酸激酶（CK）960U/L，乳酸脱氢酶（LDH）106U/L，α- 羟基丁酸脱氢酶（HBDH）657U/L。肌电图、肌活检报告均符合肌源性改变。

西医诊断：皮肌炎。

中医诊断：痹证。

辨证：风湿热侵，脉络闭阻。

治则：祛风除湿，清热通痹。

方药：麻杏薏甘汤合宣痹汤加减，并予雷公藤多苷 10mg、日 3 次，后增至 20mg、日 3 次。

二诊：治疗 3 周后，未见明显好转。患者时觉面部午后潮热，考虑病变时间已 1 年，证属顽疾。

辨证：脾肾两虚，瘀阻血脉。

治则：温补脾肾，活血通痹。

方药：金匮肾气丸合当归补血汤加减。

生黄芪 45g	牡丹皮 30g	茯　苓 30g	泽　泻 10g
生地黄 13g	熟地黄 13g	山茱萸 13g	黄　精 30g
龟　甲 30g	当　归 10g	生杜仲 15g	秦　艽 10g
牛　膝 10g	巴戟天 15g	桂　枝 10g	

并将雷公藤多苷 20mg，改为日 4 次。

三诊：3 周后，症状明显缓解，双手及面部皮疹消失，双膝下蹲起立自如，但血清酶谱改变不明显。当时认为活血之力不够，嘱原方继服，同时加用川芎嗪 200mg，入 250ml 生理盐水中静脉滴注，日 1 次。

用药 28 日后，症状和体征基本消失。12 月 16 日复查：GOT 20U/L，CK 330U/L，LDH 420U/L，HBDH 210U/L，肌电图也基本正常。于 12 月 20 日带药出院。

出院后随访 3～6 个月未复发。

按：本例患者，证属脾肾两虚，瘀阻血脉。治以温补脾肾，活血通痹。温补脾肾可提高免疫功能，活血通痹可改善微循环，从而达到治愈之效。同时，中药长期服用未见明显副作用。

（王　宝　赵展荣）

第十三节　风湿性关节炎

风湿性关节炎属中医"痹证""历节"等范畴，治疗应坚持辨证论治的方法，则可取得满意效果。现介绍李文瑞病案如下。

张某，男，40 岁。原籍黑龙江，体力劳动者，曾下矿掘煤。自 30 岁起即患周身痛楚，肢体重着，每逢季节交替时，疼痛加剧，尤以双膝部疼痛更甚，重则在家休息，不能正常工作。当地职工医院诊为风湿性关节炎。

初诊：面色偏淡，形寒恶冷，四末不温，虽为夏日，着衣比常人厚（着秋季衣服），全身寒痛，痛有定处，日轻夜重，遇寒痛增，得温则缓，尤以膝关节疼痛重、屈伸不利，关节无变形现象，行路已不便，纳喜温热，二便顺，夜寐因膝痛常不能安睡。舌淡苔白，脉沉弦有紧象。

辨证：寒湿内停，痹阻经脉。

治则：温经散寒，祛湿通脉。

方药：桂枝加附子汤加味。

桂　枝 10g	白　芍 10g	干　姜 5g	大　枣 5 枚
制附子 15g^{先煎}	当　归 10g	独　活 10g	乳　香 10g
没　药 10g	炙甘草 6g	生薏苡仁 15g	

日 1 剂，水煎服。3 剂，试投。

嘱患者服药后可能出现身热或有蚁行感，此为药力之作用，不必担心，但如有舌麻出现则立即停服。

二诊：患者服第 1 剂无明显反应，服第 2 剂尤其第 3 剂后，全身有热感，下肢时有轻微蚁行感，痛情似有减轻之势。效不更方，再进 5 剂。

三诊：患者精神较爽，四末有温感，膝关节疼痛减轻，夜寐较前好转。舌淡红，苔薄白，脉沉弦已无紧象。

遵前方加减，改以丸剂缓图为治。处方：

桂　枝 10g	赤白芍^各10g	干　姜 5g	大　枣 5 枚
制附子 20g	当　归 10g	羌独活^各10g	乳没^各10g
老鹳草 30g	炙甘草 6g	生薏苡仁 25g	

10 倍量，共为细末，炼蜜为丸，每丸重 9g。每服 1 丸，日 2～3 次，黄酒送服。

四诊：3 个月后患者来函告知，已正常工作 1 个多月，全身寒痛大减，尤以膝关节疼痛更减，同时问询可否再服上次的丸药。李文瑞回信：按上方再制 2～3 个月的蜜丸继服，以巩固疗效，亦有可能根除病魔。

半年后随访，形寒肢冷缓解，全身寒痛消失，已如常人。

按：本案乃寒湿痹阻之风湿性关节炎。寒湿属阴邪，其性凝滞。气血为寒邪塞阻，经行不畅，不通则痛。季节更替，天气转冷，气血凝滞加剧，故周身冷痛，关节屈伸不利，而夏季寒凝气滞之邪得温而散，气血运行较顺，是以寒痛得缓；日为阳、夜为阴，寒凝之邪随日夜之变，周身痛或关节痛则日轻夜重，影响睡眠；湿为重浊之邪，痹阻气机不畅，而现肢体重着、痛有定处；舌淡示内有寒邪，脉沉弦且有紧象亦为寒湿之邪作祟。证属寒湿内停，痹阻经脉。治用桂枝加附子汤加味，温经散寒，祛湿通脉。方中桂枝汤温经散寒，调和营卫；附子祛寒止痛；并加乳没活血化瘀，以增强止痛之功；加羌独活、老鹤草祛风除湿，以增强温经散寒之意；更加当归补血活血，生薏苡仁清热利湿，且均可防桂附之燥；甘草调和诸药。诸味相协，共奏温经散寒、祛湿通脉之功效。药证相合，使寒去湿除，故而获效。

（王　宝　赵展荣）

第十四节　类风湿关节炎

类风湿关节炎既是临床常见病又是难治病（尤其是手指、足趾关节，乃至全身关节变形、强直），属于中医"历节""痛风""痹证"等范畴。临床一般分为急性发作期和缓解期。急性发作期主要表现为关节红、肿、热、痛，此乃风寒热化所致；或周身关节（尤其手指、足趾关节）疼痛严重，形寒肢冷，甚而麻木，直至身重僵硬，此系风寒寒化所致。缓解期主要表现为关节疼痛减轻，而关节变形逐渐明显，特别是先从手指或足趾关节开始，渐渐加重，关节变粗，肌肉萎缩，伸屈不利，严重时累及大关节，最后躯干弯曲或强直，生活不能自理。李文瑞临证治疗不少类风湿关节炎，疗效显著，现摘录验案1则如下。

原某，女，55岁，原籍山东，随日本丈夫旅居日本东京朝霞市已10余年。已能说流利的日语口语，为人正直，性格坚强。患类风湿关节炎10余年，因关节疼痛，服用友人从中国带去的雷公藤多苷片，服后虽疼痛可缓解，但因白细胞计数下降而停服，未再服他药治疗。

初诊：两手关节已变形，伸屈不利，其关节呈梭形，持物不便，足趾变形轻微，但步履困难，以行走较多时为著，周身关节时痛。每年冬月寒湿季节，手足关节疼痛加重，夜间更甚，因而影响睡眠，平时形寒肢冷，手足极度恶冷水，每日必饮滚热茶水，以解寒痛之苦，每日忍痛而为家务操劳。纳尚馨，二便顺调，面色偏于㿠白不华。舌质淡，苔薄白水滑，脉细弦。

辨证：风寒湿邪，痹阻筋脉关节。

治则：温经散寒，祛风除湿，通痹止痛。

方药：桂枝附子汤合甘草附子汤加味。

制附子15g^{先煎}	桂　枝13g	干　姜6g	大　枣10枚
白　术10g	炙麻黄6g	细　辛3g	炙甘草8g

因当时李文瑞在东京尚余七八日就将回国，于是只投3剂，水煎试服，以观消息。

二诊：上药服完后，李文瑞抽空赴其家。患者自述，服第1剂药后身有微汗，第3剂药后身有温暖感。观其面色仍偏㿠白，形寒未加重，纳寐二便仍如常，余无其他不良表现，舌脉同前。上方再进 5 剂，水煎服。

三诊：李文瑞返回北京后翌日即电话询问患者服药后的变化。患者告知，一切仍正常，身有温暖更显，恶寒已减轻。

遂改制蜜丸缓图。处方：

制附子 30g	桂　枝 15g	炙麻黄 13g	细　辛 10g
白　术 10g	白　芍 15g	木　瓜 10g	干　姜 10g
当　归 10g	水　蛭 15g	炙甘草 6g	老鹳草 30g
红　花 10g			

5 倍量，共研细末，炼蜜为丸，每丸重 9g。每服 1 丸，日 2～3 次。蜜丸由其丈夫服务的"日新"北京办事处转交其本人。

四诊：蜜丸服用 1 个月后，来电报告病情。坚持每服 1 丸，日 3 次。初服蜜丸时大便曾溏，之后渐成形，纳如常。突出表现为关节疼痛大减，形寒已不显，手着点冷水亦可忍，行路时足比前有力。关节变形虽未变化，但伸屈似较前有进步。

上方去木瓜，加威灵仙 15g，10 倍量制蜜丸，每丸重 9g。每服 1 丸，日 3 次。

五诊：李文瑞当年冬月又赴日本北海道，特意在东京停留 2 日，专赴其家诊之。诊见：面色有红润感，精神爽快，操持家务比前灵活，手关节伸屈已有力持物，周身关节疼痛已不显，当时虽为冬月，关节重痛未再出现，夜寐宁，纳可，二便顺调。舌微微现红，苔薄无水滑现象，脉仍细弦。

10 日后返回北京，据上述病情再投以蜜丸。因服上方（附子由 15g 增至 30g）已 3 个多月，病情已渐转佳，故再投方而减附子用量。处方：

制附子 20g	桂　枝 13g	白　芍 13g	炙麻黄 6g
细　辛 3g	干　姜 6g	当　归 10g	水　蛭 15g
威灵仙 10g	生黄芪 15g	鸡内金 10g	炙甘草 6g

10 倍量，共为细末，炼蜜为丸，每丸重 9g。每服 1 丸，日 3 次。

六诊：蜜丸坚持服用年余后，再专赴其家诊之。变形的手指关节比前灵活更多，伸屈有力，持物方便如常人，足趾变形基本复常，生活起居已如常人。

患者要求继续服药。再投上方 10 倍量，共为细末，炼蜜为丸，每丸重 9g。每服 1 丸，日 3 次。继续改善症状，并巩固疗效。

七诊：前后共服药 2 年余，停药 1 年，病情稳定，生活起居已完全正常。患者善包饺子，未服药前已不能捏饺子，现时捏饺子如常人。至此，病虽不能谓之痊愈，但可算显效吧！

按：此案之类风湿关节炎，自开始诊治时，即为缓解期，手指、足趾关节变形，以手指为显，早已无红、肿、热、痛之象。患者未赴日本之前即有类风湿关节炎病史，至东京后，当地潮湿，为生活之计，常奔走于涉水冒雨、气候剧变、冷热交错之中。东京五六月为梅雨季节，极度潮湿，而冬季又寒冷，长期处此环境，致使风寒湿邪乘虚侵袭机体，行于脉络，留于手指、足趾关节，进而气血痹阻，不仅四肢经脉、肌肉受累而发生痹痛，同时由于气血痹阻，一方面加剧了手指、足趾关节退变而变形，另一方面影响周身关节平衡，故行路跛状。因所处地理环境，天气风寒湿交替，周期性变化，使病变逐渐加重。根据初诊时的症状,以寒气为胜,已使血气凝滞不畅,疼痛渐渐加重;同时湿气虽不如寒气胜,但仍然存在,而湿气黏滞重着,势必造成肌肉关节麻木不仁。据上述,此证以寒气胜,湿气次之,可谓寒湿交替相兼。证属《金匮要略》之历节痛风,风寒湿邪,痹阻筋脉关节,致使关节变形,步履跛行。治用桂枝附子汤合甘草附子汤加味,以温经散寒、祛风除湿、通痹止痛为法。

方中附子为君,用量最多时为30g,取其辛温,通行十二经、无处不至之功,温阳散寒,化湿止痛;桂枝通阳化气,与附子合用,增强助阳胜寒化湿之力;白术苦温,健脾除湿,既治寒湿之痹又可止痛;附子、桂枝、白术三者合用,更有温阳化气之功;炙麻黄、细辛同用,温经散寒,祛风除湿,通痹止痛,又助附、桂温通表里;麻黄得白术则使麻黄发汗而不过汗,白术得麻黄则能并行驱逐表里之湿,使患者(一向形寒而无汗)药后渐有微汗,寒证得缓;细辛通经散阴寒以通痹止痛,配附子能散寒通脉,以疗寒凝气滞关节痛。另加威灵仙、木瓜等,祛风除湿,和脾舒筋,使变形的关节渐能伸屈有力;水蛭用以改善微循环,使僵硬的关节逐渐活跃起来;姜、枣外以和营,内以健脾;甘草调和诸味而益中焦。按原著,甘草附子汤四味,以甘草为君,而此案与桂枝附子汤合用,则非君位,但方中始终用原方二两(6g),且为炙甘草,这是因为风寒湿邪,留注关节,若徒恃猛力驱散,风邪虽易去,而寒湿之邪不易去除,所以借用炙甘草,使附子猛烈之味缓而发挥作用,即宜缓而渐进之。诸药相伍,共奏温经散寒、祛风除湿、通痹止痛之功效。药证相合,故而获效。

总结其治疗过程:药后病情好转,手指关节渐有灵活感、疼痛减轻,全身形寒缓解;病情停止发展,指、趾关节变形停止,形寒不再现,手恶冷水亦缓,生活质量渐提高;恢复常态后,雨季、冬季寒冷时,关节不痛,无形寒易冷,手不恶冷水,生活如常人,几年来未发生过外感,唯手关节遗有变形痕迹。

(王　宝　赵展荣)

第十五节　沉寒痼冷怪证

沉寒痼冷证,临床较为少见,治疗亦颇为棘手。沉寒痼冷之见症:面色始终㿠白,纳食乏味不香,躯体瘦弱,终日形寒如坐冷库中,腰膝酸软无力,常常倦卧且辅以厚被,大便不实,小便清长。现摘录李文瑞治验案例如下。

刘某,男,83岁。年老体弱多病,患沉寒痼冷证四五年之久。主诉:感觉长期处于冷库之中,痛苦难忍,为一怪;痼冷而打鸡血后身有微温感,为二怪;每年立冬之后,每日必服全鹿丸1~2粒,为三怪;夏日着特制皮褂,冬日必穿毛皮大衣,足着皮靴,行动缓慢,为四怪。是故又命名为沉寒痼冷怪证。李文瑞执医数十年仅遇此1例,可谓怪病、难病也。

初诊:终日形寒,如在冷库之中,痛苦至极,平时着衣比常人厚几倍,夏日炎热天仍着家属为其特制之皮褂,冬日必穿皮裤,毛皮大衣,足着皮靴,行动迟缓,致使老年体衰日趋加重,体力下降。行动不便,甚至生活不能自理。舌质淡,苔白、时有水滑,脉沉细而弱且略缓(心率55~65次/min)。其病机乃年老多病,延续长久,病已耗伤肾阳。

辨证:肾中阳气虚弱,命门火衰。

治则:温补命门之火,填精补髓。

方药：右归丸加减。

生晒参 30g ^{单煎兑服}　　熟地黄 25g　　　　山　药 15g　　　　山茱萸 10g

菟丝子 30g　　　　制附子 30g ^{先煎}　　肉　桂 8g ^{后下}　　杜　仲 10g

枸杞子 10g　　　　生黄芪 15g　　　　当　归 10g　　　　鹿角胶 15g ^{烊化}

3 剂，水煎试服，以消息之。

二诊：服药后，患者无特殊反应，纳寐二便如常，形寒恶冷如故。

遵上方，将生晒参加至 50g 以重补其气，制附子改用 35g 以增强温阳壮火之功；家属提出鹿角胶不易烊化，而改用鹿角霜 15g。7 剂，水煎服。

三诊：药后，患者自觉身体温暖，较半个月前更明显些，行路时腿脚较前有力，已可弃杖缓步行走。余无异常，遂再进 7 剂。

四诊：服药期间，未发生过外感，此时正处于冬日，着衣虽未减，但形寒缓解明显，处于冰库之感已消除。患者精神日渐振作，情绪渐佳，每日读书阅报很自由了。

前方继服 10 剂后，与家属协商改制蜜丸以缓图之。即汤剂服完，则开始服丸药。随拟蜜丸方：

生晒参 60g　　　　生黄芪 35g　　　　制附子 30g　　　　怀山药 30g

山茱萸 15g　　　　熟地黄 50g　　　　菟丝子 30g　　　　杜　仲 15g

紫河车 30g　　　　肉　桂 15g　　　　枸杞子 15g　　　　当　归 15g

焦白术 15g

5 料，共研细末，炼蜜为丸，每丸重 9g。每服 1 丸，日 3 次。

五诊：服用蜜丸月余后，李文瑞首次家访。患者说：你给的蜜丸已有效，今冬过得很舒适，未服全鹿丸。此蜜丸后又加制，服至年春。

六诊：患者病情继续好转，将入夏时，又重新拟方，即上方制附子改用 15g，生晒参改用 50g，因大便已成形而去焦白术。5 料，共研细末，炼蜜为丸，每丸重 9g。每服 1 丸，日 3 次。

七诊：服至夏日，形寒化解，未着特制皮褂，但着衣较常人略厚。半年余未再外感，蜜丸继服。至此，形寒痼冷之怪证已解除。

按：患者年老，体弱多病，长期处于"虚寒"状态。宜在其他疾病相对稳定或缓解后，治疗沉寒痼冷怪证。首先辨证为肾中阳气虚弱，命门火衰。方投右归丸加减，温补命门之火，填精补髓，以治其本。在各阶段遣方用药时，虽以附子温阳散寒，也不能不考虑"温补"之要，如选用黄芪、生晒参、熟地黄、紫河车等温补之味。这是因为附子、肉桂为温热之品，多刺激、兴奋之用，效果虽速但持久性欠佳，只能兴奋原有的气血，而不能补益机体之气血；而"温补"之黄芪、生晒参、熟地黄、紫河车等则能补益气血，助温热药之雄壮气势，且借附子能促使温补药通行经络之作用，可使温补药味更好地发挥作用。

然后，在病情明显好转后，改以丸药缓图之。蜜丸仿右归丸和右归饮之义而投予之。考右归丸、右归饮乃从《金匮要略》肾气丸衍化而来，即减其中"三泻"之味，更加数味温肾益精之品，以增补肾之力，继而使温补肾气之剂一变而为峻补元阳、益精补髓之方。方中诸味合用，补肾之中兼顾养肝益肺，使肾精得他脏之化育而虚损得复；温阳参以滋阴填精，则阳气借阴精之滋养而生化无穷；再加生晒参、生黄芪加强补气，使久虚脾肺肾之气得以峻补。药证相对，故使多年沉寒痼冷怪证得以明显缓解，渐趋治愈。

（王　宝　赵展荣）

第十六节　异位妊娠

异位妊娠又称宫外孕，是受精卵在子宫体腔以外部位植入后妊娠的现象，是妇产科常见的急腹症之一，若不及时诊断和积极抢救，可危及生命，包括输卵管妊娠、卵巢妊娠、腹腔妊娠、阔韧带妊娠等；病因有慢性输卵管炎、输卵管发育不全或畸形、输卵管子宫内膜异位症、孕卵外游、盆腔肿瘤压迫或牵引等。

中医学无此病名，按其临床表现，散见于妊娠腹痛、胎动不安、癥瘕等病之中。中医对异位妊娠发病机制的认识，尚在探讨中，根据其临床表现和治疗效果，大多与"宿有少腹瘀滞，冲任不畅""先天不足"等有关。异位妊娠病例，临床并不少见，主要指征是停经，阴道流血，腹痛和少腹包块。李文瑞治愈不少异位妊娠患者，现摘录验案2例如下。

例1　刘某，女，32岁，曾生一男孩已8岁。平时身体健康，生活起居和工作正常。主诉已停经7周，前日起下腹忽然剧痛、以左侧为主，痛重则发冷汗，身恶寒，并有下坠感，今日下腹痛延及全腹，纳食不进，伴有呃逆感，甚则呕吐，阴道流血、已四五日，呈现不规则点滴出血，量时多时少，色褐。

初诊：面色苍白，表现为急性面容，唇紫，神情紧张，形寒，少腹痛不止，自己以手轻轻按之不离。腹部触诊拒按，且有反跳痛，左下腹轻轻触之有肿物。舌紫暗，苔白不厚，脉沉滑数。

当即行B超检查，示子宫大小正常，宫内无妊娠物，但尿检妊娠试验阳性。

遂请妇科会诊，确诊为异位妊娠。

依据舌紫暗、经色褐、肿块质硬等体征，中医诊为癥瘕瘀血。

辨证：瘀血阻滞，内成癥瘕。

治则：活血化瘀，消癥散结。

方药：桂枝茯苓丸加减。

桂　枝 13g	牡丹皮 10g	茯　苓 10g	赤　芍 15g
桃　仁 15g	丹　参 25g	乳没^各10g	当　归 10g
川楝子 10g	甘　草 5g		

3剂，水煎服。

二诊：3日后来诊，阴道流血淡红，血量渐增，腹痛轻减，神有爽，纳有馨、量增，大便顺畅，脉沉弦无滑象。

按上方加减再投：

桂　枝 15g	牡丹皮 10g	茯　苓 10g	赤　芍 15g
桃　仁 15g	丹　参 30g	红　花 10g	鸡血藤 30g
三　棱 6g	莪　术 6g	炙甘草 5g	

5剂，水煎服。

三诊：7日后再诊，上方服至第4剂时，阴道流血量突增，一次曾排下扁圆形紫色血块,血块夹杂呈现烂肉之状。自此之后,流血量减,血渐淡,下腹疼痛轻微,全身渐适,但肢软乏力。尿检妊娠试验阴性。

遂按小建中汤意加减,以辛甘化阳,酸甘化阴,借以调阴阳,建中气,并养血补虚,和营止腹痛,以示善后为治。处方:

当　归 10g	桂　枝 10g	生　姜 2 片	大　枣 5 枚
白　芍 10g	生地黄 8g	阿胶珠 10g	川　芎 5g
炙甘草 5g	红　糖 15g^{冲化}		

7 剂,水煎服。

10 日后家属来告,患者复原如常,且已正常工作。

按:此例异位妊娠,为桂枝茯苓丸证。少腹包块,腹痛,阴道已下血,言明胎将死,包块将要破溃或早期破溃,故阴道流血。幸好来大寨卫生院及时治疗,加之及时用桂枝茯苓丸加味以活血化瘀消癥瘕,继而取效。服桂枝茯苓丸加味至 7 剂时死胎排出,因其下血较多,体已虚,又以小建中汤加减,以善其后。患者复元甚快,遂而投入正常工作。

例 2　郭某,女,41 岁,昔阳县大寨人。已生两胎,男女各一,均 10 岁以上,身体健康无恙。因突然感觉下腹疼痛加重,并有下坠感,由家人送至大寨卫生院诊治。由该院妇科王主任接诊,查左下腹可扪及 10cm×5cm 肿块,触之痛不显,无反跳痛,阴道未流过血。问之,已停经 2 个月,其间曾有呕逆感,嗜食酸味。患者本人认为是妊娠反应,因此次停经与前 2 次妊娠反应大致相同。下肢静脉曲张。遂进行尿检,妊娠试验阳性。王主任诊为左输卵管妊娠,建议当即手术。家属和患者坚决不同意,要求中医治疗,遂推荐李文瑞用中医药保守疗法治疗。

初诊:患者四肢发达,劳动妇女,面有痛苦色,纳乏味,精神不振,腰膝酸软、乏力,近三四日来,腹部不适,尤其下腹,时痛时缓,痛可忍,但昨日痛加重,有明显压痛,痛时头微出冷汗,尿如常,大便干结、2 日未行,阴道无流血。舌暗紫,苔白不厚,脉滑数有力。

按王主任介绍,患者为输卵管妊娠,形成血肿包块,孕卵可能继续存活,既未流产也未破裂,属于包块型。

据此,治以活血化瘀、逐瘀生新、破癥消癥之法,消除包块,有可能成功。

遂与王主任协商,住院治疗,以便随时观察病情变化。

辨证:瘀血阻滞,内成癥瘕。

治则:活血化瘀,消癥散结。

方药:仿山西白老医生宫外孕方加味。

丹　参 25g	赤　芍 15g	桃　仁 15g	三　棱 6g
莪　术 6g	牛　膝 10g	甘　草 3g	生何首乌 30g

1 剂,水煎试服。

二诊:当日下午 3 时服头煎,晚 8 时服 2 煎。翌日,患者主诉下腹痛未发作,晨起大便已排下,神有爽,已进稀饭 1 碗。效不更方,再进 3 剂。

三诊:4 日后,患者已生活自理,可外出活动,阴道始终未下过血。上方继服 4 剂后,患者要求出院回家继服中药。

遂将上方去生何首乌,加鸡血藤 15g。7 剂,日 1 剂,水煎服。

四诊：半月后再来院就诊。王主任行腹诊，发现左下腹包块已缩小，无压痛。尿妊娠试验阴性。

中药有效，请再服之为幸。遂再开处方：

| 丹　参 15g | 赤　芍 15g | 桃　仁 10g | 三　棱 6g |
| 莪　术 6g | 牛　膝 10g | 土鳖虫 15g | 砂　仁 6g后下 |

7剂，水煎服。

自此，患者每日出工下地，做轻微劳动。

30日后，王主任诊之，包块已消失，病愈矣。

按：此例异位妊娠，非桂枝茯苓丸证。病情比较单纯，自觉症状只有腹痛，医者诊之少腹可扪及 10cm×5cm 肿块，且妊娠试验阳性，故确诊为异位妊娠。依据病情，投以宫外孕方加减，药味少，专攻其病，以活血化瘀为法。前后服30余日，包块消退痊愈。

例1和例2为同一种病，根据证情之异，分别用桂枝茯苓丸加味和宫外孕方加味，各取良效。中医辨证论治之巧，选方遣药，活泼圆机，乃非语言文字所解惑，只有医者潜心精研经典，心领神会而已。

（王　宝　赵展荣）

第十七节　帕金森综合征之腹胀

帕金森综合征引起的腹胀，治疗较难，但临床仍需辨证施治，据不同证型选用相应方剂，则可获显著疗效。现摘录李文瑞验案1例如下。

王某，男，69岁。患帕金森综合征多年伴腹胀。

诊见：腹胀较甚，胁痛，矢气少，大便秘结。舌淡红，苔白厚而腻，脉沉细。

辨证：湿困脾土，气机郁滞。

治则：燥湿健脾，行气除胀。

方药：平胃散加减。

| 苍　术 15g | 厚　朴 30g | 陈　皮 10g | 莱菔子 10g |
| 大腹皮 15g | 香　附 10g | 甘　草 3g | |

5剂，水煎服。

二诊：腹胀、胁痛有缓，但大便仍干。舌淡红，苔白厚已不腻，脉细。

前方加草决明30g，厚朴改为35g。日1剂，水煎服。

三诊：上方继进20余剂，诸症缓解，偶觉心下痞。舌淡红，苔薄白，脉细。

遂予香砂枳术丸，午饭、晚饭后各服6g，以善其后。

随访半年，未复发。

按：本案证属湿困脾土，气机郁滞，故以平胃散燥湿健脾，配莱菔子、大腹皮、香附等行气除胀。诸药合用，使湿去气行，故而治愈。李文瑞指出，重用厚朴，最大可用至80g，理气除胀，增强肠蠕动，临证酌情与莱菔子、枳壳、大腹皮、香附等相伍，对帕金森综合征之腹胀、腹部手术后、胃肠功能紊乱等，疗效显著。

（王　宝　赵展荣）

第十八节 胃癌和大肠癌

片冈某,男,69岁。1997年3月诊断为胃癌、大肠癌。经活体病理检查,确诊为2种类型不同的恶性肿瘤(重复癌)。医师根据其年龄和体质情况,决定对大肠癌病灶进行切除,胃癌则采取保守疗法。术后进行丸山疫苗疗法,效果尚可。

李文瑞于1997年10月访问东京时,由负责北京医院东方日语培训中心的东方公司新田彻介绍,邀赴带津三敬病院为其施以中医药治疗。

初诊:胃脘灼痛2个月余,纳呆量少,喜冷饮,口干,头目眩晕时作,大便干结,便难,全身乏力。舌微红,苔黄少津,脉弦小数。

辨证:胃热壅盛,气津不足。

治则:清热泻火,益养胃津。

方拟:白虎加人参汤加减。

生地黄 15g	丹　参 10g	郁　金 10g	石　膏 30g
知　母 10g	南沙参 10g	北沙参 10g	怀山药 15g
甘　草 5g			

3剂,水煎服。

二诊:药后胃脘灼痛感减轻大半,口干已缓解,纳仍乏味,大便已顺,黄苔退,精神有佳,舌仍偏红,但已呈现津润之象,脉细弦不数。

上方生地黄改用10g,加砂仁6g。7剂,水煎服。

三诊:此时李文瑞将于翌日返回北京。胃灼热已消,纳有馨,大便顺畅,舌仍偏红,苔白微薄,脉弦缓。嘱患者将余3剂服完后,若无新的症状出现,可按原方再服10剂。待返回北京拟制蜜丸长期服用,借以改善体质,增强免疫力,并告知片冈先生。此即带津良一院长兼修《整体健康医学治愈力》一书之自愈疗法之意。片冈先生听后,表示遵嘱安心服用蜜丸。

四诊:返回北京后,方拟八珍汤加减,制丸剂,借以缓图,以达扶正祛邪为治。处方:

党　参 15g	白　术 10g	茯　苓 10g	炙甘草 5g
熟地黄 15g	生地黄 10g	川　芎 8g	当　归 10g
生黄芪 50g			

上方12料,共为细末,炼蜜为丸,每丸重9g。每服1丸,日2~3次。

20日后,东方公司来北京公干者返回东京时,将所制丸药带给片冈先生。

按:患者胃脘灼痛,喜冷饮,舌红苔黄,脉弦小数,乃由胃热壅盛所迫;口干,目眩,全身乏力,舌红少津,为气津两伤之象。考《伤寒论》白虎加人参汤,为里热壅盛而致气阴不足之证所设。其证乃汗吐下后里热炽盛所致,以大热、大汗、脉洪大为主。此患者虽未及白虎加人参汤证之严重,但里热壅盛病机相同,故予白虎加人参汤加减治之。方中石膏、知母清热,生地黄滋阴,丹参、郁金凉血,南北沙参、怀山药补气兼养阴,砂仁醒脾开胃,甘草调和诸味。诸药合用,以奏清热泻火、补气养阴之功。

方中以怀山药易粳米，仿张锡纯《医学衷中参西录》以山药代粳米之教："实验既久，知以生山药代粳米，则其方愈稳妥，见效亦愈速。盖粳米不过调和胃气，而山药兼能固摄下焦元气，使元气素虚者，不至因服石膏、知母而作滑泻。且山药多含有蛋白之汁，最善滋阴。白虎汤得此，既祛实火又清虚热，内伤外感，须臾同愈。"据上，方中去粳米，以怀山药代之。笔者临证曾多次仿用，均获良效。

翌年（1998 年）夏，在东京与片冈某会面，他首先一再感谢我为其制送丸药，并说药已按时服完（服 50 余天），病情稳定，几次复查和健康体检，均未发现转移病灶。体质大有改善，体重增加 3kg，精神饱满，每以翻译德文为业，上下午各工作 2 小时，余时读报纸。现已可以悠然自得，从容不迫，安享晚年之幸福。

（王　宝　赵展荣）

第十九节　黄　汗

"黄汗"见于《金匮要略》，如"黄汗之病，两胫自冷……若身重，汗出已辄轻者，久久必身眴，眴即胸中痛，又从腰以上必汗出，下无汗，腰髋弛痛，如有物在皮中状，剧者不能食，身疼重，烦躁，小便不利，此为黄汗，桂枝加黄芪汤主之"。综上所述，黄汗的主要临床表现为汗出色黄，发热而胫冷，腰以上必汗出，下无汗，身体肿痛，身眴，胸中痛，腰髋弛痛，如有物在皮中状，剧者不能食，身疼重，烦躁，小便不利。桂枝加黄芪汤证之黄汗，病机是营卫不和，卫气虚滞，湿滞肌腠；临证亦有表虚不固，内有湿热所致者。黄汗在临床上较为少见，治疗颇为棘手。现摘录李文瑞治愈黄汗病例如下。

李某，男，65 岁。患黄汗半年有余，稍动则出，汗出染衣、色黄，纳食尚可，大便调，夜尿略多。舌淡红，苔薄白黄，脉细弦。

辨证：外有表虚，内有湿热。

治则：益气固表，清热利湿。

方药：玉屏风散合栀子柏皮汤加味。

| 生黄芪 30g | 白　术 10g | 防　风 10g | 炒栀子 10g |
| 黄　柏 10g | 车前子 10g^包 | | |

7 剂，水煎服。

二诊：服药后，黄汗止。但停药 1 周后又复出，纳食尚可，二便如常。舌淡红，苔薄白，脉细。

遵前方加减：

| 生黄芪 30g | 白　术 10g | 防　风 10g | 车前子 10g^包 |
| 当　归 10g | | | |

7 剂，水煎服。

三诊：再服后，黄汗复止。二诊方 5 倍量，共为细末，炼为蜜丸，每丸重 9g，每服 1 丸，日 2 次。嘱其继服 1～2 个月，以巩固疗效。

之后随访 3 个月，未再复发。

按：本例患者，自汗属表虚不固，汗出色黄为内有湿热所致，故辨为外有表虚，内有湿热。方中玉屏风散益气固表，栀子柏皮汤清热利湿，加车前子以增强清热利湿之功，加当归养血活血以助湿出。诸药合用，表虚得固，湿热得除，故而治愈。

（高 琰 李 怡）

第二十节 蚁 行 感

中医认为，如蚂蚁行于肌腠之间，多与"营卫不和，寒滞肌腠""营卫不和，湿滞肌腠"等有关。现摘录验案1例如下。

邱某，男，40岁。主诉：周身有蚂蚁爬行感已3个月。伴有形寒肢冷，纳食尚馨，二便调顺，夜寐宁。舌淡红，苔薄白，脉细小弦。

辨证：营卫不和，寒滞肌腠。

治则：调和营卫，散寒通络。

方药：桂枝加附子汤加味。

制附子10g^先煎　　桂　枝10g　　　白　芍15g　　　桑　枝30g

鸡血藤30g　　　海风藤15g　　　大　枣10g　　　生何首乌30g

当　归10g　　　生　姜2片　　　炙甘草5g

7剂，水煎服。

二诊：蚁行感基本消失，但仍觉形寒肢冷。舌淡红，苔薄白，脉细小弦。

前方制附子改为15g。再进7剂，水煎服。

三诊：形寒肢冷明显缓解，蚁行感消失。舌淡红，苔薄白，脉细。

遂将原方改为丸剂，继服月余，以巩固疗效。

之后随访2个月，未见复发。

按：患者自觉蚂蚁行于肌腠之间，加之伴有形寒肢冷等，证属营卫不和，寒滞肌腠。故选用桂枝汤，主以调和营卫；加附子以温阳散寒，桑枝、海风藤祛风通络，鸡血藤、生何首乌、当归养血通络。诸药合用，邪去正复，营卫调和，肌腠得通，故而获效。

（高 琰 李 怡）

第二十一节 百 合 病

《金匮悬解》曰："百合之病，即其溺时头痛观之，是病在气分也。主气者肺，肺朝百脉，百脉之气，受之于肺，一呼则百脉皆升，一吸则百脉皆降。呼吸出入，百脉关通，是以肺病则百脉皆病。肺气清明，则神思灵爽，甘寝饱食；肺气不清，则郁闷懊忱，眠食损废矣。是宜清肺，肺气清和，百脉自调。而其由来非一，则用法不同。"

李文瑞根据临床实践，总结出张仲景对百合病的病因病机、临床脉症、治则方药。具体分述如下。

病因病机：由于肺经、心经阴虚燥热，影响到百脉平和，精神魂魄不定而引起。阴虚生内热，百脉不利，魄气变幻，所以出现一系列异常现象。

临床脉症：①不正常之精神状态：如寒无寒，如热无热，欲食不能食，或有美时，或有不用闻食臭时，欲卧不能卧，欲行不能行，常默默等；②阴虚内热表现：口苦，心烦，小便赤，脉微数。

治则方药：

正证：肺肾阴虚，虚热迫及血分，治以润肺滋肾，清热凉血，方用百合地黄汤。

误治：

误汗伤津，阴液更亏，治以养阴清热，润燥除烦，方用百合知母汤。

误下伤胃，气逆不降，治以养阴清热，降逆和胃，方用滑石代赭汤。

误吐伤阴，胃中不和，治以养阴清热，安中和胃，方用百合鸡子汤。

变证：

变成渴者，邪热聚肺，治以清热养阴，润燥止渴，方用百合洗方。

渴不瘥者，热灼胃阴，治以益阴潜阳，润燥止渴，方用栝蒌牡蛎散。

变发热者，里热外达，治以滋养心肺，清热利尿，方用百合滑石散。

现摘录李文瑞运用百合地黄汤合百合知母汤加减治愈1例百合病如下。

刁某，女，58岁。

初诊：心悸短气，时时太息，时或烦躁，善悲易哭，如寒无寒，如热无热，时或汗出，欲食而不能食，欲卧不能卧，寐差，大便日1行，小便短赤。舌微红，苔薄少津，脉细弦小数。

辨证：百合病，阴虚内热，兼肝气郁结。

治则：养阴清热，凉血除烦，疏肝解郁。

方药：百合地黄汤合百合知母汤加减。

百　合 15g	知　母 10g	生地黄 10g	猪　苓 6g
香　附 10g	郁　金 10g	鸡内金 10g	莱菔子 10g
炒三仙^各10g	甘　草 3g		

7剂，水煎服。

二诊：药后，诸症略有减轻。前方百合加至30g。继服14剂。

三诊：心悸短气消失，情绪及精神状态明显改善，纳食正常，二便调，寐宁，每晚睡眠6～7小时，余症明显缓解。舌淡红，苔薄白，脉细小弦。

上方3倍量，共研细末，炼蜜为丸，每丸重9g。每次1丸，日3服。以巩固疗效，服尽后即停药。

1年后因外感就诊，告知服丸药期间诸症完全消失。停药一直未复发，说明病已属临床治愈。

按：本案系心肺阴虚，虚热内生，影响到肾所致百合病，加之肝气郁结又加重了百合病。方中百合养阴润心肺而清热；生地黄滋肾，入营而清热凉血；知母清热除烦，养阴止渴；泉水取之不易，以猪苓代之，利水而不伤阴，导热下行。四味相合，以奏养阴清热、凉血除烦之功，以治百合病。加香附、郁金疏肝解郁；鸡内金、莱菔子、炒三仙、甘草健脾开胃。诸药相伍，使阴液复，虚热消，肝郁解，则病自愈矣。

（高　琰　李　怡）

第二十二节 奔 豚

奔豚是指肾脏阴寒之气上逆，或肝经气火冲逆，以有气从少腹上冲胸脘、咽喉，发时痛苦剧烈，心悸头晕，久而喘咳、骨痿、少气等为主要表现的疾病。因气冲而急，有似豚之奔跑，故称奔豚。

奔豚有得之惊恐忧思，内伤肝肾者；有得于发汗后，又加烧针，寒气乘虚入内，心阳虚而肾中寒水之气上逆者；亦有得之下焦水寒者。《金匮要略》载有 3 方治之，其临证鉴别，详见表 7-22-1。

表 7-22-1 《金匮要略》奔豚证治

	桂枝加桂汤	茯苓桂枝甘草大枣汤	奔豚汤
寒热	寒	寒	热
病类	肾气奔豚（已发）	肾气奔豚（将发）	肝气奔豚
病因	汗后感寒，心阳虚而肾气凌心	发汗后，心阳不足，肾中水气凌心	情志不遂，肝气郁结，气郁化火，肝火上逆
症状	气从少腹起，上冲心胸，甚则上冲咽喉，发作欲死	脐下悸	气上冲胸，腹痛，往来寒热
治法	温中散寒，降逆逐邪，驱寒外达	利水气，平冲逆	疏肝清热，降逆止痛

现摘录李文瑞运用桂枝加桂汤加味治验案例如下。

陈某，女，52 岁。改嫁来至大寨，生一男孩，年 7 岁，活泼淘气。患者内向，心胸不宽，平时言语不多，遇不顺心事则闷闷不乐，未停经，月事以时下。但外人训斥其小儿子不礼貌打闹或斗殴时，则怒火冲天，大吼大叫！近半年来，常因少腹急而绷紧，气上冲胸咽而时发窒息，严重时着人用脚踩其肚，方可略缓解，平时不服任何药物。

初诊：面色如常人，待人接物有礼节，纳量较少，二便顺，夜寐时不宁，胸胁时闷，时发短气，怀疑心大，总怕人议论其长短。舌淡苔白，脉细有弦象。李文瑞答应待其发病时再来诊，以观其究竟。

二诊：几日后，来电话告知陈某病发作。遂与卫生院刘院长同往。入屋即见一男子右脚踩其腹部，患者面色惊恐，四末冷，腹诊少腹硬急，深触之有动感，患者自觉气上冲心胸甚至咽喉，重时不能言语。舌淡苔白，脉弦有紧象。

李文瑞与刘院长议论，此证乃《金匮要略》所载奔豚，诸症俱在，可否投桂枝加桂汤？刘院长同意我的诊断。遂返卫生院，立即投药。

桂 枝 15g	白 芍 10g	生 姜 10g	大 枣 10枚
甘 草 5g	沉 香 6g		

1 剂，由卫生院急煎后，送予患者即服之。

三诊：1 小时后服头煎，良久，病势减轻，不再着人踩其腹，情绪有缓解之象。再 1 小时服二煎，当夜安静入睡，翌日复如常人，操持家务顺手。

考虑到患者正处于围绝经期，据平时诸症当属肝脾不和，气血失调。

治宜疏肝解郁，调和气血。

遂投加味逍遥丸，每服 1 袋，日 2 次，上午 10 时 1 袋，晚睡前 1 袋。

四诊：患者服药后较适，诸症明显缓解。1 个月后因气恼，病势再作，仍服桂枝加桂汤后立愈。愈后继服加味逍遥丸。

随访年余，奔豚未再发作。

按：患者平时心胸失襟，疑心大，年 52 岁，处于围绝经期，因气恼或遇事不顺心，出现柴胡证症状，如口苦、胸胁苦满等。奔豚发作，乃肝气郁结，引动肾气寒气挟水饮上冲所致。治宜桂枝加桂汤加减。方中重用桂枝，以温上焦心阳，上焦心阳得温，则下焦阴气上冲递减；白芍疏肝止腹挛急；甘草、大枣和胃以缓急迫；生姜健胃降逆。诸味相协，以奏温阳散寒、降逆平冲、调和营卫之功而收效。又，平时常发柴胡证，服加味逍遥丸亦奏效。

（高　琰　李　怡）

第八章

试论温病与伤寒的关系

温病与伤寒是温病学中论争颇多的一个话题。在温病学发展过程中，由于历代医家学术见解不同，对两者关系的认识不尽一致。因此，在学术上产生过论争。为了正确理解两者的关系，分清它们之间的联系与区别，拟进行如下讨论。综观历代医学文献所涉温病与伤寒的关系，李文瑞认为，主要可概括为三方面，即概念上的关系、学术上的联系和论治上的区别。

一、概念上的关系

温病与伤寒是两个既有联系又有区别的概念，但在医学发展的不同历史时期，两者的含义均不尽相同。随着概念的演变，二者关系也在不断变化。自《黄帝内经》开始，下至隋唐，在这一段漫长的历史时期内，医学家们基本上都是根据《黄帝内经》所载"今夫热病者，皆伤寒之类也"，把一切外感热病都视为由寒邪引起，故总称为伤寒，而温病只是伤寒的一个类型，即冬令感受寒邪至春季而发的一种外感热病。正如《素问•热论》所说："凡病伤寒而成温者，先夏至日者为病温，后夏至日者为病暑。"这就说明，冬令感受寒邪，至来年春季而发的称温病，夏季而发的称暑病。《难经》更明确指出："伤寒有五：有中风，有伤寒，有湿温，有热病，有温病。"这里所说的伤寒有五之伤寒，即是统括一切外感热病的总称，即后世所说的广义伤寒；它既包括了风寒性质的伤寒、中风，也包括了温病性质的温病、热病和湿温。其中，五种之一的伤寒，则是指感受寒邪即时而发的外感疾病，也是广义伤寒中的一科。汉代张仲景《伤寒论》即是根据《黄帝内经》《难经》精神，把伤寒作为外感病的总称而论述其辨证论治的；此后，在隋唐时代的医学著作中，亦都是把温病归于伤寒门中，而把伤寒作为外感疾病的总称进行论述的。由此可见，在唐代之前，伤寒义广而温病义狭。前者统括四时外感疾病，后者则主要指发于春季的一种病证。它们的关系是：伤寒统括温病，温病隶属其中，而它与风寒性质的伤寒，又是广义伤寒中相平列的两种病证。

明清以后，随着温病学的发展，对温病的认识日益深刻和全面，于是温病便逐渐脱离伤寒范围而自成体系，因此在概念上也不断演变。首先，对温病病因的认识，已不局限于伏寒化热之说，提出了温病亦有感受时令温邪而发的新观点。这样，在范围上温病不仅仅指发于春季的伏邪温病，而是包括了四时的温病疾患。随着温病范围的扩大，在概念上温病学家们便明确指出温病不得混称伤寒，主张温病应脱却伤寒。清代温病学家吴瑭在论述温病病证时，就指出"温病者，有风温、有温热、有温疫、有温毒、有暑温、有湿温、有秋燥、有冬温、有温疟"。由此,温病便成了除风寒性质之外的外感热病的总称,而伤寒只是指风寒性质的外感病。温病与伤寒的关系也就由隶属关系而演变为平列关系,随之温病的范围也显著扩大,而伤寒的范围则明显缩小。前者已成为统括四时温热疾病的总称,而后者仅指感受风寒之邪引起的外感病。这种概念上的演变,反映了医学发展中,对外感病认识的不断深化和提高。

二、学术上的联系

温病与伤寒在辨证论治的理论体系方面也存在着不可分割的联系。《伤寒论》是汉代著名医家张仲景撰著的第一部治疗外感疾病的专书。它在继承《黄帝内经》学术思想的基础上,结合自己的实践体会,创造了三阴三阳六经辨证论治体系,为外感病的辨证论治奠定了基础,给温病学的发展以很大影响。因为《伤寒论》虽然论述的是广义伤寒,但从全书整个内容来看,毕竟是"详于寒而略于温"。"太阳病篇"中虽亦提到温病,但没有提出具体治疗方法,而对伤寒、中风则论述独多,治法详备;六经传变虽有一定的规律性,但还不能概括温病的整个过程;至于"阳明病篇"中的白虎汤、承气汤等方剂,虽可运用于温病,但不能运用于温病传变的全过程。温病学正是后世医家为了适应客观实际需要,在《伤寒论》基础上,通过不断总结而逐步发展起来的。它的形成补充发展了《伤寒论》的不足,丰富和完善了中医热病学的内容。

三、论治上的区别

温病中的新感温病与感受寒邪所致的伤寒,既有相同点,也有不同之处。

在病因方面:温病由感受温热病邪所引起(包括六淫疠气、温毒等);伤寒是感受风寒病邪所致。

在病机传变方面:温病表证短暂,传变迅速,病程中易于伤津劫液,后期易致真阴耗竭;伤寒初起寒邪留恋在表,然后化热入里,演变缓慢,病程易损阳气,后期尤多亡阳之变。

在证候表现上:因温为阳邪,其性亢热,故温病初起多发热重而恶寒轻,口微渴,苔薄白,舌边尖红,脉浮数;寒为阴邪,其性凝敛,故伤寒初起则恶寒重而发热轻,且有身痛无汗,苔薄白,舌质正常,脉浮紧。

在治疗上:温病初起多用辛凉解表以透泄邪热;伤寒初起多用辛温解表以发散风寒。吴瑭在论述伤寒温病初起治则时说:"伤寒非汗不解,最喜发汗……温病亦喜汗解,最忌发汗,只许辛凉解肌,辛温又不可用,妙在导邪外出,俾营卫气血调和,自然得汗,不必强责其汗也。"

总之,温为阳邪,初起治宜辛凉;寒为阴邪,初起治宜辛温。温病与伤寒,初起的证候表现和治疗方法虽有明显区别,但病邪一旦由表入里,皆能化热伤津,均可出现阳明气分热盛或腑实内结之象,皆可用清法或下法治疗,所以前人又有"伤寒与温病始异而终同"之说。

四、讨论

温病之名虽源于《黄帝内经》,但其学说之形成,是在《伤寒论》基础上,经过历代医家反复临证实践总结发展起来的。温病学说之形成羽翼发展了《伤寒论》，充实了外感热病之内容。温病与伤寒的关系主要表现在三方面：①温病与伤寒两个概念在含义上的关系，可概括为：温病与广义伤寒是隶属关系，与狭义伤寒是平列关系；②温病与伤寒两个病证之间的异同，主要是辨别外感初起表证的不同类型，目的在于指导辨证用药；③温病学与《伤寒论》在学术体系上的联系，可以归纳为：二者在学术上是一脉相承、不可分割的，《伤寒论》是温病学发展的基础，温病学的发展完善了《伤寒论》的不足。

（高 琰 李 怡）

第九章

中西医结合的临床运用与研究

李文瑞从医 70 余载，坚持辨证论治，提倡中西医结合。本章从"2 型糖尿病患者中医辨证分型与胰岛 β 细胞功能关系的研究""中医药配合放疗证治规律的探讨""合理使用中西药""中西医结合防治肿瘤"等方面，阐述中西医结合的临床运用与研究。

第一节　2 型糖尿病患者中医辨证分型与胰岛 β 细胞功能关系的研究

为了探讨糖尿病中医辨证的客观依据，深入开展糖尿病的研究，李文瑞带领团队进行了 2 型糖尿病患者中医辨证分型与胰岛 β 细胞功能关系的初步研究，现报告如下。

一、对象和方法

1. 一般资料　全部病例按世界卫生组织（WHO）糖尿病诊断标准确诊为 2 型糖尿病，且不伴有严重并发症。本组患者 108 例，其中男性 47 例，女性 61 例。年龄 29～78 岁，平均（53.8±12.6）岁；身高 151～180cm，平均（164.3±8.06）cm；体重 45.5～90.0kg，平均（64.6±5.2）kg。

2. 辨证分型　在中医古籍中，很早就有关于糖尿病的记载和论述。根据临床表现特点，糖尿病属于中医学"消瘅""消渴"等范畴，临床多按"上消""中消""下消"论治。近年来，应用中医药或中西医结合治疗糖尿病的临床报道颇多，大多以各自的临床经验辨证分型，如辨证为肺胃热盛、阴虚燥热、胃火炽盛、胃阴不足、肺胃阴伤、肝肾阴虚、气阴两虚、脾虚气弱、肾气不足等，或夹湿、夹瘀，或瘀血内阻，虽各有一定疗效，但普遍指导意义则较差。这是由于各自治疗疾病的角度不同，且辨证也无较统一的标准所致。

根据现代中西医对糖尿病的认识和研究进展，结合多年临床实践，我们认为将不伴有严重并发症的 2 型糖尿病分为气虚、阴虚、气阴两虚等 3 种证型较为合适。各型临床表现如下。①气虚型：共 42 例（38.9%）。神疲乏力，口不渴，纳食正常或不香，小便清长或正常，不消瘦，大便正常或溏软，寐宁或嗜睡，舌质淡或淡红，苔薄白或白腻，脉细无力或弱。②阴虚型：共 18 例（16.7%）。口渴引饮，善饥消食，小便色黄、量多而频，消瘦，大便秘结或不爽，五心烦热，寐多不宁，舌质红或微红，苔薄黄少津或黄燥，脉细数。③气阴两虚型：共 48 例（44.4%）。神疲乏力，口渴欲饮，纳食正常或稍多，小便稍多或正常，形体消瘦或正常，大便通畅或稍干，或有五心烦热，夜寐多梦，舌质淡红或微红，苔薄少津，脉细弱。糖尿病患者大多有不同程度的瘀血表现，可兼见于上述各证型之中。

3. 检测方法 患者分别于空腹及餐后（100g 馒头）1 小时、2 小时、3 小时取血，检测胰岛素、C 肽水平。胰岛素、C 肽试剂盒均由天津 DPC 公司提供，采用放免双抗法。测定仪器为美国产的 12 孔 γ- 放免仪。

二、结果

本组 108 例胰岛 β 细胞功能的测定结果，与多数学者的报道相符。即 2 型糖尿病患者的胰岛素、C 肽的分泌表现呈多样化，有升高、正常、降低之不同。绝大部分患者的分泌曲线峰度后移，甚至明显后移或低平。从统计中可以看到，气虚、阴虚、气阴两虚 3 型糖尿病患者的胰岛素和 C 肽分泌状况均表现为曲线峰度后移，3 小时后不能降至正常水平；胰岛素和 C 肽的分泌水平明显不同，气虚型各时点均高于其他两型（$P < 0.05$），气阴两虚型高于阴虚型，除空腹时差异显著（$P < 0.05$）外，餐后各时点差异均无显著性；胰岛素和 C 肽的分泌水平，以气虚型较好，气阴两虚型次之，阴虚型则较差。

三、讨论

我们对 108 例 2 型糖尿病患者的中医辨证分型与胰岛 β 细胞功能的关系，进行了统计学分析。3 型中的胰岛素、C 肽分泌状况均表现为曲线峰度后移，3 小时后不能降到正常水平，但分泌水平却有明显不同。即气虚型分泌明显升高或正常；阴虚型分泌明显降低；气阴两虚型分泌降低，而且介于前两型之间。这表明 2 型糖尿病患者的中医辨证分型与胰岛 β 细胞功能有一定的相关性，为中医辨证分型提供了客观依据。本研究结果提示，临床适当结合胰岛素、C 肽的分泌水平进行辨证施治，有助于提高疗效。即对于分泌正常或升高而气虚为主者，应施以补气为主的治疗，因补气之剂可能通过提高胰岛素的生物效应，而起到降血糖作用。对分泌明显降低而以阴虚为主者，予以养阴为主的治疗，因养阴之品可能通过刺激胰岛素的分泌，而起到降血糖作用。介于两者之间者，则予以气阴双补为主的治疗。活血化瘀法兼用于各证型之中，因活血化瘀药可能通过改善体内微循环及代谢状况，而起到降血糖作用。[李秋贵，赵展荣，王凌，李文瑞，等. 中医杂志，1998，39（7）：428]

（高 琰 李 怡）

第二节 中医药配合放疗证治规律的探讨

中医药配合放疗治疗肿瘤，近年报道较多，疗效亦不断提高。1975—1985 年，我们与本院放疗科合作，主要对鼻咽癌、食管癌、乳腺癌、肺癌、胃癌、结肠癌、精原细胞瘤、垂体瘤等患者（954 例），运用中医药配合放疗，以辨证论治为主导，兼顾肿瘤部位及其特殊性，获得较满意的疗效，初步摸索到一些证治规律。本节从病因、证治、舌和脉象的观察等方面进行初步探讨。

一、病因

放疗是治疗某些肿瘤的主要手段，除杀伤癌细胞外，亦损伤人体气血津液，致脏腑功能失调而出现一系列副反应。从临床证候看，似可把放射线归于"热邪、热毒或火邪"之类。肿瘤损伤机体程度不同，放疗副反应亦异。据临证观察，肿瘤早期正气未衰者，与晚期已有转移的衰竭患者相比，在相同放射剂量下，前者副反应出现晚且轻，后者副反应则出现早而严重。

二、证治

在临床上，因放射部位不同、剂量大小之异、肿瘤病期的早晚之分，以及人体正气盛衰之不同，放疗时会出现不同的证候，其治法亦异，故分述之。

1. 放疗初期的证治

（1）肺胃阴伤证：热邪最易伤阴，尤以胸部以上肿瘤放疗时伤阴为著，如鼻咽癌、食管癌、乳腺癌、肺癌等。据多年临床观察，一般在放疗第 2～3 周，或放射剂量在 3 000～4 000rad（1rad＝0.01Gy）以上时，放射热邪随之增强，最易入里而伤阴。大多出现目涩鼻干，口渴唇燥，咽痛舌涩，干哕或呕，饥而不欲食，舌边尖红，苔薄少津或无，脉细小数等肺胃阴伤之象。

治以滋阴润燥，甘寒清热。常选沙参麦门冬汤、麦门冬饮、保阴煎等加减。

基本方：北沙参 30g　　天麦冬^各10g　　生地黄 15g　　太子参 15g
　　　　　黄　精 15g　　五味子 8g　　杏　仁 10g　　白花蛇舌草 30g

若热甚者，加生石膏 15g；热伤肺络者，加白及 10g；阴伤著者，加玉竹 30g、天花粉 10g 等。

（2）气血两虚证：热邪亦易伤气耗血，全身各部位肿瘤放疗时均可导致气血两虚，以中晚期为著。肿瘤患者大多正气不足或气血两虚，加之热邪损伤，一部分患者放疗初期即出现：面色㿠白，头晕目眩，纳呆食少，身倦懒言，肢软乏力而清冷，自汗或盗汗，心悸怔忡，夜寐不宁，手足麻木，舌淡、边有齿痕，苔薄白或少，脉细弱等。

治以补气养血。放疗初期无明显症状者，亦常用此法，以防血象下降。常选当归补血汤、八珍汤、保元汤等加减。

基本方：黄　芪 30g　　当　归 10g　　白　术 10g　　茯　苓 10g
　　　　　鸡血藤 30g　　太子参 30g　　丹　参 30g　　炙甘草 3g

气虚偏重者，酌情加重补气药用量；血虚偏重者，加大补血药用量；有热者，加虎杖 30g 等。

2. 放疗中期的证治

（1）脾虚湿滞证：由于肿瘤没有完全被控制，加之脏腑功能继续被放射线损伤，常易伤及脾胃，致使脾气虚弱，健运失司，水湿不化。大多出现身重懒言，头晕而沉，恶心纳呆，脘腹痞闷，大便溏泻，小便不利，舌淡红、边有齿痕，苔白厚而腻，脉细弦、按之弱等。

治以健脾燥湿。常选六君子汤、平胃散等加减。

基本方：生黄芪 30g　　茯　苓 15g　　苍白术^各15g　　陈　皮 10g
　　　　　厚　朴 10g　　半　夏 10g　　砂　仁 3g^{后下}　　白花蛇舌草 30g
　　　　　炙甘草 3g

湿盛者，可加藿香 10g、佩兰 10g；血象下降显著者，加当归 10g、鸡血藤 30g。

（2）中焦湿热证：湿与放射热邪相搏于中焦，而出现身重乏力，头胀而沉，口干而苦，泛泛欲呕,纳少乏味,脘腹嘈杂,小便黄赤,大便不爽,舌淡红,苔黄厚而腻,脉滑数或弦滑等。

治以清利湿热。常选三仁汤合藿朴夏苓汤加减。

基本方:杏　仁10g　　白蔻仁3g^{后下}　　山　栀10g　　生薏苡仁30g
　　　　竹　叶3g　　　通　草3g　　　六一散30g^包　藿　香10g
　　　　佩　兰10g　　　茯　苓15g

大便秘结者,加川大黄3g(后下);热甚者,加黄芩15g、黄柏10g等。

(3)痰热蕴肺证:以肺癌放疗时多见。有的患者痰湿内蕴,或因放射热邪影响肺的宣发功能而停湿生痰。若放射热邪与痰相搏,则出现口苦咽痛,咳喘痰多,色黄质黏,咳出不爽,胸闷或痛,便秘或不爽,舌淡红,苔黄腻,脉弦滑数等。

治以清肺化痰,常选《千金》苇茎汤合小陷胸汤加减。

基本方:芦　根30g　　杏　仁10g　　瓜　蒌30g　　生薏苡仁30g
　　　　半　夏10g　　黄　连8g　　　冬瓜仁10g　　桔　梗10g
　　　　甘　草3g

痰甚者,加葶苈子8g;咯血者,加白及10g。无咯血者,一般应慎用或不用活血药。

(4)膀胱湿热证:如结肠癌、膀胱癌、精原细胞瘤等放疗时多见。一般在放疗中期放射热邪易伤及膀胱,使其气化失司,湿与热结而出现小溲频数,尿急,尿痛,重则溺血,腰骶痛,舌淡红,苔白黄或黄腻,脉滑数或细弦数等。

治以清利膀胱湿热。常选八正散、小蓟饮子等加减。

基本方:萹　蓄10g　　瞿　麦10g　　木　通5g　　车前子15g^包
　　　　白茅根30g　　鸭跖草15g　　六一散30g^包

尿血者,加大小蓟各15g、仙鹤草30g;血热甚者,加生地黄30g、丹皮炭10g;肾阴虚者,加女贞子15g、墨旱莲15g等。

(5)大肠湿热证:如胃癌、结肠癌、直肠癌、精原细胞瘤等放疗时多见。放疗中期放射热邪伤及大肠,使其传化失司而出现腹胀而痛,大便泄泻或不爽,甚则便脓血,舌淡红,苔白黄成黄腻,脉弦滑数等。

治宜清利大肠湿热,但更要顾及正气。常选葛根芩连汤、连理汤等加减。

基本方:葛　根30g　　黄　连10g　　黄　芩15g　　炒白术30g
　　　　干　姜3g　　　木　香8g　　　甘　草3g　　　山楂炭30g

根据湿热盛衰及正气损伤程度,酌情加减药量。

3. 放疗末期的证治

(1)肝肾阴虚证:放射热邪进一步伤阴,耗竭真阴,大多出现头晕耳鸣,腰膝酸软,五心烦热,口干舌燥,渴而饮少,纳呆食少,舌质红、殷红、暗红或青紫,苔薄白少津或光剥,甚则为镜面舌,脉细数或细弦等肝肾阴虚之象。

治以滋养肝肾,佐以甘寒清热。常选一贯煎、玉女煎、六味地黄丸等加减。

基本方:北沙参30g　　麦　冬10g　　枸杞子13g　　生熟地黄^各15g
　　　　川楝子8g　　　黄　精30g　　当　归10g　　女贞子15g
　　　　墨旱莲15g　　白　芍15g

阴虚甚者，加龟甲 15g、鹿角胶 10g 等。

（2）兼证（并发症）：一般出现在放疗末期或中末期，根据不同证候，治法亦异。如放射性肺炎、放射性肺纤维化等，其病变在肺，偏于阴虚有热者，予肺胃阴伤基本方，并适当加入甘寒清热之品；偏于痰热甚者，按痰热蕴肺证治之。放射性膀胱炎可按膀胱湿热证治之。放射性脊髓炎表现为截瘫或偏瘫者，治宜补肾填髓，佐以活血通络[基本方：生熟地黄各 15g，山茱萸 10g，枸杞子 13g，仙茅 10g，淫羊藿 10g，鹿角胶 10g（烊化），龟甲 15g（烊化），络石藤 15g，鸡血藤 30g 等]。颅内压升高者，湿盛选用五苓散、猪苓汤、小半夏加茯苓汤等加减，以利尿行水，降逆止呕；阴虚阳亢则选用羚角钩藤汤、杞菊地黄丸等加减，以平肝息风，滋阴潜阳。血象下降者（多为白细胞、血小板减少），在辨证的基础上可适当加入益气补血、滋补肝肾之味，量不宜过多。

三、舌和脉象的观察

舌和脉象的变化反映气血与邪气盛衰及疾病的预后。

1. 舌质　舌质红润为正气充盛，预后良好。舌质淡白无华、边有齿痕为气血虚衰，或心脾两虚，或脾肾阳虚，多见于放疗第 2～3 周或中期；红而光剥为胃气衰败，或肝肾阴虚已极，火毒内犯，气阴耗灼，多见于放疗后期。放疗初即见红、绛、暗、紫舌者，放疗常不能顺利结束，血象下降严重，若渐转为淡红，则疗效佳。

2. 舌苔　舌苔薄白而润，为胃气旺盛，多见于放疗初、中期，预后良好。舌苔白厚而腻，为湿滞中焦；黄厚而干，为热邪灼津，津不上承；黄厚而腻，为湿热蕴结；黄黑厚而干，为热毒于上；黄黑而滑，为阴损及阳；腐腻或剥，为胃气衰败等，多见于放疗中、末期。舌苔若由白转黄变黑，为热毒愈深，全身症状严重，预后不良；若由燥转润、厚变薄、黑黄转白，为正邪交争，正气恢复，预后良好。

3. 脉象　洪、数、实脉，为脉证相应，为顺候，表示邪实正盛，尚能继续放疗，多见于放疗初、中期。沉、细、弱脉，为脉证相反，为逆候，表示邪实正衰，放疗副反应严重，血象下降明显，多见于放疗中、末期。滑、弦脉，为气血瘀滞，痰湿壅盛，亦常见于放疗中、末期。

四、体会

我们将肿瘤患者在接受放疗时出现的一系列副反应，人为地按放疗初、中、末三期进行了论述，便于进一步探讨中医药配合放疗的证治规律。在临床实践中并非能截然分开，有的证候往往各期交错，其中一证亦可出现在放疗各期，故临证时不必拘泥。在运用中医药配合放疗的治疗中，宜遵循辨证施治的原则，兼顾放疗患者的特殊性。放疗期间，虽然大多出现血象下降，但仍据临床症状而辨证投药，或酌情加用一些补气养血、滋补肝肾之味，并不重用已知升高血象的药物，一般在投药 7～14 日后，症状减轻、缓解，血象亦随之复升，确保放疗顺利结束。[李秋贵，张根腾，李文瑞. 中医杂志，1987（5）：28-30]

（高 琰　李 怡）

第三节 合理使用中西药

李文瑞在临证实践中，提倡中西医结合，指出如何合理使用中西药，甚为重要。以下从两方面进行论述，以指导临床用药。

一、协同增效，减轻毒性

（1）清热解毒类如大青叶、板蓝根、鱼腥草、蒲公英、金银花、黄芩等中药，与青霉素、链霉素、氯霉素等联合应用，可促进中性粒细胞的随机移动和趋化性，以增强消炎作用，减少毒副作用。

（2）中药与抗结核药合用：穿心莲与异烟肼（雷米封）合用，较单用为佳；蟾酥、朱砂、公丁香合异烟肼治疗淋巴结核，疗效增加；柴胡、连翘、赤芍、板蓝根、红花、甘草等疏肝理气、活血解毒法配方，与抗结核药异烟肼、利福平等合用，可减少对肝的损害。

（3）中药与抗癌药、利福平等合用：川芎、红花与喜树碱合用，可增强抗癌作用。小柴胡汤、人参汤与丝裂霉素（自力霉素）合用，可改善丝裂霉素引起的白细胞减少、血小板减少、厌食等；十全大补汤与利福平合用，可改善利福平引起的白细胞减少；核桃、青皮与环磷酰胺合用，可升白细胞、促进新陈代谢；白及、海螵蛸与 5- 氟尿嘧啶、环磷酰胺合用，可稳定血象、减少肠道反应。

（4）中药与链霉素、皮质激素合用：甘草、甘草人参汤与链霉素、皮质激素合用，可降低链霉素的毒性，对长期应用皮质激素者可减少毒副作用；黄精与链霉素合用，可预防氨基糖苷类抗生素引起的神经损害；生地黄、知母、甘草与皮质激素合用，可减少皮质激素的副作用。

（5）中药与镇静西药合用：珍珠粉与氯丙嗪合用，可减轻对肝的损害，改善肝功能；酸枣仁与戊巴比妥钠合用，可延长睡眠时间。

（6）麻黄与苯海拉明合用：治疗哮喘有协同作用。

（7）丹参：丹参注射液与庆大霉素合用，可降低庆大霉素的毒性；与肝素合用，治疗弥散性血管内凝血，可明显改善血凝，优于二者单用；与氯丙嗪、甲丙氨酯（眠尔通）、巴比妥类合用，可增强中枢抑制作用。复方丹参注射液与硫酸镁合用，治疗偏头痛效佳，尤以血管性头痛为佳；与抗生素合用，可增强抗炎活性；与阿司匹林合用，治疗心肌梗死，在抗凝血、改善血黏度方面有协同作用；与喜树碱、环磷酰胺等合用，可提高抗肿瘤的效果（丹参可降低纤维蛋白网络的形成，从而使化学药物及免疫活性物质易于进入肿瘤组织内部，起到抗肿瘤作用）。丹参注射液与低分子右旋糖酐、能量合剂同用，可提高心肌梗死的抢救成功率。

（8）人参、附子：与间羟胺（阿拉明）、多巴胺等升压药合用，不仅能增强升压作用，而且可减少对升压药的依赖（如参附注射液）。

二、拮抗降效，增强毒性

1. 理化性配伍禁忌　2 种或 2 种以上药物配伍时，常会引起物理、化学变化。

（1）中药与助消化西药禁忌：服用龙胆酊、龙胆大黄合剂等苦味健胃药时，不能同时服用蜂蜜、饴糖、大枣、甘草等甘味中药，以防甘味掩盖苦味，降低其健胃作用。含大黄的中成药，如新清宁片、麻子仁丸、牛黄解毒片等，不宜与多酶片、乳酶生、胃蛋白酶合剂一起服用，因大黄通过吸附和结合作用，可使酶类药物的消化作用明显降低。与此同时，含有酶类的中成药，如六神曲、麦芽浸膏等，也会被药用炭片类吸附而降效；山楂丸、保和丸、五味子糖浆等，均不宜与小苏打等碱性药物同服，因为酸碱中和，可降低药物疗效；中药炒炭类，如蒲公英炭、荷叶炭、煅瓦楞子等，也不宜与酶类制剂、生物碱类药物同用。

（2）甘草及其制剂不宜与碱性强的生物碱（利血平等）和抗生素等同服，因甘草遇生物碱易发生沉淀；海藻、昆布可使异烟肼失去抗结核作用；含有石膏、海螵蛸、赤石脂、滑石粉、明矾的中成药，如防风丸、解肌宁嗽丸、橘红丸、追风丸、牛黄解毒丸等，不宜与四环素、异烟肼等同服，因同服易形成不宜吸收的结合物，而使抗菌效能降低；含有机酸的中药及其制剂，如五味子、山茱萸、山楂、乌梅等，不宜与红霉素口服剂同用，因红霉素在碱性条件下抗菌力强，在 $pH < 4$ 时几乎无效；上述有机酸类中药，也不宜与氨茶碱、胃舒平等碱性药同用，否则易发生酸碱中和反应。

（3）朱砂安神丸，不宜与碘化钾或巴氏合剂同服，以免生成刺激性较强的物质而导致医源性肠炎。

（4）含碱性的中成药，如梅花点舌丹、婴儿散，不宜与左旋多巴同服，否则生成无活性的黑色物质，从而降低治疗作用。

2. 药理性配伍禁忌 2 种或 2 种以上药物配伍时，引起的异常药理变化。

（1）磺胺类抗生素与含有机酸类中药如乌梅、山茱萸、生山楂及中药糖浆剂配伍时，由于有机酸可对抗碱化尿液，所以可增强其肾毒性；茵陈与链霉素联合治疗胆囊炎时，可降低甚至抵消链霉素的疗效；犀角（现为禁用品）、珍珠、牛黄至宝丹等不宜与小檗碱（黄连素）同服，因小檗碱与犀角、珍珠中所含蛋白质及水解物多种氨基酸可产生拮抗作用，使疗效降低。

（2）甘草的主要成分为甘草甜素与甘草次酸，具有肾上腺皮质激素样作用，禁与药理作用相反的噻嗪类利尿药、降血糖药、胰岛素同用。同理，中药鹿茸也禁与降糖药同用；也不宜与水杨酸衍生物合用，以免诱发或加重消化道溃疡。中药酒剂，若与胰岛素等降糖药同用，可致低血糖。

（3）麻黄与氨茶碱治疗支气管哮喘的机制相同，一般不宜同用；牛黄或含牛黄的中成药，可增强水合氯醛、乌拉坦、吗啡、苯巴比妥等药物的中枢抑制作用，不宜同用；桃仁、苦杏仁、白果等含氰苷的中药及其制剂，不能与麻醉药、镇静药、止咳药等西药同用，以免引起严重的中枢抑制。

（4）丹参不宜与抗酸药如氧化镁、硫酸钙、胃得乐、复方氧化镁合剂等同服，因丹参的主要活性物质丹参酮甲、丹参酮乙、丹参酮丙等，可与抗酸药的金属离子结合，形成螯合物而影响疗效；丹参不宜与止血药合用，因丹参可增强纤溶活性，与抗纤溶药相拮抗；丹参不宜与麻黄碱、山梗菜碱、维生素 B_1、维生素 B_6 合用，因其所含的水溶性成分如儿茶酚酸活性物质具鞣酸的特性，可与麻黄碱、山梗菜碱、维生素 B_1、维生素 B_6 结合，降低疗效；丹参不宜与雄激素类药物合用，因丹参酮具有对抗雄激素的作用；丹参不宜与阿托品合用，因丹参中的降压成分能被阿托品所阻断。

（高　琰　李　怡）

第四节　中西医结合防治肿瘤

中华人民共和国成立以来，中国学者通过不懈的努力与探讨，走出了一条富有特色的中西医结合防治肿瘤的新路子。这是一条从中国实际出发，融中西医学各自优势于一体，发扬、提高传统中医药学，充实、完善西医学，取长补短，相辅相成的防癌治癌之路，因此也可以说，中西医结合肿瘤学是一门在传统中医肿瘤学和现代临床与实验肿瘤学的基础上发展起来的新兴学科。它萌芽于 20 世纪 50 年代初，开展于 60 年代，进展于 70 年代，发展于 80 年代，至今已在肿瘤的基础与临床研究方面取得了长足的进步，充分显示出独特的优势和潜在的威力。它不但在中国国内得到公认并成为常用的治疗方法，而且国际同行也刮目相看！

一、中西医结合防治肿瘤的总体状况

综观发展历史，不难发现，中西医结合防治肿瘤的研究在经过艰苦探索，走过一段蜿蜒崎岖的道路之后，现已日趋成熟，并逐步发展成为一个完整的体系。这主要体现在以下几方面的变化。

1. 病案由少到多，病种日趋全面　从过去的个案报道，逐步发展到一定数量的病例分析和总结，这对寻求肿瘤的证治规律无疑具有重要作用。另外，研究范围除常见的十大肿瘤（肺癌、胃癌、食管癌、肝癌、鼻咽癌、大肠癌、宫颈癌、乳腺癌、白血病、恶性淋巴瘤）外，几乎对所有肿瘤都有报道。

2. 研究由浅入深，观察由点到面　从过去笼统观察某一种肿瘤的疗效，逐步发展为对肿瘤某一病理类型或病理阶段的观察。如根据肺癌的不同病理类型，现已分别对鳞癌、腺癌、小细胞未分化癌等进行针对性研究。

3. 回顾变为前瞻，统计方法改进　由过去回顾性的病例分析总结，逐步进展至有计划的、前瞻性的专题协作研究，获得了大量客观数据。研究方案也日趋严谨，随机分组、设立对照组、统计学处理等都得到了相当普遍应用，使资料的可信度提高。

4. 实验研究加强，用药目的明确　由过去单纯的临床疗效观察，过渡到临床与实验相结合的研究。日益增多的实验研究通过对中医的方、药进行整理，开展了毒理、药效等方面的观察，找到了其获效依据，增强了用药的目的性与安全性，为临床用药提供了良好的基础，使中西医结合防治肿瘤的水平大大提高。

5. 纵向横向结合，治疗原则简化　除纵向对一种肿瘤治疗研究外，根据中医学异病同治原则，从横向切入，对具有同一辨证类型的不同肿瘤，基于同一治则进行系统观察与研究，从而简化了肿瘤的治则和方法，扩大了中医治则的适用范围。如对常用的扶正培本法、活血化瘀法、清热解毒法、软坚散结法、以毒攻毒法等的研究，其中以扶正培本法、活血化瘀法的研究内容尤为深入，并取得了令人瞩目的成果，证实了这些方法的可行性、

普遍性和重要性。

6. 强调辨证论治，探讨证型实质　辨证与辨病相结合是中西医结合肿瘤学的一个特点。但同时认为辨病是相对的，辨证是绝对的，证型反映的是肿瘤某一阶段机体阴阳消长、邪正盛衰、脏腑虚实等综合的、不断变化的病理机制的总概括。近年来，运用现代科学检测手段开展了对肿瘤证型实质的研究，如通过对气虚、阳虚、阴虚、血瘀等证型的研究，找到了一些相应的客观指标及数据，为更好地掌握肿瘤病理变化的实质内容提供了依据。

7. 筛选有效药物，加强复方研究　中药抗癌作用的研究始于 20 世纪 50—70 年代，根据临床及有限的实验研究，筛选出了 3 000 余种抗癌中草药及偏方，并配制了 100 余种有效方剂。进入 20 世纪 80 年代，有关单味抗癌药的研究增多。近年来，单味药研究减少，抗癌复方的研究日益受到重视，并逐步摸索出一些组方配伍规律及协调作用原理。

8. 完善治疗方案，探讨最佳规律　中西医结合治疗肿瘤是一种综合治疗手段。围绕如何充分发挥中医疗法和西医疗法的效能，近年来开展了许多研究。从临床资料来看，目前对一些肿瘤已摸索出较为完善的中西医结合治疗方案，找到了较佳的治疗程序。

9. 重视肿瘤预防，展开阻断研究　近年来，有些学者对癌前病变，如食管上皮重度增生、萎缩性胃炎、低浓度甲状腺球蛋白持续阳性等进行了研究，取得初步成果，证实了中西医结合能减少癌变发生的可能性。

总而言之，中西医结合在防治肿瘤中显示的优越性，归根结底还是体现在治疗效果上。大量临床实践证实，这种方法可以提高患者的生存率和生存质量，且明显优于单纯中医或单纯西医的疗效。就中医和西医两种体系目前的水平相比较，对肿瘤的治疗显然不能相互替代，只有在综合判断患者肿瘤的病理类型、阶段及个体差异等的基础上，采取互补结合，发挥协同作用，才能进一步提高疗效。

二、中西医结合防治肿瘤的方法研究

恶性肿瘤是一种非特异性的生物学行为很强的复杂的全身性疾病，其基本病变为细胞分化异常，调节机制障碍。从恶性肿瘤的演变来看，1 个多能干细胞演变成 1 个肿瘤细胞，乃至发展形成临床恶性肿瘤，是一个比较漫长的、多阶段的过程。临床恶性肿瘤是整个过程的最后阶段。此时手术虽然切除了原发病灶，但仍存在肉眼看不到，甚至仪器也检测不到的亚临床病灶，故极易造成术后复发转移。另外，由于肿瘤普遍存在的特异性，而放、化疗杀灭遵循的是一级动力学原理，这又给放、化疗根治带来极大困难。因此，在肿瘤早期诊断问题未能得以解决前，要达到无肿瘤生存甚至痊愈，单靠传统的三大治疗方法的局部杀灭，显然是难以实现的。还必须要考虑调动机体的潜在能力以抵御或战胜肿瘤，这就为中医药的应用开辟了广阔前景。多年实践表明，中西医的协同作用，可防治手术并发症，减轻放、化疗毒副反应，从而延长了生存期，改善了生存质量。

（一）手术加中医药治疗研究

迄今为止，手术仍然是肿瘤治疗方法中应用最广泛和最重要的手段之一。特别是对早期患者来说，手术已成为首选的治愈手段。与放疗及化疗相比，手术具有见效迅速、疗效可靠、副作用小、恢复较快的特点。但应注意，由于恶性肿瘤的生长和扩散方式特殊，因此手术范围往往比较广泛，破坏性较大，加之肿瘤多发于老年人，整体情况一般欠佳，这就要求在肿瘤术前、术中、术后各个阶段都必须树立"肿瘤观念",即在每个阶段都应采取积极措施,进行全身或局部的综合调理。如此才能提高手术完成率和成功率,减少手术并发症和后遗症,缩短手术恢复时间。近年来,许多学者的临床与实验研究证实,中医药在此过程中可以发挥重要作用。

1. 术前准备 手术时间的早晚,对肿瘤的预后具有重大影响。尽管提倡尽早手术,但在应用过程中又往往受到整体情况等因素的制约,因此肿瘤的术前准备具有重要意义。根据临床实践,许多学者认为此阶段中医药的运用,应以调整患者的阴阳气血、脏腑功能为原则,使患者最大限度地恢复接近"阴平阳秘"状态,这是争取手术早日进行并顺利完成的关键所在。

具体而言,中医药在这一阶段的调理方法以扶正培本最为常用,如补气养血、健脾益气、滋补肝肾等,常用方如四君子汤、四物汤、十全大补汤、保元汤、六味地黄汤等。药理实验证实,这些方药大都可以改善机体免疫功能,从而提高患者术前的应激能力。

举例而言,消化道肿瘤术前治疗经验如下。

1)患者入院后即静脉滴注参芪注射液(党参、黄芪生药各20g)250ml,每日1次,连用7~10天。

2)配合素眠茶(丹参30g,酸枣仁15g),睡前代茶饮,一般服药后20分钟即可入睡。通过保证睡眠以稳定情绪。

3)选择运用肠道清洁剂(番泻叶10~15g,开水冲泡代茶饮,每日1次,术前3天开始服用)及肠道消毒剂(赛霉汤:生大黄、桃仁、牡丹皮各10g,败酱草、马齿苋、白花蛇舌草各30g,黄芪15g,黄连3g。每日1剂,水煎服,术前3日开始服用),实践证明,这是减少术后并发症的重要措施。

2. 术后处理

(1)根治术的术后治疗:这一段的治疗目的是恢复机体免疫功能,消除残留癌细胞,以巩固疗效、防止复发转移。其治疗原则是,在辨病的前提下,进行辨证论治,整体调理。具体而言,主要是对一些术后并发症的处理。如常见的低热、盗汗、食欲减退、乏力等,多属气血两虚或气阴两虚,可用八珍汤、十全大补汤、六味地黄汤等加减治疗;并发感染发热者,多治以清热解毒或滋阴清热,常用金银花、连翘、芦根、柴胡、败酱草、蒲公英、半枝莲、黄连、玄参、生地黄、麦冬、天花粉、知母等;并发消化功能障碍者,治以健脾益气和胃,常用党参、白术、茯苓、陈皮、半夏、砂仁、木香、鸡内金、焦三仙等;若见腹胀便秘,可视情况予以通腑理气,可选用大承气汤、调胃承气汤,口服或灌肠,但应注意中病即止,以防耗伤正气;并发呼吸道症状者,治以益气养阴、润肺止咳、理气化痰等,常选用黄芪、党参、麦冬、沙参、石斛、玉竹、杏仁、桔梗、陈皮、半夏、紫菀、冬花、瓜蒌等。总之,针对不同的手术而出现的不同的并发症,给予不同的辨治,以使正气尽早恢复,为进一步综合治疗创造条件。

举例而言,消化道肿瘤术后处理经验如下。

1)用养阴清热饮:生石膏30g,大熟地、麦冬、知母各15g,怀牛膝、柴胡各10g。每日1剂,浓煎60ml分2次服。于术后排气后方可用药,治疗吸收热。

2)用通腑冲剂:太子参、厚朴、枳实、广木香、姜半夏、白芍、防风、黄芪、莱菔子、生大黄（后下）。浓煎 600ml，每日 1 剂。手术第 1 天开始胃管内注入，注入后夹管 2 小时再开放，可促进胃肠功能恢复。

3）用醒肺雾化散：野菊花、桔梗各 15g，麻黄、杏仁各 10g，薄荷 6g，冰片 2g。放入三角瓶内蒸煮，雾化吸入，每次 20 分钟，每日 4～5 次，处理肺部感染。

除此之外，根据患者整体情况，对那些临床证实具有消癥瘕、散结肿、去痰核、治恶疮作用，且药理实验证实具有抗肿瘤作用的药物也可以运用，以增强治疗的针对性。

（2）非根治术的术后处理：肿瘤的非根治术，即姑息手术，往往是针对肿瘤过程中的某一主要阶段而采取的措施，属中医"急则治其标"范畴。这种方法可尽快缓解患者的痛苦，并为进一步治疗创造条件。如对结肠癌或直肠癌由于肿瘤增长阻塞出现的完全性或不完全性肠梗阻进行结肠造瘘术之后，肠梗阻这一矛盾即可得到解决，患者腹痛也随之消失，食欲及进食得以改善，这就为其后的治疗奠定了基础。但对非根治术后肿瘤的针对性治疗是一个非常复杂的问题。总体来说，应该做到有效祛邪。对恶性程度高的低分化、未分化及对放、化疗敏感的肿瘤，可选用放、化疗祛邪；对放、化疗不敏感的肿瘤，则可选用中医药治疗，至于是祛邪为主或扶正祛邪兼顾，还是扶正以祛邪，则要通过对整体辨证来确定。

（二）化疗加中医药治疗研究

由于大多数化学药物选择性差，用药后对正常组织细胞和脏器的生理功能有一定破坏作用，即副作用，因此使得化学药物不能足量应用或化疗过程中不能顺利进行，从而使其抗癌作用不能充分发挥。近几十年来，国内许多学者将中医药与化疗综合应用，不仅能减轻化疗的毒副反应，而且具有增效作用。

1. 化疗常见毒副反应及中医辨证原则与方法

（1）恶性肿瘤患者在化疗过程中常见的毒副反应如下

1）消化障碍：几乎所有的化学药物都能引起消化道不同程度的反应，如食欲减退、恶心呕吐、腹痛、腹泻，甚至血性腹泻等。

2）骨髓抑制：主要表现为白细胞和血小板减少，也可见到红细胞减少和血红蛋白下降，严重时可见全血减少并发再生障碍性贫血。

3）机体衰弱：主要可见全身疲乏，四肢乏力，精神不振，甚或心慌，气短，汗多等。

4）炎症反应：可见发热、头晕、头痛、口干舌燥、便血、大便秘结等。

5）多种脏器及组织损伤：如阿霉素、柔红霉素、抗癌锑等，对心肌有损伤，中毒时出现心悸、气短、胸闷不适，严重时可发生心力衰竭；甲氨蝶呤等大剂量或长期使用，易引起肝功能损害，产生中毒性肝炎；大剂量顺铂可引起肾功能损害；喜树碱、斑蝥素及其衍生物可引起膀胱炎；长春新碱等对周围末梢神经有损害，产生肢端麻木等。

（2）中医辨证原则与方法：根据上述表现，多数学者认为，其病机主要为气血损伤、脾胃失调、肝肾亏损等，但毒热伤阴也可见到。因此，其主要治疗原则为扶正培本，常用益气养血、健脾和胃、滋补肝肾等法。若出现炎症反应时，可酌情加清热解毒之品。

1）消化障碍者，常治以健脾和胃、理气降逆及醒脾开胃之法，常用药为旋覆花、藿香、佩兰、神曲、焦山楂、鸡内金、炒谷芽、炒麦芽等；腹痛可加木香、延胡索、白芍；腹泻可加白豆蔻、山药、芡实、莲肉、罂粟壳等。

2）骨髓抑制者，大都以为健脾补肾方药疗效较好。经临床观察，白细胞减少者，多以气虚为主，故常用人参、黄芪、黄精、山药、五味子等，并合用滋补肝肾之品，如女贞子、枸杞子、山茱萸、菟丝子、紫河车等；血小板减少者，一般表现为气血两亏、气不摄血、血虚生热、血热妄行等，常以补气摄血、凉血止血为法，药用生黄芪、紫河车、女贞子、大枣、生地黄、玄参、鸡血藤、龟甲胶、鹿角胶、花生衣、茜草根等；红细胞减少者，多为气血两虚，当气血双补，常用党参、黄芪、熟地黄、当归、紫河车、大枣、鸡血藤、阿胶、枸杞子、龙眼肉等。

3）机体衰弱者，常治以补气养血、滋补肝肾，可选用四君子汤、四物汤、补中益气汤、十全大补汤、六味地黄汤等随证加减。

4）炎症反应者，常以清热解毒、养阴润燥为法，药用金银花、连翘、板蓝根、蒲公英、黄连、山豆根、射干、生地黄、玄参、石斛、天花粉、芦根等。

5）心肌损伤者，治以益气安神、活血化瘀为法，药用生晒参、麦冬、五味子、酸枣仁、柏子仁、丹参、石菖蒲、川芎等。

6）肝损害者，治以清热利湿、疏肝利胆，辅以健脾益气，药用茵陈、柴胡、郁金、栀子、半枝莲、太子参、白术、茯苓、薏苡仁、甘草等。

7）肾损害及膀胱炎者，治以清热利湿、解毒通淋，药用车前子（草）、茯苓、猪苓、桑白皮、泽泻、瞿麦、萹蓄等。

8）周围末梢神经损害者，常治以活血通经、补肾益气、软坚散结法，药用鸡血藤、怀牛膝、络石藤、乌梢蛇、白花蛇、川断、桑寄生、党参、黄芪等。

2. 临床观察

（1）疗效情况观察：各地经验业已证实，肿瘤患者化疗过程中加服中药是保证化疗顺利进行的有效手段。如中国中医科学院广安门医院胃癌研究协作组在辨证论治的基础上，选用健脾益肾冲剂（党参 15g，白术 10g，女贞子 15g，枸杞子 15g，菟丝子 15g，补骨脂 10g）治疗晚期胃癌术后化疗患者，在 1983—1990 年与全国 20 余个医疗科研单位协作观察 997 例患者（Ⅲ期者 451 例，Ⅳ期者 218 例）的疗效。结果：治疗组 94.44% 能顺利完成化疗过程，而对照组的化疗完成率仅为 73.73%，且患者的消化道反应、全身情况、血象变化及免疫指标测定也均以治疗组为优。

（2）减毒作用观察：运用中药减毒是保证化疗顺利完成的前提，也是提高疗效的基础。通过临床实践，现已总结出针对性较强的治疗经验。下面主要介绍用中药三步周期疗法防治化疗毒副反应。

1）化疗前益气养阴，扶正培本，药用：党参、天冬、麦冬各 10g，五味子 6g，黄芪、猪苓各 20g，炒白术、女贞子各 10g，砂仁 3g，薏苡仁 20g，鸡内金 10g，炙甘草 3g。

2）化疗中降逆和胃，醒脾调中，药用：橘皮、竹茹、旋覆花各 10g，代赭石 30g，丁香 6g，干姜 3g，姜半夏 12g，枳壳、茯苓各 10g，炒谷麦芽各 15g。

3）化疗后补气生血，温肾化瘀，药用：黄芪、黄精、鸡血藤各 30g，当归、熟地黄、川芎、赤芍、白芍、女贞子、枸杞子、菟丝子、补骨脂各 10g，炒谷麦芽各 15g。

结果 64 例中，显效 18 例，好转 24 例，稳定 16 例，无效 6 例，总有效率为 90.6%，证实本方法可增强机体对化疗的耐受性。

（3）增效作用观察：中医药在化疗中的增效作用，不仅指化疗中加中药后可使疗效进一步提高，而且包括降低化疗剂量后也同样有效，以及原先对化疗不敏感的肿瘤应用中药后有效。其机制可能包括 3 个方面。

1）通过中药减毒而使化疗充分发挥抗癌效能。

2）某些中药对肿瘤细胞有抑杀作用。

3）中医药具有整体调节作用，可改善机体免疫状态，增强抗癌能力，抑制肿瘤细胞转移。

扶正固本方药对化学药物的增效有重要作用，具体表现于提高有效率和生存时间。以健脾理气方药配合化疗治疗肝癌，结果 1 年生存率 36.3%，5 年生存率 16.7%；而非健脾理气对照组分别为 9.7%、0，差异非常显著。用扶正中药加小剂量 5- 氟尿嘧啶（5-FU）治疗肝癌 50 例，结果显效 12 例，特效 5 例，1 年、2 年生存率分别为 34% 和 16%。

（三）放疗加中医药治疗研究

放疗在肿瘤的治疗中占有很重要的地位。很多肿瘤，如鼻咽癌、喉癌、宫颈癌、霍奇金淋巴瘤等，若早期放疗，长期生存率可达 90% 左右。有些肿瘤，如肺癌、食管癌、乳腺癌等，在术后进行辅助放疗，可防止局部复发，提高长期生存率。即使对一些晚期肿瘤的合并症，如骨转移疼痛、肿瘤压迫阻塞、癌性溃疡长期不愈出血等，若进行姑息性放疗，也能收到较好疗效。同时，由于部分肿瘤细胞，尤其是乏氧肿瘤对放射线不敏感，以及放射线对机体正常组织可造成损伤而引起一系列局部和全身副反应，因此一定程度上降低了放疗的效果。近些年来，许多学者对放疗配合中医药的运用进行了大量的临床与实验研究，证实中医药在肿瘤放疗中应用，可起到局部增敏、提高放疗疗效、防治放疗副反应、巩固疗效、防止复发和转移、提高长期生存率的作用。

1. 放疗常见毒副反应及中医辨证原则与方法

（1）放疗常见毒副反应：放疗常使一些正常组织受到照射，由于肿瘤治疗量与组织耐受量之间的矛盾，就不可避免地发生放射反应。

1）局部反应：如口腔炎、咽炎、食管炎、肺炎等。

2）全身反应：轻度者仅有头痛、疲劳、食欲减退；中度者可见眩晕、恶心、呕吐、失眠、轻度白细胞计数下降等；重度者可有胃肠道障碍、心脏功能障碍、骨髓抑制、全身衰弱等。这些反应常给患者带来很大痛苦，有时要被迫暂停或终止放疗，甚至可因损伤器官功能而危及生命。

（2）中医辨治原则与方法：多数学者认为，放射线作为一种杀伤物质，属热毒之邪，最易伤阴耗气，损液灼津，并常伤脾害胃，影响气血生化之源。临床不仅可见气阴两虚证，而且可见到气虚血瘀证及瘀毒化热之象，因此其主要治疗原则为扶正祛邪，常用益气养阴生津、解毒清热化瘀等法。

1）头颈部肿瘤放疗引起的口腔炎、咽炎，治以养阴生津清热，药用桑叶、金银花、连翘、牛蒡子、生地黄、麦冬、天花粉、玄参、石斛、沙参、马勃、射干、桔梗、胖大海、甘草等。

2）鼻咽癌放疗出现的鼻腔炎，治以通肺窍、清肺热，药用苍耳子、辛夷、白芷、川芎、生石膏、桑白皮等。

3）食管癌放疗出现的食管炎，治以清热解毒为主，辅以活血化瘀理气，药用蒲公英、半枝莲、石见穿、仙鹤草、急性子、三七、枳壳、八月札等。

4）肺癌放疗出现的肺炎,治以养阴清热解毒,药用天冬、麦冬、西洋参、沙参、金银花、赤芍、杏仁、生薏苡仁、芦根等。

5）放射性肝炎出现转氨酶升高,治以健脾利湿、清热解毒,药用半枝莲、白花蛇舌草、白术、茯苓、生薏苡仁等。

6）放射性膀胱炎,治以清热利湿为主,药用土茯苓、生地榆、瞿麦、木通、生薏苡仁等。

7）全身衰弱者,治以补益气血、滋补肝肾,药用党参、黄芪、生熟地黄、当归、女贞子、菟丝子、补骨脂等。

2. 临床观察

（1）减毒作用观察:一些学者以整体观念与辨证论治为指导原则,兼顾肿瘤部位及其特殊性,初步摸索出中医药配合放疗应对全身症状的一些证治规律。如将放疗副反应分为早、中、末三期进行辨治。早期多见肺胃阴伤、气血两虚等证;中期多见脾虚湿滞、中焦湿热、痰热壅肺、膀胱湿热等证;末期可见肝肾阴虚之证。有人则认为,放疗反应是热邪伤津劫阴所致,热毒入里首犯肺胃,致肺胃阴伤,进一步损伤脾胃和肝肾。也有人将放射反应归纳为热毒内盛、津液受损、气血损伤、脾胃不和、肝肾亏损所致,从而采取清热解毒、生津润燥、凉补气血、补脾和胃、滋补肝肾等治法。

（2）增敏、增效作用观察:增敏、增效是指肿瘤患者在放疗中同时加服中药,以期达到增加放射线对肿瘤治疗的敏感度,从而进一步提高疗效。其中包括不增加或减少放疗剂量而同样有效。其机制大致有以下几方面。

1）通过中药的减毒而使放疗效能得以充分发挥。

2）通过中药的活血化瘀等使肿瘤对放疗敏感性增加。

3）通过中医药整体调节功能,改善机体免疫状态,增强抗瘤能力。

4）某些中药对肿瘤有抑杀作用。

恶性肿瘤的放射敏感性与很多因素有关,其中最主要的是乏氧细胞问题。实体瘤中约存在 $10\%\sim50\%$ 的乏氧细胞,这些乏氧细胞的放射敏感性仅为有氧状态下的 $1/3$ 左右。因此,增加乏氧细胞的放射敏感性在放疗中占有重要地位。一般认为,由于肿瘤生长速度过快,血管跟不上肿瘤生长,因此实体瘤中的血液循环差,在距毛细血管 $150\mu m$ 之外的组织由于供氧不足而产生乏氧细胞。因此,联想到中医的活血化瘀法,而活血化瘀药可以改善微循环,增加血流量,加快血液流速,破坏肿瘤组织周围和内部纤维蛋白的聚集,从而改善乏氧细胞的乏氧状态。这一点已从近年来的研究成果中得到证明。如用川红注射液（每毫升含川芎 $1g$、红花 $0.6g$）对 40 例鼻咽癌进行治疗观察,结果显示用药后原发灶消失所需的照射剂量为 $4\,387.5rad$（$1rad=0.01Gy$）,对照组则为 $5\,312.5rad$;说明运用川红注射液可以减少原发灶消失所需的放射剂量。一般认为,中医药在放疗中的增效作用是通过其减毒增敏作用实现的,突出表现在近期疗效明显,远期疗效稳定,生长率提高,生存期延长。

（四）生物疗法加中医药治疗研究

1. 西医学的生物疗法 肿瘤的生物治疗是伴随着现代分子生物学、免疫学和肿瘤生物学的飞速发展而兴起的新型治疗方法,现已成为肿瘤的第四治疗模式。其核心是生物反应调节理论。该理论认为：在正常情况下，肿瘤与机体防御能力处于动态平衡，肿瘤的发生乃至增殖与播散，完全是这种动态平衡失调所致。如果将已经失调的状态调整至正常水平，则可以控制肿瘤的生长并使其完全消退。与建立在还原论基础上的手术、化疗、放疗等局部杀灭方法相比，最大的不同是，生物反应调节理论强调整体调节，以充分发挥机体抗瘤的主观能动性。其作用有以下几方面。

（1）使机体的防御机制效应增强，或降低荷瘤细胞的免疫机制，以达到对癌细胞的免疫应答能力。

（2）用天然的或基因重组的生物活性物质，增强机体的防御机制。

（3）修复肿瘤细胞，诱导强烈的宿主反应。

（4）促使肿瘤细胞分化，使之正常化。

（5）减轻放、化疗毒副反应，增强宿主的耐受力。

2. 中医学的生物疗法　由上可看出，肿瘤生物治疗的理论与方法都与中医学有着惊人的相似。近年来，生物疗法的应用已带来了令人鼓舞的初步结果，但是由于受细胞活性强弱、生物反应调节剂副作用等因素的影响，生物治疗的效果远远不尽如人意。通过实验研究发现，中药有效成分也是一类来自中药的生物反应调节剂。由此说明，中医学在肿瘤的生物治疗方面将大有可为。目前，已有学者尝试在临床联合应用中医药与生物治疗，并取得了初步成果。下面简单介绍运用生物疗法的同时，可选用的几组有效中药。

（1）增强单核巨噬细胞系统功能的药物：党参、黄芪、白术、灵芝、人参、大蒜、茯苓、薜荔果、银耳、刺五加、淫羊藿、补骨脂、蘑菇、巴戟天、汉防己、千金藤、龟甲、鳖甲、广豆根、黄连、黄芩、金银花、野菊花、大青叶、鱼腥草、穿心莲、白花蛇舌草、板蓝根、黄柏、柴胡、大黄、青蒿、麦冬、桔梗、木香、漏芦、蒲公英、紫菀、续断、鹿角胶、黄精、金钱草、牛蒡根、马兜铃、木通、三七、川芎、丹参、赤芍、马蔺子、胡萝卜、蝮蛇、牛黄、麝香、蛇蜕。

（2）增强细胞免疫、促进淋巴母细胞转化的药物：党参、黄芪、白术、灵芝、人参、银耳、淫羊藿、龟甲、云芝、白扁豆、何首乌、胎盘、黄精、鸡血藤、墨旱莲、生地黄、阿胶、红花、王不留行、桑枝、枸杞子、鹿茸、桑葚、杜仲叶、菟丝子、五味子、女贞子、熟地黄、玄参、白茅根、柴胡、甜瓜蒂、紫花地丁、水杨梅、臭牡丹、水牛角、漏芦、黄精、川芎、丹参、赤白芍。

（3）影响体液免疫的药物

1）增强体液免疫的药物：肉桂、仙茅、黄精、菟丝子、锁阳、黄芪、紫河车、地黄、灵芝、人参等益气健脾药和补肾助阳药有激活体液免疫的作用；鳖甲、玄参、天冬、麦冬、沙参等养阴药多使抗体存在时间延长；山茱萸、当归等可促进抗原结合细胞增生；丹参、蜂房、女贞子、玄参、生姜、海宝、黄芪等可提高血清抗体水平；五味子、地黄、蛇类等有促抗体生成的作用。

2）抑制体液免疫的药物：大蒜、漏芦、土贝母、花椒、青蒿素、当归、龙胆、砂仁、大枣、益母草、大黄、赤芍、桃仁、地龙、葛根等。

3）能诱生干扰素的药物：黄芪、人参、香菇、三七参针剂、茵栀黄针剂、甘草、蝮蛇、青黛、灵芝、党参、白术、怀山药、茯苓多糖、猪苓多糖、黄芩、黄连、生地黄、金银花、蒲公英、紫花地丁、五味子、白芍、墨旱莲、菟丝子、淫羊藿、巴戟、何首乌、玉竹、枸杞子等。

4）影响补体的药物：提高补体水平的有人参、当归、陈皮；对抗补体水平的有砂仁、牡丹皮、肉桂等。

（4）恢复和增强荷瘤宿主抗肿瘤免疫反应的药物：山豆根、白屈菜、闹洋花、冬凌草、马蔺子、鸦胆子、莪术、党参、茯苓多糖、猪苓、人参、柴胡、复方生脉注射液等。

（5）能影响免疫器官的药物：桑寄生、六味地黄汤可使动物脾、胸腺增大，脾、淋巴小结生发中心活跃，胸腺细胞增殖。

（6）能清除抗原的药物：连翘、鱼腥草、紫花地丁、头花千金藤、蒲公英、穿心莲、金银花、黄连、黄芩、黄柏、徐长卿等有促进白细胞等吞噬细胞清除抗原的作用；白花蛇舌草、山豆根、猪苓、五加皮、川芎、桃仁、红花、大蒜、牡荆、鹅血等有增强巨噬细胞吞噬抗原的能力；斑蝥、鹅血等有直接杀灭癌细胞，亦即吞噬抗原的功能；鸡血藤、红花、丹参、三七、郁金等可清除血液中的抗原和抗原抗体复合物。

（7）抑制免疫和调节免疫的药物：活血化瘀、清热解毒中药多数可抑制免疫反应；少数扶正药可调节免疫紊乱。

（五）针灸、气功的抗肿瘤免疫作用

大量临床资料表明，针灸、气功对细胞免疫、体液免疫都有一定作用，可增强机体免疫功能。

针灸对细胞免疫有影响，能使白细胞数量上升和吞噬功能增强，网状内皮系统功能活动增强；能使体液免疫，无论特异性或非特异性的效价增高。

气功对体液免疫呈双向调节作用，对细胞免疫起增强作用。短期练气功，可使免疫状态恢复正常，并随练功时间延长而持久稳定在正常范围。

（高 琰 李 怡）

第五节 恶性肿瘤患者的康复措施

如上节所述，中医与西医相结合的治疗方法已能使某些恶性肿瘤患者的症状得到满意的缓解，或完全治愈。也就是说，手术、放疗、化疗、生物疗法加上中医药疗法，为不少患者带来了光明。

我们说的康复治疗的目的，就是通过各种有效的康复治疗手段和方法，使患者各种后遗症得到适当的治疗和恢复，各种损伤和畸形得到较为满意的矫正，进而在身体条件许可的范围内能最大限度地恢复生活和劳动能力。

一、恶性肿瘤患者康复的精神环境

1. 忌忧思郁怒，戒紧张情绪 精神和人体并不是互相分割、彼此孤立和毫不相关的，而是一个整体中相互紧密联系的两个要素。情志不遂是导致疾病发生发展的重要原因。它可引起人体内环境的变化，使气血紊乱。所谓"百病生于气也，怒则气上，喜则气缓，悲则气消，恐则气下，寒则气收，炅则气泄，惊则气乱，劳则气耗，思则气结"（《素问·举痛论》）。精神情绪的改变与某些肿瘤的发病有关，如噎膈（胃癌、食管癌等属噎膈范畴），《黄帝内经》认为是"暴忧之病"；乳癌，朱震亨认为乃"忧怒郁闷，昕夕累积，脾气消阻，肝气

横逆"所致，明代陈实功认为乃"忧郁伤肝，思虑伤脾，积想在心，所愿不得志"所致；肉瘤，李梴认为乃"郁结伤脾，肌肉消薄，外邪搏而为肿"所成。由上可知，精神因素，尤其是忧思郁怒，不仅可以导致恶性肿瘤的发生，而且往往可使病情加重，或致恶化。临床上，许多患者一旦知道自己患了恶性肿瘤，立即忧心忡忡，食欲明显下降，全身也感到疲乏无力，有的甚至悲观失望，心怀意懒，严重地削弱了意志，同时也削弱了自身的防御和抗肿瘤能力，进而影响到临床治疗效果。针对这种情况，一方面患者需要医护人员、亲友和病友的谅解和同情，另一方面患者自己亦应振作精神，学会自我解忧，集中精力去战胜恶性肿瘤。

另外，必须指出的是，作为综合平衡内容之一的紧张情绪，也是产生多种疾病的原因。极度焦虑、悲观和失望之后，恶性肿瘤迅速生长、扩展的例子是很普遍的，以致我们不能不怀疑精神抑制是一个有分量的附加因素，它和其他因素一起促进了恶性肿瘤的发展。

既然情绪紧张能够致病，那么就可以选择一种有用的方法帮助患者减轻紧张，而这种方法是"放松方法"。"放松"是针对紧张而言的。紧张的状态有心理性和生理性两种。首先是思想上的放松，即从精神上、心理上来消除紧张状态，使之回到一个有理智的、平静的精神活动中来。基本要求：患者脑海里要想象看到一个良好的预期的目标或结果。对于恶性肿瘤患者，要从各方面减轻其精神负担，包括有效的治疗、亲友的安慰、求实的态度和信心等，以使体内的精神状态得到调整，有利于自身免疫功能的恢复和增强。与此同时，还要学会生理上的"放松"，要有意识地学会使全身肌肉、神经、身体各部位放松。在放松过程中，要重视"意守"，即一心一意，把思想集中到一个焦点。还有一个要领就是，放松时要轻轻地闭上眼睛，以避免不自主地接受外界的各种刺激信号，打扰自己的"意守"。若做到身心两方面的放松，久而久之，则感到全身轻松舒坦，甚至忘掉疼痛，同时也调整了体内气血阴阳的运行。而这种把放松和意守密切结合在一起的方法，莫过于"气功疗法"。气功的静功不论站着、坐着、躺着，都可以做到放松和意守，若坚持每日习练，常可收到药物起不到的效果。

强调紧张与恶性肿瘤的关系，解除紧张与治疗恶性肿瘤，这是医护人员、家属、患者共同的任务。不能把患者只看成被动的、接受治疗的对象和等待疗效的旁观者，患者本人也不应该这样看待自己。在很多情况下，患者的主动性（如积极态度和积极行为）是把坏的结果转成好的结果的关键因素。

2. 有求生意志，持乐观精神　求生是人的天性，是生命在受到恶性肿瘤等威胁时的一种本能。有时，求生意识能够成为影响生存的关键因素，决定着生命的长短。这里所说的求生意志，并不是那种简单的、盲目的自信或乐观。求生意志受到各种因素的影响。首先，患者的气质和性格对求生意志有很大影响。有的人性格坚强、勇敢、坚韧不拔，能忍受别人忍受不了的痛苦和磨难，因此能在别人可能放弃生存斗争的情况下坚持斗争，使治疗获得成功。其次，亲人、朋友和医护人员的鼓励，也会增强患者的斗争意志。特别是其他患者历尽艰辛和感到绝望之后，终于战胜疾病的许多事迹，更能鼓舞患者的斗争意志。再者，患者应使自己成为与自身疾病作斗争的积极参与者，而不是单纯的被治疗者。当患者面对疾病时，如能采取进攻的战斗姿态，积极配合医护人员共同与疾病作斗争，就能够大大提高战胜疾病的能力，求生意志也会随之增强。求生意志的增强，取决于一个人积极的精神状态，如充满希望、眷恋、勇敢、努力、忍耐、信任等等。反之，若精神状态不良，如恐惧、愤怒、丧失自尊心、孤僻等，则削弱求生意志。

强力的求生意志、坚定的信念、良好的情绪、积极的期望是战胜恶性肿瘤的法宝。一个人如果渴求生存，就会充满勇气，克服各种困难，朝着希望的目标前进，直至绝处逢生，创造出医学上的奇迹。据美国《星期六晚邮报》报道，有一位中年男子得了恶性肿瘤，当时他的妻子正在怀孕，他决心要活到孩子出生的那一天，结果这位中年男子20年后还活着。相反，北京某工厂一位工人，患病时自己还能乘公共汽车单独到医院检查，生活能自理，一般情况良好。但当医师正式通知他患了恶性肿瘤时，竟瘫软在现场，最后被人用担架抬回家中，前后不到1个月的时间就被恶性肿瘤夺取了生命。这些例子说明，患者如果动员自己体内足够的力量来抵抗恶性肿瘤，身体本身就有可能征服恶性肿瘤，反之，则会被恶性肿瘤过早地夺去生命。

3. 回归于自然，餐天地秀色 自然界是人类生命的源泉，人要维持生命活动，必须顺乎自然，适应自然变化规律。《道德经》云："人法地，地法天，天法道，道法自然。"《素问·四气调神大论》说："阴阳四时者，万物之终始也，死生之本也。逆之则灾害生，从之则苛疾不起，是谓得道。"这说明顺乎自然之道，顺乎自然规律去生活，方能祛病延年。而顺应自然之道，必须首先认识自然，掌握自然规律，然后按客观规律办事，方可自由自在地生活，达到健康长寿的目的。《庄子·天运》谓："夫至乐者，先应之以人事，顺之以天理，行之以五德，应之以自然，然后调理四时，太和万物，四时迭起，万物循生。"但要顺应自然，认识自然，就必须回归于自然。我们知道，现代文明的发展给大自然带来了许多破坏和污染，恶性肿瘤发病率的增高与现代文明的发达不无关系，如城市的紧张节奏、噪声，大气的污染，化学药物或人造物质充斥生活的各个领域，凡此种种，均使恶性肿瘤患者受到刺激和影响。为了避免人工化学药物或物理因素对人体的损害，养生学家要求恶性肿瘤患者走出城市，生活于大自然之中。清代著名医家丁福保云："旷野之气，最为清洁，终日在家办事之人，须有一二刻至旷野行走，以换身内浊气。山上之气，较城市之气为佳。"盖城市污浊之气可以令人致病，而大自然空气新鲜，泉流云影，鸟语花香，令人心旷神怡。恶性肿瘤患者置身于自然幽静环境，使患病的机体与自然界万物融为一体，就能陶然自得、乐趣无穷，从而忘却病痛，有利于病体康复。临床实践资料表明，有的恶性肿瘤患者，医师已判定无法可治，结果却在山野乡间存活下来。如某一肺癌患者，当得知自己病情后迅即做了手术，术后毅然从城市返回乡村，饱餐天地之灵气，享受田园之欢乐，无忧无虑，10年后仍健康地活着，有时还下田劳作。

二、恶性肿瘤患者康复的文体活动

生命在于运动。所谓"流水不腐，户枢不蠹"，是说常流的水不至于腐臭，转动的门轴不会被蛀蚀。人体不断地运动，就能表现出生机勃勃的活力，有效地抵御各种外邪侵袭。在日常生活中，为了保持健康，我们每天都要进行一定量的活动，如散步、铺床、买东西、爬楼梯、扫地、做饭等，极普通又习以为常。但恶性肿瘤患者若长期卧床，休息时间过长，不注意锻炼身体，就可能出现肌肉萎缩、组织退化、重要器官功能减退，因而必须进行适当的有规律的锻炼。康复锻炼包括主动和被动两方面：主动锻炼，是指自己能做的各种形式的运动,以提高肌肉张力、改善持久力和耐受力;被动锻炼,是指借助他人或器械的操作如按摩等,使患者被动接受运动,改善局部循环,放松心身,从而帮助机体功能的康复。

康复锻炼可由简到繁,从轻微运动开始,逐渐加大运动量,使自己能适应日常生活的需要。患者最初可在床上或床旁做一些简单的、动作幅度较小的运动,或料理自己的简单生活,以后根据体力情况再逐渐增加运动量。下面拟从建立规律生活、散步、医疗用保健操、康复锻炼等方面做一些介绍,并提出某些涉及康复锻炼而与日常生活有关的活动建议,希望能使患者从中获益。

1. 建立规律生活 恶性肿瘤患者发病后,无论是生理上还是心理上都发生了很大变化,需要重新建立规律生活,养成良好习惯。美国著名医学专家赖斯特•布莱斯罗博士经过多年研究得出结论:"人们日常生活习惯对疾病和死亡的影响大大超过医药的作用。"故每个恶性肿瘤患者应根据自己的病情安排好自己的日常生活。如需要卧床休息的患者,除定时接受服药、打针和做其他治疗护理外,自己要学会安排好其余时间的活动,如听轻松音乐、做卧式气功(静功)、阅读自己喜爱的文艺书籍和报刊杂志、保证充足的睡眠等。经过手术或放疗、化疗后,病情得到缓解的患者,在缓解期间,除定时服药、治疗、进食和睡眠、休息外,可以制订一个适合自己身体状况的康复锻炼计划,并坚持执行;在机动期间,还可根据自己的爱好,参加一些文艺活动,如听音乐、下棋、习练绘画或书法,同时也可参加必要的社会活动,或从事适当的工作(体力劳动和脑力劳动)。体力劳动可以活动筋骨,疏通经络,流畅气血,调和阴阳,强壮身体,促进新陈代谢,改善各器官血流量,增强体质,提高抗病能力;脑力劳动如读书看报、思考问题,能使脑血管处于良好的舒张状态,有利于机体免疫功能的提高。另外,适当的工作,尚可以帮助患者重建规律生活。许多肿瘤患者由于各种原因,扰乱了正常的生活节律,不利于机体的康复。而有规律的生活所形成的条件反射,能使身体各组织器官的生理活动按节律正常进行,如每日起床、洗脸、漱口、进食、排便、锻炼、工作、休息等形成良好规律后,既有利于身体健康,又有利于肿瘤康复。

2. 散步有益强身 散步是肿瘤患者保健锻炼的一种合适运动。此项锻炼不需健身器械,不要特殊场地,不受时令、气候、时间的限制。《老老恒言•散步》云:"散步者,散而不拘之谓,且行且立,且立且行,须得一种闲暇自如之态。"卢纶诗曰"白云流水如闲步"是也。

散步能够强身,在于能使气机畅达,筋骸活动,络脉流通,以及助脾运化,宁心安神,从而达到却病防老、延年益寿之目的。《庄子》曰:"水之性,不杂则清,莫动则平;郁闭而不流,亦不能清……此养神之道也。"《素问•四气调神大论》谓:"夜卧早起,广步于庭,被发缓形……养生之道也。"上述均说明散步能养生保命。现代研究资料证明,散步可以使肺活量增加,肺泡毛细血管对氧的吸收率增高;长时期坚持散步,能使心率减慢,心功能增强,心肌得到较好的休整;同时还能调节体内的新陈代谢。

肿瘤患者的散步锻炼,以自己的体力能适应为度。一般开始不宜太累,慢慢锻炼,逐渐增加散步的时间和距离。正如孙思邈所云:"出门行三里二里,及三百二百步为佳。量力行,但勿令气乏气喘而已。"

恶性肿瘤病情较轻者,可在户外散步,随意溜达,以舒适为度,散步地点、时间、距离可不必计较,但忌疲劳。所谓"春探梅,秋访菊,最是雅事。风日晴和时,偕二三老友,撷笻里许,安步亦可当车。所戒者,乘兴纵步,一时客气为主,相忘疲困,坐定始觉受伤,悔已无及"(《老老恒言·散步》)。

恶性肿瘤病情较重者,暂不宜户外散步,然须尽量在室内行走,病甚重而不能行走者,可由人搀扶行走,然不可勉强。环境许可时,可自揣足力,偶尔步,欲少远,行于湖畔,花前柳下,或命小舟相随,步出可以舟回,或舟出而步回,随其意之所便,既回则卧榻睡眠,少顷进汤以和其气。如是则胃肠蠕动增加,消化功能改善、全身气血流畅,五脏六腑得以濡养。

对于散步方法,古人云:"欲步先起立,振衣定息,以立功诸法,徐徐行一度,然后从容展步……"(《老老恒言·散步》)要而言之,散步前全身放松,活动肢体、调匀呼吸;散步时从容不迫,悠然自得,思想集中,全神贯注,意守丹田;步履要轻松,有如闲庭信步,使百脉疏通,内外协调,气血和平;衣着应宽松,鞋袜要合适,若老年体虚者,可拄杖而行,以保安全。

3. 医疗用保健操 恶性肿瘤患者如果长期卧床,身体处于失用状态,会使关节僵硬、肌肉萎缩。卧床时间越长,恢复体力所需时间也越长。在此情况下,可以让患者循序渐进地在床上做一些适合自己体力和耐力的保健操。当病情好转,可以下床活动时,则可进行活动量稍大的保健锻炼。这样可使肌肉不至于萎缩,关节不至于僵硬,还可减轻骨质脱钙,防止褥疮和血栓形成,并使患者增进食欲,产生健康感。

保健操在我国已有几千年历史。由于保健操的历史悠久,其间历代医家不断创造,又形成了各种不同流派,故保健操又存在多种不同的形式。现在肿瘤患者练习的,以"五禽戏""八段锦"和"练功十八法"较为常见。今简要介绍如下。

五禽戏起源于东汉,相传为沛国谯县(今安徽省亳州市)人华佗所创。五禽戏是一种模仿虎、鹿、熊、猿、鸟(鹤)5种动物动作,以保健强身的导引方法。

八段锦是一种由8节肢体动作组成,有保健作用的导引方法。八段锦简单、易学、易练,男女老幼皆可习练,不但能柔筋健骨,养气壮力,而且可以行气活血,协调五脏六腑功能。习练时讲究调心调息相结合。

练功十八法是一种有防治颈肩痛、腰背痛和臀腿痛作用的练功法,由3套动作18节组成。在实际选用时,要求针对适应证,选择练功法。练功时要精神爽快,循序渐进,持之以恒,动作幅度要做到最大限度,以使相关肌肉酸胀和舒适为度。

4. 气功康复锻炼 气功是一种中国独特的包含调身(姿势)、调心(意念和松静)、调息(呼吸)、自我按摩和肢体活动等内容的健身术。大量医疗实践证明,气功治疗晚期恶性肿瘤可收到西医手术、化疗、放疗无法取得的良好效果。有研究证实,练气功对病后增强体质、增加耐力、振作精神、促进康复大有好处。有人研究发现,机体缺氧环境可使恶性肿瘤发生率大增,而气功锻炼可以降低机体耗氧量。

各种恶性肿瘤晚期的共同特点之一是,患者的食欲下降,身体明显消瘦,体重显著下降,呈恶病质状态。大量研究证实,恶性肿瘤患者练气功后,各种消化液(唾液、胃液、胆汁和肠液)分泌量增加,胃肠蠕动增强,食欲增加,体重和体力也随之增加。消化功能增强,可相应引起循环、呼吸、内分泌等与代谢有关的各系统功能增强。例如,某些走几十米或上二楼都感到吃力的恶性肿瘤患者，练气功后，走几千米或上高楼也不感到劳累，此乃人体正气充实的表现，而正气充实则有利于机体康复。另外，人的消极精神因素可以致癌，而气功锻炼可以消除这些致癌的消极精神因素，同时调动一些积极精神因素。因此，在恶性肿瘤患者的康复锻炼中，气功锻炼是一项重要内容，但是要在气功师指导下，根据病情和体质情况选择适当功法。

5. 书画琴棋练习 恶性肿瘤患者由于病魔缠体，常常意志消沉，心情郁闷，忧愁寡欢，悲观失望，少言懒语，或饮食减少，体质渐衰，度日如年，痛不欲生。此时，如能根据个人的爱好，练练书法，学点绘画，或对弈下棋，或抚琴弹唱等等，对锻炼身心和陶冶情操均有所裨益。

盖书法之道，讲究端坐凝神，专心致志，心无杂念，以收陶冶情操、练字练人之效。恶性肿瘤患者练习书法时，若能使精神处于相对纯净状态，忘记喜怒哀乐，则可冲淡因患肿瘤而引起的精神紧张和负担，减轻肿瘤导致的各种病痛。

绘画和练习书法一样，对身体也有良好作用。绘画首先强调到大自然中去观察各种事物，于观察之中享受自然之美，以开阔眼界，振奋精神；同时，绘画也是一种特殊的静功。恶性肿瘤患者既可以绘画，也可以读画。因画中有诗，诗中有画。读画者，就是读诵画中之诗。中国画，诗意较多，如山水画，或《春山烟雨》，或《江皋烟树》，或《云林行旅》，或《春浦帆归》，只看画题，就会觉得诗意盎然。读画、赏画，可以给人一种心灵上的享受，神情投入之时可以使人忘记精神与肉体上的痛苦。

下棋是博弈的一种，是一项适合于各阶段人士的有益的文化娱乐活动。作为恶性肿瘤患者，尤其是中晚期患者，身体相对虚弱，难以进行激烈的体育活动，然而可以通过走棋对弈，于谈笑之中决胜负，在横车跃马之中消除沉闷和孤寂。下棋能陶冶性情，使精神有所寄托，生活变得充实丰富，从而有利于康复。所告诫者，弈棋者宜心静气平，棋风纯厚，于短兵相接、吃子抽杀之际，勿好勇斗狠、急躁恼怒，而应神情潇洒，处之泰然，峨然大将风度。否则耗气伤身，反致无益。

抚弄瑶琴乃情趣高雅之事，既可诉说衷肠，以遣情怀，又能使全身运动，经络疏通，气血运行，体质增强。恶性肿瘤患者可以抚琴，抚琴不成者，亦可听琴。盖好的琴弦，清奇幽雅，悲壮悠长，抚到尽善尽美之处，啸虎闻而不吼，哀猿听而不啼，高山流水，松风波涛，虫鸣鸟叫，尽在雅乐之中。闻之者，心旷神怡，胸襟开阔，可以忘却病痛。现代医学研究证实，优美的乐曲可以使大脑皮质松弛，刺激人体分泌酶和激素，使内脏及躯体活动得到调节，从而有益于健康。

琴棋书画，古称"四大技艺"，人人可以操而行之。广而推之，即如其他一些有益身心健康的文体活动，也可随心所欲而为之，不必拘于一隅。要在通过这些互动，使人心情愉快，精神振作，乐而忘忧，终而战胜疾病。

6. 手术、化疗、放疗后的康复锻炼 目前，恶性肿瘤的治疗主要有手术、放疗、化疗等手段。手术后某些重要功能的丧失、身体外形的损毁变化，放疗后的疲乏无力、食欲减退、脱发等反应，化疗后的食欲下降、恶心呕吐、电解质紊乱等副作用，均是值得注意的问题。这里主要对手术、化疗、放疗后的康复锻炼做一论述。

（1）手术后康复锻炼：手术后，恶性肿瘤患者有一个多方面的适应过程，需要面对肢体残缺、疼痛、身体重要功能丧失给生活带来的种种不便。此时，患者的心情也是十分痛苦的。手术后由于身体虚弱，伤口疼痛，需要使用一些麻醉止痛药，每天输液打针，卧床休息，极易发生肺炎、静脉炎、褥疮等并发症。故手术后，患者要鼓励自己活动，一旦切口拆线，就应开始功能锻炼。如乳腺癌术后，要及早锻炼患侧上肢功能，否则日久之后，患侧上肢不能上举，水肿也往往较重，将会给今后的生活带来不便。脑瘤术后的恢复差异很大，有的患者功能恢复较好，而有的患者连生活也难以自理，智力也变得低下，对这类患者要进行吞咽和定时大小便的训练，使其逐渐形成良好习惯。早期活动有助于身体各功能的恢复，也能使患者看到自己的生活能力，从而增强抗病信心。一般来说，手术创伤较大，术后体力较差者，可以在床上做肢体运动；术后身体恢复较彻底者，可适当加大运动量，从散步、练气功、打太极拳到做健身操乃至慢跑。

散步、练气功是术后肿瘤患者较为合适的锻炼项目，前面已论及，此不赘述。这里主要介绍一下慢跑。慢跑也要循序渐进，初始可以散步代跑，待身体功能逐渐适应后，则适当增加步行速度，或走一会儿跑一会儿，以使身体不疲劳为度。

（2）化疗期间的康复锻炼：临床应用化学药物治疗恶性肿瘤，现已成为主要的抗肿瘤手段之一。但不理想的是，化学药物在破坏杀灭癌细胞的同时，对身体的正常组织也有影响，这是化疗产生副作用的基本原因。抗肿瘤药的副作用与所用药物、剂量、用药途径有关。化疗反应几乎涉及身体的所有组织和器官，较为常见的有食欲下降、恶心呕吐、转氨酶升高、发热、出血性膀胱炎、妇女闭经、头发脱落、骨髓抑制引起白细胞和血小板计数下降、电解质紊乱、心脏毒性、神经系统毒性等。为了缓解某些不同药物造成的不同副作用和毒性，目前我国采用中医和中西医结合的康复方法，收到一定的效果。

化疗期间，患者的全身反应一般比手术和放疗期间强烈，其中疲乏无力是常见现象，表现为整天卧床、懒于行动。此时应劝告患者，可适当做些轻微活动，如散步、练气功、打太极拳、做体操等，循序渐进。散步应从短时间开始，每日定时定量，至稍感疲劳为止。起初可步行数米、数十米或数百米，逐渐增至数千米。散步应选择在温度适宜、阳光充足的时段进行。散步时要身体放松，神情安定，避免烦恼，排除杂念。散步归来，可少卧片刻，而后端坐于榻或卧于床，静养元神，呼吸吐纳，气归丹田，形神合一，坚持不懈，自能气血周流，百脉调匀，神形爽健，从而促进病体康复。

（3）放疗期间的康复锻炼：放疗时，1个疗程一般需要1～2个月。在这段时间内，患者需要很好地配合医务人员，以完成好治疗任务，并在医护人员指导下积极进行一定量的康复治疗与锻炼活动。

放疗可引起全身反应和局部反应。全身反应有疲乏无力、食欲减退、恶心呕吐、腹泻、体重下降、骨髓造血功能抑制等；局部反应有色素沉着、脱发、黏膜充血水肿、溃疡等。这些反应的轻重与个体差异有关，与照射野面积、部位、剂量也有密切关系。放射引起的全身反应是暂时性的，随着治疗的结束，反应也会逐渐停止。剧烈的放射反应可应用药物对症处理。

放疗期间的功能锻炼以气功锻炼为宜。气功具有调节情志、安定心神、纠正自主神经功能紊乱、提高免疫功能等功效。锻炼时，可以"静功"为主。静功有坐功、站功、卧功等多种不同形式，着重于内脏的锻炼，能使脏腑经络及气血运行活跃，同时由于其消耗体力不大，又可使气血得养，配合放疗而预防血象下降；可使脾胃运化功能加强，对抗放疗所致食欲下降等消化道不良反应。气功讲究"意守丹田"，有入静、调息、意守的过程，故气功锻炼不能急于求成。放疗患者应逐步摸索适合自身锻炼的练功方法，并要注意练功时间不宜过长，一般以 15～30 分钟为宜，或根据自己的体力耐受情况而决定练功时间的长短。

三、恶性肿瘤患者康复期饮食

恶性肿瘤患者往往营养不良，抗病能力降低，晚期出现恶病质。如何进行营养治疗？下面提供一些建议。

1. 基本营养食品　恶性肿瘤患者若要获得好的营养，就要摄入适当的基本营养素，以修复组织和保持体重。恶性肿瘤患者常常食欲不振，或不能正常进食等。临床应根据患者的特殊要求，参照各种饮食计划，制订出既符合患者所需又能让患者接受的特殊饮食计划，以满足基本营养要求，从而有利于战胜疾病。

2. 结合辨证施食　辨证论治（包括施治、施药、施食）是中医治疗学上的一大特色。中医学认为，疾病发生发展的全过程是动态变化的，一种疾病可随病因、体质、年龄、气候、地域或发展阶段等因素的变化，表现为不同的证。所谓辨证施食，即根据不同的病证来选配食物。因此在疾病治疗过程中，食物的选配应在辨证施食的原则下进行，如虚证宜用补益之品，实证宜用祛邪之品，表证宜用发散之品，里实证宜用通泄之品，里寒证宜用温里之品，里热证宜用清泄之品。如辨证为毒热炽盛，则宜选用某些具有清热解毒作用的蔬菜，如芥菜、马齿苋、东风菜等，以及性偏凉的鸭肉、鸭血、芦根、芦笋等，而不宜用红参、龙眼肉、荔枝、鹿肉、羊肉、狗肉、大虾等温补性食品。又如患者术后，纳少、腹胀、便溏者，此属脾胃虚损，宜施山药、茯苓、莲子、鸡内金、麦芽等，以健脾和胃。白粥也是常见的健脾补虚食品。

一种疾病可在临床上表现出多种不同的证，那么在选择食物时，也有差别。如肠癌泄泻，证属湿热内蕴者，宜食马齿苋；证属食积中焦者，宜食山楂、萝卜；证属脾胃虚弱者，宜食莲子、藕。胃癌疼痛，证属气滞壅塞者，宜食橘子，不宜食柿子；证属胃阴不足者，应食水分较多的水果，不宜食干果。辨证施食，能调节机体的脏腑功能，促进内环境趋向平衡、稳定，维持患者所需营养。但不能认为患者需要营养，就不分寒热温凉，一味蛮补。如有人主张恶性肿瘤患者可多食甲鱼，实则甲鱼功在凉血补阴，适用于阴虚火热者，若为脾胃阳虚者，则不太适用，以其性冷而难消化故也。另外，在辨证施食时，要注意平衡膳食，即在可能条件下，尽可能用多种食物，而使种类齐全，数量充足，比例适当，避免偏食。饮食物虽有营养作用，但其性能不同，故偏嗜不仅起不到营养作用，反而会导致脏腑功能失调，阴阳乖戾，危害健康。如《素问·五脏生成》指出："多食咸，则脉凝泣而变色；多食苦，则皮槁而毛拔；多食辛，则筋急而爪枯；多食酸，则肉胝胎而唇揭；多食甘，则骨痛而发落。"因此，对于恶性肿瘤患者的饮食，务必要搭配合理，营养充分，则病体可望康复。

3. 注意饮食宜忌　中医食疗学认为，不同的食物性能有差异，尽管都有可食性和营养功能，但在防治疾病时是有一定范围的。如果滥用，便可产生不良反应。如《金匮要略·禽兽鱼虫禁忌并治》指出："所食之味,有与病相宜,有与身为害,若得宜则益体,害则成疾,以此致危,例皆难疗。"恶性肿瘤患者的饮食宜忌要注意以下几方面。

(1)饮食宜忌要和病性病情相结合:疾病有寒热虚实、脏腑表里等不同,临床应结合食物的性味加以考虑,凡于疾病有利的食物皆为所宜,凡于疾病不利的饮食则为所忌。如恶性肿瘤患者毒深热甚,口渴烦躁,发热不退,大便干结,此时宜多吃西瓜等水果、米粥,以及一些清凉健胃、消渴除烦的食品,切忌过食生冷、油腻之物。某些消化道肿瘤患者术后,或有些患者放疗后,会出现胃阴不足证候,如口干纳少、舌红少苔、时有恶心,此时应当禁忌辛热、香燥伤阴的药物和食品,而以养阴清热和胃为宜。

恶性肿瘤患者还需要知道有关饮食的宜忌,即应吃什么样的食物,不应吃什么样的食物。如腹胀纳差者,要少吃甜食,以免助湿生满;尽量不吃油腻、油炸的食物和容易产气的食物,如红薯、玉米、高粱、豆类、卷心菜、黄瓜、大蒜、青椒、汽水、牛奶等;宜食用一些有顺气消食作用的食物,并少食多餐,加强饭后散步,有助于减轻腹胀症状。肠鸣腹泻者,禁忌油腻和辛辣食物,以及含有大量纤维素的食物,如麦片粥、玉米花、坚果等,以免加快肠道蠕动,加重腹泻;可食用一些流质饮食,如姜汁、淡茶等,或食用一些含钾高的食物,如菠菜、苋菜、香椿、蘑菇、紫菜,以及藕、莲子、荸荠、百合、青梅等(多喝由这些食物煮成的饮品、粥品或汤品)。肢体水肿者,应少吃盐,因盐摄入过量后可引起水潴留;还须注意不吃含盐量高的食物,如牛肉汤、罐头汤、咸猪肉、肉干、腊肉、火腿,以及盐饼干、酱菜、榨菜、松花汤等,并且不能吃带碱的馒头。某些水肿患者证属脾肾阳虚,而水湿为阴,得阳始化,故不宜吃寒凉生冷、肥腻黏滞之品,恐再伤脾肾之阳。《备急千金要方》谓:"大凡水病难治,瘥后特须慎于口味。又复病水人多嗜食不廉,所以此病难愈也。"实属阅历有得之言。

(2)饮食宜忌须注意饮食配伍禁忌:食物可以单独食用,而有时为了矫味或提高某方面的作用,又常常将不同的食物搭配起来食用,但要注意有些食物不宜放在一起配合应用。据文献记载,在食物配伍禁忌方面,有柿子忌螃蟹、葱类忌蜂蜜、鳖鱼忌苋菜等;在药物与食物配伍禁忌方面,有荆芥忌鱼虾,白术忌桃、李、大蒜,蜂蜜忌土茯苓、威灵仙,服食滋补中药后忌服莱菔子等。

(3)饮食宜忌应与四时气候相适应:四季气候交替,人类必须顺应自然规律而不可悖。春夏阳气旺盛,万物充满生机,然应尽量少食温燥发物;春夏之际,忌食狗肉,少食羊肉;秋季气候干燥,万物肃杀,患者常见口干舌燥、鼻出血,此时应尽量少食辛热食物,多食含水分较多的水果;冬季严寒,应少食甘寒伤胃的食物,宜进食温热性食物等。

(4)饮食宜忌应因人因病而异:人体正气有强弱,患者的病情有轻重,治法亦有汗吐下和、温清补消多种不同,故饮食的禁忌与否亦与此相适应。一般而言,食物性味与病性相同者(如热证用辛辣之品),当禁食。但也不能说什么饮食都采取禁忌(或称忌口)。如曾经有的地区相传恶性肿瘤患者不能吃鸡,谓鸡易长肿瘤,癌细胞易在鸡血中生长,而主张吃鸭、甲鱼。这些说法尚缺乏令人信服的科学依据。有关研究资料表明,成千上万的恶性肿瘤患者中,许多不是早期,他们经手术或放疗后未忌口,在食谱中鸡、鱼、虾、海参的数量不少,有的还吃羊肉、兔肉、狗肉、牛肉,然均未见到因此而复发。中医文献记载,鸡能温中补虚,补益五脏,治病后体虚,脾胃虚弱,而鸡蛋又富含营养,老少为宜。一些治癌偏方、验方也有用鸡蛋的，如核桃枝煮鸡蛋等。

与恶性肿瘤忌口相近的还有一种戒吃发物的说法。所谓发物，一般指富于营养或刺激性强，特别容易诱发某些疾病（尤其是旧病宿疾）或加重已发疾病的食物。发物对人体的危害和影响，在《黄帝内经》等书中就有明确记载，如《素问·热论》所载"病热少愈，食肉则复"，《本草纲目》所载"羊肉……大热……热病及天行病、疟疾病后食之，必发热致危"，论述了疾病复发与发物有关。对于恶性肿瘤患者来说，狗肉、公鸡、羊肉、蚕蛹、虾、蟹、螺、蚌等容易化火生痰，有的患者食用后容易出现食物变态反应，并以此为诱因导致机体进一步虚衰。恶性肿瘤患者常伴有神经、内分泌功能失调，使机体处于免疫应激状态，免疫功能低下，或伴有消化腺分泌障碍、胃肠充血而表现为消化吸收紊乱，如果暴饮烈酒、肆吃虾蟹等发物，则容易对刺激性食物或异蛋白的过敏原起变态反应，出现发热、腹痛、食欲减退等症，使正气更虚，继而诱发恶性肿瘤的加重和复发。这说明恶性肿瘤患者戒吃发物是有一定道理的。宜提倡恶性肿瘤患者适当忌口和戒吃发物，但发物的范围不应肆意扩大，如有些人把猪头肉、猪蹄、鱼类、鸡、鸭、鹅皆归为发物，使患者大有"开口便错""因噎废食"之虑。其实，猪头肉、猪蹄与猪肉皆性味甘平，唯猪头肉与猪蹄较肥腻难消化而异，偶尔食之也不必拘泥；鱼类中的鲍鱼、水鱼、鱼鳔皆能养阴补血，是恶性肿瘤患者的滋补佳肴。由此可见，针对恶性肿瘤患者的食物禁忌与戒吃发物，应因人而异，因病而异，因治疗方法而异，不能笼统地、机械地规定能吃什么而不能吃什么。

因此，作为恶性肿瘤患者，应在医师指导下，合理辨证选择适合自己病情的饮食物。

四、恶性肿瘤患者的婚姻、性生活与生育

婚姻、性生活与生育乃人伦之常，是人类社会生活的一个组成部分，也是直接关系到社会发展、民族兴旺、后代幸福的大事。不少恶性肿瘤患者经过治疗后，也会遇到婚姻、性生活、生育这类问题。如何处理好这些问题？兹根据有关研究资料，从医学科学、社会科学角度谈谈对这些问题的看法。

1. 恶性肿瘤患者的婚姻　婚姻是个人的终身大事，与家庭、社会、国家密切相关。如有的恶性肿瘤患者，在治疗期间，其女友（男友）或妻子（丈夫）制造种种借口，提出脱离关系或离婚，结果对患者的精神造成强烈刺激，使患者丧失治疗信心，病情也逐渐恶化。

恶性肿瘤患者在处理这些问题时，必须比健康人更慎重，考虑得更深远些。如果在治疗期间，或病情暂时缓解期间，不宜考虑结婚，而应集中精力治疗疾病，顽强地与恶性肿瘤作斗争。再者，患者必须对恶性肿瘤有个较全面的了解，因为有些恶性肿瘤经过治疗后病情虽有所缓解，并不等于治愈。彻底治愈要经过时间的考验，至少要经过5年以上的随诊观察，无复发和转移的迹象，身体健康状况良好，此时才可以考虑结婚。

2. 恶性肿瘤患者的性生活　当患者的生命受到恶性肿瘤的严重威胁时，体力下降，情绪低落，这些都暂时降低患者对性生活的兴趣和要求。在恶性肿瘤治疗期间，手术、放疗和化疗均可导致疲劳和各种副作用，致使患者体虚，精力不足，此时不宜进行性生活。《广嗣纪要·协期》说："神力劳倦，愁闷恐惧，悲忧思怒，疾病走移，发赤面黄，酒醉食饱，病体方痊，女子行经。以上所忌，不可交合，令人虚损，耗散元气。"说明精力劳倦，或病痛缠身，或病体初复时，不宜同房，违此则体虚亏损，元气耗散，而感不足。

若恶性肿瘤治疗结束后，病情稳定，体力逐渐恢复，此时有性生活的要求是合理的。然而由于疾病的影响，性生活时常常感到力不从心，使患者可能产生各种各样的顾虑，如恶性肿瘤会不会因性生活而传染给对方，会不会因性生活影响体质而使恶性肿瘤复发等等。其实，这些顾虑是不必要的，恶性肿瘤不会因性生活而传染，也不会因性生活而复发。但要有节制。如《左传·昭公元年》载："晋侯求医于秦，秦伯使医和视之……公曰：女不可近乎？对曰：节之……"《抱朴子·内篇·释滞》谓："人复不可都绝阴阳，阴阳不交则坐致壅阏之病，故幽闭怨旷，多病而不寿也。任情肆意，又损年命。唯有得其节宣之和，可以不损。"上述言论，均不主张绝欲，也反对纵欲。节制性生活，为的是让患者养精蓄锐，战胜疾病。适当的性生活，即当性生活结束后，不感到疲劳和精疲力竭。如果性生活后感到头晕脑胀、腰膝酸软、精神不佳，则要加以节制。

3. 恶性肿瘤患者的生育　由于医学科学的不断发展，恶性肿瘤患者的生命有了相当的延长，如果此时结婚就可生育，就有抚养子女的义务。恶性肿瘤患者能不能生育？从优生学观点来说，某些恶性肿瘤与遗传有关，如视网膜母细胞瘤、肾母细胞瘤等，遗传因素非常明显，被称为遗传性肿瘤；比较常见的胃癌、结肠癌、食管癌、绝经前发病的乳腺癌等，都可能有一定的遗传因素。遗传性肿瘤患者的后代，患恶性肿瘤的机会有可能增大。即使非遗传性肿瘤，如肺癌、膀胱癌、皮肤癌等，虽对后代无遗传影响，但患者在治疗中接受过放射线照射和抗癌化学药物治疗，有可能引起遗传物质的突变，而这种突变对日后生育可能产生不良影响，因而均不宜生育。对于生殖系统的恶性肿瘤或者与内分泌有密切关系的恶性肿瘤，妊娠和生育要极其慎重。如恶性葡萄胎患者，治疗后至少3年内不能妊娠；子宫颈癌合并妊娠时应及时终止妊娠，以免促进恶性肿瘤的转移。乳腺癌患者治疗后要注意避孕，至少4～5年内不能再妊娠。其原因是，手术虽把肉眼看到的肿瘤切除，但可能残留肉眼看不到的亚临床病灶。这些恶性肿瘤细胞潜伏在体内，一旦有了适宜的环境就会很快生长繁殖，造成肿瘤的复发和转移。医学已经证明，一部分乳腺癌是依赖女性激素生长的，在妊娠期间生长迅速，播散很快，给患者带来极其严重的后果；对于这部分乳腺癌患者，有的医师采用去势手术或放射的方法破坏卵巢功能，使之无法妊娠。

总而言之，恶性肿瘤患者的婚姻，是男女双方自愿的事，家庭和社会不要过多干涉，而对生育则要劝阻，加以控制，以不育为好。这样就可以避免妊娠、生育、抚养子女带来的精神、体力、经济上的沉重负担，而把有限的精力投入到工作、生活和康复中去。

五、恶性肿瘤患者的康复医疗和护理

恶性肿瘤是一种慢性疾病。临床发现，恶性肿瘤患者在治疗后10年，甚至15年以后，旧病仍可复发。因此，对于已经获得根治或长期缓解的患者，仍需进一步巩固疗效和长期随访，防止复发和转移；未获完全缓解的患者，更需长期治疗，并努力提高带瘤生存期和生存质量。手术、放疗和化疗适用于恶性肿瘤治疗的某一阶段，而中医药治疗、免疫治疗和一些辅助性锻炼等综合疗法却可长期坚持运用。对于某些恶性肿瘤患者，尚须注意搞好恶性肿瘤康复的家庭护理和定期复查等工作。

1. 重视家庭护理　恶性肿瘤患者在医院住院治疗期间，其护理工作由护士承担；若患者住院治疗一段时间后，出院回家休养，则其护理工作就应该由家庭成员来承担。家庭的护理与患者在医院治疗期间的护理同等重要，因为恶性肿瘤患者的最后时间多是在家庭中度过的，护理的好坏有时影响疾病的转归。作为家庭中的一员，要承担一定的义务，这是应有的道德，如陪患者去复诊看病，为患者准备喜爱的食品，分担患者的痛苦，帮助患者料理生活和进行简单的护理等。家庭护理是医院护理方案的继续。作为患者和家属，在住院期间就要开始学习护理，主动和医务人员取得联系，仔细观察住院期间的医疗护理操作，这样在出院后就不会因环境变化而影响疾病。对于所用药物的反应、营养和活动范围等方面的问题，出院前夕或患者复诊看病时也要请医师、护士予以原则上的指导。家庭护理的主要内容有止痛、服药、日常活动、营养、清洁卫生等。癌性疼痛是一个非常复杂的现象，既有身体方面的原因，也有心理因素在起作用。因为焦虑或疲劳，可使疼痛加重。现代已经有多种多样的止痛药，可以单独使用，也可以联合应用，但要对所用止痛药有一个合理安排，懂得用药的时机和方法，即使疼痛相当严重也都能耐受。目前，恶性肿瘤患者所用止痛药的剂型很多，有片剂、水剂、直肠栓剂和注射剂，还有中药散剂、汤剂、外敷剂等。患者应该向医师询问在家里应用什么样的剂型最好，并学会用药方法，或者由家属学会给患者用药。一般住院期间用什么药，出院后也用同样的药。假如要改变药物或剂型，最好先在医院试用，因为有医务人员的观察，对疗效和副作用的评定和处理比较方便。如患者未住院，则可征求医师的意见，了解用药方法和某些药物副作用处理原则后，再给患者用药。

除止痛药外，患者家里还会有多种不同的药物，这就要注意服药的方法。口服法是最常用、最简便的用药方法。口服药物不仅对消化系统有直接作用，而且药物吸收后对全身各器官、组织也都有作用。在家里服用药物，一定要按照医师处方的要求，做到药物、剂量、方法、时间均正确无误。不同药理作用和性质的药物，可在不同时间服用。增进食欲的药物，如苦味健胃药和稀盐酸，宜饭前服；帮助消化的药物，如酵母片，要在饭后服；对胃有刺激的药物，如消炎痛（吲哚美辛），宜饭中或饭后立即服；泻药，要在空腹时服下；安眠药应在睡前半小时或1小时服下，同时环境要安静，多喝一些开水，以便于吸收，迅速发挥药效；止咳药服后不宜多饮水，以免冲淡药物，影响疗效；发汗退热药口服后要多喝水，既可增强疗效，也可预防虚脱。再者，服药后，要仔细观察药物的效果和反应；对于新药，要观察有无过敏和中毒现象，以便及时处理。

服药只是家庭护理的一个方面。有的恶性肿瘤患者，经手术、放疗或化疗等治疗后，存在身体虚脱、假肢、畸形等情况，这时家属要扶持患者活动，防止外伤。活动时应循序渐进，最初可在床旁做一些动作幅度较小的体操，以后再逐步加大运动量，待体力有所恢复时，可以外出打太极拳，进行气功锻炼，以促进身体各种功能的康复。

在家庭日常生活护理中，搞好个人清洁卫生是保持身体健康的重要环节。料理好患者的清洁卫生十分重要，不仅可以预防某些疾病，还可以早期发现和恶性肿瘤有关的一些病变，如皮下转移结节、肿大的淋巴结等。总之，良好的家庭护理能够使患者身心愉快，并保证患者得到充足的睡眠、休息和营养，从而有利于早日康复。

2. 严格定期复查 恶性肿瘤患者经过有效治疗后，无论是病情缓解还是暂时痊愈，都应定期复查，以便及时了解和掌握病情有无复发和转移。复查的内容和项目由原发肿瘤的部位、性质而定,如区域淋巴结肿大与否,局部有无包块,远隔部位有无转移,肺、肝、脑、骨等易转移部位的检查,血液生化等。超声检查、X线检查、CT检查、细胞学检查等视需要而定,同时还要检查患者的机体免疫状态,如细胞免疫功能、免疫球蛋白等,以了解患者的免疫功能情况。免疫功能低下者,要及时予以纠正和提高。定期复查,一般开始可2～3个月1次,待病情稳定后,可半年复查1次。此外,尚应对所有患者作长期随访,以了解患者缓解期的长短及有效率,随时提醒患者康复期的巩固治疗,帮助患者加速康复进程,争取使患者早日回到正常的生活和工作中去。

（石　杨　李秋贵）

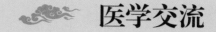 医学交流

近年来，中医药学的优势正在被全世界认可，越来越多的国家认识到中医药的价值。这不仅得益于中医自身的魅力，还少不了李文瑞等中医大家的传播。

作为学术交流的使者，李文瑞经常应邀赴日本、韩国、美国、英国、澳大利亚等国，以及中国港台地区进行学术交流，并与学者沟通交流。他先后举行有关中医药专题讲座 50 余次，推广中医药理论学术，传播中医药文化，得到参会各国及中国港台地区人士的一致认可，为中医药文化传播的发展壮大作出了重要贡献。

向海外传播推广中医，李文瑞身体力行、知行合一。利用每年应邀访日的宝贵时机，李文瑞广交朋友，为中医药在海外的传播不断努力。有心人天不负，李文瑞的辛勤奔波得到了回报。被李文瑞深深感动的日本朋友在日本创立了"李文瑞基金会"，以帮助他的医学研究。

经过数十年的奋斗，在日本友人的资助和北京医院的支持下，李文瑞牵头组建现代化实验室，成立了"北京医院瑞东糖尿病中西医结合研治中心"。借助实验室的有利条件，在临床治疗糖尿病的基础上，结合现代药理研究，筛选出治疗糖尿病及其并发症的有效药物，组成不同证型的方剂，制成散剂、水丸，重点是治疗 2 型糖尿病和糖尿病早期肾病的有效药物。这些药物广泛投入临床，获得良好效果。其中，"参地降糖颗粒"经国家药品监督管理局药品审评中心批准，获得Ⅱ期临床研究文号。

李文瑞精通日文。作为中国日本友好协会理事，在受邀前往日本进行学术交流的同时，他遍览中国、日本古籍，整理中医腹诊资料，编译了《日本汉方腹诊选编》。在腹诊学的研究和应用领域，他凝练出伤寒派、难经派和折衷派 3 个主要门派并编译出版，为中医腹诊学的传承奠定了坚实的基础。

重理论，亦重实践应用。在搜集到的 100 余部日本汉方腹诊书籍的基础上，李文瑞先后编译或主编出版《日本汉方腹诊选编》《伤寒派腹诊》《难经派腹诊》《折衷派腹诊》，并注重逐步早日付诸临床实践，为中医腹诊学的研究和应用作出了较大贡献。在其编著或主编的《伤寒论汤证论治》《金匮要略汤证论治》《伤寒卒病论汤证论治》等书中，亦载有大量腹诊内容，为中医腹诊学的应用提供了有益参考。

更为难能可贵的是，李文瑞还创办了"卫生部北京医院东方日语培训中心"，并亲自担任副校长，为不少学子创造了前往日本研修深造的机会。20 年间，在该中心学习的人员共计 1 101 人，其中 21% 的学员赴日本研修或攻读学位。谈及该中心，不少受惠于此的学员仍对李文瑞心怀感激。

李文瑞在海内外进行了广泛的医学学术交流（详见《文兰斋医学钩沉——李文瑞教授学术交流纪实》，中国中医药出版社，2019），本章仅摘录部分在日本、韩国、美国、英国、澳大利亚等国，以及中国港台地区进行的医学学术交流内容，包括当时的演讲、发表的论文等。

第一节　日　本

李文瑞应邀访日进行医学学术交流的次数较多。本节主要摘录在日本以日文和中文讲演与发表的论文，包括李文瑞参加 1994 年国际病院连盟汎地域会议、宴请矢数道明先生、老人便秘的辨证论治（中文内容见第六章）、伤寒与温病的论述（中文内容见第八章）、更年期障碍的辨证论治、老年期痴呆症的辨证论治、男性不育治验（中文内容见第五章）、降糖抗衰粉治疗老年糖尿病的临床研究、瑞东降糖粒的临床应用与实验研究、糖肾散治疗糖尿病肾病的临床研究、川芎嗪治疗 2 型糖尿病周围神经病变的初步探索（摘要）、中医药学在中国的地位和作用、中医药学简介等。

一、参加 1994 年国际病院连盟汎地域会议

"1994 年国际病院连盟汎地域会议"是典型的国际大会。李文瑞应大会主持人诸桥芳夫院长之邀参加此次会议，是作为中医药学专家首次参加国际病院工作会议。而且，大会上，几十名院长发表了各国的病院展望，中国只有李文瑞。

李文瑞在接到邀请函之前，于 1994 年 8 月末某晚接到诸桥先生长途电话："请您参加一次世界性的病院工作会，并准备一份以中国中医院事业发展概况为主题的讲演，讲演时间以 30～40 分钟为妥，日文稿，用日文讲演"。之后不久，即寄来正式的邀请函。（图 10-1-1，图 10-1-2）

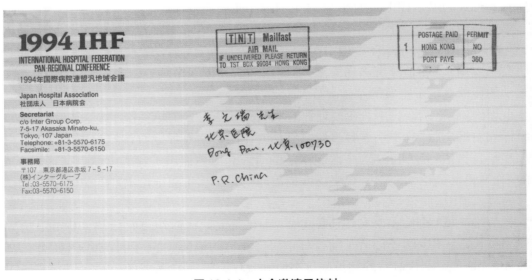

图 10-1-1　大会邀请函信封

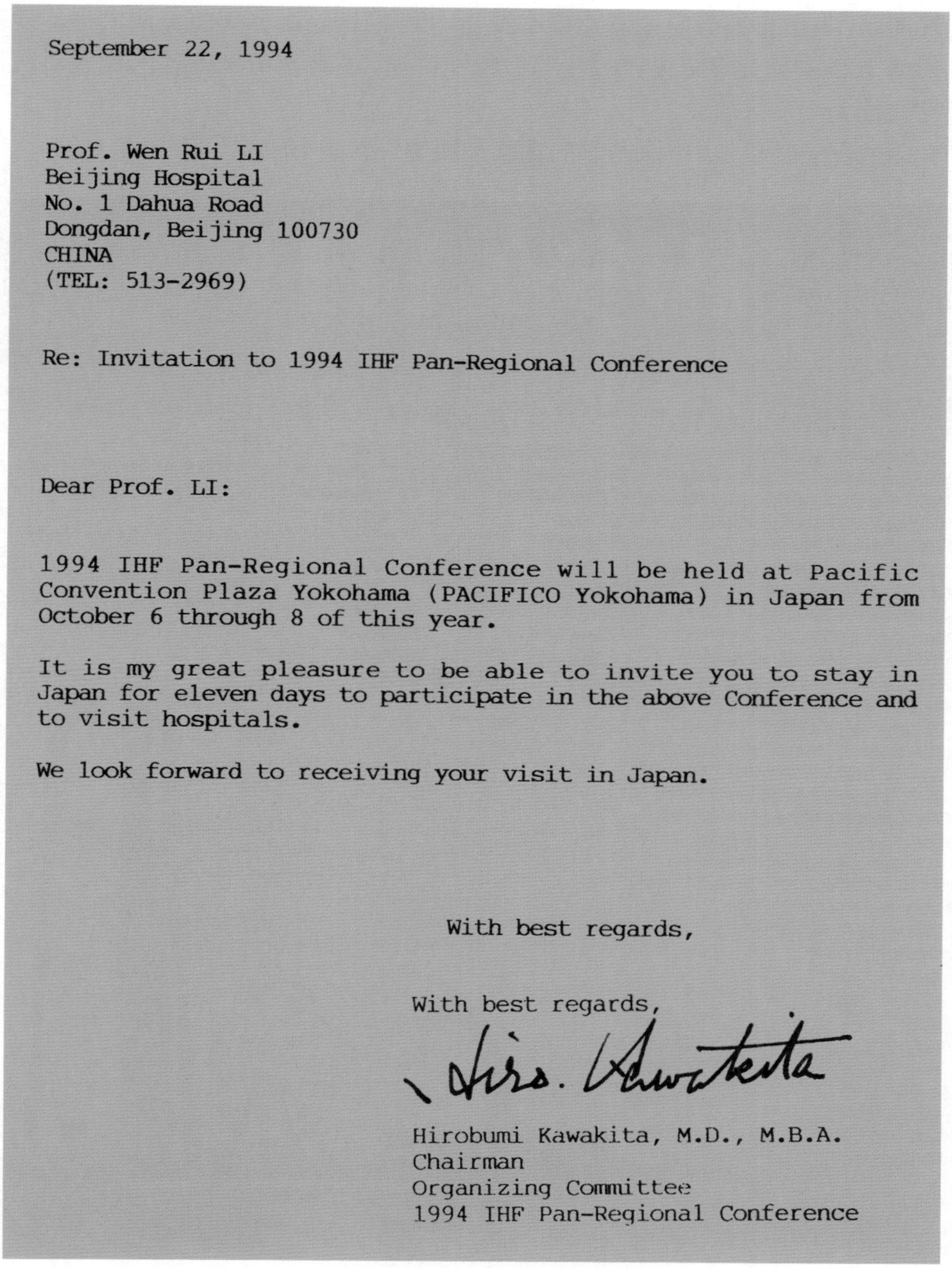

September 22, 1994

Prof. Wen Rui LI
Beijing Hospital
No. 1 Dahua Road
Dongdan, Beijing 100730
CHINA
(TEL: 513-2969)

Re: Invitation to 1994 IHF Pan-Regional Conference

Dear Prof. LI:

1994 IHF Pan-Regional Conference will be held at Pacific
Convention Plaza Yokohama (PACIFICO Yokohama) in Japan from
October 6 through 8 of this year.

It is my great pleasure to be able to invite you to stay in
Japan for eleven days to participate in the above Conference and
to visit hospitals.

We look forward to receiving your visit in Japan.

                              With best regards,

                              With best regards,

                              Hirobumi Kawakita, M.D., M.B.A.
                              Chairman
                              Organizing Committee
                              1994 IHF Pan-Regional Conference

图 10-1-2 大会邀请函

1994 年国际病院连盟汎地域会议宗旨

此次大会为世界性病院连盟会议，以祈念人类健康长寿为宗旨。在当今世界迎来各国医疗大转换时期，医学学术得以新发展的同时，出现了人口老龄化、医疗费用增加、护士人员短缺。如何促进医疗资源有效利用，病院组成过程中如何加强职员教育、提高患者治愈率、改善患者生活条件等，都是一系列深刻的问题。据此，各国病院的相关人士齐聚一堂，共同对上述诸般问题（以智慧的力量）深入研讨，迎接 21 世纪医疗事业大发展的到来。

会议期间，将由金斯敦财团麦克斯韦博士、世界卫生组织（WHO）西太平洋地区事务局长汉氏博士和东京大学藤正俨教授等做特别讲演，还有邀请来的各国代表对医疗事业健康管理的重大细节讲演。

李文瑞的讲演题目是"中医药学的现状与展望"。（图 10-1-3～图 10-1-10）

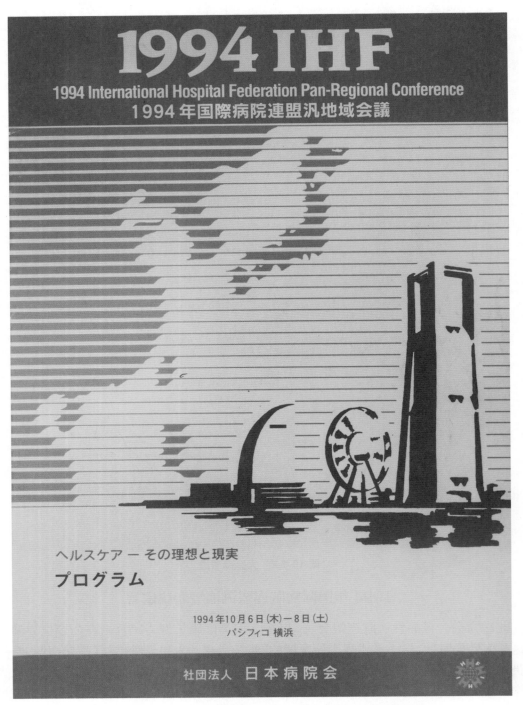

图 10-1-3　1994 年国际病院连盟汎地域会议《会刊·程序》封面

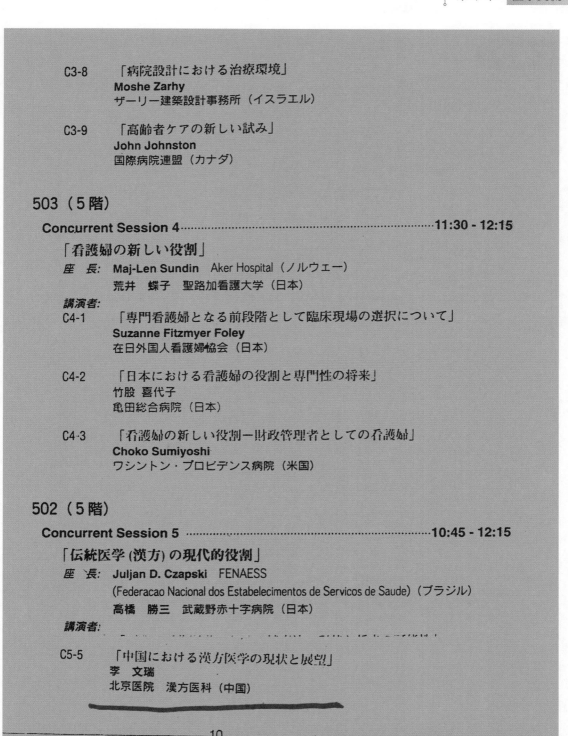

C3-8　　「病院設計における治療環境」
Moshe Zarhy
ザーリー建築設計事務所（イスラエル）

C3-9　　「高齢者ケアの新しい試み」
John Johnston
国際病院連盟（カナダ）

503（5階）

Concurrent Session 4·······························**11:30 - 12:15**

「看護婦の新しい役割」
座　長: **Maj-Len Sundin**　Aker Hospital（ノルウェー）
　　　　荒井　蝶子　聖路加看護大学（日本）
講演者:
C4-1　　「専門看護婦となる前段階として臨床現場の選択について」
Suzanne Fitzmyer Foley
在日外国人看護婦協会（日本）

C4-2　　「日本における看護婦の役割と専門性の将来」
竹股　喜代子
亀田総合病院（日本）

C4-3　　「看護婦の新しい役割―財政管理者としての看護婦」
Choko Sumiyoshi
ワシントン・プロビデンス病院（米国）

502（5階）

Concurrent Session 5·······························**10:45 - 12:15**

「伝統医学 (漢方) の現代的役割」
座　長: **Juljan D. Czapski**　FENAESS
（Federacao Nacional dos Estabelecimentos de Servicos de Saude）（ブラジル）
高橋　勝三　武蔵野赤十字病院（日本）
講演者:

C5-5　　「中国における漢方医学の現状と展望」
李　文瑞
北京医院　漢方医科（中国）

10

图 10-1-4　会刊·目录

C5-5

PRESENT SITUATION AND LOOKING FORWARD OF CHINESE TRADITIONAL MEDICINE IN CHINA

Prof. Wenrui Li
Beijin Hospital, China

There are 3 kinds of medicine in China , western medicine、Chinese traditional medicine and the combination of western and Chinese traditional medicine.

According to the statistics in 1993, there were 3457 Chinese traditional hospitals and 22000 hospital beds in the whole country, 540000 traditional medical profesionals and 30 Chinese traditional medical colleges with a total of 39643 students.

Now the Chinese traditional medicine have spread to about 130 countries and areas.WHO has set up 7 traditional medical cooperative centers.

Development of Chinese traditional medicine

1) Combination of the western medicine, Chinese traditional medicine has created dignostic method to differentiate with the signs and symptoms.

2)The standards of Chinese traditional medical "signs" have been formulated such as 《Dignosis standards of pseudo_signs》 and 《Dignosis stansards of bloody signs》。

3) Get some clinical achivements, such as " peritonial emergency", " acupunctural anaethesia","treatment of fracture by splint fixation".

4)Remarkable progresses have been made in the use of single traditional drug and patent medicines, such as treating leukemia with angelica, treating malaria with arteannium and treating cerebrovascular diseases with puerarin.

Prospects of Chinese traditional medicine in the 21st century

1)A new breakthought will be made in the theoretic study on the combination of western medicine with Chinese traditional medicine.

2) A new dignosis system will be developed by combining the differention signs with the identification symptoms.

3) Effective cure will be found in the treatments of malignant tumors and cardiovascular diseases.

4) More new drugs will be found through the study of Chinese traditional medicine.

图 10-1-5　李文瑞讲演英文摘要

中国における漢方医学の現状と展望

中国　北京

北京医院、漢方医科、教授、李文瑞

尊敬する議長先生

　ご来席の皆様

只今から中国における漢方医学の現状と展望についてご報告させていただきます。

中国には現在、3種類の医学が並存しております。つまり西洋医学と漢方医学、そして両者を結合させた医学の3種類があります。

漢方医学は、わが国のすぐれた伝統文化の一環であり、中国の医療衛生事業に独特の特色と優勢をもたらしています。

１９８２年、"現代医学とわが国の伝統医薬を発展させる"ことが"憲法"に明記されました。これと同時に国務院は、"漢方医学を西洋医学と対等に重要な位置に置く"ことを強調しました。

漢方医学と西洋医学とは全社会の医療衛生を発展させるうえで、"共に存在し、共に重要視し、共に興す"という位置ずけをされております。これが中国の衛生事業の発展にとっての重要な指導方針のひとつであります。

建国ごの４５年来、漢方医学はこの指導方針にみちびかれてかなり早い発展をとげました。１９９３年の統計によりますと、全国の県クラス以上の病院の数が２４５７、ベット数は２２万余りとなっており、全国の衛生機構に働く漢方医薬の技術要員は５４万人余り（全国の衛生部門の技術要員の３８・９％）、漢方薬系統の職員、労働者、技術者は４６万人余り、漢方医学大学が３０校で学生数３６５５３人、漢方医学漢方薬短期大学が５４校で学生数は２９１７４人となっています。漢方医学と漢方薬の大学院生の教育を始めて、すでに３０００人余りの博士並びにマスターを育てました。漢方医薬の科学研究機構は１７０あり、漢方医薬はすでに世界の１３０余りの国と地域に伝播しています。世界の衛生機構はわが国にすでに７つの伝統医学合作センターヲ設けています。このうち、北京、南京、上海の三つの国際針灸養成所では、１２０余りの国と地域の針灸専業の人材４千人余りを養成しました。。

图 10-1-6　李文瑞日文讲演稿（１）

　　１９７８年に改革解放が始まっていらい、わが国は漢方医学の特色を保持し発揚する面で多くの仕事をし、たいへん大きな成果を収めました。古来、伝統的な漢方医学は主として個人経営の医師が弟子に伝授してきており、先祖代々家に伝えるという様式が今なお引継がれていますが、現代の漢方医学事業はすでに漢方医病院、高等漢方医薬大学、中医薬学校が人材を育て、集団で協力しあって科学研究の項目をやり遂げるなど社会化した組織形態に発展してきております。こうして、現代的な漢方医機構がどのようにして漢方医学の特色を保ち発展させることを土台としながら、先進的な科学技術と近代的な手段を利用して漢方医学の事業と学術のいっそうの発展を促すかが漢方医学事業発展の核心的内容となっています。

　　以上、わが国の漢方医学機構の発展の概況をご紹介しました。つぎに、漢方医学の学術面の若干の進展について諸先生にご紹介いたしたいと思います。

　　１、臨床辮病と辨証の結合の進展

　　５０年代の中期いらい、全国で数十万人の西洋医が職場を離れて漢方医学を学びました。このうち主治医以上の資格をもつ者が１万人余りいました。多くの西洋医が勉強のなかで漢方医と仕事を一緒におこない、共同で研究を行い、現代医学による疾病の診断と漢方医の診断のそれぞれのもつ長所を結合させました。つまり、マクロとミクロ、全体と局部といった諸方面の結合を行うことによって疾病の本質にたいする認識をより全面的なものとし、これによって辨病と辨証を結合させた新しい診断方法を出現させました。それは、漢方医の辨証の特色と長所、そして西洋医の辨病のもつ特色と長所のかなり高度な結合を示しています。こうして、各科における臨床の治療効果がひとしく高まりました。たとえば、血　証の辨証と循環器疾病の治療；虚証の辨証と老人病の治療；陰虚陽虚の辨証と再生不良性貧血の治療；衛気営血の辨証と急性伝染病の治療；肝　痰結の辨証と精神病の治療；風寒湿の辨証とリューマチの治療；腎虚血　の辨証と産婦人科の疾病の治療；内燥陰虚の辨証と口腔の疾病の治療などがあります。

　　２，臨床の“証“の規格化研究の発展

　　近年臨床の“証”の規格化についてすくなからぬ研究が進められ専門の会議で討議を重ねたすえ、全国的に統一した虚証診断基準、血　証診断基準などを定めました。こうした基準の制定には現代科学の技術と方法（臨床と動物実験の方法もふくむ）を応用し、多くの進んだ指標を取入れ、マクロの辨証をミクロ化することによって漢方医の証型を客観化させました。漢方医証型の客観化についての研究では、証型の客観的指標をみつけだすこ

図 10-1-7　李文瑞日文講演稿（２）

とと各種の異なった証型の病理生理学の基礎の研究に力を注ぎました。腎陽虚証、血　証、陽虚と陰虚証、陰虚火旺証、脾気虚証、心気虚証、肝陽上亢証、寒熱証型などの証型の客観的な指標についての探索では喜ばしい進展があり、部分的に証型の動物模型を作り、ミクロ的辨証のための道をきりひらきましたし、マクロ的、全体的辨証の漢方医の特色と現代科学（現代医学を含む）の技術との結合のための科学的根拠を十分に示しました。。

3，臨床研究で成果をかちとっています。

漢方医の辨証の所見にもとずいて、部分的腸梗塞、潰瘍性穿孔、子宮外妊娠など急性の腹部症状にたいして"通里攻下"、"清熱解毒"などの治療方法を用いることによっておよそ７０％の患者が手術を必要とせず、また合併症や副作用が減少しています。また、漢方医学の"手法整復、局部固定、動静結合"の治療原則の応用によって西洋医の"切開整復、広範固定（超関節固定）、完全休息"の方法にとって代わらせることができますし、同時に西洋医の解剖学および力学の原理を取入れて、小形の板で固定し、また、機体内在の要素の回復機能をはたらかせて骨折の癒着を早め、平均して三分の一の時間短縮を可能とし、機能短縮時間を四分の一としており、かつまた後遺症がありません。漢方医学と西洋医学の結合によるハリ麻酔はすでに若干の頭部、頸部、胸部、部分的な腹部の手術に応用されており、さらに神経生理学および神経生化学の研究を推進させていて、こんごはさらに進んでツボのとりかた、ツボの特異性とその刺激量そして固体差異性の法則が研究されるでしょう。

扶正方薬の応用によって悪性腫瘍の化学療法あるいは放射治療の際に減毒増効の作用を果たします。歛渋薬明　と五味子で作った"消痔霊"の注射液を用いて内痔や直腸ヘルニヤを治療します。"補腎"の漢方薬を用いて卵　発育過程を調整し、卵巣の機能失調による月経病および不妊症を治療します。膠原線維増殖を抑制する活血化　の復方で強皮症を治療します。海金沙、金銭草、莪朮などで作った復方で泌尿系統の結石を治療します。また針撥套除術で白内障を治療するなどの面ですべてに進展がみられます。

２１世紀のわが国の漢方医学術の発展を展望するとき、その主な趨勢は以下のいくつかの点にあります。

1，漢方医学西洋医学結合の理論研究が全面的にくりひろげられ、重点的に深められ、新しい突破を勝ちとり、いくつかの新しい観点を形成することが出来るでしょう。たとえば、"生理性腎虚"、"脾虚症候群"、"急腹症"などがあります。

图 10-1-8　李文瑞日文讲演稿（3）

303

　２，辨病と辨証をさらに進んで結合させ、マクロとミクロを結合させ、疾病にたいする診断の認識を深め、漢方医学の辨証の現代化、標準化、定量化を体現させます。このことは、病因、病机、病位、病性の総合的概念に反応し、両医学結合の新しい診断体系づくりにまで発展する可能性があります。

　３，臨床で漢方医と西洋医の治療方法を有機的に運用してゆけば、治療の方法をきわめて豊富なものにすることができ、治療の効果をいちじるしく高めることができます。たとえば、腫瘍、心脳血管の疾病、難治性の消化系統の疾病や免疫系統の疾病などがあげられます。

　４，漢方薬の研究が勢いさかんに発展し、薬理薬性と療癒機制の研究によって効果のある新薬が開拓され、医、理、薬の系統的結合が果たされるでしょう。

　私は、漢方医と西洋医の団結した協同の努力のもとで、現代科学の知識と方法をもちいて伝統医学の臨床の応用ならびにその理論的発展を系統的に研究すれば、人類によりよく奉仕することができ、世界の医学科学の発展を促すためにわれわれとして果たすべき貢献を行うことができるものと確信しています。

图 10-1-9　李文瑞日文讲演稿（4）

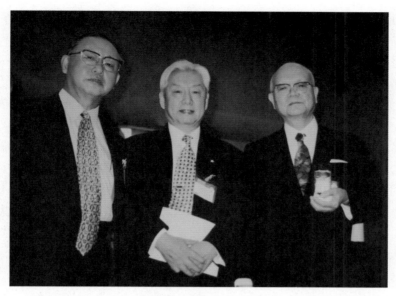

图 10-1-10　李文瑞与诸桥芳夫院长、竹内祥二干事长在茶话会上

二、宴请矢数道明先生

1981 年 3 月 24 日，矢数道明先生再次访问中国之时（图 10-1-11），当日晚六时我邀请老先生在北京烤鸭店进餐。在晚宴上我致欢迎词，具体如下（日文原稿）。

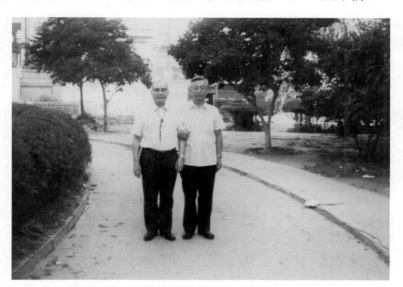

图 10-1-11　李文瑞与恩师矢数道明先生于北京友谊宾馆(1981 年 3 月 24 日)

一九八一年三月二十四日挨拶

尊敬する矢数道明先生：

尊敬する川越敏孝、河野八重子、高野広海、谷内百合子同志：

今日、中国衛生部中医局次長の張自寛同志と私は、四名の日本の古い戦友と中国医科大学の同窓をここに招き、一緒に矢数道明先生を歓迎することができ、とても感激しております。

　　矢数道明先生は、日本東洋医学界の名声の高い長老であり、私たちの尊敬する古い友人でもあります。矢数先生は昭和初期から日本の東洋医学復興運動に参加し、この運動の中で、五十年余り苦労して来られました。日本の東洋医学の誕生と発展を、我が国の中医薬史と比べると、同じところ或いはとても類似したものがたくさん挙げられます。さかのぼれば、そのルーツは同じだと思います。我が国の中医事業は解放前に歩んでいた凸凹な道は、日本の東洋医学の過去の遭遇によく似ております。日本の東洋医学の復興は、我が国の中医事業の発展に対しても促進の役割を果たしていました。

　　矢数先生は我が国の中医事業の発展のために貢献をなされました。思い起こせば、日本の軍国主義が我が国の東北三省を支配していた時代の一九四〇年に、いわゆる偽満州国の民生部が明治維新時代の東洋医学押し潰し政策を模倣し、中医を取り締まる政令案なるものを提出しました。当時、矢数先生は極力それを反対されました。そして、矢数先生の積極的な提案のもとで、その政令案はついに葬られました。これによって、我が国の東北三省の中医学は今日まで残ることになりました。矢数先生の功績を私たちは永遠に忘れられません。今日ご列席の皆さまは、魏龍驤老先生を除いて、みんな東北出身のひとです。川越同志、高野同志、河野同志、谷内同志たちも東北三省に対する感情はとても深いものです。なぜならば、東北三省で中国人民解放戦争に参加されたからです。

　　私は、矢数先生の弟子です。先生の多くの著書を拝読し、勉強致しました。先生の著書から多くの教訓さえ得ることができました。特に去年、私が北里研究所東洋医学総会研究所で研修した際、先生の臨床経験を学ぶことができましたが、私は終生忘れられません。

　　また、今日は私の四名の古い戦友をここに招き、一堂に会することに対しても感慨無量です。四名の戦友は中国人民の解放戦争に参加し、東北戦場で四、五年間血を浴びて戦っていました。皆さまは、とても厳しい環境のもとで私たちと一緒に昼も夜も負傷者を救護されました。当時、「全ては負傷者、病人のため」というスローガンの励ましのもとで、大量の負傷者を全快させ、再び前線に送り、引き続き蒋介石一味と戦うことができました。この四名の戦友は、解放戦争が終わったあと、一時祖国日本に帰国しましたが、間もなく招きに応じて、我が国の社会主義建設のために、再びおいでくださいました。現在、我が国の四つの現代化実現のために、せっせと仕事に励んでおられます。これは中日友好の象徴だと思います。私たちの関係は老戦友というだけの関係にとどまるのではなく、中日両国人民が末永く仲良く付き合っていくことを表しております。

　　最後に、矢数先生の訪中のご成功を心からお祈りし、そして、再び我が国へいらっしゃることを祈念し、更に、私たち両国の医学交流のために、人類の健康長寿のために、共に手を携えて奮闘努力致しましょう！

　　では、

　　矢数道明先生のご健康とご長寿のために、

　　四名の日本の古い戦友のご健康のために、

乾杯しましょう！
ありがとうございました。

三、老人便秘的辨证论治

发表于日本《漢方の臨床》，分两期刊登。（图 10-1-12～图 10-1-21）

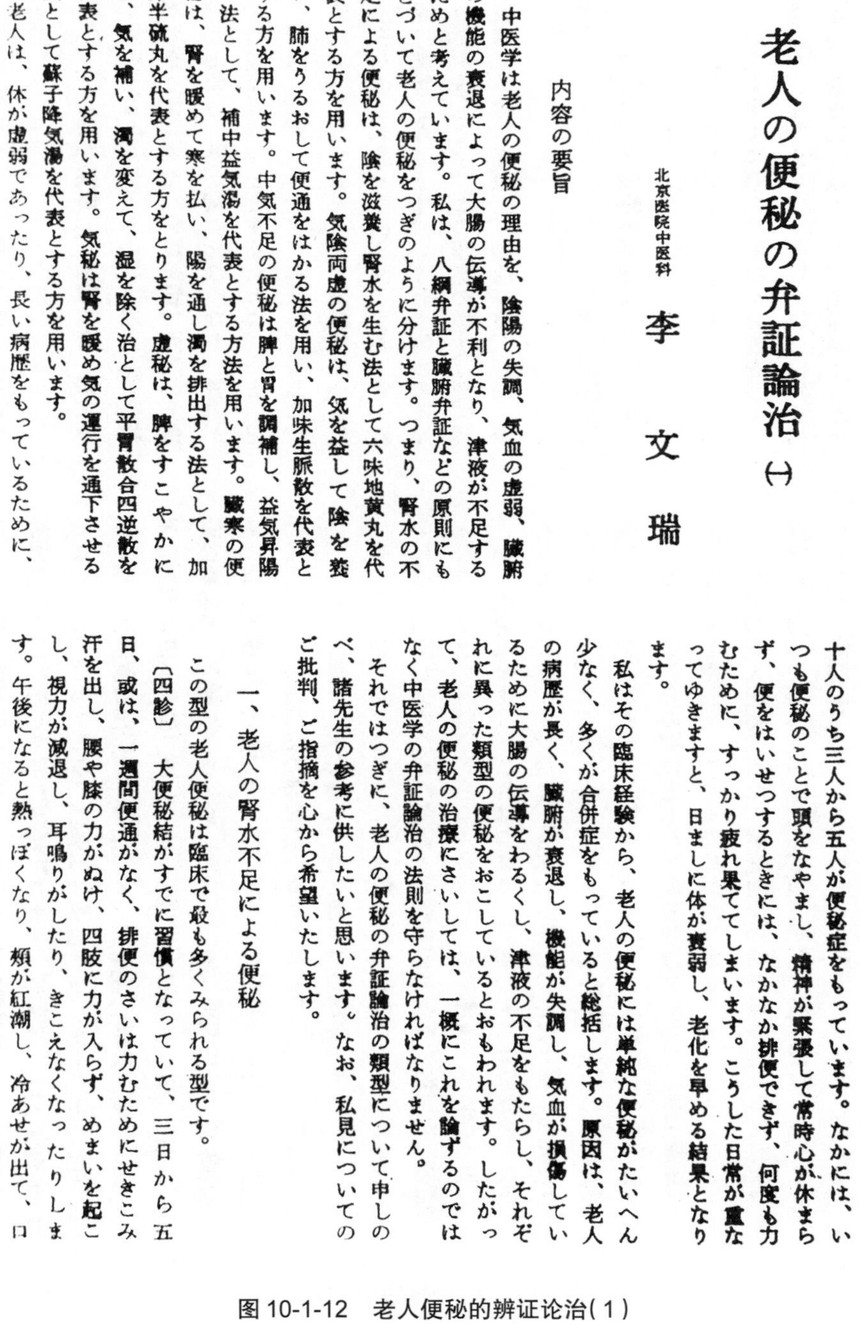

老人の便秘の弁証論治 (一)

北京医院中医科　李　文　瑞

内容の要旨

中医学は老人の便秘の理由を、陰陽の失調、気血の虚弱、臓腑の機能の衰退によって大腸の伝導が不利となり、津液が不足するためと考えています。私は、八綱弁証と臓腑弁証などの原則にもとづいて老人の便秘をつぎのように分けます。つまり、腎水の不足による便秘は、陰を滋養し腎水を生む法として六味地黄丸を代表とする方を用います。気陰両虚の便秘は、気を益して陰を養い、肺をうるおして便通をはかる法として、加味生脈散を代表とする方を用います。中気不足の便秘は脾と胃を調補し、益気昇陽の法として、補中益気湯を代表とする方を用います。臓寒の便秘は、腎を暖めて寒を払い、陽を通し濁を排出する法として、加味半硫丸を代表とする方をとります。虚秘は、脾をすこやかにし、気を補い、濁を変えて、湿を除く治として平胃散合四逆散を代表とする方を用います。気秘は腎を暖め気の運行を通下させる法として蘇子降気湯を代表とする方を用います。

老人は、体が虚弱であったり、長い病歴をもっているために、十人のうち三人から五人が便秘症をもっています。なかには、いつも便秘のことで頭をなやまし、精神が緊張して常時心が休まらず、便をはいせつするときには、なかなか排便できず、何度も力むために、すっかり疲れ果ててしまいます。こうした日常が霊なってゆきますと、日ましに体が羸弱し、老化を早める結果となります。

私はその臨床経験から、老人の便秘には単純な便秘がたいへん少なく、多くが合併症をもっていると総括します。原因は、老人の病歴が長く、臓腑が衰退し、機能が失調し、気血が損傷しているために異った類型の便秘をもたらし、それぞれに異った類型の便秘をおこしているとおもわれます。したがって、老人の便秘のさいしては、一概にこれを論ずるのではなく中医学の弁証論治の法則を守らなければなりません。

それではつぎに、老人の便秘の弁証論治の類型について申しのべ、諸先生の参考に供したいと思います。なお、私見についてのご批判、ご指摘を心から希望いたします。

一、老人の腎水不足による便秘

この型の老人便秘は臨床で最も多くみられる型です。

【四診】　大便秘結がすでに習慣となっていて、三日から五日、或いは一週間便通がなく、排便のさいは力むためにせきこみ、汗を出し、腰や膝の力がぬけ、四肢に力が入らず、めまいを起こし、視力が減退し、耳鳴りがしたり、きこえなくなったりし、午後になると熱っぽくなり、頬が紅潮し、冷あせが出て、口

図 10-1-12　老人便秘的辨证论治（1）

が乾くか呑む量は少なく、苔が少くない。あるいは、舌の苔は先剝となり、舌質は赤く、津液が少なくなり、脈が細数、あるいは遅弱となる。

〔弁証〕老人の病歴が長く、腎陰が損傷し、陰虚つまり腎水不足で、五臓六腑の津液が乏しくなっているために大腸の津が枯れ、これによって便秘がおきます。また、腎陰が虚で津液が上栄清竅できないので、耳鳴りがしたり、耳が聞こえなくなり、視力が減退します。また、腎陰の虚は肝陽を旺とするために、めまいをおこします。腰は腎の腑であり、腎は骨を主どるため、腎虚は、腰や膝の力がぬけ、四肢に力が入りません。また陰湿は内熱を生ずるために上気して煩が赤らみ、ねあせが出ます。また、舌が紅となり苔が少くなり、脈は細数となります。いずれも腎水の不足のために虚火が昇するの象を示します。この類型の老人性便秘は、一般に、老人性糖尿病、結核、高血圧、慢性肝炎、肝癌、腎臓病などと併発します。

〔治則〕滋陰し、腎水を生じさせる法を行う。腎水が滋生すると、全身に津液が充満し、大腸の伝導機能が増進し、大便が腸に滞留することなく順調に排出されます。

〔処方〕六味地黄丸を代表の方とします。壮水の主をもって陽光を制すを前提として、熟地を生地に替え、同時に分量を多くし、さらに肉蓯蓉、生首烏などとを加えます。便秘がひどい場合は、生地、肉蓯蓉、生首烏の量を30g以上とし、便通がよくなったら、薬の量を次第に減らしてゆき、さいごに維持できる量で一時期服用をつづけます。

この種の便秘はよく津が枯れ、血の少ない場合にみられます。証としては、排便時に力み、三日から五日排便がなく、排便中や排便後に息切れがして頭に汗をかきます。排便後、立ちあがるとめまいがして目がくらみ、動悸がはげしくなります。この症状は多くが老人性高血圧症の合併症です。治療は、腎は二便を主り、肝は疏泄を主るの意にもとづき、肝腎から着手します。処方は、生首烏30g、生地15から30g、女貞子15g、白芍12g、草決明10g、肉蓯蓉10g、白蜜若干を用います。この処方を10から15剤続けて服用し、益血潤腸の効をあげるようにします。これがすなわち、「増水行舟」(水を増して舟を通す)の方法です。

この種の老人便秘はまた、火燃れ方の者によくみられます。それは、過度心労のために便秘と尿渋の症をみせ、精神が不安定となり、めまい耳鳴りがあり、舌は紅、口が乾き、脈は弦で細いという証をみせます。これはつまり、千年の木には自焚するものありということです。治は、腎水を滋養して心火を降し、水を与えて木を養うをよしとします。処方は、「金匱要略」の百合地黄湯加味の方をとります。加味は、生地30g、玄参15g、麦冬10gとします。これらの薬はともに水火の効力をもち、(陰平陽密)腸をうるおし便通をよくする効果があります。

この型の老人便秘はまた、陰虚血少の場合が多くみられます。症状は、力んでも排便が難しく、顔面や唇・爪が蒼白くなって元気がなく、腰膝が無力となり、めまいと動悸をおぼえ、舌は淡白で、脈は細く濇となります。治は潤腸通便の五仁湯を用います。つまり、柏子仁10g、杏仁10g、括婁仁15g、麻仁10g。この五

图 10-1-13　老人便秘的辨证论治（2）

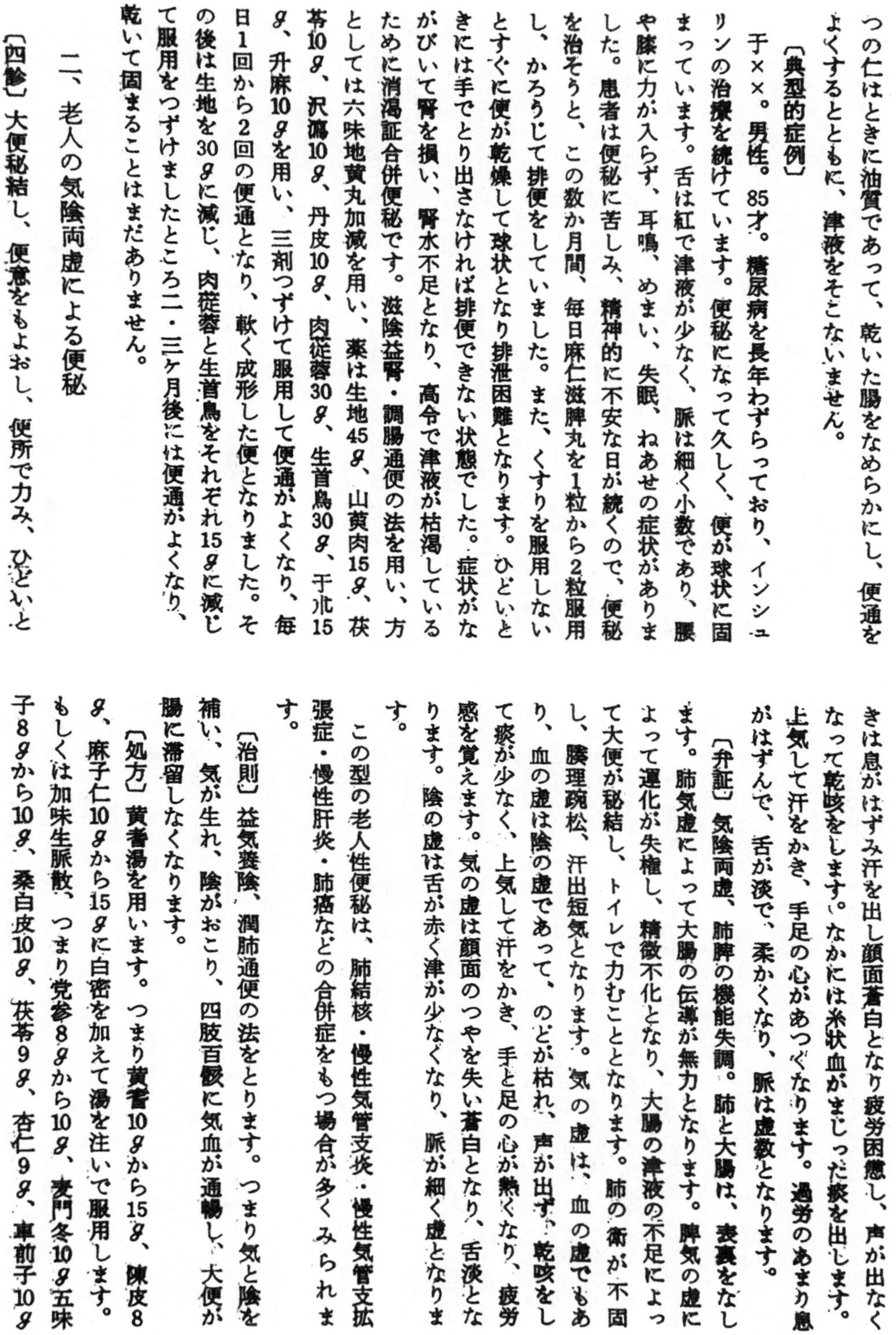

つの仁はときに油質であって、乾いた腸をなめらかにし、便通をよくするとともに、津液をそこないません。

【典型的症例】

于××。男性。85才。糖尿病を長年わずらっており、インシュリンの治療を続けています。便秘になって久しく、便が球状に固まっています。舌は紅で津液が少なく、脈は細く小数であり、腰や膝に力が入らず、耳鳴、めまい、失眠、ねあせの症状があります。患者は便秘に苦しみ、精神的に不安な日が続くので、便秘を治した。この数か月間、毎日麻仁滋脾丸を1粒から2粒服用し、かろうじて排便をしていました。また、くすりを服用しないとすぐに便が乾燥して球状となり排泄困難となります。ひどいときには手でとり出さなければ排便できない状態でした。症状がなりがびいて腎を損い、腎水不足となり、高令で津液が枯渇しているために消渇証合併便秘です。滋陰益腎・調腸通便の法を用い、方としては六味地黄丸加減を用い、薬は生地45g、山萸肉15g、茯苓10g、沢瀉10g、丹皮10g、肉蓯蓉30g、生首鳥30g、升麻10gを用い、三剤つづけて服用して便通がよくなり、毎日1回から2回の便通となり、軟く成形した便となりました。その後は生地を30gに減じ、肉蓯蓉と生首鳥をそれぞれ15gに減じて服用をつづけましたところ二・三ヶ月後には便通がよくなり、乾いて固まることはまだありません。

二、老人の気陰両虚による便秘

【四診】大便秘結し、便意をもよおし、便所で力み、ひどいときは息がはずみ汗を出し顔面蒼白となり疲労困憊し、声が出なくなって乾咳をします。なかには糸状血がまじった痰を出します。上気して汗をかき、手足の心があつぐなります。過労のあまり息がはずんで、舌が淡で、柔かくなり、脈は虚数となります。

【弁証】気陰両虚、肺脾の機能失調。肺と大腸は、表裏をなします。肺気虚によって大腸の伝導が無力となります。脾気の虚によって運化が失権し、大腸の津液の不足によって大便が秘結し、トイレで力むこととなります。肺の衛が不固し、腠理疏松、汗出短気となります。気の虚は、血の虚でもあり、血の虚は陰の虚であって、のどが枯れ、声が出ず、乾咳をして痰が少なく、上気して汗をかき、手と足の心が熱くなり、疲労感を覚えます。気の虚は顔面のつやを失い蒼白となり、舌淡となり、脈が細く虚となります。陰の虚は舌が赤く津が少なくなり、脈が細く虚となります。

この型の老人性便秘は、肺結核・慢性気管支炎・慢性気管支拡張症・慢性肝炎・肺癌などの合併症をもつ場合が多くみられます。

【治則】益気養陰、潤肺通便の法をとります。気が生れ、陰がおこり、四肢百骸に気血が通暢し、大便が腸に滞留しなくなります。

【処方】黄耆湯を用います。つまり黄耆10gから15g、陳皮8g、麻子仁10gから15gに白蜜を加えて湯を注いで服用します。もしくは加味生脈散、つまり党参8gから10g、麦門冬10g五味子8gから10g、桑白皮10g、茯苓9g、杏仁9g、車前子10g

図10-1-14　老人便秘的辨証論治(3)

309

を用います。もし気虚が陰虚より重い場合には、とくに黄耆15g から30g以上として肺脾の気を補います。もし、陰虚が気虚より 重いときには、とくに麦門冬を30g、桑白皮を30gとして肺脾の 陰を滋潤します。或いは杏仁を加えて肺気をうるおします。肺気 は大便をもうるおします。或いは生首鳥30gとすると益精生血、 腸潤便通となります。

その他、橘杏丸(橘皮・杏仁)あるいは熟棗仁でおかゆを作る と効力があります。

【典型的症例】

付××。男性。78才。ふだん慢性腸炎をわずらい、陳旧性の心 筋梗塞があります。ときに咳が短気で大便が秘結します。毎日白 蜜を服用して潤腸通便をはかっていました。一九七三年七月一二 日、バリウムによる診断で癌の疑いをもちました。バリウムをの んだあと大便がとどこおって排便できず、苦しみ下剤を処方して も排せつできず、医者が手でとり出しました。同年七月一八日、 二度目のバリウムを呑んだときは、前回の経験から患者は漢方薬 でバリウムを排出することを要求しました。そのときの診断で は、舌が紅で津が少なく、脈が細く、沈弦で、精神が疲労し、顔 面蒼白でときおりおくびを出し、短気微暖があり、手足の末端が 暖かくないのに手足の心が熱く、大便が秘結し、一日おきに排 便を試み、便所で力み、汗をかいていました。証は気陰両虚に属 し、肺気不宣、下焦の津液が不足していました。バリウムを呑ん だあとに加味生脈散一剤を服用しました。薬は、朝鮮白参9g、 麦門冬3g、杏仁15g、五味子10gを用いて肺気を益し、滋肺陰

通便しました。その日の夜順調に排便し、バリウムもすっかり排 せつされました。その後胃癌と確定され、癌の方薬の外にさらに 上方の薬味を加え、いまも大便は秘結していません。

三、老人の中気不足による便秘

【四診】大便秘結、食慾不振、胃脘が痞満して苦しく、暖めた り按ずることを好む。おくびが酸味をおび、はき気をもよおし、 足に力がなく、気が短かく、ときおりせきこみます。顔色は黄色 く、精彩がなく、体がだるくなり、小水がひんばんだが、ときに 小水をだしきれません。舌は肥厚し、ある人は縦横に亀裂が生じ ています。舌苔は薄く白く脈は細く弱くなっています。

【弁証】胃は納食をつかさどり、脾は運化をつかさどります。 脾と胃の気が虚で、食が細く、食欲不振、運化が失調し、精微が 不足し、中気が失調し、伝導の力が失なわれ、かすが内にとどま り、排便の力がなく、このため大便が秘結します。小水をだしきれ ません。胃の気は主に降りるが、胃の気が虚となり、和降を失し て上逆します。したがって、げっぷが酸味をおび、ひどくなると 吐気や嘔吐をもよおします。胃気が虚であれば気が弱まり、温と 按をよろこびます。脾の気が虚になると運化が失調し、食後に胃 がもたれて苦しくなり、水穀の精が少なくなり、消化の力が弱ま ります。したがって栄養不足となり、顔色が黄ばみ、倦怠感を覚 えます。舌は白く、舌質は淡で嫩、亀裂があり、脈は細数で気虚 の象を呈します。

この型の老人性便秘の多くは、老令のための衰弱と長わずらい

图 10-1-15　老人便秘的辨证论治(4)

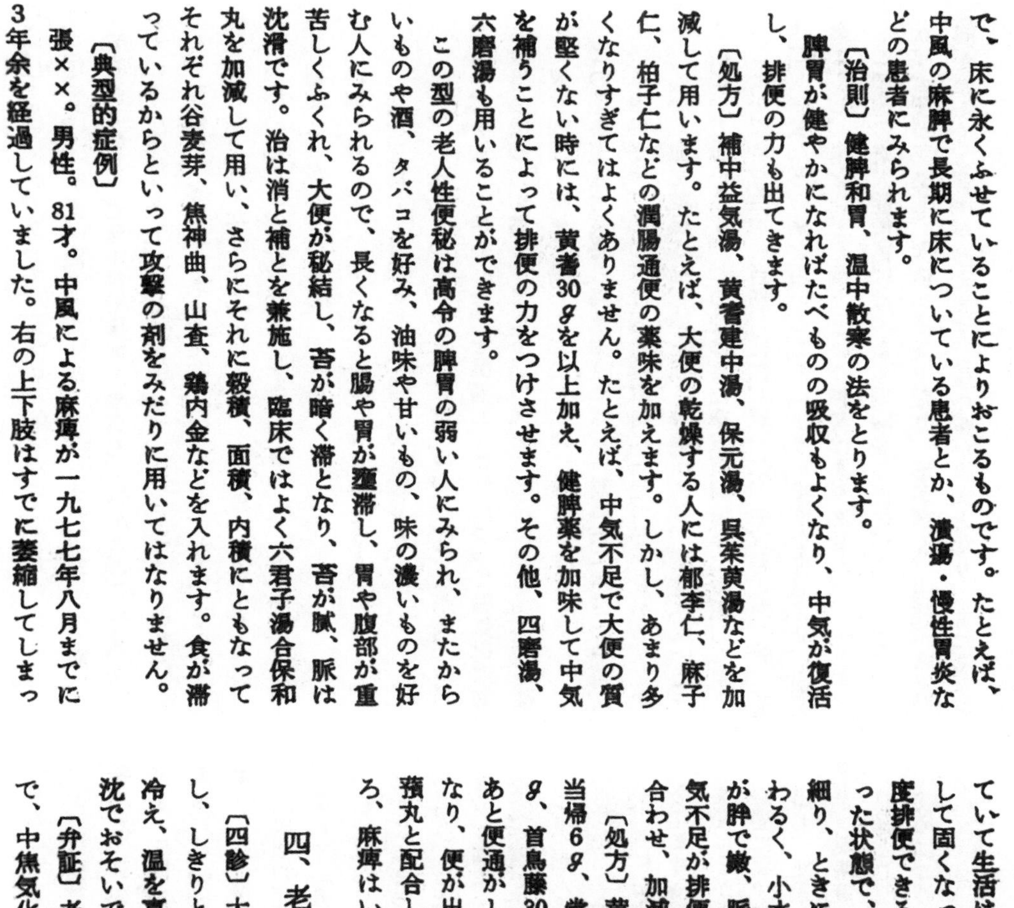

で、床に永くふせていることによりおこるものです。たとえば、中風の麻痺で長期に床についている患者とか、潰瘍・慢性胃炎などの患者にみられます。

〔治則〕健脾和胃、温中散寒の法をとります。

脾胃が健やかになればたべものの吸収もよくなり、中気が復活し、排便の力も出てきます。

〔処方〕補中益気湯、黄耆建中湯、保元湯、呉茱萸湯などを加減して用います。たとえば、大便の乾燥する人には郁李仁、麻子仁、柏子仁などの潤腸通便の薬味を加えます。しかし、あまり多くなりすぎてはよくありません。たとえば、中気不足で大便の質が堅くない時には、黄耆30gを以上加え、健脾薬を加味して中気を補うことによって排便の力をつけさせます。その他、四磨湯、六磨湯も用いることができます。

この型の老人性便秘は高令の脾胃の弱い人にみられ、またからいものや酒、タバコを好み、油味や甘いもの、味の濃いものを好む人にみられるので、長くなると腸や胃が壅滞し、胃や腹部が重苦しくふくれ、大便が秘結し、苔が暗く滞となり、苔が膩、脉は沈滑です。治は消と補とを兼施し、臨床ではよく六君子湯合保和丸を加減して用い、さらにそれに殺積、面積、内積にともなってそれぞれ谷麦芽、焦神曲、山査、鶏内金などを入れます。食が滞っているからといって攻撃の剤をみだりに用いてはなりません。

〔典型的症例〕

張××。男性。81才。中風による麻痺が一九七七年八月までに3年余を経過していました。右の上下肢はすでに萎縮してしまっていて生活は自立できず、排便が困難でした。しかし、便は乾燥して固くなってはおらず、毎日4・5回便器に座り、そのうち一度排便できるかできないかで、日をおいてふたたび排便するといった状態で、口からよだれが多く流れ、言語が不利で、体はやせ細り、ときに嘔逆、短気で力がなくなり、四肢暖まらず、睡眠がわるく、小水をだしきれません。回数が多い。苔が白く薄く、質が胖で嫩、脉は弦で押えるとやわらかい。証は病いが久しく、中気不足が排便の困難をもたらしているので補中益気湯と保元湯を合わせ、加減して脾胃をととのえ、益気昇陽をさせます。

〔処方〕黄耆30g、于朮6g、枳殻6g、杏仁3g、升麻6g当帰6g、党参9g、陳皮9g、砂仁3g、内金6g、合歓皮30g、首鳥藤30g、生首鳥30gを用います。五剤連続して服用したあと便通がしだいによくなり、十数日後には一日に一回か二回となり、便が出ないということはまれになりました。この処方と麻積丸と配合して一月余り服用し、体力が漸次増強しましたところ、麻痺はいぜんとして変らないものの便通はよくなりました。

四、老人性臓寒の便秘

〔四診〕大便秘結で出しぶっています。小水清長、腹満冷痛し、しきりとよだれをたらし、顔色が青ざめ、形が寒く、四肢が冷え、温を喜び寒を嫌い、苔は白く薄く、舌質は淡さらに、脉は沈でおそいです。

〔弁証〕老人は体が弱く、命門の火も衰えており、陽気不足で、中焦気化不降、濁陰が凝集して陽虚の便秘となります。腎陽

图 10-1-16　老人便秘的辨证论治(5)

の虚は下焦気不行であって、腑気が不暢となり、これによってか、すが伝導せず、大便が滞留して秘結します。また陽気不足で面色が青ざめますし、陽気不行で陰寒が凝集し、気がとどこおり、腹部がはり、冷痛気攻し、陽気が運行せず、寒を形づくり肢が冷えます。陽虚はつまり寒であり、経脈の気がとどこおり、そのため脈が沈となり遅となります。舌が淡で、苔は白く薄となります。

この型の老人性の便秘は単純なものが多いか、たまには慢性腎炎や結核などがみられます。

〔治則〕腎を暖め、寒を追い出し、陽を通し潤を排出します。この法を運用して胃気を和し、腑の潤を通します。

〔処方〕半硫丸 つまり半夏、硫黄、生姜の汁に呉茱萸、当帰などの薬を加えて用い、命門を温補し、これによって陽気を推動し大腸の伝導力を高め、また下焦の火をさかんにして中焦を暖め、胃気和降・腑気通暢して大便を順調に排出させます。

この型の老人性寒秘の臨床治療には、一般に上に述べた半硫丸を多く用います。この方は老人性寒秘に一定の効き目があります、しかし血を乾燥させ、津を損う弊害があり、慎重に用いたほうがよいと思います。この証はまた李東垣潤腸湯を加減して用いることができ、生地、当帰、桃仁、麻子仁、生首烏、肉従蓉、郁李仁、白蜜などの薬を用いることにより、津液を生じさせ、通便をよくし、津をひどく損うという弊害はありません。

この型の老人性便秘には、よく腎陽虚の便秘がみられます。症状は大便が秘結し、顔色が清淡となり、形が寒く、四肢が冷え、腹が冷えたるく、背中が冷えます。腹中気が膨満となり、また痛みを

感じることもあります。小水は清長で、苔は白く滑潤、脈は沈で遅です。治は腎を補い腸をうるおして便通をよくすることで、方は済川煎を加減します。附子10g、当帰10g〜15g、肉従蓉15gから30g、牛膝10g、升麻5g、沢瀉10g、枳実10gとします。気虚の患者には、黄耆15gから30g、党参10gを加えます。腎虚のひどい患者には山茱肉10g、熱地15gから30g、杜仲10gを加えます。

【典型的症例】

賈××（男性。70才。農民。一九七六年四月一八日往診。本人の話では四日間大便がなく、体がやせ、形が寒くなり厚いふとんにちぢこまって寝ます。四肢が冷たく、小水はひんばんで、清長であり、口水が多く、暖かいものを好んで食べます。腹満で、ときおり痛みます。下腹部が下に垂れ、苔は薄く白く質は淡清、脈は細く緩です。

この老人は平素も寒がりで、夏でも厚いズボンをはき、ほとんど汗が出ません。大便は乾燥がちで、二日か三日に一回便通があり、月に必ずしも一〜二回は便秘となり、四日から五日間便通がありません。毎回便秘のたびに自分で生姜に黒砂糖を加え、これを湯にとかし熱いうちに呑んで大便を出していました。

証は腹寒冷秘に属す半硫丸を湯剤として加味して与え、腎を暖め寒を追い出し、便通をよくしました。薬は姜半夏9g、当帰15g、桂枝12g、呉茱萸3g、生姜30g、硫黄粉1.5gを湯にとかし、一剤の水煎服としました。すると当日の夜に便が出ました。その後、毎月初めにこの方を二剤服用し五ヶ月連用。大便はずっと順調です。

（以下次号）

（筆者中国北京医院中医科主任）

图 10-1-17　老人便秘的辨证论治（6）

老人の便秘の弁証論治 (二)

北京医院中医科 李 文 瑞

臨床では、さらに宣清導濁湯を用いることができます。茯苓、猪苓、晩蚕砂、皂莢子寒水石の用い方がよければ良い効果があがります。

【典型的症例】

李××。男性。68才。慢性結腸炎を5年あまり患い、大便は水状となったり便秘をしたりして、数行だが出しぶる。または不暢し、毎回排便に20から30分かかり、排便後に後重量があります。しかしときに二・三日便がないこともありました。食欲はありますが、顔色がわるく、少腹がはれて痛みます。苔は白く厚く、膩で膩は濡です。治療の法は健脾化濁の法をとり、処方は平胃散に加味し、蒼朮15g、厚朴10g、陳皮10g、柴胡8g、白芍15g、焦薏仁15g、川黄連5g、藿香10g、佩蘭10gとします。三剤を与えたあと大便がやや出ます。さらに山査炭30gを加え10剤通服しましたところ、大便は次第によく通じるようになりました。この方を数十剤続けて服用したあと丸剤に変えてその効果をたかめました。

五、老人の虚秘

【四診】 大便が困難で数日排便できません。便質は軟かく、半流動状です。胸腸満痛で、腹部がときにはれて痛み、顔色が晦滞、苔は膩、脈は濡緩です。

【弁証】 老人は日常濃い茶を好み、酒を飲みすぎるために脾陽が攻撃を受け、大腸が湿滞し、このため大便が水状となりしぶります。

この型の老人性便秘は、しばしば慢性胃炎、十二指腸潰瘍、アレルギー性結腸炎、結腸潰瘍などの患者にみられます。

【治則】 健脾補気、化濁去湿をとります。

脾をすこやかにし、気を補い、濁を変え、湿をのぞく、脾がすこやかとなり、運化機能が正常になれば、湿濁の気はとどこおらず、腸道もよく通じるようになります。

【処方】 平胃散と四逆散を合わせ、加味します。蒼朮10g、陳皮8gから10g、厚朴8g、柴胡8g、白芍15g、枳実5g、甘草3g、党参10g、黄香10g、藿香10g、佩蘭10g、生薏仁15g。

六、老人の気秘

【四診】 大便は秘結にして通ぜず、せきぜん鳴、胸の満痛あり。食欲なく不快感や嘔逆、おくび、嘔逆があり、苔は白く薄く、質は淡紅で、脈は細く、小数です。

【弁証】 この証は多く冬から春にかけてみられ、老人性のせきや痰が多く、あるいは息切れがします。これが長くなりますと

图 10-1-18 老人便秘的辨证论治(7)

気逆して津液が濁痰に変り、腎は納気できず、上実下虚を形成し、気と津が下へ達することができなくなります。腎陽が温化できず、したがって大便が秘結し、通じなくなります。

この型は、多く老人の慢性気管支炎ぜん息などの病症にみられます。

〔治則〕 温腎降気通幽とします。

この法は同時に痰を除きます。気が運行すれば痰を除き、大便も順調になります。

〔処方〕 蘇子降気湯を加減します。蘇子10g、陳皮10g、桂枝5gから10g、厚朴10g、甘草3g。もし痰やせきがなく、胸腹の満痛だけで、飲食下行の不快感、あるいは嘔逆、おくび、しやくりなどの症があり、更に大便秘結で便通がわるく、気秘であれば党参10g、烏薬10g、沈香5gを用いれば良い効果がえられます。

この型の老人性便秘には、また生地30gから50g、白朮30g、鎖陽30gを用いると、腎を補い脾をすこやかにし、便通をよくするうえに効き目があります。

〔典型的症例〕

劉××。男性。65才。慢性気管支炎を十数年患らい、せきが年ごとにひどくなっており、冬から春にかけてや、秋と冬の季節の替り目にとくに症状が重くなります。慢性気管支炎から急性発作をおこすと、よく便秘して通じがなくなります。今年の冬に入って、咳こんで、息がつまる。すこし活動するとせきが重い。食事のあと心下痞満、大便が秘結し、排便時に力まなければ出ず、苔は白で薄く、舌質は淡、脈は細く数でした。

〔弁証〕 腎が納気できないための気秘を長く患っています。治療は、腎を暖め、気を運行させ便通をはかります。

〔処方〕 上油関桂3g、陳皮10g、厚朴10g、法半夏10g、炙麻黄3g、前胡10g、蘇子10g、沈香5g、甘草5gを用い、五剤服用。あと、せきが軽減し、気の力が増し、排便の力がつき、排便あと気分がさわやかとなり、そのごさらに五剤で便通もよく、せきも一時おさまりました。

七、経験方

単味薬で老人便秘を治療した。つぎのような経験があります。

これは私の経験ですが弁証論治の基礎の上にそれ相応の方薬を用いれば良い効果をおさめることができます。もちろん、この中には単独で用いることのできるものもありますが、その際も弁証によって用いなければなりません。

1、西硫黄250gをすり砕いて豆腐1000gに入れ24時間煮てから豆腐を取り去り、硫黄と法半夏を等分にし、細かくくだいて桐の実のほどの大きさの蜜丸を作り、30丸ずつ一日三回、食前に服用。5日続けますと便通によって濁が降ります。そのごは理中丸であとをかためます。

しかし、くすりはすべて燥性します。硫黄熱だけでも通じるのですが、豆腐で煮ますとその毒性を制することができ、半夏は痰を除きます。

この丸薬は陰凝便秘に用います。症は常酒を好み、濁った痰を

图 10-1-19　老人便秘的辨证论治(8)

吐き、舌は淡で脾、苔は白で清、便秘のひどい患者に用います。

2、白虚陰傷、大便失調の老人、症は大便が秘結し、脈は細く弦小数、舌淡で、苔が薄い。養血益陰の治を行います。方薬は四物湯を用いる他に、二至丸のほかによく臨床でによく当帰50gを濃く煎じて回数多く飲みます。こうして補血潤燥となり、便秘も次第に解消します。

3、燥気過勝、津傷便秘の老人は、陰分が次第に虚し内燥が形成をされて便秘となります。臨床では白密90gを煎湯とし、回数多く服用しますと顕著な効果がえられる場合が多くみられます。

4、老人の腎不固が便秘をもたらします。症は便秘のほかによく小便の失禁をともないますので、桂枝、附子、党参、黄耆を主に治療するほか、硫黄の粉をカプセルに入れて服用します。毎服1gを毎朝1回服用します。

6、老人の腎虚による便秘の症は、口が乾き飲む量が少なく、大便がつまります。薬は肉蓯蓉、当帰尾をそれぞれ20g用い煎じてお茶がわりに飲みます。毎日一剤とします。肉蓯蓉は腎陰を強め、当帰は養血潤燥の作用があります。それ故に陰虚血方、腸内が乾燥する患者によく効きます。また桃仁、紅花、牛膝、麻子仁、枳実を加えて老人蓄血の便秘を治療することができます。

7、一般的な老人の便秘にはつぎの方をためしてよいとおもわれます。

(1) 生首烏30gを煎じて服用するか、丸薬として服用します。一日二回、一回9gとします。

(2) 火麻仁20g、炒蘇子12gを水につけ細かくくだいてもち米と共にかゆとして服用します。

(3) 黒ゴマ15g、蜂蜜適量を用意し、黒ゴマをすって蜂蜜にまぜて湯を注いで服用します。

(4) 白きくらげを毎日15g煎じて服用します。白砂糖を適量入れ、2回から3回に分けて服用します。これは蜂蜜の効果よりすぐれています。ただし必らず陰を滋養し腸をうるおすよいくすりがあります。白きくらげは陰を滋養し腸をうるおすよいくすりです。

八、まとめ

以上を総合しますと、老人の便秘を治療するには、八網弁証・臓腑弁証にもとづき、老人の気血の虚弱なこと、陰陽が失調し、臓腑の機能が衰退していることなどの特徴を重要視して、仔細に弁証をおこない治を施すことであって、決して芒硝・大黄の手荒らな手段でこれを攻めてはなりません。そうでないとその場の早い効果をはかっても虚がさらにつのり、ふたたびもっとひどい便秘がもどってします。したがって、治療は原則的に高熱の証に急下存陰し、承気類の方剤を運用する以外は、証にもとづいて腎水を滋養し便をうるおす法、気を益し肺をうるおして便通をはかる法、補中益気して便通をはかる法、腎を暖め寒をはらって便通をはかる法、脾を暖め気を降し通幽させる法などを用いるべきです。

老人の便秘は単純なものがあるが多くは長期に慢性病を患っている場合が多く、病気が良くなると気を損い、陽を消耗し、津が

図 10-1-20　老人便秘的辨証論治(9)

枯れることによって兼証をもつことになります。したがって、臨床においてはその本来の病いを治すと同時に、便秘を兼治すべきであり、ゆっくり治療すべきです。

臨床で一部の老人が、麻仁滋脾丸を便通をよくするための常備薬としており、なかには習慣になり毎日一ないし二丸をかならず呑んで便通を早めています。また一部の医者は、中医の弁証論治をおろそかにしており、老若や病証の虚実、体質の強弱をとわず便秘に対しいちおうに麻仁滋脾丸を与えていますし、さらには、この丸薬を便秘治療の常備薬とまでしている人もいます。麻仁滋脾丸はゆるやかな下剤ではありますが、この方中には小承気があり、またこれらの薬が泄を破り、とりわけ大黄一味は性寒苦泄で下剤の力がはげしく、服用後に反射的な、あるいは続発的な便秘をおこす弊害があり、服用を停止するとかえって大便がいっそうかたくなり、腸間に滞留するようになります。したがって、老人や体質の弱い人の便秘には長期にこれを服用させるのはよくありません。もちろん、老人や体の弱い人でも緊急に必要なときには臨床的に与えてもよいが、便秘がやわらいだあとは病状の変化にもとづいてほかの法を用い、予後の改善をはかることもまた必要です。

图 10-1-21　老人便秘的辨证论治（10）

（张　军　李秋贵）

四、伤寒与温病的论述

刊登于日本《漢方の臨床》。（图 10-1-22～图 10-1-25）

傷寒と温病の論述

北京医院
瑞東糖尿病中西医結合研修中心

教授　李　文瑞

講演会に出席した友人の話である。"現代は生活環境の変化顕著で、環境的にも素因が多く、温病学を学べば、『傷寒論』を特に精読する必要がない"旨の話があったが、如何かと言うのである。温病の代表作、『温熱論』、『温病条弁』、及び現代温病学を参照しつつ、この問題を考えてみたい。

『傷寒論』と現在通称されている書が、『傷寒雑病論』中の、急性感染症の変転を記した部分であることは周知の如くである。

"急性"であり、"感染症"であり、その"変転"を逐次記述している点が際立った特徴で、その主旨の一貫性を保っため、特定の素因を前提とせず、平均的素因を対象として論を進めている。対面にあり雑病を論じた『金匱』が、疾患別・症候別に分類され、特定の素因・条件を前提とすることが多いのと相対的である。

論中、特定の素因は"蛔家"の如く、『家』字等によって示され、数は極めて少ない。

『内経』理論に基づいて『傷寒論』を読めば自明の理であるが、太陽は寒水の経であり、"本"は"寒"、"標"は"熱"である。従って、愈えねば、化熱するか或いは化水するかである。然るに、白虎証といえば熱性素因を、五苓散証といえば水飲体質を想定する。この思考法は、論旨に順ずれば至当とは言えないが、一応妥当にみえ、しかも安直であるところから大方の賛同を得て、そこから『傷寒論』誤釈の歴史が始まったとも言えるのである。

誤釈だけなら問題はないかも知れないが、この"素因"優先の思考法が嵩じて、"江南（南方）に傷寒なし"、"夏日に傷寒なし"（素因は環境の影響を受く）となり、麻黄 phobie を煽った事

图 10-1-22　伤寒与温病的论述（1）

317

実が過去の中国にあり、傷寒を病める人々が如何ほど徒死したことか？　誤釈とは言っておられないのである。

冒頭の講演の主旨も、この意味で、非常に危険な要素を孕んでいる。江南・夏日を"現代"に変えたに過ぎないからである。

次に、白虎証を例にとると、本証は寒邪・温邪の如何を問わず成立しうる。論中にも、温病方剤中にも白虎湯のある所以である。太陽経の本は寒、標は熱、よって、いわゆる"寒邪の化熱"が生じうる。化熱が生じた以上、方証相対の原則により、白虎湯証であれば白虎湯で、初感の邪質は問題でなく、特に熱性素因を前提とする必要はない。

寒邪の化熱が重要であり、それは、熱性素因なくとも、発熱と傷陰によって生じうるからである。

逆に、温邪が太陽経を初犯した場合、太陽経の本質のゆえに桂枝湯証を呈しうる。

【温病条弁】四条：太陽風温、温熱、温疫、冬温、初起悪風寒者、桂枝湯主之。但悪熱、不悪寒而渇者、辛涼平剤銀翹散主之。温毒、暑温、湿温、温瘧不在此例。

本条の桂枝湯はありえないとする註家も多いが、呉氏は内経の生理・病理、ひいては【傷寒論】太陽経の本質を理解していたと考えられる。温邪ゆえに表の閉塞はない（汗が出る）。太陽経を初犯せる温邪は、太陽経の"本"たる"寒"のため、最初

は温邪の特性（化熱）を抑制される。この段階でみられる脈証は、桂枝湯証にほかならない。

また、「辛涼平剤」の「平」字も、それを佐証する。銀翹散の薬性を明記すると共に、間接的に"太陽の本"の存在を認容していることになる。

要するに、本条は、温邪と太陽経の本たる寒との相対関係を理解した上での一条なのである。ゆえに次条にも言う、「太陽温病、悪風寒、服桂枝湯已、悪寒解、余病不解者、銀翹散主之。余証悉減者、減其制。」と。（辛涼平剤を更に減じるよう付記注意している。）

本条の桂枝湯を否定する註家の多くは、【傷寒論】第六条「太陽病、発熱而渇、不悪寒者、為温病。若発汗已、身灼熱者、名風温。」を根拠としている。しかし、この条は、温邪の侵襲によって"温病""風温"が形成された時点での提要であり、呉氏の桂枝湯証を否定する根拠たりえないのである。

しかし、風温・風熱の邪が桂枝湯証を呈するのは暫時であり、邪性の故に迅速に熱象のみとなり、最大の矛盾は傷陰（陰液の消耗）となる。邪中の寒分を考慮する必要のないこの単一的な変転のゆえに（寒邪が化熱し変転する過程においては、寒成分の残存を常に考慮する必要がある）、六経の本質を考慮せずに弁証することが可となる。

葉天士・呉鞠通が、一応六経の骨格を外した弁証法を確立し

图 10-1-23　伤寒与温病的论述（2）

得た所以である。

【温熱論】第一条：温邪上受、首先犯肺、逆伝心包。肺主気属衛、心主血属栄、弁栄衛気血雖与傷寒同、若論治法則与傷寒大異也。

本条は、六経弁証の観点からみると、熱邪の少陰への陥入であり、寒邪の少陰への趨勢（太陽病四逆・真武湯証）への陥入であり、寒邪の少陰への趨勢（太陽病四逆・真武湯証）と相対させうるが、葉天士は「逆伝」の理によって六経概念の省略を果たしている。（逆伝の解釈には種々あるが、衛→気→栄→血の伝変を順伝、それに反する伝変を逆・伝とする解釈が妥当であろう。）

以上から、両氏は〝六経弁証〟を主格の座から外し、衛気栄血・三焦弁証を骨子とした弁証法を確立したのである。

【傷寒論】は、『内経』の理論に基づき、六経弁証を骨子としているが、衛気栄血弁証、三焦弁証、八綱弁証を縦横に運用していることは周知の如くである。

邪性のゆえに六経の概念を省き得、省いたゆえに弁証の簡略化が果たされていることは事実であるが、それなりに無理と矛盾も生じている。

【難経】五十八難に、「傷寒有五、有中風、有傷寒、有湿温、有熱病、有温病。」とある如く、後三者のいわゆる広義温病も広義の傷寒に属し、その侵襲経路（表）・伝変経路は同一であるは

ずであり、桂枝湯・麻黄湯に対応して銀翹散・藿香正気散等の表薬のある所以である。これは、【傷寒論】第六条（温病提要）にも明らかな如くである。

この点、呉鞠通の言う、「温病由口鼻而入、自上而下、鼻通於肺、始於手太陰。」は批判して読むべきであり、これは、太陽の概念を捨てて、しかも三焦弁証にこだわり過ぎた結果である。それに、「口」字もきわめて紛らわしい。口から入るのは疫なるゆえである。（侵襲経路について第二稿参照）

現代の温病学は、主として両氏の二書に基づき、衛気栄血・三焦両弁証法を二本の柱として、中医学的に総合したものである。両氏は、両弁証法を運用していながら、葉氏は前者に、呉氏は後者に固執して種々の矛盾を来たしているゆえである。周知の如く、前者は温熱邪の弁証に秀れ、後者は湿邪の弁証に適しているので、総合して矛盾を少なくしたのが現代の温病学である。

今、温病学方剤中にみられる古方、ないしその加減処方を列挙してみると次の如くである。

葛根黄芩黄連湯、麻杏石甘湯、梔子豉湯、桃核承気湯、小陥胸加橘実湯、半夏瀉心湯去乾姜甘草加橘実杏仁方、黄芩湯、因陳蒿湯、加減復脈湯、増損大柴胡湯、白虎加人参湯、白虎湯、調胃承気湯、小承気湯、大承気湯、白虎承気湯、白虎加法、諸白虎加法、

图 10-1-24　伤寒与温病的论述(3)

増液承気湯、真武湯、黄連阿膠等々。

これら諸方証の病理及び薬理の十分な理解のためには、当然、『傷寒論』中の相対する病証及び方薬の把握が不可欠となる。温病新方であっても、該当部位、該当臓器病変に対する傷寒論旨を対象することなしには、真の理解は得られない。よって、邪性による病変の差、新方の意義に対する洞察がはじめて得られるのである。

以上からも、『傷寒論』を軽視すべきでないことがわかる。

もっとも、以上の論議は、『傷寒論』をある程度理解していることを前提としており、『傷寒論』を読めておれば、冒頭の講演の主旨は、『傷寒論』の論旨をいささかも理解していない発言であることがわかるはずである。

图 10-1-25　伤寒与温病的论述（4）

五、更年期障碍的辨证论治

见图 10-1-26～图 10-1-31。

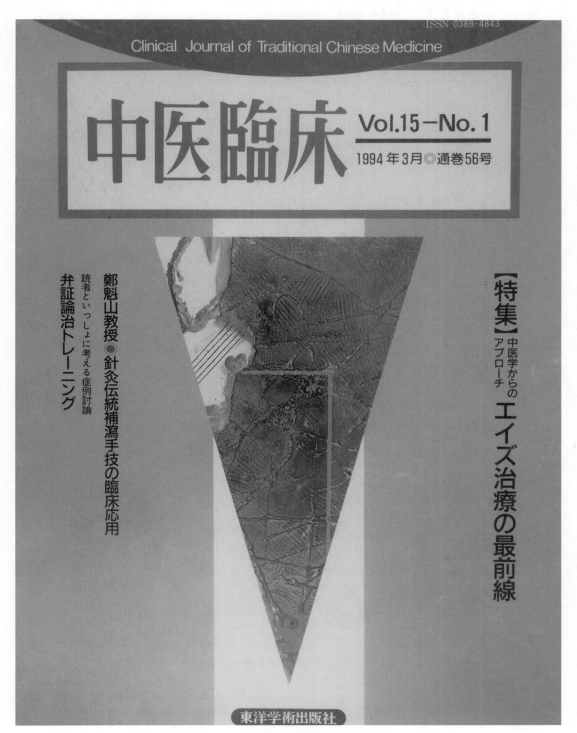

图 10-1-26　更年期障碍的辨证论治（1）

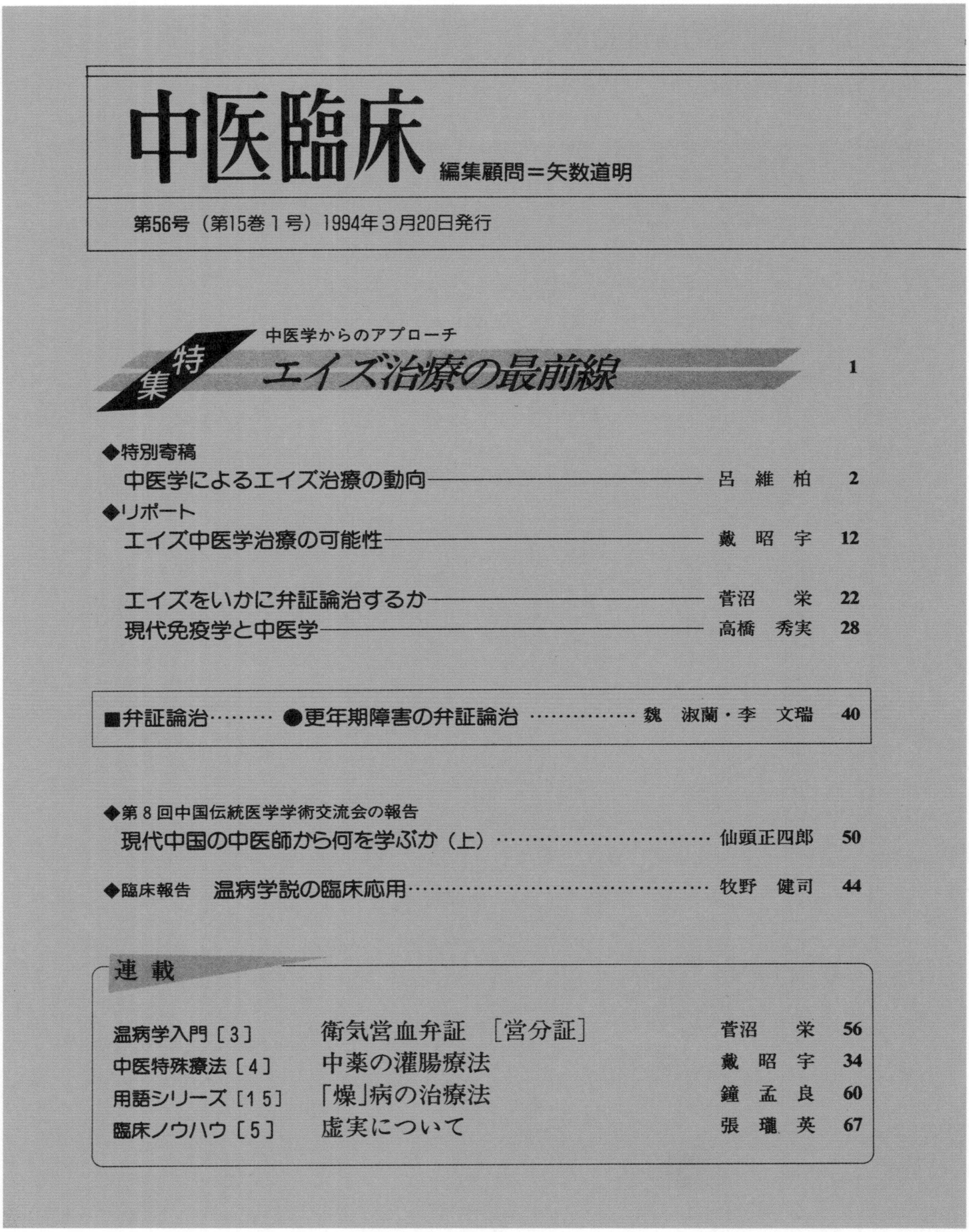

中医臨床

編集顧問＝矢数道明

第56号（第15巻1号）1994年3月20日発行

图 10-1-27　更年期障碍的辨证论治（2）

●弁証論治

更年期障害の弁証論治

北京医院　魏　淑蘭／指導　李　文瑞

　更年期とは女性生殖機能の減退，消失にともない，身体的および精神的に種々の変化が起こる時期をいう。女性によってはこの時期に月経不順，月経閉止，顔面部のほてり，発汗，悪寒，感情の高ぶり，煩躁不安，動悸不眠，記憶力減退，眩暈，耳鳴り，むくみなど一連の症候が現れる。これらの症候は中医の「臓躁」，「月経不調」，「心悸」，「不寐」，「眩暈」などの範疇に属するものである。

病因病機

1．肝鬱気滞

　月経閉止の前後は臓腑機能の失調にともない，感情の高ぶり，憂鬱感などの精神的な症候が現れやすい。また，七情によって肝が損傷されると，肝の条達機能が失調するため，気の停滞が生じる。

2．痰熱上擾

　肝気鬱滞，久鬱化火あるいは肝旺克脾，脾失健運といった一連の病証によって痰が生じ，痰熱互結，上擾清竅といった病証に発展する。

3．肝腎陰虚

　閉経期は腎気が次第に衰え始める時期にあたるが，これにともなって衝脈・任脈も虚損し，精血が不足するようになる。また，この時期に多く思い煩うと，営血までも消耗して腎陰虧虚となる。

腎陰虚によって肝が滋養されなくなると，肝陽上亢となり，さらには陰陽の平衡失調といった病理反応が現れる。

4．腎陽虚衰

　腎陽の不足，命門の火の衰えによって，臓腑経脈が温煦されなくなると，脾腎陽虚の病証が現れる。

　以上の4証を要約すると，更年期障害は腎虚が本病であり，腎の陰陽虚によって，肝，心，脾などの生理機能に障害が現れ，結果的にさまざまに錯綜した証候が現れるのである。

弁証論治

1．肝鬱気滞
【症状分析】
● 心胸部の閉塞感，ため息をよくつく──気の高ぶりや憂鬱感など，七情によって肝が損傷されると，肝の疏泄条達を主る機能が失調し，心胸部の閉塞感などの症状が現れる。
● 脇肋部の疼痛──肝経は両脇をめぐっているが，肝鬱気滞により肝経が通じなくなると，脇肋部に痛みが生じるようになる。
● 噯気，食欲不振──肝鬱気滞，横逆犯胃によって，胃の降濁機能が失調すると噯気，食欲不振といった症状が現れる。

图 10-1-28　更年期障碍的辨证论治(3)

● 舌苔薄白——肝鬱気滞の病証を表す。病は軽く，浅い部位にある。胃気はまだ衰えていない。

● 脈弦——肝鬱気滞の病証を表す。病位は肝にある。

【治則】疏肝理気・活血止痛

【方剤】柴胡疏肝散加減——疏肝理気・活血止痛

【組成と分析】

柴　胡——疏肝理気，清解鬱熱

枳　殻——疏肝理気，消積除痞

香附子——疏肝理気，消脹除満

陳　皮——理気健脾，和胃降逆

白芍薬——養血柔肝，緩急止痛

川　芎——活血止痛

元　胡——活血理気止痛

川楝子——清熱解鬱止痛

甘　草——緩急止痛，調和諸薬

　本方剤は肝鬱気滞による脇肋の疼痛，噯気，呃逆などの症状を主治する。方中の柴胡，枳殻，香附子，陳皮は疏肝理気，和胃降逆の効能があり，川芎，川楝子，元胡，白芍薬，甘草は養血柔肝，活血止痛の効能がある。これら諸薬の配合により，疏肝理気，養血柔肝，活血止痛の効果が高まる。

【随症加減】

①食欲がなく腹脹する——仏手，炒三仙を加える。

②月経不順があり腹痛する——益母草，桃仁，当帰を加える。

③梅核気がある——茯苓，厚朴，清半夏，蘇葉を加える。

④煩躁し怒りやすく口が苦い——黄芩，牡丹皮，山梔子を加える。

２．痰熱上擾

【症状分析】

● 頭暈目眩——痰熱内蘊，上擾清竅によって現れる症状。

● 心悸——痰熱内蘊，痰熱擾心によって現れる症状。

● 夜よく眠れない——痰熱擾心，心神失養によって現れる症状。

● 舌苔黄膩——苔黄は熱，苔膩は痰を表しており，痰熱の病証である。

● 脈滑数——脈滑は痰，脈数は熱を指す。痰熱の病証である。

【治則】清熱化痰，除湿和胃

【方剤】温胆湯加減——清熱化痰，和胃降逆

【組成と分析】

清半夏——燥湿化痰，和胃降逆

枳　実——清熱下気，消積除痰

竹　茹——清熱化痰，開鬱止嘔

茯　苓——健脾除湿，安神止嘔

生　姜——除痰和胃，散寒止嘔
　　　　（半夏の毒性を抑える）

陳　皮——理気和胃，燥湿化痰

甘　草——諸薬を協調する

　本方剤は，痰熱上擾による清竅の閉塞，胆虚痰熱による不眠，心悸，怔忡，あるいは胆経の鬱熱が三焦に留まることによって発症した胸悶，脘痞，心悸，発汗などの症状を主治する。方中の清半夏は燥湿化痰の作用があり主薬である。陳皮の性味は辛苦温で，理気和胃，燥湿化痰の効能がある。生姜の性味は辛温で，去痰和胃の作用があり，かつ半夏の毒性を抑えている。竹茹の性味は甘寒で，滌痰開鬱，清熱止嘔の効能がある。枳実の性味は微寒で，下気行痰の作用をもつ。茯苓は健脾滲湿，和胃降逆の作用があり，甘草は諸薬を調和している。これら諸薬の配合によって，清熱化痰，除湿和胃の効能が高まる。また，本方剤は熱を冷ますが寒にかたよらず，痰を化すが燥性にならないといった性質をもつ。

【随証加減】

①心中煩熱する——黄連，山梔子，淡豆豉を加える。

②重度の不眠——珍珠母，夜交藤を加える。

③頭痛，目の脹れ，顔面紅潮，目赤——生石決明，鈎藤，白蒺藜を加える。

④煩躁し怒りっぽい——醋柴胡，牡丹皮を加える。

第15巻第1号（1994年3月）　　　　　　　　41

图 10-1-29　更年期障碍的辨证论治(４)

3. 肝腎陰虚

【症状分析】
- 顔面の紅潮，潮熱し発汗する——肝腎陰虚，陰虚陽亢による虚火上炎によって現れた症状。
- 火にあぶられるような熱感——真陰虧損，陰不潜陽によって，陽気が外表に遍在するために生じる感覚。
- 手足心熱——肝腎陰虚による内熱によって現れた症状。
- 眩暈・耳鳴り——陰精不足，脳髄失充によって，清竅が養われないために現れた症状。
- 月経量が少ない，腰や膝がだるい——腎精虧損，衝任失養によって，血海が空虚となり，筋骨が滋養されないために現れた症状。
- 舌紅少苔潤いがない——陰虚内熱による津液虧損を表す。
- 脈細弦数——細は陰虚，弦は肝陽上亢の脈を表す。数脈は虚熱内擾を表す。

【治則】補益肝腎・滋陰潜陽
【方剤】六味地黄丸加減——滋補肝腎・平肝潜陽
【組成と分析】

```
熟地黄 ——滋補腎陰 ┐
山茱肉 ——補益肝腎 ├三補
山 薬 ——補脾益腎 ┘
沢 瀉 ——滲湿 ┐
茯 苓 ——健脾 ├三瀉
牡丹皮 ——清瀉虚火 ┘
生龍骨牡蠣——平肝潜陽，鎮心安神
```

　本方剤は肝腎不足による症状を主治する。熟地黄は滋腎填精，山茱肉は補肝益腎，山薬は補脾益腎の効能がある。沢瀉，茯苓は淡滲健脾，牡丹皮は清瀉虚火の効能をもつ。本方剤は，補中に瀉を有するため，補っても膩にならない。また温中に清を有するため，燥性にも寒性にもかたよらないといった性質をもつ。さらに生龍骨，生牡蠣の重鎮潜陽薬を配合することによって，補益肝腎，滋陰潜陽の効果が高められている。

【随証加減】
①眼花，眼痛する——枸杞子，菊花を加える。
②潮熱盗汗する——知母，黄柏，浮小麦を加える。
③夜間尿が多い——覆盆子，益智仁を加える。
④顔に黒い斑がある——菟絲子，玉竹を加える。
⑤血圧が高い——丹参，牛膝，桑寄生を加える。
⑥心悸息切れする——党参，麦門冬，五味子を加える。
⑦耳鳴り耳聾する——菖蒲，霊磁石，五味子を加える。

4. 腎陽虚衰

【症状分析】
- 腰背がだるく痛む，寒がる，四肢が冷える——腎陽虚衰によって温煦作用が失調すると，筋骨が温まらないために，腰背のだるさ・四肢の冷えといった症状が現れる。
- 精神の疲労，倦怠感——陽気虚衰，気血不足によって現れる症状。
- 顔面がくすんで黒い——腎気虚衰，陽気不足によって現れた症状。
- 頻尿，尿量の減少，浮腫——腎陽不足，気化失調によって現れる症状。
- 舌質淡，舌体胖，苔白——脾腎陽虚，気血不足によって現れる症状。
- 脈沈細弱——脾腎陽虚を表す。脈の拍動に力がない。

【治則】補腎助陽・温経散寒
【方剤】右帰飲加減——補腎助陽・温経散寒
【組成と分析】

```
肉 桂 ┐
制附片 ┘温養腎陽
熟地黄 ┐
山 薬 │
山茱肉 ├滋補腎陰
枸杞子 ┘
杜 仲 ——補腎益精強筋壮骨
```

42　　　　　　　　　　　　　　　　　中医臨床

図 10-1-30　更年期障碍的辨証論治（5）

325

本方剤は腎陽虚衰による症状を主治する。熟地黄は性味が甘温で滋腎塡精の効能がある。山茱肉,枸杞子は肝血を養い,熟地黄と協同して腎を補う。山薬,炙甘草は補中養脾の効能をもつ。杜仲は肝腎を補い筋骨を強める。肉桂,附子は温陽散寒の効能がある。これら諸薬の配合によって補腎壮陽,温経散寒の効能が高まる。

【随症加減】

①泄瀉腹痛する——人参,乾薑,肉豆蔲を加える。
②帯下が止まらない——破故紙,炒白朮を加える。
③性欲減退——菟絲子,鹿角膠,当帰を加える。
④小便が絶え間なく淋瀝する——益智仁,桑螵蛸,金櫻子を加える。

症例 1

趙○○　女　51歳　外交部幹部

1991年3月来診。主訴は,2年前から始まった頭暈,耳鳴り,心煩・不眠。そのほかの症状として,熱感,発汗,腰や膝のだるさ,経血が稀薄で少ない,性欲不振,大便秘結,口や鼻が乾燥するなどが見られる。舌質は嫩紅,舌苔は薄白で潤いがない。脈象は細弦でやや数。

以上の一連の症状から肝腎陰虚,虚火上炎と診断。

治則：滋補肝腎,育陰潜陽
処方：六味地黄丸致湯加減

生・熟地黄各15ｇ,山茱肉15ｇ,牡丹皮10ｇ,枸杞子15ｇ,女貞子30ｇ,生龍骨15ｇ,生牡蠣15ｇ,亀板15ｇ,仙霊脾9ｇ,炒棗仁15ｇ。

本方を7剤服用後再診。諸症状はほぼ軽減し,不眠,頭暈が基本的に消失したが,時に心悸,脱力感,息切れ,発汗などの症状があるため,本方

に太子参15ｇ,麦門冬15ｇ,五味子10ｇ,浮小麦30ｇを加味する。7剤でほとんどの症状が完全に消失した。元気が回復し,気持ちが明るくなり,支障なく出勤できるようになった。治療効果を確実にするため六味地黄丸に変方し,1日2回,1回1丸の服用とともに,生脈飲を1日2回,1回10ml服用させた。その後2年間にわたって経過を観察したが再発は見られなかった。

症例 2

唐○○　女　55歳　工芸美術服務部幹部

1992年12月来診。主訴は4年前の閉経にともなって現れた,心身の無力感,脱力感。そのほかの症状として,腰や膝がだるい,顔や四肢がむくむ,寒がる,頻尿・尿量減少,大便溏軟,心悸,息切れ,感冒にかかりやすいなどが見られる。舌質は淡胖・舌辺に歯痕,舌苔滑,脈象は沈細。

以上の症状から腎陽虚衰による脾土失温,気化失調と診断。

治則：温腎助陽,健脾利湿
処方：右帰飲加減

川附片10ｇ先下,肉桂3ｇ,熟地黄15ｇ,山薬15ｇ,山茱肉10ｇ,杜仲10ｇ,茯苓30ｇ,炒白朮10ｇ,菟絲子15ｇ,生黄耆15ｇ,防風6ｇ,炙甘草3ｇ。

本方を7剤服用することによって諸症状はほぼ軽減したが,息切れや食欲不振があるため,本方より茯苓を去り,党参15ｇ,縮砂3ｇを加味し,さらに7剤服用させた。これによって一連の症状がすべて消失し,心身ともに明らかな症状の改善が見られた。その後の経過は順調であり,症状の再発は見られない。

图 10-1-31　更年期障碍的辨证论治(6)

六、老年期痴呆症的辨证论治

见图 10-1-32～图 10-1-42。

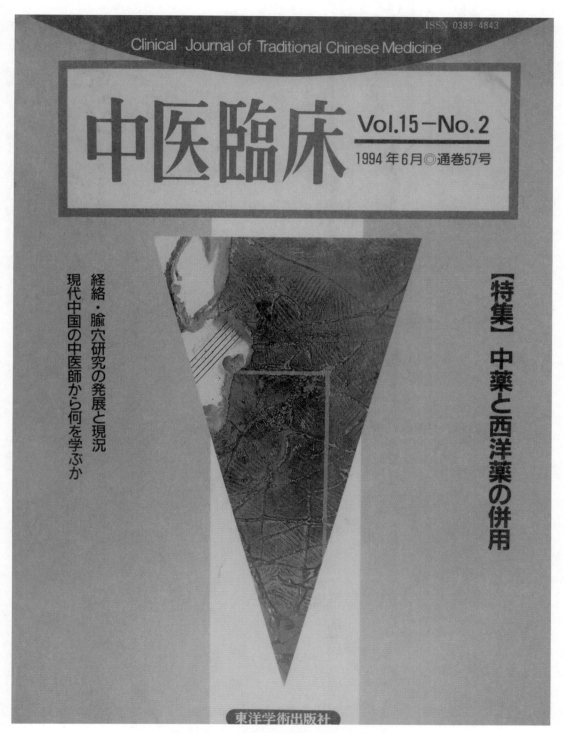

图 10-1-32　老年期痴呆症的辨证论治（1）

中医臨床

編集顧問＝矢数道明

第57号（第15巻2号）1994年6月20日発行

特集 中薬と西洋薬の併用 ———— 1

图 10-1-33　老年期痴呆症的辨证论治（2）

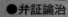

老年期痴呆症の弁証論治

北京医院　李　秋　貴　／　指導　李　文　端

痴呆症とは，大脳の器質的あるいは機能的変化を起因として，精神面にある種の退行現象をひきおこす疾患である。同疾患における臨床上の特徴としては，言語，計算，記憶，認識，判断，情緒，人格といった多方面にわたる障害が症状として現れることにある。これらの症状を中医学的に解釈すると，「文痴」，「痰証」，「鬱証」，「癲疾」などにカテゴライズすることができる。こうした典型的な痴呆症の症状をひきおこす病因について，中医学では，五臓の虚損が本であり，痰や瘀が標であるとしている。そして五臓の虚損，あるいは痰・瘀といった病理的な異物の形成は，特に老年期において生じやすい現象である。それが，老年期において痴呆症が発生しやすいことの所以であるが，本稿ではそうした事情をふまえた上で，老年期痴呆症の弁証論治を展開してみたい。

病因病機

1．心脾両虚

心脾両虚とは，心血虚と脾気虚という2種類の証が合併したものであり，気血不足あるいは気血両虚証とも称される。

心は血を統轄し，血脈によって全身に栄養を供給しており，また気を統轄する脾は，水穀を運化することによって気血を生産している。したがって心脾ともに虚して気血が不足した場合，全身を滋養することができなくなる。この状態になると，

当然，脳も栄養を得ることができなくなるため，痴呆症を発症させてしまうのである。

【心脾両虚の発生原因】

①思い悩めば脾を損傷し，また過剰な喜悦も心を損傷してしまう。これにより心脾ともに虚損となる。

②脾胃が虚の状態にあり，これが進行して気血が生産できなくなる。

③慢性疾患のために気血が消耗し，それが心脾にまで波及する。

上記①～③が心脾両虚の主な発生原因である。「脾は思を主る」，「心は神明を主る」といわれているように，心脾は人体の精神，意識，思索を正常に保つ上で重要な役割を果たしている。したがってひどく思い悩んだりすれば脾気を損傷するし，反対に喜悦が過剰であっても心血を損傷してしまう。また脾胃がもともと虚しているところに，不節制な食生活などの要因が重なると，脾胃はますます虚して気血が生産されなくなる。あるいは虚弱体質の者が，長期にわたり病気がちな生活を送ると，気血が消耗して心脾両虚，気血不足証に陥る。これらの要因によって心脾両虚となり，気血を脳に到達させることができなくなると，痴呆症が現れる。

2．脾腎陽虚

脾腎陽虚とは，脾陽虚と腎陽虚という2種類の証が合併したものである。また陽虚とは気虚が悪化した状態なので，同証は脾腎の気虚を随伴する

图 10-1-34　老年期痴呆症的辨证论治(3)

場合が多い。

　腎は先天の本であり，精を貯蔵し，骨を統轄し髄を作る。そして脾は後天の本であり，気を統轄し，水穀精微を運化する。この先天・後天の両者に陽気が充足していれば，心身の健康状態を保つことができる。これについて，『素問』生気通天論篇では「陽気とは，精すなわち神を養い，柔すなわち筋を養う」と述べている。したがって脾腎ともに虚し，陽気がしだいに弱くなり，気血陰精が虚損すれば，髄海が不足して痴呆症が発生する。

【脾腎両虚の発生原因】

①全体的な体力の衰え（老年期に特徴的である）によって，脾腎両虚をひきおこす。

②慢性疾患により，脾腎を損傷する。

③若年期における房事過多により腎精を消耗し，ひいては陰を損傷し，それが陽にも波及する。

④食生活の不摂生や，くよくよと思い悩んだりすることが要因となり，脾胃を損傷する。

　老年期に最も多くみられる証が，脾腎両虚である。その原因を考察してみると，まず人体が老衰していくと腎陽は日ごとに衰え，そのため精血が不足して脾陽の虚が進み，結果的に気血が生産されなくなることが挙げられる。また体が衰弱したり病気が長く続いたときにも，脾腎は損傷される。あるいは若年期に不節制をし房事が過ぎても腎精を消耗するし，脾胃がもともと虚していたうえに食生活が不摂生であったり，悩みを抱えていたりすると脾胃の虚はますます進む。

　上記は，脾腎陽虚の証を招く主な要因である。これらの要因により脾陽虚となれば，水穀精微を運化して気血を生産することができなくなり，腎陽虚となれば，陰精を貯蔵することができず流出させてしまう。その結果，気血陰精が虚損してしまうと髄海も空虚になり，脳が栄養を得られれなくなるため痴呆症が現れる。

3. 肝腎陰虚

　肝腎陰虚とは，肝陰虚と腎陰虚という2種類の証が合併したものである。また陰虚とは血虚が悪化した結果生じる病理的な状態であるため，同証

は肝血の不足を随伴する場合が多い。

　肝は血を貯蔵し，腎は精を貯蔵しているが，精と血，肝と腎とが依存しあうことによって人体の生命活動は正常に保たれている。したがって肝腎陰虚となり，精と血との相互依存関係が破綻して欠損すれば，脈絡も空虚となり，髄海も栄養を得ることができなくなる。これにより痴呆症が発生する。

【肝腎陰虚の原因】

①全体的な体力の衰え（老年期に特徴的である）により，腎精が欠乏する。

②若年期の房事過多により，精血を消耗する。

③肝気が鬱結すると，肝の陰血を損傷する。

　『霊枢』海論篇には「髄海足らざれば，脳転耳鳴し，脛酸眩暈し，目は視るところなく，懈怠安臥す」との記述があるが，上記の状況は次のような機序で発生する。人は老齢に達すると日ごとに体力が衰えていき，腎精の欠乏が生じる。そのために，肝血が腎精の協力を得て化生することができなくなり，精血不足に陥る。また青年期に房事が過ぎると精血を消耗してしまい，老年期において虚を招来してしまう。あるいは激怒によって肝を損傷し，肝鬱が火に変化し，肝陰を損傷して風陽に妄動されやすくなる。

　上記のような要因により肝腎陰虚を招くと，精血が不足し，脈絡が空虚となって髄海は栄養を得ることができなくなる。その結果，痴呆症が現れる。

4. 痰濁瘀阻

　人体の水液代謝には，肺，脾，腎，三焦の各機能が密接に関与している。肺は宣発機能を統轄し，脾は運化機能を統轄し，腎は気化機能を統轄し，三焦は水道を通調しているが，それらの機能が統合されることにより，水液代謝は正常に保たれているのである。したがって肺，脾，腎各臓の機能が衰えたり，また三焦の通調機能が失調したりすると水湿が体内に停滞し，それが集まると痰濁が形成される。朱丹溪は「痰というものは，気に従って昇降し，体のいたるところを巡り，行かないところはない」と述べているが，痰濁が滞って清

图 10-1-35　老年期痴呆症的辨证论治（4）

竅を塞ぐことも，痴呆症発症の要因となる。

【痰濁瘀阻の発生原因】

①肺気が不足し，宣発機能が働かなくなると，水湿が集まる。

②脾胃の虚弱や，美食・過食などにより，脾胃を損傷する。

③若年期の房事過多により腎精を消耗し，腎気にまで影響がおよぶ。

④日常的に怒気を発散させることにより肝気が鬱結し，気と湿が停滞する。

脾は痰の発生源であり，肺は痰を貯蔵する器である。そのため脾胃が気虚となると，湿が集まって痰濁が形成される場合が多いが，肺，腎の虚から痰濁が形成される場合も少なくない。特に老人の場合，全体的に体力が衰えているため肺気が不足し，水湿を宣発することができず，そのために三焦も水道を通調することができなくなる。したがって痰濁を形成しやすい。

また脾胃が虚弱であったり，悩みを抱えていたり，美食・過食で食生活が不摂生だったりすることも，脾胃を損傷する要因となる。あるいは青年期に房事が過ぎ，腎の陽気を損傷してしまうと，腎気の化生機能が働かなくなり，集まった水を排泄できなくなる。また煩躁して情緒が落ちつかなくなると，肝気が鬱滞して湿が停滞するか，または肝気が横逆して脾を犯してしまう。

上記は，いずれも痰濁を発生・停滞させる要因となる。これにより清竅できなくなり，痰濁が上昇して頭部を混乱させ，清竅を覆い塞いでしまうため，痴呆症が発症する。

血液は，人体の精神活動を支える重要な物質で

5．瘀血内阻

ある。血液の循環は，心，肝，脾の3臓が協力し合うことにより正常に保たれている。したがって心，肝，脾各臓の機能が衰えれば，血液の循環に支障をきたし，血行が渋滞する。これにより瘀血が停滞して脈絡を塞いでしまうと，脳に栄養が届かなくなり，痴呆症が発生する。

【瘀血内阻の原因】

①心気の不足により，血液を循環させることができなくなる。

②肝が疏泄機能を失い，血を貯蔵する機能が働かなくなる。

③脾が運化機能を失い，血をコントロールできなくなる。

『血証論』には「瘀血が内にあれば，譫語して妄想を見る」との記述があるが，老年期に達して精力が衰えたり，また精神的な負担を抱えることによって心を損傷すると，心気が不足して血液の循環がうまくいかなくなる。また気は血を誘導する機能を担っているため，気虚も血液循環を停滞させる要因となる。さらに煩躁，情緒不安定，激怒などによって肝を損傷してしまうと，肝の疏泄機能や蔵血機能が失われ，気が滞って血瘀が発生する。あるいは脾胃の虚弱，栄養不良，悩みを抱えることなどにより脾胃を損傷すると，脾の運化機能と血をコントロールする機能が失われる。

上記は，いずれも体内に瘀血を停滞させる要因となる。瘀血内阻が生じると脈絡を塞いでしまうため，脳に栄養が届かなくなり，痴呆症が発生する。

以上，1～5の項目に痴呆症の証型を分類してきたが，この5項目はさらに虚実に分けることができる。

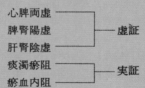

弁証論治

1．心脾両虚
【症状】

○ぼんやりする，懶言，頭暈，目がかすむ——気血両虚により脳に栄養が回らなくなり，髄海が不足して生じる。

○顔面が萎黄色になる——気血が不足して，顔に

中医臨床

図 10-1-36　老年期痴呆症的辨証論治(5)

331

栄養が回らなくなって生じる。
○動悸・怔忡・肢体の痺れ——心の，血脈をコントロールする機能が低下して生じる。
○健忘症・不安感・不眠——心の精神をコントロールする機能が低下して生じる。
○胃もたれ・小食・腹脹・泥状便——脾の運化機能が失調して生じる。
○四肢に力が入らない——脾気虚のために，筋肉や四肢に栄養が行き渡らなくなって生じる。
○舌質淡・苔薄白——気血不足の象である。
○脈細弱——細脈は血虚証，弱脈は気虚証の象である。

【治療原則】健脾養心，補益気血

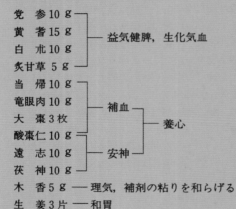

帰脾湯（補気養血，益心健脾）

党　参10ｇ	
黄　耆15ｇ	
白　朮10ｇ	益気健脾，生化気血
炙甘草５ｇ	
当　帰10ｇ	
竜眼肉10ｇ	補血
大　棗３枚	養心
酸棗仁10ｇ	
遠　志10ｇ	安神
茯　神10ｇ	
木　香５ｇ	理気，補剤の粘りを和らげる
生　姜３片	和胃

　本方には益気，補血，安神という３種類の作用がある。益気健脾薬の種類は多いが，本方を用いる目的は，益気することによって血を生産させ，気血の生化機能を活性化することにある。気が旺盛になって血が充足すれば，気血両虚証は改善される。また大量の補剤のなかに木香を加えて理気させたのは，１つには補薬の吸収を促すためであり，さらに補剤の量が多くても重くならないようにするためである。老人の治療であることを顧慮した処方である。

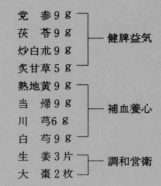

八珍湯（気血双補）

党　参９ｇ	
茯　苓９ｇ	健脾益気
炒白朮９ｇ	
炙甘草５ｇ	
熟地黄９ｇ	
当　帰９ｇ	補血養心
川　芎６ｇ	
白　芍９ｇ	
生　姜３片	調和営衛
大　棗２枚	

　本方は四君子湯と四物湯の２方による合方であり，気血双方を補う効果がある。四君子湯は健脾益気の作用により気虚を治療し，四物湯は補血養心の作用により血虚を治療する。また生姜と大棗は営衛を調和させ，気血を相乗的に増加させるために配合した。本方は気虚，血虚の双方を補いたい場合に適用される。

２．脾腎陽虚

【症状】
○表情に乏しい・精神萎縮——脾腎陽虚で，陰精気血が虚損したために，脳に栄養が届かなくなり生じる。
○毛髪がかさかさになって脱ける——「腎の華は髪にある」といわれているように，腎精の状態が髪に現れている。
○四肢の冷え——腎陽が不足したために，全身を温めることができなくなり生じる。
○倦怠感・涎・顔色がさえない——脾の陽気が虚したために，脾の肌肉を統轄し水湿を運化する機能が低下して生じる。
○胃もたれ・小食・腹脹・泥状便——脾陽が不足したために，脾の運化機能と昇発機能が低下して生じる。
○舌質淡で膨れる・苔白——陽虚の象である。
○脈沈弱——沈脈は病位が体の奥および腎にあることを示し，弱脈は陽気が虚弱なために血液循

图 10-1-37　老年期痴呆症的辨证论治(６)

環が順調でないことを示す。

【治療原則】 温補脾腎

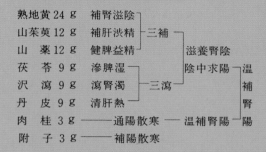

八味地黄丸 （温補腎陽，振奮脾陽）

熟地黄 24 g	補腎滋陰			
山茱萸 12 g	補肝渋精	三補		
山　薬 12 g	健脾益精		滋養腎陰	
茯　苓 9 g	滲脾湿		陰中求陽	温
沢　瀉 9 g	瀉腎濁	三瀉		補
丹　皮 9 g	清肝熱			腎
肉　桂 3 g	通陽散寒	温補腎陽		陽
附　子 3 g	補陽散寒			

　本方は六味地黄丸に肉桂と附子を加えたものであるが，肉桂と附子は主に腎陽を温め補う。六味地黄丸が腎陰を滋養し補うことによってこれを助け，陰中に陽を求めるという目的を達成する。これは『景岳全書』にある「陽を補うには，陰中に陽を求めるとよい。そうすれば陽は陰の助けを借りて，生化作用を維持することができる。また陰を補うには，陽中に陰を求めるとよい。そうすれば陰は陽によって持ち上げられるので，泉のように溢れ出す」という治法にもとづく処方である。上記の薬剤の配合により，陰陽を協調させ，腎陽を温め補うことができる。腎陽が充足すれば，陽気が上昇して脾を温めるため，脾陽を奮い立たせることができる。本方は脾腎陽虚のうち，腎陽虚が重篤である場合に適用される。

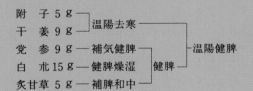

附子理中湯 （温陽健脾）

附　子 5 g	温陽去寒		
干　姜 9 g			
党　参 9 g	補気健脾		温陽健脾
白　朮 15 g	健脾燥湿	健脾	
炙甘草 5 g	補脾和中		

　本方には温陽，健脾という2種類の作用がある。方中の附子は腎陽を温め，干姜は脾陽を温める。また党参，白朮，炙甘草は脾を強化することによって補剤の役割を果たす。これらの薬剤の相乗効

果によって，陽を温め寒を退散させ，益気健脾の作用を生じさせることができる。脾腎の陽が充足すれば，脾腎陽虚証は改善され，老年期痴呆症を治療することができる。本方は脾腎陽虚のうち，脾陽虚傾向が強い場合に適用される。

3．肝腎陰虚

【症状】

○表情に乏しい・不眠・健忘――肝腎陰虚で精血が不足し，脈絡が空虚になり，髄海に栄養が回ってこない。

○頭暈・耳鳴・頬の赤み・煩躁――肝腎陰虚で虚火が炎上したり，肝陽が高ぶる。

○盗汗・五心煩熱――陰虚内熱の象である。

○骨がもろい――腎陰が不足すると，腎の骨を統轄し髄を形成する機能が低下する。

○髪や皮膚がかさかさになる――精血が不足すると頭髪や皮膚を潤すことができなくなる。

○筋肉の痙攣――肝腎陰虚のために虚陽が妄動する。

○舌質紅あるいはかすかに紅い・苔薄く潤いが足りない――陰血が不足したために，舌を潤すことができない。

○脈細弦か数を伴う――細脈は精血が不足していることを示し，弦脈は陰虚陽亢あるいは虚風内動していることを表す。数脈を伴う場合は，陰虚内熱の象である。

【治療原則】 滋補肝腎

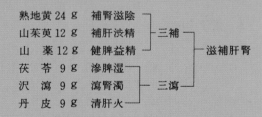

六味地黄丸 （滋補肝腎）

熟地黄 24 g	補腎滋陰		
山茱萸 12 g	補肝渋精	三補	
山　薬 12 g	健脾益精		滋補肝腎
茯　苓 9 g	滲脾湿		
沢　瀉 9 g	瀉腎濁	三瀉	
丹　皮 9 g	清肝火		

　本方は補陰の代表的な方剤であり，主に肝腎を滋養して補う際に用いられるものであるが，脾陰を補う作用も有している。すなわち肝・腎・脾の3臓を補うため，これを三補という。また本方は，

中医臨床

図 10-1-38　老年期痴呆症的辨証論治（7）

三補に三瀉を組み合わせることによって成り立っている。三瀉とは，腎濁を瀉し熟地黄の粘着性を緩和する沢瀉の作用，肝火を清し山茱萸の温の作用を抑える丹皮の作用，脾湿を滲出させることで山薬が脾の運化機能を強化するのを助ける茯苓の作用を指す。三補・三瀉の6つの薬剤が組み合わされることによって，補法と瀉法が統合され，互いの作用を高め合って肝腎を滋養するのである。本方は腎陰虚の傾向が強い場合に適用される。

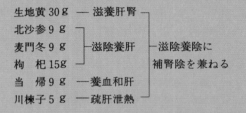

一貫煎（滋陰養肝，補腎陰を加える）

生地黄 30g ── 滋養肝腎
北沙参 9g ┐
麦門冬 9g ├ 滋陰養肝 ─ 滋陰養陰に
枸杞 15g ┘ 補腎陰を兼ねる
当帰 9g ── 養血和肝
川楝子 5g ── 疏肝泄熱

本方には陰と肝を滋養するとともに，腎陰を補う作用があり，肝腎陰虚のなかでも肝陰虚の傾向が強い場合に適用される。方中の生地には肝腎を滋養する作用があり，本方のなかでも主薬と位置づけられる。北沙参，麦門冬，枸杞などの滋陰養肝の作用をもつ薬剤は補薬となって生地の作用を強化し，養陰効果を倍増させる。また当帰は佐薬として養血和肝し，川楝子は使薬として疏肝泄熱するとともに，養陰薬物の粘着性を緩和する。これらの薬剤が協力することによって，肝腎陰虚は改善され，痴呆症を治療することができる。

4. 痰濁瘀阻

【症状】

○ぼんやりする・懶言・意識朦朧・頭になにか被ったように重い──痰濁が上昇して清竅を塞ぐ。
○健忘──心が精神を統轄する機能が低下する。
○嘔吐・悪心──脾虚で湿が脾を束縛するために濁気が上逆する。
○尿閉塞──腎気が虚したために，水湿を気化する機能が低下する。
○泥状便──痰湿が体の奥でつかえているために，

脾の運化機能と腎の二便をコントロールする機能が低下する。
○舌質淡・苔白膩──痰濁が奥で停滞する。
○脈弦滑──弦脈は湿と気が停滞していることを示し，滑脈は痰湿の存在を示す。

【治療原則】滌痰化濁

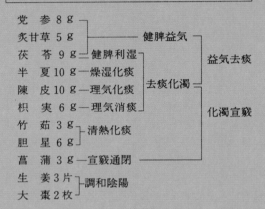

滌痰湯（益気去痰，化濁宣竅）

党参 8g ┐
炙甘草 5g ┤── 健脾益気 ┐
茯苓 9g ── 健脾利湿 │ 益気去痰
半夏 10g ── 燥湿化痰 ┐ │
陳皮 10g ── 理気化痰 ├ 去痰化濁 ┘
枳実 6g ── 理気消痞 ┘
竹茹 3g ┐ 清熱化痰 │ 化濁宣竅
胆星 6g ┘
菖蒲 3g ── 宣竅通閉
生姜 3片 ┐ 調和陰陽
大棗 2枚 ┘

本方は二陳湯に胆星，竹茹，枳実，党参，菖蒲，生姜，大棗を加えたものであり，益気，去痰，宣竅の3つの作用がある。方中の二陳湯には主に燥湿化痰の効果があり，これに党参，茯苓，炙甘草を組み合わせることによって，健脾益気をはかり，化痰する力を増強させる。さらに胆星，竹茹を加えて清熱化痰し，枳実によって陳皮が理気化痰するのを助けるとともに，消痞の役目も果たす。また菖蒲は宣竅通閉し，生姜，大棗は陰陽を調和させて中焦を安定させる。これらの薬剤が組み合わされることによって，益気去痰，化濁宣竅の効果が発揮されるのである。本方の作用により痰が除去され竅が通じれば，痴呆症は改善される。

臨床においては痰の程度や寒熱の違い，あるいはそれらのバランスを考慮したうえで，十味温胆湯や礞石滾痰丸，蘇合香丸，金水六君煎などを加減して用いる。

図 10-1-39　老年期痴呆症的辨证论治（8）

5．瘀血内阻

【症状】

○表情に乏しい・知能低下——瘀血が体深部を塞いでいるため，脈絡が不通になり，脳に栄養が回らない。

○脈絡なく喋り続ける——瘀血が体の奥を掻き乱したために，心の精神をコントロールする機能が低下する。

○驚愕したり恐怖にかられる——心血と肝血の不足。

○時おり煩躁する——瘀血が気機の通行を遮るために，肝の疏泄，条達機能が低下する。

○さめはだ——脈絡が塞がるために，血液の栄養が皮膚まで回らない。

○舌色が暗いか，瘀点，瘀斑がある——瘀血の象である。

○舌苔薄白——気虚の証である場合が多いが，通常は正常な舌苔でもある。

○脈弦渋か細——弦脈は瘀滞があって気機がスムーズに通行していないことを示す。渋脈は血液の循環が滞っていることを表す。また細脈は血虚か血虚に気虚を伴う象である。

【治療原則】 活血化瘀

```
┌─────────────────────────────────┐
│  血府逐瘀湯（活血化瘀）          │
└─────────────────────────────────┘

桃  仁12g ┐
紅  花 9g │
赤  芍 6g ├ 活血去瘀 ─────────┐
川  芎 5g ┘                    │
当  帰 9g ┐                    │
生  地 9g ┴ 養血和血          ├ 活血化瘀
牛  膝 9g ─ 去瘀血，通血脈 ─┤  行気止痛
柴  胡 3g ┐                    │
枳  殻 6g ┤ 疏暢気機，        │
桔  梗 5g ┘ 気が巡れば血も巡る │
甘  草 3g ─ 諸薬を調和する ──┘
```

本方には活血化瘀の効果があり，瘀血に気滞を伴う老年期痴呆症に適用される。活血化瘀の治療を施せば，瘀血は除去され脈絡が通じるため，脳に栄養が届くようになり，知能が回復し，表情も豊かになる。また血液が全身を巡って栄養を供給するようになるため，あらゆる症状が消失する。さらに行気薬を組み合わせれば，肝の条達疏泄機能が回復し，気血を巡らせ，活血化瘀作用を増強させることができる。これらにより，痴呆症の治療に効果を発揮する。

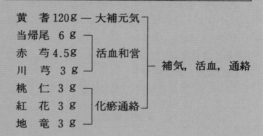

```
┌─────────────────────────────────────┐
│  補陽還五湯（補気，活血，通絡）      │
└─────────────────────────────────────┘

黄  耆120g ─ 大補元気 ┐
当帰尾  6g ┐          │
赤  芍4.5g ┼ 活血和営 ├ 補気，活血，通絡
川  芎 3g ┘          │
桃  仁 3g ┐          │
紅  花 3g ┼ 化瘀通絡 ┘
地  竜 3g ┘
```

本方には補気，活血，通絡の3つの働きがある。組成を見ると，黄耆の量だけがきわだって多い（臨床ではまず30g，60gから始め，効果がなければ増量していく）が，これは同薬物が主薬となって元気を集中的に補うためである。さらに補薬として活血和営の薬品を，佐薬として化瘀通絡の薬物を少量加えれば，気の勢いが強まって血行もよくなる。これにより瘀血が除去され，絡も通じるため，さまざまな症状がしだいに除かれていく。本方は気虚のために血液循環が悪くなっておきた血瘀に適用されるため，気虚血瘀を原因とする痴呆症の治療に用いるとよい。

图 10-1-40　老年期痴呆症的辨证论治（9）

老年期痴呆症のための薬膳

桂元蓮子粥

【組成】

桂元肉 15～30 g，蓮の実 15～30 g，紅棗 5～10 枚，モチゴメ，白砂糖適量

【製法と用法】

蓮の実は芯を取り，紅棗は種を取って，桂元とモチゴメを合わせ，粥にする。食べる時に砂糖を加え，朝食にする。

【効能と適用】

益心養血，扶中健脾。

心陰血虚，脾気虚弱による痴呆症に適用される。

竜眼洋参飲

【組成】

竜眼肉 30 g，西洋参 6 g，白砂糖 3 g

【製法と用法】

3品を碗に入れて蓋をし，水を入れた鍋のなかに置き，ペースト状になるまで繰り返し蒸し，1日に1匙を服用する。

【効能と適用】

養心血，益心気，寧心神。

心の気血両虚による痴呆症に適用される。

枸杞羊腎粥

【組成】

枸杞子 30 g，羊の腎臓 2 対，羊の肉 250 g，葱 1 本，5種類の味の薬味適量，米 50 g

【製法と用法】

まず枸杞子と羊の腎臓，羊の肉，葱と薬味を煮，スープができたら米を入れて粥を作り，朝食に食べる。

【効能と適用】

補腎助陽，填精益髄。

腎の陰陽ともに虚していて，しかも陽虚に偏っている場合に適用される。

地黄粥

【組成】

米 50 g，生の地黄 30 g，酥油（牛や羊の乳からとった油）と白蜜適量

【製法と用法】

生の地黄を薄く切って水で煮，沸騰したら米を加えてさらに煮る。粥ができあがる寸前に酥油と白蜜を加え，朝食に食べる。

【効能と適用】

滋補肝腎，和中益胃。

肝腎陰虚・脾胃不和である場合に適用される。

棗柿餅

【組成】

干し柿 50 g，紅棗 50 g，山茱肉 15 g

【製法と用法】

干し柿はへたを取って適当に切り，紅棗は種を取って割り，山茱肉と一緒に搗き，よく混ぜて炙る。それを粉にし餅を作って食べる。

【効能と適用】

通竅健脾，滋補肝腎。

肝腎陰虚による痴呆症に適用される。

薏米杏仁粥

【組成】

殻を取ったハトムギ 50 g，杏仁（皮と種を取る）10 g，白砂糖適量

【製法と用法】

水にハトムギを入れ，半煮えになったら杏仁を加え，火が通ったら砂糖を加えて食べる。

【効能と適用】

健脾去湿，除痰通痺。

痰濁瘀阻による痴呆症に適用される。

图 10-1-41　老年期痴呆症的辨证论治（10）

336

桃仁粥

【組成】

桃仁（桃の核の中の実。皮尖を取る）10 g，米 50 g，赤砂糖少々

【製法と用法】

桃仁を細かく砕き，米と一緒に煮詰めて粥にする。砂糖を少し加え，朝食に食べる。

【効能と適用】

活血化瘀

瘀血が体内深くに塞がっている場合に適用される。

橘皮飲

【組成】

ミカンの皮（生）15 g，杏仁 10 g，ヘチマ 10 g，白砂糖少々

【製法と用法】

水で 15 分煮てうわずみを取り，砂糖を少し加えて飲む。冬は熱くして，春秋は温め，夏は冷たくして飲む。

【効能と適用】

理気去痰

痰濁瘀阻による痴呆症に適用される。

韮菜炒鮮蝦

【組成】

ニラ（洗って小口切りにする）150 g，生エビ（洗う）250 g，菜種油，化学調味料，食塩適量

【製法と用法】

エビを半分火が通るまで炒め，さらにニラを加えてよく火が通るまで炒める。これに塩と化学調味料を混ぜて食べる。普通 1 週間に 2 〜 3 回作って食べるとよい。

【効能と適用】

温補腎陽，振奮脾陽。

脾腎陽虚による痴呆症に適用される。

黒豆紅花煎

【組成】

黒豆 30 g，紅花 6 g，赤砂糖 30 g

【製法と用法】

黒豆と紅花を水で煮て，豆が煮えたらうわずみを取り，砂糖を加え，1 日 1 〜 2 回飲む。

【効能と適用】

温通血脈，活血化瘀。

瘀血が体内深くに塞がっている場合に適用される。

書 籍 紹 介

『針灸入門 699 問』

森和　監修

本書は原題が『全国中医学院考試題解』とあるように，中国の各中医学院で出題された針灸学の問題集である。中医学院という公的な教育機関が作成した試験問題は，その学校における針灸の授業が，どのような理論水準にあるのか，どのような特徴をもっているか，なにを目指そうとしているのかを端的に示しており，さらには中国の針灸教育がなにに重点をおいてなされているのかを，我々に明らかにしてくれる。

本書の使い方は様々である。実際に自分が解いてみて，どの程度，中医針灸学の知識を習得しているのかを測ってみるのもいいであろうし，各中医学院の試験問題の違いから，各中医学院の特徴を知ることも面白い試みになるであろうし，本書を通じて日中針灸の異同を確認することもまた一興である。

（A 5 判　並製 181 頁 定価：2,500 円　緑書房）

图 10-1-42　老年期痴呆症的辨証论治(11)

（吴翥镗　李秋贵）

七、男性不育治验

见图 10-1-43～图 10-1-46。

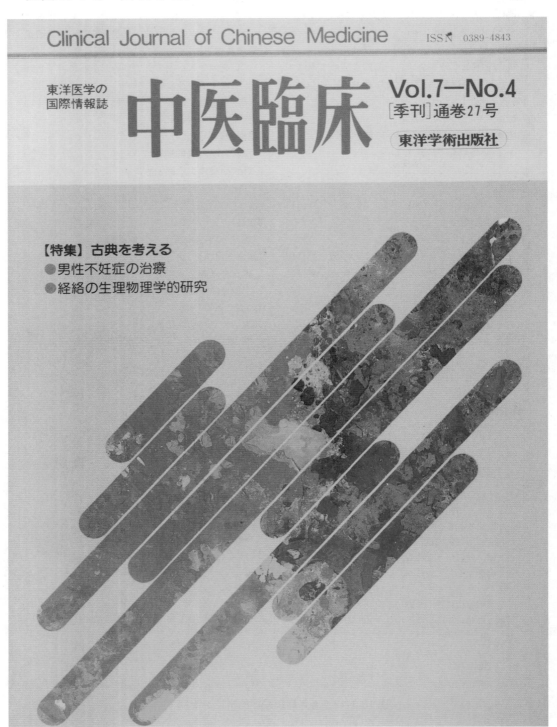

图 10-1-43　男性不育治验（1）

■臨床コーナー

男性不妊症の治験

キーワード　天雄散加減　萆薢分清飲加味　知柏地黄丸　龍胆瀉肝湯

北京医院　李文瑞　李秋貴　張根騰

男性不妊症の原因には，先天的な素質不足によるものと，後天的な疾病によるものがある．本報告では精子減少症，精液不液化症および不射精症の臨床治験を紹介する．

1．精子減少症

精子減少症には2種類あり，一つは精子数が減少するもの（6000万／ml以下の者）あるいは，正常な形態の精子が60％以下の者，もう一つは精子運動率が60％以下の者である．また精液量が2.5ml以下の者も妊孕性に問題がある．これらの患者の多くは正常な性生活を営んでおり，はっきりとした自覚症状を訴えないことが多い．ただ一部の患者は，気力の衰え，無力感，足腰のけだるさ，陰のうの湿冷，精量が少い，精液が稀薄，性欲が淡白等の症状を訴える．この症の多くは腎気虚弱で精髄の不足によるものである．『金匱要略』の血痺虚労篇では，「男子脈浮弱にして渋は子無きなり．精気清冷す」とある．この症の治療は天雄散，烏頭桂枝湯合随証加減で効果を挙げることができる．

〔症例．1〕

程○，男，29才

結婚後2年経過しても不妊なので来院．かつて本院の泌尿器科で検査を受けたが生殖器に異常は無く，妻にも婦人科的疾患はなかった．精液のルーチン検査では精子運動率30％，精子数は3100万／mlであった．自覚的には無力感があり，陰部が冷えて陰のうが縮んでいるという．舌は淡紅，舌苔は薄白，脈は沈細であった．

方剤は天雄散加減：制附子（先煎）10g，桂枝10g，生龍骨30g，白芍10g，小茴香6g，生姜6g，大棗10g，炙甘草10g．

上記の方剤を14日間服用したのちの検査では，精子運動率55％，精子数5400万／ml，奇形精子率3％であった．その後附子を15gに増量して20日間服用すると，精子運動率70％，精子数7700万／ml，奇形精子率9％となった．この時点で陰部が冷えて陰のうが縮むことも軽くなっていた．以後，上方に荔枝核10g，橘核10gを加えて20日余り服用した時点で妻が妊娠していた．

〈考察〉

この症例の場合は，腎陽が不足して陰寒内盛したため精冷清稀をきたし，精子数が減少，あるいは精子の活動が低下して妊娠しなかったのである．方剤は天雄散で，その壮陽助火，温経散寒の作用を利用する．天雄散に生姜，荔枝核，橘核，小茴香等を加え温経散寒の作用を強める．方中の白芍は陰をひきしめて陽を助け，合わせて陽性の薬物が陰を傷害するのを防ぐ．大棗・甘草は諸味を調和し，壮陽祛寒，温散寒邪の効果も発揮する．

2．精液不液化症

精液不液化症とは，精液を体外に排出しても2時間以内に液化しないものをいう．我々は臨床において，男性不妊症では射精後，精液が8～24時間以上たっても液化しないものが多いことを認めた．精液が正常に液化しないことは直接妊娠の成立に影響をおよぼす．この症の多くは腎陽虚弱で

图 10-1-44　男性不育治験（2）

■臨床コーナー

気化が正常でなく湿濁が下注するか，あるいは湿熱が膀胱に下注して精液が粘稠になり清濁が分けられないことによって正常な液化ができなくなったものである．これらの患者の多くは明らかな自覚症状を持っていない．これに対する方剤は『丹溪心法』および『医学心悟』の萆薢分清飲で，これによって温腎化濁と清利膀胱湿熱を計る．

〔症例．2〕

劉○○，男，30才

結婚して3年になるが妊娠しない．精液検査では24時間経過しても液化しなかった．平素，足腰がけだるく力が無い．食欲および大小便正常．舌淡，舌苔白，脈は細．

方剤は『丹溪心法』の萆薢分清飲加味：川萆薢15g，益智仁10g，石菖蒲10g，台烏薬10g，車前子（包）10g，亀板25g，枸杞子15g，猪苓15g，茯苓15g，桑寄生30g，沢瀉13g．

28剤服用後の再診では，病情に明らかな変化は見られなかった．舌淡，舌苔白，脈は細無力．

上記の方剤加減を投与：川萆薢30g，益智仁10g，台烏薬10g，石菖蒲8g，桂枝8g，猪苓15g，沢瀉10g，茯苓15g，車前子（包）18g，黄耆15g，甘草5g．

この方剤を28剤服用後に行った精液検査では精液は正常に液化するようになっており，精子運動率80%，精子数2280万／ml，奇形精子率9%であった．

〈考察〉

この症例の場合は，腎陽が虚弱で湿濁が下注し清濁が分けられないために精液が液化しなかったのである．方剤は『丹溪心法』の萆薢分清飲加味を用いて，温腎通利化濁を計った．初診時の処方では滋補腎陰薬が多すぎて温煦腎陽ができなかったと思われる．再診の段階で，滋陰薬を除き黄耆を加えて気化を助け，桂枝を加えて温経通脈を計ったために効果を挙げることができた．

〔症例．3〕

張○○，男，31才

結婚後3年たっても不妊なので，治療を受けるため夫婦そろって上京してきた．妻には婦人科的検査で異常は認められなかった．患者は平素，小便の色が濃く，ひどい時には尿道に灼熱感があった．舌質は微紅，舌苔は薄微黄で脈は微数であった．精液検査では射精後24時間たっても液化しなかった．

方剤は『医学心悟』の萆薢分清飲加減：川萆薢25g，石菖蒲8g，車前子10g，蓮子心3g，茯苓25g，黄芩10g，黄柏5g，丹参15g，白茅根30g，甘草10g．

帰省して15剤服用後，現地の医院で精液検査を受けさせた．1ヵ月後の手紙では服薬後精液が液化するようになったという．返事の手紙で，その薬をさらに10〜20剤続けるように指示した．翌年の春，患者はわざわざ上京して妻が妊娠したことを報告しに来た．

〈考察〉

この症例の場合は，湿熱が膀胱に下注して長い間蓄積することによって気化作用が失調したため，精液が液化しなくなったものである．程氏の萆薢分清飲加減を用いて膀胱の湿熱を清利し清を分けて濁を化すことによって効果を挙げることができた．症例2と症例3は共に精液が液化しない病例であるが，詳細に弁証すると寒熱の別がある．従って「寒すればこれを温め，熱すればこれを清す」という法則によって治効をそれぞれ挙げることができたと思われる．

3．不射精症

本症は性交時，長い時間勃起はするが射精に致らないもので，当然不妊となる．臨床上，患者は射精しないことの他には明らかな自覚症状が無い者が多いが，少数の患者では性交後1〜3時間してから精液が自然に流れ出ることがある．またいつも遺精して性交時には射精しない例もある．この症は『類証治裁』にある「陰縦収まらず，肝の筋傷れ……強中症，陰茎挙りて衰えず」の範疇に入る．つまり肝腎の陰虚で相火が妄動するか，あるいは肝火が鬱閉して絡道が通じず，陰茎は挙が

中医臨床

图 10-1-45　男性不育治验（3）

るが衰えない状態である．知柏地黄丸か龍胆瀉肝湯で養陰降火，滋水涵木と清肝瀉火を計り証に応じて加減すれば，良い治療効果を得ることが出来る．

〔症例．4〕

楊○○，男，27才

結婚して1年になるが妊娠せず，妻の方には生理的な異常は無く，月経も正常であった．夫婦間の感情はあまり良くなかった．患者は少年の時オナニーの癖があった．また結婚後も性欲は旺盛で，性交時堅く長い時間勃起したが射精はしなかった．性交後1～4時間してから精液が自然に流れ出るという．患者はふだんよく怒り，感情的になり易く時に心がもだえ乱れることがあった．他の症状としては，口が苦い，食欲不振，大便が堅い，小便の色が濃くひどい時には濃いお茶のよう，舌質は微紅，脈は弦細微数．

方剤は知柏地黄丸加減：知母10g，黄柏10g，生地黄25g，懐山薬13g，枸杞子13g，桑椹子15g，茯苓10g，沢瀉10g，路路通10g，白茅根18g．

この方剤を15剤服用した時点で大便がしだいに順調になり，小便の色が清み，心煩とか怒り易いといった症状もしだいに軽快してきた．さらに10剤服用した後には，性交時少しではあるが射精するようになり，性交後2時間して流れ出る精液も少量になった．自分の判断で5日間休薬してからの来院時，本人の訴えによると服薬後気分が爽快になり身体も軽く，食欲が増して大小便も順調になったという．その後上方に女貞子，旱蓮草を各々15g加えて10剤服用させた．それから4ヵ月後に妊娠したという服告があった．

〈考察〉

この症例は肝腎陰虚で相火が妄動し，水が木を涵さないために肝気が絡道に欝閉して，性交時に射精しないものである．この場合には知柏地黄丸加味を用いて滋水涵木，清降相火させるようにすれば水足木疏となって相火は自ずから降りる．さらに路路通，白茅根等を加えて絡道を疏通させ，女貞子，旱蓮草を加えて滋陰降火の作用を強めれ

ば効を挙げることができる．

一部の患者では本虚標実証，つまり肝経の湿熱が絡脈に欝閉することを標，肝腎の陰虚を本として，陰茎は強く勃起して衰えないが正常に射精しないものがある．この時には，まず龍胆瀉肝湯加減を用いて肝経の湿熱を清瀉することを標治として行い，黄膩苔が変化するのを待ってから，知柏地黄丸加味を用いてその本を治せば，去邪正復するので効果を得ることができる．

4．結　語

我々は男性不妊症を治療した結果，中医の「弁証論治」の原則を守り，陰陽の協調を計ることが良い効果を挙げることを確認した．また選方用薬も柔軟な考えのもとに，法則・証に応じたものにすべきである．さらに患者に服薬の必要性を充分に説明し，生活上の注意事項としては「休息」の必要なこと，酒・タバコを止めること，過多な性生活を慎しむこと，食べ過ぎを避けることなどを守らせれば良い治療効果を挙げることが出来る．

訳註）

①精液不液化症……どういう病態を指すのか不明であるが，漿液性の前立腺分泌物とゲル状の精のう分泌液の中で精子が均一化しないことではなかろうか？

原題：男性不育治験
出典：中医雑誌　1985年　第7期

図 10-1-46　男性不育治験(4)

八、降糖抗衰粉治疗老年糖尿病的临床研究

老年糖尿病可分为两类。也就是说,一是老年期(60 岁以上)发病者,其中多数是非胰岛素依赖型糖尿病(NIDDM,又称 2 型糖尿病);在我国总人口中,NIDDM 的患病率为4.0%,高于 2.0%。另一个是进入老年前犯病,老年期继续,病期长,并发症多,病情重。还有少数患者患有胰岛素依赖型糖尿病(IDDM,又称 1 型糖尿病)。在老年的情况下,即使糖尿病患者,对血糖的高低反应也不敏感,如果使用的药不合适,容易引起低血糖。现阶段仍然没有针对老年糖尿病的专门药物。本研究采用中国中药降糖抗衰粉剂治疗老年糖尿病,进行临床效果观察,取得了较为满意的效果。我在这里报告此研究。

1. 一般临床资料 本组 624 例,均为 1993—1997 年北京医院中医科门诊患者和住院患者。男性 318 例,女性 306 例;最小年龄 60 岁,最大年龄 84 岁。其中,60～69 岁者 392例,70～79 岁者 216 例,80～84 岁者 16 例;糖尿病史 5 年或 5 年以内者 187 例,6～10 年以内者 264 例,11～15 年以内者 121 例,16 年以上者 52 例。本组并发症中,周围神经病变者 261 例,视网膜病变者 106 例,肾脏病变者 79 例。

老年糖尿病,空腹血糖上升不明显,主要观察餐后血糖。餐后血糖 200～250mg/dl者 287 例,251～300mg/dl 者 156 例,300mg/dl 以上者 181 例。中医辨证分型,气虚者 193例,阴虚者 145 例,气阴两虚者 286 例,以气阴两虚者占多数。

全部病例均根据 WHO 诊断标准而确诊为糖尿病,其中绝大多数为非胰岛素依赖型糖尿病,仅 3 例为胰岛素依赖型糖尿病。

2. 治疗的观察方法

(1)分组与治疗:本组分为 2 大组和 4 小组。餐后血糖 200～250mg/dl 者 287 例为第一大组,再将其分为 2 个小组,即中药治疗组 144 例,西药对照 1 组 143 例。餐后血糖250mg/dl 以上者 337 例为第二大组。再将其分为 2 个小组,即西药加中药组 168 例,西药对照 2 组 169 例。各小组均在饮食疗法和运动疗法的基础上分别使用相应药物,2 大组内分别进行对比观察。

中药治疗组(144 例):仅使用降糖抗衰粉,每次 6g,一日 2～3 次。

西药对照 1 组(143 例):仅使用达美康(格列齐特),每次 80mg,一日 2～3 次。

西药加中药组(168 例):上述中西药均使用。

西药对照 2 组(169 例):根据病情加用口服降血糖药或注射胰岛素。

(2)治疗时间与方法

观察疗程:1 个月为 1 个疗程,观察 2 个疗程。

观察方法:将第一大组中药治疗组与西药对照 1 组及第二大组西药加中药组与西药对照 2 组,分别在大组内进行对照观察,对于中药的效果进行研究和探索。

(3)观察项目

化验检查:空腹血糖(FBS)、餐后血糖(PBS)、1,5- 脱水葡萄糖醇(1,5-AG)、糖化血红蛋白(HbA1c)、血红蛋白 A(HbA)、24 小时尿糖定量、甘油三酯(TG)、游离胆固醇(FCHO)、高密度脂蛋白(HDL)、血尿素氮(BUN)、肌酐(Cr)、尿微量白蛋白(U-ALb)、尿 N- 乙酰 -β- 葡萄糖苷酶(U-NAG)、尿 α1- 微球蛋白(U-α1M)、尿 β2- 微球蛋白(U-β2M)、超氧

化物歧化酶（SOD）、脂质过氧化物（LPO）、AOR、胰岛素（INS）、C 肽（C-P）、胰岛血糖素、胰岛素抗体、血液流变学等。

仪器检查：眼底、神经传导速度、神经温度感觉、神经运动感觉、心电图、胸片、腹部B 超（超声波诊断仪）等检查项目。

临床症状：饮水、食欲、尿量、消瘦、肥胖、乏力、睡眠、大便、自汗、盗汗、肢体麻痹、视力、舌质、舌苔、脉象等。

本次重点：总结临床症状改善情况及 FBS、1,5-AG、HbA1c、TG、FCHO、BUN、Cr、U-ALb、U-NAG、U-α1M、U-β2M 治疗前后的变化。

3. 疗效标准及结果分析

（1）疗效标准

显效：临床症状基本消失、FBS＜130mg/dl、PBS＜180mg/dl、1,5-AG＞14.0μg/ml、HbA1c 5.5%～6.5%、24 小时尿糖定量＜0.9g/24h；或 FBS、PBS、HbA1c、24 小时尿糖定量等下降和 1,5-AG 上升 30% 以上者。

有效：临床症状明显改善，FBS＜150mg/dl、PBS＜200mg/dl、1,5-AG 10.0～14.0μg/ml、HbA1c 6.6%～7.0%、24 小时尿糖定量 0.9～1.5g/24h；或 FBS、PBS、HbA1c、24 小时尿糖定量等下降和 1,5-AG 上升 20%～30% 者。

无效：临床症状基本无改善，FBS＞150mg/dl、PBS＞200mg/dl、1,5-AG＜10.0μg/ml、HbA1c＞7.0%、24 小时尿糖定量 1.5g/24h 以上；或 FBS、PBS、HbA1c、24 小时尿糖定量等下降和 1,5-AG 上升 20% 以下者。

（2）疗效比较：中药治疗组与西药加中药组综合总有效率分别显著高于西药对照 1 组和 2 组（$P<0.05$）；无效率也分别显著低于西药对照 1 组和 2 组（$P<0.01$）。

（3）临床症状比较：中药治疗组和西药加中药组的总有效率及显效分别高于西药对照 1 组和 2 组（$P<0.05$）；无效率也分别显著降低（$P<0.01$）。

（4）检验指标比较：中药治疗组与西药加中药组疗效优于西药对照 1 组和 2 组。其中，FBS、PBS、1,5-AG、HbA1c 疗效比较观察有显著差异（$P<0.05$）；TG、FCHO 前两组下降显著，后两组下降不显著，但比较观察没有显著差异（$P>0.05$）。

中药治疗组和西药加中药组呈一定下降。与此相比，西药对照 1 组和 2 组没有明显下降。因此，中药治疗组和西药加中药组的疗效分别优于西药对照 1 组和 2 组，但无显著差异（$P>0.05$）。

4. 讨论　老年糖尿病是临床常见病，现阶段依然没有理想的治疗方法和药物。本中心研究开发的"降糖抗衰粉"，具有益气养阴、清热化瘀、抗衰防老的效果。大量临床资料和实验研究结果表明，本药因比较适用于老年糖尿病患者，有可能成为治疗老年糖尿病的理想药物。

（1）本药降血糖作用温和而持久，不发生低血糖反应，可有效预防和治疗糖尿病慢性并发症，同时能消除和改善老年糖尿病的临床症状。实践表明，中药治疗组与西药加中药组的疗效分别优于西药对照 1 组和 2 组。

（2）本品降血糖，不单纯通过刺激胰岛 β 细胞分泌胰岛素而实现，更重要的是提高胰岛素的生物效应，其理由是治疗前后胰岛素水平变化不大。这似乎与使用中药的患者改善了新陈代谢、微循环和总体状况有关。

（3）本品益气养阴、清热化瘀、抗衰防老，调节人体内循环，改善患者的新陈代谢及微循环系统，有降低血糖、胆固醇及尿蛋白的效果。由此，肾的作用得到了改善，发挥了抗衰防老的效果。

（4）"降糖抗衰粉剂"由传统的抗衰防老成分构成，因此认为具有一定的抗衰防老效果。这需要进一步研究。

"降糖抗衰粉剂"的组成为：红参 180g，何首乌 60g，生地黄 80g，天冬 60g，紫河车 60g，莪术 60g，葛根 60g，紫丹参 60g。

（5）在大量临床研究的基础上，进一步开展"降糖抗衰粉剂"的药效机制和临床效果的实验研究。计划 3 月底研究制剂工艺，研究质量控制标准，研究稳定性实验及药理效果和药理学实验。

九、瑞东降糖颗粒的临床应用与实验研究

瑞东降糖颗粒是基于李文瑞数十年从事糖尿病治疗的经验，辨证（中医诊断方法）和辨病（西医诊断方法）相结合，中医药与现代药学和现代医学相结合，在对老年 2 型糖尿病患者症状的研究和认识的基础上，反复进行临床实践，开发出的中药复方制剂（中医药制造方法）。瑞东降糖颗粒由红参、何首乌、生地黄、天冬、紫河车、葛根、丹参等组成，具有益气养阴、清热生津、活血化瘀、抗衰防老之功效，适用于气阴两虚夹瘀的老年 2 型糖尿病患者。

1. 临床研究 本组 144 例老年 2 型糖尿病患者，根据餐后血糖结果分为两大组。即 250mg/dl 及以下者为第一大组；250mg/dl 以上者作为第二大组。第一大组为中药治疗组（瑞东降糖颗粒 6g，日 2 次）和西药对照一组（达美康 80g，日 2 次）；第二大组为西药加中药组（在使用西药的同时加用瑞东降糖颗粒）及西药对照二组（仅使用西药）。治疗 2 个月后，在两大组内进行各组间比较及治疗前比较。

结果显示，中药治疗组和西药加中药组临床总有效率分别高于西药对照一组、二组；无效率也明显低于西药对照一组、二组。再者，在血液流变学、甘油三酯、胆固醇、血尿素氮（BUN）、肌酐（Cr）等检查指标的变化及临床症状的消失、体力的改善、体重的增加或减轻等方面，中药治疗组和西药加中药组分别优于西药对照一组、二组。

2. 药理学研究 瑞东降糖颗粒对链脲佐菌素性糖尿病（STZ-DM）小鼠的药理学研究结果如下。

瑞东降糖颗粒可显著降低 STZ-DM 小鼠血糖，高、中、低剂量组与模型（动物实验）对照组比较有显著差异。

瑞东降糖颗粒对改善 STZ-DM 小鼠血脂代谢障碍的作用显著。血清中为胆固醇（CHO）对于 TG、低密度脂蛋白（LDL）水平的降低，高、中、低剂量组与模型对照组比较，均存在显著差异，但对 HDL 指标无明显影响。

丙二醛（MDA）是氧化过程中非常重要的中间产物，瑞东降糖颗粒对 STZ-DM 小鼠血 MDA 指标有显著降低作用。高、中、低剂量组与模型对照组比较均显示显著差异。说明本制剂具有一定的抗氧化作用。

瑞东降糖颗粒采用现代药学前沿成果,旨在最大限度保留药物的有效成分,有意识地采集处方的各种组成部分,发挥去粗取精的效果。同时,采用最精美的工艺流程,提炼出颗粒量少但功效大的产品。它保留了中药液态的理论特点,减少了服用剂量,方便携带。药效是评价瑞东降糖颗粒的重要途径,有望成为一种现代中药成药。

3. 讨论 本中心研究开发的"瑞东降糖颗粒",具有益气养阴、清热生津、活血化瘀、抗衰防老之功效。144 例临床资料和实验研究说明,该药适用于老年糖尿病患者。对于最高龄糖尿病患者来说,目前可以说是理想的药物。

(1)本药降糖作用和缓而持久,且无低血糖发生,可预防和治疗慢性病并发症,同时在消除或缓解老年人的临床症状方面,中药治疗组和西药加中药组分别优于西药对照一组、二组。

(2)本药的降糖作用并不单纯是刺激胰岛 β 细胞分泌胰岛素,因为经治疗前后观察,发现胰岛素水平变化不大。我们认为,这主要是提高胰岛素生物效应或改善胰岛素抵抗而发挥降血糖作用的。由此说明,与服用中药的患者的新陈代谢、微循环及整体状况等的改善相关。

(3)本药通过益气养阴、清热化瘀、抗衰防老,调节人体内环境,改善患者的代谢状况和微循环系统等,从而发挥降低血糖、甘油三酯、胆固醇和尿蛋白,改善肾功能及抗衰防老等功效。

(4)本药是传统的抗衰防老药物,有一定的抗衰防老作用。关于这个课题有必要继续进行深入研究。

十、糖肾散治疗糖尿病肾病的临床研究

糖尿病肾病(DN)是指慢性高血糖致使一系列新陈代谢紊乱及血流动力学变化而引起的肾脏肾小球硬化症。这是糖尿病患者动辄过早死亡的主要原因。在现阶段,对其的预防和治疗没有理想的手段,也没有适合的药物。

本研究使用中药糖肾散治疗糖尿病肾病,并进行临床实践观察,得出较有效的结论。在这里报告如下。

1. 临床资料 本组 120 例均为北京医院瑞东糖尿病中西医结合研治中心 1993—1997 年病房及门诊患者。男 69 例,女 51 例,年龄最大 81 岁,最年轻 35 岁。其中 15～44 岁 6 例,45～54 岁 33 例,55～64 岁 45 例,65 岁以上 36 例。糖尿病 5 年内 20 例,5～10 年 42 例,10～20 年 46 例,20 年以上 12 例。

本组并发症中,高血压 58 例,视网膜病变 64 例,周围神经病变 48 例,自主神经病变 12 例,心脏病变 24 例。

以上所有病例均为依据 WHO 标准诊断的非胰岛素患者,符合 Mogensen 糖尿病肾病诊断分期标准。其范围内,糖尿病早期肾病患者 49 例,即 6 个月内最少 2 次以上尿微量白蛋白排泄率(UAF)为 20～200μg/min,排除其他尿蛋白增加因素;临床糖尿病肾病患者 71 例,即 24 小时尿蛋白定量超过 0.5g,同样需排除其他尿蛋白增加的因素。中医辨证论治参照中华中医药学会糖尿病分会制定的辨证论治标准。本组病例均为气(指中医全身弥漫的气)阴(富于营养的体内水)两虚、瘀水互结、络脉阻滞之证。症见疲乏无力,腰膝

酸软,口干口渴,或头晕目眩,或视物模糊,肢体麻痛,或下肢微肿,舌体胖、质暗红,舌边尖有瘀斑或瘀点,脉沉细。

本组 120 例患者随机分为中药治疗组和西药对照组,治疗前确认两组的血糖、血压、糖化血红蛋白、肌酐、肌酐清除率,以及年龄、性别、病程、并发症等无显著差异。

2.治疗及观察方法

(1)西药对照组(30 例)

治疗措施:糖尿病教育。

饮食控制:优质低蛋白糖尿病饮食,按标准体重计算总热量 25cal/(kg•d),蛋白质:早期肾病 0.8g/(kg•d),临床肾病 0.6g/(kg•d),高血压水肿患者适量控制盐的摄入。(1cal=4.19J)

控制血糖:糖适平(格列喹酮)30～120mg/d。

控制血压:开博通(卡托普利)25～75mg/d。

(2)中药治疗组(90 例):在西药对照组治疗的基础上,加服糖肾散,每次 6g,日 2 次。糖肾散是由生晒参、猪苓等纯中药精制而成的散剂,4 周为 1 个疗程,全部病例均用 2 个疗程。

(3)观察指标

临床症状分 3 级观察:症状基本消失,症状好转,症状无变化或加重。

观察指标:24 小时尿蛋白定量采用日本产 MA-4210 型尿液分析仪测定,试纸法测定;24 小时尿微量白蛋白测定采用放免分析法,试验盒由中美合资的 DPC 公司提供。血糖采用葡萄糖氧化酶法测定,糖化血红蛋白(HbA1c)采用日本 HA-8121 糖化血红蛋白分析仪测定。血脂[包括总胆固醇(TC)、甘油三酯(TG)、高密度脂蛋白胆固醇(HDL-C)]采用酶学方法测定;肌酐(Cr)、血尿素氮(BUN)采用自动化分析仪测定。尿 $\beta 2$ 微球蛋白($\beta 2M$)采用美国 GAMMA-^{12}C 放免微软分析仪测定,试剂盒由 DPC 公司提供。血液流变学检测采用国产 NXE-1 型锥板式黏度计。血小板聚集率、血小板黏附率分别采用比浊法、玻球法测定。尿 N-乙酰-β-葡萄糖苷酶(NAG)采用全自动生化仪测定,试剂由日方提供。以上项目在治疗前及疗程结束时分别测定 1 次。

3.疗效标准及结果分析

(1)疗效标准

1)显效:症状基本消失,早期肾病微量白蛋白排泄减少至正常水平,临床肾病 24 小时尿蛋白定量减少 1/2 以上;早期肾病内生肌酐清除率恢复至正常水平,临床肾病内生肌酐清除率较前提高 1/2,血肌酐较前下降 1/4;血糖、糖化血红蛋白接近正常值或较前下降 1/3。

2)有效:症状较前好转,但尿蛋白减少不达标,肾功能改善不达标或不稳定;血糖、糖化血红蛋白虽有改善,但未达到显效标准。

3)无效:未达到有效标准。

(2)总疗效:中药治疗组 90 例中,显效 37 例,有效 44 例,无效 9 例,总有效率 90.0%。西药对照组 30 例中,显效 6 例,有效 12 例,无效 12 例,总有效率 60.0%。两组对比,无论是早期肾病还是临床肾病,中药治疗组均明显优于西药对照组($P<0.05$)。

(3)临床症状比较:中药治疗组 90 例治疗后,症状基本消失 63 例,好转 22 例,无变化

5 例，症状改善率为 94.4%。而西药对照组 30 例治疗后，症状基本消失 7 例，好转 11 例，无效 7 例，较前加重 5 例，症状改善率为 60%。提示使用糖肾散的中药治疗组疗效显著优于西药对照组（$P < 0.05$）。

（4）实验室指标比较：糖肾散治疗组，不仅可使糖尿病早期肾病尿微量白蛋白显著减少，而且也可使临床糖尿病肾病尿蛋白显著减少（$P < 0.05$）；西药对照组，也可使早期肾病尿微量白蛋白及临床肾病尿蛋白减少。但疗效相比，中药治疗组显著优于西药对照组（$P < 0.05$）。

本研究表明，2 型糖尿病早期肾病患者的肾小球滤过率升高，但临床肾病患者的肾小球滤过率已经下降。中药糖肾散能显著降低早期肾病异常的内生肌酐清除率（CCr），也能显著升高临床肾病已经下降的 CCr，然后使血肌酐（SCr）显著下降（$P < 0.05$），说明中药糖肾散具有明显改善糖尿病肾病（DN）患者肾功能的作用。单纯西药对照组，早期肾病及临床肾病的 CCr、SCr 均有改善，但统计学处理无显著差异（$P > 0.05$）。两组比较有显著差异（$P < 0.05$）。本组糖尿病肾病治疗前血、尿 β2M 均增高。经糖肾散治疗后，血、尿的 β2M 全部下降（$P < 0.05$）；西药对照组治疗后，血、尿的 β2M 的影响不明显（$P > 0.05$）。两组比较有显著差异（$P < 0.05$），说明在肾脏肾小球滤过及肾小管功能方面，糖肾散治疗组显著优于西药对照组。

两组均降低糖尿病肾病患者的空腹血糖及糖化血红蛋白（HhA1c）（$P < 0.05$），但中西医结合治疗可改善糖代谢，因此中药治疗组优于西药对照组。再者，中药糖肾散治疗组可显著降低总胆固醇、甘油三酯，明显升高高密度脂蛋白胆固醇（HDL-C）（$P < 0.05$）。西药对照组对血脂的影响不明显（$P > 0.05$）。两组比较，中药治疗组在脂代谢方面，调节能力明显优于对照组（$P < 0.05$）。

4. 讨论 糖尿病肾病（DN）是糖尿病的主要并发症，据报道，在糖尿病患者中的发病率为 35%~40%。但目前治疗该病仅限于控制血糖、控制血压及优质低蛋白饮食等常规治疗，没有理想的防治措施，更没有确切的药物可应对。本中心课题组，为了探讨延缓或阻止 DN 肾功能损害的有效手段及药物，总结和分析了大量资料及 DN 临床病例结果。DN 的病机主要是，早期阶段气阴两虚，瘀水互结，络脉阻滞。在治疗方面，以辨证论治为主，可取得较为有效的结果。本文主要讨论用糖肾散治疗糖尿病肾病的临床研究。

（1）研究开发出补气滋阴、活血祛瘀、清热利水、通调络脉的糖肾散（另载相关资料）。

（2）对本组临床病例的研究表明，中药糖肾散组在减轻 DN 患者临床症状，降低血糖、糖化血红蛋白、肌酐、尿蛋白、尿微量白蛋白，调节内生肌酐清除率、β2 微球蛋白、NAG、脂质代谢等方面均优于西药对照组；无论是糖尿病早期肾病还是糖尿病临床肾病，均优于西药对照组。

（3）临床实践表明，糖肾散还具有改善糖代谢、血液流变学、血小板聚集等作用，可以使尿蛋白减少、保护肾脏，从而延缓 DN 患者肾功能损害。

（4）糖肾散治疗 DN 的机制（详见另文）：①改善糖代谢，降低血糖，减少蛋白的非酶糖化；②延缓或减轻早期肾病的高滤过率，减轻对肾的负担，延缓 DN 肾功能减退的自然进程；③改善 DN 血液高凝度，改善肾内微循环，从而延缓 DN 肾功能自然进程。

（5）根据临床研究，改进剂型，尝试制作"糖肾散胶囊"。

（6）进一步扩大临床研究的客观指标，试图充分证明"糖肾散胶囊"治疗 DN 的机制及效果，很有必要。

十一、川芎嗪治疗 2 型糖尿病周围神经病变的初步探索（摘要）

目的：糖尿病周围神经病变的临床表现为肢端疼痛、麻木、瘙痒、穿戴手套和袜子的感觉、皮肤僵硬粗糙、肌肉萎缩等。糖尿病周围神经病变的主要所见有两方面。一是营养神经的小血管病变，二是神经自身病变，但无论是多发性神经病变，还是单发性神经病变，都以缺血改变为基础，与病变的轻重和血糖的高低无关。微血管病变的发生主要与血小板聚集率增高、脂肪代谢紊乱、红细胞变形能力减弱、血栓素 A_2（TXA_2）合成增多、蛋白非酶糖化及山梨糖醇通路活性增高等诸多因素有关。目前，还没有十分有效的治疗药物。川芎嗪是从中药川芎中提取的单体，经结构鉴定为四甲吡嗪。实验研究证明，川芎嗪具有抑制血管平滑肌的收缩，改善微循环流速、流量、口径，解除凝集血小板的作用，可降低血 LDL、提高 HDL、提高红细胞变形能力，选择性抑制 TXA_2 合成酶活性的功能。因此，我们对 31 例 2 型糖尿病周围神经病变（感觉型）患者，在血糖控制稳定的基础上，采用静脉滴注川芎嗪治疗，观察其疗效。

资料与方法：①一般材料：本组患者 31 例，男 10 例，女 21 例，平均年龄 59 岁（44～76 岁）；病程 10 年以上者 11 例，有其他慢性并发症者 21 例；空腹血糖 121～150mg/dl 者 15 例，151～250mg/dl 者 11 例，250mg/dl 以上者 5 例；单纯以饮食控制者 1 例，口服降糖药者 21 例，胰岛素治疗者 9 例。以上患者均无慢性肾脏病变、中毒性疾病及先天性和遗传性疾病史。②治疗方法：用北京第四制药厂生产的川芎嗪注射液，按 5mg/（kg·d）入生理盐水 200～300ml 中静脉滴注，最大剂量每日不超过 360mg，15 日为 1 个疗程，间隔 1～2 日，再行第 2 个疗程。

成就：①临床疗效：临床治愈 1 例（3.2%），显效 4 例（12.9%），有效 26 例（83.9%），无效 0 例，总有效率 100%。用药时间：1 个疗程 25 例，2 个疗程 6 例，平均治疗时间 20 天。效果最快例 3 天。②治疗前后症状、体征、神经传导速度均有变化。随访结果：9 例门诊观察 6 个月，复发者 1 例，但症状较使用川芎嗪前明显减轻。每日服用川芎嗪 100mg，但效果不明显。

结论：静脉滴注川芎嗪的治疗效果主要表现在临床症状消失或改善方面。少数患者治疗后运动神经传导速度（MNCV）明显改善，但大部分患者治疗后 MNCV 与治疗前无明显变化。这可能是因为支配感觉的外周神经主要是小有髓至无髓的神经纤维，MNCV 仅反映大有髓神经纤维的功能而不能直接反映引起临床症状的周围神经组织的功能状态。所以，我们认为静脉滴注川芎嗪是治疗 2 型糖尿病各种慢性并发症，特别是周围神经病变的首选药物之一。

十二、中医药学在中国的地位和作用

中医药学自有文字记载以来已有数千年的历史，是中国优秀文化遗产的重要组成部分。它综合了中华民族长期和疾病作斗争的丰富经验，并且早在两千多年以前就已上升到有效完整理论体系,有独特的和丰富的实践经验。它对中华民族的繁衍昌盛作出了重大贡献。它从未间断地对中国历代人民和世界人民的医疗保健事业作出巨大贡献。事实证明,中医药学确实是一个伟大的宝库。

在当前,中医药学的科学价值日益被世界各国所重视。远在公元前8—前3世纪(春秋战国时期),中国历史上曾经出现了一个"诸子蜂起,百家争鸣"的文化高潮,各种学术思想都达到了一定的高度。在这种客观环境的影响下,许多杰出的医学家们全面总结了春秋战国时期和以前的医学成就,著成了现存最早中医学经典——《黄帝内经》,以朴素唯物论的阴阳五行学说,作为医学理论体系,以此来解释人与自然的关系和人体内部脏腑的相互联系,并在整体观念的原则下,阐明有关病理、诊断、预防、治疗等医学上的一切问题,奠定了中医学的理论基础,又经后世医家演绎、不断补充,从而构成了今天这样丰富多彩的中医学。如东汉伟大的医学家张仲景在《黄帝内经》的理论基础上,创造性地进一步发展了"辨证论治"的法则,著成《伤寒杂病论》(后世分为《伤寒论》和《金匮要略》)。作为一部临床医学著作,除了本身的实用价值外,从另一方面来说,它补充了在此以前已经轶亡的《黄帝外经》(这是一部古代临床医学著作,与古代理论医学著作《黄帝内经》是相对的)的缺憾,这也是一个伟大贡献。金元时代,刘完素、张从正、李杲和朱震亨等四位卓越的医学家,继承了中医学《黄帝内经》理论的传统,并结合具体的时间、地点、对象,各自发表了学术主张,丰富了中医学术。清代又在《黄帝内经》《伤寒杂病论》的基础上,结合当时与以前的各家学说经验,成功地发展了温病学说,使中医对许多急性热病的诊断和治疗更趋完整,这是继《黄帝内经》《伤寒杂病论》之后的又一个伟大成就。由此,我们可以概括地看出中医学体系的形成和发展的渊源。中国数千年来的医学著作,就现有书目记载,当在五六千种以上,这是一笔莫大的财富。此外,散见于经、史、子、集、小说、笔记及道藏佛书中的医学数据,更是随处可得。因为有这许多的医学文献,所以除了足以说明中医学的内容是极其广博之外,还能完全证明中国历代劳动人民在文化创造中是有巨大贡献的。

中国的药物宝库也是极为丰富的,它和其他中医学术一样有着悠久的历史。古典书籍有"神农尝百草,一日而遇七十毒"的记载,这虽然包含一些传说的成分,但另一方面也说明了药物知识是人类在不断的生活实践和与疾病斗争中逐步发展增长的,并说明它的起源和人类的生活有着一定的联系。中国的药物知识约在公元1—2世纪时,便已被著成了专书——《神农本草经》。这本书除载有药物365种外,还总结和肯定了有关药物方面的一些基本规律,因而奠定了中国药物学的基础。公元5—6世纪时,梁代陶弘景在《神农本草经》的基础上,又整理和总结了汉晋以来所增加的药物365种,合计730种。至公元659年,唐政府颁行了《新修本草》,记载药物844种,附图25卷,在药物分类上也较前进步。公元10—12世纪在印刷术进步的影响下,宋政府曾几度修订药物书籍,最后一次于1108年将药物扩充至1746种。公元1578年,伟大的医药学家李时珍撰成《本草纲目》一书,载药1892种,将古代药物作了实地的考察和研究。公元1765年,赵学敏又在《本草纲目》的基础上著成《本草纲目拾遗》一书,补充药物716种。至此,中国药物书籍所载药物已达2608种之多。这些反映了中国劳动人民不断和疾病作斗争的史实,在世界药物领域里,占有重要的地位。

在朴素唯物论和自发辩证法的思想指导下，中国历代劳动人民创造了多种多样的治疗方法，除用药饵内服、外用之外，突出的还有针灸、按摩等医疗技术，反映出中国民族富于创造发明的特点。

中医药学早在周代就已经建立了相当完备的医事制度，特别到了唐代更具完善。随着时代的进步，中医学分科也有发展，至宋代在分科方面已发展为大方脉、风科、小方脉、疮肿兼折伤、眼科、产科、口齿兼咽喉科、针兼灸科、金镞兼书禁科等九科。到元代已分为十三科，分别为大方脉、杂医、小方脉、风、产、眼、口齿、咽喉、正骨、金疮肿、针灸、祝由、禁。明代十三科则为大方脉、小方脉、妇人、疮疡、针灸、眼、口齿、咽喉、伤寒、接骨、金镞、按摩、祝由。清代取消了掺杂迷信成分很大的用于精神治疗的祝由科。至于所有各科，一般在唐代就有了专书，以后又陆续出现了法医学专书，并在各方面都获得很大成果。

中医药学教育事业的设立也是比较早的。在公元 4 世纪时，便已开始注意用学校性质的教育形式来培养医师。至公元 624 年，唐代所设的太医署，其规模发展相当巨大，已组织起比较完善的医学学校，由署令丞掌管，下有博士、助教、医师、针师、按摩师、咒禁师、药园师、医工等，全体工学人员 300 余人。太医署分医和药两分部。医部设医、针、按摩、咒禁等 4 科，医科又分体疗、疮肿、少小、耳目口齿、角法等科，各科都有不同修业年限，并有统一的考试办法。按着这样办医学学校，在世界医学史上是首创。

中医药学不仅对中国历代人民的医疗保健事业发挥了巨大作用，同样对于世界医学也有较大影响。它既有勇敢独创的精神，又能善于吸收外来的先进医药知识，这是中医药学的优良传统之一，也是取得伟大成就的重要条件。如在秦汉时代，已经开始对外交流。公元 562 年，《明堂图》等古典医籍传入日本，成为日本针灸学的先导。特别是隋唐时代，中国医学成为亚洲医学的中心。如朝鲜在公元 541—593 年，设置博士教中国医学；公元 608 年，日本派遣很多留学生到中国来学习医学，并带回大批中国的医药书籍；唐代高僧鉴真应邀至日本传授中国医药技术，日本人民尊之为药王。同时，中医药学在唐代一方面吸收了一些印度的医学理论和经验，另一方面也为印度人民的健康服务。在阿拉伯方面，由于大量采用了中国医学，使中世纪的阿拉伯医学得到显著进步，成为以后欧洲医学发达的基础。如 11 世纪中东医圣阿维森纳的名著《医典》一书中，在脉学和药物部分有很多是中国医药学的内容。16 世纪，中国医学在预防天花方面，由于普遍运用了人痘接种法，取得了很大成就。这种方法于 17 世纪传入俄国、朝鲜和日本。因此，中医药学对世界医药的贡献有不可磨灭的功绩。

综上所述，可以看出中医药学在历史上是有光荣一页的。然而，近代以来中医药的发展却是备受阻挠，部分人不相信中医药也就罢了，甚至还有很多人走向反对中医药、废除中医药的不归路。

日本汉方的产生、发展与中医药学的产生、发展同为一源。中医药学史同日本汉方医学史有酷似之处。日本的汉方医学在明治维新时期的遭遇与同时期中医药学所走的坎坷之途也是极为相似的。

中华人民共和国成立伊始，中国共产党和人民政府就重视中医药学这一伟大宝库。以辩证唯物主义和历史唯物主义的原理，正确地估价了中医药学的科学性和对人民医疗保健事业的伟大作用,并把中医药学事业作为中国社会主义医疗卫生事业的重要组成部分。卫生部门正确地执行了党的团结中西医和继承发扬祖国医药学文化遗产的中医政策,提高了中医药学的政治地位,大大鼓舞了广大中医药人员的积极性,使中医药在医疗预防、防疫接种、妇幼卫生、卫生宣传、防汛救灾、抗旱抗涝、爱国卫生等工作中贡献了巨大的力量。

中医药人员队伍、中医医院、高等中医院校和中医药研究机构的建设在中国共产党和人民政府的正确引领下,有组织有计划地发展壮大起来。

目前,中国中医药人员为 324 266 人。其中,医师 116 865 人,中西医结合高级医师 2 363 人,中药人员 56 121 人。这一批人员,都在各自的工作岗位,辛勤地服务于广大人民。中医药研究机构,除中央设立、设备完善的中医研究院指导中医药学研究工作之外,各省(自治区、直辖市)均相应设立省级、市级中医研究所 46 所,承担各省(自治区、直辖市)的中医药学研究工作。

为了交流中医药学的学术,1979 年 5 月成立中华全国中医学会(1992 年改名为中国中医药学会,2002 年,更名为中华中医药学会),各省市相应建立了省市级中医学会分会和分科学会,积极地开展群众性的中医药学术活动。

目前,全国县及县以上的中医医院为 1 218 所,中医病床为 85 000 多张。此外,全国 95% 以上的西医综合医院、专科医院建立了中医科,其中还设立了中医病床。

为了使人民看病方便,近几年来政府允许中医个人开业。

中医药学教育事业:全国有 23 所高等中医院校,星罗棋布地分设在各省市。各院校分别设有中医系、中药系、针灸推拿系等。学制分别为 6 年制、5 年制、4 年制。目前在校学生为 26 698 人。自 1962 年以来,共毕业 63 753 人。各高等中医学院、有条件的中医医院、中医研究机构已招收硕士研究生、博士研究生。

为了多层次、多渠道地培养中医药人才,除加强上述 23 所高等中医学院教育外,还开展了函授、夜大学、职业大学等教育。社会办学正在兴起,同时还提倡中医带徒弟和鼓励自学成才。

科学研究工作:中医药学的科学研究工作,是在发扬中医特色的过程中进行的。我们的方法,既运用传统的方法——按中医固有的规律进行研究,做到使中医的理论和实践有所开拓,有所创新;同时也运用现代科学的方法,对中医药学的理论和实践进行研究,对中西医结合的规律进行探索,做到有所发现、有所阐明。

很多省市在中医基础理论的研究方面已初步形成了系列。如虚证的研究,已深入到内分泌、免疫、环核苷酸、酶等领域;肾本质的研究提出了肾与丘脑 - 垂体 - 肾上腺皮质、丘脑 - 垂体 - 甲状腺、丘脑 - 垂体 - 性腺等 3 个方面的联系,也就是所谓“三条轴”的理论;对阴虚火旺,已能用客观指标分辨“心火”“肝火”和鉴定治疗效果;关于活血化瘀的研究,已经在探讨其与助阳和滋阴药的关系方面有了新的收获,将血液流变、微循环调节新技术运用于药物研究,并采用了电视录像进行动态记录分析。此外,一些教学、科研单位十分重视四诊客观化研究,如脉诊、舌诊等。针刺麻醉和针刺原理的研究也有新进展。尚有一些中医医院和中医药研究单位,已把电子计算机应用于中医临床和科学研究领域里。

医疗预防方面：全国各地的中医医院运用中医中药治疗肿瘤、肝炎、冠心病、糖尿病、风湿症、急症，以及中西医结合治疗胆石症、硬皮病、脉管炎等一些疑难杂症，都取得可喜成就。有些中医医院，从提高临床疗效着手，积极开展了实验研究，探讨了中医辨证分型的实质研究。目前，全国各地中医医院、中西医结合医院，运用中医中药治疗急症方兴未艾。

中医医院管理方面：全国各地正积极探索符合中医机构特点的管理办法，建立健全具有中医特色的规章制度，同时还加强中医专科医院的建设。

中西医结合方面：中西医结合工作是建设具有中国特色的社会主义卫生事业的一个重要组成部分，是发展中国医学科学的重要途径之一。中西医结合事业，从宏观上来看，长远的总体目标是吸收中西医之长，从互相渗透、取长补短，逐步达到融为一体；从手段、方法的结合逐步达到理论结合，成为新的医学种子，创建中国的新医学派。现阶段这项工作，仅仅是探索的开端，在寻求中西医的异同、二者之长的实践活动中，客观上必然要求中西医都要发展，才能各取其长，使"结合"向前推进。如果任何一方不能发展，甚至萎缩，"结合"也就陷入无源之水、无木之林的被动局面。中西医结合事业在中国兴起和发展，取得了可喜的成就。

中国的中西医结合医疗科研机构，已发展为 28 所。这些机构的设备和人员正在逐渐充实，创造条件。如天津南开医院 30 年坚持中西医结合办院方向，在急腹症的研究方面取得了成功。上海第一医科大学（现复旦大学上海医学院）、武汉医学院（现华中科技大学同济医学院）等相继成立了中西医结合研究所，采用中西医结合治疗急性病、常见病和多发病取得了满意的效果。

在中国实行"对外开放"政策的推动下，广泛开展了中医药学的国际学术交流活动。许多国家邀请中医药专家进行学术交流和讲学。国外医药卫生界人士前来中国考察、学习和进修中医中药与日俱增。世界卫生组织已在中国设立了 6 个传统医学合作中心。通过举办国际针灸培训班为 116 个国家和地区培养了 1 000 多名针灸医师。1984 年，在北京召开了第二届全国针灸针麻学术讨论会，有 52 个国家和地区的 400 多位专家学者前来参加。由中国牵头的世界针灸学会联合会等已在北京成立。以上说明，中医药学在国际上的影响日益扩大，为世界人民的医疗卫生保健事业发挥着越来越重要的作用。

上述中国中医药事业之所以能够发展和取得成就，除中国共产党和人民政府的关怀重视之外，更主要的是，中医药学是中国医疗卫生事业独具的特点和优势，发展中医药学是中国十几亿人民医疗保健的需要，是建设具有中国特色的社会主义医疗卫生事业的需要，是发展中国以至世界医学的需要。由于中医药疗效显著，副作用小，因而深深地扎根于广大人民群众中，一直受到人民的信赖和欢迎。因此，中医中药不管是现在还是将来，仍然是中国人民防病治病的重要手段。《中华人民共和国宪法》规定"发展现代医药和我国传统医药"，这就明确规定了中医药学的地位和作用。

为了进一步提高和发挥中医药学的地位和作用，今后要更加深入探索，更加突出中医药学的优势，使它更好地为中国和世界人民服务。它的优势具体如下：

一是中医药学是在人类历史上产生和形成的四大传统医学之一。随着社会的进步，科学技术的发展，其中有三个古老医学——古印度医学、古埃及医学、古希腊罗马医学，未能经受"第二次浪潮"冲击而逐渐衰落,甚至消亡。唯独中医药学不仅未被冲垮,相反在新技术革命到来之际,越来越受到中国和世界各国的医学界乃至科技界的瞩目,也足以说明独特的中医药学具有丰富的科学优势和强大的科学生命力。

二是中医学将人与自然作为一个系统,将心理和社会也看做一个系统,所谓"天人相应"。心理社会相统一的整体论是中医学在理论医学方面的一大优势。中医学的天、地、人相应的整体论正适应了当代科学综合的趋势。因此,我们要研究这一理论,发挥这一优势,就有可能走在科学发展的综合趋势的前面。

三是以"有诸内,必形诸外"为理论基础的,因时、因地、因人制宜,审证求因,四诊合参,综合分析,辨证论治,是临床医学理论和方法的优势。

四是四时调神,调心与摄生,则被看成是预防医学、养生学方面的优势。

五是从临床各科来看,中医与西医比,仍有自己的很大优势。中医药有一整套适应急性病、慢性病、老年医学、康复医学的养生、气功、按摩、食疗等多种方法,具有明显的科学优势。

可以预测上述中医药学各个方面的优势将会越来越受到医学界、心理学界、环境学界、社会学界以及整个人类的重视。因此,中国的医学界、日本的医学界,特别是中国中医药界、日本的汉方医学界,有志之士携起手来,千方百计地发挥中医药学的优势,使之继续发扬光大,为中国人民和世界人民服务。

当今世界,正处于科学技术飞跃发展,并已经进入"信息社会"的时代,我们在突出发扬中医药学的特色,发挥其优势的同时,还要采取多种形式的发展,充分注意吸收现代多学科的知识和方法的移植和渗透,以促进中医药学术发展,适应未来科学技术的竞争,为人类幸福,为健康长寿,作出新的贡献。

各位先生们,请允许我再简单介绍中国近几年发展中医中药事业的设想。

我们卫生部门,今后5年内,以发展中医药学术为前提,努力提高中医疗效,有计划、有重点、按比例地加快发展中医药和中西医结合各项事业。

今后5年内,将建立起全民所有制为主体,以集体和个体为副的,从中央到地方健全的医疗、预防、教学、科学研究机构,形成较为合理的人才结构,使中医药事业有较大的发展,中医药学术水平有较大的提高,为以后的全面发展奠定基础。

今后5年内,每年拟增加中医病床1.6万张,到1990年病床总数达到平均每千人口有0.15张,到1990年年平均每千人口有中医师0.13人。

调动各方面力量,组织中医药科学研究攻关,在今后5年内,力争在中医治疗急症、肝炎、肿瘤以及中药剂型改革等方面有所突破,充分运用现代科学技术和仪器设备,积极组织多学科研究和写作,在中医辨证规律和诊断客观化的探索以及中西医结合的研究上取得较大进展。

采取有效措施,大力培养中医药人才,继续加强现有的23所高等中医学院建设,扩大招生名额,在发展高等中医药教育的同时,广开学路,多渠道培养中医药专业人才。

与此同时,加强中西医结合工作,继续培训西医学中医人才,办好中西医结合医院和基地的建设,为中西医结合的发展创造条件。

各位先生们,我的发言就要结束了,今天在这里能与各位共聚一堂,交流经验,广交朋友,友好交往,我非常之高兴和愉快。

祝各位先生们身体健康,工作愉快,我的发言完了,谢谢![李文瑞应邀参加1988年5月第39回日本东洋医学会学术总会(东京、大阪)的特别讲演稿。这篇讲演稿的日文稿,大会收留保存]

十三、中医药学简介

中医学自有文字记载以来已有数千年的悠久历史。它综合了中华民族长期和疾病作斗争的丰富经验,并且早在两千多年以前,即已上升到有较完整理论体系的阶段。以后在整个发展过程中,它从未间断地对中国历代人民和世界人民的医疗保健事业作出重大贡献。这是中国的光荣,也是我们足以引为自豪的一份宝贵的民族文化遗产。

远在公元前8—前3世纪(春秋战国时期),中国历史上出现过一个"诸子蜂起,百家争鸣"的文化高潮,各种学术思想都达到了一定高度。在这种客观环境的影响下,许多杰出的医学家们全面地总结了春秋战国时期和以前的医学成就,著成了现存最早中医学经典——《黄帝内经》,以朴素唯物论的阴阳五行学说,作为医学理论体系,以此来解释人与自然的关系和人体内部脏腑的相互联系,并在整体观念的原则下,阐明有关病理、诊断、预防、治疗等医学上的一切问题,从此奠定了中医学的理论基础,指导整个学术思想的发展,历两千余年,一脉相承,不断演绎,不断补充,构成了今天这样丰富多彩的中医学。如东汉伟大的医学家张仲景在《黄帝内经》的理论基础上,创造性地进一步发展了"辨证论治"的法则,著成《伤寒杂病论》(后世分为《伤寒论》和《金匮要略》)。作为一部临床医学著作,除了它本身的实用价值外,从另一方面来说,它补充了此前已经轶亡的《黄帝外经》(这是一部古代临床医学著作,与古代理论医学著作《黄帝内经》是相对的)的缺憾,这也是一个伟大贡献。金元时代,刘完素、张从正、李杲和朱震亨等四位卓越的医学家,继承了中国医学《黄帝内经》理论的传统,并结合具体的时间、地点、对象,各自发表了学术主张,丰富了中医学术。清代又在《黄帝内经》《伤寒杂病论》的基础上,结合当时与以前的各家学说经验,成功地发展了温病学说,使中医对许多急性热病的诊断和治疗更趋完整,这是继《黄帝内经》《伤寒杂病论》之后的又一个伟大的成就。由此我们可以概括地看出中医学体系的形成和发展的渊源。中国数千年来的医学著作,就现有书目记载,当在五六千种以上,这是一笔莫大的财富。此外,散见于经、史、子、集、小说、笔记及道藏佛书中的医学数据,更是随处可得。因为有这许多的医学文献,所以除了足以说明中医学的内容是极其广博之外,还能完全证明中国历代劳动人民在文化创造中是有巨大贡献的。

中国的药物宝库也是极为丰富的,它和其他中医学术一样有着悠久的历史。古典书籍有"神农尝百草,一日而遇七十毒"的记载,这虽然包含一些传说的成分,但另一方面也说明了药物知识是人类在不断的生活实践和与疾病斗争中逐步发展增长的,并说明它的起源和人类的生活有着一定的联系。中国的药物知识约在公元1—2世纪时,便已被著成了专书——《神农本草经》。该书除载有药物365种(内有重复的18种,实得347种)外,还总结和肯定了有关药物方面的一些基本规律,因而奠定了中国药物学的基础。公元5—6世纪时,梁代陶弘景在《神农本草经》的基础上,又整理和总结了汉晋以来所增加的药物 365 种，合计 730 种。至公元 659 年，唐政府颁行了《新修本草》，载药 844 种，附图 25 卷，在药物分类上也较前进步。公元 10—12 世纪在印刷术进步的影响下，宋代政府曾几度修订药物书籍，最后一次（1108 年）将药物扩充至 1 746 种。公元 1578 年，伟大的医学家李时珍撰成《本草纲目》一书，载药 1 892 种，将古代药物作了实地的考察和研究。公元 1765 年，赵学敏又在《本草纲目》的基础上著成《本草纲目拾遗》一书，补充药物 716 种。至此，中国药物书籍所载药物已达 2 608 种之多。这些反映中国了劳动人民不断和疾病作斗争的史实，在世界药物领域里，占有重要的地位。

在朴素唯物论和自发辩证法的思想指导下，中国历代劳动人民创造了多种多样的治疗方法，除利用药饵内服、外用之外，突出的还有针灸、按摩等医疗技术，反映出中国民族富于创造发明的特点。以针灸疗法为例，根据考古学上的资料（砭石、石针），远在石器时代，就有了萌芽，《灵枢》各篇中有关针灸的论述约占 3/4。公元 3 世纪，针灸专著《针灸甲乙经》里已很系统和全面地总结了针灸的理论知识和技术手法等问题。在以后的历代发展中，针灸疗法成为中医学重要内容之一，这在唐以后的医学分科中，表现得非常突出。公元 1027 年，北宋尚药奉御王惟一铸成针灸铜人，依照十四经络的分布，厘定了全身穴位，这可以说是最早的医学教学工具。可惜这一历史文物于 1900 年为日本帝国主义劫掠而去，现存日本东京国立博物院。针灸疗法具有取材简单、收效迅速的特点，因此深为广大人民所喜爱，在群众中享有很高威信，在国际上有很多国家（苏、朝、印、日、德、法、意等）都在从事针灸疗法的研究工作。特别是苏联、朝鲜、蒙古国等兄弟国家，近年来都曾派遣医学专家来中国考察和研究。在现代化医疗器械"经络探测器"发明以后，中医经络学说的根据更加显著，这一中医学所特有的理论体系和医疗技术，将在世界医学领域中放出更大的光芒。至于按摩、气功等疗法，同样有悠久的历史和特殊的疗效。这些独特的医疗方法，在临床上都是行之有效的。这些无可否认的事实，雄辩地说明了中医药学的宝贵价值。

中医药学早在周代便已建立了相当完备的医事制度。当时在天官冢宰的隶属下，设有医师，以管理医药卫生的行政工作，下面有专职治疗疾病的"士"，负责文书记录的"史"，掌管医药器材的"府"和负责役使、看护工作的"徒"等人员。在医学分科方面已有食医（营养医生）、疾医（内科）、疡医（外科）、兽医等 4 科，各科都有一定的工作范围。此外，又规定了每年年终考查医疗成绩的办法，由医师具体掌握材料，作为确定医疗人员待遇的根据。周以后的医事制度和医学分科，随着时代的进步都有所发展，至宋代在分科方面已发展为大方脉、风科、小方脉、疮肿兼折伤、眼科、产科、口齿兼咽喉科、针兼灸科、金镞兼书禁科等九科。到元代已分为十三科，分别为大方脉、杂医、小方脉、风、产、眼、口齿、咽喉、正骨、金疮肿、针灸、祝由、禁。明代十三科则为大方脉、小方脉、妇人、疮疡、针灸、眼、口齿、咽喉、伤寒、接骨、金镞、按摩、祝由。清代取消了掺杂迷信成分很大的用于精神治疗的祝由科。至于所有各科，一般在唐代都已有了专书，以后又陆续出现了法医学专书，并在各方面都获得很大成果。

中医药学教育事业的设立也是非常早的。在公元 4 世纪时，便已开始注意用学校性质的教育形式来培养医师。至公元 624 年，唐代所设的太医署，已发展成为规模相当巨大、组织相当完备的医学学校，由署令丞掌管，下有博士、助教、医师、针师、按摩师、咒禁师、药园师、医工、医生、药园生等，全体工学人员 300 余人。太医署总分医和药两个部分，医部设医、针、按摩、咒禁等 4 科，医科又分体疗、疮肿、少小、耳目口齿、角法等科，各科都有不同的修业年限，并有统一的考试办法。这样规模的医学学校，在世界医学史上是一个首创。

中医药学不仅对中国历代人民的医疗保健事业发挥了巨大作用，同样对于世界医学也有极大影响。既有勇敢的独创精神，又能善于吸收外来的先进医药知识，这是中医药学的优良传统之一，也是取得伟大成就的重要条件。如在秦汉时代，已经开始对外交流。公元 562 年，《明堂图》等古典书籍便传入日本，成为日本针灸学的先导。特别是隋唐时代，中国医学成为亚洲医学的中心。如朝鲜在公元 541—693 年，置博士教授中国医学；公元 608 年，日本派遣很多留学生到中国来学习医学，并带回很多中国的医药书籍；中国唐代高僧鉴真应邀至日本传授中国医药技术，日人尊之为药王。同时，中国医学在唐代一方面吸收了一些印度的医学理论和经验，另一方面也为印度人民的健康服务。在阿拉伯方面，由于大量采用了中国医学，使中世纪的阿拉伯医学得到显著进步，成为以后欧洲医学发达的基础。如 11 世纪中东医圣阿维森纳的名著《医典》一书中，在脉学和药物部分有很多是中国医药学的内容。16 世纪，中国医学在预防天花方面，由于普遍运用了人痘接种法，取得了很大成就。17 世纪，人痘接种法便传至俄国、朝鲜和日本。公元 1688 年（清康熙二十七年），俄国曾派专人来中国学习种痘方法，以后再从俄国传至土耳其和英国，为牛痘接种法的发展开辟了道路。16—17 世纪，日本和欧洲各国把李时珍的《本草纲目》译成拉丁文以及日、法、俄、德、英等国文字，给欧洲药物和植物学的进步以良好影响，并得到国外人士的敬仰。苏联更把李时珍的石像镶嵌在莫斯科大学的壁廊，充分说明苏联人民对中医药学和李时珍的崇敬。综上以观，中医药学对世界医药学的贡献有不可磨灭的功绩。

在中医药学发展的历史上，出现过无数的卓越的医学大家，他们不仅有高超的医疗技术，而且有伟大的理想和优良的品德。这许多光荣传统，值得我们学习和发扬。

公元前 5—前 4 世纪，名医扁鹊（秦越人）首先运用切脉法为人诊治疾病，为后世对于脉学的研究、运用作了良好的开端。他能适应各种不同的情况和群众的需要，执行了内、妇、儿和五官等科的业务。当医名传遍天下时，他毫不自满骄傲，这种谦逊精神是非常可贵的。

汉代伟大的医学家张仲景（公元 2—3 世纪），鉴于当时社会道德沦丧，疾病严重流行，给人民带来了莫大的灾害，因此决心学习医术，以救死扶伤。他在《伤寒杂病论》自序里写道："余每览越人入虢之诊，望齐侯之色，未尝不慨然叹其才秀也，怪当今居世之士，曾不留神医药，精究方术，上以疗君亲之疾，下以救贫贱之厄，中以保身长全，以养其生。但竞逐荣势，企踵权豪，孜孜汲汲，惟名利是务，崇饰其末，忽弃其本，华其外而悴其内。皮之不存，毛将安附焉？"这里充分显示了他的仁爱胸怀。他的不朽巨著《伤寒杂病论》，正确灵活运用了"辨证论治"法则，对后世医学起了极大的指导作用。

三国时期名医华佗，在外科治疗上首先应用全身麻醉方法，给患者进行开腹手术。《后汉书·方术列传·华佗》载："若疾发结于内，针药所不能及者，乃令先以酒服麻沸散，既醉无所觉，因剖破腹背，抽割积聚；若在肠胃，则断截湔洗，除去疾秽，既而缝合，傅以神膏，四五日创愈，一月之间皆平复。"这是世界上应用麻醉法进行腹部手术的最早记载。同时，华佗是一个非常有骨气的医师，不愿为统治者个人服务，甘愿在民间行医。

明代伟大医学家李时珍（1518—1593），在药物学的研究工作上能破除迷信，大胆创造，历时 27 年，以理论和实践相结合的研究方法，总结了明以前的药物知识，写成了一部驰誉国际的伟大著作——《本草纲目》。

明末爱国医家傅山（1607—1684），在明亡以后即奉母入山隐居，以医掩护，进行抗清运动。康熙时，清代统治者曾召他入都诏举为博学鸿词，但他拒不受职，充分表现了坚贞不屈的民族气节。

清代温病学大家叶桂，由于生性聪明，在 10 余岁时即以医名噪乡里，但他始终虚怀若谷，闻有胜于自己的即趋往求教，传说曾先后从过 17 位老师。由于勤学苦修，他在温病学说的理论和诊断治疗等方面有很多贡献。

以上这些著名的医学人物，都有着勤学苦修、钻研创造的精神和救死扶伤、不畏权贵的高尚品格，我们应该很好地继承这些光荣的传统。

由上可知，中医药学在历史上是有着光荣一页的。然而，近代以来中医药的发展却是备受阻挠，部分人不相信中医药也就罢了，甚至还有很多人走向反对中医药、废除中医药的不归路。

伟大的中国共产党和人民政府向来就重视中医药学文化遗产，以辩证唯物主义和历史唯物主义的原理，正确地估计了中医药学的科学性和对人民医疗保健事业的伟大作用。毛主席早在 1944 年便作出了团结中西医的指示。中华人民共和国成立以来，由于中国共产党和人民政府的重视和关怀，卫生部门正确地执行了党的团结中西医和继承发扬中国医药学文化遗产的中医政策，提高了中医的政治地位，大大鼓舞了广大中医药人员的积极性，使 50 万中医队伍在医疗预防、防疫接种、妇幼卫生、卫生宣传、防汛救灾、抗旱抗涝、爱国卫生等工作中，贡献了巨大的力量。特别在 1954 年进一步贯彻了党中央对中医工作的指示以后，全国卫生医药界更掀起了学习中医学的热潮，几年来在这方面取得的成就是史无前例的，使中医学无论在理论上或者在临床上都出现了新的面貌。如经络学说已得到科学的证明，其传导线完全正确；在治疗上经过中西医临床合作，初步总结出的经验，证明中医不但能治疗一般慢性病，就是对某些急慢性传染病也有很高疗效。如中医运用"辨证论治"的原则，治疗流行性乙型脑炎，有显著疗效，目前已在全国各地推广；辽宁省麻风病院用中医治疗 400 多例各种类型的麻风病患者，都有显著疗效；对危害人民健康最大、分布最广的血吸虫病，用中医治疗晚期伴有腹水的患者，有很好疗效；上海市第十一人民医院以白头翁治疗细菌性痢疾，疗效达 100%，且无副作用；河北隆化县以中医秘方治疗现症梅毒，疗效达 100%，在 30 天内消灭了全县的梅毒病患。此外，中医药对白喉、流行性感冒、小儿麻痹症、白内障、妇女月经病、痔漏等几十种病患，都有很好的疗效。这些事例说明，中医药学在社会主义的优越制度下，得以光辉灿烂。我们坚信在党的领导下，通过全国中西医药工作者的紧密合作，不久的将来，一定能使这份宝贵的中医药学遗产，大大地发扬光大，而且一定能实现如《人民日报》社论所指出的"我们应该逐渐创立这样的现代化医学，它应该反映出中国的地理、气候的特点；反映出中国特产的药材的应用特点；反映出中国各族人民的生活和劳动的特点"的远大目标。也正如《人民日报》社论指出的"不仅大大有助于我国人民的保健医疗事业的发展和提高，而且能使世界医学的内容，更加丰富起来"。

中医药学是自然科学的一部分。它从基础到临床，从预防到治疗，有一套完整的基本学说，其中包含着天时、地理、环境等问题。这些问题，在中医药学的领域里，一向被认为是极其重要的一个组成部分。它和医学共同构成了一个完整的理论体系。《黄帝内经》基于阴阳五行、人与自然，对这些问题的一般概念及有关实际运用问题，分别进行了重点论述。由于这些学说牵涉的范围较广，内容也比较繁复，欲求全面掌握，希望同志们在了解《黄帝内经》内容的基础上，再作进一步钻研。

中医药学对于脏腑的认识，其特点是：①综合了生理功能、病理变化以及自然界对人体影响所产生的各种反应；②把脏与脏、腑与腑、脏与腑和脏腑与体表组织器官联系成为一个有机整体；③强调心是五脏六腑的主宰。④营卫气血津液都是维持人体生命活动的重要部分。

经络是中国医学中重要的部分。一般认为，它和针灸学的关系较为密切。实际上，各科临床无一不与这一基础理论知识有关，因为它与五脏六腑、头身肢节等都有关联。没有这一知识，就不能具体认识人体的内在联系，就不能从整体出发去认清疾病。

从《黄帝内经》里面关于"治未病"的记载来看，古代对于预防已经相当重视，汉以后开始有"摄生"这一名称。它所包含的意义主要是注重个人的身体锻炼、精神修养以及随时做好回避外邪侵袭的防御工作等。有关这一方面，之所以称为预防，是因为所采撷的内容，既包括未病预防，也包括已病防治；既包括个人摄生，也包括环境卫生。同时《周易》下经里已有"预防"这一词汇，因此，我们感到用"预防"两字来概括上述内容比较适合。特别要提出来的是，古代的预防学说也是以"人与天地相应"这一观念作为思想指导的，因此所创造的预防方法也特别注重适应自然环境和精神修养两方面，并强调了"正气存内、邪不可干"。这一点我们应该有足够的重视。

致病的原因虽然非常复杂，但总不会超出内因、外因和不内外因等三因的范畴，这是前人的大体归纳。外因以六淫为主，旁及疫疬、伏气；内因则以七情为主；其余饮食劳倦、金刃、跌仆、虫兽、中毒等则列入不内外因范畴。

中医对证候的分类，如果提纲挈领地说，只有外感、内伤两大类；若加以具体划分，则有六经、三焦、营卫气血、脏腑、经络的不同。这些分类方法，虽然各具特点，而总的精神则是一致的。懂得了这些，便可以一隅三反，触类旁通了。

诊断是临证工作中的一个基本环节。中医诊断的方法主要是望、闻、问、切四诊，通过四诊所要得出的结论，就是上面所提到的"阴阳表里寒热虚实"八纲；能够掌握了这些，就可以作出正确的诊断。所以《黄帝内经》在"诊法"方面首先分析了基本精神及其变化，其次介绍了四诊的一般运用方法。

中医在治疗方面首重原则，次重方法。要正确掌握原则，必须有理论根据。《黄帝内经》说："治病必求于本。"含义是很深长的。因此，我们在探求疾病原因，通过辨证作出正确诊断的同时，还必须掌握治疗的规律和方法。这样，才能做到"辨证论治"，才能灵活运用前人经验，发挥自己的智慧。"治疗法则"大致分为内治和外治两大部分。治疗的方法，在中医学术中是极其丰富的，需要有计划、有步骤地探求，特别需要理论与实践的统一，必须在读书时掌握理论原则，在临证时体会原则和运用原则，才能达到"学以致用"和"学用一致"的目的。

中医药学中的药物学有着巨大的成就。它不仅表现在品种繁多、疗效优越方面，同时在收采、炮制、贮藏、服法等方面也有一套非常可贵的经验，而这些经验又与疗效有着莫大关系。尤其是对药物性味功能的认识、配伍的宜忌，充分体现了中国药物学的独特体系。

方剂是药物治病的进一步发展。它的组成配伍有一定规律准绳，前人指出"若夫按病用药，药虽切中，而立方无法，谓之有药无方；或守一方以治病，方虽良善，而其药有一二味与病不相关者，谓之有方无药"。由此可见，古人制方用药必求方中有法，治中有方。因此，方剂组成和配伍、药味剂型的变化，以及分类运用等，都是方剂学的基本知识。懂得了这些，便可以一隅三反，触类旁通了。

"医德"即医师的道德品质。这一问题，中医一贯很重视，有不少令人敬仰的事迹流传后世。通过这些事迹的启发，使历代中医一直保持着"治病救人"的优良传统。当此伟大的社会主义建设和整理发扬中国医学遗产的今天，我们感到必须将祖先们的这些高贵品质和优良传统与学术一起发扬光大，学习他们的刻苦钻研的精神，不计名利和对待患者认真负责的态度，来为社会主义建设事业服务。（李文瑞在 1989 年 3 月应日本浅井利勇院长之邀访问该院的讲演稿）

（李梦琳　李守然）

第二节　韩　国

李文瑞在韩国多地进行医学学术交流演讲。本节摘录"《伤寒杂病论》辨证方法的研究"（中文内容见第一章）和"便秘的辨证论治"（中文内容见第六章）。

一、《伤寒杂病论》辨证方法的研究

见图 10-2-1～图 10-2-10。

西紀 一九六六年一月一日 公報部登錄 마 第29號 隔月刊(創刊一九五四年)
(本誌는 漢方學術研究，臨床治療，通俗家庭醫學，消息報道誌)

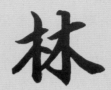

醫 林

EELIM 第199號

主 要 目 次

서 울·醫 林 社 發 行
서울特別市中區會賢洞二街六番地
振替 010017－31－0528893，電話 752－3398番

图 10-2-1 《伤寒杂病论》辨证方法的研究(1)

『傷寒雜病論』의 辨證方法 研究

*李　文　瑞
**申　載　鏞

(*中國・北京醫院中醫科 敎授)
(**譯抄：東國大韓醫科大學 敎授)

醫學 辨證論治의 기본 이론은 『內經』에 기초를 두고 있다. 漢代의 張仲景은 「勤求古訓 博采衆方」이라 하여 이론과 실천을 결합하는 것으로부터 비롯하여 『傷寒雜病論』 1권을 저술하여 理法方藥의 체계를 세웠으니 中醫 辨證論治의 典範을 이루어 놓았다.

宋의 郭雍은 「仲景의 規矩准繩은 간단 명료하여 족히 百世의 스승이다」라고 하였으며, 근대 醫家들 역시 「中醫 辨證論治의 기초를 이룬 不朽의 著作이다」 「비교적 辨證論治의 사상 체계를 완전히 정리했다」 「辨證論治의 大經大法의 근본이다」라고들 했다.

이 저서의 기본 정신은 두 가지 면으로 개괄할 수 있으니, 그 하나는 辨證規律에 관한 것이며, 또 하나는 論治 治則에 관한 것이다. 여기에는 고도의 科學性, 系統性, 實踐性을 지니고 있으며 中醫學的 規範을 이루고 있다.

1. 辨陰陽과 辨標本의 指導 原則

『內經』은 질병의 진단, 치료에 대하여 혹은 辨證論治 과정 중 특별히 陰陽의 辨別을 강조하여 「陰陽은 天地의 道요, 만물의 綱紀며, 變化의 부모요, 생사의 本始며, 神明의 府이니 治病함에 있어서는 반드시 求于本해야 한다」고 하였으니, 求本은 陰陽을 追求 혹 辨別하는 것을 뜻하며, 陰陽의 辨別로써 根本 法則과 指導 原則을 삼아야 함을 설명한 것이다.

辨證論治의 세 가지 단계는 辨陰陽의 思惟 방법으로 일관되니, 診察症候

图 10-2-2 《伤寒杂病论》辨证方法的研究(2)

단계에서는 「察色按脈 先別陰陽」을 강조했으며, 辨證 단계에서는 「審察陰陽 以別柔剛 陽病治陰 陰病治陽」을 중요시했고, 論治 단계에서는 「謹察陰陽所 在而調之 以平爲期」를 강조했다.

사실상 張仲景은 陰陽五行의 哲理로써 指導를 삼고 辨證論治함에 있어 더 많은 발전과 創新을 이룩했다. 『傷寒論』에서는 「六經」으로써 分病의 綱領을 삼고 있는데, 「六經」은 陰陽을 각각 셋으로 분류하여 三陰, 三陽을 이룬 것이니 六經은 陰陽의 변화에서 비롯된 계통 개념인 것이다. 張仲景은 八綱辨 證을 창안했으니 八綱은 陰陽의 발전에서 비롯한 것으로 이른바 「二綱統六 變」이라고 칭하는데, 즉 表裏, 寒熱, 虛實의 여섯 가지 變量과 要素가 陰陽 의 속성을 구체적으로 표현한 것이라 하겠다.

『金匱』에서는 雜病에 대해 五臟辨證의 방법을 쓰고 있는데, 五臟辨證은 五 行과 五臟성을 類比한 하나의 계통 개념이다. 張仲景은 『傷寒雜病論』 중에서 「六經」과 「五臟」의 두 가지 계통 개념을 이론화 시키고 고찰하여 질병의 인 식과 치료의 모형을 세웠으니, 두 가지 계통방법의 萌芽를 이룩했으며 辨證 論治의 계통 模式을 정했다고 하겠다. 이로써 仲景은 陰陽 五行學說에 대하 여 임상 의학에 운용하는 최대의 발전을 이루어 놓았고, 創新과 함께 탁월한 공헌을 하였던 것이다. 『傷寒論』首篇 중에는 「發熱惡寒은 陽에서, 無熱惡寒 은 陰에서 발생한 것이다」라는 강령을 제시하여 陰陽病의 辨別을 지도했으 며, 『金匱』에서는 內傷雜病에 대하여 陰陽으로서 병과 證을 분류하는 강령을 세웠으니, 首篇總論 중에 「陽病十八」이라 하였고, 제3篇에 「陽毒病」「陰毒 病」이라는 병명을, 그리고 「百合病見于陰者 以陽法救之 見于陽者 以陰法救 之」라 하여 證을 분류하는 강령을 세웠다.

陰陽은 대표 사물의 對立, 統一의 모순이라는 양방면이므로 陰陽으로 辨 析하는 방법은 곧, 矛盾分析法이라 하겠다. 辨標本 또한 矛盾分析法의 일종 으로 進一步 發展하여 矛盾과 矛盾方面을 辨別하는 것이다. 病症은 標요 病 因은 本이고, 主症은 本이요 兼症은 標이며, 原發病은 本이요 繼發病은 標 이고, 正氣는 本이요 邪氣는 標이며, 主治는 本이요 兼治는 標이다. 한의학 적 論治의 원칙은 일반적인 상황하에서는 治本을 주로 하거나 그 本을 先治 하지만 특수 상황, 즉 標證이 緊急한 상황하에서는 標를 先治하거나 標本을 兼治한다. 이른바 이것이 「急則治其標 緩則治其本」의 법칙이다. 이것은 標 本이 相移하는 원칙이며, 標本이 相互 易位할 수 있음을 일컫는 것이다. 『傷

— 3 —

图 10-2-3 《伤寒杂病论》辨证方法的研究（3）

寒論』385條에「霍亂 頭痛發熱 身疼痛 熱多欲飲水者 五苓散主之，寒多不用水者 理中丸主之」라 하였으니，일종의 熱霍亂病을 두 개의 證型(方證)으로 분류한 것이며，「熱多欲飲者」란 邪盛이 本이라는 설명인즉，주요 모순 방면은 外邪偏盛인 까닭에 五苓散으로 宣陽化氣하고 驅邪하는 것을 주로 해야 하며，「寒多不用水者」란 正虛가 本이라는 설명인 즉，주요 모순 방면은 正陽偏虛인 까닭에 理中丸으로 溫陽助正하는 것을 주로 해야 하는 것이다.

　『內經』에「夫陰陽逆從標本之道也 小而大 言一而 知百病之害 小而多 淺而博 可以言一而知百也」라 했으니，「道」란 규율，법칙의 뜻이며，따라서 辨陰陽，標本은 각종 질병을 辨함에 있어서 根本法則 혹은 指導性的인 原則이라고 설명할 수 있겠다.

2. 六經 혹 五臟辨證에 의한 定位·定向 방법

　張仲景의 질병 분류에 대한 근원은 『內經』에 있으니，「무릇 邪의 생성은 혹은 陰에서，혹은 陽에서 이루어지니 陽에서 생성한 것은 風雨寒署에서 얻은 것이고 陰에서 생성한 것은 飲食居處 陰陽喜怒에서 얻은 것이다」라고 하여 外邪를 感受하여 이루어진 外感病은 風寒署濕燥火의 六淫의 氣에 손상되었건 혹은 溫熱毒邪에 의한 것이건 막론하고 「傷寒病」으로 통칭했으며 飲食 五味 혹은 喜怒 등 五志에 손상된 內傷病은 「雜病」으로 통칭했다.

　『傷寒雜病論』은 상한병과 잡병의 辨證論治를 논술한 典範인데，原著의 정식 판본은 없고 현재 전해지고 있는 『傷寒論』과 『金匱要略』은 宋治平間에 林億，孫奇가 校定하여 두 권으로 나눈 것이다. 상한병의 辨證 체계는 「六經辨證」이며 잡병의 辨證체계는 「五臟辨證」(일반적으로 臟腑辨證이라 함)이라 할 수 있는데，「六經은 소박한 계통 개념이다」라든지，「六經 체계는 系統方法의 萌芽다」라든지 하는 것을 이미 반복 설명한 바 있듯이 本文에서 중요하게 서술할 「五臟」역시 系統 개념이요，「五臟辨證」역시 소박한 系統方法이라 하겠다.

　소위 계통이란 「相互聯系的，環境發生關系的 各組成 部分의 總體」(見塔朗菲)다. 「五臟」이란 인체라는 有機的 總體에서 整個를 대표하는 것이니，이것은 다섯 개의 相互聯系的 부분을 組成하기 때문이며, 이 다섯 개 부분은 肝, 心, 脾, 肺, 腎 등 五臟을 핵심으로 하는 子系統이다. 각각 子系統은

— 4 —

图 10-2-4 《伤寒杂病论》辨证方法的研究(4)

생리, 병리상 연계되는 아주 밀접한 요소들로 조성되는데, 이 요소들은 臟, 腑, 經絡, 形體, 五官 및 氣, 血, 津液, 精 등 신체 각 기관, 조직과 성분들을 포괄한다. 肝系統에 포괄되는 것은 肝臟, 膽腑, 足厥陰肝經, 足少陽膽經, 筋膜, 血, 目 및 魂 등의 요소들이다. 이들은 相互作用, 相互制約, 相互聯系, 相互影響을 미치며 相同의 특징을 지니고서 일정한 기능을 형성한다. 각 계통은 五行의 相生, 相克, 制化, 規律의 발생과 관계가 있으며, 또 외부 환경, 시간, 공간에 따라 발생하는 相應的 관계를 지니고 있다. 『金匱』에서 말하는 「五邪中人」은 즉 五味, 五志 등이 각각 그 상응하는 장부를 손상시킴을 뜻하니, 까닭에 「五臟病各有所得者愈, 五臟病各有所惡, 各隨其所不喜者爲病」이라는 말이나 또, 「假令肝旺色靑四時各隨其色」 그리고, 「四季脾旺不受邪」 등은 각 계통과 외부 환경의 節氣, 時辰, 氣候 등의 방면과 상응 관계가 있음을 이르는 것이다.

仲景은 內傷雜病을 「五臟」 계통 형식 중에서 관찰하고 치료하려 했으니 이는 곧 五臟系統에 의해 分病, 辨證하고 對證的 方藥을 도출하려 했다고 하겠다. 이 系統方法的 연구원칙은 다방면의 종합 연구이니 整體性, 綜合性, 最優性의 특징을 지니고 있는 것이다.

현존하는 『金匱要略方論』은 仲景의 雜病辨證의 전모를 반영하기는 부족하며 이러한 系統方法的 연구 원칙과 특징을 초보적으로 窺視하는 데 그치고 있다. 『肺痿肺癰咳嗽上氣病脈證治 第七』에서는 肺痿, 肺癰, 咳嗽上氣의 세 종류는 不同의 병으로 파악하고 있는데 소위 同篇의 辨證論治에 예입한 것은 이 세 종류의 병은 모두 肺系統의 병변에 속하기 때문이다. 肺系에 속한다 함은 이들 병변이 모두 肺系統의 肺臟, 鼻咽, 皮毛, 氣道, 衛氣 등의 기능 실조와 유관하기 때문이다. 本篇 2條에 闡述한 肺癰의 病因, 病機說을 보면 「病咳逆 脈之何以知此爲肺癰. ……風中于衛, 呼氣不入, 熱過于營, 吸而不出. 風傷皮毛, 熱傷血脈, 風舍于肺, 其人則咳, 口乾喘滿, 咽燥不渴, 多唾濁沫, 時時振寒」이라 했으니, 이것은 系統의 結構(組成)와 기능 통일 고찰 연구의 원칙을 밝힌 것이라 하겠다. 「腹內寒疝宿食病」과 「嘔吐下痢病」을 脾 혹은 胃에 定位한 것은 脾系統의 기능 실조에 의한 병변에 속하기 때문이며, 「驚悸吐衄下血胸滿瘀血病」을 心·肝에 정위한 것은 이 양 계통이 主神, 主血하는 기능을 실조하여 이루어진 병변에 속하기 때문이니, 雜病의 分篇이 系統의 結構와 기능의 통일적 관계를 충분히 표현한 것을 알 수 있다. 「五臟風

— 5 —

图 10-2-5 《伤寒杂病论》辨证方法的研究(5)

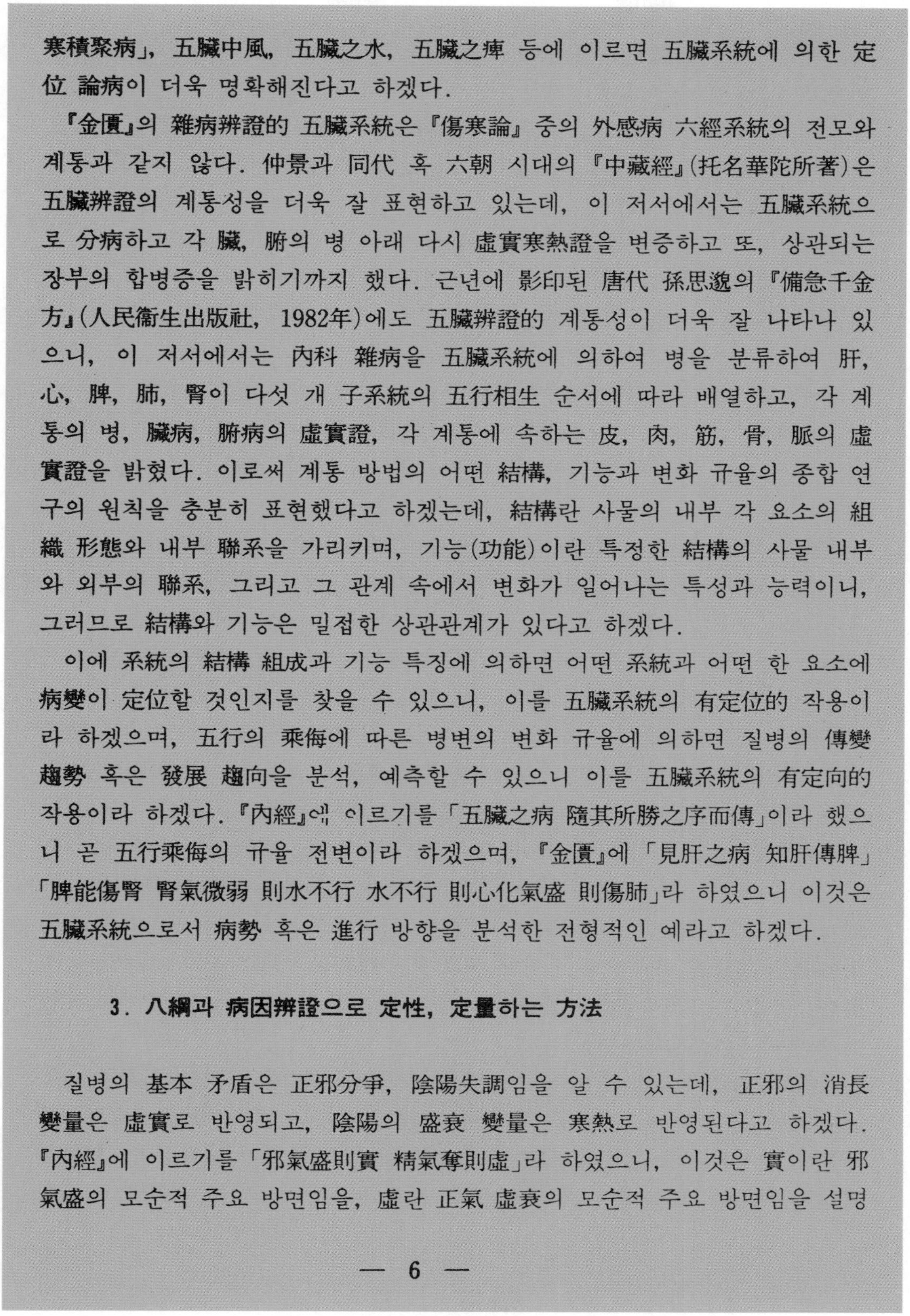

寒積聚病」, 五臟中風, 五臟之水, 五臟之痺 등에 이르면 五臟系統에 의한 定位 論病이 더욱 명확해진다고 하겠다.

『金匱』의 雜病辨證的 五臟系統은 『傷寒論』 중의 外感病 六經系統의 전모와 계통과 같지 않다. 仲景과 同代 혹 六朝 시대의 『中藏經』(托名華陀所著)은 五臟辨證의 계통성을 더욱 잘 표현하고 있는데, 이 저서에서는 五臟系統으로 分病하고 각 臟, 腑의 병 아래 다시 虛實寒熱證을 변증하고 또, 상관되는 장부의 합병증을 밝히기까지 했다. 근년에 影印된 唐代 孫思邈의 『備急千金方』(人民衛生出版社, 1982年)에도 五臟辨證的 계통성이 더욱 잘 나타나 있으니, 이 저서에서는 內科 雜病을 五臟系統에 의하여 병을 분류하여 肝, 心, 脾, 肺, 腎이 다섯 개 子系統의 五行相生 순서에 따라 배열하고, 각 계통의 병, 臟病, 腑病의 虛實證, 각 계통에 속하는 皮, 肉, 筋, 骨, 脈의 虛實證을 밝혔다. 이로써 계통 방법의 어떤 結構, 기능과 변화 규율의 종합 연구의 원칙을 충분히 표현했다고 하겠는데, 結構란 사물의 내부 각 요소의 組織 形態와 내부 聯系를 가리키며, 기능(功能)이란 특정한 結構의 사물 내부와 외부의 聯系, 그리고 그 관계 속에서 변화가 일어나는 특성과 능력이니, 그러므로 結構와 기능은 밀접한 상관관계가 있다고 하겠다.

이에 系統의 結構 組成과 기능 특징에 의하면 어떤 系統과 어떤 한 요소에 病變이 定位할 것인지를 찾을 수 있으니, 이를 五臟系統의 有定位的 작용이라 하겠으며, 五行의 乘侮에 따른 병변의 변화 규율에 의하면 질병의 傳變 趨勢 혹은 發展 趨向을 분석, 예측할 수 있으니 이를 五臟系統의 有定向的 작용이라 하겠다. 『內經』에 이르기를 「五臟之病 隨其所勝之序而傳」이라 했으니 곧 五行乘侮의 규율 전변이라 하겠으며, 『金匱』에 「見肝之病 知肝傳脾」 「脾能傷腎 腎氣微弱 則水不行 水不行 則心化氣盛 則傷肺」라 하였으니 이것은 五臟系統으로서 病勢 혹은 進行 방향을 분석한 전형적인 예라고 하겠다.

3. 八綱과 病因辨證으로 定性, 定量하는 方法

질병의 基本 矛盾은 正邪分爭, 陰陽失調임을 알 수 있는데, 正邪의 消長 變量은 虛實로 반영되고, 陰陽의 盛衰 變量은 寒熱로 반영된다고 하겠다. 『內經』에 이르기를 「邪氣盛則實 精氣奪則虛」라 하였으니, 이것은 實이란 邪氣盛의 모순적 주요 방면임을, 虛란 正氣 虛衰의 모순적 주요 방면임을 설명

— 6 —

图 10-2-6 《伤寒杂病论》辨证方法的研究(6)

한 것이기 때문에 虛實은 正邪라는 주요 모순이 쌍방에서 차지하고 있는 지위에 의함을 알 수 있으며, 이에 의하여 질병의 성질을 판단할 수 있다. 『內經』에서는 특별히 虛實을 강조하여 「百病之生 皆有虛實」「餘聞虛實 移決死生」이라 하였으며, 『金匱』제1조에서는 「經曰 虛虛實實 補不足 損有餘 是其義也 餘臟准此」라 하였다.

『內經』에서는 또 「陽勝則身熱 陰勝則身寒 陽虛則外寒 陰虛則內熱」이라 하였으니, 寒熱이란 陰陽 盛衰의 주요 標志임을 알 수 있다. 그러므로 『傷寒論』은 「發熱惡寒者發于陽 無熱惡寒者發于陰」으로써 陽病과 陰病의 提綱을 삼았으나, 당연히 寒·熱證은 發熱 惡寒의 주요 증상 외에 脈, 舌, 二便 등 기타 증후를 종합 고찰 판단해야 한다. 따라서 寒·熱은 陰陽失調의 기본 모순, 쌍방의 盛 혹 衰의 모순적 주요 방면으로 반영된다고 하겠으니, 이로써 질병의 성질이 陰에 속한 것인가, 陽에 속한 것인가를 판단할 수 있는 것이다.

表裏는 陰陽이라는 兩綱에 속해 있기에 八綱은 陰陽으로 總綱을 삼고 있으며, 또 二綱六變(혹 六要)이라 부르기도 하니, 陰陽 兩綱은 질병의 총체적 속성을 나타내고 表裏란 질병 속성의 두 가지 중요 방면 혹은 變量을 나타낸 것이라 하겠으니, 곧 寒·熱·表는 陽에 속하고 虛·實·裏는 陰에 속하게 되는 것이다. 表裏는 상대적으로 方位 槪念을 말하는 것으로 어떤 一經, 一臟 혹은 一個 部位에 있는가로써 表裏의 양 방면을 구분할 수 있으니, 陽明 系統에서 三陽 중 裏에 속한 것도 또다시 表裏證을 구분하여 白虎湯, 渴根湯證은 陽明表證에 속하게 되고, 三承氣湯證은 陽明系統의 裏證이 되는 것이다. 表裏는 상대 부위를 통과하면서 正邪가 分爭하는 趣向을 반영하는 것이니, 어떤 계통 중의 表證은 일반적으로 邪氣가 輕淺하고 正氣가 較强하여 抗邪가 外出하는 趣向이요, 裏證은 邪氣가 較重하고 正氣가 쇠약하여 사기의 방어력인 御邪가 부족해서 사기가 深入하는 趨勢라 하겠다. 그런 까닭에 表裏는 正邪라는 모순 쌍방의 盛衰의 일종 표현이며, 따라서 八綱 中에서 定性的 작용이 있다고 하겠다.

八綱은 定性的 작용과 동시에 定量的 작용이 있기에 八綱을 二綱이 六要 혹 六變을 통괄한다고 부르는 것이다. 6개 요소란 虛實, 寒熱, 表裏의 6개 變量을 지적하는데 虛實과 寒熱에는 정도의 多少가 있어 微甚한가, 輕重한가 하는 구분이 있을 뿐이지만, 表裏는 表證의 幾分과 裏證의 幾分으로 구별

— 7 —

图 10-2-7 《伤寒杂病论》辨证方法的研究(7)

된다. 張景岳은 虛實의 辨證施治에 대하여 虛하지 않으면 瀉로써 급히 去邪하고, 크게 虛하면 補로써 급히 扶正하며, 微虛微實하면 瀉로써 하고, 甚虛甚實하면 補로써 하며, 二虛一實하면 補中兼瀉하고, 二實一虛하면 瀉中兼補라 하면서 補瀉先後, 兼多兼少, 孰緩孰急, 孰輕孰重을 결정토록 하였는데, 이같은 모호한 定量 분석에 의거하여 처방을 정하고, 用藥의 大小, 輕重, 緩急 등 양적 차별을 두었던 것이다. 『內經』에서 말한 「逆者正治, 從者反治, 從少從多, 觀其事也」, 「氣有多少 病有盛衰 治有緩急 方有大小」 「微者調之 其次平之 盛者奪之」 등등의 정신과 일치한다고 하겠다.

八綱 中 제일 핵심적인 것은 虛實이다. 虛란 正氣 즉, 인체 음양의 氣의 盛衰 혹은 多少에 의해 결정되며 寒熱은 음양 盛衰의 중요한 표현이므로 結合整個의 病人의 체질로부터 종합 판정해야 할 것이다. 實이란 邪氣의 盛을 가리키며, 구체적으로 어떤 邪氣와 속성인지를 가려 病因辨證과 결합해야 할 것이다. 그런 까닭에 八綱의 定性, 定量은 病因辨證 결합이 필요한 것이다. 八綱은 유관 질병의 質量의 각 방면과 因素, 즉 虛實, 寒熱, 表裏의 6가지 變量 分析의 기초 위에서 재결합함으로써 총체적으로 질병의 質과 量을 판정하는 것이니 分析綜合의 좋은 방법이요, 分析結合은 고도의 통일적 質量分析이므로 辨證思惟의 특징을 충분히 표현할 수 있다고 하겠다.

4. 「症－病－證」에 의한 辨證 層次

한의학에서는 整個 진료 과정, 즉 임상 思惟 과정을 파악하는 것을 간략히 불러 「辨證論治」라 한다. 그 중 「辨證」 두 글자는 理性 認識 단계, 즉 임상 推理 혹은 진단 추리 과정의 개괄이다. 때때로 辨證論治가 「理法方藥」의 네 방면을 포괄하기도 하는데 그 중 「理」자가 「辨證」 단계 임상 혹 진단 「推理」 과정을 대표한다. 소위 「辨證」 두 글자로써 추리 과정을 대표하는 것은, 한의학이 질병의 진단에 있어서 病名과 證名을 다 나타내지만 특별히 證名을 강조하기 때문이다. 西醫에서는 病名으로 관찰 증거한 概念性 醫學 實體를 해석하는 것인데, 한의학에서는 病名과 證名을 파악하여 관찰 증거한 개념성 의학 실체를 해석하는 것이다. 일찍이 『內經』에 病名 아래 證名을 分辨하는 사상이 나타나 있으니, 「有病頸癰者, 或 石治之, 或 針灸治之, 而皆己, 甚眞安在 · 歧伯曰 : 此同名異等者也. 夫癰氣之息者 宜以針開除去之, 夫氣盛

— 8 —

图 10-2-8 《伤寒杂病论》辨证方法的研究(8)

血聚者, 宜石而瀉之. 此所謂同病異治也」와 같은 것이다. 이것은 같은 하나의 「頸癰」 병명 아래 「同名異等」에 의거한 분류법을 설명한 것이라 하겠다. 병명 아래 하나의 등급 혹은 層次를 둔 것이 「證」이다. 상술한 頸癰病의 경우 두 개의 證型으로 분류했으니 氣滯證과 血瘀證이며, 이것은 不同說의 病機가 같지 않기 때문인 까닭에 치법도 다르게 되는 것이다. 이것이 同病異證이요, 따라서 「同病異治」의 원칙이 제시되는 것이다.

그러나, 『內頸』 시대에는 질병에 대한 인식이 비교적 粗淺하여 특별한 對證 치료의 方藥이 비교적 적었다(『內經』에 모두 12개 처방). 그러므로 병명 아래 分證하는 원칙은 구체 치료, 주요 辨病論治이니 즉, 진단에 의해 병명을 찾고 對病名의 침 시행 치료를 제시하는 데 불과했다. 그러다가 張仲景의 『傷寒雜病論』 중에서 진일보 발전하여 辨證論治의 사상을 이루었다. 「辨太陽病脈證并治」 혹 「水氣病脈證并治」 등의 경우 우선 병명을 확정하고 병명 아래 不同의 脈症 문헌에 의거하여 不同의 證型을 分辨하고, 끝으로 證名에 의거하여 治法, 組織方藥을 확정하였으니, 太陽病 風寒表實證에는 辛溫發汗法으로써 麻黃物을 選用하고, 太陽病 風寒表虛證에는 辛溫解肌法으로써 桂枝湯을 選用하도록 한 것과 같으며, 따라서 「方隨證立」에 의해 때때로 麻黃湯證, 桂枝湯證이라고 하였다.

이로써 病名과 證名이 질병에 대한 현상 진행 개괄, 추상의 두 가지 개념임을 알 수 있으며, 列寧說에 「人的思想由現象到本質, 由所謂初級的本質到二級的本質, 這樣不斷地加深下法, 以至無窮」(『列寧全集』 33卷 278項)이라 했듯이 병명과 證名은 질병 현상 진행에 대한 본질성적 추상과 개괄이며, 病名은 初級의 本質的 抽象인 반면 證名은 二級의 本質 抽象인 것이다. 다시 말해 한의학에서의 病名이란 抽象的 개념 곧, 初級的 抽象이라면 證名은 具體的 개념, 곧 「題高 一級的 抽象」인 것이다. 思惟科學이나 邏輯學에 의한 분석에 따르면 한의학의 「辨病」은 보통 思惟에 상당하며 「辨證」은 「辨證思惟」에 상당하는 것이다. 보통 사유와 변증사유는 일정한 사물의 진행을 인식할 때의 思惟, 發展의 두 단계이다. 感性 認識(「表象 중의 具體」, 症征 혹 症候와 같음)을 따라 抽象 槪念(病名과 같음)의 단계에 도달하는 것을 사유의 제1條 도로라 부르며, 「完整的 表象 蒸發의 抽象的 規定」의 단계라 설명하고 이것이 보통 사유의 단계다. 한편 抽象 槪念에 따른 思惟가 진일보 상승하여 具體 槪念(證名과 같음)의 단계에 도달하는 것을 사유의 제2條 도로

— 9 —

图 10-2-9 《伤寒杂病论》辨证方法的研究(9)

라 부르며,「抽象的 規定이 思惟 行程中 具體的 再現에 이른 것」이라 설명하고 이것이 辨證 思惟의 단계다. 이로써「證名」(혹은 證型)의 辨別, 辨證 思惟의 특징, 한의학이 西醫와 다른 점 등을 알 수 있으며, 그런 까닭에 이러한 한의학의 整個 臨床思惟의 과정을「辨證論治」라고 간략하게 칭한다. 이것은 한의학에 있어 임상의학의 특색 가운데 하나를 표현한 것이다. 이상으로 우리는 한의학 진단 추리의 과정을 파악할 수 있으며, 사유 형식의 두 단계를 알 수 있으니 우선 感性 症候的 辨析을 통해 抽象概念의 단계—辨病에 이르고, 다시 진일보 상승하여 具體 概念의 단계—辨證에 이르고 있다는 것이다. 소위「症—病—證」즉,「辨症—辨病—辨證」으로 파악되는 한의학 임상 추리 혹은 辨證的 層次인 것이다.

　총괄컨대,『傷寒雜病論』중의 제일 주요한 辨證方法의 分析 研究를 통해서 각종 辨證方法의 性質, 作用과 상호 關係를 알아 볼 수 있으니, 辨陰陽·辨標本의 矛盾 分析法으로 指導 原則을 傷寒病 六經辨證·雜病 五臟辨證의 系統的 방법으로 定位·定向의 방법을, 八綱辨證과 病因辨證의 分析 綜合 方法으로 定性·定量의 분석을,「辨症—辨病—辨證」의 層次 分析으로써 임상 推理 形式 혹은 辨證的 層次를 알게 되는 것이다. 이들 여러 辨證方法은 독자적, 그리고 상호 결합하여 辨證論治의 完整體系를 이루게 된다.

　우리는 이들 體系의 깊은 연구로 中醫辨證論治 統一模式의 規矩와 病證 規範化의 准繩을 이루어야 할 것이다.

(p.77面에서 繼續)

補氣 養血 祛風 散寒 淸熱 滲濕의 藥物을 使用하여 免疫機能과 抗炎作用을 調整하였다고 생각한다.

參 考 文 獻

(1) 方麗 等：臨床皮膚科雜誌(2)75, 1982.
(2) 趙文立 等：中醫雜誌(11)37, 1984.
(3) 張家散 等：浙江中醫雜誌(9)402, 1986.

— 10 —

图 10-2-10　《伤寒杂病论》辨证方法的研究(10)

二、便秘的辨证论治

见图 10-2-11～图 10-2-28。

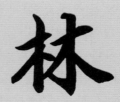

图 10-2-11　便秘的辨证论治（1）

便祕의 辨證論治(1)

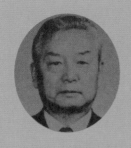

李　文　瑞
（中國·北京醫院中醫科 敎授）

　便祕는 糞便이 腸管內에 너무 오래 머물러 있어서 排便周期가 延長되며, 便質이 건조하고 단단하여 排便이 어려운 것을 말하며, 또는 오래 머물러 있지 않아도 排便이 곤란한 것을 가리킨다.
　『素問』에서는 "後不利" "大便難"이라 하였고, 『傷寒論』에서는 "大便難" 外에도 "脾約" "不大便" "不更衣" "大便硬" "燥屎" "胃實" "陰結" "陽結"이라고 하였으며, 『金匱要略』에서는 "大便堅"이라고 하였다. 後世 醫家들은 "大便祕" "虛祕" "氣祕" "熱祕" "寒祕" "濕祕" "大便祕結" "大便燥結"등으로 불렀다.

1. 沿 革

　『內經』에서는 便祕가 脾受寒濕과 有關하다고 보아 『素問·至眞要大論』에서 "太陰司天, 濕淫所勝……大便難"이라 하였고, 熱邪內鬱과도 有關하다고 보아 『素問·擧痛論』에서 "熱氣留于小腸, 腸中痛, 痺熱焦渴, 則堅乾不得出, 故痛而閉不通矣"라고 했다.
　漢代 張仲景의 『傷寒論』에서는 便祕에 대해 "其脈浮而數, 能食, 不大便者, 此爲實, 名曰陽結也. 其脈沈而遲, 不能食, 身體重, 大便反硬, 名曰陰結也"라고 하였는데, 이는 便祕를 陽結과 陰結로 兩分하여 陽結者는 대개 實祕에 속하고 陰結者는 대개 虛祕에 속한다고 한 것이다. 後世에 와서도 本證(便祕)에 대해 여러 가지로 분류를 하였지만 결국 陽結 陰結 虛實의 범주를

— 93 —

图 10-2-12　便秘的辨证论治(2)

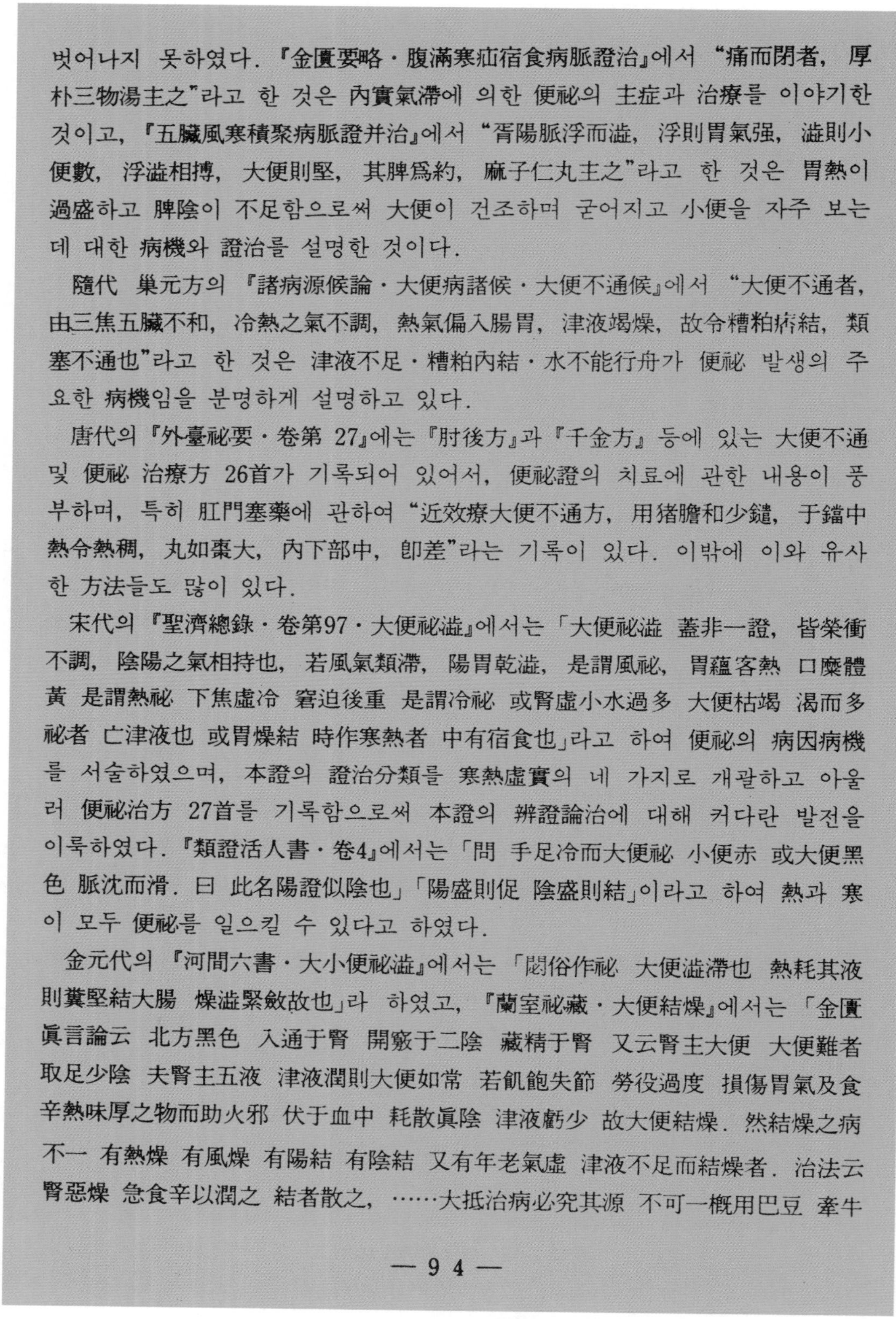

벗어나지 못하였다.『金匱要略·腹滿寒疝宿食病脈證治』에서 "痛而閉者, 厚朴三物湯主之"라고 한 것은 內實氣滯에 의한 便祕의 主症과 治療를 이야기한 것이고, 『五臟風寒積聚病脈證并治』에서 "胃陽脈浮而澁, 浮則胃氣强, 澁則小便數, 浮澁相搏, 大便則堅, 其脾爲約, 麻子仁丸主之"라고 한 것은 胃熱이 過盛하고 脾陰이 不足함으로써 大便이 건조하며 굳어지고 小便을 자주 보는데 대한 病機와 證治를 설명한 것이다.

隨代 巢元方의 『諸病源候論·大便病諸候·大便不通候』에서 "大便不通者, 由三焦五臟不和, 冷熱之氣不調, 熱氣偏入腸胃, 津液竭燥, 故令糟粕痞結, 壅塞不通也"라고 한 것은 津液不足·糟粕內結·水不能行舟가 便祕 발생의 주요한 病機임을 분명하게 설명하고 있다.

唐代의『外臺祕要·卷第 27』에는『肘後方』과『千金方』등에 있는 大便不通 및 便祕 治療方 26首가 기록되어 있어서, 便祕證의 치료에 관한 내용이 풍부하며, 특히 肛門塞藥에 관하여 "近效療大便不通方, 用猪膽和少鹽, 于鐺中熱令熱稠, 丸如棗大, 內下部中, 卽差"라는 기록이 있다. 이밖에 이와 유사한 方法들도 많이 있다.

宋代의『聖濟總錄·卷第97·大便祕澁』에서는「大便祕澁 蓋非一證, 皆榮衛不調, 陰陽之氣相持也, 若風氣壅滯, 陽胃乾澁, 是謂風祕, 胃蘊客熱 口糜體黃 是謂熱祕 下焦虛冷 窘迫後重 是謂冷祕 或腎虛小水過多 大便枯竭 渴而多祕者 亡津液也 或胃燥結 時作寒熱者 中有宿食也」라고 하여 便祕의 病因病機를 서술하였으며, 本證의 證治分類를 寒熱虛實의 네 가지로 개괄하고 아울러 便祕治方 27首를 기록함으로써 本證의 辨證論治에 대해 커다란 발전을 이룩하였다. 『類證活人書·卷4』에서는「問 手足冷而大便祕 小便赤 或大便黑色 脈沈而滑. 曰 此名陽證似陰也」「陽盛則促 陰盛則結」이라고 하여 熱과 寒이 모두 便祕를 일으킬 수 있다고 하였다.

金元代의『河間六書·大小便祕澁』에서는「閟俗作祕 大便澁滯也 熱耗其液則糞堅結大腸 燥澁緊斂故也」라 하였고, 『蘭室祕藏·大便結燥』에서는「金匱眞言論云 北方黑色 入通于腎 開竅于二陰 藏精于腎 又云腎主大便 大便難者取足少陰 夫腎主五液 津液潤則大便如常 若飢飽失節 勞役過度 損傷胃氣及食辛熱味厚之物而助火邪 伏于血中 耗散眞陰 津液虧少 故大便結燥. 然結燥之病不一 有熱燥 有風燥 有陽結 有陰結 又有年老氣虛 津液不足而結燥者. 治法云 腎惡燥 急食辛以潤之 結者散之, ……大抵治病必究其源 不可一槪用巴豆 牽牛

图 10-2-13　便秘的辨证论治(3)

之類下之　損其津液　燥結愈甚」이라고　하여　腎陰虧損을　매우　중요시하였다.
『丹溪心法・燥結』에서는「燥結血少不能潤澤　理宜養陰」이라　하여　便祕가　血少에서　비롯됨을　이야기하였고, 아울러「腸胃受風　涸燥祕澁　此證以風氣蓄而得之」라고　하였으며, 치료상으로는　攻下法을　妄用하지　말라는　뜻으로 "如妄以峻利藥逐之　則津液走　氣血耗　雖暫通而卽祕矣"라고　하였다.

明代　李中樟의『醫宗必讀・大便不通』에서도「每見江湖方士　輕用硝黃者十傷四五　輕用巴豆者十傷七八　不可不謹也　或久而愈結　或變爲肺痿吐膿血　或飮食不進而死」라고　하여　攻下法을　妄用하는　害를　지적하였다.

張景岳이　이야기한　便祕理法은　비교적　簡明한데, 그는『景岳全書・祕結』에서「祕結一證　在古方書有虛祕　風祕　氣祕　熱祕　寒祕　濕祕等說. 而李東垣又有熱燥　風燥　陽結　陰結之說　此其立名太煩　又無確據　不得其要而從滋疑惑　不無爲臨證之害也　不知此證之當辨者惟二　則曰陰結　陽結而盡之矣. 蓋陽結者邪有餘　宜攻宜瀉者也, 陰結者　正不足　宜補宜滋者也……有火者便是陽結　無火者便是陰結」「凡下焦陽虛則陽氣不行　陽氣不行則不能傳送而陰凝于下　此陽虛而陰結也」라고　하였다.

『證治要訣・大便祕』에서는「風祕之病　由風搏肺臟　傳于大腸　故傳化難, 或其人素有風病者　亦多有祕　宜小續命湯……冷祕由冷氣積于腸胃　凝陰固結　津液不通　胃道祕塞……氣祕由于氣不升降　穀氣不行　其人多噫　宜蘇子降氣湯. ……熱祕　面赤身熱　脹胃脹悶　時欲得冷　或口舌生瘡　此由大腸熱結　宜四順清涼飮……」「又有老人津液乾燥　是名虛證　婦人分產亡血　及發汗利小便　病後血氣未復　皆能作祕　俱宜麻仁丸」이라고　하여　證治가　明確하게　서술되어　있으니　참고가　될　것이다.

『醫學正傳・祕結論』에서는「原其所由　皆房勞過度　飮食失常　或恣飮酒漿　過食辛熱飮食之火起于脾胃　淫欲之火起于命門　以致火盛水虧　津液不生　故傳道失常　漸成結燥之證」이라고　하여　本證의　部分的　病因을　분명히　제시하였다. 『醫學入門・大便燥結』에서는 "燥屬少陰津液不足　辛以潤之　結屬太陰有燥糞　苦以瀉之"라고　하였으며, 이와　함께 "虫積" "七情氣閉" "痰滯不通" "藥石毒" "臟寒" "血液枯" 등이　모두　便祕를　일으킬　수　있다고　함으로써　便祕에　대한　病因學說을　충실하게　하였다.

清代　李用粹의『證治滙補・祕結』에서는「如少陰不得大便　以辛潤之, 太陰不得大便　以苦泄之, 陽結者清之, 陰結者溫之, 氣滯者疏導之, 津少者滋潤之.

— 9 5 —

图 10-2-14　便秘的辨证论治（4）

大抵以養血清熱爲先 急攻通下爲次」라고 하여 便祕의 치료원칙을 類別로 나누어 서술하였다.

『張氏醫通·大便不通』에서는 「古方治老人燥結 多用蓯蓉 不知胃氣虛者 下口卽作嘔吐 肥人胃中多有痰濕 尤非所宜 惟命門火衰 開闔失職者 方可合劑"하고 하여 老年者의 便祕는 무조건 腎虛에 따라 다스리지 말고 환자의 구체적인 증상에 근거하여 치료하라고 하였다. 또한 「其猪膽導非傷寒邪熱 不可輕試 病人胃氣虛者 用之往往有呃逆之虞 不可不愼」이라고 하여 肛門塞藥 역시 病情에 근거하여 치료하되 一時에 快差하기를 바라지 말 것을 강조하였다. 以上의 내용은 張氏가 便祕의 辨證論治에 대해서 매우 미세한 데까지 주의하였으며, 특히 胃氣의 强弱을 중시했음을 증명한다. 臨床에서는 往往 誤治나 기타 원인에 의해 脾胃가 虛弱해짐으로써 習慣性 便祕를 이루는 例가 있는데, 이 때에는 일반적인 치료로는 효과가 없으니 脾胃를 調理하는 방법을 써서 치료해야 한다.

『醫學心悟·大便不通』에서는 本證을 "實閉 虛閉 熱祕 冷祕" 4가지로 分類하였으며, 各 類型의 症狀과 治法 및 方藥까지도 열거해 놓았다. 『類證治裁·二便不通』에서는 便祕의 脈·因·證·治에 대해 매우 상세한 설명을 하였고 分類도 자세하며 확실한 方藥까지 열거함으로써 便祕 치료에 관해 중요한 참고 가치가 있게 되었다.

2. 範 圍

中醫學의 便祕證은 急性病이나 內傷雜病 또는 外科疾患에 의해서도 일어날 수 있다. 本文에서 論하는 便祕는 현대의학적인 習慣性 便祕와 全身衰弱에 의해 排便力이 약해져서 오는 便祕, 胃腸神經症과 腸炎의 회복기에 腸蠕動이 약해져서 오는 便祕, 肛裂 痔瘡 直腸炎과 같은 肛門直腸疾患에 의한 便祕, 어떠한 藥物에 의한 便祕 등을 포괄한다.

3. 病因病機

正常人은 음식물이 胃에 들어가면 胃의 腐熟作用과 脾의 運化作用을 거쳐 精微成分이 흡수되고 난 후 찌꺼기인 糟粕은 大腸을 따라 排出되어 大便이

— 9 6 —

图 10-2-15 便秘的辨证论治(5)

되는데, 이러한 과정은 대략 24~28시간 정도 걸린다. 『儒門事親·斥浪分支派』에서는 이에 관하여 「胃爲水穀之海 日受其新以 易其陳 一日 一便 乃常度也」라고 하였다. 『素門·靈蘭祕典論』에서는 「大腸者 傳道支官 變化出焉」이라고 하여 便祕의 형성이 주로 大腸의 傳導機能障碍에 달려 있다고 하였다.

古今의 醫書와 現代의 臨證을 통해서 보건대 便祕의 病因病機는 다음의 몇 가지로 귀납되어진다.

(1) 胃腸積熱 : 음식섭취가 무절제하고 飮酒가 과도하며, 맵고 자극적인 음식을 過食하거나 藥石을 잘못 복용함으로써 生熱助火하거나, 胃腸에 熱이 쌓여 燥熱內結하고 津液이 메말라 버림으로써 大便이 燥結케 되어 腸間에 머물러 있으므로 熱祕證을 형성한다.

(2) 熱病灼津 : 高熱이나 熱病 後에 餘熱이 있어 陰을 메마르게 하므로 津液이 부족해져서 大腸이 潤氣를 잃어버리고 傳導機能을 상실하거나, 肺燥之邪가 大腸으로 내려가 쌓인 熱이 陰分을 메마르게 하여 津液이 耗傷됨으로써 腸道가 燥結해져서 熱祕를 형성한다.

(3) 氣機鬱滯 : 情志失調로 憂思가 脾를 傷케 하거나, 鬱怒가 肝을 傷케 하거나, 久坐小動하거나, 外科手術 後에 腸이 유착되었거나, 跌打損傷을 입어서 胃腸이 鬱積하거나, 虫이 腸管에 축적되었거나 해서 木鬱乘土를 일으켜 大腸氣機가 鬱滯되고 通降이 失調되어 傳導機能을 상실함으로써 糟粕이 內停하여 氣祕를 형성한다.

(4) 氣血虧虛 : 勞倦過度하고 老年에 津液이 衰竭하거나, 病後·產後에 氣血이 虧虛하거나, 病 中에 汗·利·燥熱劑를 過用함으로써 陰液을 克伐하거나, 汗出過多하거나, 房室勞倦으로 氣血陰津이 손상되거나, 消渴病을 앓아 陰津이 소모되었거나, 月經의 過量으로 陰血이 손실되는 등의 이유로 氣血이 虛弱해지고 大腸이 失榮하여 傳道力이 결핍됨으로써 虛祕를 일으킨다.

(5) 陰寒凝滯 : 生冷之物을 常食하거나 苦寒之味를 過用하여 陽氣를 克伐하였거나, 老年에 體力이 衰弱하고 眞陽이 不足해짐으로써 陰寒이 內盛해져서 腸胃에 凝滯하여 陽氣가 不運하고 津液이 不通한 결과 冷祕를 형성한다.

上述한 내용을 종합해 보면 便祕의 원인이 복잡한 것 같아도 다섯 가지를 넘지 않으며, 그 중에서도 燥熱과 氣血虛弱이 비교적 常見됨을 알 수 있다. 便祕의 病機는 주로 肺·脾·肝·腎에 있다. 음식물이 胃에 들어가면 脾胃의 運化作用을 거치면서 精華成分은 흡수되고 나머지 糟粕은 大腸을 따라 나

图 10-2-16　便秘的辨证论治(6)

오게 되는데 이것이 곧 大便이다. 이는 『靈樞·營衛生會篇』에서 「水穀者 常并居于胃中 或糟粕而俱下于大腸」이라고 한 것과 같다. 그러므로 脾胃와 大腸의 기능이 정상적이면 大便이 暢通하게 되고, 반대로 大腸의 傳導機能이 비정상적이면 糞便이 腸內에 너무 오랜 시간 머물러 있게 되어 건조해지거나 단단해지므로 便祕를 이루게 된다.

便祕는 大腸의 傳導失常에 속하는 病變이지만 脾·胃·肝·腎과 같은 臟腑의 기능실조와도 有關하다. 즉, 陽明胃熱이 過盛하여 熱이 津液을 灼傷함으로써 津液이 耗傷되어 腸도 潤氣를 잃어버리고, 脾氣가 부족한즉 氣虛하여 傳送力이 떨어지며, 肝氣가 鬱結하면 氣機가 類滯되어서 腸道가 失潤케되고, 腎은 二陰으로 開竅하고 燥한 것을 싫어하며 五液을 주관하는데, 腎陰이 부족해지면 腸이 濡潤을 상실하고, 腎陽이 부족해지면 陰寒이 泩滯하여 津液이 不通하므로, 이러한 네 가지의 기능실조가 모두 便祕를 일으키는 이유가 되는 것이다.

便祕는 寒·熱·虛·實의 네 가지로 개괄된다. 腸胃積熱者는 熱祕에 속하고, 氣機鬱滯나 飲食積滯로 腑氣不通者는 實祕에 속하며, 氣血虧虛者는 虛祕가 되고, 陰寒凝滯로 津液不行者는 冷祕나 寒祕에 속한다. 위의 네 가지 중에서 虛實로써 大綱을 삼으면 熱祕와 氣祕는 實에 속하고, 虛祕와 冷祕는 虛에 속한다. 寒熱虛實 사이에는 서로 어울리고 변화하는 경향이 있어서, 만약 熱祕를 잘못 치료하거나 늦게 치료하면 오래도록 낫지 않는 가운데 津液이 날로 消耗되고 점차로 腎陰까지 손상을 입어서 陰津不足을 초래하여 大腸이 失調케 되니 이는 病이 實에서 虛로 바뀐 것이다. 또한 氣機鬱滯가 오래되어 火로 化하면 氣滯와 熱結이 함께 나타난다. 氣血虛弱者는 음식에 의한 손상을 받기 쉽거나 情志가 怫鬱한즉 虛實이 兼한다. 冷祕者는 陽虛로 陰寒이 凝滯된 것인데 만약 치료한다고 溫燥를 지나치게 하여 津液을 耗傷하거나 陽損及陰하면 陰陽幷虛之徵이 나타나게 된다.

3. 豫 後

단순한 便祕는 신경을 써서 調治하기만 하면 비교적 잘 나으며 豫後도 良好하지만, 다른 질병과 便祕가 겸해서 나타나는 경우에는 病情의 新久와 輕

(p.82面에 繼續)

— 98 —

图 10-2-17　便秘的辨证论治(7)

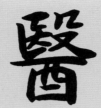
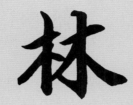

醫　林

EELIM　第201號

主　要　目　次

❖

서　울 · 醫 · 林　社　發行

서울特別市中區會賢洞二街六番地

图 10-2-18　便秘的辨证论治(8)

便祕의 辨證論治(2)

李　文　瑞
(中國・北京中醫學院 教授)

5. 辨證論治

便祕에 대한 辨證論治는 그 病因을 살펴보고 病機를 분석하여 論治해야 한다. 臨證時에 주의해야 할 요점은 大便의 艱難 與否, 舌質과 舌苔의 관찰, 糞質과 排便時의 情況, 腹證의 如何 등이다.

本證의 치료는 通下를 원칙으로 하지만 단순히 瀉下之劑만을 쓸 것이 아니라, 實祕者는 淸熱潤腸通便과 順氣導滯로 다스리고, 虛祕者는 益氣養血 溫通開結로 다스려야 한다.

(1) 熱　祕

① 主　症: 大便乾結 小便短赤 面紅心煩 或有身熱 或日晡潮熱 口乾吐臭 或口舌生瘡 腹脹拒按 舌質紅 苔黃燥 脈滑數

② 病　機: 熱祕의 古稱은 陽結이며, 胃腸積熱이 主된 病機이다. 熱이 腸胃에 쌓이거나 熱病을 앓은 후 餘熱이 未盡하므로 津液이 耗傷되어 腸이 乾澁해진 결과 大便이 乾結하고, 熱邪가 膀胱으로 옮아가므로 小便이 短赤하다. 熱이 內盛하여 腑氣가 不通하므로 腹脹滿拒按하고 陽明熱이 盛하므로 身熱面赤하거나 日晡潮熱한다. 胃熱이 위로 떠서 熏蒸하므로 口乾吐臭하거나 口舌生瘡하고, 그밖에 舌苔와 脈象도 腸胃積熱과 熱盛傷津의 象이다.

③ 治　法: 泄熱通腑

④ 方　藥: 麻子仁丸加減

方 中의 大黃 麻子仁은 泄熱潤腸通便하는 主藥이고, 杏仁으로 降氣潤燥하며, 芍藥으로 養陰和營하고, 枳實로 下氣・破氣하여 行氣除滿하며, 白蜜로 潤腸通下한다.

— 11 —

图 10-2-19　便秘的辨证论治(9)

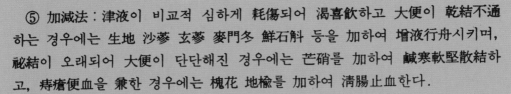

　⑤ 加減法：津液이 비교적 심하게 耗傷되어 渴喜飲하고 大便이 乾結不通하는 경우에는 生地 沙蔘 玄蔘 麥門冬 鮮石斛 등을 加하여 增液行舟시키며, 祕結이 오래되어 大便이 단단해진 경우에는 芒硝를 加하여 鹹寒軟堅散結하고, 痔瘡便血을 兼한 경우에는 槐花 地楡를 加하여 清腸止血한다.

　※ 變　證

　① 鬱怒傷肝으로 肝鬱化火한 경우에는 大便祕結 目赤易怒 口苦 舌質紅 脈弦數 등증이 나타나므로, 瀉肝通便시키기 위해 當歸龍薈丸을 加減 사용하거나 更衣丸을 配服한다.

　② 正虛邪實：陽明腑가 實한 것을 攻下하지 못하면 胸腹硬滿 大便祕結 煩燥 口渴 등증이 나타나고, 조금 더 심하면 譫語 精神萎靡 面色晄白 氣短 등증이 나타나므로 扶正攻下法에 따라 黃龍湯을 加減해서 사용한다.

　③ 辨證按語：元氣가 부족한 사람이 傷寒熱病을 앓은 후에 大便을 보지 못하면 其證을 상세히 살펴서 下할 것은 下하고, 下하지 말 것은 下하면 안 된다.

　『景岳全書』에서는 「元氣薄弱之人 凡患傷寒雜證 病氣不足等病 而有大便不行者 但察其胸腹下焦 若絶無脹實痞塞 急墜欲解等患 此其中本無實邪 卽雖十日二十日不解 亦自無妨. 切不可因其不便 强爲疏導. 蓋其胃口未開 食慾未進 則全賴中氣以爲擇御之本 但俟邪氣漸退 胃氣漸和 則自然通達 無足慮也. 若腸臟未無滯呆 而强爲通利 以泄胃氣 逐至主不勝客者有之 邪因而溢者亦有之 此其害受于冥冥之中 而人多不知也 識之愼之」라고 하였다.

　(2) 氣　祕

　① 主　症：大便祕結 後重窘迫 欲便不得 精神抑鬱 噫氣頻作 胸脘痞悶 臍腹脹滿而痛 或行經乳脹 或嘔吐上逆 舌苔薄膩 脈弦

　② 病　機：大便이 祕結하여 내보내려 해도 나오지 않는 것은 情志失調로 肝脾氣가 鬱滯되고 傳導作用이 발휘되지 않아서 糟粕이 內停하였기 때문이다. 트림이 자주 나는 것은 肝氣가 울결되어 氣機가 失暢하였기 때문이며, 臍腹이 脹滿하면서 아픈 것은 氣機가 울체되었기 때문이다. 舌苔와 脈象은 肝脾不和로 인해 內에 濕滯가 있는 緣故이다.

　③ 治　法：順氣導滯

　④ 方　藥：六磨湯加減

　方 中의 沈香은 降氣, 木香은 調氣, 烏藥은 散氣한다. 檳榔 枳殼 大黃은

— 12 —

図 10-2-20　便秘的辨証論治(10)

行氣導滯通幽한다. 方藥들은 堅實之味에 속하는 것이 많으므로 久煎해야 한다. 그러나 너무 오래 달이면 芳香之味가 휘발되기 쉬우므로 먼저 갈아서 濃汁을 만든 후 물과 함께 끓여서 사용해야 한다. 方 中에 六味가 있고 熱湯으로 磨服하기 때문에 "六磨湯"이라고 하는 것이다. 요즘은 六味를 대강 갈아서 紗布로 싸 "煮散"하는 방법도 있는데 이렇게 해도 효과를 잃지는 않는다.

⑤ 加減法: 大便이 通한 후에는 大黃과 檳榔을 減하고 香附 柴胡를 加하여 疏肝理氣해야 한다. 腹脹攻痛하면 靑皮 萊菔子 元胡를 加하여 理氣止痛의 효과를 높인다. 惡心嘔吐하면 檳榔을 去하고 薑半夏 陳皮 代赭石을 加하여 降逆和胃하고, 胸脘痞悶하면 蘇梗 桔梗 全瓜蔞 法半夏를 加하여 氣機의 升降을 조절한다.

※ 變 證

① 肺氣上逆 失于肅降: 大便祕結不通 咳嗽喘滿 心腹痞悶 胸脇脹滿 脈沈弱者는 降氣通便法에 따라 蘇子降氣湯을 加減해서 투여한다.

② 肝脾不和: 大便祕結 胸脇脹痛 腹滿納減 脈弦 苔薄者는 調理肝脾法에 따라 逍遙散을 加減해서 투여한다.

③ 辨證按語: 氣祕는 "氣鬱"이 된다. 그러므로 氣機를 調暢케 하는 것이 치료의 주안점이다. 任應秋는 이에 관해 "治鬱之法 不能偏重在攻補 而在乎用苦寒泄熱不損胃 用辛溫理氣而不傷中 用滑潤而不滋膩氣機 用宜通而不揠苗助長 最是不二法門"(『病機分析·鬱』)이라고 하였고, 『證治要訣』에서는 "有氣作疼 大便祕結 用通劑而便愈不通 又有氣祕 强欲通之 雖通復閉 或迫之便通 因而下血者 此惟當順氣 氣順便自通. 順氣之法 又當求溫藥之劑 曾有下巴豆等藥不通 進丹附却通 不可不知"라고 하여 通氣에는 溫藥이 마땅하다고 하였다.

(3) 虛 祕

臨證上 常見되는 虛祕는 "氣虛便祕" "血虛便祕" "陰虛便祕" 등 세 가지로 나뉜다.

1) 氣虛便祕

① 主 症: 大便은 건조하지 않은 편이다. 便意가 있어서 화장실까지는 가지만, 便이 잘 나오지 않아서 힘을 주면 汗出·短氣하게 된다. 그러므로 排便 後에는 神疲乏力하며 面色이 晄白해진다. 舌質淡嫩 苔白 脈弱하다.

② 病 機: 便意는 있으나 화장실에 가서 애를 써야 하는 것은 脾肺氣虛하

— 13 —

图 10-2-21　便秘的辨证论治(11)

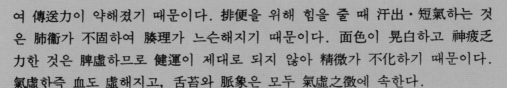

여 傳送力이 약해졌기 때문이다. 排便을 위해 힘을 줄 때 汗出·短氣하는 것은 肺衛가 不固하여 腠理가 느슨해지기 때문이다. 面色이 晄白하고 神疲乏力한 것은 脾虛하므로 健運이 제대로 되지 않아 精微가 不化하기 때문이다. 氣虛한즉 血도 虛해지고, 舌苔와 脈象은 모두 氣虛之徵에 속한다.

③ 治　法：益氣潤腸

④ 方　藥：黃芪湯加減

方 中의 黃芪는 肺脾之氣를 補해 주고, 麻仁 白蜜은 潤腸通便하며, 陳皮는 理氣和胃함으로써 補氣하되 不類케 하고 滑潤·不膩케 한다.

⑤ 加減法：氣虛下陷으로 脫肛하면 升麻 柴胡 桔梗 黨蔘을 加하여 黃芪와 함께 益氣升陷 하도록 하고, 肺虛로 久咳短氣하면 生脈散과 紫菀 白前을 加한다. 肺는 氣之主가 되고 腎은 氣之根이 되므로 氣虛가 오래 되어 黃芪湯으로도 효과가 나지 않을 때에는 大補元煎加味를 써서 補腎을 兼해 주는 것이 좋다.

※ 變　證

① 脾虛氣陷：大便이 祕結하고 肛門이 밑으로 빠지는 듯한 급한 느낌이 들어 화장실에 여러 차례 가보지만 헛되이 힘만 들고 심하면 脫肛하기도 한다. 이 때에는 益氣升提法에 따라 補中益氣湯을 加減하여 사용한다.

② 辨證按語：脾肺氣虛로 인한 便祕는 虛證이므로 肝脾氣鬱에 의한 便祕와는 전혀 다르다. 이렇게 一虛一實하므로 치료법도 相反되어 虛證인 경우에는 瀉下通便法을 쓰면 안 되며, 따라서 大黃 芒硝와 같이 攻伐之味는 禁用하여야 한다. 이밖에도 胃虛者는 肉蓯蓉과 같은 潤下藥을 忌用하고, 체질이 肥滿하면서 痰濕이 重한 사람도 마찬가지인데, 이러한 경우에 潤下藥을 삼키면 嘔症을 일으키기 때문이다. 오로지 命門火衰하여 開闔機能을 상실한 경우에만 사용함이 마땅하다.

2) 血虛便祕

① 主　症：大便乾結 面色萎黃 心悸怔忡 頭暈目眩 脣舌淡白 脈細

② 病　機：大便이 乾結한 것은 陰血不足으로 大腸이 濡潤을 상실하였기 때문이다. 顏色이 萎黃不華한 것은 血虛로 上榮하지 못했기 때문이다. 頭暈目眩은 陰血不足으로 腦가 所養을 失한 것이고, 心悸怔忡은 血이 養心하지 못한 까닭이며, 舌苔와 脈象도 陰血不足之徵이다.

③ 治　法：養血潤燥

— 1 4 —

图 10-2-22　便秘的辨证论治(12)

④ 方　藥：潤腸湯加減

方 中의 生地 當歸 麻子仁 桃仁 등은 滋陰養血 潤腸通便하고, 枳殼은 導氣 下行함으로써 大腸을 收縮·弛緩시킨다.

⑤ 加減法：血虛有熱하여 口乾心煩 苔剝 脈細數를 兼하는 경우에는 生何 首烏 玉竹 知母 등을 加하여 生津淸熱하고, 津液이 이미 회복되었는 데도 여 전히 大便이 건조한 경우에는 玉仁丸을 써서 腸管을 潤케 해야 한다.

※ 變　證

① 腎陰不足：大便乾結 頭昏耳鳴 口乾舌紅苔少 脈細數한 경우에는 滋養腎 陰에 潤腸通便을 兼하기로 하고 麥味地黃丸에서 去茯苓 澤瀉 加白蜜 火麻仁 黑芝麻하여 투여하여야 한다.

② 津枯血少：老人의 習慣性 便祕에서 많이 볼 수 있으며, 대개 고혈압과 冠不全 등을 수반한다. 치료시에는 肝腎에 着眼하여 生何首烏 生地 女貞子 白芍 草決明 肉蓯蓉에 枳殼 厚朴과 같은 行氣通利之味를 配合하여 사용해야 한다.

③ 産後便祕：産後에는 氣血이 虛弱한데 便祕까지 있으면 益氣滋陰潤腸시 키기 위해 八珍湯에 生何首烏 桃仁 白蜜 등을 加用해야 한다.

④ 辨證按語：陰血虧損으로 오는 便祕는 通利攻下法을 쓰면 안 되고 養血 潤腸法으로 補之·潤之해야 한다. 『景岳全書』에서는 이에 관하여 이르기를 "祕結證 凡屬老人 虛人陰臟人及産後 病後 多汗後 或小水過多 或亡血 失血 大 吐 大瀉之後 多有病爲燥結者 蓋此非血之虧 卽津液之耗. 凡此之類 皆須詳察 虛實 不可輕用芒硝 大黃 巴豆 牽牛 芫花 大戟等藥 及承氣 神芎等劑 雖今日暫 得通快 而重虛其虛 以致根本日竭 則明日之結必將更甚 會無可用之藥矣 況虛 弱之輩 幸得後門堅固 最是壽徵 雖有澀滯 亦須緩治 但以養陰等劑漸加調理 則 無有不潤 故病家醫家 凡遇此類 卽不可性急欲通 以自取其敗 而致悔無及也"라 고 하였다.

3) 陰虛便祕

① 主　症：大便이 굳어있지는 않으나 잘 나오지 않으며, 羊屎처럼 단단 한 경우도 있다. 形體消瘦 潮熱盜汗 眩暈耳鳴 心悸怔忡 腰膝酸軟 口乾飮少 小便短少 舌紅津不足 少苔하며, 심하게는 鏡面舌이 있고 脈細數하거나 細而 無力하다.

② 病　機：陰虛便祕는 대개가 熱病傷陰이거나, 汗 吐 下가 지나쳐 陰津

— 15 —

图 10-2-23　便秘的辨证论治(13)

을 손상시키므로 腸이 滋潤을 상실하여 大便이 비록 굳어있지는 않으나 잘 나오지 않고, 심하면 便이 羊屎와 같아서 排便이 더욱 힘들게 된다. 陰虛傷이 肝腎에까지 미쳐 陰血이 부족해지면 頭暈耳鳴 形體消瘦 腰膝酸軟하게 되고 舌苔와 脈象도 모두 腎陰不足之徵이다.

③ 治　法 : 滋陰潤燥

④ 方　藥 : 六味地黃丸加減

方 中의 熟地를 生地로 바꿔서 滋陰力을 높이고 山茱萸로 肝腎之陰을 補하며, 山藥으로 健脾케 하여 運化之能을 더한다. 澤瀉로는 瀉熱하고, 牧丹皮로는 陰中의 伏火를 淸瀉한다.

⑤ 加減法 : 茯苓을 去하고 肥玉竹 生何首烏 當歸 肉蓯蓉 등을 加하여 滋陰潤燥力을 증강시킨다. 『溫病條辨』의 益胃湯과 增液承氣湯도 쓸 수 있다.

※ 變　證

① 病因이 津虧인 경우는 대개 熱病을 앓고 난 後에 많다. 汗吐下 利小便하고 胃中에 熱이 축적되어 口乾飮少 低熱留戀하며 小便色이 진한 경우에는 瀉白散이나 生脈飮을 加味하여 사용한다.

② 血虛는 崩漏 産後亡血 癰疽流膿血 등에 많은데, 이때에는 口乾舌燥 夜不入寐 心煩 脂軟乏力 등증이 나타나므로 四物湯에 止血藥을 加하여 사용해야 한다.

③ 辨證按語 : 『金匱翼』에서는 "下焦陰虛 則精血枯燥 精血枯燥 則津液不到而腸臟乾槁"라고 하였다. 産後의 婦人이나 亡血 多汗者는 汗血이 津液과 根源을 같이 하므로 腸津이 부족해지고, 高熱病 後에 津液이 灼傷됨으로써 氣·津이 모두 傷하며, 津虧하여 腸을 滋潤하지 못하고 氣가 傷하여 津液을 腸에 퍼뜨릴 힘이 없으므로 腸이 失潤하게 된다. 癰疽病人은 流膿流血하므로 津血이 크게 손상되어 腸을 적셔줄 津液이 없어지고, 誤汗 誤吐 誤利小便하면 津液이 耗傷되므로 역시 腸津缺乏을 일으키게 된다. 이러한 여러 원인으로 인해 陰虛便祕가 발생하는 것이므로 치료시에는 그 원인을 찾아야 한다.

(4) 冷　祕

① 主　症 : 大便乾或不乾 排出困難 小便淸長 面色靑白 肢冷身涼 喜熱惡冷 腹中冷痛 或腰脊冷重 舌質淡 苔白 脈沈遲

② 病　機 : 陰寒이 凝滯하고 陽氣가 不行하여 大腸의 傳送力이 약해짐으

图 10-2-24　便秘的辨证论治(14)

로써 大便이 艱澁해져 배출이 곤란해진다. 陰寒이 內盛하고 氣機가 阻滯됨으로써 腹中이 冷痛한다. 陽虛하여 溫煦無權하므로 四肢가 不溫하고 腰膝이 酸冷하다. 陽虛內寒한즉 小便이 淸長하고 안색이 靑白하며 舌質淡하고 脈沈遲하다.

③ 治　法：溫陽通便

④ 方　藥：濟川煎加味

方 中의 肉蓯蓉은 溫補腎陽하면서도 潤陽通便하고, 當歸는 辛甘而潤으로 養血和血 滋陰潤燥하며, 牛膝은 强腰壯腎하면서 下行을 잘 하고, 澤瀉는 降而潤한 성질이 있어서 牛膝과 함께 쓰면 能히 引藥下行하고, 枳殼은 寬腸下氣한다. 升麻는 輕宣升陽하므로 當歸 肉蓯蓉과 더불어 通便潤燥시키고, 升麻와 澤瀉 枳殼이 합해지면 升淸降濁하게 된다.

⑤ 加減法：腹冷痛하면 肉桂 소회향을 加하여 溫陽理氣止痛하고, 氣虛하면 炙黃芪를 加하며, 夜尿가 빈번하면 烏藥 山藥 桑螵蛸를 加하고, 陽萎를 겸하면 鹿茸 海狗腎을 加한다.

　※ 變　證

① 腎虛氣弱：大便不通 小便淸長 腰背酸冷하거나 失氣(방귀)가 자주 나온다. 排便을 하려 해도 나오지 않는다. 溫腎潤腸法에 따라 冷祕湯을 사용한다.

② 寒實停滯：大便祕結 腹痛脹滿 喜熱飮 畏風寒 脈弦緊有力 등증이 나타난다. 通陽散寒 攻下積滯法에 따라 乾薑 肉桂 厚朴 甘草 大黃을 사용한다.

③ 辨證按語：本證은 陽虛가 주된 病因이다. 『金匱翼』에서는 "治陽虛者 但益其火 則陰凝自化"라고 하였으므로, 溫脾腎陽을 主로 하고 溫下之品을 佐로 하는 것이 치료의 大法이다.

6. 其他 治療方法

(1) 單方驗方

① 元明粉 9g을 溫水와 함께 삼킨다. ② 生大黃 6g을 물에 넣고 끓여서 복용한다. ③ 番瀉葉 6g을 물에 넣고 끓여서 복용한다.

以上 3方은 熱祕에 적용된다.

④ 生何首烏 30~50g을 水煎服하여 氣祕를 다스린다. ⑤ 當歸 30~60g을

－17－

图 10-2-25　便秘的辨证论治(15)

水煎服하여 陰血虛便祕를 다스린다. ⑥ 蓯蓉丸(肉蓯蓉 2分, 沈香 1分을 분말한 후 麻子仁汁과 버무려 梧桐子大의 丸을 빚어서 70丸씩 空心에 米飮과 함께)을 복용한다(『濟生方』). ⑦ 威靈仙丸(黃芪 枳實 威靈仙을 同量 분말한 후 梧桐子大의 密丸을 만들어 50~70丸씩)을 복용한다. 生薑湯이나 白湯과 함께 삼켜도 좋으나, 茶는 피해야 한다. 年老하여 津不足한 便祕를 다스린다(『濟生方』). ⑧白蜜化湯에 玄明粉 9g을 加하여 空心服한다(『證治匯補』).

(2) 外治法

① 敷氣海穴 : 큰 우렁이 세 마리를 찧고 소금을 약간 加한 것을 臍下의 氣海穴에 붙인다. 熱祕에 적용한다(『中醫外治法』).

② 火熨法 : 大黃 30g, 巴豆 15g을 분말하여 葱白 10뿌리를 酒麴과 함께 버무려 떡을 만든 후 麝香을 조금 加하여 臍上에 붙이고, 천으로 덮고 그 위에 불로 다림질을 하여 腸中에서 소리가 심하게 나면 제거한다(『證治匯補』).

③ 熨臍法 : 葱 반근을 찧어 떡을 만든 후 臍上에 붙이고 熱水袋를 이용하여 그 위를 문지른다. 冷祕에 적용된다(『中醫外治法』).

④ 敷臍法 : 皮硝 9g을 물에 녹인 다음 皂角 1.5g을 加하여 臍上에 붙인다. 熱祕에 적용된다(『中醫外治法』).

(3) 針刺法

① 熱祕 : 足三理 天樞를 瀉하고, 照海 支溝를 補한다.

② 氣祕 : 大敦 足三里를 瀉하고, 支溝 太白을 補한다.

③ 氣血虛弱 : 氣海 足三里와 脾兪 胃兪를 補한다. 腰骶骨 兩側에 梅花針으로 하루에 한 번씩 가볍게 두드린다.

④ 冷祕 : 大腸兪 腎兪 支溝 照海를 補하고 關元에 灸한다.

7. 結 語

便祕의 발생은 大腸의 傳導機能失調와 가장 큰 관계가 있지만, 脾胃肝腎 등과의 관계도 밀접하다.

근래에는 臨證時 『景岳全書』의 "陽結" "陰結"에 따라 분류하여 辨證論治를 진행한다. 實者는 대개가 燥熱과 氣滯에 속하며 즉, 熱祕와 氣祕가 되고 虛者에는 氣虛 血虛 陽虛(冷祕)의 구별이 있다. 그러나 虛와 實 사이에는 서

— 18 —

图 10-2-26 便秘的辨证论治(16)

로 뒤섞여 혼돈을 일으키는 경우가 있으므로 이를 輕視해서는 안 된다.

便祕의 치료는 通下를 원칙으로 하지만 단순히 瀉下之味만을 쓸 것이 아니라 寒熱虛實을 살펴서 論治해야 한다. 즉, 淸熱潤腸 行氣導滯 益氣養血 溫通開祕 등으로 나누어 치료해야 하는 것이다. 習慣性 便祕나 老人 便祕는 藥物에만 의존할 것이 아니라 음식섭취를 淸淡하게 하고 情緒와 起居를 편안하게 하는 등 신중한 조치가 병행되어야 한다.

文獻別錄

○『素問·至眞要大論』：“大便難…… 其本在腎”

○『金匱要略 消渴小便利淋病脈幷治』篇：“胃陽脈數 胃中有熱 卽消穀引食 大便必堅 小便卽數”

○『重訂嚴氏濟生方 大便門 祕結論治』：“夫五祕者 風祕 氣祕 濕祕 寒祕 熱祕是也 更有發汗利小便 及婦人新產亡血 走耗津液 往往皆令人祕結”

○『脾胃論·卷下·脾胃損在調食適寒溫·潤腸丸』：“治飮食勞倦 大便祕結 或乾燥閉塞不通 全不思食 及風結 血結 皆能塞也. 潤燥 和血 疏血 自然通利也” “大黃(去皮) 當歸梢 羌活以各五錢, 桃仁(湯浸去皮尖)一兩, 麻子仁(去皮取仁)一兩 二錢 五分. 上除麻仁研如泥外 搗羅爲細末 煉鑞爲丸 如梧桐子大 每服五十丸 空心用白湯送下”

○『醫學入門·大便燥結』：“凡結後仍服潤血生津之劑 免其再結再通 愈傷元氣”

○『醫宗必讀·卷九·大便不通』：“愚按內經之言 則知大便祕結 專責之少陰一經 證狀雖殊 總之津液枯乾 一言以蔽之也”

○『萬病回春·卷之四·大便閉』：“身熱煩渴 大便不通者 是熱閉也, 久病人虛 大便不通者 是虛閉也, 因汗出大便不通者 精津枯渴而閉也, 風證大便不通者 是風閉也, 多食辛熱之物, 大便不通者 實熱也”

○『醫宗金鑑·卷四十三·大便燥結總括』：“直腸結 卽燥屎巨硬 結在肛門難出之燥也 從導法治之”

○『岳美中老中醫治療老年便祕的經驗』：“老年人大便祕結是相當多見的 多爲氣血不足所致 氣虛則大腸傳送無力 血虛則少津不能滋潤大腸. 也有年高體衰腎陽衰徵而爲寒祕 冷祕的. 氣虛者舌淡薄脈弱 有時大便幷不乾結 但排出困難 甚

图 10-2-27 便秘的辨证论治(17)

至排便時汗出氣短 補中益氣湯加肉蓯蓉主治 血虛津少者可用『沈氏尊生書』潤腸丸，方中當歸是治老人便祕養血潤腸的好藥．陽衰溫通可用『局方』半疏丸或加當歸 肉蓯蓉 核桃肉”

※附　方

① 麻子仁丸：火麻仁 杏仁 枳實 芍藥 大黃 厚朴(『傷寒論』)
② 更衣丸：朱砂 蘆薈 (『先醒齊醫學筆記』)
③ 黃龍湯：大黃 芒硝 枳實 厚朴 甘草 人蔘 當歸 (『傷寒六書』)
④ 六磨湯：沈香 木香 檳榔 烏藥 枳實 大黃 (『古今醫鑑』)
⑤ 蘇子降氣湯：紫蘇子 半夏 當歸 甘草 前胡 厚朴 肉桂 陳皮 (『太平惠民和劑局方』)
⑥ 逍遙散：柴胡 當歸 芍藥 白朮 茯苓 甘草 (『同上』)
⑦ 黃芪湯：黃芪 陳皮 小麻仁 白鑵 (『金匱翼』)
⑧ 補中益氣湯：黃芪 甘草 人蔘 當歸 陳皮 升麻 柴胡 白朮 (『脾胃論』)
⑨ 潤腸湯：生地 當歸 麻仁 桃仁 枳殼 (『沈氏尊生書』)
⑩ 麥味地黃丸：熟地 山萸肉 山藥 茯苓 澤瀉 麥門冬 五味子 丹皮(『醫級』)
⑪ 八珍湯：人蔘 白朮 茯苓 甘草 當歸 白芍 川芎 熟地 生薑 大棗(『正體類要』)
⑫ 六味地黃丸：熟地 山萸肉 山藥 澤瀉 茯苓 牧丹皮(『小兒藥證直訣』)
⑬ 瀉白散：桑白皮 地骨皮 甘草 粳米(『同上』)
⑭ 增液湯：元蔘 生地黃 麥門冬 大黃 芒硝 甘草(『溫病條辨』)
⑮ 生脈飮：人蔘 麥門冬 五味子(『千金方』)
⑯ 四物湯：當歸 川芎 白芍 熟地(『太平惠民和劑局方』)
⑰ 濟川煎：當歸 牛膝 肉蓯蓉 升麻 枳殼 澤瀉(『醫宗金鑑』)
⑱ 冷祕湯：肉蓯蓉 肉桂 硫黃末 乾薑 半夏 大黃(『冷柏枝老中醫方』)

◇社　告◇

弊社에서 發行하는『醫林』誌의 定價를 各種 印刷費 및 종이값 引上 等의 부득이한 事情으로 因하여 다음 號(第202號)부터 1卷當 4,000원으로 引上하오니 많은 協助바랍니다.

醫林社

图 10-2-28　便秘的辨证论治(18)

(李晔　李怡)

第三节　美　国

李文瑞在 1999 年 10 月访美期间,为俄亥俄大学医学院中医药学专业学生授课。因与亚洲对象不同,则以科普式语言阐发,授课题目是"略述中药学"。授课后,李文瑞作了认真的答疑,得到各位提问者和与会人员的好评。李文瑞在一阶梯教室授课,由来自中国大连医学院(现大连医科大学)的研修学者朱先生同声翻译。授课内容具体如下。(图 10-3-1)

略述中药学

首先,我向在座的诸位学者和同学们问安!我要讲的"略述中药学",可以概括为"中医药学认为,天地人三者是浑然一体的。天有万病,地必有万药,有病必有药治。地气转化成食物或药物,药食同源,都具有四性五味,可以入五脏以治疗相应季节的疾病"。这些内容是有完整体系的,并且非常深奥,初学者难以理解。所以,我在这里"趣述"即所谓趣谈,使诸位听之有兴趣,多多少少能接受中医药学理论体系中的点点滴滴。请诸位听之,"呀!中医学既有特殊的理论体系,又能治疗各种疾病,还能治疗西医治不了的病!"这就达到了我授课的目的。下面请听讲。

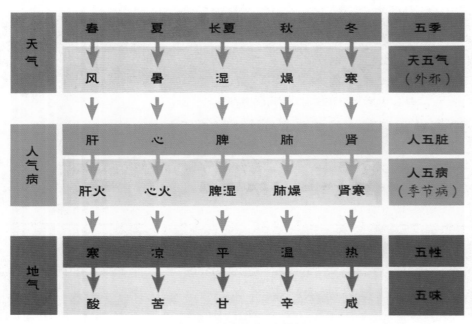

图 10-3-1　授课内容示意图

1. 中药治病的机理　我们多次提到,中医与西医的治病理念不同。中医讲究"平衡",即保持体内的阴阳平衡。西医讲究"对抗",即用抗生素消灭病原体,或者手术切除,或者置换新的器官。中医把病分成两大类:虚证和实证。中药自然也就分成两大类:补药(扶正药)和泻药(攻邪药)。万变不离其宗,"虚则补其母","实则泻其子"。

中药的治病机理是"接地气"，是真正意义上的接地气。

天有万病，地必有万药，有病必有药治。天地人是合一的，不是分离的。中医认为，所有食物都有药性，如五谷、五畜、五禽、五蔬等等。中医还认为，所有的药物，经过处置（中医称"炮制"）之后都可以食用。

吃中药就是接地气。药食同源，它们都是地气的果实和化身，分别因它们本身包含寒、凉、平、温、热五性以及酸、苦、甘、辛、咸五味，按性味归经，进入到肝、心、脾、肺、肾五脏之中，实现补虚或泻邪。因此，中药中必然包括"补"的营养要素，以及"泻"的治病要素。中药的治病机理，是通过补或泻，保持整个身体、保持各个脏腑自身的阴阳平衡，即动态的阴平阳秘。总之，中药的治病机理符合中医天地人合一的整体观。

（1）人体所需的营养要素：食物都具有营养素，中药也不例外。所有呼吸进出、喝进去及吃进去的，不论是空气、水、碳水化合物、脂肪、蛋白质、维生素、矿物质，还是植物化学物，最后进入身体的所有细胞发挥作用，都可以归类为这 8 种物质的分解元素，故又被称为八种营养素。

摄入的食物、药物、空气和水最终都将进入人体的每一个细胞。西医将靠血液和淋巴液输送到五脏六腑及身体所有细胞中的物质，称为营养素。营养素共有 8 种，即空气、水、碳水化合物、脂肪、蛋白质、维生素、矿物质、植物化学物。中医认为，自然之清气和水谷之精微就属于西医所讲的八种营养素。

也有人争辩说只有 6 种，空气和水不应算在内，因为可以免费获得。其实，空气和水最为重要。缺了空气，一般人几分钟就窒息；没有了水，人几天就会渴死。尽管在过去它们容易获得，没有什么代价，营养专家不情愿把它们列为营养素。但是今天，各种矿泉水、纯净水都是要钱的。氧气被灌入瓶中出售。清新的空气更成为房地产商人提价的借口。发展中国家的人尤其能体会空气和水的重要。

另外，人们习惯将植物纤维视作营养素。其实，植物纤维不会进入细胞，因此称不上是营养素。植物纤维不是植物化学物。人体天然缺少分解纤维素和多糖的酶，即便吃了水果和蔬菜，除了其中的少数热量、维生素和矿物质可以被人体吸收外，大多数植物纤维素，一般是怎么吃进去，就会怎么排出来。植物纤维素在大肠中有利于粪便成形，像建筑业的钢筋能拉着水泥一样。

其实，真正能进入人体细胞层面、营养人体和治疗疾病的是植物化学物。目前，人们尚未重视的、生成癌细胞的重要因素是自由基。自由基的氧化作用会使削了皮的苹果变黄，也会使血管硬化及细胞中的 DNA 发生变异，从而导致恶性肿瘤。维生素 A、维生素 E、维生素 C 都是消除自由基的良药。食物中的植物化学物虽然不能提供足够的热量，但是它们可以为人体提供"中和自由基"和"抗衰老"的化学物质。因此，植物化学物近年来在国际上被提名为营养素。

植物化学物主要存在于粮食的外壳以及日常的蔬菜、水果，尤其是蘑菇类、芦笋类，以及胡萝卜、洋葱、大豆、丝瓜、绿菜花、冬瓜、柑橘、木瓜、桃子、菠萝、草莓、葡萄、香蕉、苹果等，甚至包括不常食用的仙人掌等。植物化学物的提法很科学，有实验证据，并且已正式写入了医学院的教科书。在《北京大学医学教材：营养与食品卫生学》（李勇主编）第245 页中，对植物化学物的描述有如下内容：植物化学物可以分解成类胡萝卜素、植物固醇、皂苷、芥子油苷、多酚、蛋白酶抑制剂、单萜类、植物雌激素、硫化物、植酸等单一的成分。在营养学分类中,植物化学物主要起抗氧化、抗衰老和防癌、抗癌的作用。

植物化学物牵扯药食同源。药食同源是中医的概念,表明药物与食物间没有明显的分界线。

(2)毒害细胞的致病元素:本课一开头先讲营养素,旨在引申所有食物中的营养素最终要进入到人体的细胞。实际上进入到细胞的,不只有营养素,还有污染物的元素、致病的元素。这些元素非常之小,小到我们的肉眼根本看不见。所有这些致病元素的最终物质形态,都会从固态、液态、气态,变成更小的气态。它们在细胞里组合,成为病气。病气多来自于有毒物质,邪气多来自于天气变化。

中医除了有宏观的论述,还有微观的见解。只要物质都进入到细胞层面,人们看不见的中医基础理论,就有了真正的发言权。我们站在细胞角度,谈气的一元论及阴阳五行,谈中药的扶正祛邪等,会感受到它们的真实存在,会更脚踏实地。

人体由约60万亿个细胞组成。在细胞中有营养素、致病元素和治病要素的混合,有正气与邪气的博弈。细胞康,人则康;细胞老,人则老;细胞病,人则病;细胞亡,人则亡。中医用阳气盛、阳气衰、阳气败、阳气散这几种状态就可以表示。阳气就是精气,是细胞中的精华。阳气就是正气,"正气存内,邪不可干"。气定则神闲,气绝则人亡。

从导致人死亡的原因看,窒息而死最快,然后是脱水死亡,最后才是饿死。这些都取决于细胞在死亡前,对这三种物质的依赖程度。

因此,进入到人体细胞层面的,不只有营养素,还有污染、致病的元素。污染的空气,如汽车尾气等,会引发肺癌;污染的水,会引发肝癌;有毒的食物,会引发胃癌。

污染的空气,主要由炒菜时产生的油烟、汽车尾气、装修后释放的甲醛、工业废气等有害气体导致。污染的水,如地下水的污染。近年来,报纸上有"农村整个村镇的地下水被化学品污染,从而导致人口大面积患肝癌"的报道。污染和有毒的食品中含有有害成分,如苯、亚硝酸铵、黄曲霉菌以及农药和化肥的残留物。

有人说"癌"字有三个口,分别代表污染的空气、水和食物。其实,三个口还不够,其他致癌的因素还有人体内的自由基、核的辐照和放射性等。从这个意义上讲,人们选择食物,首先关心的不应该是营养,而是食物中有没有毒。看食品商标,应当先看其中是否包含有害成分。当前对恶性肿瘤的治法有很多种。西医手术、化疗、放疗是治疗恶性肿瘤最广泛的方法。但是放疗和化疗对人体的免疫系统伤害太大。一般来说,免疫细胞的恢复比不上肿瘤细胞的生长。往往是越治,免疫力越差,病情越严重。中医的治法有清热解毒、以毒攻毒、扶正祛邪。其实对于恶性肿瘤的治疗,应当是复合的。除了西医手术,还可用中医的艾灸来祛邪,辅之以患者的气功锻炼和修心养性。另外,还应大量服用富含维生素C的水果和维生素药物,剂量应为平时的4倍。

(3)食物中的治病要素:有的食物既含有营养素,同时也含有治病的要素。中药则不同,多数中药由于味道不佳,不宜直接食用,必须经过加工。中药中除了富含治病要素,还含有相当多的维生素和矿物质。

在人体中,矿物质钙若缺乏会导致骨质疏松和软骨病。除了环境污染,造成营养素污染能致癌外,有诺贝尔生理学或医学奖获得者认为:维生素的缺乏也会导致恶性肿瘤。

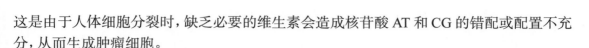

这是由于人体细胞分裂时，缺乏必要的维生素会造成核苷酸 AT 和 CG 的错配或配置不充分，从而生成肿瘤细胞。

人体约有 60 万亿个细胞，每个细胞都有 46 条 DNA 染色体。DNA 由 AT、CG 固定组合。A 是腺嘌呤，T 是胸腺嘧啶，C 是胞嘧啶，G 是鸟嘌呤。错误的组合就会生成肿瘤细胞。

（4）药食同源的含义与应用

1）药食同源的含义：药食同源本身就包含了营养要素和治病要素两层意思，其中主要是指中药。中药指在中医理论指导下使用的药物，不论产地，也不论是天然还是合成。一般来说，中药大多来自天然的植物、动物和矿物，也有少量丹剂来自化学合成。由于我们的食物来自天然，中药也是来自天然，所以才有药食同源的说法。相传，西医鼻祖希波克拉底也曾讲过："您的食物就是您的药物。"那时的西药也无化学合成物。

假如有一天，人类以化合的食物为主要营养来源时，那药食同源就包括西药了。目前的药食同源不包括西药。因为西药的成分几乎都是化学合成的，也有少量制剂来自生物或血液制品。中药多来自天然，西药多依靠合成，这是中、西药之间的本质区别。

几千年来，人类吃遍了地球。凡好吃的植物，基本上都让人类编入了菜谱。没进菜谱的植物，有的进了中药铺。中医是经验医学，中药是人类典型的"实践（中国古人尝百草）"产物。凡能治病的植物（包括动物、矿物），现代中医学统称为中药。西方人士称它们为草药，中国的老祖宗称它们为本草。在历史上，不论中国人还是外国人，甚至包括动物，在出现疾病时，都会本能地冲进山林，选择食用或蹭某种植物的浆液来治疗伤病。多数中药都是不好吃的食物，相当一部分还有毒，但是它们能以毒攻毒，治好疾病。

简单来说，几乎所有中药图谱上的药物都可以对证进食。几乎所有食物都有药性，因此药食同源，天经地义，不是人为编造出来的概念。不论你想食补还是药补，补对了虚处都会有效。实际上不论中国人还是外国人，从自己会吃饭的那天起，每顿饭都在不自觉地"吃药"。起码所有的食物都含有西药中的维生素和矿物质，只不过食补更天然，没有化学添加剂和黏合剂。随着养生保健知识的普及，更多的人选择了以"食补"代替"药补"的方法。这是一种明智的选择。

2）药食同源的应用：在中国的电视养生节目中，基本上活跃着两类人群，一类是西医的营养师，另一类是中医师。在人数上，中医师比西医营养师要多一些，因为中药学的调理与治疗，远比西医营养学的养生与预防，所涉猎的范围更加广泛。这两类人之所以活跃，端的都是"药食同源"这碗饭。他们都从不同的角度证明，营养素与治病要素的确同时存在于食物中，世界存在着药食同源。中医历来对此的认识比西医深刻。加上中药成分五花八门，既包含了西医的营养素，而且还包含了许多西医不懂的治病要素，显得博大精深。中药"保不齐哪朵云彩就能下雨"，保不齐食物或药物中的哪个要素显灵，就把一个疑难杂症治好了，因此能讲的故事很多。相比较，西药和西医的营养素，其成分就显得纯粹和单一了不少，失去了许多可表达的空间。所以，电视养生节目中的西医营养师在人数上会少得多。

药食同源的概念起于先秦。今天，药食同源作为医学专有名词，专指那些上国家级目录的、既是食物同时也是药物的物品。中国的权威卫生部门，会定期修改和公布指导目录。该目录一般分三类，长期维持在八九十种。具体分类如下。

既是食品又是药品的物品名单：如丁香、八角、茴香、山药、大枣、绿豆、赤小豆、生姜、干姜、枸杞子等几十种。

可用于保健食品的物品名单：如人参、三七、女贞子、天麻、川贝母等几十种。

保健食品禁用物品名单：如川乌、马钱子、巴豆、河豚、硫黄、雄黄、甘遂等几十种。

凡是上目录的，既是药品，同时也是食品，因此可以自由买卖，不仅在药房，也可以在一般超市出售。

（5）中药与西药的靶向治病机理：中药好，好就好在一旦对症下药，不仅能减轻病症，而且可顺便改善人体的免疫系统、内分泌系统和神经系统，从而带来人体系统的整体改善。人们发现，在中医的手法治疗或药物治疗之后，这三个系统的改善通常是同时的、整体的、不知不觉的。目前的科学手段尚无法解释其原因。

中、西医分属两套医疗体系，但可以从不同方向治疗同一种疾病。如对炎症的治疗，西医采用的方法是把病原体杀灭或将自由基中和；中医采用的方法是清热解毒，即把构成病原体的病气、毒气（统称邪气），通过中药、针灸或按摩，使其从人体的各个通路排泄出去。相比之下，西药的成分单一，靶向明确，一类抗生素针对一类病原体，一类功能药解决一个问题，严格地执行"对号入座"，特异性好，见效快。然而西药一般不会产生中药的那种"搂草打兔子"、顺便改善整个系统的多靶点治疗效果。

随着科技的发展，人们发现西药也可以产生其他单项的、好的附加作用，或复合作用。如针对退热的阿司匹林，用小剂量可以抗凝；起初为治心脏病、高血压而研发的西地那非，最终被应用在举阳壮阳上。但是，西药这种局部功能的复合，均与系统的整体改善无关。

中药的"对号入座"，不像西药在产品说明书上描述的那样简单明了、有的放矢。一种西药针对一种病，直来直去。人们走进中药，就如同走进了一座同时有几个出口的迷宫，靶向不明确。虽然都能走出去，但有的路径长，有的路径短，需要"仙人指路"。如何舍远求近，完全取决于医师的经验和医术水平。中药一旦"对号入座"，也会立竿见影，甚至十几分钟就能见效。那种神奇是西药师们永远无法理解的。在他们的印象中，中药永远是一种温火慢炖、治疗慢性病的药物，不可能立即奏效。

中药里的每一味药，本身都具有多靶点、多指向的特性，所以中药可以实现"同病异治""异病同治""内病外治""外病内治"等治疗的方式。如果说中医是一门艺术，一点都不夸张。

（6）中药与西药的特异性：西药是一把钥匙开一把锁，"世间本无药，化工合成之"。多数西药都是化学制剂。研制一种西药，需要投入很大的精力和资金，需要各种动物实验及人体临床试验，因此特别惧怕技术失窃。一个新的西药背后通常凝聚了几百上千人的心血和上亿元的投资。

西药有明显的针对性，它们是科学实验的结果，有实验室的完整记录。西医的一种药专治一种病，一种抗体针对一种主要的病原体。这就是西药的特异性。如广谱抗生素和磺胺类药物对细菌性疾病有效。红霉素、四环素、链霉素及氯霉素对容易引起呼吸道、肺部及生殖器感染的支原体有效。四环素和广谱抗生素对由虱、蚤、螨、蜱引起的斑疹伤寒、恙虫病等立克次体病有效。四环素、罗红霉素、美满霉素（盐酸米诺环素）、青霉素、强力霉素（多西环素）、红霉素等对容易引起非淋菌性尿道炎、宫颈炎、沙眼的衣原体有效。但是所有抗生素对病毒感染的疾病均无效。

中药漫山遍野，唾手可得，没有西药那么神秘。中药也有特异性，但这个特异性通常可以顾及 2 种以上的疾病特征。几乎每一味中药，背后都有一堆功效。一把钥匙可以同时开几把锁。如黄芪，既有健脾补气的功效，若加大剂量（如 30g），又有促进术后康复的功效，还有利尿的功效，以及治疗脱肛、内脏下垂、中风后遗症的功效。

如前所述，中药最符合当代的医学潮流，即使提供有特异性的个性化服务。如中医对每位患者，都可以提供量身定做的药方。在不违反中医传统禁忌"十八反"和"十九畏"的前提下，中药有很大的包容性和兼容性，各种中药可灵活配置，混在一起，最终融合在一个方剂中。因此，量体裁衣的汤药，往往比千篇一律的中成药效果好。

为了增加特异性的治疗效果，有名的中医讲究采用"对方"和"对药"。即有意把一对方或一对固定搭配的药同时服用。用几味药同时"围攻"一种病，疗效会明显改善。当然在这些中药中，医家会按古代的吏治，划分为"君、臣、佐、使"，将它们的功能进行分类，给出不同的剂量。

中药基本上都是天然的，它的特异性功能，不是实验室实验出来的，而是中国人前仆后继，用生命"尝试"出来的。各种记录真实可靠，流传有序。

中药方剂讲究"君、臣、佐、使"，用几味药同时"围攻"一种病，疗效会明显改善。君药针对主病，在方中起主要作用；臣药辅助君药，增强君药的效力。佐药的作用有三：其一，辅助君药与臣药，治疗主病；其二，制约君药与臣药的毒性；其三，治疗与主病同时存在的兼症。使药的作用有二：其一，调和诸药；其二，引药入人体相关经络。

（7）关于中药的科学性：中医的基础理论不是科学，而是哲学，因为它有完整的本体论和方法论。说它是文化，因为它包含治未病的养生饮食文化。

从统计学的角度看，中药的试验方法比西药的方法更具备科学的含义。因为自始至终，中医都是大样本的人体试验。只是在统计学的规范上，中药学欠缺了一点定量分析。

然而，由于中药实践，一上来就是真刀真枪，效果明显，且样本数量特别巨大，样本误差接近总体误差，原则上不存在抽样误差，在统计学上不需要做假设检验，因此中药的可靠性结论容易获得。加上中药大多数是天然的，人体也是天然的，彼此亲和力强，因此中药出错的小概率事件比西药也来得低。

若就药物机理的科学性分析而言，治疗不同的炎症，西药有不同的抗生素（又称消炎药）。抗生素进入人体既能消灭病原体，同时也会破坏人体中正在与细菌病原体作战的各种免疫细胞，如白细胞等。中药有清热解毒的功能，但不含人工合成的抗生素，不会直接灭杀细菌，也不会消灭免疫细胞。中药指望人体免疫细胞来治疗炎症。因此，仅就消炎而言，西药肯定比中药见效快。

对于提升人体的免疫系统、改善内分泌系统、激活神经系统而言，中药比西药更能干。中药会自然、有效地激活各种酶。中药中含有各种维生素、矿物质及其他药性组分。对于人体的酶来说，中药中的组分如同复合化肥，是一种复方、多靶点的催化剂，有利于激活上述 3 个系统的酶。西药对此是望尘莫及的。西医若增加各系统的酶，需要一对一地用药精确"点射"。中药是"机关枪",上去就是"一梭子",指不定哪个系统的酶就被激活了。

特别是人体中负责免疫系统的那部分酶,经过激活而加大催化,会激发免疫细胞的抗敌"情绪",从而形成旺盛的人体抵抗力。或许这就是中药能够间接"杀菌"和"治疗恶性肿瘤"的原因之一吧。人体的免疫细胞是"万能抗生素",能够吞噬任何不含有自身机体 DNA 标志的"异己分子",包括细菌、病毒以及肿瘤细胞等。所谓中药可以治疗病毒,中药可以治疗恶性肿瘤,其诀窍不过如此。

每个人在年轻时,仗着自身酶和细胞的活力,加上自身的"万能抗生素",即使没有中药的辅助,也能使自己的许多疾病在不知不觉中不治而愈。但是到了四五十岁,精气神都不同了,体质明显下降,大家都离不开中、西药的"伺候",离不开一些药食同源的验方"协助"。

(8)怎样看待中药的毒副作用:俗话说"是药三分毒",目前常常指西药中的化学物质,对肝、肾产生的,不可逆的毒副作用和耐药反应。

肝主疏泄,负责解毒,最容易受到伤害。肾主水,负责过滤,同样容易受到伤害。很多人抱怨,一旦吃上西药,就像患上毒品依赖症,如糖尿病和高血压等,终身不得停药。有的人甚至越吃病越多,伤肝保肝,伤肾保肾,伤胃还得养胃,恶性循环。患者疲于看病,降低生活质量,而政府也得跟着支付大量医药费。中药中有相当比例的药材,本身就带有毒性,不是三分毒,而是十分毒。中药以"毒药"治病,取的就是"以毒攻毒"之法。但对大毒的药物,中医会事先做弱化处理。药房会将"毒药"长时间蒸煮炮制。炮制后的毒性已经大大降低,对人体的威胁已明显减轻。尽管如此,若剂量太大,仍然会有麻烦。因此凡涉及有毒药物的处方,一定要遵从医嘱,切勿擅自胡来。其实,即使患者自己抄方去药房抓药,若其中有毒药物剂量超标,加之没有医师处方,药房也会拒绝出售。

天然的中药,比合成的西药,对人体肝、肾的毒副作用,要小了很多。即使药力大的汤药吃多了,至多也就是倒了胃口,养养便会复原。另外,人对中药一般没有依赖性,很少有人会终身服用一种中药。

中药方剂的配伍应用,讲究君、臣、佐、使。"佐药"的作用之一就是制约"君药"和"臣药"的毒性。"使药"的作用是调和诸药。

中成药是在中药方剂的基础上总结出来的,因此中药的毒副作用较少,不会造成顾此失彼的恶性循环。这就是为什么越来越多的西方人士,对中医中药情有独钟的原因之一吧。

中成药比中草药更保守,因此中成药的安全性相对更高,毒副作用更少。如能"对症下药",也会产生西药那种药到病除的神奇效应。尽管如此,中药也应当将其可能产生的毒副作用写在说明书上。其实,这也是中医药应当向西医药学习的、免责的自保方式。

(9)关于中药西制:我们若用现代科学方法,提纯或萃取中药,那么几乎所有的中药最终也都可以分解为酸、碱、酶、酯、醇、苷、烃、酮、醚等单一的化学成分。这点与植物化学物的成分提取,有异曲同工之妙。做到了这一步,中西医与中西药就增加了许多共同语言。中药也因此显得越发"科学"了。于是有人动了中药合成以及中药西制的念头。

"中药西制"似乎是一种势不可挡的国际趋势。我们在国内外市场上都可以买到按西药原理制成的胶囊剂、糖浆、片剂或针剂等的中药成药。这种与时俱进的方法，为中药的普及和进食都提供了最大的方便。然而，如果我们把所有的中药都依西医的制药方法，按化学成分去分门别类，提纯装胶囊，或做成浆剂、片剂和针剂，恐怕许多中药都会失去原有的药性。

另外，中药之所以能充分发挥药力，或减弱原有毒性，化平淡为神奇，主要归功于中药的炮制。中药炮制是一门技术，包含了许多门秘术。这也是很多中药不能简单西制的原因所在。

西医讲究药物的针对性和特异性。中医讲究药物中多成分的协调性和整体性。人们很难判断，究竟哪一种中药成分，才是真正治好病的有效成分。例如有人尝试把人参提纯成人参皂苷并装胶囊，发现效果就是比不过原来的人参。把中药制成针剂或输液剂的做法，更是背离了一些中药需要提前炮制的传统，或许会适得其反。加上中药不易提纯，或提纯不够，使得清开灵注射液、鱼腥草注射液、双黄连注射液等中药输液剂，都有害人至死的不良记录。所以说，中药不宜全部按西药制作，更不适合贸然制成输液剂。

（10）保健食品也是药：自古以来，中医虽然讲"药食同源"，但从来没有划分哪些是药品，哪些是"保健食品"。那时也没有保健食品的提法。在中医眼里它们都是药，都需要辨证论治。古时候采药、制药都在民间，没有衙门生产批文，全靠"行业协会"（衙行）的自律，自然没有区隔药品或保健食品的不同文号。

保健食品也是药，而且全是补药。补药也不可胡吃。水可载舟亦可覆舟，药能救人也能杀人。顾客首先应请大夫辨证，看看是该补，还是该泻，才好服用。保健食品是送礼的好东西，但也不是人人都能吃。本来好生生的保健食品，若错被吃进了本来就患"实证"患者的肚子里，滋补留邪，反而会变成雪上加霜的"毒药"了。

如今不少中国人养成了有病吃药、没病吃保健品的习惯，所以才成就了电视里的那些喋喋不休的保健品广告语。然而世界上还没有一种保健食品或补药，真正可以补充身体所有的虚。尽管如此，不少中国人仍坚持有备无患，在家里准备了一些常用的中、西药，以防不测。

2. 中药的个性化与大众化

（1）中药的个性化与大众化：世人都知道中医药的长处，就是一人一方，可提供个性化服务，最符合当代的医学潮流。其实，中医还有"以病选药"和"对症下药"的大众化一面，否则就没有制作中成药的必要了。中成药的问世，就是为了有共性的患者，在没有医师指导的情况下，依靠中医常识，实现自我救治。所以买OTC中成药不需要处方。

中医学是典型的"循症认证"的医学，同时它也最符合循证医学重视证据的要求。现代医学中的循证医学出身卑微，开始也不被承认。经过挣扎，后来才成为判断鉴别医学是否"科学"的判官。对于有共性的典型病症，中医的老祖宗们经过上千年的千尝万试，以及依据各种病例和证据的记载，把治典型病症的标准药方配制出来，传于后人。其中，少部分药方在今天被制成了中成药。

最具代表性的中医药方，便是汉代医圣张仲景所著《伤寒论》中的112首药方，后人尊称它们为经方。这112首经方，如同112条"排子枪"，只要症状相符，"撞上枪口"，一打一个准；几千年来，屡试不爽，格外适合"对症下药"。

至今有不少"伤寒派"中医师看病,貌似是在辨证论治,其实是在大脑中快速地搜索,在所背《伤寒论》的经方中"选枪"。他们琢磨患者的病症与《伤寒论》哪首经方的描述更为接近,便在该经方的基础上做加减。由于"对症下药",效果多令人满意。其实"对症下药"并不难。在日常生活中,很多人都有不去医院,自己对症吃药,治好病的经历。于是才有人敢放话,与其让医师误诊,还不如自己试着吃药。

(2)中药方的秘诀:中药方秘不传人的"Knowhow",即中药方的诀窍,不仅在于方中的药名,而且在于每味药的剂量,以及各味药之间的比例。剂量可增减,比例不宜变。中药与中餐相似,同样的一些佐料,剂量不同,搭配比例不同,"炮制"的火候不同,生成的药效或菜肴的差别会很大。

另外,中药与中餐的制作,的确不似西药和西餐那样,"克克计较",用天平和量杯事先称重,不能临场改变。中医汤药的配药保留了人工手拿把抓来分堆的传统,在剂量上难保每堆都一模一样。现在的中药,多数都是人工种植,施化肥、上农药,追求高产量,药力自然比天然生长的差了许多。过去用3g的,没准今天就得用6g。还有,对于不同体质、性别、年龄、重量的患者,中医师下药的剂量也会不同。尽管如此,大多数医师给出的剂量仍然会保守,宁少勿多,以安全为上。

中医汤药可因人而异,若加工成中成药,就必须标准化,口味适中,迎合大众。因此,中成药在配制的剂量上,从来就低不就高,以便给人民提供安全有效的药品。

中成药的说明书在建议服用量上,已然预留了很大的安全空间。中成药满足大众化服务,药劲小,安全性高。若想迅速见效,在医师的指导下,不少中成药可以加大1倍的剂量服用。

另外,中成药在制药时不会犯忌,不会违背老祖宗的"十八反"和"十九畏"的配药原则。因此,同类成药之间,不会产生对立的药力冲突。即便同时服用两种同类药,除了药力被放大外,也不会在体内合成任何"毒素",引来生命危险。

(3)趣谈十八反歌诀(在原歌诀基础上改编)

> 本草言明十八反,乌攻及蔹贝蒌半。
>
> 甘草战芫遂戟藻,诸参辛芍藜芦叛。

解读:十八反中的反与十九畏中的畏,均指两种药物配合应用后,可能发生剧烈的毒副作用。其中,乌头(即附子、川乌、草乌、天雄)反半夏、瓜蒌、瓜蒌皮、瓜蒌子、天花粉、贝母(川贝母、浙贝母)、白及、白蔹;甘草反甘遂、大戟、芫花、海藻;藜芦反人参、人参叶、北沙参、南沙参、丹参、玄参、苦参、细辛、白芍。

(4)趣谈十九畏歌诀(在原歌诀基础上改编)

> 硫黄原是火中精,偏遇芒硝不领情。
>
> 水银最怕砒霜现,狼毒也畏密陀行。
>
> 巴豆若与牵牛走,犹似牙硝会三棱。
>
> 川乌草乌不顺角,丁香郁金气难平。
>
> 官桂石脂不拉手,人参五灵谁能赢。

解读:芒硝又名朴硝,密陀为密陀僧,角为犀角,牵牛即黑丑、白丑,牙硝即象牙硝,官桂即肉桂,石脂即白石脂、赤石脂,五灵为五灵脂。

3. 中医的虚证和实证 中医的选药原则是根据治则，"虚则补之，实则泻之"，"热者寒之，寒者热之"，"急则治标，缓则治本"。通俗地讲，对于体虚的人，要进补；对于生病的人，要泻邪。对于上火的人，要用寒药；对于受寒的人，要用热药。从补、泻的治病原则看，中药应当只有补、泻两大类药。急救药属于急补或急泻的药，只能治标，解燃眉之急。治病还需要治本的药。另外，五脏六腑的生理特点对临床上的辨证论治具有重要的指导意义。一般来说，病理上，脏病多虚，腑病多实；治疗上，五脏宜补，六腑宜泻。

下面我们按照"先虚后实"，即先虚证后实证的顺序，开始介绍"以病选药"的方法。

（1）虚证的类型与适用的补药：怎样选择"进补"的中药？一般来说，对没有高热及严重疼痛症状，只感觉身体不适的人，或被中医诊断为虚证的患者，可以服用补药。

正气不足就是虚证，而老年人容易体虚。长期生病的人也容易体虚，"久病必虚"嘛。即便是虚，仍然需要区分是什么类型的虚，是气虚、血虚，还是阳虚、阴虚。另外，还需弄清是哪个脏腑虚。中医的补药若吃错了方向，也会很难受，甚至会死人。

补药也分阴阳，不可以乱吃。阴阳是矛盾的，补阴的药与补阳的药在药力的取向上相反。阴虚时若吃了补阳的药，特别容易上火，如流鼻血。阳虚时若吃了滋阴的药，则可能会冷得浑身哆嗦。

1）虚证的共性：补药亦称补益药，针对气虚、血虚、阴虚、阳虚而划分为4种不同类型。中医认为，所有虚证都由体内这4种虚证组成。通常是在一段时期内，以一个类型为主。但也有气血两虚、气阴两虚、阴阳两虚的说法。

阴阳是矛盾的，补阴的药与补阳的药，药力取向相反。尤其是壮阳的药，热性大，特别容易上火，对于已经阴虚火旺的人来说，吃了是灾难。有人贪图快活，在阴虚时误吃壮阳的药，结果造成血压升高、器官流血等症状，后果会很可怕。

由于中医定义气属于阳，血属于阴，所以也有人试图进一步将虚证简化为阴虚、阳虚两大类。这种简化有缺陷，毕竟症状不同，特别是在冷热的感觉上有明显的分别。

以下是各种虚证的主要症状。

气虚的人的主要症状：有气无力，懒言少语，健忘多汗，身体肥胖，舌淡，舌苔白。但没有怕冷的感觉。

气虚的人的典型反应：有气无力，懒言少语，无精打采，但不怕冷。

阳虚的人的主要症状：怕冷，身寒肢冷，洗澡喜用烫水，喜热饮，喜温喜按，衣服比别人穿得多。中医认为，阳虚的人由于阳气固摄无力，控制力减弱，因此大便稀，爱出汗，特别是爱白天出汗，性生活容易阳痿早泄。另外，阳虚的人火力差，肚子容易进凉气，导致腹冷痛，有人甚至会清晨腹泻（俗称五更泻）。阳虚则脾胃虚寒，故脾易受湿；胃火减弱，所以会舌苔白。总之，整个一派缺火的寒象。

阳虚的人的典型反应：怕冷，喜穿厚衣，爱出汗，大便稀。

血虚的人的主要症状：指甲白，面色萎黄，口唇及舌质白，肤色和发色也会偏白，但并不怕热。

血虚的人的典型反应：指甲白，面色白，但不怕热。

阴虚的人的主要症状：怕热，手、足心和心脏都烦热（俗称五心烦热），阴虚火旺，面色潮红，皮肤干燥，口舌生疮，口干舌燥，喜好冷饮。阴虚表示体内的液体亏缺，因此不仅怕热，而且尿黄，大便秘结，耳鸣，眼睛干涩，盗汗，皮肤干燥，舌红无苔。总之，整个一派缺水的热象。

阴虚的人的典型反应：怕热，喜喝水，尤其冷饮，大便干燥，口舌生疮，牙痛。

以上特征是辨别四虚的共性特征，人们应当熟记。在五脏中除了心脏把"四虚"都占全了外，其他四脏并非全虚；它们各有各的虚象，特别值得中医人士的关注。否则说错了，会闹笑话，显得功夫欠佳。

另外，由于五脏之间密切相关，也会有肝肾阴虚、心肾阳虚、心脾不足、心肾不交、脾胃不和、脾肾阳虚、肺肾阴虚等双脏关联的证候，需要辨证确认。其次，老年人经常会有气阴两虚，或阴阳两虚，或阴虚阳衰；其表现形式有皮肤干、怕冷、便秘、睡眠不好等。老年人喜欢少吃多餐、少觉多睡，冷热无常，脾气怪异，通常被人归结为"更年期综合征"。有人更起来没完没了，其实是一种综合性的虚证。

按照中医的理论，"虚则补其母"。补虚应当按"木火土金水"的五行，补"肝心脾肺肾"中所亏虚之脏的上一个脏腑。如肝阴虚当补肾阴，此种补肾阴生肝阴的做法又称滋水涵木；脾阳不足当补心阳，此种补心阳生脾阳的做法又称益火补土；肺气不足当补脾阳，此种补脾阳生肺气的做法又称培土生金；肾阴不足当补肺阴，此种补肺阴生肾阴的做法又称金水相生；等等。以上利用的就是五行相生、子虚补母的原则。具体各脏器阴虚的症状和建议服用的补药，我们随后将专门分脏介绍。

在实际操作中，能够遵循这个原则的医师，就会比"哪虚补哪"的医师治病见效快，显得医术高。更高明的医家治起病来，很有艺术家的风范，他们自己摸索总结了"独家"的招数，擅用对方、对药。他们开方配药浓淡相宜，出奇制胜。比如两脏一起补，或者一补一泻。同时补泻在古方中有先例，如六味地黄丸，六位药三补三泻，相互配合，使之滋补而不留邪，降泄而不伤正，补中有泻，泻中有补，相辅相成，是滋补肾阴的良方。

用古文讲话言简意赅，生动活泼，朗朗上口，激发人们无限的想象力。如"培土生金""滋水涵木""金水相生""益火补土""培土制水""泻南补北""抑木扶土""佐金平木"。凡四字真言，都耐人寻味。古人刻字在竹签上，携带不至于太沉。后来出现了造纸印刷术，人们的废话开始增加了。其中"泻南补北"，是说泻心火补肾阴。从何处下手，是先补还是先泻？属于每个中医师秘不示人，只传徒弟的绝招。中医的绝招，其实就是中医辨证论治的基本功，加上每个人的经验。中医师治病，一人一个说法，所以中医在认证上可以会诊，但在治疗上却各不相同。好在上述"四字真言"总结出的，利用五行生或克治病的，也就这最常见的8种方法，它们针对的是五脏的常见疾病。只要稍经点拨，大家就会记住。

从这个角度看，中医是一门典型的师承艺术，有一定之规，但无一定之法。中医比西医有更多的表现空间，可任人发挥，但要拜师学艺。例如，师傅可能会告诉徒弟，即便是肝虚，也要区分：是肝的气虚、血虚，还是阳虚、阴虚呢？师傅会告诉徒弟，肝没有阳虚，肝的虚证最常见的是阴虚。由于阴不制阳，才会造成肝阳上亢，使人爱发怒。肝阳上亢，还会引起木火刑金，而金是肺，所以会出现肝脏之咳。中医认为，五脏皆可致咳，而且咳嗽的声音有所不同。究竟虚证在五脏还会有什么其他表现？这就需要对虚证进行深入辨识。

2）虚证的深入辨识和具体用药：我们在前一节对所有虚证的共性进行了描述。为了用药得当，我们还需要对虚的部位和虚的个性作进一步分析。在深入辨识时，只要我们把上述的共性和下述的个性联系起来，就能对虚证有更准确的把握。

A．气虚辨证及用药：气虚一般涉及四脏，即脾气虚、肺气虚、肾气虚、心气虚。一般来说，常见的是脾气虚，表现为没有胃口。肺气虚时，容易感冒。

脾气虚的症状：胃痛腹胀，呕吐恶心，胃下垂，久泻久痢，食欲不振等。建议服用中成药：四君子丸、补中益气丸。

肺气虚的症状：咳嗽无力，想咳咳不出痰，汗出畏风，容易感冒等。建议服用中成药：玉屏风散、生脉饮。

肾气虚的症状：神疲乏力，腰膝酸软，小便频数而清，白带清稀，舌淡，脉弱等。建议服用中成药：四君子汤加杞菊地黄丸。

心气虚的症状：心悸，心烦，胸闷等。建议服用中成药：柏子养心丸、补心气口服液。

总之，四君子汤是治疗气虚的最常用的选择。

B．血虚辨证及用药：血虚一般涉及两脏，即肝血虚、心血虚。一般来说，常见的是心血虚。

肝血虚的症状：眩晕耳鸣，视物模糊，肢体麻木，月经不调或闭经等。建议服用中成药：乌鸡白凤丸、八珍益母丸。

心血虚的症状：心悸，失眠，多梦等。建议服用中成药：天王补心丹、柏子养心丸。

总之，四物汤及其近似中成药是治疗血虚的最常用的选择。

C．阳虚辨证及用药：阳虚一般涉及三脏，即肾阳虚、脾阳虚、心阳虚。一般来说，常见的是脾阳虚和肾阳虚。

肾阳虚的症状：腰膝酸软，畏寒肢冷，总之怕冷。另外，还有男子阳痿早泄，女子不孕不育或白带增多等。建议服用中成药：金匮肾气丸、右归丸、全鹿丸、桂附地黄丸。

脾阳虚的症状：腹部冷痛，腹胀，不易消化，大便中有不消化物，五更泄泻，肢体水肿等。建议服用中成药：附子理中丸、四神丸。

心阳虚的症状：心悸，胸闷，心痛等。建议服用中成药：参附强心丸、心宝丸。

总之，以附子、干姜为主的组方是治疗阳虚的最常用的选择。

D．阴虚辨证及用药：阴虚一般涉及四脏，即肾阴虚、肝阴虚、心阴虚、肺阴虚。一般来说，常见的是肾阴虚、肝阴虚和肺阴虚。

肾阴虚的症状：腰膝酸软，眩晕耳鸣，女子月经量少，甚至闭经，男子会遗精及早泄。阴虚好似涮羊肉时锅中水少，会热。建议服用中成药：六味地黄丸、左归丸、知柏地黄丸。

肝阴虚的症状：眼睛干涩，视力减退，胸肋隐痛，头晕耳鸣等。建议服用中成药：一贯煎、杞菊地黄丸、明目地黄丸。

心阴虚的症状：心烦，心悸，多梦等。建议服用中成药：天王补心丹、朱砂安神丸。

肺阴虚的症状：干咳无痰，或痰少，痰黄，不易咳出，甚至痰中有血丝，声音沙哑等。建议服用中成药：百合固金丸、百花膏、养阴清肺丸。

总之，以六味地黄丸为基础，派生出来的六味地黄丸类如明目地黄丸、杞菊地黄丸等，是治疗阴虚的最常用的选择。

中医谈论进补,历来分两派——补脾派或补肾派。前者强调补"后天之本",后者强调补"先天之本"。老百姓理解的中医进补,恐怕还多以补肾为主。

E. 肾虚之我见——肾的亏虚、补肾与壮阳:中国人有个普遍的误区,一听哪个男的肾虚,就嘎嘎坏笑,认为他肯定是房事办多了。一听说补药,就认为是壮阳药,与"办事"有关。其实每个人,不论男女,都有肾虚。"肾乃先天之本",人活着就一定在消耗肾精。故中医认为,肾无实证。人能活多久,关键要看肾给你存了多少本钱,以及你打算怎么花。这个本钱是父母给的,从娘胎里带来的。

婴孩啼哭来世,不论男女,阳气都最足。此时的阳被称为"元阳"。元阳弥足珍贵,连婴孩的尿都可以治病。

老人寿终正寝,笑着离世,是因为最后的阳气已经散尽。阳气散尽前,如同蜡烛熄灭前一样,会突然格外闪亮。人确有"回光返照",把最后一点阳气聚在一起,留遗嘱交代后事。"气数已尽"接着就是"气散人亡",人就真的走了。人的生死善终,就是肾的元阳走完从实到虚的过程。

人生有先天不足,也有后来的消耗,这些都需要依靠脾胃,通过吸收食物或药物中的营养来进行补充。所以中医称"脾胃乃后天之本",就是要以"后天之精"来补"先天之精"的不足和消耗。形象地说,身体需要通过脾胃获取精华,再往肾的"户头"里不断地充实"本钱",来维持生命。值得强调的是,所谓肾主"藏精纳气",这个气是精气(不是氧气),也是温煦整个身体的阳气。

补药是扶正填虚的药,以维持五脏六腑乃至整个身体的阴阳平衡,其对象主要是中老年人。中医认为,女人从 35～42 岁,男人从 40～48 岁,进入青中年和中年,就可以开始进食补药。这个年龄段的选择,是基于人的生理变化周期。

女人大都走"七"的台阶,如女孩约 14 岁见红,女人约 49 岁绝经。男人大都走"八"的台阶,如男孩约 16 岁遗精,男人约 56 岁进入更年期,各方面都会每况愈下,这时就该退休了。不论男女,到了上述时间段,身体对食物的消化吸收能力都开始下降,仅靠食物补充肾的元阳已经捉襟见肘。因此,每个人都应当视个人的身体状况,开始考虑进食补药了。药补是食补的拾遗补缺。

解剖学中的肾,承担中、西医的两套生理功能。在西医的系统中,肾属于泌尿系统,担负着过滤血液的作用,并从人体每天产生的约 150～160L 原尿中,二次吸收绝大部分水分和有用的成分,只有约 1% 的原尿作为真正的尿排出体外。

中医发现,肾的功能首先是生命源泉。肾决定了这一代和下一代人的生命。由于在中医整体的生理功能中,比西医多了一个活性物质"气"。而且气有不同的形态,热量高的是精气(亦称阳气)。精气的热量在运动中做功交换,赋予了五脏六腑之气以各自的能量。这时就必须要找到产生精气的"气体发生器"。中医的前辈们发现,肾就是人体的气体发生器。

身体的左、右肾,犹如两个锅炉,一个不断地提供液体(津液),一个不断地提供气体(精气)。其中的精气走的是经络系统的通道,津液走的是解剖系统的通道。精气通过肾的"母亲"——肺,将精气输布全身,保障了人们的活力。不论西医承认与否,按照中医这个理论为肾配置的滋阴或壮阳的中药,确实能够延长人的寿命,能够改善人体其他脏器或脏腑的生理功能。

当然，气与液在人的生命体中，通过气化和液化，可以在解剖系统和经络系统中相互转换，从而保证了"气血同源""津血同源""津气同源""精血同源"的说法有物质基础。由此看来，老百姓对补肾的理解没错，保肾护肾非常重要。

另外，中医认为，肾作为三焦大系统的子系统，还主生殖。对此，西医的研究尚未到位。中医的补药中确有补肾壮阳的所谓"春药"，服用之后，男人"精力充沛"。春药只是补药中的一小部分。服多了春药，人虽会陡增快感，但易折寿伤身。因为那是在突击花销肾的"老本"，博一时之乐。古代许多皇帝差道人炼丹，既盼壮阳快活，又想益寿延年，结果事与愿违，房劳伤身，加上硫、砷等重金属超标，致使英年早逝。

在西医眼中，肾属于泌尿系统，负担着过滤血液的作用。中医认为，人体的肾是生命的源泉。身体的左肾与右肾，犹如两个锅炉，通过心的君火，点燃肾的相火，使锅炉充分燃烧，一个不断地提供液体（津液），一个不断地提供气体（精气）。

（2）中医对实证的认识和用药

1）中医对实证的治疗原则：因为中医把病证分为虚、实两种，非彼即此，又因为中医的祖训有"实则泻之"，所以中医治实证的方法基本上都可以称为泻法，治病的药也就顺理成章地成为"泻药"。"克"与"泻"都是治病的方法。泻与克不同，泻是泻其子，克是克其仆。对于上火而言，泻犹如釜底抽薪。克是利用五脏中存在的"主仆"之间相乘或相侮的关系，增加一方力量，造成相克的态势。对于上火而言，克犹如扬汤止沸。

按照五行相克的原理，对于肝阳旺、脾阳虚、胃口差、大便稀的人，可以通过克制肝阳来改善，此种补脾阳、克肝阳的做法又称"抑木扶土"；对于肾阳不足、水湿内停和水肿的人，可以通过补脾阳疏泄肾阴盛带来的水泛，此种补脾阳、克肾阴的做法又称培土制水；对于肝气上逆、出现"肝咳"的人，可以通过清肃肺气的方法来舒解咳喘，此种肃肺气、止肝咳的做法又称"佐金平木"；对于肾阴不足且心火上炎、长口疮、心肾不交而失眠的人，可以通过泻心火、滋补肾阴的方法来改善，由于在五行歌诀中，心的方向在南，肾的方向在北，故此种泻心阳、补肾阴的做法又称"泻南补北"。

宋金时期名医张从正特别推崇汗、吐、下三种泻法，以"攻下"闻名，载入史册。西医的泻药，专指那些吃了就能排泄或拉肚子的药，主要针对便秘患者。中医的泻药是为了排毒祛邪。

中医名师秦伯未认为，虚多指正气，实多指邪气，因正气充旺无所谓实，邪气退却无所谓虚，故《黄帝内经》上说"邪气盛则实，精气夺则虚"。此处精气就是正气的代表。虽然邪气盛是实，但邪气退却也不能称为虚，只有正气不足才是虚。用通俗的话说，所有虚证都是由体内阴阳失衡，正气亏虚引起的。所有的实证都是体内正气与体外邪气相搏所致，邪气虽盛，而正气不虚。

一般来说"正气存内，邪不可干"。邪气之所以能作怪，一定有正气不足的原因。这时体外的病气、毒气（统称邪气），都会趁虚跑进体内。这才有了中文"乘虚而入"的成语。虚证往往在疾病的后期，所谓"久病必虚"。内伤的病也多以虚证为多，或是本虚标实，如中风，肝肾阴虚而肝阳上亢等。必须承认，中医的不少读物对于正邪、盛衰、虚实的阐述，如同对于精气神、气血津液的阐述一样含糊其词，对初学者来说，容易产生歧义。

人之所以生病，更多的情况是，邪气凑而正气虚，虚证与实证夹杂，"实标虚本"。因此，才需要扶正祛邪。扶正的药是补药，祛邪的药就是攻毒治病的泻药。

中医的汗、吐、下三法，的确是治病祛邪的有效手段。

中医对于实证，有汗、吐、下三法。病在表，用汗法。病在里，若靠近上焦，用吐法；若靠近下焦，用下法。此三法有利于就近将体内的毒、邪排出体外，恢复健康。

尤其在古时候，人们大都营养不良，很少得冠心病、糖尿病等"三高"之类的现代富贵病。古人得的多是伤风感冒、枪伤刀伤等季节病或战争病。用汗、吐、下法，就能治多数病。泻下，有利于就近把体内下焦的毒、邪排泄出来；发汗、祛痰、呕吐，有利于就近把体内上焦和中焦的毒、邪排泄出来。在日常生活中，凡上吐下泻者，一定是食物中毒。不吃药也会又拉又吐，是身体自保的本能反应。中药的泻法也许就是受到了这个启发。总之，我们时刻都要记住，在治疗疾病时一定要给邪以出路，不能把毒邪留在体内。

中医认为，治病之药不论药名叫什么，不论它们如何被分门别类，其实都是某种"攻邪药"。应用攻邪药的目的就是使病气、毒气（统称邪气）随汗液、呕吐物、排泄物排出体外。活血、化瘀、理气、化痰、祛风湿的药，都有泻的功能和成分，是泻药的各种变形。

2）实证的致病因素和用药：一般人都认为虚证不是病，只是身体不适。当人们感觉到生病了，那一定是实证。因此，对于多数人来说，实证就是病。实证首先是感觉到的。此时若去医院做西医的理化检验，结果也多半是阳性，或不合格。凡西医体检指标不对的，在中医肯定是实证，或本虚标实。但是西医体检指标正常而患者感觉就是不舒服，或者只有当病情加重时，西医才会有指标显示的，在中医眼里也是实证。中医判断实证的方法就是望、闻、问、切四诊合参。四诊合参是建立在患者感觉，以及病情生理反应基础上的第一手资料的汇集，比仪器采集的信息更广泛。

中医的实证很多是因风而起，故风位列中医常说的六淫（即风、暑、湿、燥、寒、火）之首。一般外感病均以风为先驱。《素问·骨空论》说："风者百病之始。"风性善动，起病急，或病情多变，游走不定，多侵犯人体的经络肌表。《素问·风论》说："风者百病之长。"风邪常与寒、热、燥、湿等其他病邪相杂致病，形成风寒、风热、风湿等不同证候。因此，古人把风邪当作外感致病因素的总称。现代人有了中医的常识，也会对空调和风扇产生警惕。

对于内风、内寒、内燥、内火、内湿，这些由于人体气、血、津、液和脏腑等生理功能异常而引起的，有类似风、寒、燥、火、湿等外邪致病的症状，我们也可以采用对付实证的方法来处理。由于病生于内，故称内风、内寒、内燥、内火、内湿等，以示区别。

所谓内风，通常指风入经络，因此要采取祛风、宣痹、化痰、通络等治法。建议服用中成药：小活络丹、牵正散。治疗风邪头痛，痛位常见于头部的偏正或颠顶，建议服用中成药：川芎茶调散。

4. 中药的剂型及服用方法

（1）中药的剂型：中药常见的剂型有"汤、丸、散、膏、丹，针、酒、冲、胶囊、片"10种。中药以汤剂见效最快（自己煮的比药房煮的还好），其次是冲剂、膏剂、散剂、片剂、胶囊剂，最后是丸剂。酒剂比较特殊，一般为补药和祛风湿药。丹剂起源于道家的炼丹，以求长寿不老，目前不多见（仁丹除外）。中药的成药，指那些事先经过工厂加工制作的成品。典型的成药有片剂、胶囊剂、散剂（小粒）、冲剂、丸剂、膏剂。另外，还有少量的针剂。虽然中成药起源于汤剂方,相当于挑选了一些典型的"排子枪",制成易储藏、易服用的成品,但是必须承认,中医的成药很多时候比药房现抓的汤药效果差。

中药尤以汤剂和丸剂最为常见。汤剂暴发力强,但持续力差,易伤胃,不宜久服。丸剂见效比汤剂慢,但易服用,缓释放,可能赢得胜利。

(2)服药的时间与剂量:百姓除了备药,最关心的是一旦病了,对于上述中成药怎样服用?当然,他们应当首先看说明书。另外,服用中药千万要注意"中病即止",换句话说就是,要见好就收。不要因为害怕浪费,把剩下的药也吃进去"巩固"成果,那样反而会适得其反。中药在服用的时间上没有严格限制。要求3次的,就是早、中、晚。要求2次的,就是早、晚。这点与服用西药一样。对于滋腻补益类的中药,建议饭前空腹服用。对胃肠道有刺激的中药,可以饭后服。另外,有人做过实验,如果按照中医子午流注的规律去服用中药或针灸,在每天24小时中的不同时辰,治疗那个时辰当令的脏腑,效果最为显著。此话甚有道理,不妨可以试试。

中成药在进服的剂量上,没有西药那么敏感和严格。西医师或西药使用说明上建议半片,患者就不能进服1片。而且西医规定患者不能为求速好,就私自服用医嘱外的其他同类西药。对于中成药,一般说明书注明的进服量都是下限,对于体质不是那么虚弱的患者来说,偶尔可以加倍进服(含某些毒性药物则除外)。

(3)中药与西药同时服用的注意事项:中药有广泛的包容性,只要不违反"十八反"和"十九畏"的配药原则,可以在服用汤药的过程中,同时服用中成药,以求根据病情,进行动态调整。本来中药就可以把治疗几种病的草药混开在一个药方中。此法可以解决药房已代煎好汤药,并封好包装,患者随病情变化又想加几味药的问题,而且不浪费原有汤药的花费。有时,三四十味药混在一起,它们就像猎枪打出去的一堆散弹,没准就有一粒能碰上猎物,药力虽然差些,但起码不会闹脱靶的笑话。尽管张仲景《伤寒论》中近80%的药方,都是每个方维持在8味药左右,但是也有些名医喜欢开大药方。我们想强调的是,中药有一个特性,在一副汤剂中,或在一丸成药中,有用的成分能发挥作用,没用的成分只是"摆设"。只要不违反配药原则,只要药力作用的方向没有抵触,一般多余的中药成分不会起反作用。

中药与西药同时服用一般也不会冲突。对于咽痛、牙痛、牙周炎、眼睛发炎等由细菌引起的疾病,建议还是服用点西医的消炎药,见效快。中、西药可同时服用,但最好相隔半个小时。

(4)中药疗效的判断:如果选择服用治病的中药,即非补药,一般在服用1~3天内就应当有所反应。如果3天后仍然没有任何反应,建议立即换方换药。多半是医师的辨证论治出现了偏差。好的中医师讲究分段治疗、分段换方,讲究轻重缓急和标本兼治。服用治病或化瘀之类的"泻药"旨在排"毒",时间不宜过长。服用补药旨在扶正,时间可以相对长一点。如补阳虚的金匮肾气丸,以及补阴虚的六味地黄丸,它们的成分本身就有三补三泻,药力平缓,服用一年半载都没有问题。

(5)虚不受补怎么办:中药与针灸、手法等治疗方式可以双管齐下。中医认为,所有的疾病都是因正气不足,邪气乘虚而入造成的。因此,中药基本上可以分成"扶正"和"祛邪"两大类,正气不足要补进去,邪气太盛要泻出来。但是也有人虚不受补,一服药就出现上火的情况。此时可以选择中医的手法治疗,如针灸、按摩、拔罐、刮痧,甚至刺络放血等,把体内的病气或毒气放出来,给身体补充点正气,打打底子再服药。中医的手法治疗也有补气和泻气之分,刺激肌体酸麻胀窜,带动气血流通,促进脏腑功能改善,从而实现扶正祛邪的功效。

人体有两条通道,即解剖系统的通道和经络系统的通道,都可以抵达五脏六腑,都可以用来治病。因此,中药与针灸、手法等治疗方式可以齐头并进。中医的主流学派"伤寒派",把各种疾病分解在人体的阴阳六条经脉之中。医圣张仲景为治疗这六条经脉的疾病,设计了 113 个经方。在日常生活中,人们若遇到肠胃疼痛,或者服用中、西药,或者按压或针灸小腿上的穴位"足三里",都同样可以缓解疼痛,类似的例子不胜枚举。因此,显而易见的结论是,人体经络上有 300 多个穴位,每个穴位相当一味中药。不同的是,人体对穴位的刺激,有双向的自平衡调节机制,缺失的正气会自动补充,多余的正气会自动泻去;人体对中药的"刺激",没有自平衡机制,完全靠中医师对药的知识和经验来把握。

古时候中医师讲究小周天,他们提出中医的 365 味药和 365 个穴,正好偶合当今公历的 365 天。正可谓"天人合一"。人体的主要穴位,虽然号称有 365 个经穴(实际是 362 个),但是有经验的医师能熟练掌握的也就百来个,临床常用的也就几十个。医术高的针灸师,甚至可以用十几枚针,甚至几枚针刺穴,便做到"针到病除"。

"八总穴"是人体自带的灵丹妙药。老百姓若是掌握了"八总穴"的按摩方法,基本上可以缓解周身约 80% 的疼痛。登记在册的中药虽然有近万种(味),但是有经验的医师能熟练掌握的也就 150 余种,开方常用的也就是几十种。医圣张仲景的所有方剂仅包含 90 多种中药,且约 80% 的方剂都在 8 味药左右。这里的"八"没有"发"的意思,只是碰巧了。[以上授课内容摘编于曹军、冯清等编著的《现代人看中医:趣谈中医药及全息》,中国医药科技出版社,2014]

(廉海红　李秋贵)

第四节　英　国

李文瑞在英国卫生部期间,应邀为下属单位安排了一次介绍中医药学简况的演讲。李文瑞表示同意,并告知出国时已带有演讲论文 3 篇。演讲题目:①以形象略述中西医异同;②中医药学理论体系的内容和基本特点;③人与自然。

演讲后有人表示中医药学太深奥,实在难懂,于是英国卫生部副部长邀李文瑞进行了交谈。演讲的具体内容如下。

一、以形象略述中西医异同

形象,是人或机体由内在气质和外表形貌综合构成的给他人的总体印象。

宇宙,是指天地万物包括地球在内的一切天体的无限空间,而在哲学上是指世界,即一切存在的总体。

概而言之,宇宙间有星球明的物质,又有灰洞暗的物质。当然,人体也有同样的明、暗两种生命系统。也就是说,人体有解剖系统和经络系统,这是客观存在的,谁也否定不

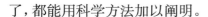

了，都能用科学方法加以阐明。

解剖，是用特制的刀把生物体剖开，以便观察研究其内部构造或探寻伤病原因。西医通过解剖系统治病。

经络，指经脉和络脉，即人体内气运行的纵横通路；纵行的干线叫经，横行的分支叫络。中医通过经络系统治病。

上述两种生命系统，都与五脏六腑密不可分地相连接。西医通过血管主要输送血液；中医通过经络输送气。西医是对抗医学，研究病原体和抗体的博弈；中医是平衡医学，讲究机体的阴阳平衡和阴平阳秘。二者虽属两种不同的逻辑系统，各有各自的理论和语言表达，但都是为了治病。

因此，中国在 20 世纪 50 年代倡导中西医结合，中西医并重。纵观中西医各自的长处，西医有体检、急诊、手术，用药有抗生素、激素、维生素，善于治疗器质性疾病。因此，凡是解剖系统检查出来的疾病，可以求之于西医治疗。中医擅长治疗功能性疾病，凡是解剖系统说不清楚的疾病，可以求之于中医治疗。因为中医看整体，西医看局部。中医只看森林不看树木，西医只见树木不见森林。所以倡导中西医结合，中西医并重，是医学界的正确方向。

西医从细胞、组织、器官讲到系统，然而遇到器官之间的关系、系统之间的关系，往往就不讲了，因为没有人能讲得清楚。中医则能讲系统，讲五脏六腑的关系；而让中医讲器官，讲组织和细胞，则就不讲了，因为中医古典医籍只讲藏象不讲脏器，中医的脏腑不只是解剖刀下的器官，还包括脏腑的功能。

西医的基础理论是科学，而中医的基础理论既是哲学又是科学。中医的本体论是整体观，方法论是辨证论治，符合构成哲学的规则；中医临证强调辨证论治，执中医药学的理法方药理论体系治疗各种疾病，同时对西医治不了的病或难治者，中医也能治疗，所以用事实辨之就是科学。

中医学具有一套完整的理论体系，不是经验医学，它是中华民族 5 000 余年文化的一部分，是用千百万人的生命总结出来的客观规律。规律是主人，科学是仆人。科学是为解释和总结规律服务的。

当下的社会，有人强调中医要走向科学化。这里所谓的科学化，要从一分为二的观点说话。其一，因为中医不科学，所以强调要科学化；其二，前文已阐述过，中医是科学的，但有不足的地方，即运用现代理化检验、影像学等不够。所以，中医个体诊断和医治的走向要数据化，与时俱进，达到现代科学化。据此，中医若走向科学化，在临证中必须完全遵循中医传统思路和方法，不能参合和参混西医的内容，要西为中用。否则，证明中医治疗有效的统计学取样将失去意义，难以让整个医疗界都心服口服。

二、中医药学理论体系的内容和基本特点

中医药学在古代的唯物论和辩证法思想指导下，通过长期的实践观察，包括对生活现象、生理功能表现、病理变化反映以及临床治疗效应等方面的反复观察，并进行综合与归纳、分析和对比，经过抽象思维的推导和升华，从而逐步形成了以整体观念和阴阳五行学说为指导思想，以脏腑经络学说为理论核心，以辨证论治为诊疗特点的完整的理论体

系。中医药学是发祥于中国古代社会的一门学科。中医药学是在中国产生，经过数千年发展而形成的一门具有独特理论体系和丰富的养生方法、诊疗手段的传统医学。它与中国的人文地理和传统的学术思想等有着密切的内在联系，属于东方的传统科学范畴。它和起源于西方的近代或现代医学相比，有其自身的独特之处，存在着一些特色和优势。

1. 内容 《中医基础理论》主要阐述人体的生理、病理、病因以及对疾病的防治原则等基本理论知识，内容包括阴阳五行、藏象、气血津液、经络、病因与发病、病机、防治原则等。

阴阳五行学说是中国古代的哲学，具有朴素的唯物论和自发的辩证法思想。中医药学运用它来阐释人体的组织结构、生理、病理，并指导对疾病的诊断和治疗。着重介绍阴阳五行的基本概念、阴阳学说和五行学说的基本内容及其在中医药学中的应用。

藏象学说是研究人体各脏腑、组织器官的生理功能、病理变化及其相互关系，以及脏腑组织器官与外界环境之间的相互关系的学说，是中医药学理论体系的重要组成部分。着重阐述五脏、六腑、奇恒之腑的生理功能以及脏腑之间的相互联系，五脏与形体官窍、情志活动的联系。重点阐述各个脏腑的功能和作用，而不是解剖刀下的具体肝心脾肺肾。

气血津液是构成人体的基本物质和维持人体生命活动的物质基础。具体阐述气、血、津液的生成、运行输布、功能以及它们之间的相互关系，及其与脏腑的关系。

经络是人体通行气血，联络脏腑肢节，沟通表里上下的通路。经络学说是研究人体经络系统的生理功能、病理变化及其与脏腑的相互关系的学说，是中医基础理论的重要组成部分。着重阐述十二正经、奇经八脉、十二经别、十五别络、十二经筋的基本概念、分布、循行路线、生理功能，并简述经络学说在病理、诊断、治疗上的应用。

病因与发病主要阐述各种致病因素的性质和致病特点；中医药学对于发病的基本观点。

病机是疾病发生、发展和变化的机理。阐述各种疾病发展、变化的一般规律，主要的有邪正盛衰、阴阳失调、气血失常、津液代谢失常、内生"五邪"和脏腑经络病机等。

防治原则即防病和治病的基本法则。在防病方面，着重介绍中医药学中的"摄生"以及防止疾病传变的基本理论知识。在治病方面，主要阐明"治病求本""扶正祛邪""调整阴阳""调整脏腑功能""调理气血关系"以及"因时、因地、因人制宜"等治疗法则的应用。

上述内容是中医药学理论体系的重要组成部分，是来自实践又反过来指导临床实践的基本理论知识，也是学习中医药学其他基础学科和临床学科的基础，所以必须认真学习，切实掌握。

2. 基本特点 中医药学理论形成于中国古代，受到中国古代的唯物论和辩证法思想的深刻影响，对于事物的观察分析多采用"取象比类"的整体性观察方法，通过对现象的分析以探求内在的机理。因此，中医药学理论体系的基本特点主要有三方面，即整体观念、恒动观念和辩证论治。

（1）整体观念

1）人是一个有机的整体。

2）人与外界环境的统一性：人和自然界的统一性，人和社会关系密切。

（2）恒动观念：恒动就是不停顿地运动、变化和发展。它是指在分析研究生命、健康和疾病等医学问题时，应持有运动的、变化的、发展的观点，而不可拘泥于一成不变的、静止的、僵化的观点，这也是中医药学理论体系的一大特点。

（3）辨证论治：医者在临证实践中，依靠自己的感官直接从四诊反应状态中获得病理的实质。所以，中医药学的"辨证"是从机体反应性的角度来认识疾病，是从分析疾病当时所表现的症状和体征来认识四诊获得的内在联系，并且以此来反映疾病本质的思维过程。

论治是根据辨证结果，确定相应的治疗方法。辨证是确定治疗方法前提和依据，论治是辨证的目的，并通过辨证论治的结果可以检查辨证论治是否正确。所以，辨证论治的过程就是认识疾病和治疗疾病的过程。

辨证论治是诊治疾病过程中前后衔接、互相联系，不可分割的两个方面，是理论和实践的有机结合，是理（中医理论）、法（治疗原则、方法）、方（方剂）、药（中药）在临证上的具体应用，是指导中医临证的基本原则。[摘编于曹军、冯清等编著的《现代人看中医：趣谈中医药及全息》，中国医药科技出版社，2014；王新华主编的《中医基础理论》，人民卫生出版社，2001]

三、人与自然

人是自然界的生物之一，时时刻刻与自然环境接触，因此二者的关系是不能分开的。

人与自然的关系，在《黄帝内经》里称为"人与天地相应"。"天"和"地"代表着自然界；"相应"是指自然界的变化影响人体时，人体必然发生与之相适应的反应。《黄帝内经》在论述人与自然关系的重要性时说："上知天文，下知地理，中知人事，可以长久。以教众庶，亦不疑殆。医道论篇，可传后世，可以为宝"（《素问·著至教论》）；"治不法天之纪，不用地之理，则灾害至矣"（《素问·阴阳应象大论》）。对这一问题的重视，于此可见。此外，还有一些篇章的名称，如"四气调神""生气通天""阴阳应象""异法方宜""藏气法时"等，都体现了人与自然的关系。

在论述人与自然的关系时，必须先从自然界的现象及其变化说起，这一点在《黄帝内经》中有非常正确的认识。《黄帝内经》首先认识到大地是处在太虚的中央，无所凭依，仅仅靠着宇宙大气的力量来将它举起，并且认为天地之内的一切事物，无时不在运动变化，而变化的发生是由于天气不断下降，地气不断上升，一上一下，互相召引，一升一降，相互为用。同时有动必有静，一动（绝对的）一静（相对的），也能够互相影响而发生变化。《素问·六微旨大论》说："天气下降，气流于地；地气上升，气腾于天。故高下相召，升降相因，而变作矣。"《素问·天元纪大论》又说："动静相召，上下相临，阴阳相错，而变由生也。"正由于宇宙不是静止的，而是"动而不息"的，所以会发生变化，有变有化，才能产生万物。人又是怎样呢？根据《黄帝内经》的理论，天气下降于地，地气上升于天，升降的会合称为"气交"，而人就生存在"气交"之中。也就是说，人同样由于天地的运动变化才得以存在。

在《黄帝内经》"阴阳五行"相关章节中，曾论及阴阳是万物变化的动力，生长毁灭的根源；五行可以说明事物的生长、运动、变化和发展。这里所说的天气下降，地气上升，所产生的运动和变化，也就是阴阳五行的变化。

天地阴阳的变化并不是抽象的，它具有物质的基础。《素问·天元纪大论》说："在天为风，在地为木；在天为热，在地为火；在天为湿，在地为土；在天为燥，在地为金；在天为寒，在地为水。故在天为气，在地成形，形气相感而化生万物矣。……寒暑燥湿风火，天之阴阳也,三阴三阳上奉之;木火土金水火,地之阴阳也,长生化收藏下应之。"这就是说,天有寒暑燥湿风之气,地有木火土金水之形,形与气在互相感应、互相影响的情况下发生了变化,由变化而产生了万物。同时万物产生后,也并不是一成不变的;它有发生、发展的过程,就是生→长→化→收→藏。而这个过程的演变,与天地阴阳的变化是息息相关的。所以,我们应该清楚地了解自然界的变化和万物发生、发展的变化。归根结底,就是矛盾统一的作用和生克制化的作用。

综上所述,举凡大自然的一切,特别是生物的生存和发展,都直接受到客观环境的影响。人类是生物之一,必然与自然界有着密切不可分的关系。《素问•宝命全形论》说:"天复地载,万物悉备,莫贵于人。人以天地之气生,四时之法成。"意思是说,自然界虽有万事万物,而最宝贵的是人;人依靠自然界大气的作用才得以存在,并且和四时的变迁一样,有规律地完成其生命活动的过程。《素问•宝命全形论》又说:"人生于地,悬命于天,天地合气,命之曰人。人能应四时者,天地为之父母。知万物者,谓之天子。"同样指出,人生存在大地上,其生命和自然界是有着密切的关联的。因此,天地之气正常,环境适宜,才能造就有生命力的人。同时,人能适应四时的变化,则自然界的一切,就都是生命的源泉。能了解万物的作用,就有条件承受和运用万物。

以上引证,说明了人类的生命是受着大自然的影响。因此,研究医学必须把人与自然的关系问题列为重要前提之一。

1. 气候变化对人体的影响

(1)四时:四时就是春、夏、秋、冬。按照这四个季节的气候来说,是春温、夏热、秋凉、冬寒。但这四种不同气候的性质,实际上只有两类,即温与热是一类,凉与寒又是一类。根据阴阳学说的规律,前一类属阳,后一类属阴。所以,气候的阴阳主要是从寒热而分,温与凉和寒与热,仅仅是在程度上不同。这就是四时气候的阴阳变化。

(2)六气:四时的寒、热、温、凉固然是本于阴阳的变化,但这仅仅是从四季的角度对气候进行的分类,而实际上在自然界中还有风、雨、霜、雪、雾、露、阴、晴、旱、涝等不同现象,且这些现象又是各种复杂气候变化的反映。为了掌握这些复杂的气候变化,找寻它的变化规律,通过长期的观察、分析和归纳,得出气候变化的主要原因有 6 种:把空气的流动称为"风",温度的降低称为"寒",温度的增高称为"暑",湿度的增加称为"湿",湿度的减弱称为"燥",暑热再进一步就化为"火"(当然,风寒湿燥在一定条件下也能化火,参考病因章节)。这六种气候,在古代称"六气",认为都是自然气候变化的正常现象,对一切生物是有利的。

正常气候的发生,上面已经谈过,是有规律的;按照春夏秋冬四时周而复始的次序来说,它是一个循环往复的过程,好像是如环无端地周转着(实际上,从今天科学的眼光看它,是在互相递移的过程中不断向前推进的)。根据《黄帝内经》的理论,六气的演变"有余而往,不足随之;不足而往,有余从之"(《素问•天元纪大论》)。具体地说,就是气候的变化是一个互为消长的过程,例如四时的气候是春温、夏热、秋凉、冬寒,由温而热是长的过程,由热而凉是消的过程,由凉而寒是长的过程,由寒而温又是消的过程。消长的互相递移,就是运动变化发展的过程。因为里面包含着阴阳的矛盾因素,也即五行的生克制化的机理。同时,春夏秋冬时序的变迁,虽有一定的规律,但寒热温凉气候的变化,有时并不是截然可分,也不完全与季节相适应,更不是所有地点、时间都是一样的。从这点说,四时的变迁虽是循环往复的,但每一季节的气候变化是错综复杂、变化多端的。因而,就给宇宙万物带来生长发展的有利条件,也是给万物带来衰老死亡的因素。《素问·四气调神大论》所载"夫四时阴阳者,万物之根本也。……故阴阳四时者,万物之终始也,死生之本也",明确指出四时的变化是万物发生、发展和衰颓、毁灭的根本。举例来说,一切植物的发生、发展、衰老、死亡,总是随着四时气候的变化而变化,春天开始发芽,夏天生长得更茂盛,秋天渐渐平定收缩,冬天枝叶凋零;动物也类似这样,春天活泼好动,夏天更形活跃,秋天活动渐减,冬天就很少活动或蛰伏了。这几种变化是一切生物在生成、毁灭过程中的必然现象。这就是"生长收藏"的规律。再从六气方面来说,风寒暑湿燥火都是宇宙间大气变化所产生的。但六气却各有其特性和功用。《素问·五运行大论》说:"燥以干之,暑以蒸之,风以动之,湿以润之,寒以坚之,火以温之。"由此可知,六气虽然是由大自然气候的变化所产生的,但是反转过来,它又有互相调节偏倾的作用,因而六气的正常变化是生物生长发展的有利条件。因此,在人的生命过程中,就要尽可能地适应自然,以保持在自然规律内四季健康,享受应有的"天年"。

(3)六淫:随着四时的转移,六气的变化在正常情况下是按照一定的次序向前发展和互相转变的。例如:在某一固定的时期内出现某一种气候(春三月温暖、多风,夏三月由暖而热、多暑湿等),同时有其一定的限度,既不太过,亦无不及,一切生物也都能随着四时的转移和六气的变化而相适应,这是一种正常规律。但是,一切事物有常必有变,有顺必有逆。一般来说,反常的变化都不是好的现象,因为它会给一切生物带来不利的影响,正如《金匮要略·脏腑经络先后病脉证》所说"风气虽能生万物,亦能害万物,如水能浮舟,亦能覆舟"。所谓反常变化,是指气候的太过和不及。《素问·六微旨大论》说:"至而至者和;至而不至,来气不及也;未至而至,来气有余也。"至而至,是指时令与气候一致,是正常现象;至而不至,是指时令已到而气候未到,如春天已到,气候应温暖而反寒冷,秋天已到,气候应凉而反热,这是不及的现象;未至而至,是指时令未到而气候先到,如夏天应热而反凉,冬天应寒而反温,这是太过的现象。太过和不及的反常气候,对一切生物的生长发展是不利的,所以称之为"六淫"。《素问·六节藏象论》所载"苍天之气,不得无常也。气之不袭,是谓非常,非常则变矣……变至则病",扼要指出了反常气候的变化与疾病发生的关系。

从以上三点可以得到如下基本概念:自然界气候的变化虽然复杂,具体地分析,不外风、寒、暑、湿、燥、火6种。四时虽有寒热温凉的不同,实际上不外阴阳二类。所以,也可以说,四时是阴阳的变化,六气又是四时的变化。风寒暑湿燥火在正常情况下称六气,对人是有利的;在反常情况下就称六淫,对人是不利的。

2. 地土方宜对人体的影响 中国人口众多,土地广阔,因此不同的地区,往往有不同的水土环境,而人民也有不同的生活习性。水土、体质和疾病的不同,与气候变化有关。《素问·五运行大论》说:"燥胜则地干,暑胜则地热,风胜则地动,湿胜则地泥,寒胜则地裂,火胜则地固矣。"唐代王冰也说:"地体之中,凡有六入:一曰燥,二曰暑,三曰风,四曰湿,五曰寒,六曰火。"充分说明了地气本乎天气,天气的变化影响着地气。经过数千年的经验积累,中医在这方面掌握了重要的知识,并应用于医疗方面,丰富了医疗成果。从另一方面来说，中医能反映民族特点的地方也就在此。总起来说，中国西北地区，气候寒冷，地高多燥；东南地区，气候温和，地卑多湿。因此，南北的天时气候和水土性质有很大的差异。由于自然环境的差异，人体的生理情况和病变也有显著的不同。在《素问·异法方宜论》中有如下记载："东方之域……鱼盐之地，海滨傍水，其民食鱼而嗜咸……故其民皆黑色疏理，其病皆为痈疡，其治宜砭石。……西方者，金玉之域，沙石之处……其民陵居而多风，水土刚强……其民华食而脂肥，故邪不能伤其形体，其病生于内，其治宜毒药。……北方者，天地所闭藏之域也，其地高陵居，风寒冰冽，其民乐野处而乳食，脏寒生满病，其治宜灸焫。……南方者，天地所长养，阳之所盛处也，其地下，水土弱，雾露之所聚也，其民嗜酸而食胕，故其民皆致理而赤色，其病挛痹，其治宜微针。……中央者，其地平以湿，天地所以生万物也众，其民食杂而不劳，故其病多痿厥寒热，其治宜导引按跷。"这是古代关于地土方宜的经验总结。虽然近代以来，由于社会的进步、自然环境的改观、生活条件的提高、生活方式的变异，地方性疾病与古代有所不同，可从大体上看，大地形势并没有变更，气候变化也没有大的区别，因此，地区性的、因生活环境殊异而形成的不同的生活习性和体质，以及其特有的适应生活环境的性能，仍然是存在的。医师必须掌握这种情况，所以我们应在《黄帝内经》的基础上来进一步研究地土方宜问题。

3. 人体对自然环境的适应功能　　四时的正常变迁，六气的正常变化，虽然是生物发展的有利条件，但是利与不利，并不单纯是四时六气的作用。因为，这仅是外因的一方面。另一方面，人体的适应功能，对是否接受外因的影响起着决定性的作用。正常的四时六气的变化之所以不能使人生病，正是由于人体的这种生理功能能够随着四时六气的正常变化而相应变化的缘故。《灵枢·五癃津液别》说："天暑衣厚则腠理开，故汗出。……天寒则腠理闭，气湿不行，水下留于膀胱，则为溺与气。"这就是人体的适应功能随着不同的气候变化而改变的例证。推而论之，六淫之所以能够使人致病，同样也不单纯是六淫的贼害作用，而是与人体适应功能的强弱有莫大的关系，这一点在《黄帝内经》中同样有充分的论证。例如，《素问（遗篇）·刺法论》所载"正气存内，邪不可干"，肯定了人体有了抵抗力，邪气就不能为害。《灵枢·百病始生》所载"风雨寒热，不得虚，邪不能独伤人。卒然逢疾风暴雨而不病者，盖无虚，故邪不能独伤人。此必因虚邪之风，与其身形，两虚相得，乃客其形"，说明邪气不可能单独致病，而致病者是由于虚人遇到了虚邪，如果人体不虚，虽遇疾风暴雨，也不足以为害。《灵枢·五变》："一时遇风，同时得病，其病各异……请论以比匠人。匠人磨斧斤砺刀，削斫材木。木之阴阳，尚有坚脆，坚者不入，脆者皮弛，至其交节，而缺斤斧焉。夫一木之中，坚脆不同，坚者则刚，脆者易伤，况其材木之不同，皮之厚薄，汁之多少，而各异耶！夫木之早花先生叶者，遇春霜烈风，则花落而叶萎；久曝大旱，则脆木薄皮者，枝条汁少而叶萎；久阴淫雨，则薄皮多汁者，皮溃而漉；卒风暴起，则刚脆之木，枝折杌伤；秋霜疾风，则刚脆之木，根摇而叶落。凡此五者，各有所伤，况于人乎？"这是借树木比喻人体，因其素质不同所发生的变化也不同，所以，各人尽管同时受病，同一病因，而发病并不全部相同。由此可知，身体愈强壮的人，其适应功能愈健全；适应功能愈差的人，其身体也愈衰弱。所谓"内因决定外因"，在《黄帝内经》里是有充分的论证的。

至于适应功能，主要是指人体内的"卫"气而言（卫属阳）。因为卫气在人体的功能是温暖肌肉、充润皮肤、肥盛腠理、司理汗孔启闭。《灵枢·本脏》所载"卫气和则分肉解利，皮肤调柔，腠理致密矣"，说明卫气有一种卫外的作用。如果外卫空虚，病邪就易于侵袭。因此，凡是因六淫之邪伤人而引起的外感性疾病，往往责之于卫气的功能先病。与卫气有密切关系的是"营气"（营属阴）。它的作用是，在血脉之内能够促进血液的周流，资助卫气以发挥卫外的力量。卫和营的界限，虽有内外之分，但在关系上却是相互作用、紧密联系着的。所以血液在体内周流，也能随着四季的变化而有所变化。具体可以用脉象来说明，《素问·脉要精微论》论四时平脉，有春"弦"、夏"洪"、秋"毛"、冬"石"的不同，并很细致地描写："春日浮，如鱼之游在波；夏日在肤，泛泛乎万物有余；秋日下肤，蛰虫将去；冬日在骨，蛰虫周密。"这四种脉象虽不是绝对的，但它的精神实质说明了人体血液的周流确实受着气候变化的影响。

4. 人与自然是统一的整体　通过如上气候变化和地土方宜对人体的影响以及人体对自然环境的适应功能的叙述，不难理解，"人与天地相应"的理论，在祖国医学的领域里已成为中医整个理论体系的重要组成部分，在临证实践的各个环节中都贯穿着这个指导思想。举例来说，中医的摄生预防，其特点之一是认识到人类的生存与四时气候变化有着密切关系，因此讲求在生活起居和思想活动方面，都要随时适应四时生长收藏的规律，以保持内外的协调，做到养生、养长、养收、养藏。这种预防思想，就是建立在中医学整体观念的基础之上的。又如，有些疾病在时间上的轻重转变，某些宿患疾病每逢节气或季节变换时发作，大都是因自然界变化而致。《灵枢·顺气一日分为四时》指出，一般疾病大都早晨减轻而神志清爽，白昼保持安宁状态，黄昏时便加重，夜晚更加厉害，这是由于四时气候变化的影响。并进一步解释春气主生，夏气主长，秋气主收，冬气主藏，这是一年中四时之气的正常现象。如以一天来分四时，则早晨为春，日中为夏，黄昏为秋，夜半为冬。人体和四时生长收藏的规律是相应的。早晨人体中具有制伏邪气功能的正气，和春天的生气一样，而相对来说，病气是衰微的，所以患者比较清爽些；中午人气很旺盛，和夏天的生长之气一样，能制伏邪气，所以白昼比较安宁；黄昏时的人气，和秋气一样，到了收缩衰减的时候，而病气却开始活跃，所以病情会加重些；到了半夜，人气退藏到内脏，好像冬令收藏一样，只有邪气弥漫于周身，所以病情更加厉害。这种把人与自然界联系起来确立预防观点以及对病情变化进行解释，是中医学中整体观念的具体应用。《黄帝内经》在五行归类中所叙述的五行和周围事物进行链锁联系的法则，在藏象中所叙述的五脏主时的理论，都是人与自然的关系的推演。总之，《素问·生气通天论》说："夫自古通天者，生之本，本于阴阳。天地之间，六合之内，其气九州九窍，五脏十二节，皆通乎天气。"这些都是人与自然关系的总体精神。[以上摘编于《中医学概论》，人民卫生出版社，1958；《中医基础理论》，人民卫生出版社，2001]

（段　颖　李秋贵）

第五节　澳大利亚

李文瑞在 1999 年 5 月访问澳大利亚墨尔本期间，应邀作有关中医药学的演讲。具体如下。

中医药学的现状和进展及其展望

尊敬的主席先生：

各位先生与女士们：请允许我简要向大家报告中医药学的现状和进展及其展望。

1. 中医药学的现状　目前，中国有三种医学并存，即西医学、中医学和中西医结合医学。

中医学是中国优秀传统文化的组成部分，是中国医疗卫生事业所独具的特色和优势。1982 年"发展现代医药和我国传统医药"被列入《中华人民共和国宪法》。1985 年，中共中央书记处还强调"要把中医和西医摆在同等重要的地位"。

中医和西医在整个社会卫生事业的地位上是"并存、并重、并举"的，在功能上是互相补充、互相促进的。中西医药结合，中西医药并重，是中国卫生事业发展的重要指导方针。

中华人民共和国成立以来，中医事业在上述指导方针的指引下，有了较快发展。据1993 年的统计，全国县以上的中医医院为 2 457 所，病床 22 万多张；全国卫生机构中的中医药技术人员 54 万多人（占全国卫生技术人员的 38.9%），中药系统职工和技术人员46 万多人；高等中医院校 30 所、在校学生 36 553 人，高等民族医药院校 3 所、在校学生1 531 人，中药院校 54 所、在校学生 29 174 人；创办中医药研究生教育，培养近 3 000 余名博士和硕士研究生；中医药研究机构 170 所，1979 年以来获得部局级以上奖励的中医药科研成果 500 余项；中医药已传播到世界 130 多个国家和地区，世界卫生组织在中国已设立 7 个传统医学合作中心，其中北京、南京、上海的 3 个国际针灸培训班为 120 多个国家和地区培训了 4 000 多名针灸专业人才；世界针灸学会联合会和世界医学气功学会相继在中国成立，这是最早将总部设在中国并由中国担任主席的国际学术组织。

自 1978 年改革开放以来，中国在保持和发扬中医特色方面做了大量工作，取得了很大成就。自古以来，传统的中医虽然主要以个体行医、师徒传承、祖代家传的方式延续至今，但现代的中医事业已经发展成为通过中医医院、高等中医药大学、中医药学校培养人才，并形成了集体协作科研攻关等社会组织形式。那么，现代中医机构如何在保持和发扬中医特色的基础上，利用先进科学技术和现代化手段，促进中医事业与学术的进一步发展，便成为中医事业发展的核心内容。

2. 中医药学的进展

（1）临床辨病与辨证相结合的进展：自 20 世纪 50 年代中期以来，中国有数十万名西医离职学习中医，其中主治医师以上者 1 万多人。不少西医学习中医者，和中医同道一起，共同切磋，把现代医学诊断疾病与中医诊断的各自优点结合起来。它体现了宏观与微观、整体与局部等诸方面的结合，对疾病本质的认识更趋全面，提高了医疗质量，从而出现了辨病与辨证相结合的新的诊断方法。它显示了中医辨证与西医辨病二者各自特色和优势较高的结合，各科临床疗效均得到了提高。例如：血瘀证的辨证与心血管病的治疗；虚证辨证与老年病的治疗；阴虚阳虚辨证与再生障碍性贫血的治疗；卫气营血辨证与急性传染病的治疗；肝瘀痰结辨证与精神病的治疗；风寒湿辨证与风湿病的治疗；肾虚血瘀辨证与妇产科疾病的治疗；内燥阴虚辨证与口腔疾病的治疗；等等。这些进展都进一步发展了中国传统医学。

（2）临床"证"规范化研究的进展：由于历史条件限制，中国传统医学中关于"证"的辨证标准缺乏明确的规范化或标准化，这就给临床诊断及治疗研究带来一定不便。近些年来对此进行了探讨，经多次专业会议讨论，制定了全国统一的"虚证诊断标准""血瘀证诊断标准"等。这些标准的制定，经过深入的讨论，应用现代科学技术和方法（包括临床和动物实验的方法），采用多种先进指标，使宏观辨证微观化，使中医证型客观化。在中医证型客观化的研究着重寻找证型客观指标和研究各种不同证型的病理生理学的基础上，对肾阳虚证、血瘀证、阳虚和阴虚证、阴虚火旺证、脾气虚证、心气虚证、肝阳上亢证、寒热证等证型的客观指标做了探索，获得了可喜的进展，并制作了部分证型的动物模型，为微观辨证开拓了道路，为宏观、整体的中医特色与现代科学（包括现代医学）技术结合充分显示了它的科学依据。尽管这项研究工作尚待深入进行，但可以充分说明中医证型的微观化和客观化研究已经抓住了中西医结合研究的关键。

（3）取得一批临床研究成果：根据中医辨证所见，对部分肠梗阻、溃疡病穿孔、异位妊娠等急腹症采用"通里攻下""清热解毒"等治疗方法，使约 70% 的患者可以免除手术治疗，减少了手术合并症及副作用；应用中医的"手法整复，局部固定，动静结合"治疗原则，代替西医"切开整复，广泛固定（超关节固定），完全休息"办法，同时吸收了西医解剖学及力学原理，用小夹板固定，并发挥机体内在因素恢复功能活动，使骨折愈合加快、平均缩短 1/3 时间，功能恢复缩短时间 1/4，且无后遗症；中西医结合针刺麻醉已在若干头部、颈部、胸部和部分腹部手术中得到应用，并推动了神经生理学及神经生化学的研究，今后将进一步研究穴位配方和穴位特异与其刺激量，以及个体差异的规律。

中西医结合治疗肛肠病、再生障碍性贫血、心脑血管病、肝肾疾病及病毒性肺炎等有较好疗效。应用扶正方药使恶性肿瘤接受化学治疗或放射治疗时达到减毒增效的作用，应用敛涩药明矾及五味子制成的"消痔灵"注射液治疗内痔及直肠脱垂，应用"补肾"中药调节卵泡发育过程治疗卵巢功能失调的月经病及不孕症，应用抑制胶原纤维增生的活血化瘀的复方治疗硬皮病，应用海金沙、金钱草、莪术等组成的复方治疗泌尿系统结石，应用针拨套除术治疗白内障等，都取得了进展。

（4）中药复方及活性成分的应用进展：复方应用是中医辨证论治的主要内容之一。复方的药物组成有"君、臣、佐、使"或"主、辅、佐、使"之分，若应用合理，可提高治疗效果。近年来，除古方新用及改进复方给药等进展外，还通过拆方研究评价方剂中起主要作用的药物，甚而进一步精简药味，发现有效成分并提高疗效。例如：在当归龙荟丸的研究中发现，青黛是治疗慢性粒细胞白血病的主要药味；"宫外孕方"去没药、乳香不影响全方作用且降低成本；经过正交实验，对方剂中诸味进行分析，发现"小青龙汤"中的麻黄、五味子、白芍可松弛乙酰胆碱引起的支气管平滑肌痉挛，细辛可缓解组胺引起的痉挛；"正柴胡饮"中的生姜、"养阴清肺汤"中的玄参，以及"补中益气汤"中的升麻、柴胡，对全方各药味发挥药效，都有调动作用。

在中药有效活性成分研究方面，也有所发现，并用于临床。比如，青蒿素治疟疾，五味子、鳖甲治肝炎，川芎嗪治脑梗死，葛根素治某些心脑血管病等，取得了成效。

3. 中医药学展望 展望 21 世纪中医药学的发展，主要趋势有以下几点。

（1）中西医结合理论研究，将全面开展，重点深入，有可能取得新的突破，形成一批新的观点，如"生理性肾虚""脾虚综合征""急腹症"等。

（2）进一步开展辨证和辨病相结合，宏观和微观相结合，加深对疾病的诊断认识，体现中医辨证的现代化、标准化和定量化。它将反映病因、病机、病位和病性的综合概念，有可能发展成为一个中西医结合的新的诊断体系。

（3）临床上有机地运用中西医两法治疗疾病，将极大地丰富治疗途径，显著提高疗效，如肿瘤、心脑血管病、难治性消化系统疾病和免疫系统疾病等的治疗。

（4）中药研究将蓬勃发展，如药理药性和疗愈机制的研究，以便开拓出有效的新药，也是医、理、药的系统结合。

我相信，中国的中医药事业在中西医团结合作、共同努力下，应用现代科学知识和方法，系统研究传统医学临床应用及其理论的发展，将能更好地服务于人类，为促进世界医学科学的发展作出应有的贡献。

（段　颖　李秋贵）

第六节　中国港台地区

李文瑞经常赴中国港台地区进行医学学术交流，发表演讲。本节摘录《老年糖尿病与并发症的中医治疗》《中西医结合对糖尿病的临床和实验研究的思路与实践》《糖肾散治疗糖尿病肾病之临床研究》《中药学研究概况》等4篇，其中3篇分别刊登于香港《保健杂志》、台湾《中西整合医学杂志》。

一、老年糖尿病与并发症的中医治疗

《老年糖尿病与并发症的中医治疗》原文刊登于香港《保健杂志》[2000，41（12）：29-31]。

糖尿病之老年患者，大多无典型多饮、多食、多尿及形体消瘦之"三多一少"症，极易被临床医家所忽视，因此失治者甚多。而因心脑血管、神经系统、眼底病变等其他疾病就诊而发现血糖增高、尿糖阳性之糖尿病患者却不少。且其形体丰腴，大腹便便者更为习见，与中医"消渴"所述之主症相差甚远，故其误治者抑或不少。

大凡老年之人，诸脏腑功能多脆弱，机体调节之适应性锐减，正虚不能胜邪，虚实夹杂，无论邪实之疾或成于体衰之前，或成于正虚之后，实因不足之体最易招致诸邪，故纯实不虚者少，虚实相兼者多。因虚而致实，因虚而致瘀，是老年糖尿病的特点。

1. 致病因素　老年糖尿病发病除与素体阴亏、禀赋不足的体质有关外，其致病因素是综合性的，尤以嗜啖酒醇、喜食膏腴、好逸恶劳和精神过度紧张居多。其病变初期，多为阴虚，因人到暮年，五脏本柔弱而精血衰少，故临床大多没有任何症状；中期则因阴虚日久，无以化气，或因脾虚不运，水谷精微直趋膀胱，随尿液渗漏于外，既伤阴津，又耗元气，造成气阴两伤，脾肾俱亏的病理变化；晚期则病久入深，而致阴损及阳、瘀血内阻、五脏受累，变生多种并发症。

2. 治疗原则　根据老年糖尿病的发病特点及病因病机的演变规律，我们认为以往的上、中、下三消分治原则并不适合老年糖尿病的辨证论治，主张用阴阳、脏腑、气血辨证合参，将其分为7型进行辨证论治。

（1）阴虚型：无明显自觉症状，体检时发现血尿糖增高；或表现为口渴无多饮、多尿，舌淡红苔白少津，脉细。拟滋阴法，以生地20g、玄参15g、天花粉15g、桑白皮30g治之。

（2）气阴两虚型：神倦乏力，口渴喜饮，少气懒言，不耐劳累，舌淡苔白体胖边有齿痕，脉细欠力。拟益气养阴法，以生黄芪30g、知母10g、乌梅10g、生地15g、太子参30g治之。

（3）痰湿中阻型：形体肥胖，无明显自觉症状，体检时发现血糖增高；或表现为头昏沉重，困倦嗜睡，纳呆口腻，舌胖苔白腻边有齿痕，脉濡滑或缓。拟祛湿化痰法，以化红10g、法半夏10g、茯苓10g、苍术10g、黄连10g治之。

（4）肝郁气滞型：心烦懊恼，焦虑眠差，口干口渴，形体消瘦，舌淡尖红苔或白或黄，脉细弦。拟疏肝理气，柔肝敛肝法，以枳壳10g、佛手10g、白芍10g、莲子心6g、栀子10g治之。

（5）脾肾两虚型：口不甚渴，口淡无味，纳谷不香，大便溏稀，舌淡苔白滑体胖，脉沉细。拟健脾益肾法，以党参15g、白术10g、茯苓10g、生黄芪15g治之。

（6）阴阳两虚型：小便频数，腰膝酸软，四肢欠温，舌体干瘦，脉沉细无力。拟滋阴补阳法，以肉苁蓉10g、巴戟天10g、山萸肉10g、枸杞10g治之。

（7）瘀血阻络型：肢体麻痛，胸部闷痛，舌下脉络色紫曲张，舌质紫暗或瘀斑，脉涩。拟活血化瘀法，以丹参10g、葛根15g、木香8g、莪术8g治之。

上述7型单独出现的机会不多，往往相互兼夹致病，故临证之时不可拘泥原方单方，而应综合辨证，灵活处方。

另外，老年糖尿病慢性并发症属本虚标实之证，治宜标本兼顾。在以上分型的基础上，不同的并发症，不同的阶段，予以不同的处方，以求辨证与辨病的有机结合。

（1）合并肾病治则：合并肾病者，早期多为气阴两虚夹瘀；症见腰膝酸软、神倦乏力、或肿或不肿、舌淡暗苔白、脉细，治以生黄芪15～30g、丹参10～20g、熟地15～30g。

中晚期多为脾肾两虚夹瘀。症见精神萎靡、面色晦暗、浮肿少尿、舌暗淡体胖大边有齿痕、脉沉细无力，治以党参15～30g、白术10～20g、茯苓15～30g、芡实10g、生黄芪20～40g。

（2）合并眼底病变治则：合并眼底病变者，初期多属瘀血阻络，视力正常或轻度视力障碍，治以丹参10～20g、川芎8～15g、钩藤10g、白菊花10g。中晚期多见视物模糊甚或失明，治宜活血止血，治以三七粉3～6g、生炒蒲黄10～15g、丹皮10g。

（3）合并周围神经病变者治则：合并周围神经病变者，多属血不荣筋，症见手足麻木、疼痛、感觉减退，治宜养血活血荣筋，药用鸡血藤15～30g、桑枝15～30g、归尾10～15g。

（4）合并心血管病变者治则：合并心血管病变者，多属血脉瘀阻，症见胸闷、胸疼、气短，治宜活血通脉，药用丹参15～30g、木香6～10g。

（5）合并脑血管病变者治则：合并脑血管病变者，多属气虚血瘀，症见口眼歪斜、肢体不遂、意识障碍，治宜益气活血，药用生黄芪15～30g、归尾10g、川芎6～12g、地龙10g。

总之，慢性并发症多与瘀血阻络有关，治疗关键在于活血化瘀，不同的并发症，不同的分期，其侧重亦不一。

综合所述，老年糖尿病及其并发症具有较长的疾病变化过程，有的患者病史长达几十年。因此，在临证时，除辨证准确，用药精要外，宜谨守病机，卓有定见，有法有方，并做到效不更方、守法守方,才可愈病于治之以恒之中矣。

3. 讨论 笔者出身于西医,在临床实践中,对中医学渐有认识,于是又在北京中医学院(现北京中医药大学)攻读中医六年,毕业后即从事于中、西医结合研治。在长期临证过程中,本着"勤求古训,博采众方"的指导思想,学习继承了古代各医家之精华和近代中、西医诸家治疗糖尿病的经验,以辨病(西医)与辨证(中医)相结合,进行糖尿病的研治。与此同时,还利用现代诸多检验、监测手段,借以对中药治疗前后及用药过程中各种数据进行微观分析,观察病情变化和临床疗效,从而指导临证实践。

近年来的临证研究表明,糖尿病是一种复合病因的综合征,尤其是老年糖尿病更为复杂。故对其治疗,宜中、西医结合为上策。因此,临证既要辨证(中医)又要辨病(西医),二者结合则疗效优于单一西医,也优于单一中医。

笔者临证治疗的糖尿病患者,多数已用过口服降糖西药,但血糖控制不稳定,或高或低,而经配合中药治疗后,多数病例血糖渐呈稳定、且有下降趋势,数月后,血糖并不回升。

另外,中、西医结合治疗,缓解和消除临床主要症状的作用非常显著,多数病人在用中药后一二周左右临床症状可明显减轻,部分血糖、尿糖尚未下降时,症状就开始改善,精神、体力均有好转。在实践中确有多数患者较长期坚持服用中药,而摆脱了口服降糖西药,并能长期巩固疗效。

糖尿病临床病症复杂多变,故临证宜根据其病症变化进行辨证分型论治。上述 7 型论治,是笔者长期临证总结的经验,在实践中应根据病情各个时期出现的症状不同,灵活而随机应变,千万不可执着于一种辨证分型治疗不变。

西医喜欢寻找有效单味药物,而治疗糖尿病也希望能找到治疗有效药物,因此,努力于"为病寻药";中医则强调辨证施治,恪守辨证而不喜欢一病一方或一病一药。笔者临证经验,两者不可偏废。古代、近代医家在临证中发现许多单味中药治疗糖尿病有效,如桑白皮、生黄芪、泽泻、知母、黄柏、天花粉、地骨皮、虎杖等等。笔者临证在辨证分型的前提下加入治疗糖尿病有效的单味中药,常获显效。但必须根据其药性而分别与该型的方药相配伍。

在辨病和辨证相结合的基础上治疗糖尿病已经取得满意疗效时,即症状减轻或消失,血、尿糖监测及其他的各种指标也不同程度下降或正常时,则宜及早改用丸剂或散剂,长期巩固疗效。

二、中西医结合对糖尿病的临床和实验研究的思路与实践

《中西医结合对糖尿病的临床和实验研究的思路与实践》原文刊登于香港《保健杂志》[2001, 42(3): 36-37]。

从全世界最新研究成果来看,目前仍无理想的糖尿病治疗方案和控制其发病率攀升的措施。流行病研究资料表明,糖尿病及其并发症成为全球主要的流行疾病,已经导致巨大的经济和社会负担。因此,不少国家制定了糖尿病防治规划,预防问题也日受重视。中国的糖尿病,20 世纪 80 年代发病率为 0.6%~1%,目前已上升到 2%~3%,其中95% 为 2 型的。

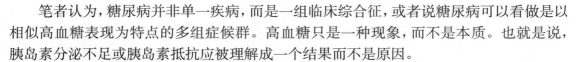

笔者认为，糖尿病并非单一疾病，而是一组临床综合征，或者说糖尿病可以看做是以相似高血糖表现为特点的多组症候群。高血糖只是一种现象，而不是本质。也就是说，胰岛素分泌不足或胰岛素抵抗应被理解成一个结果而不是原因。

"血糖"作为评价糖尿病防治效果的指标是无可厚非的。但是，长期以来，降血糖似乎成了糖尿病防治的唯一目标。这不仅束缚了我们的观念，也导致患者一味追求降糖药物，而忽视抵御并发症的其他可能性。

那么，究竟采取什么方法、策略防治糖尿病及其并发症呢？

笔者认为，中西医结合治疗糖尿病是可取的方法和策略。这是因为，临床实践证明，中医药治疗糖尿病的作用温和而持久，具有整体、全面、综合治疗作用，可以活跃微循环、降低血脂和血液黏稠度，在抗氧化、改善外围胰岛素的拮抗等诸方面都有良好作用。它有可能预防和控制糖尿病并发症的发生和发展。

但是，中医药也有它的劣势，如降糖幅度小、疗效欠确切、重复性差等。同时，我们也必须应该理解的——自古以来，中医各种论著，把糖尿病称为"消渴"，都说能治愈，其实，只是减轻或消失症状而已——消失症状不等于治愈。因为古时不具条件，无法得知病理形态和生理功能的改变，他们不可能知道"消渴"——糖尿病是终生病。

1. 中西结合，取长补短 在治疗糖尿病方面，近年来研究较多的是醛糖还原酶抑制剂、蛋白非酶糖化抑制剂及抗氧化剂。欧美、日本多从化学合成药物中来筛选这几类药物，但因化学合成药物副作用太多，有的药物即使实验及临床有效也不能批准投产。

中药大多为原生植物，毒副作用小。经历代医家临床应用，确有很多药物能治疗糖尿病，其中有些药物虽不能降低血糖，却可以改善病人整体情况，延长寿命，这就很值得从这条途径进行研究。因此说，治疗糖尿病需要传统医学（中医学）和现代医学（西医）相结合，取长补短来攻克它。

2. 我的思路和实践 中西医结合治疗糖尿病，是依据中西医各自的优势，充分发挥其长处。如西药降糖效果好、起效快，而中药改善症状好、降糖作用持久，两者合用，可以提高疗效。另外，中医的辨证与西医的一系列客观指标相结合，以其微观的形式参于宏观之中，使辨病与辨证相结合，无疑对"施治"的指导也更加确切，疗效必然提高，疗程必然缩短。

例如：一部分病人经过胰岛素或口服降糖药治疗后，血糖、尿糖得到控制，但仍有乏力、便干、失眠、多汗等，经过辨证用中药可弥补其不足；对胰岛素抵抗病人，胰岛素和口服降糖药往往均不能使血糖下降，西医疗法处于劣势时，则中医药对胰岛素抵抗常常得以显示有效。

用中西医的各种方法包括饮食控制、运动、中药、口服降糖药或胰岛素尽快地控制血糖，待血糖控制满意后，将治疗重点转为预防和最大限度地延缓各种并发症的发展。

3. 中医辨证分型 总结我们中心在治疗大量糖尿病患者中，中医辨证分型，大致分为气虚型、阴虚型和气阴两虚3型。

（1）气虚型：神疲乏力，口不渴，纳食正常或不香，小便清长或正常，不消瘦，大便正常或便溏，寝宁或嗜睡，舌质淡或淡红，苔白薄，脉细乏力。胰岛素、C肽分泌明显升高或正常。

（2）阴虚型：口渴引饮，善肌消食，小便色黄，量多而频，消瘦，大便秘结或不爽，五心烦热，寝多不宁，舌质红或微红，苔薄黄少津或黄燥，脉细数。胰岛素、C肽分泌明显减低。

（3）气阴两虚型：神疲乏力，口渴欲饮，纳食正常或略多，小便略多或正常，形体消瘦或正常，大便顺或偏干，或有五心烦热，夜寝多梦，舌质淡红或微红，苔薄少津，脉细弱。胰岛素、C肽分泌减低，而介于前两型之间。

糖尿病患者大多有不同程度的瘀血表现，可兼见于上述各型之中。

4. 宏观和微观相结合　我们认为，临床适当结合胰岛素、C肽的分泌水平进行辨证论治，这也就是宏观和微观相结合，它有助于提高疗效。也就是说，对于胰岛素、C肽分泌正常或升高而气虚者，应施以补气为主的治疗；补气之剂可能通过提高胰岛素的生物效应，而起到降低血糖的作用。对分泌明显减低而以阴虚为主者，予以养阴为主的治疗；养阴之剂可能通过刺激胰岛素分泌，起到降低血糖的作用。介于两者之间者，即气阴两虚者，以气阴双补为主治疗。活血化瘀法则兼用于各型之中；活血化瘀药物可能通过改善体内微循环——血液动力及代谢状况，而起到降血糖作用。

治疗糖尿病，益气养阴、活血化瘀为其大法，其中益气为主导，养阴为根本，活血化瘀为前提，三者合用，则达到标本同治、攻补兼施的目的。

三、糖肾散治疗糖尿病肾病之临床研究

《糖肾散治疗糖尿病肾病之临床研究》原文刊登于台湾《中西整合医学杂志》[1999，1（1）：13-17]。

糖尿病肾病是由于慢性高血糖所致的一系列代谢紊乱及血流动力学改变导致的肾小球硬化症，亦是糖尿病患者过早死亡的重要原因之一，且目前尚缺乏理想的防治措施，更无针对性的治疗药物。本中心研究观察了中药糖肾散治疗糖尿病肾病的临床疗效，并取得较好疗效，现报告如下。

1. 临床资料

（1）病例资料：本组病例资料均来自本中心1993—1997年住院及门诊患者，共120例。男性69例，女性51例；年龄最大者81岁，最小者35岁，其中35～44岁6例，45～54岁33例，55～64岁45例，65岁以上36例；病程5年以内者20例，5～10年者42例，10～20年者46例，20年以上者12例。120例中合并高血压者58例，合并视网膜病变者64例，合并周围神经病变者48例，合并自主神经病变者12例，合病有心脏病变者24例。

（2）西医诊断：全部病例均系按照WHO（1985）诊断标准，确诊为2型糖尿病患者，并符合Mogensen糖尿病肾病诊断分期标准，其中早期糖尿病肾病49例，在6个月内至少连续2次以上尿微量白蛋白排泄率（UAE）在20～200μg/min，并排除其他引起尿蛋白增加的因素；临床糖尿病肾病71例，在24小时尿蛋白定量超过0.5g时，同样需排除其他引起尿蛋白增加的因素。

（3）中医辨证：参照中国中医药学会糖尿病分会辨证标准，本组病例，中医辨证均为气阴两虚、瘀水互结、络脉阻滞之证，症见倦怠乏力，腰膝酸软，口干口渴，或头晕目眩，或视物模糊，或肢体麻痛，或下肢微肿，舌体胖、质暗红，舌边尖或有瘀斑或黑点，脉沉细。

（4）分组：本组120例患者随机分为中药治疗组及西药对照组。治疗前两组血糖（GLU）、

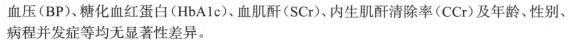

血压（BP）、糖化血红蛋白（HbA1c）、血肌酐（SCr）、内生肌酐清除率（CCr）及年龄、性别、病程并发症等均无显著性差异。

2. 治疗方法

（1）西药对照组（30例）：①糖尿病知识教育。②饮食控制：予优质低蛋白糖尿病饮食，按标准体重计算，总热量25cal/（kg·d）。蛋白质：早期肾病0.8g/（kg·d），临床肾病0.6g/（kg·d）。合并高血压水肿者适当限制钠盐。③控制血糖：糖适平（Glurenorm）30～120mg/d。④控制血压：开博通（Capoten）25～75mg/d。

（2）中药治疗组（90例）：在西药对照组治疗基础上，加服糖肾散，每次6g，每日2次。4周为1个疗程，全部病例均为2个疗程。糖肾散（生晒参、泽泻、大黄、黄芩、川芎等）是由纯中药制成的散剂，其中部分用原生药粉，部分为提取剂。

3. 观察指标

（1）临床症状分3级观察：症状基本消失；症状好转；症状无变化或加重。

（2）检测指标：24小时尿蛋白定量采用日本产MA-4210型尿液分析仪，试纸法测定；24小时尿白蛋白测定采用放射免疫分析法，试剂盒由DPC公司提供；血糖（GLU），采用葡萄糖氧化酶法；糖化血红蛋白（HbA1c）采用日本HA-8121糖化血红蛋白分析仪测定；血脂包括总胆固醇（TC）、甘油三酯（TG）和高密度脂蛋白胆固醇（HDL-C），采用酶学法；血肌酐（SCr）、尿素氮（BUN）采用自动化分析仪测定；血、尿β_2微球蛋白（β_2M）采用美国GAMMA-^{12}C放免微软分析仪，试剂盒由DPC公司提供；血液流变学检查采用国产NXE-1型锥板式黏度计；血小板聚集率、血小板黏附率分别采用比溶法、玻球法测定；尿N-乙酰-β-葡萄糖苷酶（NAG）采用全自动生化仪，试剂由日本提供。以上项目治疗前及疗程结束后各测1次。

4. 疗效标准及结果分析

（1）疗效标准

1）显效：症状基本消失，早期肾病尿微量白蛋白排泄率降至正常，临床肾病24小时尿蛋白定量下降1/2以上，早期肾病内生肌酐清除率恢复正常，临床肾病内生肌酐清除率较前升高1/4，血肌酐较前下降1/4，血糖、糖化血红蛋白接近正常或较前下降1/3以上者，评为显效。

2）有效：症状好转，尿蛋白减少不足显效标准，肾功能改善不足显效标准或稳定，血糖、糖化血红蛋白有所改善而不足显效标准者，评为有效。

3）无效：未达到有效标准者，评为无效。

（2）总疗效：中药糖肾散治疗组90例中经2个疗程治疗后，显效37例，有效44例，无效9例，总有效率为90.0%；对照组30例中经2个疗程治疗后，显效6例，有效12例，无效12例，总有效率为60.0%。两组疗效比较，无论是早期肾病，还是临床肾病，中药治疗组均明显优于西药对照组（$P < 0.05$）。详见表10-6-1所示。

（3）临床症状比较：治疗组90例，治疗后症状基本消失63例，症状好转22例，症状无变化5例，症状改善率为94.4%；对照组30例，治疗后症状基本消失7例，症状好转11例，症状无变化7例，症状较前加重5例，症状改善率为60.0%。提示糖肾散治疗组在改善症状方面明显优于西药对照组（$P < 0.05$）。

表 10-6-1　两组总疗效比较

分组	例数	显效例（%）	有效例（%）	无效例（%）
治疗组	90			
早期肾病	36	15（41.67）	18（50.00）	3（8.33）
临床肾病	54	22（40.74）	26（48.15）	6（11.11）
对照组	30			
早期肾病	14	3（21.43）	6（42.86）	5（35.71）
临床肾病	16	3（18.75）	6（37.50）	7（43.75）

（4）实验室检测指标比较

1）糖肾散治疗组不仅可使早期糖尿病肾病尿微量白蛋白显著减少，而且可明显减少临床糖尿病肾病的尿蛋白（$P<0.01$）；西药对照组也可降低早期肾病的尿微量白蛋白及临床肾病的尿蛋白（$P<0.05$）。但治疗组明显优于对照组（$P<0.05$）。详见表 10-6-2 所示。

表 10-6-2　两组早期糖尿病肾病治疗前后尿微量白蛋白（UAE）及肌酐清除率（CCr）比较

项目	治疗组（36）			对照组（14）		
	治疗前均值	治疗后均值	均差值±标准误	治疗前均值	治疗后均值	均差值±标准误
UAE（mg/24h）	116.12	36.48	79.64±14.12[**△]	114.24	80.26	33.98±13.72[*]
CCr（ml/min）	19.12	90.37	28.75±4.31[**△]	110.31	104.62	5.69±3.22

治疗前后自身比较，[*]$P<0.05$，[**]$P<0.01$；[△]与对照组比较 $P<0.05$。

2）本研究显示，2 型糖尿病早期肾病存在肾小球高滤过，但临床肾病肾小球滤过率已经降低。中药糖肾散可使早期肾病寻常升高的内生肌酐清除率（CCr）明显下降，使临床肾病期已经降低的 CCr 明显升高，且使 SCr 明显降低（$P<0.05$）。表 10-6-3 提示中药糖肾散具有明显改善糖尿病肾病肾功能的作用。单纯西药对照组对早期肾病及临床肾病的CCr、SCr 也有改善，但经统计学处理无显著差异（$P>0.05$），本组临床肾病患者治疗前血、尿 β2M 均增高，经服糖肾散治疗后，血、尿 β2M 均下降（$P<0.05$）；而西药对照组对血、尿β2M 影响不明显（$P>0.05$）。两组比较有显著性差异（$P<0.05$），说明在改善肾小球滤过率及肾小管功能方面，糖肾散组明显优于对照组。

表 10-6-3　两组临床糖尿病肾病治疗前后尿蛋白及肾功能比较

项目	治疗组（54 例）			对照组（16 例）		
	治疗前均值	治疗后均值	均差值±标准误	治疗前均值	治疗后均值	均差值±标准误
尿蛋白（g/12h）	0.68	0.14	0.54±0.11[**△]	0.62	0.34	0.28±0.10[*]
CCr（ml/min）	68.27	87.41	19.14±5.31[**△]	80.12	84.10	3.98±3.12
SCr（μmol/L）	114.12	64.85	49.27±14.11[**△]	127.37	119.10	8.27±8.41
血 β2M（μg/ml）	2.42	1.27	1.15±0.34[**△]	2.34	1.81	0.53±0.37
尿 β2M（μg/ml）	36.73	13.35	23.38±4.87[**△]	35.83	32.47	3.36±4.31
NAG（U/L）	48.23	14.52	33.71±3.12[**△]	47.87	44.66	3.21±2.34

治疗前后自身比较，[*]$P<0.05$，[**]$P<0.01$；[△]与对照组比较 $P<0.05$。

3）两组均可降低糖尿病肾病患者空腹血糖及糖化血红蛋白（HbA1c）（$P<0.05$），但治疗组优于对照组（$P<0.05$），提示中西药结合治疗在改善糖代谢方面优于单纯西药组。另外，中药糖肾散治疗组可显著降低血清胆固醇、甘油三酯，升高高密度脂蛋白胆固醇（$P<0.05$）；西药对照组对血脂影响不明显（$P>0.05$）。两组比较，中药糖肾组在调整脂代谢方面优于对照组（$P<0.05$），详见表10-6-4。

表 10-6-4　两组治疗前后空腹血糖、血脂、HbA1c 比较

项目	治疗组			对照组		
	治疗前均值	治疗后均值	均差值±标准误	治疗前均值	治疗后均值	均差值±标准误
空腹血糖（mmol/L）	14.89	7.25	$7.64\pm2.10^{**\triangle}$	14.71	10.12	$4.59\pm1.96^{*}$
HbA1c/%	12.20	7.30	$4.90\pm1.37^{**\triangle}$	12.18	9.16	$3.02\pm1.47^{*}$
总胆固醇（mmol/L）	6.08	4.77	$1.31\pm0.61^{*\triangle}$	6.21	6.00	0.21 ± 0.44
甘油三酯（mmol/L）	2.45	1.33	$1.12\pm0.49^{*\triangle}$	2.40	2.36	0.04 ± 0.39
HDL-C（mmol/L）	0.92	1.26	$0.34\pm0/16^{*\triangle}$	0.94	0.97	0.03 ± 0.17

治疗前后自身比较，$^{*}P<0.05$，$^{**}P<0.01$；$\triangle$与对照组比较 $P<0.05$。

4）本研究显示，糖尿病肾病患者凝血功能亢进，包括血液流变学异常；血小板黏附和聚集功能亢进。表 10-6-5 示中药糖肾散可明显降低糖尿病肾病患者全血比黏度、血浆比黏度、血小板黏附率及聚集率（$P<0.05$）；而西药对照组对上述指标无明显影响（$P>0.05$）。

表 10-6-5　两组治疗前后血液流变学及血小板聚集率比较

项目	治疗组（90例）		对照组（30例）	
	治疗前均值±标准误	治疗后均值±标准误	治疗前均值±标准误	治疗后均值±标准误
全血黏度（比）	5.48 ± 0.12	$4.28\pm0.17^{*}$	5.58 ± 0.21	5.05 ± 0.18
血浆黏度（比）	1.56 ± 0.1	$1.28\pm0.11^{*}$	1.54 ± 0.12	1.51 ± 0.17
血小板黏附率/%	43.3 ± 13	$31.6\pm10.5^{*}$	42.8 ± 12.8	40.9 ± 13.2
血小板聚集率/%	52.1 ± 16.1	$36.8\pm12.1^{*}$	53.2 ± 14.8	52.8 ± 11.2

*表示中药治疗组治疗前后比较有显著差异，$P<0.05$。

5. 讨论

（1）糖尿病肾病是糖尿病患者常见的肾损害，主要病理特征为肾脏肥大、肾小球硬化、肾小管 - 间质损害及血管损害等；临床上出现蛋白尿、水肿、高血压，最后导致慢性肾功能衰竭。中医学对糖尿病的认识很早，论述颇多，而对糖尿病肾病，在古籍文献中仅有散在的记载。如《杂病源流犀烛》说："有消渴后身肿者，有消渴面目足膝肿、小便少者。"《外台秘要》说："渴饮水不能多，但腿肿……数小便者，此是肾消病也。"后世医学家在此基础上不断补充发挥，尤其是近年来糖尿病肾病引起国内学者的广泛重视，从不同角度进行了深入研究：其病机主要是瘀血阻滞、气虚血瘀、脾气虚弱瘀血阻滞、肝肾阴虚瘀血阻滞、气阴两虚瘀血阻滞；治疗上从活血化瘀、益气活血、健脾活血、补肾活血、益气养阴活血

等方面入手。

（2）近年来，现代医学和中医药学文献有关糖尿病肾病的报道颇多，无论是基础还是临床等方面都取得了一定的进展，在治疗上如西医学的血管紧张素转换酶抑制剂的广泛用于临床，既能有效治疗糖尿病肾病的高血压，又能减少尿蛋白，延缓肾功能减退，但可引起高血钾，肾小球滤过率急剧下降，肾功能进一步恶化。中医药学大多是以辨证论治，分型治疗为主，多数报道为汤剂治之；但目前尚无统一的辨证分型及疗效观察标准，更无专治糖尿病肾病的有效纯中药制剂。

（3）本中心根据多年大量临床实践，认为气虚血瘀、瘀热互结、水毒内停是糖尿病肾病的主要病机。经反复临床实践，筛选出治疗糖尿病肾病的有效纯中药复方制剂糖肾散。

方中人参为君，性温味甘，大补元气，生津止渴。《药性本草》云："主五脏气不足，五劳七伤。"现代研究，有增强机体免疫功能，增强防御能力，扩张血管，调节血压，降低血糖和保肾的作用。

生大黄、川芎为臣。生大黄性寒味苦，能荡涤胃肠，推陈致新，活血化瘀，利水消肿；近代有报道，大黄可以影响糖尿病肾病肾脏肥大、降低高滤过和纠正脂质代谢紊乱，治疗实验性糖尿病肾病动物模型，对糖尿病大鼠肾脏组织糖基化产物的形成有抑制作用。川芎辛温，善于行散无郁，《景岳全书》云"其性善散……破瘀蓄，通血脉，解结气"，功擅通行血脉，行气活血；现代研究，抑制血小板聚集而抗凝，扩张血管，改善微循环，改善血液流变学异常。

生黄芪、黄芩、泽泻为佐使。生黄芪补气，利尿消肿，《本经逢原》云其"性虽温补，而能通调血脉，流行经络，可无碍于壅滞也"；现代研究，增强机体免疫功能，抗氧化，促进机体代谢，消肿利尿，促进尿蛋白的消退；助人参补气，协泽泻利尿而促进尿蛋白的消退；伍生大黄、川芎益气活血而改善微循环。黄芩苦寒，清热燥湿，《医学启源》云其"治肺中湿热……瘀血壅盛……去诸热"；现代研究，可通过抑制血管运动中枢而使血压下降，直接扩张血管作用也与降压、降糖有关。泽泻甘淡，利水渗湿，《名医别录》云其"止泄精、消渴……逐膀胱、三焦停水"；现代研究，泽泻脂溶性部分、乙醇提取物及泽泻醇均有显著的降血脂作用。

（4）除以上临床研究结果外，我们还证实了糖肾散对四氧嘧啶糖尿病大、小鼠模型的血糖和血清尿素氮有明显的改善作用；观察到糖肾散对胰岛素抵抗伴高血压的高果糖餐大鼠的胰岛素抵抗及血糖有明显的改善作用，并从脂质代谢和骨骼肌纤维组成成分改变等方面初步探讨了其作用机制。

四、中药学研究概况

中药学是中医药学宝库中的一个重要组成部分，是中国人民长期医疗实践的经验总结和智慧结晶。几千年来，它一直是我国人民医疗保健的重要手段，对中华民族的生存繁衍作出了巨大贡献。在现代医学高度发展的今天，中药仍然是我国人民防治疾病不可缺少的治疗手段。中国的医疗卫生工作的特色，是既重视现代医学技术的发展和应用，也重视对传统医药学遗产的继承和发扬。4年来，对中药的研究主要侧重于下述几个方面，取得了丰硕成果，促进了中药事业的发展。

1. 中药材资源开发研究

（1）资源调查：很多省、自治区、直辖市开展了中药材资源、产地及品种的调查，初步摸清了中药材的资源分布，扩展了中药材资源。中草药品种显著增加，已查明和鉴定的品种超过 6 000 种，比明代李时珍《本草纲目》所收载的品种增加 2 倍以上。此外，对 300 余种蒙药、400 余种藏药、300 余种黎药、200 余种畲药和近 400 余种傣药也进行了整理。

出版了《中药志》《全国中草药汇编》《中药大辞典》《中国药用动物志》《原色中国本草》和地方性中药志等，如《四川中药志》《广西中药志》《岭南草药志》《长白山植物药志》等。目前，正在筹划编纂的《中华本草》，计划收录近万种中草药，是我国有史以来最大型的中药文献。

（2）中药材人工培植、饲养

1）野生驯化为家种：天麻、人参、五味子、牛膝、细辛、巴戟天、三七、地黄、山茱萸、浙贝母、延胡索、黄连、川芎、石斛等品种，由野生驯化为家种，获得成功，已形成生产基地。目前，家种的大众中药材 150 余种，占地面积 555 万余亩。

2）人工饲养野生动物药材：如饲鹿锯茸，养麝取香，活熊引胆，河蚌育珠，人工培植牛黄，地鳖 - 蝎子配套饲养，银环蛇人工饲养，海岛放养蜈蚣，也均获成功。

3）引种进口药材：20 世纪 50 年代有 60 余种中药靠进口，经引种研究，已有砂仁、丁香、豆蔻、肉桂、西洋参、番红花、安息香、沉香、马钱子、石决明、海马等 20 余种引种和人工养殖成功。

4）中药材的品种改良：运用杂交、诱变、多倍体诱导、试管授精、原生质体融合、花药培养等生物学技术，获得了浙贝母、延胡索、地黄、吴茱萸、瓜蒌、薄荷、牛膝、青蒿、枸杞、乌头、薏苡仁、百合、猪苓、冬虫夏草等高产、优质的新品种。

（3）鉴定混乱品种：长期以来，中药材中存在着同名、同物异名以及品种、质量混乱不一的情况。40 余年来，通过本草考证，植物分类学研究，运用显微镜鉴定化学成分的层析、色谱、质谱以及染色体特征分析等技术，基本上弄清了 800 余种常用中药材的动植物基源，澄清了 700 余种混乱品种，积累了 500 多种中药材的组成结构特征、30 多种中药材的层析图谱、50 余种中药材的核型分析，初步做到了"正本清源"，保证临床用药的准确性，为科学研究创造了有据可查的条件。

2. 中药材炮制加工研究 科学炮制中药材，对保证中药材纯净度，提高饮片质量，充分发挥药效，开发新的治疗用途，均有重要意义。

（1）整理传统炮制工艺技术：40 余年来，对历代 500 多种常用中药炮制技术和各地现行的炮制方法，进行了全面系统整理，出版了《中药炮制经验集成》《历代中药炮制资料辑要》等炮制书籍。

（2）改进传统的炮制工艺

1）改进后的半夏炮制工艺，使其炮制时间缩短 2/3，有效成分损耗降低 60%。

2）大黄改用新工艺后，不仅炮制工时显著缩短，较好地克服了生大黄的副作用，保持缓下的功能，而且突出了大黄的清热解毒、活血化瘀以及止血作用，从而开发了单味熟大黄制剂——新清宁片。新清宁片有良好的解热、抑菌、消炎、止血作用。北京几家大医院试用证明，新清宁片对急性细菌性痢疾、化脓性扁桃体炎、成人尿路感染、小儿肺炎、肠炎、上呼吸道感染的作用均优于常规西药。

3）应用蛋白酶酶解法或酵母菌法，去除龟甲、鳖甲、驴皮的残肉、皮膜，使炮制时间从过去的40～50天缩短为3～5天。

4）山药、肉桂、川芎、白术应用冷压浸润，缩短工时达84%～90%。

5）计算机程序控制的炮制设备，已研究成功。

3. 从中药开发新药　对经过数千年直接从患者的资料中，所筛选出来的中药（包括各民族的传统药），选用现代科学技术手段进行深入研究，是发展新药的重要途径，而且是一条简捷之径，既可以减少研究费用的投入，又可以大大缩短新药开发的周期，并且成功率也高。现将40余年来，从中药开发新药的情况简介如下（表10-6-6～表10-6-13）。

表10-6-6　清热解毒（消炎抗菌、抗病毒）药

名称	别名	英文名	用途	应用情况	来源
黄连素	小檗碱	berberine	治疗细菌性痢疾、肠炎、急性扁桃体炎、口腔颌面炎症、肺炎等	广泛应用	黄连、黄柏、小檗等含小檗碱植物
穿心莲内酯	穿心莲乙素	andrographolide	治疗急性细菌性痢疾、肠炎、上呼吸道感染、钩端螺旋体病等，毒性小	比较广泛	穿心莲等
板蓝根	大蓝根大青根		治疗流行性感冒、腮腺炎、咽喉肿痛等	比较广泛	菘蓝、马蓝、草大青等
黄芩素	黄芩苷元	baicalein	抗菌、解热、利胆、利尿、镇静等，3%黄芩素溶液可治疗沙眼	比较广泛	黄芩
正柴胡饮			对病毒性肺炎有较好治疗作用	已投产	张介宾散风寒药方（复方）
鱼腥草素	癸酰乙醛	houttuynin	治疗慢性气管炎、慢性宫颈炎、肺脓肿等	已投产	单挥发油
新清宁片			治疗急性痢疾、上消化道出血、化脓性扁桃体炎等	已投产	大黄特殊炮制
金银花	提取出2种成分，绿原酸、木犀草素		有较强抗菌作用		从金银花中提取
双黄连粉剂			治疗病毒性肺炎、上呼吸道感染、扁桃体炎、咽炎	有较好开发前景	金银花、黄芩、连翘复方提取

表10-6-7　治疗寄生虫病、疟疾的药物

名称	别名	英文名	用途	应用情况	来源
仙鹤草酚	鹤草酚	agrimophol	驱绦虫效果优于灭绦灵，副作用少	20世纪50—60年代用	仙鹤草根
川楝素	苦楝素	toosendanin	驱蛔虫的有效率在90%以上，对肉毒毒素有拮抗作用	20世纪50—60年代用	川楝树皮、果实

续表

名称	别名	英文名	用途	应用情况	来源
南瓜子氨酸		cucurbitin	对犬包囊带虫、大绦虫、血吸虫均有治疗作用	20世纪50—60年代用	南瓜种子
青蒿素	黄花蒿素	artemisinin	治疗间日疟、恶性疟、脑型疟,优于氯喹	非常有发展前景	黄花蒿单体

表 10-6-8　治疗心血管病的中药

类别	单味中药	有效成分
抗心肌缺血	川芎、当归、桃仁、红花、丹参、赤芍、菟丝子、牡丹皮、三七、蒲黄等20种	川芎嗪、粉防己碱、丹参素、蝙蝠葛碱、前胡丙素、三七总皂苷、葛根素等
缓解冠状动脉痉挛、抗心律失常	山鸡椒、川芎、赤芍、红花、当归等20余味	葛根素、牡荆根黄酮、赤芍精、丹参素、原儿茶醛、青心酮、粉防己碱、蝙蝠葛碱、木防己碱、去甲乌药碱、三七总皂苷、人参总皂苷等
抑制血小板聚集	川芎、丹参、赤芍、红花、当归、没药、牡丹皮	川芎嗪、丹参素、赤芍精、红花苷、红花黄素、红花醌苷、阿魏酸、没药甾酮E、葛根素、青心酮等
降血脂	灵芝、山楂、何首乌、决明子、蒲黄	
强心药	夹竹桃、黄花夹竹桃、羊角拗、铃兰、附子等	黄花夹竹桃苷A、黄花夹竹桃苷B、羊角拗苷、铃兰毒苷(高效、速度、短效)的强心作用较洋地黄毒苷强5倍(口服、静脉注射)
升压药	生脉散(人参、麦冬、五味子)	
降压药	中国萝芙木	萝芙木生物总碱

表 10-6-9　抗肿瘤药物

名称	别名	英文名	用途	来源
莪术醇	姜黄醇	curcumol	对子宫颈癌有效,可延长带瘤生存时间	莪术根茎
冬凌草甲素	冬凌草素	rubescensin A	对食管鳞癌有明显抑制作用	河南民间验方(含冬凌草)
马蔺子甲素	鸢尾醌	irisquinone	动物实验对急性白血病、肝癌、淋巴肉瘤、艾氏腹水癌有抑制作用	天津民间验方(马兰花)
三尖杉酯碱	哈林通碱	harringtonine	对急性粒细胞白血病有明显疗效	福建民间用三尖杉树皮治癌
鸦胆子素	鸦胆苦素B	bruceine B	体外有抗癌作用	中药鸦胆子
靛玉红	炮弹树碱B	indirubin	治疗慢性粒细胞白血病,类似马利兰(白消安片),但无骨髓抑制作用	当归芦荟丸(青黛)
斑蝥素		cantharidin	临床对肝癌/膀胱癌有效,有升白细胞作用	古代用于治肿物
华鬼白			治疗慢性粒-单核细胞白血病	《神农本草经》记载解百毒、杀蛊毒,国外某药厂制成鬼白乙叉苷(etoposide)

425

表 10-6-10　治疗肝炎的药物

名称	别名	英文名	用途	应用情况	来源
葫芦素 B、葫芦素 E		cucurbitacin B、cucurbitacin E	治疗慢性肝炎，退黄、降转氨酶、缩肝脾，其他成分有抑癌作用		甜瓜蒂、瓠瓜子等
水飞蓟素	益肝灵、利肝隆	silybin	治疗急性肝炎、慢性肝炎、脂肪性肝硬化等，有降谷丙转氨酶的作用	较多	德国民间草药水飞蓟
五味子甲素	脱氧五味子素	deoxyschizandrin	对中毒性肝损害有保护作用，降血清谷丙转氨酶，但有反跳		中药五味子
联苯双酯		Bifendate，bifendatatum	降转氨酶，对慢性肝炎的保护作用优于肝泰乐（葡醛内酯片）/ 水飞蓟素	投产	合成五味子丙素的中间体
猪苓多糖			多糖是猪苓中的一个活性成分，对肝炎有一定治疗作用，与肝炎疫苗合用有提高抗原转阴率的作用	投产	从猪苓中提取

表 10-6-11　神经系统药物

名称	别名	英文名	用途	来源
延胡索乙素	四氢帕马丁	tetrahydropalmatine，rotundine	镇痛、催眠、降血压	延胡索
千金藤素	千金藤碱	cepharanthine	神经节阻断、抑制胃收缩和分泌，升白细胞	千金藤
山莨菪碱	654-2	anisodamine	结构和作用类似阿托品，但中枢作用较阿托品弱 6～20 倍；外周抗胆碱作用，改善微循环	山莨菪
胡椒碱	胡椒酰胺	Piperine	治癫痫，为广谱抗癫痫药	抗癫痫验方中有胡椒
东莨菪碱	天仙子碱	scopolamine	类似阿托品，可散瞳；抑制分泌大于阿托品；镇痛，1.25mg/kg 提高痛阈 62%，与杜冷丁（盐酸哌替啶）有协同作用	麻沸汤中含洋金花
粉防己碱	汉防己甲素、汉防己碱	tetrandrine	镇痛、消炎、降压、肌松及抗菌，肌松有效率为 95%，呼吸抑制小于箭毒碱	汉防己根
乌头碱		aconitine	麻醉外周神经末梢，有局部麻醉和镇痛作用	乌头
酸枣仁皂苷		jujuboside	镇静、催眠，与巴比妥类药物有协同作用	酸枣仁

表 10-6-12　调节机体免疫功能的中药

功效	药名
促进白细胞数增加	人参、黄芪、党参、草豆蔻、阿胶、胎盘、鸡血藤、女贞子、山茱萸、补骨脂、刺五加、肉桂
促进白细胞吞噬功能	人参、黄芪、白术、甘草

功效	药名
促进吞噬细胞吞噬功能	黄芪、人参、党参、灵芝、猪苓、香菇、当归、地黄、淫羊藿、补骨脂、刺五加、杜仲
促进 T 淋巴细胞数增多	人参、黄芪、灵芝、香菇、草豆蔻、白术、红花、天门冬、女贞子、淫羊藿
促进淋巴细胞转化	黄芪、人参、女贞子、灵芝、猪苓、薏苡仁、何首乌、当归、阿胶、地黄、五味子、淫羊藿、党参、白术
抑制免疫功能	雷公藤多苷可抑制淋巴细胞转化和抑制 E 玫瑰花环形成细胞（ERFC）的形成，治疗类风湿关节炎、系统性红斑狼疮有效，有的单位用于抑制器官移植排异反应；昆明山海棠与雷公藤类似。甘草甜素（甘草酸）有抑制 IgG、IgM 和 IgE 的产生和抗过敏作用
促进抗体生成	黄芪、人参、灵芝、香菇、何首乌、胎盘、地黄、淫羊藿

表 10-6-13　国家中医药管理局公布的首批急症中药

序号	药名	用途	来源
1	清开灵注射液	昏迷复苏	安宫牛黄丸剂型改进
2	安脑丸		
3	参附注射液	回阳救逆	古方参附汤
4	补心气口服药	冠心病	
5	滋心阴口服药	冠心病	
6	脉络宁	脑血栓形成	
7	速效救心丸	冠心病	
8	麝香保心丸	冠心病	
9	瓜霜退热灵	退热	
10	正柴胡饮	流行性感冒、肺炎	
11	炎琥宁注射液		
12	紫地宁血散	清热解毒	
13	柴胡注射液	抗感染	
14	双黄连粉针剂	抗感染	
15	生脉注射液	升高血压	

4. 讨论

（1）从中药开发新药的途径：从中药开发新药主要有以下几种途径。

1）发掘继承古方，适当加减：由古方安宫牛黄丸研制成的治疗高热昏迷的有效药物——清开灵注射液；由参附汤制成的参附注射液；由生脉散研制成生脉注射液及生脉饮，用于口服；古方苏合香丸，经药效研究，由 15 味药减为 6 味，且提高了疗效，易名为"冠心苏合丸"。

2）整理验证民间验方：湖北基于民间引产验方（天花粉、牙皂、狼毒、细辛）制成天花粉注射液，用于抗早孕及中期引产；中国中医研究院（现中国中医科学院）与江西上饶地区协作，对民间治疗气管炎的验方"气管炎丸"（牡荆子、胎盘、山药）进行筛选，发现牡荆子为有效药物，从而制成"牡荆油丸"，治疗慢性气管炎；河南从民间治疗食管癌的验方中，发掘了冬凌草甲素；云南哈尼族所用药物"火把花"（山海棠），被筛选为治疗类风湿的有效药物。

3）拆方筛选有效单味药及单体：治疗慢性粒细胞白血病的有效单味药青黛，是从治疗肝胆实火所致头晕目眩的"当归芦荟丸"（当归、芦荟、青黛等 11 味药）中筛选出的；又从青黛中找到靛玉红的活性成分。又如，川芎嗪是从中药川芎中分离出的有效单体，现已全合成。青蒿素、黄连素、黄花夹竹桃总苷、延胡索乙素等均为有效单体。这方面获得的进展较大。复方研究与单味药的化学成分研究，二者应兼顾。

4）通过药理研究发现新药效：猪苓的传统功效是利尿，而通过药理研究，发现猪苓有抑制肿瘤和调节机体非特异性免疫功能的作用。通过药理实验发现，青黛有升白细胞作用。五味子甲素的降转氨酶作用等，也是通过药理研究发现的。

5）改进炮制工艺，发现新的用途：治疗多种感染性疾病的"新清宁片"就是通过改进大黄的炮制工艺，而研制的新药。

（2）从中药开发新药的过程

1）肯定疗效：对各种来源的有一定疗效的中药，应进一步肯定临床疗效，以使立题更有依据。同时，探索深入研究的线索。此项疗效观察，必须在有一定条件、水平的大医院进行，才能得出可供给分析的客观资料、数据。其可信度亦较大。

2）拆方、筛选主要有效药物：在肯定临床疗效的基础上，拆方减少药味，找出几味或一两味有效药物。

3）实验研究阐明作用机制：对临床上已确定的有效单味药进行动物实验或体外实验，建立反应药效的指标，在实验室进一步肯定疗效并探索作用机制。此时实验用的样品一般为小复方或单味药的总提取物。

4）化学分析，找出有效单体：有了有效单体或活性成分，才能进一步观察药物的作用机制，药物在体内的分布、代谢，以及开展急性、亚急性毒性实验和慢性毒性实验，从而为研制新的剂型提供线索。

5）研究新的剂型：对有效的总提取物或单体，根据理化性质和作用特点，制成新的剂型，如口服冲剂、胶囊剂、片剂或注射剂。多数以口服剂为主。

6）对新剂型再次临床试用：在符合条件的医院试用一定例数，写出临床疗效报告。

7）对新剂型还须进行毒性及三致实验（致癌实验、致畸实验、致突变实验）。

8）制订新剂型的质量控制标准，建立质量控制方法和生产工艺等。

9）新药鉴定。

10）新药报告。

（3）中药研究要配套进行：概括地说，中药研究的内容大致有品种鉴定、疗效肯定、药理作用、化学分析、炮制工艺、剂型改进、文献研究等。这些研究，有紧密的内在联系，互相不能分割，缺一不可，不能偏废。

基础实验研究与临床试验观察，必须紧密结合。中药研究的课题多半来自临床。最后，新药的疗效肯定也需要临床。因此，有水平的大医院是中药研究的重要基地。通晓中医中药的高水平中西医结合医师，是研究中医中药的关键人才。

　　中草药是中华民族的宝贵资源，也是全人类的财富。只要我们珍重这部分资源，用现代科学技术手段研究整理，一定能创制出更多、更有效的新药，为人类的健康作出贡献。（1998 年 10 月，李文瑞在台湾中医药学院的讲演稿）

（李小丹　张根腾）

第十一章

研修日本汉方腹诊

　　1979 年 12 月间，原卫生部外事局邹长征同志通知李文瑞——"你将被编入 1980 年秋季中国医学访问日本团，请做行前准备工作"。于是将已编审初稿《中医学在日本》又重新修正。由此说明，日本汉方与我国中医药学同源，其根是我国中医药学。汉方医学在江户时代发展至高潮，形成了古方派（以《伤寒论》为主导）、后世方派（以李朱之学为主导）和折衷派（两派学术之折衷者），并形成了百家争鸣、百花齐放的局面。其中，有关腹诊的发展，以《黄帝内经》《难经》《伤寒论》等中医经典为理论之源而发挥，也形成了派别，即伤寒派腹诊、难经派腹诊、折衷派腹诊，竟然出现百余部腹诊著作。因而使李文瑞甚为惊悉，于是拿定主意，在腹诊方面下功夫，在访日期间寻找这些书籍。

一、学习腹诊技术，收集腹诊书籍

　　李文瑞于 1979 年冬，曾致函矢数道明老师，告知老师自己将于 1980 年春或秋随团访问东京，届时将重点学习日本汉方腹诊，如理论根据和临证实际的手法操作等，同时寻求日本汉方腹诊书籍，以备将腹诊这门诊断的方法与特点介绍给中医药学界，借以在中国中医界实现腹诊应用于临床的愿望。访日期间，主要请教于矢数道明先生，经过与日本有关科室研讨汉方医学的内涵和临证各科的治疗特长，而对日本汉方腹诊的学习收获，期望甚高，以不虚此行。

　　1980 年 10 月间访问东京成行。李文瑞有幸被接待单位分配至北里研究所附属东洋医学综合研究所，因而得以与矢数道明老师会面，学习其临证经验和腹诊等。与矢数老师相会之后，矢数先生问李文瑞："你要学习汉方腹诊，我大力支持。关于腹诊的诊断手法，即具体操作，届时你与我随诊，以便观摩腹诊手法。你因在本所 30 天，除我本人指导腹诊手法之外，也可以向其他医师观摩和学习。这是因为，日本汉方腹诊虽源于中国古典医籍，但具体操作，由于医者所处的师承不一，腹诊学派也不一，所以具体操作多种多样，愿你多观摩，定将会有收获的。"

　　矢数老师还问："你如何把日本汉方腹诊在中国推动和开展呢？"李文瑞答："现代中国的中医界很少有人掌握腹诊这一门独特诊断方法。我的打算分三步走：待返回北京后，把在贵所学到的腹诊理论和具体操作方法，努力消化吸收，这是第一步；第二步将已学到的汉方腹诊理论，综合整理成一篇文章，拟发表在《中医杂志》，其内容以介绍日本汉方腹诊源流和三大派别的各自内涵为主，从而使中国中医界初步了解日本汉方腹诊的古今现状，借以起到宣传作用；第三步是待将日本汉方腹诊的百余部书籍收集到一定数量时，翻译成册，在中国公开发行。通过这三步，则有可能提醒中国中医学界重视并逐渐将腹诊腹证应用于临证。如果这样宣传，获得良好反响的话，也是中日两国医界学术交流所期待的吧！？"矢数老师听了李文瑞的预想后，当即表示："你李文瑞是有备而来，已胸有成竹呀！我鼓励和完全支持你，尽我之所能。我已准备赠与你5本腹诊书，全是线装本，之后再将我所藏的腹诊书影印后赠与你！"

矢数老师每周挤出3个半日时间，为李文瑞亲自介绍日本汉方各派腹诊的形成。即：日本汉方古方派衍生的"伤寒派腹诊"（以《伤寒杂病论》为主旨）；日本后世方派衍生的"难经派腹诊"（中国金元四大家学术，以《难经》《黄帝内经》为主旨）；日本汉方折衷派衍生的"折衷派腹诊"（以"伤寒派腹诊"和"难经派腹诊"学术折中为主旨）。

矢数老师对门诊和病房患者诊治之时，都一一示范腹诊手法，使李文瑞亲自接受和体验其指导，以便学习腹诊的操作手法。在第3次半日腹诊教学之后，矢数老师当面赠与李文瑞5本珍藏日方汉方腹诊线装书。不仅如此，在之后东洋医学综合研究所为李文瑞举行的告别宴会上，矢数老师又赠与李文瑞10余本腹诊书（复印本）。

1980年10月30日在东洋医学综合研究所为李文瑞举行的告别宴会上，"设台摆放矢数道明副所长赠与李文瑞先生腹诊书（复印本）"。矢数老师并致辞："……李文瑞先生将要把日本汉方腹诊带回中国中医学界……为此我已赠与他5本线装腹诊书，今再赠与这批腹诊书复印本。这批腹诊书，是我的'矢数文库珍藏本'。支持李文瑞先生宣传日本汉方腹诊。李文瑞将翻译成册，在中国公开销售，宣传日本汉方腹诊，借以进行日中医学学术的交流。"使李文瑞感谢不尽。

至此，在这次研修和考察东洋医学综合研究所30天的过程中，李文瑞不仅学习了矢数老师对日本汉方腹诊的教诲，同时也亲临其他科室观察各位医师的腹诊操作方法。

1. 矢数老师的教诲 这个课题，在矢数道明事先设计的教程中完满告成。矢数老师对李文瑞的教诲，如讲述日本汉方腹诊的起源、理论所据、形成的三大派别各有千秋等，李文瑞都做了听课笔记。这里首先讲汉方腹诊之源，即理论之所据，乃来自中医药学的经典著作（如《黄帝内经》《难经》《伤寒杂病论》等）。如矢数老师用下述几段经文阐发而证焉。

《灵枢·胀论》曰："夫胸腹者，脏腑之廓也。膻中者，心主之宫城也。……故五脏六腑者，各有畔界，其病各有形状。"矢数老师认为，此段经文是汉方腹诊的纲领之一。江户时代堀井元仙所著《腹诊书》刊于日本宽保二年（1742）。书中将腹诊之源，以此经文而发挥为"胸腹者，乃五脏六腑之宫城，一身滋养之根本，阴阳气血之所发，内伤外感之所由也。设有数多之诊法，由此而知脏腑之诊所矣"。

又如矢数老师不仅引《难经·十六难》和《灵枢·外揣》为据，也谓其为腹诊之纲要。如《难经·十六难》曰："假令得肝脉，其外证：善洁，面青，善怒；其内证：齐左有动气，按之牢若痛；其病：四肢满闭，淋溲便难，转筋。有是者肝也，无是者非也。假令得心脉，其外证：面赤，口干，喜笑；其内证：齐上有动气，按之牢若痛；其病：烦心，心痛，掌中热而哕。有是者心也，无是者非也。假令得脾脉，其外证：面黄，善噫，善思，善味；其内证：当齐有动气，按之牢若痛；其病：腹胀满，食不消，体重节痛，怠堕嗜卧，四肢不收。有是者脾也，无是者非也。假令得肺脉，其外证：面白，善嚏，悲愁不乐，欲哭；其内证：齐右有动气，按之牢若痛；其病：喘咳，洒淅寒热。有是者肺也，无是者非也。假令得肾脉，其外证：面黑，善恐欠；其内证：齐下有动气，按之牢若痛；其病：逆气，小腹急痛，泄如下重，足胫寒而逆。有是者肾也，无是者非也。"

矢数老师说，日本汉方难经派腹诊家不但熟谙此《十六难》，领悟其以外揣内、以内揣外之旨蕴，而且以《灵枢·外揣》相互对应，是其腹诊术理论之据的真髓也。

矢数老师进一步以《灵枢·外揣》阐发上述两段经文（互为发明），从而充分印证腹诊在临证中的重要意义。如《灵枢·外揣》曰："日与月焉，水与镜焉，鼓与响焉。夫日月之明，不失其影；水镜之察，不失其形；鼓响之应，不后其声。动摇则应和，尽得其情。"这是阐明：以日与月、水与镜、鼓与响来比喻。像日月之明，不会失掉了影子；水镜之察，不会失掉了形态；鼓响之应，同时可以有声。凡是形影和声响的变化、摇摆，都和人体的存在和变动是相应的，明白了这个道理，医者临证就能够利用腹诊诊得的各种确切腹证，施以辨证论治。继曰："合而察之，切而验之，见而得之，若清水明镜之不失其形也。五音不彰，五色不明，五脏波荡，若是则内外相袭，若鼓之应桴，响之应声，影之似形。故远者司外揣内，近者司内揣外，是谓阴阳之极，天地之盖。"这是阐明：医者临证应综合患者的情况而察之，即由腹诊和望诊合参获得病证，就是清水明镜不失其真。人的声音色泽，是内脏功能的反映，如果五音不响亮，五色不鲜明，五脏摇摆，说明五脏的功能有了异常变化。这就是内外相互影响的道理，等于以桴击鼓，凡有击打必有响声，又如影子似同形体一样。也就是说，像鼓与鼓槌相和、影与形相类是也。因此，从远看，观察在外的声音色泽，可以测知内脏的证候；从近看，观察在内的脏腑，可以测知声音色泽的变化。由腹诊之据而辨出腹证的阴阳变化。

矢数老师引述《灵枢·外揣》经文，旨在阐明人体是一个内外相应的统一整体。如果临证时，腹诊、四诊合参，则能做到"合而察之，切而验之，见而得之"，从内揣外，从外揣内，不仅能正确推测五脏六腑的腹证，又可获得较高的疗效。因此说，《灵枢·外揣》既是腹诊之纲领，又彰显腹诊之重大意义也。

用以上几段经文注解腹诊之纲要和临证的意义，是矢数老师学习和研究中国中医学经典的个人心得，并一一指教于李文瑞。矢数老师为了进一步阐明腹诊之纲要，又引江户时代福井枫亭阐发的腹诊纲要的经旨，借以印证其上述论证。如曰："疾病者外在显现出诸般征象，推测内在之脏腑病机变化，故《内经》以桴击鼓必有音鸣之，日月照物必有影子，水镜鉴人必能显形者之理论，以内外相揣之论明矣。吾侪当为腹诊之纲纪哉。"

矢数老师最后总结腹诊之所据的纲领时指出：难经派腹诊家领会《灵枢·外揣》和《难经·十六难》对疾病之诊相互对照、相互印证之旨意，从而发展了腹诊学说和临证应用。总而言之，以腹诊诊察五脏六腑之疾，可谓胸腹城郭之大要也，故难经派称"以外揣内、以内揣外"为腹诊之纲要也。

矢数老师总结结束之时，又补充说：对《灵枢·外揣》中的"远者"和"近者"的注释，明代马莳甚为贴切。其曰："人身之音与色，是之谓远，可以言外也，而即外可以揣五脏之在内者；人身之五脏，是之谓近，可以言内也，而即内可以揣音与色之在外者。"

以上为矢数老师面教的日本汉方腹诊之纲领。以下为矢数老师面教的日本汉方腹诊三派之简况。

关于日本汉方腹诊三派的形成，矢数老师指出：在日本江户时代，日本汉方发展到顶峰，三大学派的学术早已各自成熟。当时的留学生或与中医药学长期交流的学者，与中国的各种流派接触频繁，并长期学习其学术观点，于是自然形成了日本汉方三大派别，即古方派（伤寒学派）、后世方派（金元四大家学派）和兼通这两派学术观点的折衷派。日本汉方腹诊的三派中，伤寒派由古方派衍生，难经派由后世方派衍生，折衷派兼具两派学术观点。

伤寒派腹诊：源于《伤寒杂病论》，即仲景继承《黄帝内经》腹证和腹诊之论述，发展了腹证理论和腹诊之术。江户时代，一批汉方精英有志之士，奉仲景为"医圣"，持《伤寒杂病论》为医门之经典，文简旨奥，不可言一字之褒贬，通篇诵之；孜孜熟读而不殆，习之垫之，日积月累显其微而幽，发腹诊和腹证之精髓，"随证治之"之深邃；阐明腹诊之要，手得知之，而心知之，诊视腹诊，守上冲、心烦、结胸、苦满、拘挛、急结等种种，而定方证论治，从而发扬了按腹诊以候证之腹诊学术，而后渐渐形成派别。故称"伤寒派腹诊"之谓也。当下日本汉方界，其仍为主流。

难经派腹诊：主要源于《难经·十八难》《难经·十六难》和《灵枢·外揣》三篇；《黄帝内经》《难经》其他篇章也涉及之，但不如此三篇翔实。故称之为难经内经派腹诊，通称难经派腹诊。难经派腹诊形成于江户时代（1603—1868），早期也可追溯至安土桃山时代（1537—1603）中后期。早期由针师、按摩师和禅师所开启。难经派腹诊家们，继按摩师、禅僧和针师各自形成腹诊之雏形后，经长期熟读《黄帝内经》《难经》，领悟经旨精髓之奥窍，发挥了腹诊、腹证理论，诸家之论相互争鸣，立论著书，从而使腹诊渐为成熟，服务于临证。难经派主论之据为《黄帝内经》《难经》之肾间动气、脐与脐动，论虚里动、论积与聚。此派重于用理论论腹诊、腹证，很少或不用方剂试教。

折衷派腹诊：不论腹诊理论阐述，抑或操作手法，介于难经派腹诊和伤寒派腹诊之间，故称折衷派腹诊，是由江户时代三大派之折衷派衍生之腹诊派系。折衷派腹诊学术既吸收《难经》《黄帝内经》腹诊经旨，又采纳《伤寒杂病论》腹诊之内涵，在治疗方面既用古方又用后世方；其腹诊理论较难经派腹诊理论平庸，但引用《黄帝内经》《难经》二经旨之内容蕴奥，其腹诊之据比之难经派腹诊较多。折衷派人才辈出，尤为凸显者，有一批考证中医药学的人士，他们仿中国乾嘉考证派而世称考证者，又是腹诊大家，汉文功底和中医药学识造诣渊博。有些著名论作，如《伤寒论辑义》《伤寒论述义》《金匮玉函要略辑义》《金匮玉函要略述义》《素问识》《素问绍识》《灵枢识》《难经疏证》等，全用中文编写而成卷。

2. 述评（心得与收获）　总之，这次接受矢数道明当面教诲之后，日本汉方腹诊学术在李文瑞的脑海里已经形成总的概括，而李文瑞也基本掌握了此学术的真髓。李文瑞作了以下述评，作为这次参加中国医学考察团的心得、收获的一部分。

汉方腹诊发端于日本平安时代（794—1192），由当时的按摩师、针师和其后室町时代（1336—1573）的禅僧等所开拓。继之，江户时代（1603—1868）的汉方后世方派学者，经过研究《黄帝内经》《难经》，发展出"难经派腹诊"；江户时代的汉方古方派学者，通过学习研究《伤寒杂病论》，发展出"伤寒派腹诊"；借取以上两派腹诊学术，发展出"折衷派腹诊"。

汉方腹诊家们，在江户时代，基于汉方学术争鸣、百花齐放，著书立说，发展了汉方腹诊,并应用于临证,随之陆续写出170余部腹诊书籍。这一大批腹诊书籍,确为可贵之遗文,但正式刊行者则占少数,多为手抄本,或为转抄本,或为手写本,且各家之论说相异。又因门户之见,或师承之异,良莠不齐,或杂乱无章(占少数),是故也出现一部分腹诊杂说。因此,后人实难核对,腹诊之法更难于统一体系。这些种种情况,自江户时代中末期,乃至昭和时代(1926—1989)汉方再兴之际,汉方学界都一再呼吁统一汉方腹诊体系,创立"腹诊学",但一直未果。

汉方腹诊学术尽管处于上述状态,但现代汉方界仍在继续应用腹诊服务于临证。所应用之腹诊法,因其从学于汉方派系不同,其应用立论和手法操作则不尽相同。

李文瑞认为,日本诸腹诊家之学说和论证以及临证操作方法,对中医诊断疾病确有实用价值。因此,国人之医者,宜学习彼之长,补我之阙,重现腹诊,学习腹诊,应用腹诊,将其作为临证诊断手段之一,进而研究腹诊之理论和实践心得,在中医学腹诊和汉方腹诊现有成果的基础上,在祖国大地广为应用,服务于临证。

二、编译出版日本汉方腹诊书

李文瑞回国后,将矢数老师赠与的腹诊书籍逐一阅读,从中学得日本汉方腹诊,并结合中国古医籍有关腹诊、腹证的论述,已能比较深入地了解汉方的发挥,阐明腹诊理论和演绎出各家(派)的具体操作手法。于1981年秋撰写了《日本汉方医腹诊简介》,翌年(1982年)《中医杂志》予以刊登。有关日本汉方腹诊的文章是中国杂志首次刊发。目前,日本汉方医界临证诊断时,除望闻问切四诊之外,都必行腹诊。

矢数老师赠与的20余部日本汉方腹诊书,如果翻译成册是可以的,但日本汉方腹诊书籍多达100余种,目前手头仅有的20余部不能涵盖其全貌,故迟迟不能进行。当时的卫生部副部长胡熙明同志非常关心李文瑞翻译汉方腹诊的课题。有一次,胡副部长来北京医院面促李文瑞早日着手日本汉方腹诊的编译工作,当时李文瑞告知,由于收集到的日本汉方腹诊书数量不足,虽已策划并有初步计划,但尚未动笔。胡副部长遂责令其再次赴日专程收集日本汉方腹诊书籍,当即通知外事司办理手续,尽快成行。

李文瑞于1986年春赴日,因资金不足,寄居于高野同志家4个月。在此期间,矢数老师也大力支持,为李文瑞写介绍信函,以便拜访藏有腹诊书的个人的医院或其家,寻求其书。矢数老师还提供复印费,更主要的是,还打电话给大塚恭男先生,希望将其文库中的腹诊书复印一部分赠与之。李文瑞与大塚恭男相识多年,1980年在北里研究所附属东洋医学综合研究所研修时还与其交流过学术;1985年,李文瑞在大阪报告"关格证治"时,大塚恭男是主持人。所以,矢数道明老师提议后,大塚恭男先生赠与李文瑞近20部腹诊书的复印本。

总之,日本汉方医家自江户初期起,对腹诊著书立说者,如雨后春笋。据有关文献记载,日本现有腹诊专著竟达150余部,有说180余部。而李文瑞查寻到171部,其中"难经派"56部,"伤寒派"57部,"折衷派"46部,有书名且有作者或仅有书名而均未发现其书者12部。这些书籍大多藏于图书馆,也有部分收藏于私家书斋。

李文瑞于1980年初次访问东京以后,多次赴日访问,先后搜集到日本汉方腹诊复印本近80部,再加上几年前矢数老师赠与的腹诊书,共100余部,已涵盖日本汉方伤寒派、难经派、折衷派三派腹诊全貌。其间潜心学习和仔细整理，并着手有计划地编译日本汉方腹诊书。

首先于 1990 年主译出版《日本汉方腹诊选编》（光明日报出版社，胡熙明作序），以简介日本汉方腹诊概貌。出版后，在东北三省、华北地区很快售罄。同时矢数道明先生在《汉方の临床》中以「新刊绍介」的方式公布了李文瑞编译的《日本汉方腹诊选编》。先生加按语："亘三派腹诊书翻译出版，是有重大历史意义的日中传统医学交流，也是日中医学交流载入光辉史册的一件大事。"

然后于 2007 年开始，在已搜集到的汉方腹诊书籍中，选取各派腹诊书达 56 部，分《伤寒派腹诊》（2010 年）、《难经派腹诊》（2013 年）、《折衷派腹诊》（2017 年）三册出版，加上早先出版的《日本汉方腹诊选编》，共计 212 万余字。书中对日本汉方腹诊的起源，以及各派腹诊理论与临证应用的由来和发展等作了细致的阐述与考证，在腹诊文献整理、研究和应用领域作出较大贡献。

李文瑞注重日本汉方腹诊的实践应用。在学习日本汉方腹诊技术和出版日本汉方腹诊书籍期间，潜心学习和仔细整理，并在其编著或主编的《伤寒论汤证论治》《金匮要略汤证论治》《伤寒卒病论汤证论治》等书中，载有大量的腹诊内容，为国内中医腹诊学的应用提供了有益的参考。

三、编译出版日本汉方腹诊书之目的

腹诊的源流在中国，始于《黄帝内经》《难经》，发展于《伤寒杂病论》（后分为《伤寒论》《金匮要略》），但由于宋以降封建礼教的束缚，未能继续发扬光大，却被日本医者移植于汉方医学，并予以发展。汉方医家经长年的临床实践和理论研究，总结归纳出较完整的腹诊理论和腹诊方法，广泛应用于临床，弥补了中医切诊中按腹之不足。

据文献记载，清代中后期方有中医学者重新整理腹诊，如俞根初（1734—1799）所著《通俗伤寒论》（1916 年始刊印）和 1888 年张振鋆完稿之《厘正按摩要术》重新提倡腹诊，书中列有专门条目论述腹诊之证治和临证应用。自 1956 年中医学院兴建之后，在编写中医教材时，方将"中医诊断学"列为一门独立学科；它以望闻问切四种诊断方法为主体，将"腹诊"纳入望闻问切四诊中的"切诊"之中，以"按诊"出现。第 1 版《中医诊断学》教材将《黄帝内经》《难经》《伤寒杂病论》《诸病源候论》等历代古医籍中分散的有关腹诊的记载初步系统化，从而使中医界重新认识了腹诊，但并未广泛应用于临床。

日本汉方腹诊是中医学腹诊之花，在日本汉方结果之生态衍生之谓也。即所谓"墙内开花，墙外结果"是也。综上所述，不论难经派腹诊、伤寒派腹诊，抑或折衷派腹诊，其理论所据和各派人物乃至其著作是极为可寻的，各家腹诊之法是有规律的。日本诸腹诊家之学说和论证，以及临证操作方法，对中医诊断疾病，确有实用价值。

据上所述，可以说，矢数道明与李文瑞师徒对中日之间中医药学、汉方的交流，作了历史性贡献。这是师徒二人亲密无间合作的结果。

原卫生部部长崔月犁在北京与矢数道明会面时曾说："你矢数先生和李文瑞大夫师徒二人，对中日医学学术交流，可谓良师益友活样板，做了大量工作，我感谢二位。"这段表扬词，是李文瑞翌日送行恩师并在西郊宾馆出发前，恩师拿出昨天与崔部长会面时的日记，让李文瑞抄下的。李文瑞欣慰了！

　　李文瑞精心整理腹诊文献，并编译出版日本汉方腹诊书，其目的是望国人中的医者，学习彼之长，补我之阙，重视腹诊，学习腹诊，应用腹诊，把腹诊作为临证诊断手段之一，进而总结腹诊之理论和实践心得，在中医腹诊和日本汉方腹诊现有成果的基础上，使之真正结为成熟之果，在中医学界广为应用，服务于临证。是乃国人寄以众望哉。

四、日本友人赠送与编译出版的腹诊书

　　见图 11-0-1～图 11-0-4。

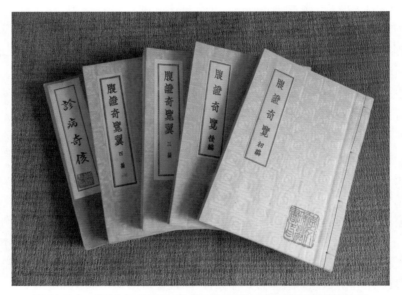

图 11-0-1　1980 年 10 月矢数道明先生赠与李文瑞的线装腹诊书

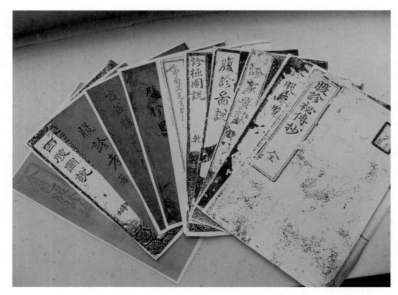

图 11-0-2　1980 年 10 月间大塚恭男先生赠与李文瑞的部分腹诊书复印本

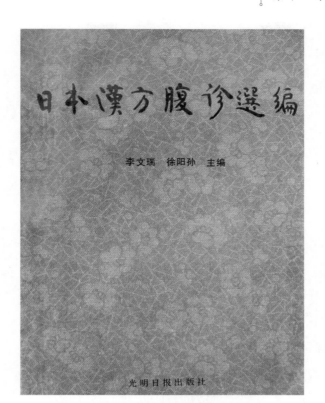

图 11-0-3 《日本汉方腹诊选编》

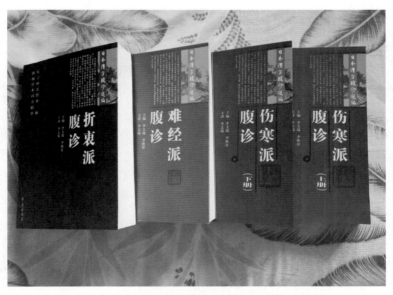

图 11-0-4 《伤寒派腹诊》《难经派腹诊》《折衷派腹诊》

（段 颖 李秋贵）

第十二章

养生与修养

李文瑞指出，为了学业和事业，就必须有健康的身体；要保持身体健康，就必须经常参加锻炼，尤其是进入老年后更应重视锻炼身体，在动中话养生。李文瑞忠诚履行自己的专业，执医于临床，不论患者地位、出身，均一视同仁，精心医治，拥有全心全意为患者解除疾苦的思想境界。李文瑞认为，书法绘画、翰墨情愫是人生在世应当追求的高级趣味，可以安顿人的精神。

一、动中话养生

早在高中、大学读书时代，即心中坚信：为了学业和事业，就必须有健康的身体；要保持身体健康，就必须经常参加体育锻炼。所以，每天坚持锻炼，以至于参加工作后随着环境的改变，选择切实可行的运动项目，继续坚持锻炼，动中话养生，以做到身心健康，更好地工作。

我已进入老年行列，但并不服老，一心坚持繁忙的医疗任务和科学研究，直至长眠。为达此目的，在进入老年前期，即开始根据老年人的生理特点，合理安排工作、学习和生活，以及运动。坚信老年人生命更在于运动，强调在动中话养生。因此，一直恪守"**起得早，睡眠好，七分饱，常跑跑，多笑笑，莫烦恼，天天忙，永不老**"之信条，付诸实践，受益匪浅。现结合自身体会，分别说明之。

起得早：老人应坚持早起，养成早起的好习惯，而不宜睡懒觉，或醒后不起。早晨，空气新鲜，是锻炼身体的极好时光。早起又能杜绝懒惰的产生。因此，起得早有利于身心健康。

睡得好：老人睡眠时间本来就较中年人短，若再睡不好，则直接影响次日的精力。所以，老人要根据各自的特点，想方设法保证睡眠质量。睡眠时间不论长短，只要睡得好，均可达到恢复精力的作用。

七分饱：老人各脏器功能衰减，因此保证后天之本脾胃功能的正常运行尤为重要。若进食过饱，则会出现消化障碍，以致诱发或加重其他疾病，故提倡老人进食七分饱，以维持正常的消化功能，这对维持各脏器功能正常运转，达到防病健身之效是非常重要的。

常跑跑：生命在于运动，老人运动尤为重要。应根据自身情况，合理安排一些力所能及的运动。对于大多数老人来说，散步、慢跑是最理想的运动。当然，能长期坚持慢跑则更有益于健康。

多笑笑：老人最忌寂寞与忧虑，故宜以乐观的情绪，面向一切。即所谓"笑口常开，病从何来"及"笑一笑，十年少"。所以，多笑笑有助于老人的身心健康。

438

莫烦恼：烦恼是多种疾病的诱发因素或致病因素。若为青壮年人，有时机体尚可自行调节而不发病。然而，老人则容易发病。因此，莫烦恼是老人养生不可缺少的心理因素。

天天忙：老人最怕无所事事。老人若无事可做或无事能做，则有失落感，自认为将至人生之尽头，想入非非，从而加快衰老过程。所以，天天忙碌是老人养生的最好方式，当然要注意适度。忙碌中使自己感觉年龄虽老，但仍能正常工作，在动中养生。

永不老：系总结语。老人若能始终坚持做到以上数项，则可达到精力充沛，永不显老，健康长寿之效。

综上所述，老年人养生保健宜心情舒畅，节制饮食，动与静相结合，方可永葆"青春"，为社会作出更大的贡献。

在养生实践中，动静结合固然相当重要，但更强调"动"，以"动"而达"静"。"动"有两方面含义，即运动和工作。生命在于运动，动中话养生是我的座右铭，即多工作、多运动。所以，近10余年来，除白日全心全意应诊外，每晚坚持挑灯夜战，读书学习，搜集资料，做读书卡，撰写书稿。虽感稍有劳累，但在忙碌中得以欢乐，在动中养生。今天，我能有健康的身体，充沛的精力，是与坚持从事繁忙的医疗任务和科学研究，经常运动和锻炼分不开的。所以说生命在于运动，在动中以养生，尤为适宜老人身心健康。（注：此文是李文瑞于68岁时所写）

二、思想境界

《针灸甲乙经》："若不精通于医道，虽有忠孝之心，仁慈之性，君父危困，赤子涂地，无以济之。"——此为李文瑞执医宗旨。

李文瑞于1949年8月加入中国共产党，1950年1月毕业于中国医科大学，1964年8月毕业于北京中医学院。在党的教导与自己的勤奋努力下，精研医理，勇于创新，德才兼备，树立了赤心为人民服务的人生观。

中国医科大学毕业后，在从事普外科工作中，目睹一些中医疗法效果惊人，渐渐对中医生发亲热感。1958年参加西学中班学习中医2个月之后，自感中医博大精深，所学中医知识仍不能满足临床需要，故于1958年9月离职进入北京中医学院中医系攻读6年（西医课程1年半左右），同时西医课程全部免修。因此，利用大量时间专攻中医，刻苦钻研，系统学习，深研中医经典著作，并深得其要旨，从而熟练掌握了中医药学理论，为临床实践打下扎实的基础。

自进入中医临床以来，总以"温故而知新"为其座右铭，治学严谨，孜孜不息地刻苦而有目的地复读并精研中医学四大经典，继承发扬中医文化的深厚底蕴，同时精通中西医系统理论，临床经验丰富，具有较高的学术水平和科研能力。终生以医为业，"忠诚履行自己的专业"，执医于临床，不论患者地位、出身，均一视同仁，精心医治，全心全意为患者解除疾苦，得到同行的赞誉和患者的好评。

三、书法绘画

中医药学是中国传统文化的瑰宝，书法绘画也是中国传统文化的重要组成部分。李文瑞酷爱书法绘画且学有所成，指出"人生在世既要忠诚履行自己的专业，又必须讲究趣味——日常生活之美，总有一个记忆系统，可以安顿你的精神"。

李文瑞自幼酷爱书法绘画。幼年在伯父指导、教导下，先以专用"小大由之"毛笔摹仿学写大字，渐渐转入摹写几种书帖。进入中学时代，伯父正式指导书法的正规"执笔法"（腕法、悬肘）、"运笔法"（落笔、顿笔、提笔）、"结构"（平正、匀称、连贯、参差、飞动），与此同时正规练习临摹欧阳修、颜真卿、赵孟頫等名家的法帖。至高中二年级，在伯父亲切指导下，经过年余时间，学习和反复练习赵孟頫书帖，从而钟情他的书法，下定决心定型且师法于赵氏行书与大小楷书，以为终身书法作品体裁。

1943 年春节过后，将赴外省攻读大学时，伯父在行前对李文瑞的书法给予评价，打分于 80～85 分之间。他告诫：你的赵氏书法功夫可以结业了。然而，尚未达到书法艺术审美标准的"雄伟豪迈""刚柔强健""淳朴端庄""秀丽俊逸""匀整平正"的境界，但大体而论，你的赵氏书法成果，还够得上"生动有力"的气势。今后入大学赴外省，在授业大学功课的业余或假期应继续不懈专攻上述各种标准或专于某一项，或兼顾书法各种功夫越深，成就越大。学习绘画，单靠刻画摹仿的功夫是不行的，必须发挥你的智力，以敏锐的感觉方能学得绘画。如此不仅用手的描写磨炼，而更重要的是，须从眼睛有感觉上磨炼。具体而言，多描不如多看，多看不如多想，因为见闻与思考是精神全部的涵养，摹写只是指头局部的技巧。经多年学习画画，可以说在绘画这门艺术，你已经入门了。

自幼学习、练习书法绘画心得：书法是用毛笔写出来的。毛笔的笔锋能聚能散，可以写出刚柔、粗细、动静、顿挫等不同形态的线条或点画。它使善于书法的人写出生动、活泼、有刚有柔的文字，给人一种观赏美的感受，也是使书法成为一种艺术的另一个重要原因，更是汉字书法的特点。一幅书法写得美或绘画画得美，能够使人获得一种美的享受，或鼓舞、或安慰、或快乐，使人富有乐观主义精神和发奋图强前进的力量。因此，书法绘画都是艺术，既可供人们欣赏，也能起到养生延寿的作用。

李文瑞终生以医为业，"忠诚履行自己的专业"；而书法、绘画乃其业余爱好，是"必须讲究的趣味"。在执医的 70 余年中，李文瑞创作了几百幅书法、绘画作品，都是业余或假期休息时所作。每当作书或绘画时，李文瑞均在养生练气功意念下执笔，待拟定书法或绘画作品时，动笔伊始，头脑即进入"意念相合"的境界，"入静意守"，则独立守神与守气，精心注其形，"精、气、神"三者合而为一。呼吸之深浅则随执笔之势的刚柔、粗细、动静、顿挫而运作，一般情况下是"一气呵成"。这就是执笔作书和绘画的一次静心气功过程。

李文瑞说：每当完成一幅作品，回头自我品味时，当即有如清晨走入松柏竹林的"长松修竹，浓翠蔽日，层峦奇岫，静窈萦深"，神清气爽，轻轻松松，隐隐约约于静幽幽良辰美景境域，杂念飞驰天外，可谓心旷神怡，真的体会了"趣味"感受焉！

四、翰牍情愫

所谓"翰牍"指的是书籍，即患者赠与的书，亦泛指一般图书，即装订成册的书本。李文瑞临证 70 余年来，除精心医治患者外，尚培育了"以书会医患之友"的翰牍情怀。其中，有几位老前辈，在对他们的敬慕中成了"忘年之交"，如郭沫若、李维汉、陆定一、张鼎丞等。此外就是党政要人、社会名流以及各行各业名家赠与的书，有传记、回忆录、某行业学者的专著、文学艺术、小说、剧本等，共计 200 余册。对于这批珍贵的赠与书籍，每接到一本都展卷有益,有的确实通读了,从中受教育,得益匪浅,其非爱誉之尤甚也耶!这200余册的赠与书籍均放置于书房专用柜格之中珍藏,数十年来完整无损而保存,确有纪念意义。

颂书佳词或俗称:书是传家宝、书中黄金万两;学子之称:古代和现代读书人的家庭称"读书门第""书香门户""书香人家""书香世家"等。这些颂词,均为学子们可望而可求的誉称。确实而论,书是人一生一世"传道、授业、解惑"的老师,也是人类灵魂的"工程师"!

家中书房是可观的,既有美好书柜,又摆满书房无空间。60多年来,藏书竟达万余册,政治书籍、社会科学书籍约占20%,余则中西医学书籍,尤以中医药书籍可谓汗牛充栋。中医药书籍的大部头(成套)占40%,余为单册或上下册。再就是各类辞书,如《汉语大词典》《汉语大字典》《说文解字》《辞海》《辞源》等,而中西医辞典与英日辞典亦齐全。这些书籍为精研医理、临床应用、撰写书稿、兴趣爱好提供了极大的方便。

五、书画作品展示

见图12-0-1～图12-0-9。

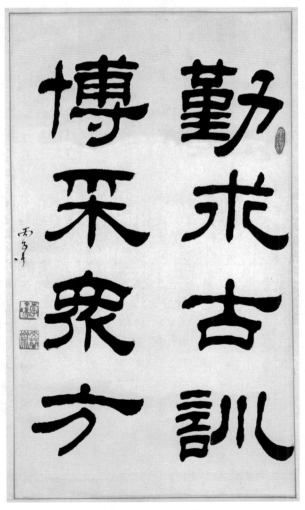

图 12-0-1　书法作品一

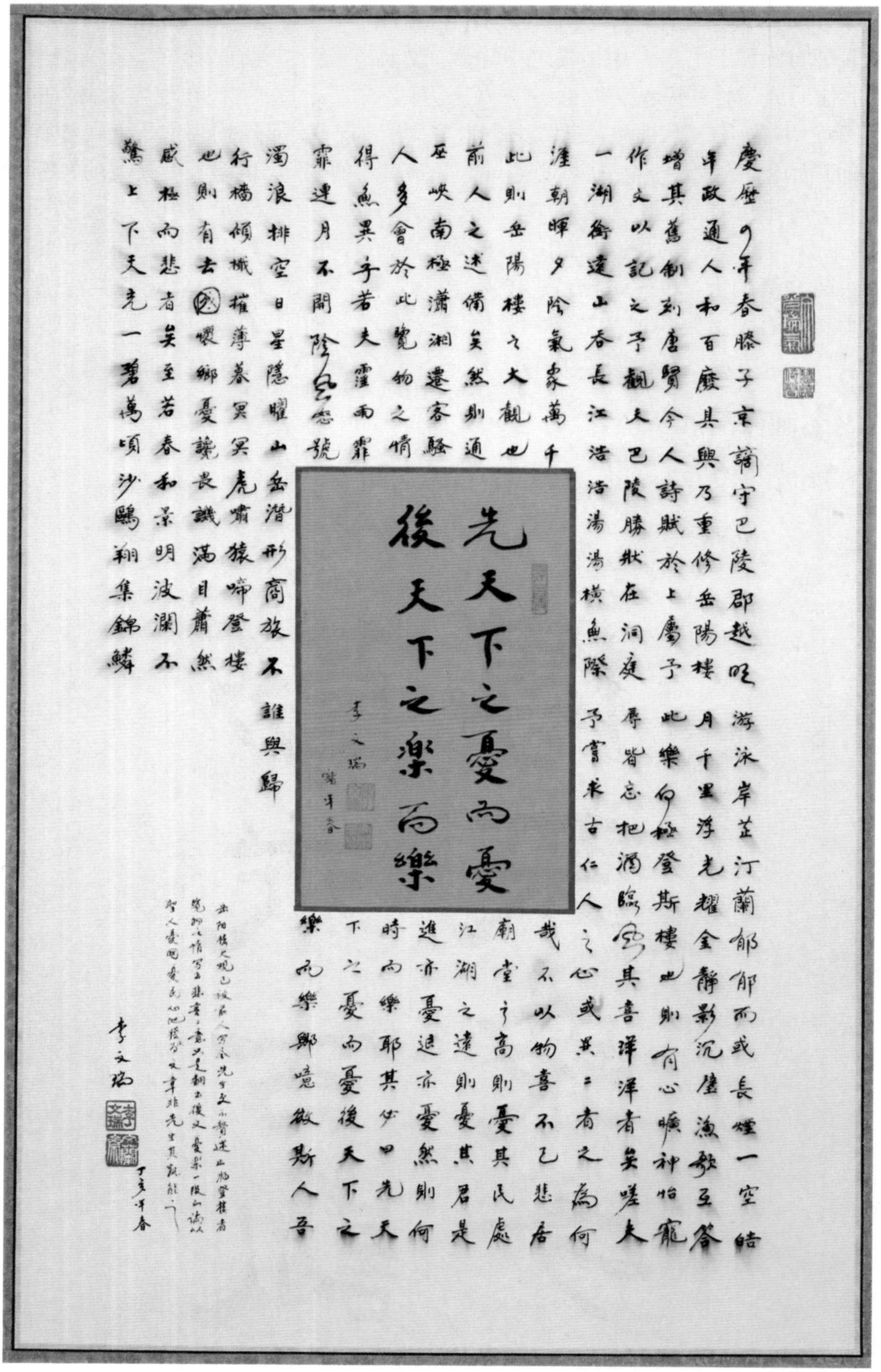

庆历四年春，滕子京谪守巴陵郡。越明年，政通人和，百废具兴，乃重修岳阳楼，增其旧制，刻唐贤今人诗赋于其上，属予作文以记之。

予观夫巴陵胜状，在洞庭一湖。衔远山，吞长江，浩浩汤汤，横无际涯，朝晖夕阴，气象万千，此则岳阳楼之大观也，前人之述备矣。然则北通巫峡，南极潇湘，迁客骚人，多会于此，览物之情，得无异乎？

若夫霪雨霏霏，连月不开，阴风怒号，浊浪排空，日星隐曜，山岳潜形，商旅不行，樯倾楫摧，薄暮冥冥，虎啸猿啼。登斯楼也，则有去国怀乡，忧谗畏讥，满目萧然，感极而悲者矣。

至若春和景明，波澜不惊，上下天光，一碧万顷，沙鸥翔集，锦鳞游泳，岸芷汀兰，郁郁青青。而或长烟一空，皓月千里，浮光跃金，静影沉璧，渔歌互答，此乐何极！登斯楼也，则有心旷神怡，宠辱偕忘，把酒临风，其喜洋洋者矣。

嗟夫！予尝求古仁人之心，或异二者之为，何哉？不以物喜，不以己悲，居庙堂之高则忧其民，处江湖之远则忧其君。是进亦忧，退亦忧，然则何时而乐耶？其必曰"先天下之忧而忧，后天下之乐而乐"乎。噫！微斯人，吾谁与归？

先天下之忧而忧
后天下之乐而乐

李文瑞 书于春

岳阳楼记乃观止之佳作，人所共识。余以小楷述之，以先忧后乐之情写之，非为书法也。盖先文正公文章非先忧其民能乎？文正公忧国忧民之心如此，后之读以令人钦佩不已。

李文瑞 丁亥年春

图 12-0-2　书法作品二

442

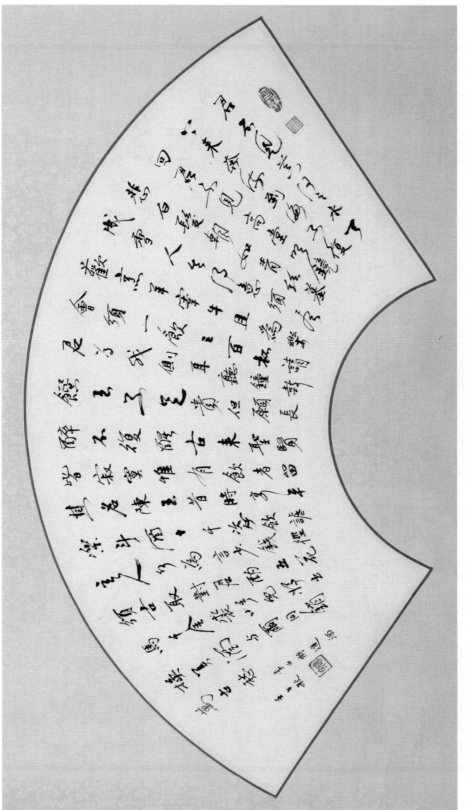

图 12-0-3 书法作品三

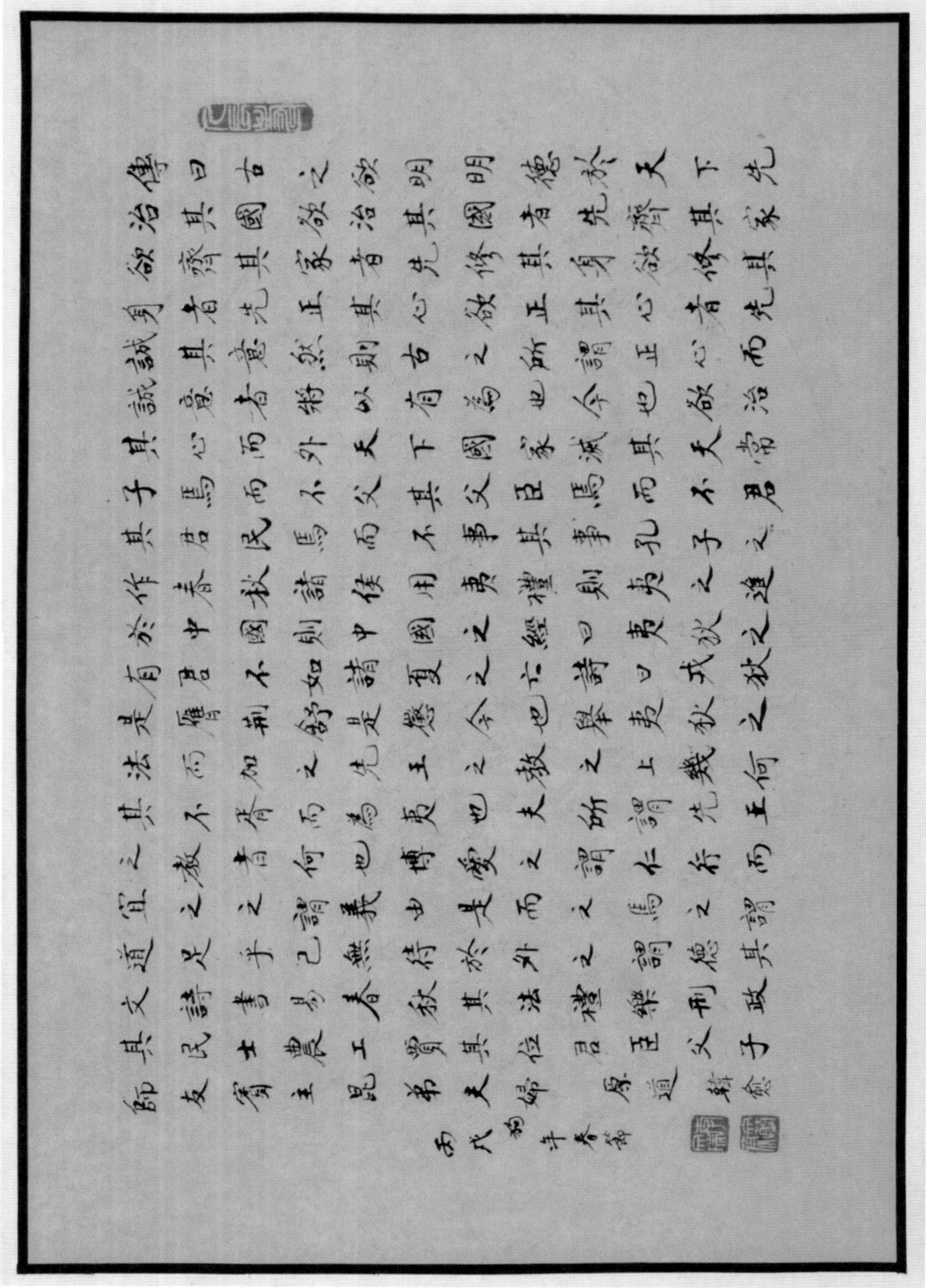

图 12-0-4　书法作品四

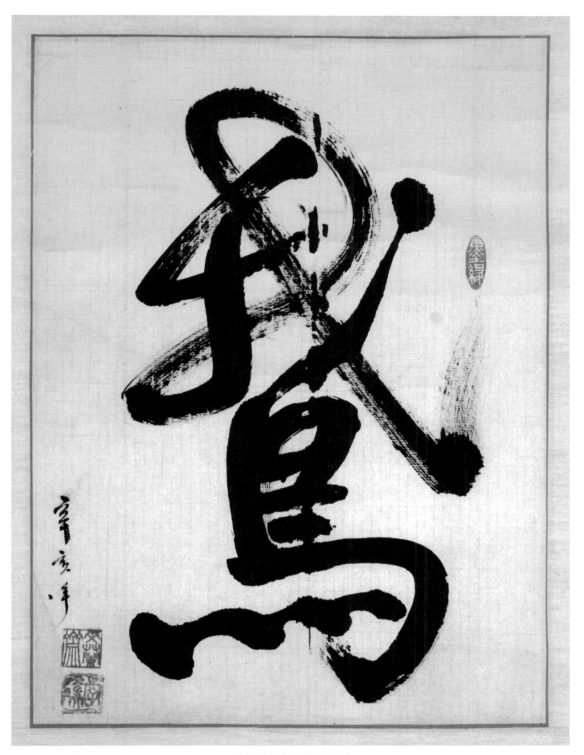

图 12-0-5　书法作品五

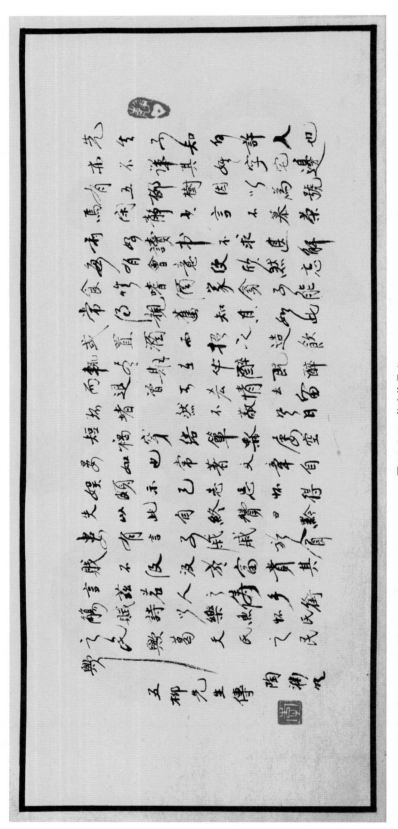

图12-0-6 书法作品六

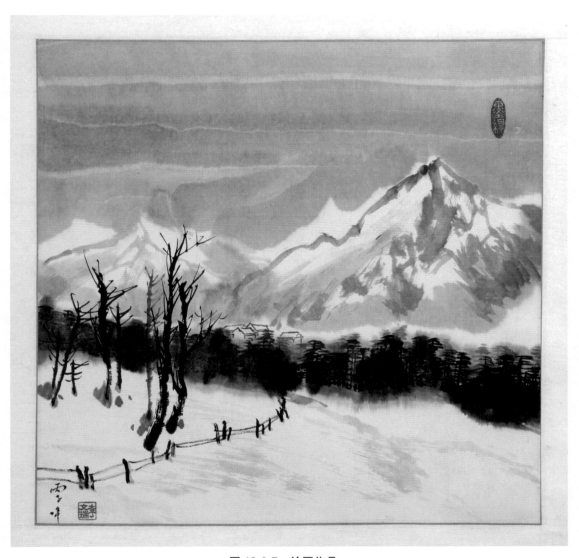

图 12-0-7　绘画作品一

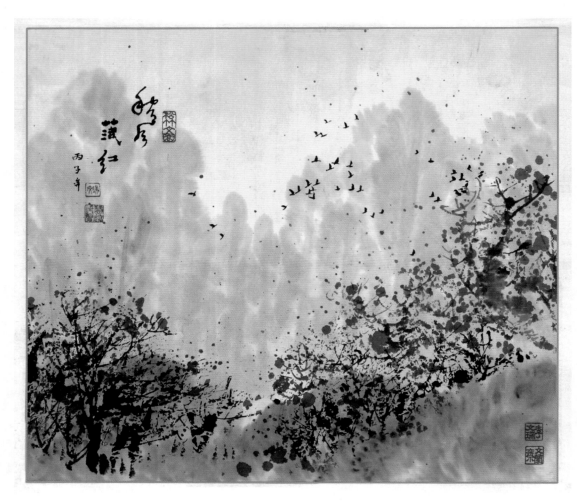

图 12-0-8　绘画作品二

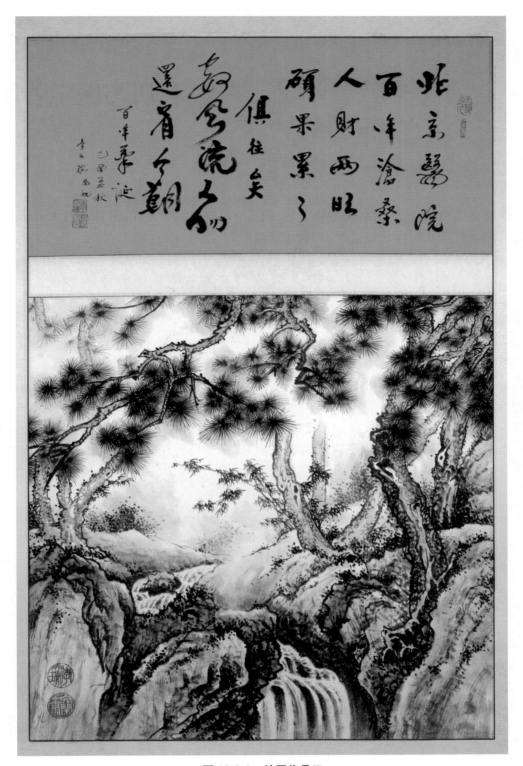

图 12-0-9　绘画作品三

（肖军财　李　怡）

第十三章

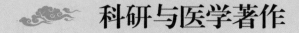 科研与医学著作

李文瑞在 70 余载临床实践的基础上，积极开展中医科研工作，并取得较大科研成果；同时在临床实践和科学研究过程中，利用业余时间，深入探讨，著书立说。

第一节　科研课题与成果

李文瑞经过 10 余年的奋斗，在日本友人的资助和北京医院的支持下，创建"北京医院瑞东糖尿病中西医结合研治中心"，建立了现代化的实验室和中医科病房，积极开展中西医结合糖尿病的研治工作。在国内首先引进了正常血糖 - 高胰岛素钳夹技术，开展了大量糖尿病、代谢综合征领域的科研工作，如实验室先后建立了高果糖餐大鼠模型、高脂肪餐代谢综合征大鼠模型；研发了 2 种治疗糖尿病及其并发症的新药，并且通过实验验证其有效性及可能的作用机制。获批为国家临床重点专病（中医糖尿病）建设单位；全国综合医院中第一个国家药品监督管理局药物临床试验机构（中医糖尿病专业）。李文瑞承担和指导的科研课题与成果如下。

一、主要科研课题

1. 中西医结合研治老年糖尿病（卫生部科学研究基金）
2. 中西医结合治疗糖尿病性肾脏病（国家中医药管理局科研基金）
3. 名老中医李文瑞临床诊疗信息采集及经验挖掘研究（北京市科技计划）
4. "3＋3"薪火传承项目"李文瑞名老中医工作室"（北京市中医药管理局）
5. 胰岛素抵抗大鼠周围组织 $GLUT4$ 基因表达的影响（国家自然科学基金）
6. 糖肾胶囊对胰岛素抵抗大鼠脂肪组织 $GLUT4$ 基因表达的影响（人事部）
7. 参地降糖颗粒对代谢综合征的临床研究（北京医院科研基金）
8. 糖尿病早期肾病变的中医治疗（北京医院科研基金）
9. 中医治疗糖尿病周围神经病变的临床研究（北京医院科研基金）
10. 1,5-AG 在糖尿病中应用的临床意义（北京医院科研基金）
11. 老年糖尿病中医分型与拮抗胰岛素关系的研究（北京医院科研基金）

二、科研成果

1. "参地降糖颗粒"，经国家药品监督管理局药品审评中心批准，获得Ⅱ期临床研究文号。

2. "糖肾胶囊"，经北京市药品审评检查中心批准，继续进行临床研究。

3. 国内首次建立胰岛素抵抗动物模型。

（王秀芝　李　怡）

第二节　学术著作

李文瑞在临床实践与科学研究的基础上，于繁忙的医疗、保健、社会、政务工作之余，自习不息，精功医典，博览群书，并与中外医家建立了友好往来，进行学术交流，集古今中外医家之精华，兼收并蓄，结合临床实践，深入探索，著书立说。编著或主编 13 部，编译或主译 5 部（不包括再版与被译成的日文版和韩文版），参加编写 4 部，主审 2 部。共计 24 部。其中，《伤寒论汤证论治》与《金匮要略汤证论治》出版发行后，很快售罄；经修订后，再次出版发行，深受同行的肯定与读者的欢迎，并获得中华中医药学会学术著作奖三等奖；两书先后被译成日文、韩文出版发行；第 3 次再版时，将两书合编为《伤寒卒病论汤证论治》。具体如下。

一、编著或主编

1. 《伤寒论汤证论治》，人民军医出版社，1989 年 2 月。

　《伤寒论汤证论治》（修订版），中国科学技术出版社，2000 年 9 月。

　《伤寒论方证治疗による现代中医治疗法》，株式会社アィピ‐ス‐（日文），1994 年 5 月。

2. 《金匮要略汤证论治》，中国科学技术出版社，1993 年 3 月。

　《金匮要略汤证论治》（修订版），中国科学技术出版社，2000 年 12 月。

　경희대학교, 한의과대학, 제 49 기졸업준비위원회편역. 상한.

　금궤처방의현 대적이해 [M] 도서출판 정담（韩文，2001.8）

　《伤寒卒病论汤证论治》，中国科学技术出版社，2022 年 3 月。

3. 《消渴病古今证治荟萃》，人民卫生出版社，2015 年 11 月。

4. 《中药别名辞典》，中国科学技术出版社，1994 年 9 月。

5. 《实用针灸学》，人民卫生出版社，1982 年 3 月。

　《实用针灸学》（第 2 版），人民卫生出版社，1999 年 3 月。

6. 《医方化裁》，人民卫生出版社，1987 年 12 月。

7. 《经方化裁》，学苑出版社，2005 年 7 月。

8. 《中医学在日本》，辽宁中医学院，1979 年 11 月。

9. 《艾滋病：当代特殊的癌症》，人民卫生出版社，1988 年 5 月。

10. 《ガンは不治の病か中西医结合のガンは最前线》，株式会社丸山学艺图书。

11. 《男子病证治》，吉林科学技术出版社，1991 年 10 月。

12. 《糖尿病的自我管理》，中国旅游出版社，1996 年 6 月。

13. 《怎样判断医院临床检验结果》，中国纺织出版社，1999 年 5 月。

二、主译或主编

14. 《临床应用汉方处方解说》，人民卫生出版社，1983 年 10 月。

《临床应用汉方处方解说》（修订版），学苑出版社，2008 年 10 月。

15. 《日本汉方腹诊选编》，光明日报出版社，1990 年 8 月。

16. 《伤寒派腹诊》，学苑出版社，2010 年 8 月。

17. 《难经派腹诊》，学苑出版社，2013 年 9 月。

18. 《折衷派腹诊》，学苑出版社，2017 年 2 月。

三、参加编写

19. 《老年医学》，人民卫生出版社，1981 年 5 月。

20. 《传统老年医学》，湖南科学技术出版社，1986 年 1 月。

21. 《中医症状鉴别诊断学》，人民卫生出版社，1984 年 3 月。

22. 《中医内科临床治疗学》，上海科学技术出版社、河南科学技术出版社，1987 年 5 月。

四、主审

23. 《文兰斋医学钩沉——李文瑞教授学术交流纪实》，中国中医药出版社，2019 年 12 月。

24. 《文兰斋医学钩沉——李文瑞教授医患翰墨翰牍结缘选集》，内部参考资料，2020 年。

（王秀芝　李　怡）

第三节　前言、自叙、编译者的话、序、跋

李文瑞编著、编译 18 部医学著作，参加编写 4 部医学著作，主审 2 部医学著作。本书摘录相关"前言、自序、编译者的话、序、跋"如下。

《伤寒论汤证论治》前言

《伤寒论》是理论与实践相结合的中医经典著作，其中诸方为后世医方之鼻祖。朱丹溪曰："仲景诸方，实万世医门之规矩准绳也，后之欲为方圆平直者，必于是而取则焉。"

本书宗旨，力求突出临证，应用于实践；内容全面，且融通古今，详而不繁；开阔读者思路，了解古今医家对《伤寒论》诸方之正确应用，掌握各方之精髓，释疑解惑，从而提高中医理论，指导验证实际。

笔者不揣肤浅，编著本书，可供临证中医师和研究方剂学者阅读与参考。不免有错误和疏漏之处，望广大读者指正。

北京医院中医科主任医师　李文瑞

1988 年 6 月

《伤寒论汤证论治》序

　　祖国医学是我国人民在几千年来与疾病作斗争中积累起来的智慧结晶，它包含着完整的理论体系和丰富的临证经验。

　　继承发扬祖国医学是我国卫生工作的一项重要的方针政策，也是我国卫生保健事业中特有的一大优势。我们应该充分利用并发扬这一优势，让它更好地为我国人民及世界人民造福。

　　中华人民共和国成立以后，特别是党的十一届三中全会以来，党和政府十分重视中医药工作。目前，我国的中医事业进入了一个新的发展时期，中医科研、教学和临床工作都得到进一步的发展、充实和提高。

　　为了进一步加强发展中医事业，1986年国务院决定，成立了国家中医管理局，这就为振兴中医药事业提供了可靠的组织保障。当前，全国中医药战线和关心热爱中医药事业的同志精神大振，都在扎扎实实地为发展中医药事业勤奋地工作。我相信，在不远的将来，中医药事业将会随着我国伟大的四化建设事业的发展而展现出更美好的前景。它也必然会在造福于我国人民的同时，也造福于世界人民。

　　东汉张仲景著有《伤寒论》与《金匮要略》两书。历代医家都非常重视它，并称之为经典。李濂《医史·张仲景补传》说："华佗读而善之曰：此真活人书也。"南梁陶弘景《本草经集注》序录中说："惟张仲景一部，最为众方之祖。"唐代孙思邈《千金要方》亦有"江南诸师秘仲景要方不传"的记载。清代喻昌《尚论篇》序亦说仲景书为"众法之宗，群方之祖"。可见，系统学习研究仲景学说并整理提高对研究学习中医是何等重要。

　　《素问·天元纪大论》说："善言近者，必知其远。"《素问·气交变大论》又说："善言古者，必验于今。"李文瑞同志编著的《伤寒论汤证论治》一书，广收博采，融通古今，特别是着重于临床实践的治学精神，我认为对于中医学者们开阔思路，掌握仲景方证之精髓，提高经方疗效是十分有益的，故欣然为序。

中华人民共和国卫生部副部长兼国家中医管理局局长

胡熙明　谨序

1988年2月

《伤寒论汤证论治》跋

　　近读李文瑞主任医师新著《伤寒论汤证论治》一书，颇有感触。伤寒之学，历来为医家所重视，其注疏汗牛充栋。至于从方证入手研究《伤寒论》，远在唐朝之孙思邈即有"方证同条，比类相附"的方法，清代又有柯琴、徐大椿等人以方类证，今人研究伤寒之学也多有从方证入手者，盖从方证入手，直接明了，切合实用，于临床意义较大。李文瑞主任医师积数十载医疗经验，厚积薄发而成《伤寒论汤证论治》一书，专从方证钻研，立论别出心裁，虽非敢谓逾越前人，亦自当令人刮目相待。

　　一、编次系统完整，便于学习掌握。《伤寒论》全书载方113首，李氏按其功用不同而分别归类，对每类方剂中的方证均逐一详加分析，由浅入深，由点而线，从方组、临证参考用量、功效、主治、转归、禁忌到类方鉴别、应用范围、临证加减法、衍方、参考文献、治验等各方面均备载周详,说理透彻,有些地方尚附有图表解释,使人一目了然。其方证编次较前人更加系统完整,既便于系统学习,又益于掌握仲景方剂的具体应用。

二、楷墨专重临床,务求确切实用。李氏研究仲景方证虽本于《伤寒》经文,然不拘泥于文献研究,诸方证的每一体例均从临床角度出发,必以切实应用为第一要义。以麻黄汤为例,其"方组"中对诸药的制法,如麻黄之去节、杏仁之去皮尖,既为医家所争,又牵涉具体运用的实际问题进行讨论;"转归和禁忌"则据仲景原文总结阐法,使医者既明其功,又知其所;"临证加减法"更为确凿实用,直列病兼何证、治用何药;"治验"既有作者本人之临床,又有他人之所治,其所治范围远较前贤方证论著宽广,能示人以灵活运用之法,使医者读来益加生动有味。

三、集中外各家精华,成《伤寒》方用大全。纵观李氏全书,每一方论均综合古今中外经方研究之精粹,较前人之书大有增补。如腹诊本在仲景论中广为运用,由于种种原因,可惜未能得到继承与发扬,而日本汉方医学派则极为重视腹诊,运用经方,每每参用腹诊之法。李氏本于仲景,借鉴东人之长,又参以自己临床经验,对方证之有腹证者专列"腹证"一项,详述诊察方法。全书共附腹诊图 50 余幅,使方论更趋于完善。又如"衍方"一项则将古今中日各医家,本于经方而创制的一些较为实用的方剂亦归纳整理,并阐明其主治机理,从而使读者知源达流,广开眼界。对于经方的应用,从历代名家医家及现代临床报道中选其精华,既综合又分析,从而拓宽了经方的使用范围。李氏精通日语,多次访日,搜求我国医典及日人汉方精华,此书之问世,可窥出其良苦用心,所以称本书为大全,良有以也。

李氏在编注各家之长的同时,还在方论中加入自己的经验与见解,论证详实,处方严谨,发前人所未发,补仲景之未备。

伤寒之学,最益于临床,而伤寒之方也最为医家所推崇。李氏此书论证仲景方药博宏精深,有机会得以先窥巨著,大饱眼福,幸甚!

李维贤　张霍亮

1999 年 5 月 22 日

《伤寒论汤证论治》修订版序

《伤寒论汤证论治》和《金匮要略汤证论治》已出版发行十余年。因为这两本书突出临证,理论与实践密切结合,且内容全面,融通古今,详而不繁,所以备受广大读者欣赏,出版后很快认购一空。在这期间,曾收到数百封来信索要或求购这两本书,尤以《金匮要略汤证论治》出版后,来函求购者更多,同时也接到一些关于修改补充的中肯意见。

此次修订,在不失这两本书原貌的前提下,遵守"继承不泥古,发扬不离宗"的宗旨,并以中西医结合为指导思想,进行了增补和删汰。

"继承不泥古,发扬不离宗"是卫生部前部长陈敏章同志提出的关于中医继承与发扬关系的指导思想。我们认为,这种提法运用了辩证唯物主义观点,科学而概括地阐明了继承与发扬之间的相互关系,对当时和现时中医药学发展和中医药学者起到了正确的导向、启迪与积极推动作用。

回顾历史,中医药学在其发展的过程中,历代真正的知名医家,从不抱残守缺,墨守成规，而是在保持中医基本特色的前提下，不断吸取各个历史时期的先进哲学思想和科学技术并逐步地丰富完善和发展。如张仲景在《黄帝内经》的基础上创立了三阴三阳六经辨证体系；刘完素增补了病机十九条；吴鞠通提出了温热病的三焦辨证诊治方法；20 世纪 50 年代兴起中西医结合，丰富了脏象学说，创立了中医体质学和针灸麻醉学。所有这些都是"继承不泥古"的历史见证。

中医药学的发展，必须保持其主体——"发扬不离宗"，这是指中医药学的发展不能离开中医药学这一学术主体。炎黄文化继承传统中，中医药学在中华人民共和国成立前虽是"天高滚滚寒流激"，而在中华人民共和国成立后由于党的中医政策照耀则是"大地微微春气吹"，因而能够在当今世界传统医学中独领风骚。不论东瀛或欧美，时时掀起"中医热"。其关键就是因为中医药学有其独特的理论体系和丰富的临证治疗经验。中医药学所具有的特色和优势就是其存在和发展的基础，如果脱离了这一主体，离宗忘本，中医药学的现代研究将变成无根之木、无源之水。因此，中医药学的现代研究，必须以提高自身学术水平为出发点和归宿。对古人和后人的学术思想，宜借鉴吸收，切忌全盘照搬。诚然，在发扬的过程中要有自主性——保持中医药学的特色和优势，扬长避短，完善自我，充实主体；要有选择性——"以我为用""适者为用""转化为用"。这就是"发扬不离宗"之意义所在。

疾病的诊断和治疗过程是中医与西医相互结合的主战场。如何才能使二者有机结合，自 20 世纪 50 年代以来一直在探讨这个问题。

政府主管部门积极鼓励并大力支持中西医结合——创建新医药学，应是我国医学发展的主要政策导向之一。在 21 世纪，能否创建新医药学，中西医结合发展水平和繁荣程度是其关键。

中西医结合应包含着各个层次、多种方式，是一项长期而艰巨的事业——任重而道远。只要政府决策部门和有志于中西医结合的学者们携起手来，脚踏实地地从点点滴滴做起，通过微观与宏观相结合，局部与整体相结合，分析与综合相结合，辨病与辨证相结合来丰富中医的内涵，提高中医临床疗效，发展中医和西医结合，促进中医现代化，终究会创建中华民族的新医药学。北京医院第一任中医科主任章次公先生有句名言："欲求融合，必先求我之卓然自立"。只有如此，才能迎来中国中西医结合事业发展的新辉煌。中医与中西医结合事业定会有更加美好的前景，也必将对人类的健康事业做出更大的贡献。

纵观目前中西医结合临床治疗和研究，大致有以下三种情况。一是给病人既服中药又服西药，即所谓"三素一汤"（激素、抗生素、维生素、一碗中药汤剂），在中西药并用时，常常忽略二者间的配伍与禁忌。二是基本能做到辨证和辨病相结合，把西医化验和影像学等检查结果考虑到辨证用药中，抓住中西医各自的长处，以优势互补为原则，在中西医理论指导下针对疾病的不同阶段和治疗目的选出最佳治疗方案，进行中医疗法、西医疗法或中西医结合疗法。三是在中西医医疗思想和治疗策略指导下治疗方法的结合，在保持相近疗效的前提下最大限度地简化中药用法，促使中药得到广泛的应用；同时能够应用正确的实验研究和临床研究方法，验证并合理评价中西医结合效果。

在撰写这两本书时，"应用范围""临床报道""治验案例"等内容中的病名，大多采用了西医病名。此次修订过程中，增加了大量资料，其中也多为西医病名。

我们认为,辨证与辨病相结合,自从《伤寒论》和《金匮要略》至今,毫无例外。今人强调的辨证与辨病相结合,从中医各类杂志刊载的临证文章中看,70%以上的题目是用西医病名撰写的。这正好表明,多数同道已认识到中医病名的缺憾,摆脱了传统的束缚,去辨西医的病,或对西医确诊的病进行辨证论治,借以加深对疾病的认识,提高疗效。这并非简单的"对号入座"。我们之所以也采用西医病名,其用意在于此焉。

《伤寒论汤证论治》此次修订时,对体例做了部分修改:增加了"原文"和"实验研究"项,以丰富内容,使之更加全面;原书之"临证加减法"改为"临证加减","衍方"改为"古今衍方","文献参考"改为"临床报道","治验"改为"治验案例"。以明确分项,使之更加实用,从而提高本书临床和科研的实用价值。此外,为了便于应用和查找,最后还附有方剂索引、中医病证(症)索引、西医病名(症)索引。

尽管在修订过程中增加了大量新资料,我们还是感到编写的内容深度不够,在当今各种新的资料方面,可能会出现挂一漏万和捡了芝麻丢了西瓜的现象,甚至会出现差错,故请广大读者给予批评指正,以便今后改正与增补之。

北京医院瑞东糖尿病中西医结合研治中心

主任、主任医师、教授　李文瑞

1999年2月

《金匮要略汤证论治》前言

《金匮要略》为东汉时期张仲景所著,是我国现存最早研究临证各科之证治专书。因为它有很高的临证实用价值,对祖国医学的发展起了巨大的推动作用,故被誉为中医四大经典著作之一。

《金匮要略》所载诸方,紧扣病机,法度严谨,用药精当,化裁灵活,疗效显著,历代医家赞颂为医方鼻祖。梁·陶弘景曰:"惟张仲景一部,最为众方之祖。"清·喻昌曰:"众法之宗,群方之祖。"

《金匮要略》诸方之汗、吐、下、和、温、清、消、补八法兼备;在剂型上有汤、丸、散、药酒等内服之剂,又有坐药、熏剂、洗剂等外治法,可谓丰富多彩,各尽其功;另外还有急救、禁食等杂疗方。

自古以来,对《金匮要略》注释甚多,以百部计之,但专门论方者尚少。因此,我们拟通过梳理该书中之条文,将病因病机与方药相为融通、互为印证,并结合现代有关文献,以及我们临证实践,逐一论述每张汤头,以供读者临证之需要。

本书拟以"原文""方组""临证参考用量""功效""主治""方论""转机""注意事项""禁忌""腹证""类方鉴别""应用范围""临证加减法""衍方""文献参考""验案"等项,论述每张汤头。力求突出临证,应用于实践;内容全面,融通古今,详而不繁;开阔读者思路,了解古今中外医家对《金匮要略》诸方之准确应用,掌握各方之精髓,释疑解惑,借以提高中医理论,指导临证实际。

本书与《伤寒论汤证论治》为姊妹作。我们自1985年春上即着手策划编著事宜,利用一切可利用的时间,搜集资料,制作读书卡片和文献摘要。原拟将《伤寒论》《金匮要略》诸方合编为《经方论治》,但朋友和出版社建议,如将二书诸方合而编著,篇幅过大,宜分不宜合。我们欣然接受了，于是 1989 年 2 月《伤寒论汤证论治》问世了。按原计划，本书应于 1989 年冬出版。当时，因笔者忙于编译《日本汉方腹诊选编》而将本书撰稿工作搁置，延及今日方付梓。

我们不揣肤浅，编著本书，供中医师临证和研究方剂学者阅读参考。错误和疏漏之处，望广大读者指正。

北京医院　中医科

教授　主任医师　李文瑞

1990 年 4 月 30 日

《金匮要略汤证论治》序

李文瑞教授曾著《伤寒论汤证论治》一书，彼时吾尝为序，至今已二载余矣。现《金匮要略汤证论治》又将付梓，实姊妹之作也。观之洋洋，自当欣然而乐为之再序哉！

众所周知，东汉长沙太守张仲景"勤求古训，博采众方"，撰《伤寒杂病论》合十六卷。后历经战火纷乱，《伤寒论》虽得以传世，而杂病却未见其书。幸喜翰林学士王洙于蠹简中得《金匮玉函要略方》三卷，经孙奇、林亿等人校理，方使《金匮方论》得以传世。

治《伤寒》之学，历代人才辈出，相比之下，研《金匮》者则较为稀少。《金匮》一书，为理论与临证紧密相连之经典著作。赵本之序有云："《要略》之方，果足用乎？曰：天地气化无穷，人身之病亦变化无穷。仲景之书，载道者也。医之良者，引例推类，可谓无穷之应用。借今略有加减修合，终难逾越矩度。"由此可知，《金匮》之学大有益于苍生矣。

文瑞教授厚积薄发，于临证之余，精研《金匮》，将读书心得与平日诊病经验结合，再汇《金匮要略汤证论治》。本书体例与《伤寒论汤证论治》大致相同，仍以方类证，面向临证，实为临证医者熟练运用经方之指南。

愿将《金匮要略汤证论治》再荐同仁，以开思路，是以为序焉。

中华人民共和国卫生部副部长　胡熙明

1991 年 5 月 10 日

《金匮要略汤证论治》修订版序

《伤寒论汤证论治》和《金匮要略汤证论治》已出版发行十余年。因为这两本书突出临证，理论与实践密切结合，且内容全面，融通古今，详而不繁，所以备受广大读者欣赏，出版后很快认购一空。在这期间，曾收到数百封来信索要或求购这两本书，尤以《金匮要略汤证论治》出版后，来函求购者更多，同时也接到一些关于修改补充的中肯意见。

此次修订，在不失这两本书原貌的前提下，遵守"继承不泥古，发扬不离宗"的宗旨，并以中西医结合为指导思想，进行了增补和删汰。

"继承不泥古，发扬不离宗"是卫生部前部长陈敏章同志提出的关于中医继承与发扬关系的指导思想。笔者认为，这种提法运用了辩证唯物主义观点，科学而概括地阐明了继承与发扬之间的相互关系，对当时和现时中医药学发展和中医药学者起到了正确的导向、启迪与积极推动作用。

回顾历史，中医药学在其发展的过程中，历代真正的知名医家，从不抱残守缺，墨守成规，而是在保持中医基本特色的前提下，不断吸取各个历史时期的先进哲学思想和科学技术而逐步地丰富完善和发展。如张仲景在《黄帝内经》的基础上创立了三阴三阳六经辨证体系；刘完素增补了病机十九条；吴鞠通提出了温热病的三焦辨证诊治方法；20 世纪 50 年代兴起中西医结合，丰富了脏象学说，创立了中医体质学和针灸麻醉学。所有这些都是"继承不泥古"的历史见证。

中医药学的发展，必须保持其主体——"发扬不离宗"，这是指中医药学的发展不能离开中医药学这一学术主体。炎黄文化继承传统中，中医药学在中华人民共和国成立前虽是"天高滚滚寒流激"，而在中华人民共和国成立后由于党的中医政策照耀则是"大地微微春气吹"，因而能够在当今世界传统医学中独领风骚。不论东瀛或欧美，时时掀起"中医热"。其关键就是因为中医药学有其独特的理论体系和丰富的临证治疗经验。中医药学所具有的特色和优势就是其存在和发展的基础，如果脱离了这一主体，离宗忘本，中医药学的现代研究将变成无根之木、无源之水。因此，中医药学的现代研究，必须以提高自身学术水平为出发点和归宿。对古人和后人的学术思想，宜借鉴吸收，切忌全盘照搬。诚然，在发扬的过程中要有自主性——保持中医药学的特色和优势，扬长避短，完善自我，充实主体；要有选择性——"以我为用""适者为用""转化为用"。这就是"发扬不离宗"之意义所在。

疾病的诊断和治疗过程是中医与西医相互结合的主战场。如何才能使二者有机结合，自 20 世纪 50 年代以来一直在探讨这个问题。

纵观目前中西医结合临床治疗和研究，大致有以下三种情况。

一是给病人既服中药又服西药，即所谓"三素一汤"（激素、抗生素、维生素、一碗中药汤剂），在中西药并用时，常常忽略二者间的配伍与禁忌。

二是基本能做到辨证和辨病相结合，把西医化验和影像学等检查结果考虑到辨证用药中，抓住中西医各自的长处，以优势互补为原则，在中西医理论指导下针对疾病的不同阶段和治疗目的选出最佳治疗方案，进行中医疗法、西医疗法或中西医结合疗法。

三是在中西医医疗思想和治疗策略指导下治疗方法的结合，在保持相近疗效的前提下最大限度地简化中药用法，促使中药得到广泛的应用；同时能够应用正确的实验研究和临床研究方法，验证并合理评价中西医结合效果。

政府主管部门积极鼓励并大力支持中西医结合——创建新医药学，应是我国医学发展的主要政策导向之一。在 21 世纪，能否创建新医药学，中西医结合发展水平和繁荣程度是其关键。

中西医结合应包含着各个层次、多种方式，是一项长期而艰巨的事业——任重而道远。只要政府决策部门和有志于中西医结合的学者们携起手来，脚踏实地地从点点滴滴做起，通过微观与宏观相结合，局部与整体相结合，分析与综合相结合，辨病与辨证相结合来丰富中医的内涵，提高中医临床疗效，发展中医和西医结合，促进中医现代化，终究会创建中华民族的新医药学。北京医院第一任中医科主任章次公先生有句名言："欲求融合，必先求我之卓然自立"。只有如此，才能迎来中国中西医结合事业发展的新辉煌。中医与中西医结合事业定会有更加美好的前景，也必将对人类的健康事业做出更大的贡献。

在撰写这两本书时，"应用范围""临床报道""治验案例"等内容中的病名，大多采用了西医病名。此次修订过程中，增加了大量资料，其中也多为西医病名。

笔者认为，辨证与辨病相结合，自从《伤寒论》和《金匮要略》至今，毫无例外。今人强调的辨证与辨病相结合，从中医各类杂志刊载的临证文章中看，70%以上的题目是用西医病名撰写的。这正好表明，多数同道已认识到中医病名的缺憾，摆脱了传统的束缚，去辨西医的病，或对西医确诊的病进行辨证论治，借以加深对疾病的认识，提高疗效。这并非简单的"对号入座"。笔者之所以也采用西医病名，其用意在于此焉。

《金匮要略汤证论治》此次修订时，对体例做了部分修改：增加了"实验研究"项，以丰富内容，使之更加全面；原书之"原文节录"改为"原文"，"临证加减法"改为"临证加减"，"衍方"改为"古今衍方"，"文献参考"改为"临床报道"，"治验"改为"治验案例"。以明确分项，使之更加实用，从而提高本书临床和科研的实用价值。

尽管在修订过程中增加了大量新资料，我们还是感到编写的内容深度不够，在当今各种新的资料方面，可能会出现挂一漏万和捡了芝麻丢了西瓜的现象，甚至会出现差错，故请广大读者给予批评指正，以便今后改正与增补之。

北京医院瑞东糖尿病中西医结合研治中心

主任、主任医师、教授　李文瑞

1999 年 2 月

《伤寒卒病论汤证论治》前言

《伤寒杂病论》（后分为《伤寒论》《金匮要略》两书）为东汉张仲景所著，是我国最早研究临证各科之证治专书。书中所载诸方，紧扣病机，法度严谨，用药精当，化裁灵活，疗效显著，历代医家称之为中医经典，仲景方称之为经方。正如南梁陶弘景曰："惟张仲景一部，最为众方之祖。"清代喻昌曰："众法之宗，群方之祖。"

《伤寒杂病论》载有八纲辨证、六经辨证、五脏辨证、病因辨证等。各种辨证方法的性质、作用和相互关系是：以辨阴阳与辨标本为指导原则；伤寒病以六经辨证、杂病以五脏辨证作为定位、定向的方法；以八纲辨证与病因辨证作为定性、定量的分析；以辨症—辨病—辨证的层次分析，作为临床推理的形式或辨证的层次。诸种辨证方法的各自为用和相互结合，构成了辨证论治的完整体系。所载治法，汗、吐、下、和、温、清、消、补八法皆备；在剂型上有汤、丸、散、药酒等内服之剂，又有坐药、熏剂、洗剂等外治法；还有急救、禁食等杂疗方等，可谓丰富多彩，各尽其功。诸种病证的论治方药与方法，成为中医理论与临证实践相结合的典范。

自古以来，《伤寒杂病论》（即《伤寒论》与《金匮要略》）注释甚多，但专门论方者尚少。因此，参考了古今中外医书 120 余部，以及 1949 年以来全国各地中医和中西医结合杂志、部分西医杂志与日本医学杂志中有关《伤寒杂病论》诸方之文献，并结合临证实践，将 300 余方（《伤寒论》113 方、《金匮要略》200 余方），逐一论述，编著而成本书。

李文瑞教授精研仲景学术思想，在《伤寒杂病论》辨证体系论述、仲景方临床应用等方面造诣颇高。李教授花费大量时间，集古今医家之论述，结合自己的研究心得与临证实践，撰写而成《伤寒论汤证论治》（1989 年）、《金匮要略汤证论治》（1993 年）正式出版发行。因实用价值较高，我们于 2000 年对《伤寒论汤证论治》《金匮要略汤证论治》两书进行修

459

订后,一并再版;同时前者翻译为日文,后者翻译为韩文,分别在日本与韩国出版。学术价值得到了同道者的认同和肯定,获得中华中医药学会学术著作奖三等奖。因两书突出仲景方临证运用,理论与临床实践密切结合,且内容全面,所以深受欣赏,两次出版后均很快认购一空。近20年来,索要者甚多,不少读者只有《伤寒论汤证论治》或《金匮要略汤证论治》,而不能两书均有,故而与原出版社联系后,决定再版。为保持《伤寒杂病论》诸方的完整性,将《伤寒论汤证论治》《金匮要略汤证论治》两书合并,更名《伤寒卒病论汤证论治》(上册:《伤寒论汤证论治》,下册:《金匮要略汤证论治》)出版;同时亦满足了读者需求。

《伤寒卒病论汤证论治》主要是在原两书第二版的基础上,做了适当增补、修改与纠正差错,具体如下。

增补李文瑞教授临证治验案例:崇尚仲景之学,擅用经方,是李文瑞教授临床诊疗特色之一。李教授指出,临证宜紧紧抓住经方主症,辨证施治,准确运用经方,方可获满意疗效。李教授临证运用经方治疗不少疑难病证与典型案例,因此,在本书出版之时,更多地加入李教授治验案例,且书中文献以"作者治验"的方式出现。多数验案附有按语,以便使同道者在运用经方临床实践中,获得有益的参考。

增补临床经方文献资料:本书出版之时,针对临床运用较少、文献资料亦较少的部分经方,以及缺项的方剂,查阅了最近20年来的医学文献,进行了适当的增补。分别增补在【临床报道】【治验案例】【实验研究】等项中,以丰富该部分经方内容,加深对该部分经方的认识与理解,从而提高其临床实用价值,造福于人类。

修改与纠正差错:在本书出版之时,发现极少部分经方中前后字句似有不统一之处,做了必要的文字修改,使其达到统一;同时也对书中的错别字与原引医籍文字之误,进行了纠正。冀同道者和广大读者更准确地理解《伤寒杂病论》辨证体系、仲景方运用等,从而使仲景之学广泛运用于临床实践。

综上所述,《伤寒卒病论汤证论治》一书,仍保持以原文、方组、临证参考用量、功效、主治(主症、副症)、方论、转机、注意事项、禁忌、腹证、类方鉴别、应用范围、临证加减、古今衍方、临床报道、治验案例、实验研究等项,论述每张方剂。力求突出临证,应用于实践;内容全面,深入浅出,且融通古今,中西互参,西为中用,详而不繁;开阔读者思路,了解古今医家对《伤寒杂病论》诸方之准确应用,掌握各方之精髓,释疑解惑,借以提高中医理论,指导临证实际。

笔者不揣肤浅,编著本书,可供临证中医师和研究方剂学者阅读与参考。不免有错误和疏漏之处,望广大读者指正。

李文瑞全国名老中医药专家传承工作室

2019 年 11 月

《医方化裁》前言

中医方剂由不同药物组成,为医者治疗疾病之主要手段之一。

临证医家,必须精通经典,正确立法,灵活选方用药。因此,日常临证,只有做到"法随证立,法以方传,方一对证",才能应手取效;而在用方,"然医必有方,亦当医不执方,贵在灵活化裁"。

编著本书,着眼于临证之"实用",以期使读者思路开阔,灵活应用方剂。"即于是方之内,因其现症之异,而为之加减……能识病情与古方合者,则全用之;有别症,则据古法加减之;如不尽合,则依古方之法,将古方所用之药,而去取损益之。必使无一药之不对症,自然不背于古人之法,而所投必有神效矣。"

本书所载为中医临证常用方剂之化裁,即突出"加减法"。全书共选择中医临证常用之古方、后世方200余张。"加减法"各条中所涉及之类方、衍方600余张。每方之"加减法"遵中医学之"理法方药"和方剂学之"君臣佐使"原则,对"证"和"病"进行列条分述。代表性方剂之"加减法"多达70余条;一般性方剂之"加减法"不少于3~4条。

临证立法选方遣药,活泼圆机,有非语言文字所能解说,在于学者心领神会而已。笔者不揣愚陋,编著本书,供读者参考,错误之处请是正。

李文瑞

1983年10月于北京医院

《经方化裁》前言

经方者,其说有二。一说指汉代以前方书中之方剂,如《汉书·艺文志》医家类记载之经方十一家、《黄帝内经》和《伤寒杂病论》等经典著作中之方剂;二说指汉代张仲景之《伤寒杂病论》,即今之《伤寒论》《金匮要略》所载之方剂。本书从于二说。

中医学辨证论治的基本理论奠基于《内经》。汉代张仲景"勤求古训,博采众方",将理论与实践结合起来,著成《伤寒杂病论》一书;创立了理法方药完整的体系,成为中医学辨证论治的典范。宋代郭雍说:"仲景规矩准绳明备,足为百世之师。"近代医家也公认,这部不朽著作奠定了中医辨证论治的基础,构成了比较完整的辨证论治思想体系,是辨证论治的大经大法之张本。该书的基本精神概括为两个方面:一是辨证规律;一是关于论治法规。这些都具有高度的科学性、系统性、实践性,是中医学的规范。

《伤寒杂病论》对疾病之分类源于《内经》:"夫邪之生也,或生于阴,或生于阳。其生于阳者,得之风雨寒暑;其生于阴者,得之饮食居处、阴阳喜怒。"据此,《伤寒论》对于感受外邪所致之外感病,无论是伤于风寒暑湿燥火六淫之气,或温热毒邪,统称为"伤寒病"。《金匮要略》对于伤于饮食五味或喜怒等五志之内伤病,统称为"杂病"。

《伤寒论》以"六经"作为分病之纲领。而六经乃阴阳各分三份,成为三阴、三阳,故六经是由阴阳演化出来的系统概念。仲景开创八纲辨证之先河,而八纲也是由阴阳发展出来的,称为"二纲统六变",即用表里、寒热、虚实这六个变量或称要素,来具体标志阴阳之属性。《伤寒论》诸方分主阴阳、表里、寒热、虚实八纲之中,又以八法,汗、吐、下、和、温、清、消、补,依据病情之演变活用于临证。

《金匮要略》对"杂病"用五脏辨证之方法。而五脏辨证,是以五行类比五脏形成之另一系统。《金匮要略》诸方,则以脏腑主论,其方剂亦纳入八法,统于八纲,对"杂症"之应用,以各论各治,各治各方,专其所能,随症加减化裁之。

综上所述,《伤寒杂病论》以六经论"伤寒",脏腑论"杂病",三因类病因,辨证寓八纲,治则创八法,以法系诸方,将脉因证治化为一体,理、法、方、药贯穿始终,从而构成以辨证论治为核心之诊治体系。

经方经历代医家两千余年的临证检验,疗效卓著,只要辨证准确而用之无不"如响斯应"。迄今,仍为治疗各种疾病之主方。

编著本书,着眼于临证之"实用",灵活应用"经方",以期开阔临证医者之思路。试观诸种疾病,起伏异常复杂,"有成方而无成病",同为一种病证,因病家体质差异,年龄大小,生活起居环境不同,病势急迟,病程长短……变化莫测。因此,临证医者不可妄之,宜见病知源,"师其法而不泥其方",有是证用是法,有是法用是方,异病同法,同病异治,法因证变,方随法移,药循方易,于是方之内,因其现证之演变,而为之化裁。能辨出病证与经方相结合者,则整方用之;发生别病者,根据仲景之法加减之;如不合者,则根据经方之法,将所用之药味,去取损益之,必使无一味之不对证,则自然不悖于仲景之法,而所投必效矣。

本书将《伤寒论》113方、《金匮要略》226方(包括附方24张,杂病方2张)分别按"汤类"和"病脉证治方"以次逐一阐述之。两书中重复之44张方剂,亦按原"汤类"和"病脉证治方"分别重复出现,但【临证加减】项,则因其所在之"汤类"和"病脉证治方"之"证""症""病"不同,而加减化裁内容各异。

本书之体例:由【方组】【临证参考用量】【功效】【主治】和【临证加减】组成。据此,每一方剂就有了比较完整的概念,使临证医者一目了然。

本书之核心,为经方"临证加减化裁",意在突出【临证加减】项,故每一方剂根据临证应用率,少者选摘3~5条,多者竟达20~30条范例,借以满足临证医者广泛应用经方之参考。为便于读者查阅"方剂""病""证""症",书末备有"方剂索引""中医病证(症)索引"和"西医病名(症)索引"。

本书【临证加减】项,采摘于各种医学杂志所载之论文,每条引用之加减疗法,大多列有"出处";其中也有笔者之临床经验。

临证立法选方遣药,活泼圆机,乃非语言文字所能解惑,在于临证医者心领神会而已。笔者持"良苦用心"之情意,编著本书,甘愿"为他人做嫁衣裳",可谓欣慰矣。

北京医院瑞东糖尿病中西医结合研治中心

主任　教授　主任医师　李文瑞

2003年6月

《实用针灸学》前言

针灸学已有几千年的悠久历史,是我国较早发明的一门医学科学。它是祖国医学的重要组成部分之一,自古以来,对我国医疗保健事业做出了不可磨灭的贡献。

随着我国医学的发展,针灸疗法在临床上广为应用;针刺麻醉的研究不断深入,国际间医学交流日益频繁,针灸学术水平的提高日新月异。为了进一步普及、推广针灸疗法和提高针灸教学质量,我们以理论与实践相结合的方法,编著了这本《实用针灸学》。

本书共分四章。

第一章　经络:系统介绍了十二经脉和奇经八脉的循行及其浅出于体表部分的相互关系,说明经络的整体与局部、纵与横的关系,同时叙述了经络的功能、病候、诊断和治疗。

第二章　穴位:介绍了250余个常用穴和近300个备用穴,各穴位包括别名、部位、取穴、主治、疗法。其中除叙述取穴的法则、规律和与取穴有关的解剖知识外，还详细介绍了各种取穴方法，以达到定位准确的目的。

第三章 针灸疗法：介绍针灸传统疗法和多种疗法，各疗法包括治疗部位、操作方法、适应证、注意事项及其一般原理等。

第四章 临床治疗：叙述临床各种常见病症120种。各种病症除说明其体征、诊断要点外，以经络学说为纲，将辨证论治理论贯穿于针灸处方之中，以达到丰富临床治疗手段的目的。

本书采取图文相结合的形式，力求深入浅出，简明易懂，全面系统地加以叙述，供医疗、教学和科学研究参考。

本书在编著过程中，承蒙有关领导和同志们的支持和帮助，在此表示谢意。特别是郭沫若老，生前对本书十分关怀，曾亲笔为本书题名，今借出版之际，深表敬意，以慰老人家在天之灵。

由于我们中医学理论水平、临床实践有限，书中错误和缺点在所难免，敬请读者是正。

李文瑞　何保仪

1978年12月

《实用针灸学》第2版说明

《实用针灸学》出版发行已经过去17个年头，其间印刷了8次，由于它的实用性，得到广大临床工作者的欢迎。广大临床工作者也中肯地提出了修改意见，在此表示衷心的谢意。

近20年来，随着我国社会主义改革形势的发展，医药卫生事业也发生了重大改革和进步，医学科技成果层出不穷，针灸医学发展也异常迅速。它已超越国界，走向世界，为世人所瞩目，一个全球性的"针灸热"兴盛不衰。

当前对针灸学的科学研究，一个明显的特征是利用现代科学技术的理论、方法、技术、手段等，在机理研究方面有了更深入的了解，同时也开拓了针灸学临床应用新范畴。再一个特点是，我国传统针灸学与当代新的学科领域相互渗透，例如计算机科学、电子学、光学、磁学、化学、材料学、数学、声学等方面的知识，被针灸医学所吸收、利用，使针灸学在边缘科学内获得重大进步。因此，出现一大批新理论、新方法、新技术、新仪器，大大丰富了针灸学在临床上的应用，为人民保健事业做出了新贡献。

在新的形势下，应广大临床工作者的要求，对本书做了这次增订工作。遵循的基本原则仍是以临床实用为主导方针，以教学、研究为辅助。为做好增订工作，向国内近百家单位、学者征求意见，以及征求资料、临床经验报道等新成果，最后经过筛选，吸收了一部分具有代表性的新技术。因此，这里首先向支持本书增订汇寄资料的单位、学者表示感谢。这次增加新疗法、新技术32种，使针灸疗法由原来的45种增至为77种，为临床工作者提供了更多的选择余地，有助于临床诊断和治疗效果的提高。为深化了解针灸机理，并为针灸学研究打基础，特增加了针灸学的工程研究和应用一章，概要介绍以系统工程方法研究针灸学的方向、方法与成果，目的是将新技术引进针灸学领域。为临床工作的需要和发展，这次又增加67种针灸临床适应证，使原来的120种常见病扩大为187种；原来的适应证，又增补了新疗法，这样发展了本书的实用性。

为更好地完成这次增订编著工作，除增加编著人员外，编写过程中何莉、燕玲、殷亚林等同志也予以很大协助，在此向以上同志表示谢意。

增订工作暂时告一段落，也深感内容编写深度不够，新疗法、新方法尚不全面，会出现挂一漏万、抓芝麻丢西瓜现象，甚至会出现差错之处，故望读者给予批评指正，以便今后改正与增补。

李文瑞

1998 年 2 月

《中药别名辞典》前言

中药应用有着悠久的历史，现存最早的中药专著《神农本草经》不但第一次提出了较完整的中药学基本理论，而且记载 365 种药物，成为中药发展史上的经典著作，为中药名称统一奠定了基础。

随着历史的发展，梁《本草经集注》、唐《新修本草》、宋《经史证类备急本草》、明《本草纲目》、清《本草纲目拾遗》等中药著作，使药物品种和理论知识不断充实和完善，中药名称也一代一代得到继承。

由于年代的变迁，药物资源不断开发，品种不断增加，同名异物、异名同物的现象越来越繁杂，别名也更加繁多，给医者阅读方书、临证处方识药造成了困难。

我们于 1988 年成立《中药别名辞典》编写组，搜集多种中医药古籍和日本汉方药书籍中之药物别名，并汇总了《中药大辞典》《全国中草药汇编》《和汉药考》等书中之别名，力所能及地开展汇编工作。本书共载录常用中药正名 5 500 余条，别名达 27 000 条之多，以期使医者临证处方遣药，得心应手，易于查阅药物之正名和别名，加快应诊速度，提高医疗水平。

本书体例以正名（即现行中药通用名称）笔画为序，正名之下列"别名"，各别名按时代顺序排列，力求注明出处。鉴于中日文化交流源远流长，并有部分医药典籍仅见于东瀛，故亦将日本汉方药之名称异与我国典籍者，载录本书，并注明出处。为了便于鉴别与临证应用，在"别名"之下，简略介绍药物之科属、药用部位、功能、临证治疗（主治疾病和证）、用法（内服、外用）和临证参考剂量。

本书突出别名，言简意赅，是一本医者临证常用的工具书；也可供中医院校学生、中药研究人员、中药经营者及广大中医药爱好者参考。

我们都是临床医者，中药学造诣尚浅，疏漏和错误之处在所难免，请广大读者是正。

李文瑞　李秋贵

1988 年 12 月 25 日

《消渴病古今证治荟萃》自序

消渴病是以多饮、多尿、形体消瘦，有着尿甜为临证表现特征的疾病。其证候和发病规律与现代医学的糖尿病基本一致。因此，本书所述的消渴病，即指糖尿病而言；糖尿病即指消渴病而论。二者在全书中，依据前后内容所述，其内容不同而交叉出现，均指糖尿病之谓也。

目前，糖尿病的病因，现代医学未能全部澄清，还有诸多未知数，故对其防治缺乏根治措施。自 1921 年胰岛素问世以来，虽在世界上已基本控制了糖尿病急慢性并发症的死亡率，然而，因糖尿病患者日益剧增，使慢性并发症的致残、致死之人数急增，给人类寿命延长带来严重困惑。

不言而喻，当代定论的终生病——糖尿病，防治对其具体治疗并非简单地以降糖为目的，应在血糖控制达标的同时，宜规避低血糖及体重增加的风险，并改善患者整体代谢，控制各种慢性并发症的发生发展。实践证明，中医药对此已大有作为。

中医药使部分糖尿病患者有望摆脱降糖西药。中药大多为原生植物，虽然有"是药三分毒"之诫，但其副作用毕竟远比西药化学制品要少得多。临证只要辨证准确，选方遣药恰当，医患密切配合，耐心坚持服用，不论口服西药或注射胰岛素，其部分患者将会逐渐减量，甚至最后完全停用，以中药汤剂继续治疗，待证情平稳之后，改服中药水丸或散剂缓图，既能保持血糖稳定，又可使患者轻松愉快服务于各自的工作岗位。

中国是世界认识消渴病最早的国家，中医药治疗消渴病源远流长，历代先贤医家，在临证实践中积累了极为丰富而宝贵的防治经验。新中国成立后，在党的中医政策照耀下，特别是 20 世纪 80 年代改革开放以来，广大中医、中西医结合医，遵循中医药的理论体系，在《黄帝内经》《伤寒杂病论》以降的汗牛充栋之历代医学文献基础上，采用"古为今用""洋为中用"，以及现代科学技术手段与方法，对糖尿病及其并发症做了大量的防治和科学研究工作，使中医对消渴病病因病机、辨证论治的认识逐渐深入而完善，从而展示了中医药防治糖尿病及其并发症大有所为的前景。

本书系统整理了历代先贤医家对消渴病的学术成就和丰富防治经验，櫽栝枢机，集为成册；同时也充分反映了当代中医药学和中西医结合医学对糖尿病研究与临证治疗的新发展、新成果，融古冶今，承先启后，广征博采，芟除芜杂，不仅着眼于广度，而且尽量反映防治和研究糖尿病的丰富成果，使之既保持发展中医药学的特色和优势，又体现当代中西医结合医学的时代气息，故命之曰"消渴病古今证治荟萃"。

全书共计 15 章，洋溢着古往今来防治消渴病的荟萃，为读者诸君宗医圣张仲景"勤求古训，博采众方"的教诲，在防治和研究糖尿病中，则会豁然开悟，圆机活法地应用于临证。因此，希望读者诸君理解我们的"良苦用心"，甘愿"为他人做嫁衣"之情，提供有益之参考，为繁荣和发扬中医药学事业和攻克糖尿病作出应有贡献，则无限欣慰焉，此乃编纂本书目的之谓也。

北京医院瑞东中西医结合糖尿病研治中心

主编　李文瑞　李秋贵

2014 年 7 月 30 日

《消渴病古今证治荟萃》跋

编纂组方家，刀圭之暇，手不舍卷，慧眼于远稽古籍，近索众论，裒辑《消渴病古今证治荟萃》，内容翔实，可谓甚备，实乃医者防治消渴病"勤求古训，博采众方"竭力精思则医者竟也。故而此书采撷于历代医家先贤和当今中医以及中西医结合医者，对消渴病防治资料的发掘颇有广度和深度，读者可随编纂者的指引，按分类一路读去，俨如进入古今研治消渴病百花园之文库。凡消渴病病因病机、辨证立法、选方遣药等无不涉猎而且中肯。根据读者之所需，有的放矢地进行专题披阅，随便翻翻，定能开卷有益，为登高必自架之阶梯，则临证之际庶几免其疑难乎。书中摘引的证治、经方、后世方、经验方、单味药等，每每中的而高瞻，确有实用性，文摘短则寥寥数语，长则数百字，阅读时心情愉悦，心态放松，领悟其内蕴应用于临证，发挥实效，不仅能扩展消渴病临证治疗、教学和科学研究，增广见闻，而且对撰写中医药文献与医史，都是一部有价值的参考书使然。

农历癸巳年中伏火热天

教授　王山而　谨志

《男子病证治》前言

男子病，在祖国医籍中虽有散见记载，但以专著而言，古今未有。仅有清·傅青主先生《男女科》问世，而其论述男子特有的疾病则不够详尽，亦不能满足临床医生之需要。故不揣卑陋，搜集医籍文献资料和笔者临证治疗点滴经验，汇编成册，以供临床之用。

本书在概说中扼要说明祖国医学对男子生理、疾病病理演变、治疗原则和将息的一些认识。各病分有定义、历史沿革、病因病机、辨证论治以及其他治疗等，并在临床证治下附有医案选录，着重介绍全国各地治疗男子病的经验，并加入笔者的经验和体会。力求达到说理清楚，辨证确切，方药恰当，理论密切联系实际，使初学者易于学习掌握运用，同时便于研究者参考。

由于笔者经验不足，学识浅薄，在编写过程中，虽查阅参考了一些医籍文献，但因条件有限，疑谬在所难免，望同道指教。

李文瑞

1991 年 3 月

《糖尿病的自我管理》前言

近 20 年来，糖尿病在我国的发病率呈逐年上升的趋势，而且城市明显高于农村。据最近北京地区调查发现，糖尿病的患病率高达 3.44%。这可能与生活水平的提高，饮食结构的改变，劳动环境的改善，应激状态的增多及寿命的延长等因素有关。目前，糖尿病的致死致残率较高，仅次于心脑血管病及肿瘤，成为严重威胁人类健康的三大非感染性疾病之一。

糖尿病的早期发现，患病后的正确治疗和自我管理是至关重要的。然而，由于大部分糖尿病患者对糖尿病的危害性认识不足，缺乏自我管理的能力，以致出现饮食控制不严，随意自行停服或更换降血糖药物，或盲目追求新药，或几种相同类型的药物同时服用；随意自行增减或骤停胰岛素而改用其他方法治疗；不愿服西药或骤停西药，轻信"秘方""偏方"，或接受所谓"闭谷""气功"等治疗方法的各种现象，以致延误治疗时机，使病情加重或反复，甚则危及生命。那么，怎样才能有效地控制糖尿病，延缓其急、慢性并发症的发生和发展呢？我们认为，糖尿病病人除接受医生及时合理的治疗外，自觉进行严格的自我管理是必不可少的，而且也是相当重要的。为此，结合多年来临床治疗糖尿病所遇到的问题，以及糖尿病病人迫切需要了解的内容，编写《糖尿病的自我管理》。

全书分 13 章,从糖尿病自我管理的重要性(包括糖尿病的一般知识)、糖尿病的症状(包括急、慢性并发症)、糖尿病的检测项目、糖尿病的诊断和发病情况、自我饮食疗法(包括药膳)、自我运动疗法、口服降血糖西药的应用、胰岛素治疗(包括注射胰岛素的方法和部位)、糖尿病的中医治疗、低血糖的防治、疗效的自我判定、必要与医生联系的场合、心身卫生的重要性等方面,以问答的方式,有的还附有图表说明,系统地介绍了糖尿病病人如何进行自我管理及糖尿病的防治知识,并附有常用食物(含三大营养素、食物纤维及产热量换算表),以指导病人合理地安排自己的饮食。

本书由北京医院"瑞东糖尿病中西医结合研治中心"及中医科的临床医生和实验人员编写而成。内容广泛,知识性强,简明扼要,通俗易懂。以普及糖尿病的自我管理和防治知识为主,突出方便实用为特点。主要面向糖尿病病人和临床医生及广大读者,使之全面正确地了解和认识糖尿病,借以提高糖尿病病人自我管理的能力,提高糖尿病的防治水平,以期达到健康长寿之目的。

本书在编写过程中,得到了北京医院内分泌和实验研究专家邱文升主任医师的大力支持和热情帮助,在此表示衷心的感谢!

由于我们水平有限,难免有不妥之处,敬请糖尿病专家和广大读者批评指正。

李秋贵　李文瑞

1995 年 12 月

《常见病症医疗护理指南》序

社会在发展,人类在进步。然而,许多人为达到健康长寿的目的,往往乱用药物,妄食补品,以致适得其反,造成疾患。今有幸阅读《常见病症医疗护理指南》一书,甚感欣慰。本书由多年从事中西医临床工作的李秋贵主治医师等人结合临床实践体会,编著而成。针对书中各个病症,从临床表现、诊断标准、中西药治疗、针灸、气功、按摩、饮食调养、药膳,以及预防、护理、注意事项等方面进行系统介绍。其中,以内科疾病为主,亦兼顾了肿瘤、男子性功能障碍,以及中毒病症、溺水、电击、冻伤等。

本书内容全面,简明扼要,通俗易懂,可指导读者较全面地认识和了解每一种病症,掌握正确防治疾病的方法,以达到身心健康,延年益寿之效。

本书是一本面向社会、面向家庭的医疗保健普及读物,对基层临床医生亦不失为较有价值的参考书。是故欣然为序,付之以梓,冀以对读者有所裨益。

北京医院　主任医师　教授　李文瑞

1993 年 3 月 15 日

《怎样判断医院临床检验结果》前言

社会在发展,人类在进步。人的生活水平和文化素质不断提高,越来越多的人更注重身体的健康。医学科学普及,是保证身体健康的重要因素。其中,医院检验知识的通俗化更是必不可少的,而且也是相当重要的。

医院检验知识属临床检验学,是临床医学诸学科中的一个重要领域,许多疾病的预防、诊断、治疗和疗效的观察,都离不开临床检验这一手段。各医院的检验项目逐渐增加,种类繁多,很难理解。特别是进入90年代以来,新仪器的增加和微机的广泛应用,且不少检验结果又用英文方式报告,致使不少临床医生、护士等难以完全适应,对于普通人或患者而言,更是深不可测。为此,我们编写了《怎样判断医院临床检验结果》一书,供读者学习参考。

本书主要由北京医院从事临床的教授、主任医师、副主任医师、高资历主治医师,以及实验研究专家、主管检验技师编写而成。内容全面,是面向广大群众,面向患者的一本医学检验科普读物,对医院的临床医生、护士也不失为一本较有价值的参考书。

全书分临床血液学检验、临床化学检验、血清免疫学检验、内分泌学检验、体液及排泄物检验、临床性病学检验等六个部分介绍。书中每个检验项目包括简介、英文缩写、检验方法、正常参考值(注:以国内最新统一标准为主,适当结合北京医院的标准而编写。各医院由于条件、仪器设备、检验方法、计量单位等的不同而有所差异)及临床意义等内容。书后还附有北京医院常见检验报告单、惯用单位与国际单位换算、中文索引、英文缩写索引等。

在编写过程中,力求做到简明扼要,通俗易懂,查阅方便。目的是使广大读者,特别是患病读者,能够对医院的各项检验结果有较全面的认识和正确的理解,从而发挥患者的主观能动性,积极配合医生有效地进行防病治病,不断提高健康水平和生存质量,收到延年益寿之效。

本书在编写过程中,得到了北京医院内分泌及实验研究专家邱文升主任医师的大力支持和热情帮助,并进行了审校,在此表示衷心的感谢!

由于我们水平有限,难免有不妥之处,敬请各位专家和广大读者指正。

李秋贵　李文瑞

1998 年 12 月

《中医学在日本》前言

编译这份文献的目的,为供有关卫生行政部门比较全面地了解日本中医学的兴衰、复兴和现况,同时也供研究日本中医史的同志们参考。编译是以日本东亚医学会理事长矢数道明先生今年九月寄赠给我的《明治110年中医学的变迁和将来·中医略史年表》为蓝本,并参考“日本的传统医学——汉方”等十几份日文文献。本书内容按原作者所述编译成文,未加笔者个人分析。

因水平有限,时间仓促,错误之处,在所难免,请予是正。

北京医院　中医科

李文瑞

1979 年 10 月 30 日

《日本语语法教材》前言

这本《日本语语法教材》是为我院1974年开办的业余“日语学习班”和现在的“日语学习班”而编写的语法补充教材,目的是帮助学习完《日语》课本的同志们能够全面地和深入地掌握日本语语法规律,尽快地应用于工作实际,为实现四个现代化添砖加瓦。

在编写过程中,参考了《现代日语实用语法》《现代日语基础语法》《医用日语阅读基础》以及《日语语法小结》等资料。

全书分上下两篇。上篇为"词法",比较系统地叙述了每个品词的构成和分类等;下篇为"句法",叙述了句的成分和句子成分的位置、备略以及句子分类等。为了理论联系实际,各章节中均加了例句,例句大多采用医学词汇。书末还附录了"常用惯用型"和"用言还原表"。

日语水平有限,时间仓促,错误之处,请予是正。

李文瑞

1978 年 11 月

《临床应用汉方处方解说》译者的话

本书作者矢数道明先生为日本当代有名之汉方医,现任东亚医学协会理事长、北里研究所附属东洋医学综合研究所所长。

矢数道明先生 1930 年 3 月毕业于东京医科专门学校(今东京医科大学),旋即与其兄矢数格同拜东京下谷汉方"一贯堂"森道伯翁为师学习汉方医;1933 年 12 月在东京开设"温知堂医院"至今。他先后担任日本中医学会干事、拓殖大学中医学讲座讲师、日本东洋医学会理事、日本东洋医学会理事长、日本东洋医学会总会会长、日本东洋医学会评议员、日本中医师联盟委员长、日本医史学会理事兼评议员、东洋医学国际研究财团评议员、日本中医研究所常任理事等要职。

1959 年他在东京医科大学药理研究室发表了中药"附子研究",并获得博士学位。他在日本有许多著作,并且发表过几百篇学术论文。这部著作成书于 1966 年 5 月,现已 14 次印刷出版。我们翻译的这部书是 1981 年 5 月新出版的增补改订版。

全书共分"正篇"和"附篇"。前者载有古方(《伤寒论》《金匮要略》)87 张、后世方 53 张、日本经验方 14 张,另附有类方、加减方 105 张,共计 259 张;后者载方 107 张,其中后世方 88 张、日本经验方 13 张、古方 6 张。

本书按下列顺序描述。

【应用】以临床"应用"为其重点,每个方论首开以"应用"介绍该方的主证(虚证、实证……),然后述及相应的西医某种疾病。

【目标】以中医的辨证论治为主导思想,每个方论分主要和次要"目标",并列有证候、腹证、舌象、脉象等。全书在"目标"项内载有腹证示意图 36 幅。

【方解】叙述该方的方意、单味药的功用以及药味间相约、相乘、相加等作用,并附有单味药的现代药理学研究参考等。

【加减】叙述类方与加减方。除介绍作者临证加减外,还列举各医家对该方运用的心得。

【主治】引用中医经典书籍记载该方主治的条文,并对难解之词句作了注解。

【鉴别】介绍该方与同类方之鉴别,分清同类方共同适应症状和各该方特有的适应症状。

【参考】作者之参考意见,或列举诸家已发表的重要文献。

【治验】介绍作者临证运用各该方的医案,以及日本各医家的医案。

综上所述,本书有以下几个特点:既以中医的理法方药为其主导思想,又介绍了日本汉方医独创的一些特点；既论述中医的治法与方剂的基础理论，又阐明了西医的有关知识；既扼要概括辨证立法，以法统方，又介绍如何掌握运用治法的原则。

最后要说明的，本书所引用的中医古籍原文，均系日文之版本，其中与中文版有出入者，基本保持原貌，留以待考；本书引用书籍，有的用全称，有的用略称，为忠实于原著，仍依其旧，不一一予以统一。我们翻译水平有限，错误之处，在所难免，望读者批评指正。

承蒙中日友好协会会长廖承志为本书题名。深表谢意！

李文瑞

1981 年 8 月于北京医院

《临床应用汉方处方解说》修订版前言

《临床应用汉方处方解说》一书，于 1983 年 10 月由人民卫生出版社出版，今已 25 个年头。当时第一版第一次印刷 17 100 册；1987 年 8 月第二次印刷 2 710 册，前后共印刷 19 810 册。自第二次印刷之后，不到半年之久，即已售罄。此后，由出版社转来或直接向余索要此书，或问何处出售、何时再版等函件达 20 余封。今蒙学苑出版社重新出版之际，深表感谢！此将偿读者之夙愿。

回顾日本汉方医学，自我国隋唐医学、宋医学乃至金元医学连续不断地输入日本以来，汉方医者从模仿和摄取，至江户时代（1603—1868）受中国中医学各学派的影响，形成了后世方派、古方派和折衷派。三派在汉方医学史上，不论对学术理论、还是在临证实践等方面均作出了重大的贡献。其间，虽有互相攻击，相争不让，各执己见，但却呈现出各家学术争鸣，并促使汉方医学发展到了兴盛时期。从那时开始，三派医学统称汉方医学，一直延续至今。

江户时代汉方医学兴盛持续百余年，至明治维新之后的明治八年（1875），文部省公布开业医生实行物理、化学、解剖学、生理学、病理学、药剂学、内科学等七科考试，考试合格者方可开业的法令。斯时，日本西洋学者 5 123 人，绝大多数应试合格；而汉方医者 22 527 人，绝大多数应试未合格，失掉开业资格而沦为失业。从此，在法律上汉方医学被取缔。

为此，原本三派对立争鸣的两万多名汉方医者，为了生存和汉方医学续存，纷纷合流，形成一股团结的力量，抗争明治政府采取轻率且鲁莽的法律手段取缔汉方医学，从而出现多个学术团体，不屈不挠地，甚至以粉身碎骨、在所不惜的精神，争取汉方医学的合法地位。当时三派合流的"温知社"（温故而知新）最有号召力，与此同时还发行各种杂志和书籍，向日本社会呼吁给予公平合法地位，宣传汉方医学续存的优势，汉方医学为日本民族繁衍和对疾病预防、治疗的历史贡献，向明治政府抗争。

当时有一批西医改学汉方医者，代表人物为和田启十郎（著有《医界之铁椎》）、汤本求真（著有《皇汉医学》）等。这批精英在日本医界有名望、有地位，为举足轻重的人物。因为这批人物既学习了西洋医学知识，又掌握了汉方医学理论和临证实践，所以他们对捍卫汉方医学有重大的号召力。

在他们的影响之下，三派合流共著书籍为汉方医学续存作宣传舆论。如矢数道明（隶属于森道伯后世方派）、大塚敬节（隶属于汤本求真古方派）、木村长久（隶属于木村博昭折衷派）、清水藤太郎（汉药界代表）合著《汉方诊疗实际》；大塚敬节、矢数道明、木村长久，三派人物共著《汉方诊疗医典》等。这些书充分体现了三派各自的学术观点，临证经验的相互融合，也整合了西洋医学的理论和临床实践，发挥了三派医学合流后汉方医学的优势与发展。

《临床应用汉方处方解说》是继上述各学术刊物和书籍出版之后，由矢数道明先生独厚三派学术之大成，对"汉方处方"进行的详细的解说。以此书正篇为例，采用古方（《伤寒杂病论》方）87张，后世方53张，经验方14张。这就涵盖了三派处方，给予综合解说。体现了"八纲辨证""脏腑辨证"和"六经辨证"的同时也阐述了"方证相对"应用处方要旨；并以西洋医学之疾病病名对"方病相对"，应用处方加以进一步解释；阐述了每张处方的证候、腹证、舌象、脉象；分析了每张处方的君臣佐使配伍关系，以及药物的升降浮沉、四气五味、相乘相辅、引经报使等；引用经典书籍对主治条文的注释；解释某一处方与同类处方相似和异同点、适应证……综上所述，此书体现了中医学的辨证论治、理法方药和西医学的辨病之精髓，堪称一本既有理论又有实践之三派合流的、中西医结合的临床应用处方解说专著，对方剂学家和临证医学家学习参考将大有裨益。

今次此书再版，在保持人民卫生出版社1983年版原貌的前提下，对原版局部重新翻译，并对当时由于翻译不当所产生的语病及文字不通之处加以修正；格式不统一者，予以规范统一；有几张处方的位置也作了适当的调整。为方便适用，又删去原版之目标、术语等索引，并将病名与证候索引合为病症索引，其主要来源于【应用】和【治验】项。

本书译者，都是临证医者。李秋贵、张根腾主任医师等人，大都完全脱产一年在正规的北京医院东方日语培训中心攻读日语。他们其中四人以访问学者身份在日本逗留三年、一年和几个月不等。尽管他们笔译能力较强，但日语毕竟不是母语，势必会出现一些语句不通或错误，敬请学者和读者给予批评指正。

在此书即将再版付梓之际，余深深地忆起原作者，我的良师益友矢数道明先生，他老人家已在2002年作古，享年96岁。自此之后，余每月仍按时收到矢数圭堂兄寄来《汉方之临证》杂志，每当拆开时，要肃立在余书房陈列老人家赠给的20余部遗著之前，缅怀老人家一生为日本汉方医学发展和日本汉方医学续存而抗争的敬业事迹和对我的教诲。

我们翻译的成员们，在此书即将付梓之际，共同缅怀老人家为日本汉方医学事业奋斗终生的卓著功绩；在日本军国主义侵占我东北三省，成立伪满洲国不久，即仿效明治维新取缔中医之时，老人家挺身而出，由遥远的日本东京奔赴东北，以理力争，驳回取缔中医的草案，使东北的中医继续以合法身份生存下来，且有了很大的发展；老人家在太平洋战争之后，尤其新中国成立之后，为中日两国医学交流作出重大的贡献。

我们祈祷矢数道明老人家冥福！

李文瑞

2008年6月于北京医院

（王秀芝 李 怡）

《日本汉方腹诊选编》编译者的话

日本汉方腹诊之源流，起于16世纪江户时代汉方医家有志之士，遵《难经》《内经》《伤寒论》和《金匮要略》等古医籍中的腹证、腹诊记载，应用于临证，在实践中总结经验，并逐渐形成了理论体系,著书立说。后来,又分为三个派系,即"难经派""伤寒派"和"折衷派"。

经查阅日本医籍,现存腹诊书130余部,其中有的正式刊行,有的为抄写本。这些书籍散在于日本各图书馆或由私人珍藏。

编译《日本汉方腹诊选编》是在已搜集到的100多部腹诊书籍中,选三派之代表作、目前在日本汉方界影响较大者、有临证实用价值者。计有"难经派"《诊病奇侅》《腹诊书》《腹诊精要》《台州先生腹诊记闻》《针灸溯洄集》,"伤寒派"《腹证奇览》《读腹证奇览》《腹证奇览翼》《腹诊配剂录》《腹证问答》《腹证考》,"折衷派"《众方规矩秘录百箇条》《百部图说》《浅井南溟先生腹诊传》《医学典刊》等16部。

编译以上各书,有的按原文译之,有的为摘译。在翻译过程中,恪守译文"信达雅"原则,力求保持原著之本色,文词通顺,简明易懂。原著中所引用古医籍原文,均系日本之版本,其中与中文版本有出入者,基本保持原貌,留以待查。

编译这部书的目的,拟将日本汉方医之腹诊理论体系和临证应用经验,介绍给中医界同道,采长补短,为我所用,以期在临证实践中完善腹诊理论,提高临证诊断水平,使其更好地服务于疾病之治疗。

诚然,我们都是临证医生,日文水平有限,同时编译的原著都是文言体,有些字句古怪。因此,错误之处在所难免,敬请读者是正。

最后,这部编译作之所以能够出版,与广大读者见面,使我们不能忘记的,在于日本汉方医家矢数道明先生、间中喜雄先生、大塚恭男先生、矢数圭堂先生等,日本株式会社津村顺天堂中神倭文先生、伊藤铸义先生,星火产业株式会社奥洼康洋先生、濑井康雄先生,东洋学术出版社山本胜旷先生,中国医学研究所佐藤乙四郎先生等,给予精神鼓励、赠书和经济资助。让我们在遥远的中国,由衷的感谢,祝愿中日医界友好往来,万古长青!

李文瑞
1988年2月1日

《伤寒派腹诊》前言

日本汉方腹诊之源流,起于平安时代(794—1192),发展于江户时代(1603—1868)。汉方医家有志之士,遵《内经》《难经》和《伤寒杂病论》等中国古医籍中的腹诊、腹候和腹证记载,应用于临证,且在实践中不断总结经验,逐渐形成了理论体系,从而兴起著书立说。尔后,汉方医家又分为三个派系,即"难经派""伤寒派"和"折衷派"。这三派对日本汉方腹诊的发展各有千秋。经查阅日本古医籍,现存腹诊书150~180余部之多,其中部分正式刊行,大部分为手抄本,尚有少部分誊写本。这些书籍散在于日本各级图书馆或由私人珍藏。

李文瑞教授潜心学习和搜集汉方腹诊书籍,于1978年初次访问东京以后,多次赴日访书。他于1980年10月访问北里东洋医学综合研究所,其间恩师矢数道明先生赠送珍藏汉方腹诊书30部(复印本),大塚恭男先生赠送家藏腹诊书20余部(复印本)。加上其他友人赠送和在几家图书馆复印所得,李教授先后共搜集到手100余部。

编译《日本汉方腹诊选编》是在已搜集到的100余部汉方腹诊书籍的基础上,依据3个原则遴选:①三派之代表作;②目前在日本汉方界影响较大者;③有实用价值者。我们选中各派腹诊书多达 50 余部，如再以字数计算，多达 150 余万字。为此，如将其全部印刷为一册，阅读不方便，成本价格亦甚高。经与出版社协商，拟分《难经派腹诊》《伤寒派腹诊》和《折衷派腹诊》三册，以"日本汉方腹诊选编"系列丛书出版。

兹拟首先出版《伤寒派腹诊》。此书共选用《腹证图汇》《腹证奇览》《读腹证奇览》《腹证奇览翼》等 16 部日本汉方腹诊书籍。余《难经派腹诊》和《折衷派腹诊》容后陆续出版。

编译以上各种古本腹诊书，原则上是按原文译之，个别有摘译者。在翻译过程中，恪守"信达雅"译文准则，力求保持原著之本色，不加入译者意识，文词通顺，简明易懂。原著中所引用经典原文，均系日本之版本，其中与我国之版本有出入者，基本保持原貌，留以待查。

编译"日本汉方腹诊选编"系列丛书之目的，是拟将中国古代医学经典中的腹诊（"一朵鲜花"）在日本"所结之果"——汉方腹诊理论体系和临证应用经验，介绍给国内中医界同道，采长补短，为我所用，以期在临证实践中完善腹诊理论，提高临证诊断水平，使其更好地服务于疾病之治疗。

担任主译的李文瑞教授，通晓日文。自幼年小学直至大学，均接受日语授业。1978 年初次应邀访问日本，在东京逗留 1 个月，与日本汉方界、西医界广泛交流学术。同时还与原日籍老师、老同学相继会面，恢复了师生和老同学关系。其后，从 1980 年至今，每年都多次应邀访问日本，进行医学学术交流，有时在学术研讨会上座谈，有时在大型学术研讨会上进行专题演讲，深受日方医界欢迎，颇得好评，堪称中日医学交流的一位使者。

编译组其他成员，张根腾、李秋贵、赵展荣、王凌、吴翥镗等 5 人，均在卫生部北京医院东方日语培训中心脱产 1 年时间专攻日语。李怡主任医师在日本北海道札幌医科大学附属病院进修 1 年；王凌主任医师随后又在该院学习 3 年，并获得日本医学博士学位；李秋贵主任医师在大阪蓝野病院门诊部学习进修 1 年，进行汉方医学授业与诊治疾病；张根腾主任医师短期（15 日）访问东京，参加第 39 届日本糖尿病学会年度集会，并发表《中医治疗糖尿病经验》之论文。

诚然，我们编译组成员为清一色临证医生，尽管有较强的阅读日本汉方书籍、文献和笔译能力，但毕竟日语不是我们的母语，况且这批文言体日本古医籍，文词古奥，在翻译过程中确实有很多难点，如生僻字、生僻词句，甚至还出现一些古怪字词。经过查阅有关古典文献和中国古籍辞典，虽然大都翻译了出来，但也不免出现一些语句不顺，甚至错误也在所难免。敬请读者谅之，并给予批评指正。

"日本汉方腹诊选编"系列丛书能够在国内出版，与广大读者见面，得益于日本友人的热情帮助和大力支持，是我们永远不能忘记的。在即将付梓之际，要深深感谢李文瑞教授之恩师矢数道明先生（1905—2002）资助部分复印经费，特别难能可贵的是他老人家亲自写介绍信，使李文瑞教授能够顺利赴各图书馆借阅腹诊资料，以及向私人珍藏腹诊书籍者借书，从而帮助李文瑞尽早选编汉方腹诊书在中国出版，以示中日医学交流之成果；同时也感谢老友大塚恭男先生赠书，同意并鼓励李文瑞教授将此赠书早日在中国出版。再者，受原卫生部副部长胡熙明之命，李文瑞教授赴日本搜集腹诊书籍，于 1985 年在东京学习的 4 个月期间，寄寓于中国医学研究所，并接受该所所长佐藤乙四郎先生（1933—2007）的生活费资助。我们编译组表示衷心的感谢！

矢数道明老人家、佐藤乙四郎先生已先后作古,让我们在中国北京遥祈二位冥福!

2009 年 5 月 15 日

《难经派腹诊》前言

日本汉方腹诊之源流,起于平安时代(794—1192),发展于江户时代(1603—1868)。汉方医家有志之士,遵《内经》《难经》和《伤寒杂病论》等中国古医籍中的腹诊、腹候和腹证记载,应用于临证,并在实践中不断总结经验,逐渐形成了理论体系,从而兴起著书立说。尔后,汉方腹诊家又分为三个派系,即"难经派""伤寒派"和"折衷派"。这三派对日本汉方腹诊的发展各有千秋。经查阅日本有关资料,现存腹诊书 150~180 余部之多,其中部分正式刊行,大部分为手抄本,尚有少部分誊写本。这些书籍散在于日本各级图书馆或由私人珍藏。

李文瑞教授潜心学习和搜集汉方腹诊书籍,于 1978 年初次访问东京以后,多次赴日访书。他于 1980 年 10 月在北里东洋医学综合研究所研修时,获恩师矢数道明先生赠送珍藏汉方腹诊书 30 部(复印本),大塚恭男先生赠送家藏腹诊书 20 余部(复印本)。加上其他友人赠送和几家图书馆的复印本,先后共搜集到手 100 余部。

编译"日本汉方腹诊选编"是在已搜集到的 100 余部汉方腹诊书籍的基础上,依据 3 个原则遴选:①三派之代表作;②目前在日本汉方界影响较大者;③有实用价值者。我们选中各派腹诊书多达 50 余部,如再以字数计算,多达 150 余万字。为此,如将其全部印刷为一册,阅读不方便,成本价格亦甚高。经与出版社协商,拟分《难经派腹诊》《伤寒派腹诊》和《折衷派腹诊》三册,以"日本汉方腹诊选编"系列丛书出版。

《伤寒派腹诊》已于 2010 年 8 月正式出版。今次出版《难经派腹诊》。此书共选用《诊病奇侅》《五云子腹诊书》《腹诊精要》《腹诊书》《台州腹诊书》等 26 部难经派腹诊书籍。余《折衷派腹诊》容后出版。

编译以上各种古本腹诊书,原则上是按原文译之,个别为摘译者。在翻译过程中,恪守"信达雅"译文准则,力求保持原著之本色,文词通顺,简明易懂。原著中所引用经典原文,均系日本之版本,其中有舛错,与我国之版本有出入,但基本保持原貌,留以待查。

编译"日本汉方腹诊选编"系列丛书之目的,在于将中国古代医学经典中的腹诊("一朵鲜花")在日本"所结之果"——汉方腹诊理论体系和临证应用经验,介绍给国内中医界同道,采长补短,为我所用,以期在临证实践中完善腹诊理论,提高临证诊断水平,更好地服务于疾病之治疗。

担任主译及审校的李文瑞教授,通晓日文。自小学直至大学,均接受日语授业。1978 年初次应邀访问日本,在东京逗留 1 个月,与日本汉方界、西医界广泛交流学术。同时还与原日籍老师、老同学相继会面,恢复了师生和老同学关系。其后,从 1980 年至今,每年都多次应邀访问日本,进行医学学术交流,有时参加学术研讨会,有时在大型学术研讨会上进行专题演讲,深受日方医界欢迎,颇得好评,堪称中日医学交流的一位使者。

编译组成员张根腾、李秋贵、赵展荣、王凌、张军、吴鬉镗等 6 人,均在卫生部北京医院东方日语培训中心脱产 1 年时间专攻日语。李怡主任医师在日本北海道札幌医科大学附属病院进修 1 年;王凌主任医师随后又在该院进修 3 年,并获得日本医学博士学位;李秋贵主任医师在大阪蓝野病院门诊部研修1年，进行汉方医学授业与诊治疾病；张根腾主任医师短期（15日）访问东京，并参加第39届日本糖尿病学会年度集会，发表《中医治疗糖尿病经验》论文。再者，黄飞、范婷、常婧舒、石杨等医师担任了大量扫描、复印、打印、整理和编辑工作。

诚然，尽管我们编译组成员为清一色临证医生，有较强的阅读日本汉方书籍、文献和笔译能力，但毕竟日语不是我们的母语，况且这批文言体日本古医籍，文词古奥，在翻译过程中确实有很多难点，如生僻字、生僻词句，甚至还出现一些古怪字词。经过查阅有关古典文献和中国古籍辞典，虽然大都翻译了出来，但也不免出现一些语句不顺，甚至错误。敬请读者谅之，并给予批评指正。

"日本汉方腹诊选编"系列丛书之所以能够在国内出版并与广大读者见面，得益于日本友人的热情帮助和大力支持，是我们永远不能忘记的。在即将付梓之际，要深深感谢李文瑞教授之恩师矢数道明先生（1905—2002）资助部分复印经费，特别难能可贵的是他老人家亲自写介绍信，使李文瑞教授能够顺利赴各图书馆借阅腹诊资料，以及向私人珍藏腹诊书籍者借书，从而帮助李文瑞教授尽早编译汉方腹诊书在中国出版，这是中日医学交流的具体体现；同时也感谢老友大塚恭男先生赠送数种腹诊书复印本，同意并鼓励李文瑞教授将这些赠书早日在中国出版。再者，受原卫生部副部长胡熙明之命，李文瑞教授专程赴日本搜集腹诊书籍，于1985年在东京学习的4个月期间，寄寓于中国医学研究所，并接受该所所长佐藤乙四郎先生（1933—2007）资助的活动经费。

在此即将付梓之际，我们编译组对以上三位表示衷心的感谢！

矢数道明老人家、佐藤乙四郎先生已先后作古，让我们在一衣带水的中国北京遥祈二位冥福！

2011年12月30日

《折衷派腹诊》前言

日本汉方腹诊之源流，起于平安时代（794—1192），发展于江户时代（1603—1868）。汉方医家有志之士，遵《内经》《难经》和《伤寒杂病论》等中国古医籍中的腹诊、腹候和腹证记载，应用于临证，并在实践中不断总结经验，逐渐形成了理论体系，从而兴起著书立说。尔后，汉方腹诊家又分为三个派系，即"难经派""伤寒派"和"折衷派"。这三派对日本汉方腹诊的发展各有千秋。经查阅日本有关资料，现存腹诊书150～180余部之多，其中部分正式刊行，大部分为手抄本，尚有少部分誊写本。这些书籍散在于日本各级图书馆或由私人珍藏。

李文瑞教授潜心学习和搜集汉方腹诊书籍，于1978年初次访问东京以后，多次赴日访书。他于1980年10月访问北里东洋医学综合研究所，其间恩师矢数道明先生赠送珍藏汉方腹诊书30部（复印本），大塚恭男先生赠送家藏腹诊书20余部（复印本）。加上其他友人赠送和在几家图书馆复印所得，先后共搜集到手100余部。

编译"日本汉方腹诊选编"是在已搜集到的100余部汉方腹诊书籍的基础上，依据3个原则遴选：①三派之代表作；②目前在日本汉方界影响较大者；③有实用价值者。我们选中各派腹诊书多达50余部，如再以字数计算，多达150余万字。为此，如将其全部印刷为一册，阅读不方便，成本价格亦甚高。经与出版社协商，拟分《难经派腹诊》《伤寒派腹诊》和《折衷派腹诊》三册，以"日本汉方腹诊选编"系列丛书出版。

《伤寒派腹诊》《难经派腹诊》已分别于2010年和2013年正式出版，今次出版《折衷派腹诊》。此书共选用《众方规矩秘录百箇条（内题：百腹图说）》《医学典刊》《浅井南溟先生腹诊传》《腹诊略》《腹诊辨》《腹证诊法前编》《腹诊口诀》《腹诊讲义》《腹诊秘录》《愿亭腹诊》《三越先生腹诊传》《古训医传•腹候辨》《丛桂亭医事小言》《东郭诊诀》等14部折衷派腹诊书籍。

编译以上各种古本腹诊书，原则上是按原文译之，个别为摘译者。尚有方言、俗语之难译者，语气暧昧不明了者，则以意译或直译。其例不一，唯要以不失原意。在翻译过程中，恪守"信达雅"译文准则，力求保持原著之本色，文词通顺，简明易懂。原著中所引用经典原文，均系日本之版本，其中有舛错，与我国之版本有出入，但基本保持原貌，留以待查。

编译"日本汉方腹诊选编"系列丛书之目的，在于将中国古代医学经典中的腹诊（"一朵鲜花"）在日本"所结之果"——汉方腹诊理论体系和临证应用经验，介绍给国内中医界同道，采长补短，为我所用，以期在临证实践中完善腹诊理论，提高临证诊断水平，更好地服务于疾病之治疗。

担任主译及审校的李文瑞教授，通晓日文。自小学直至大学，均接受日语授业。1978年初次应邀访问日本，在东京逗留1个月，与日本汉方界、西医界广泛交流学术。同时还与原日籍老师、老同学相继会面，恢复了师生和老同学关系。其后，从1980年至今，每年都多次应邀访问日本，进行医学学术交流，有时参加学术研讨会，有时在大型学术研讨会上进行专题演讲，深受日方医界欢迎，颇得好评，堪称中日医学交流的一位使者。

编译组成员张根腾、李秋贵、赵展荣、王凌、张军、吴翯镗等6人，均在卫生部北京医院东方日语培训中心脱产1年时间专攻日语。李怡博士、主任医师在日本北海道札幌医科大学附属病院进修1年；王凌主任医师随后又在该院进修3年，并获得日本医学博士学位；李秋贵主任医师在大阪蓝野病院门诊部进行汉方医学授业与诊治疾病1年；张根腾主任医师短期（15日）访问东京，并参加第39届日本糖尿病学会年度集会，发表《中医治疗糖尿病经验》论文。再者，黄飞、范婷、常婧舒、李小丹、石杨等主治医师担任了大量扫描、复印、打印、整理和编辑工作。

尽管我们编译组成员为清一色临证医生，虽有较强的阅读日本汉方书籍、文献和笔译能力，但毕竟日语不是我们的母语，况且这批文言体日本古医籍，文词古奥，在翻译过程中确实有很多难点，如生僻字、生僻词句，甚至还出现一些古怪字词。经过查阅有关古典文献和中国古籍辞典，虽然大都翻译出来，但也不免出现一些语句不顺，甚至舛误。敬请读者谅之，并给予批评指正。

"日本汉方腹诊选编"系列丛书之所以能够在国内出版并与广大读者见面，得益于日本友人的热情帮助和大力支持，是我们永远不能忘记的。在即将付梓之际，要深深感谢李文瑞教授之恩师矢数道明先生（1905—2002）资助部分复印经费，特别难能可贵的是他老人家亲自写介绍信，使李文瑞教授能够顺利分赴各图书馆借阅腹诊资料，以及向私人珍藏腹诊书籍者借书，从而帮助李文瑞教授尽早组织人力编译汉方腹诊书在中国出版；同时也感谢老友大塚恭男先生赠送数种腹诊书复印本，同意并鼓励李文瑞教授将这些赠书早日在中国出版。再者，受原卫生部副部长胡熙明之命，李文瑞教授专程赴日本搜集腹诊书籍，于 1985 年在东京逗留 4 个月，寄寓于中国医学研究所，并接受该所所长佐藤乙四郎先生（1933—2007）资助的活动经费。这些也都是中日医学交流的具体体现。

在此即将付梓之际，我们编译组对以上三位表示衷心的感谢！

矢数道明老人家、佐藤乙四郎先生已先后作古，让我们在一衣带水的中国北京遥祈二位冥福！

2015 年 5 月 5 日

《文兰斋医学钩沉——李文瑞教授学术交流纪实》自叙

中医药学历史悠久，与世界各国的医学交流源远流长。自 14 世纪末至 19 世纪上半叶，由于中外交通逐渐发达，中外人员往来增多，于是中外医学交流盛况空前。其特点是：外国来华学习中医药学或我国把中医药学传到外国的人数与次数均超过以往任何时期。其间以日本为先，其次是朝鲜、越南等；中医药学传到国外，为所在国家继续发展，有不少人译述中医药著作出版，并且形成了学派，仍以日本为先行者；同时期西方医药学传到中国也空前增多。因此，中外医学交流尤为活跃频繁，具体与各国交流情况在本书相关篇章中已有记述，这里不赘言。

但对秦代徐福东渡日本的事迹，既往中国对外医学交流史很少提及。其实，徐福可能是走出国门进行学术传播（尤其在中医药方面）的第一人，故在此略述之。

秦代，中国的中医药文化已传到日本，最有影响者首推徐巿（福；此之"巿"与"市"不同。"巿"fú 中间一竖贯穿上下，4 画；"市"上面是"丶"，5 画。现代辞书少见巿字，《说文解字》有述——编者注）。他是齐地人，据考查，认为是今江苏省赣榆区金山乡徐阜村人。秦始皇二十八年（前 219）徐福上书言海中有三神山，于是秦始皇遣徐福发童男童女数千人入海求仙人。但徐福入海后不归。

在日本左贺郡诸富町浮杯有"徐福上陆地"的标注，波田须等地有"徐福墓"，熊野浦的墓碑上原刻有"秦徐福之墓"五字。在日本的阿须贺神社有徐福宫，日本蓬莱山旁原有徐福祠。相传徐福方士通医术，尤精于采药和炼丹，被日本人尊为"司药神"（这段纪实为笔者做一插曲，其翔实的事迹请阅下篇第一章第一节"简述中日医学交流"附1）。

1949 年中华人民共和国成立乃至改革开放以来，在"继承发扬祖国医药学遗产"面向世界的感召下，大批中医药学者走出国门，首先在周边国家如日本、韩国、越南等，以及我国港澳台地区广交朋友，进行中医药学的交流；随后，澳大利亚、欧美国家也兴起了中医药学交流热潮。与此同时，一些国家和地区相继给予中医药学的合法地位，为其所在国家和地区的人民提供医疗保健服务。以上种种事迹，硕果累累，成绩斐然，并已载入史册，这里亦不赘述。

我应邀进行中医药学交流，虽获得好评，并取得一定的成绩，但这只是江河湖海的一滴水而已。中日建交后，1980 年我第一次应日本医师学会会长武健太郎先生之邀，与日本医界进行中医药学和中西医结合的学术交流，在东京停留 30 余天。从此以后，日本医界每年都邀余讲中医药学和中西医结合医学的理论与临床实践，与此同时也渐与韩国的韩医界，以及欧洲、美国、澳大利亚和我国港台地区等医界进行频繁的中医药学交流。

在医学交流中，有大型的学术报告会、主题讲座、病案讨论会等；其中还有对某种疾病的中西医结合研治专题交流，如慢性肾炎、尿毒症、泌尿系结石、阳痿等。应札幌三树会病院（泌尿专科）之邀两度赴该院，每次停留2个月。应东京中国医学研究所所长佐藤乙四郎之邀，开展结缔组织病（如红斑狼疮等）中西医结合研治，并在该所停留4个月，其间还完成了原卫生部副部长胡熙明责成搜集日本汉方界腹诊书籍的任务。因日本糖尿病学会接纳余为会员，故在每年的5月间必赴日参加糖尿病学会全国性的年度学术集会。会上曾做过2次小型中西医结合治疗糖尿病的学术报告。

在这几十年漫长的岁月里，应邀赴日本、韩国、美国、欧洲、澳大利亚和中国港台地区进行中医药学交流，其间余以中西医结合的治疗方法，确实治愈了一些疑难病症，如尿毒症、重型肝炎、重症肌无力、红斑狼疮、男性不育等，获得病人和家属的不尽感谢，也得到他们之前医者的赞扬和肯定。这些医者也都回访于余，交流治愈经验。他们大多对中医药治疗疾病表示不理解，特别是疑难病症，因为他们都是西医，余便告之所实施的中西医结合治法，是以辨病与辨证相结合。辨病是指先明确西医诊断的病；然后用中医学的四诊八纲方法辨出西医疾病的各种证型，再进行理法方药的论治，这也是宏观与微观相结合的中西医结合方法。所谓宏观是以中医的四诊八纲等方法诊断病症，所谓微观则是现代医学的影像学检查结果和实验室理化检测数据。宏观与微观相结合辨证之后进行有针对性的理法方药论治，并以微观的数据，客观地验证、证实治疗效果。

这些医者听到如此解答，大多表示能理解治愈疾病的中医药学理论，但个别医者表示不可理解，且"太怪了"是常听到的反馈。每当遇此医者，余均以中西医学的两种完全不同理论观，各有各自完整系统的观念告之。因理论观点各异，体系亦各不相同，所以不能持己之理论观或体系为据，对对方的医学理论观或体系批评和排斥。这就需要双方互相学习和借鉴，共同研究；理解了对方观点方能合作，才有中西医结合的余地。以上解答以病者先前经治的西医医师为对象。对于原先经治医者中已具有一定中医药学知识修养者，则引经据典，耐心释疑解惑。

这种面对面与先前经治医者就某一疾病的辨证论治所进行的讨论，不仅体现了一次病案的讨论，也是双方一次实实在在的医学交流。经余治疗有效的病例不下百余则，类似这样的回访者也相应增多。余每次接待回访的医者，都恭听他们提出的质疑陈述，再敬而回答，并把这样的回访看做是一次实际的中西两种医学的面对面交流，使来者对中医药学理论基础和辨证论治法则有所理解，使其对中医药学产生亲切感，渐而接受中医药学独特的医疗技术，从而获得实际的医学交流成果，以达到彼此都满意为目的。

余每当应邀参加报告会、讲演会之前，都事先充分了解对方的意图、讲演或报告的主题内容、所要达到的目的、报告时间的约束、听众的中医药学知识水平等，经过双方协商一致之后，方开始对讲演或报告主题进行斟酌，反复思考后则以温故而知新的信条阅读有关经典，检索有关学术资料，从而更好地理解讲演主题，待胸有成竹之后，方动笔撰稿。

在亚洲，日本汉方医学和韩国韩医学都源于中国，都与中医药学一脉相承，所以在这两个国家进行医学学术交流时所撰写的讲稿、报告体裁采用论理、记叙、夹叙夹议等不同方法，以适应不同的中医药知识水平的听众。当今的韩医学，是中医药学在亚洲（除我国之外）国家中发展的佼佼者，国内设有 11 所正规韩医大学，本科学制为六年，还设有硕士研究生、博士研究生等；韩医学为主的医院、诊所星罗棋布于韩国各地，处于兴旺发达阶段。因此，在韩国与韩医学进行交流时，讲稿体裁以夹叙夹议为主，在阐述中医药学发展史和理论的同时，边叙述边议论，使其对中医药学内涵的理解由浅及深，进而促进中韩医学交流和发展。

1991 年 10 月（当时尚未建交）应韩医学会之邀，参加韩医学会第 13 次全国学术集会的"特别讲演"。会前余被告知与会人员将达千余人，皆是韩医的医护人员和大学讲师、教授、学者。为参加此次韩医学集会，余特撰写纯中医学理论性较强的"《伤寒杂病论》的辨证方法研究"讲演稿。大会翌日上午，为余专设"特别讲演"，会时拟 1.5～2 小时，原稿在 1 个月前即寄给大会主办者，全文翻译成韩文，为大会同声翻译用。余按规定时间即时登台，冷静而沉着地讲述备好的原稿，因是同声翻译，按原定 50 分钟圆满讲完，当即获得赞扬的掌声。休息片刻即进入大会答疑时间（原定 50 分钟），听者有心，来者有识，前后有七八位学者提出质疑，追而不舍，甚至有点问难之势。因这次讲的是仲景的辨证论治体系原则，理论性非常之强，所以事先预见到可能会有人质疑的情况而做了精心准备，故当时所质疑的问题均未出所料，故余引经据典为之释疑解惑，提问者均感满意。

在余答疑之尾声，余提出补充发言，主持人即时答应。于是余引用当代日本汉方学者由于轻视或忽视辨证论治而出现服小柴胡汤死人事件，结果导致汉方医学受到严重打击的遭遇，向大家呼吁，要引以为戒。当今日本汉方界或西医界广泛应用已制成各种冲剂的成药，市面上"汉方相谈"（问病卖药）的情况比比皆是，出现服小柴胡汤死人事件有它的必然性，故余向参会者提出建议，有闲之时请读一读朱丹溪的《局方发挥》，对于辨证论治可能会有更深的感触，借以引起更高的重视，以便在临证中践行辨证论治的理法方药。余此发言后，接着一位学者发言，并获得掌声。

散会后，这位先生来到后台与我相见，并用流利的汉语向我问候："祝贺您高水平的讲演成功了！"余当时问他："您在我讲话之后的公开发言用的是韩语，我听不懂，请问大意是什么？"他回答："我是补充您的委婉言论。您借日本小柴胡汤事件说教给我们听，所以我刚才明确提出，宋以后朝鲜医学受《和剂局方》影响也很大，当今的韩医也忽视辨证论治，很多医者在辨证论治应用于临床方面尚有很大差距，我们要接受李教授的建议，要熟读《局方发挥》，提高辨证论治的意识，积极应用于临床！我刚才发言的大意就是这样，还获得了掌声，这掌声不仅是对我，更重要的是对李教授建议的认同！"这位朴哲明先生是北京中医药大学留学生，我的韩国学生李柱银、朴东顺是他的同班同学。

对于欧美的中医药学学术报告，因与亚洲对象不同，余多以科普式语言阐发。如在美国俄亥俄大学医学院的授课"略述中药学"，指出："中医药学认为，天地人三者是浑然一体的。天有万病，地必有万药，有病必有药治。地气转化成食物或药物，药食同源，都具有四性五味，可以入五脏以治疗相应季节的疾病。"

天气	春 夏 长夏 秋 冬	五季
	↓ ↓ ↓ ↓ ↓	天五气
	风 暑 湿 燥 寒	（外邪）

↓ ↓ ↓ ↓ ↓

人气	肝 心 脾 肺 肾	人五脏
	↓ ↓ ↓ ↓ ↓	人五病
	肝火 心火 脾湿 肺燥 肾寒	（季节病）

↓ ↓ ↓ ↓ ↓

地气	寒 凉 平 温 热	五性
	↓ ↓ ↓ ↓ ↓	五味
	酸 苦 甘 辛 咸	

注：摘自《现代人看中医》，中国医药科技出版社，2014年6月。

因为听众大多没有接受过中医药学知识教育，所以他们听后对中药学的治疗道理表示有了初步的了解。

在中医药学的学术报告或讨论会上的所有讲稿，均不离中医药学之宗；阐述某一中医药学术理论或某一疾病的辨证论治，也都以整体观念为其理论体系的主导思想，以脏腑经络的病因、病机为其理论体系的基础，以辨证论治为其理论体系的归宿，由浅入深，简而有序。对辨证论治的阐发：辨证是确定治疗方法的前提和依据；论治是辨证的目的，再通过辨证论治的结果检验辨证是否正确。所以辨证论治的过程就是认识疾病和治疗疾病的过程。它是治疗疾病前后衔接、相互联系，不可分割的两个方面，是理论和实践的有机结合，是理（中医理论）、法（治疗原则方法）、方（方剂）、药（中药）在临床上的具体运用，是指导中医临证工作的基本原则。在临证践行辨证论治时，总以"西为中用""洋为我用"作为自己中西医结合治疗疾病的方式，如"辨病与辨证相结合""宏观与微观相结合"，实施于临证实际。

我年事已高，年近九十，青年时代出身于西医学，于1958年有志于攻读北京中医学院（今之北京中医药大学）中医系本科6年。在临证中始终以追求疗效为目的，为患者服务；在学术上始终以"继承发扬祖国医药学遗产"为纲，以"继承不泥古，发扬不离宗"为本，以温故而知新为座右铭，践行于临证和中医、中西医结合科学研究。在国内外进行医学学术交流，虽然取得一定成果，但毕竟已是过往。垂暮之年，仍"老骥伏枥，志在千里"，与北京医院中医科同仁齐心协力，完成"传承工作室"的各项任务。

这本书是一部余之对外及中国港台地区的医学交流纪实，也是余执着中医药学术的一个片段，图文并茂，其中800余张照片都是接待单位在讲演会、专题报告会、座谈会上所拍摄的，会后以纪念册赠送留念。所谓文者，是讲演稿及在各种交流会上的发言和有关单位（学会）公开发行的期刊所载之论文等，总计45万余字。在编辑过程中，"传承工作室"的同仁和余之外孙张磊复制了大量照片和文稿，花费日夜精力，汇编成册，既要动脑又要施展气力，辛勤劳苦已极，在这里衷心感谢！

最后，余要述怀已故老战友高野广海、川越敏孝、河野八重子、唐木田俊介等几位日籍同志，他们曾在中国人民解放战争年代参加解放军并获得军籍、军龄、军功章，他们也是促成余在日本进行中医药学术交流并获得成果的关键人物。余永远将他们铭记在心中，念念不忘他们的功劳。在这本书即将付梓之际，祈祷他们冥福！

李文瑞

2017年2月20日

《文兰斋医学钩沉——李文瑞教授医患翰墨翰牍结缘选集》自叙

人生在世既要忠诚履行自己的专业又必须讲究趣味
日常生活之美，总有一个记忆系统，可以安顿你的精神

引　子

在撰写此文之前，首先阐明伯父李朝佐的学历和阅历。这是因为敝人在幼教、小学、初高中时接受他老人家家教的启蒙和辅导、教育等，为我如何学习成长、怎样做人与处世等，嗣后进入社会工作做正派人打下了良好基础。

伯父李朝佐学历：大约在1928年前肄业于北京大学文学院三年级。当时因患肺结核咯血休学，返回呼兰老家治病。2年后病情稳定，已是1930年。他的阅历：日本帝国主义侵占我东北三省全境后，成立伪满洲国，禁止青年学子出境留学（日本除外）。于是伯父在呼兰市内电话局任一般职员。大约2年后，赴哈尔滨"大北新报社"应试任编辑，直至1946年病故。

伯父休学后回呼兰市，将我和他的独生女——我的堂姐管教起来。当时，我是三四岁，堂姐四五岁。首先进行幼年启蒙教育，谆谆而质朴地讲解儿童生活起居、衣食住行，乃至如何讲究卫生等。不久他对我俩的教育立下教学规则：一是讲解《三字经》（也要求背诵）和背诵《百家姓》；二是教导学习和练习书法、绘画。

伯父本是洋学堂的大学生。可是，他对我俩的教学采取旧时私塾方式，且管教严厉。他备有戒尺（打手板用）和四块砖（下跪用）作为体罚道具，凡我俩不论是谁违犯了他的教规，不是打手板（认真）就是下跪砖块。

敝人自幼酷爱书法绘画。幼年在伯父指导教导下，先以专用"小大由之"毛笔摹仿学写大字，渐渐转入摹写几种书帖。进入中学时代，伯父正式指导书法的正规"执笔法"（腕法、悬肘）、"运笔法"（落笔、顿笔、提笔）、"结构"（平正、匀称、连贯、参差、飞动），与此同时正规练习临摹欧阳修、颜真卿、赵孟頫等名家的法帖。至高中二年级，在伯父亲切指导下，经过年余时间，学习和反复练习赵孟頫书帖，从而钟情他的书法，下定决心定型且师法于赵氏行书与大小楷书，以为终身书法作品体裁。

1942年高中毕业，考取伪满洲国所谓名牌大学。1943年春节过后，将赴外省攻读大学时，伯父在行前对我的书法给予评价，打分于80～85分之间。他告诫：你的赵氏书法功夫可以结业了。然而，尚未达到书法艺术审美标准的"雄伟豪迈""刚柔强健""淳朴端庄""秀丽俊逸""匀整平正"的境界，但大体而论，你的赵氏书法成果，还够得上"生动有

力"的气势。今后入大学赴外省，要携带书法工具（纸墨砚笔），在授业大学功课的业余或假期应继续不懈专攻上述各种标准或专一于某一项，或兼顾书法各种功夫越深，成就越大。

敝人自幼学习、练习书法这门艺术的心得：书法是用毛笔写出来的。毛笔的笔锋能聚能散，可以写出刚柔、粗细、动静、顿挫等不同形态的线条或点画。它使善于书法的人写出生动、活泼、有刚有柔的文字，给人一种观赏美的感受，也是使书法成为一种艺术的另一个重要原因，更是汉字书法的特点。

一幅书法写得美或绘画画得美，能够使人获得一种美的享受，或鼓舞、或安慰、或快乐，使人富有乐观主义精神和发奋图强前进的力量。因此，它们是艺术，既可供人们欣赏，也能起到养生延寿的作用。

艺术是人的思想意识的一种表现，是人们在社会实践中创造的。书法、绘画当然也不例外。

敝人终生以医为业，"忠诚履行自己的专业"；而书法、绘画乃业余爱好，是"必须讲究的趣味"。在执医的70余年中，创作了几百幅书法、绘画作品。这些作品都是业余或假期休息时所作。每当作书或绘画时，均在养生练气功意念下执笔，待拟定书法或绘画作品时，动笔伊始，头脑即进入"意念相合"的境界，"入静意守"，则独立守神与守气，精心注其形，"精、气、神"三者合而为一。呼吸之深浅则随执笔之势的刚柔、粗细、动静、顿挫而运作，一般情况下是"一气呵成"。这就是敝人执笔作书和绘画的一次静心气功过程。每当完成一幅作品，回头自我品味时，当即有如清晨走入松柏竹林的"长松修竹，浓翠蔽日，层峦奇岫，静窈萦深"，神清气爽，轻轻松松，隐隐约约于静幽幽良辰美景境域，杂念飞驰天外，可谓心旷神怡，真的体会了"趣味"感受焉！

至于有关绘画的学习和练习，余进入高中二年级，伯父告诫："你也有一定'智能'即智慧和才能了。在绘画方面，应该开始下真功夫学习。"于是，他开始用铅笔和彩色颜料画出各种各样形式不同的线条，在宣纸或布的平面上描绘出形象作为试教的"样板"，让余摹仿临摹之。从此之后，他严厉教导："你现在学习绘画，是初试的时候，不可立刻从水彩颜料画入手，必须先画铅笔画或木炭画，描成一种'铅笔淡彩画'，其次用铅笔描一个轮廓之后再仔细涂上色彩，渐渐熟练起来，并渐渐脱离铅笔而仅用水彩笔。因为描绘轮廓最为重要。水彩画表现出轮廓比铅笔画难得多。所以初学绘画的你，宜先借用铅笔的轮廓，然后渐渐描写独立的水彩画。"

同时还教导："学习绘画，单靠刻画摹仿的功夫是不行的，必须发挥你的智力，以敏锐的感觉方能学得绘画。如此不仅用手的描写磨炼，而更重要的须从眼睛有感觉上磨炼。具体而言，多描不如多看，多看不如多想，因为见闻与思考是精神全部的涵养，摹写只是指头局部的技巧。"

伯父说，总而言之，世间的画派，无论古今东西，都不外乎以下两条路，即抒情与记述，写意的与写实的，图案的与说明的，简笔的与工笔的，腕力的与描工的，心灵的与意匠的，感性的与观念的。

伯父的结论："正式的作画法，不是看着实物而依样画葫芦。必须在实物的形似中加以自己的迁想——即想象的功夫。想象的工作，在绘画上是极重要的事。有形的东西可用想象使它变无形，无形的东西可用想象使它变有形。人实际是没有翅膀的，艺术家可用想象使它生翅膀，就变成天使了。"

伯父个人实地"样板"式教导，以及在绘画理论、绘画方法等方面的指教，确实被余记在脑海并打上了烙印。余在实践中下功夫，按其指导在养成绘画智能基础上，先摹仿几位中外名家之作，画出十几幅作品。他老人家摇着头说，摹仿之作尚可，今后应放弃摹仿，在假期到郊外风景区景色有佳之处，就地"写生"，返回后静下心，首先在脑海里发挥灵感，构出想要画的轮廓，再认真绘画出真的独立作品。

至此，可以说余在绘画这门艺术上已经入门了。但只是入门而已。时空在轮转，医科大学毕业后，执医于临床，即全心全意投入诊治疾病，满脑子里装着各种各样的疾病，休息时又投入医籍著作、编辑、编译之中，对书法尚能继续书写，而对绘画则逐渐淡泊不热衷了。这些年来，虽也绘出几十幅作品，但大多仍是摹仿之作。回忆对绘画的淡泊不热衷，在思想上自我谴责，对不起伯父良苦用心，未能按其教导在执医专业之余成为有佳绘画趣味者，实感内疚不已，只能以内疚惭愧之心情告慰伯父在天之灵。

敝人在 20 世纪 70 年代调入北京医院临证，已是"四十而不惑"之年，并已成为掌握了多方面知识的学子。在党的教导下，秉持为人民服务宗旨，尚自觉个人的中西医学素养已能够适应临床常见病、多发病的诊治，尤其对中医学的辨证论治的要求，心手相应，"用得着"哉！

这部书画册下篇为翰牍情愫。所谓"翰牍"指的是书籍，即患者赠与的书。临证几十年来，除精心医治患者外，尚培育了"以书会医患之友"的翰牍情怀。其中，有几位老前辈，在对他们的敬慕中成了"忘年之交"，如郭沫若、李维汉、陆定一、张鼎臣等。此之外就是党政要人、社会名流以及各行各业名家赠与的书，有传记、回忆录、某行业学者的专著、文学艺术、小说、剧本等，共计 200 余册，其中凡有署名签字赠书者均编入，而无署名签字者未收入。对于这批珍贵的赠与书籍，每接到一本都展卷有益，有的确实通读了，从中受教育，得益匪浅，其非爱誉之尤甚也耶！

这 200 余册的赠与书籍均放置于书房专柜格之中珍藏，数十年来完整无损而保存，确有纪念意义。

"书"之单字，在各种汉语词典、字典中有诸多阐释，如《汉语大字典》中有"书写""书籍"等 14 条，《汉语大词典》中有"文字""文体""字形""文体名"等 15 条。《现代汉语规范词典》对本书画册的"翰牍"的诠释就是"书籍"。所谓书籍，泛指一般图书，即装订成册的书本。

颂书佳词或俗称：书是传家宝、书中黄金万两；学子之称：古代和现代读书人的家庭称"读书门第""书香门户""书香人家""书香世家"等。这些颂词，均为学子们可望而可求的誉称。

确实而论，书是人一生一世"传道、授业、解惑"的老师，也是人类灵魂的"工程师"！

敝人九十晋三，一辈子围着书本打转转，朝暮如是，书不释手。学海无涯，学无止境，尤其中医药学书籍，其学术理论深幽而奥，难解、难释理论层出叠见。为此，自 1964 年北京中医学院医学系毕业之后进入临证即定了"自律"：温故而知新，复读中医经典。如《素问·至真要大论》之教："余欲令要道必行，桴鼓相应，犹拔刺雪污，工巧神圣，可得闻乎？

岐伯曰：审察病机，无失气宜，此之谓也。"在临证实践中得到正确应用，就会有药到病除的效果。故不仅要学好经典的内涵，理解中医理论，还要有良好而敏说的记忆力，非凡的悟心和综合联系实践的能力，既需要先天赋予的聪明，又需要后天的勤奋，把一个个难解、难释理论弄明白，把一连串为什么彻底搞清楚，这是通晓中医理论的关键一步。因此说"书"是船，载学子到达彼岸。

我这个人自诩爱书如命，自中学起乃至如今，每天不翻书本，好像未完成某一心愿，心里犯嘀咕而不安。尤其"四十而不惑"之年以来，每天必读上几页中医药书籍，以达展卷有益，方能静下心来。

敝人的书房是可观的，既有美好书柜，又摆满书房无空间。60多年来，书房藏书竟达万余册，政治书籍、社会科学书籍约占20%，余则中西医学书籍，尤以中医药书籍可谓汗牛充栋。中医药书籍的大部头（成套）占40%，余为单册或上下册。再就是各类辞书，如《汉语大词典》《汉语大字典》《说文解字》《辞海》《辞源》等，而中西医辞典与英日辞典亦齐全。

敝人这几十年撰著、编译20余部书籍，在编写中所用的参考书都为自家书房珍藏者，基本未登北京市内的图书馆。

对书的自我欣慰感，总使精神在振奋。如有人，不论何人，嘲讽于余，是个"书呆子""书虫""书魔""书癖""书迷"等，余听之反而有欣然或欣慕之情。

上面所说的书法、绘画、爱书如命以及作书和绘画就是做养生气功的过程，除已在余思想感情、言谈或神态中流露出来以外，尚请读者诸君给予"溢于言表"，以示评品这本书画册的褒或贬，敝人必欣悦且乐悠悠哉！

雁过有声，人喜留名流芳！敝人年已九十晋三，可以算为世纪老人之列了，但愿人长久，天从人愿。人物杰出，山川灵秀，出生或到过的地方有灵秀之气，成为名胜之地，则谓"人杰地灵""一方人杰"矣！这是老人们常有的恋世的意念，人情世故是也，但这不是人性论者也。

这部书画册撰叙至此已告结束，即将付梓。在这里首先向主编李秋贵、李怡良工苦心编辑此册，致以诚挚感谢并尊敬地行鞠躬礼！同时也向夫人宝兰的家孙迟翔承担美编印务和余外孙张磊除承担部分排版外还细心翻拍照片，一并致以诚挚的感谢！

最后，敝人终生念念不忘四位老前辈：郭子化、魏龙骧、任应秋、祝谌予。他们一生忠实执行和发扬党的中医药事业，并在中医药学术方面对我给予鞭策和教导。在这里祈祷四位冥福，告慰在天之灵！

李文瑞

2020年6月15日

（孙 晔　李 怡）